DERMATOLOGIA ESTÉTICA

Medicina e Cirurgia Estética

Dermatologia Estética

Medicina e Cirurgia Estética

SANDRA LYON

Dermatologista em Belo Horizonte, Minas Gerais.
Graduação em Medicina pela Faculdade de Medicina da Universidade Federal de Minas Gerais – UFMG
Residência Médica em Dermatologia pelo Hospital das Clínicas da Universidade Federal de Minas Gerais
Mestrado em Dermatologia pela Faculdade de Medicina da Universidade Federal de Minas Gerais – UFMG
Doutorado em Medicina Tropical pela Faculdade de Medicina da Universidade Federal de Minas Gerais – UFMG
Professora de Dermatologia do Curso de Medicina da Faculdade de Ecologia Humana – FASEH,
Vespasiano, Minas Gerais
Professora de Dermatologia da Faculdade de Medicina da UniBH, em Belo Horizonte, Minas Gerais
Professora dos Cursos de Pós-graduação do Centro de Medicina Especializada, Pesquisa e Ensino – CEMEPE
Preceptora-chefe da Residência Médica em Dermatologia do Hospital Eduardo de
Menezes da Fundação Hospitalar do Estado de Minas Gerais – FHEMIG

ROZANA CASTORINA DA SILVA

Dermatologista em Belo Horizonte, Minas Gerais
Graduação em Medicina pela Faculdade de Medicina – Escola Superior de Ciências da Santa Casa de
Misericórdia de Vitória – EMESCAM
Mestrado em Medicina Tropical pela Faculdade de Medicina da Universidade Federal de Minas Gerais – UFMG
Doutorado em Ciências da Saúde: Infectologia e Medicina Tropical pela Faculdade de Medicina da
Universidade Federal de Minas Gerais – UFMG
Professora dos Cursos de Pós-graduação do Centro de Medicina Especializada, Pesquisa e Ensino – CEMEPE
Professora de Dermatologia do Curso de Medicina da Faculdade de Ecologia Humana –
FASEH, Vespasiano, Minas Gerais
Preceptora da Residência Médica em Dermatologia do Hospital Eduardo de Menezes da
Fundação Hospitalar do Estado de Minas Gerais – FHEMIG

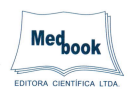

Medbook
EDITORA CIENTÍFICA LTDA.

DERMATOLOGIA ESTÉTICA – Medicina e Cirurgia Estética
Direitos exclusivos para a língua portuguesa
Copyright © 2015 by MEDBOOK – Editora Científica Ltda.

NOTA DA EDITORA: As autoras desta obra verificaram cuidadosamente os nomes genéricos e comerciais dos medicamentos mencionados. Conferiram, também, os dados referentes à posologia, objetivando informações acuradas e de acordo com os padrões atualmente aceitos. Entretanto, em função do dinamismo da área da saúde, os leitores devem prestar atenção às informações fornecidas pelos fabricantes, a fim de se certificarem de que as doses preconizadas ou as contraindicações não sofreram modificações, principalmente em relação a substâncias novas ou prescritas com pouca frequência. As autoras e a Editora não podem ser responsabilizadas pelo uso impróprio nem pela aplicação incorreta de produto apresentado nesta obra. Apesar de terem envidado o máximo de esforço para localizar os detentores dos direitos autorais de qualquer material utilizado, as autoras e a Editora desta obra estão dispostas a acertos posteriores caso, inadvertidamente, a identificação de algum deles tenha sido omitida.

Editoração Eletrônica: REDB – Produções Gráficas e Editorial Ltda.
Capa: Adielson Anselme

CIP-BRASIL. CATALOGAÇÃO NA PUBLICAÇÃO
SINDICATO NACIONAL DOS EDITORES DE LIVROS, RJ

L997d
    Lyon, Sandra
        Dermatologia estética: medicina e cirurgia estética/Sandra Lyon, Rozana Castorina da Silva. - 1. ed. - Rio de Janeiro: MedBook, 2015.
        640 p.: il.

    ISBN 978-85-8369-006-1

    1. Dermatologia. 2. Cirurgia plástica. 3. Pele - Cuidado e higiene. I. Silva, Rozana Castorina da. II. Título.

14-16521   CDD: 616.5
                                                                                                        CDU: 616.5

02/10/2014   02/10/2014

Reservados todos os direitos. É proibida a duplicação ou reprodução deste volume, no todo ou em parte, sob quaisquer formas ou por quaisquer meios (eletrônico, mecânico, gravação, fotocópia, distribuição na Web, ou outros), sem permissão expressa da Editora.

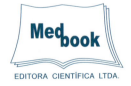

Rua Professora Ester de Melo, 178 – Benfica
20930-010 – Rio de Janeiro – RJ
Telefones: (21) 2502-4438 e 2569-2524
contato@medbookeditora.com.br – medbook@superig.com.br
www.medbookeditora.com.br

Agradecimentos

Nosso principal agradecimento a Rozana Castorina da Silva, pela coautoria, e a Núbia de Souza Santos, pelo empenho na colaboração e dedicação para que este livro pudesse chegar à fase final.

A todos os colaboradores, nossa gratidão por disponibilizar textos de qualidade.

À equipe do Centro de Medicina Especializada, Pesquisa e Ensino, sempre atenta às questões éticas e profissionais.

Agradecimento especial à Medbook Editora, na pessoa do Sr. Jackson Alves de Oliveira

Aos nossos alunos, que se empenham em conseguir o melhor aprendizado.

Sandra Lyon

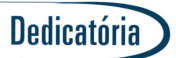

Dedicatória

Às pessoas que se inserem na busca estética saudável, mantendo o cuidado equilibrado com o corpo, sem, no entanto, correr o risco de ficarem aprisionadas no conceito deturpado e doentio da beleza.

"O ser humano tem uma relação de fidelidade absoluta com o espelho."

Sandra Lyon, 2014

Colaboradores

ALDÊNIA PEREIRA DA SILVA

Psicóloga em Belo Horizonte, Minas Gerais

Graduação em Psicologia e Formação em Psicologia pelas Faculdades Integradas Newton Paiva, em Belo Horizonte, MG

ALEXANDER CORDEIRO TEIXEIRA

Graduação em Medicina pela Faculdade de Medicina da Universidade de Montes Claros – Unimontes, MG

Pós-graduação em Dermatologia Aplicada pelo Centro Universitário Newton Paiva, Belo Horizote – MG

Pós-graduação em Medicina Estética pelo Centro Universitário Newton Paiva, Belo Horizonte – MG

Pós-graduação em Medicina Estética – ASIME/RJ

Pós-graduação em Dermatologia pelo Centro de Medicina Especializada Pesquisa e Ensino – CEMEPE

ANA CLÁUDIA LYON DE MOURA

Dermatologista em Belo Horizonte, Minas Gerais

Graduação em Medicina pela Faculdade de Medicina da Universidade Federal de Minas Gerais – UFMG

Mestrado em Microbiologia, Área de Concentração em Micologia, pelo Instituto de Ciências Biológicas da Universidade Federal de Minas Gerais – UFMG

Doutorado em Ciências da Saúde: Infectologia e Medicina Tropical pela Faculdade de Medicina da Universidade Federal de Minas Gerais – UFMG

Preceptora da Residência Médica em Dermatologia do Hospital Eduardo de Menezes da Fundação Hospitalar do Estado de Minas Gerais – FHEMIG

ÂNGELA CAROLINA NASCIMENTO

Médica em Tangará da Serra, Mato Grosso do Sul

Graduação em Medicina pela Faculdade de Medicina da Universidade José Rosário Velano – UNIFENAS – Alfenas, Minas Gerais

Especialização em Dermatologia pelo Centro de Medicina Especializada, Pesquisa e Ensino – CEMEPE

Especialização em Medicina e Cirurgia Estética pelo Centro de Medicina Especializada, Pesquisa e Ensino – CEMEPE

ANGELINA TOLEDO LYON

Médica em Belo Horizonte, Minas Gerais
Graduação em Medicina pela Faculdade de Medicina da Universidade do Vale do Rio Verde – UNINCOR
Bacharel em Direito pela Pontifícia Universidade Católica de Minas Gerais – PUC-MG
Especialização em Dermatologia pelo Centro de Medicina Especializada, Pesquisa e Ensino – CEMEPE

ÂNGELO SILVESTRE DE SÁ

Graduação em Medicina pela Universidade Federal de Minas Gerais – UFMG
Pós-graduação em Dermatologia pelo Centro de Medicina Especializada, Pesquisa e Ensino – CEMEPE
Pós-graduação em Medicina e Cirurgia Estética pelo Centro de Medicina Especializada, Pesquisa e Ensino – CEMEPE
Pós-graduação em Nutrologia pela Associação Brasileira de Nutrologia – ABRAN

ANTÓNIO MANUEL MARGARIDO GORMICHO BOAVIDA

Graduação em Medicina pela Faculdade de Medicina de Lisboa, Portugal
Residência Médica em Clínica Geral e Medicina Familiar pela Faculdade de Medicina de Lisboa, Portugal

BÁRBARA PROENÇA NARDI ASSIS

Dermatologista em Belo Horizonte, Minas Gerais
Graduação em Medicina pela Faculdade de Medicina da Universidade Federal de Minas Gerais – UFMG
Residência Médica em Dermatologia pelo Hospital Eduardo de Menezes da Fundação Hospitalar do Estado de Minas Gerais – FHEMIG
Mestrado em Ciências da Saúde: Infectologia e Medicina Tropical pela Faculdade de Medicina da Universidade Federal de Minas Gerais – UFMG
Professora dos Cursos de Pós-graduação do Centro de Medicina Especializada, Pesquisa e Ensino – CEMEPE
Preceptora da Residência Médica em Dermatologia do Hospital Eduardo de Menezes da Fundação Hospitalar do Estado de Minas Gerais – FHEMIG
Professora de Dermatologia do Curso de Medicina da UniBH em Belo Horizonte, MG

CARLUZ MIRANDA FERREIRA

Graduação em Medicina pela Faculdade de Medicina da Universidade Federal de Minas Gerais – UFMG
Residência Médica em Cirurgia Geral pelo Hospital Alberto Cavalcanti – FHEMIG
Residência Médica em Cirurgia Plástica pela Fundação Hospitalar do Estado de Minas Gerais – FHEMIG
Preceptor da Residência de Dermatologia do Hospital Eduardo de Menezes da Fundação Hospitalar do Estado de Minas Gerais – FHEMIG

CLARA SANTOS

Graduação em Medicina pela Universidade Federal de Pernambuco – UFPE
Residência em Clínica Médica pela Universidade Federal de Pernambuco – UFPE
Pós-graduação em Dermatologia pelo Colégio Brasileiro de Medicina e Cirurgia Estética, MG

COR-JESUS LUZIA HELENO

Graduação em Medicina pela Faculdade de Montes Claros – Unimontes, MG
Bacharel em Direito pela Faculdade Isabela Hendrix – Belo Horizonte, MG
Residência Médica em Ginecologia e Obstetrícia pela Santa Casa de Misericórdia de Montes Claros – MG
Pós-graduação em Endocrinologia pelo Instituto de Pesquisa e Ensino Médico – IPMED
Pós-graduação em Medicina Estética pelo Colégio Brasileiro de Medicina e Cirurgia Estética – CBMCE
Pós-graduação em Dermatologia pelo Centro de Medicina Especializada, Pesquisa e Ensino – CEMEPE
Pós-graduação em Cirurgia da Face – ITEP, SP
Pós-graduação em Gestão de Saúde e Marketing pela Fundação Getúlio Vargas – FGV
Pós-graduação em Administração Hospitalar e Auditoria – UNAERP – Ribeirão Preto, SP
Pós-graduação em Perícia Médica pela Universidade da Unimed, em Belo Horizonte, MG

Colaboradores

CRISTIANE RACHID

Graduação em Medicina pela Universidade Federal de Minas Gerais – UFMG

Pós-graduação em Dermatologia pelo Centro de Medicina Especializada, Pesquisa e Ensino – CEMEPE

Pós-graduação em Medicina e Cirurgia Estética pelo Centro de Medicina Especializada, Pesquisa e Ensino – CEMEPE

Professora-colaboradora dos Cursos de Pós-graduação do Centro de Medicina Especializada, Pesquisa e Ensino – CEMEPE

DAGMAR TOLEDO LYON

Oftalmologista em Belo Horizonte, Minas Gerais

Graduação em Medicina pela Faculdade de Medicina da Universidade Federal de Minas Gerais – UFMG

Residência Médica em Oftalmologia pela Santa Casa de Misericórdia de Belo Horizonte, Minas Gerais

Especialização em Medicina e Cirurgia Estética pelo Centro de Medicina Especializada, Pesquisa e Ensino – CEMEPE

Preceptora-colaboradora da Residência Médica em Dermatologia do Hospital Eduardo de Menezes da Fundação Hospitalar do Estado de Minas Gerais – FHEMIG

Professora dos Cursos de Pós-graduação do Centro de Medicina Especializada, Pesquisa e Ensino – CEMEPE

DANIEL SEIXAS DOURADO

Médico em Belo Horizonte, Minas Gerais

Graduação em Medicina pela Faculdade de Medicina da Universidade Severino Sombra, Vassouras, RJ

Especialização em Dermatologia pelo Centro de Medicina Especializada, Pesquisa e Ensino – CEMEPE

Especialização em Medicina e Cirurgia Estética pelo Centro de Medicina Especializada, Pesquisa e Ensino – CEMEPE

Preceptor dos Cursos de Pós-graduação do Centro de Medicina Especializada, Pesquisa e Ensino – CEMEPE

DEBORA CRISTINA CAMPOZAN

Graduação em Medicina pela Faculdade de Medicina da Universidade Federal de Mato Grosso do Sul – UFMS

Pós-graduação em Nutrologia pela Associação Brasileira de Nutrologia – ABRAN

Pós-graduação em Dermatologia pelo Colégio Brasileiro de Medicina e Cirurgia Estética, Belo Horizonte, MG

Médica Responsável pelo Serviço de Dermatologia dos Hospitais Madre Maria Theodora e Medicamp/Intermédica – Campinas, São Paulo

Professora dos Cursos de Pós-graduação do Centro de Medicina Especializada, Pesquisa e Ensino – CEMEPE

EDILAMAR SILVA DE ALECRIM

Graduação em Enfermagem pela Pontifícia Universidade Católica de Minas Gerais – PUC-MG

Enfermeira do Ambulatório de Dermatologia do Hospital Eduardo de Menezes da Fundação Hospitalar do Estado de Minas Gerais – FHEMIG

EMANUELLA ACÁCIA ALVES BARBOSA

Graduação em Medicina pela Faculdade de Medicina do Vale do Aço, Minas Gerais

Pós-graduação em Dermatologia pelo Centro de Medicina Especializada, Pesquisa e Ensino – CEMEPE

Pós-graduação em Medicina e Cirurgia Estética pelo Centro de Medicina Especializada, Pesquisa e Ensino – CEMEPE

FABIANO KENJI HARAGUCHI
    Graduação em Nutrição pela Universidade Federal de Ouro Preto – UFOP
    Especialização em Atividades Físicas e suas Bases Nutricionais pela Universidade Veiga de Almeida – UVA, RJ
    Mestrado em Ciências Biológicas pela Universidade Federal de Ouro Preto – UFOP
    Doutorado em Ciências Biológicas pela Universidade Federal de Ouro Preto – UFOP

FÁBIO LYON MOREIRA
    Cirurgião em Tangará da Serra, Mato Grosso do Sul
    Graduação em Medicina pela Faculdade de Medicina da Universidade José Rosário Velano – UNIFENAS – Alfenas, MG
    Residência Médica em Cirurgia Geral pelo Hospital Geral Universitário de Mato Grosso – Cuiabá, MT

FERNANDA LYON FREIRE
    Graduação em Ciências Biológicas pelo Instituto de Ciências Biológicas da Universidade Federal de Minas Gerais – UFMG
    Graduação em Medicina pela Faculdade de Ciências Médicas de Minas Gerais
    Mestrado em Genética pelo Instituto de Ciências Biológicas da Universidade Federal de Minas Gerais – UFMG

GABRIELA MARIA DE ABREU GONTIJO
    Dermatologista em Belo Horizonte, Minas Gerais
    Graduação em Medicina pela Faculdade de Medicina da Universidade Federal de Minas Gerais – UFMG
    Residência Médica em Clínica Médica pelo Hospital Municipal Odilon Behrens em Belo Horizonte, MG
    Residência Médica em Dermatologia pela Faculdade de Medicina de Jundiaí, SP
    Especialização em Dermatologia Pediátrica pela Universidade de São Paulo – USP

GLÁUCIA MARIA DUARTE
    Graduação em Medicina pela Universidade Federal do Espírito Santo – UFES
    Residência Médica em Pediatria pelo Hospital Infantil Nossa Senhora da Glória, ES
    Pós-graduação em Dermatologia pelo Colégio Brasileiro de Medicina e Cirurgia Estética, MG
    Pós-graduação em Medicina Estética no Colégio Brasileiro de Medicina e Cirurgia Estética, MG

GUILHERME DE CASTRO GRECO GUIMARÃES
    Graduação em Medicina pela Faculdade de Medicina da Universidade Federal de Minas Gerais – UFMG
    Residência Médica em Cirurgia Geral do Hospital Municipal Odilon Behrens em Belo Horizonte, MG
    Residência em Cirurgia Plástica pelo Instituto da Previdência Social do Estado de Minas Gerais – IPSEMG
    Preceptor da Residência Médica em Cirurgia Plástica do Hospital Júlia Kubitschek da Fundação Hospitalar do Estado de Minas Gerais – FHEMIG

GUSTAVO CÉSAR PARREIRAS CAVALCANTI
    Graduando em Direito pela Pontifícia Universidade Católica de Minas Gerais – PUC-MG

HELENA LYON MOREIRA
    Médica em Belo Horizonte, Minas Gerais
    Graduação em Medicina pela Faculdade de Medicina da Universidade do Vale do Rio Verde – UNINCOR
    Graduação em Odontologia pela Pontifícia Universidade Católica de Minas Gerais – PUC-MG
    Especialização em Endodontia pela Associação Brasileira de Odontologia – ABO – Regional Alfenas, MG
    Especialização em Saúde Coletiva pela Faculdade de Odontologia da Universidade Federal de Minas Gerais – UFMG
    Especialização em Dermatologia pelo Centro de Medicina Especializada, Pesquisa e Ensino – CEMEPE
    Especialização em Medicina e Cirurgia Estética pelo Centro de Medicina Especializada, Pesquisa e Ensino – CEMEPE

Colaboradores

IGOR FELIX CARDOSO

Cirurgião Plástico em Brasília, Distrito Federal
Graduação em Medicina pela Faculdade de Medicina da Universidade de Brasília – UNB
Residência Médica em Cirurgia Geral do Hospital Regional da Asa Norte – SES/DF
Residência Médica em Cirurgia Plástica no Instituto Nacional do Câncer – INCA/RJ

IZABEL CRISTINA SAD DAS CHAGAS

Graduação em Enfermagem pela Universidade Severino Sombra – Vassouras, Minas Gerais
Enfermeira do Ambulatório de Dermatologia do Hospital Eduardo de Menezes da Fundação Hospitalar do
 Estado de Minas Gerais – FHEMIG
Especialista em Estomaterapia pela Escola de Enfermagem da Universidade Federal de Minas Gerais – UFMG
Preceptora-colaboradora da Residência Médica em Dermatologia do Hospital Eduardo de Menezes da
 Fundação Hospitalar do Estado de Minas Gerais – FHEMIG

JACQUELINE NETTO PARENTONI DONNABELLA

Médica Dermatologista em Belo Horizonte, MG
Graduação em Medicina pela Faculdade de Medicina da Universidade Federal de Mina Gerais – UFMG
Residência Médica em Pediatria pelo Hospital São Francisco de Assis, BH
Especialização em Dermatologia pela Faculdade Newton Paiva, BH
Especialização em Medicina Estética pela Faculdade Newton Paiva, BH
Pós-graduação em Dermatologia pelo Centro de Medicina Especializada, Pesquisa e Ensino – CEMEPE

JOANA FERREIRA DO AMARAL

Graduação em Nutrição pela Universidade Federal de Ouro Preto – UFOP
Mestrado em Ciências Biológicas pela Universidade Federal de Ouro Preto – UFOP
Doutorado em Imunologia pela Universidade Federal de Minas Gerais – UFMG
Professora de Nutrição Clínica e Social da Escola de Nutrição da Universidade Federal de Ouro Preto – UFOP

JOSÉ ADALBERTO LEAL

Graduação em Nutrição pela Universidade Federal de Ouro Preto – UFOP
Especialista em Nutrição Clínica pela ASBRAN/CFN
Pós-graduação em Nutrição Humana e Saúde pela Universidade Federal de Lavras – UFLA
Mestrado em Ciências da Saúde: Infectologia e Medicina Tropical pela Faculdade de Medicina da Universidade
 Federal de Minas Gerais – UFMG
Professor da Pós-graduação em Nutrologia do Centro de Medicina Especializada, Pesquisa e Ensino – CEMEPE
Coordenador do Curso de Nutrição da Faculdade Pitágoras, MG

JOSÉ OTÁVIO PENIDO FONSECA

Endocrinologista em Belo Horizonte, Minas Gerais
Graduação em Medicina pela Faculdade de Medicina da Universidade Federal de Minas Gerais – UFMG
Residência Médica em Endocrinologia e Metabologia pela Santa Casa de Misericórdia de Belo Horizonte, MG
Mestrado em Educação pela Universidade Federal de Minas Gerais – UFMG
Doutorado em Ciências da Saúde pela Université Catholique de Louvain – Bélgica
Professor Adjunto da Faculdade de Medicina da Universidade Federal de Minas Gerais – UFMG

JUAN CARLOS LÓPEZ

Graduação em Medicina pela Faculdade de Ciências Médicas de Santos, SP
Residência Médica em Ginecologia e Obstetrícia no Hospital Maternidade Leonor Mendes de Barros, SP

JULIANA CUNHA SARUBI

Dermatologista em Belo Horizonte, Minas Gerais

Graduação em Medicina pela Faculdade de Medicina da Universidade Federal de Minas Gerais

Residência Médica em Dermatologia pelo Hospital Eduardo de Menezes da Fundação Hospitalar do Estado de Minas Gerais – FHEMIG

Mestre em Ciências da Saúde: Infectologia e Medicina Tropical pela Faculdade de Medicina da Universidade Federal de Minas Gerais – UFMG

Preceptora da Residência Médica em Dermatologia do Hospital Eduardo de Menezes da Fundação Hospitalar do Estado de Minas Gerais – FHEMIG

LEANDRO RIBEIRO MAURO

Médico em Curitiba, Paraná

Graduação em Medicina pela Universidade Federal do Paraná – UFPR

Pós-graduação em Dermatologia pelo Centro de Medicina Especializada, Pesquisa e Ensino – CEMEPE

International Fellow in Hair Transplantation sob tutela do Dr. Walter Unger, Nova York, EUA

Programa Acadêmico em Clínica e Pesquisa em Cirurgia Dermatológica e Cosmética no Mount Sinai School of Medicine, Nova York, EUA

LEONARDO OLIVEIRA FERREIRA

Médico em Vitória, Espírito Santo

Graduação em Medicina pela Faculdade de Saúde e Ecologia Humana – FASEH, em Vespasiano, Minas Gerais

Mestrado em Gerontologia pela Pontifícia Universidade Católica de Brasília

Doutorando pela Pontifícia Universidade Católica do Rio Grande do Sul – PUC-RS, Porto Alegre, RS

Fellow em Dermatologia pelo Hospital de Santa Maria, Lisboa, Portugal

Professor de Dermatologia da Faculdade de Medicina do Centro Universitário do Espírito Santo – UNESC, Colatina, ES

Professor de Dermatologia da Faculdade de Medicina de Vitória – Multivix, em Vitória, Espírito Santo.

LÍGIA ALMEIDA BEZERRA

Médica em João Pessoa, Paraíba

Graduação em Medicina pela Universidade Federal de Campina Grande – PB

LOURANEIDE MACIEL TAVARES

Graduação em Medicina pela Universidade Federal Fluminense – UFF

Residência Médica em Dermatologia pela Universidade do Estado do Rio de Janeiro – UERJ

Especialização em Medicina do Trabalho pelo Centro Universitário Serra dos Órgãos – UNIFESCO/RJ

Especialização em Medicina Estética pela Fundação Souza Marques, RJ

Professora coordenadora do ambulatório de Pós-graduação da Fundação Souza Marques – RJ

LÚCIA HELENA SAMPAIO DE MIRANDA

Graduação em Medicina pela Faculdade de Medicina do Planalto Central – FAMEPLAC – Brasília/DF

Graduação em Psicologia pelo Centro de Ensino Universitário de Brasília – UNICEUB – Brasília/DF

Pós-graduação em Dermatologia pelo Centro de Medicina Especializada, Pesquisa e Ensino – CEMEPE

Pós-graduação em Medicina e Cirurgia Estética pelo Centro de Medicina Especializada, Pesquisa e Ensino – CEMEPE

Doutora em Ciências da Saúde pela Universidade de Brasília – UNB – Brasília

LUÍS FERNANDO PIACITELLI LYON

Médico em Botucatu, São Paulo
Graduação em Medicina pela Faculdade de Medicina de Catanduva, SP
Médico do Programa de Saúde da Família de Botucatu, SP
Especialização em Dermatologia pelo Centro de Medicina Especializada, Pesquisa e Ensino – CEMEPE
Especialização em Medicina e Cirurgia Estética pelo Centro de Medicina Especializada, Pesquisa e Ensino – CEMEPE

MAÍSA NEIVA SANTOS HERNANDEZ

Médica em Belo Horizonte, Minas Gerais
Graduação em Medicina pela Faculdade de Medicina da Universidade do Vale do Rio Verde – UNINCOR
Especialização em Dermatologia pelo Centro de Medicina Especializada, Pesquisa e Ensino – CEMEPE
Especialização em Medicina e Cirurgia Estética pelo Centro de Medicina Especializada, Pesquisa e Ensino – CEMEPE
Mestranda em Ciências da Saúde pela Santa Casa de Misericórdia de Belo Horizonte, MG

MARCUS HENRIQUE DE ALVARENGA MORAIS

Dermatologista em Belo Horizonte, Minas Gerais
Graduação em Medicina pela Faculdade de Medicina da Universidade Federal de Minas Gerais – UFMG
Residência em Clínica Médica pela Fundação Mário Penna e Hospital Luxemburgo, Belo Horizonte, MG
Residência Médica em Dermatologia pelo Hospital Eduardo de Menezes da Fundação Hospitalar do Estado de Minas Gerais – FHEMIG
Coordenador do Serviço de Dermatologia do Hospital Life Center

MARIA ALICE RIBEIRO OSÓRIO

Médica Dermatologista em Belo Horizonte, Minas Gerais
Graduação em Medicina pela Faculdade de Medicina da Universidade Federal do Estado do Rio de Janeiro – UNIRIO
Preceptora da Residência Médica em Dermatologia do Hospital Eduardo de Menezes da Fundação Hospitalar do Estado de Minas – FHEMIG

MARIA APARECIDA DE FARIA GROSSI

Dermatologista em Belo Horizonte, Minas Gerais
Graduação em Medicina pela Faculdade de Medicina da Universidade Federal de Minas Gerais – UFMG
Mestrado em Dermatologia pela Faculdade de Medicina da Universidade Federal de Minas Gerais – UFMG
Doutorado em Medicina Tropical pela Faculdade de Medicina da Universidade Federal de Minas Gerais – UFMG
Professora de Dermatologia do Curso de Medicina da Faculdade de Ecologia Humana – FASEH – Vespasiano, Minas Gerais
Professora dos cursos de Pós-graduação do Centro de Medicina Especializada, Pesquisa e Ensino – CEMEPE
Ex-coordenadora da Coordenação Estadual de Dermatologia Sanitária da Secretaria de Estado de Saúde de Minas Gerais
Ex-coordenadora Geral do Programa Nacional de Controle de Hanseníase do Ministério da Saúde

MARIA DA CONSOLAÇÃO DE OLIVEIRA

Médica em Conselheiro Lafaiete, Minas Gerais
Graduação em Farmácia e Bioquímica pela Universidade Federal de Juiz de Fora – UFJF
Graduação em Direito pela Faculdade de Direito de Conselheiro Lafaiete, Minas Gerais
Graduação em Medicina pela Faculdade de Ciências Médicas – UNIPAC/MG
Pós-graduação em Manipulação e Cosmética Médica pelo PCCA Houston, EUA
Pós-graduação em Homeopatia pela Associação Médica Homeopática de Minas Gerais
Pós-graduação em Farmacologia Clínica pela Associação Mineira Farmacêutica
Pós-graduação em Dermatologia, Medicina e Cirurgia Estética pelo Centro de Medicina Especializada, Pesquisa e Ensino – CEMEPE

MARIA DO CARMO SANTOS WANDECK

Graduação em Medicina pela Faculdade de Medicina da Universidade Federal de Medicina – UFMG
Residência Médica em Ginecologia e Obstetrícia pelo Hospital MaterDei, Belo Horizonte, MG
Pós-graduação em Medicina Estética pela Sociedade Brasileira de Medicina Estética – SBME/RJ
Pós-graduação em Dermatologia pelo Centro de Medicina Especializada, Pesquisa e Ensino – CEMEPE

MARIA INES VIEIRA

Graduação em Medicina pela Faculdade de Medicina da Universidade Federal de Minas Gerais – UFMG
Graduação em Odontologia pela Pontifícia Universidade Católica de Minas Gerais – PUC-MG
Especialização em Medicina do Trabalho pela Universidade de São Francisco Bragança Paulista, SP
Pós-graduação em Dermatologia Aplicada pelo Centro Universitário Newton Paiva – Centro de Estudo e Pesquisas e Consultoria em Saúde – MG

MARINA DIAS COSTA

Dermatologista em Alfenas, Minas Gerais
Graduação em Medicina pela Faculdade de Medicina da Universidade José do Rosário Vellano – UNIFENAS – Alfenas, Minas Gerais
Mestrado em Clínica Médica pela Santa Casa de Misericórdia de Belo Horizonte, MG
Professora dos cursos de Pós-graduação do Centro de Medicina Especializada, Pesquisa e Ensino – CEMEPE

NAIARA RESENDE CORRÊA

Graduação em Medicina pela Faculdade de Medicina de Valença, RJ
Pós-graduação em Dermatologia pelo Centro de Medicina Especializada, Pesquisa e Ensino – CEMEPE
Pós-graduação em Medicina Estética pelo Centro de Medicina Especializada, Pesquisa e Ensino – CEMEPE
Professora de Dermatologia da Faculdade de Medicina de Valença, Estado do Rio de Janeiro

OLÍVIA HELENA VEIGA RAFAEL

Graduação em Medicina pela Universidade Federal de Minas Gerais – UFMG
Residência Médica em Pediatria pela Fundação Hospitalar do Estado de Minas Gerais – FHEMIG
Pós-graduação em Dermatologia pelo Centro de Medicina Especializada Pesquisa e Ensino – CEMEPE
Pós-graduação em Medicina e Cirurgia Estética pelo Centro de Medicina Especializada, Pesquisa e Ensino – CEMEPE
Pós-graduação em Ultrassonografia na CPU de Ribeirão Preto, SP

PALOVA AMISSES PARREIRAS

Graduação em Direito pela Faculdade de Direito do Oeste de Minas – FADON
Mestrado em Ciências Penais pela Universidade Federal de Minas Gerais – UFMG
Doutoranda em Direito pela Universidade Lomas de Zamora, Buenos Aires, Argentina
Professora de Direito Penal da Faculdade de Direito da Universidade Federal de Minas Gerais – UFMG – Faculdade de Direito da Pontifícia Universidade Católica – PUC-MG

PATRICIA CRUZ GOMES

Graduação em Medicina pela Universidade de Pernambuco – UPE
Residência Médica em Anatomia Patológica na Universidade Federal do Rio Grande do Norte – UFRN
Fellow em Dermatopatologia pela Université de Paris V
Pós-graduação em Dermatologia pelo Centro Brasileiro de Ciências Médicas – CEBCM
Professora e Coordenadora Acadêmica da Pós-graduação em Dermatologia Clínica e Estética Médica pelo Centro Brasileiro de Ciências Médicas – CEBCM
Professora Convidada de Cosmetologia – ASIME, CE

PRISCILLA CECY LAGES

Graduação em Nutrição pela Universidade Federal de Minas Gerais – UFMG

REGINA DE PAULA MEDEIROS

Graduação em Serviço Social pela Universidade Federal de Juiz de Fora – UFJF
Doutorado em Antropologia Social e Cultural pela Universitat Rovira i Virgili, Tarragona, Espanha
Professora Adjunta III da Pontifícia Universidade Católica de Minas Gerais, do Programa de Pós-graduação em Ciências Sociais e Departamento de Relações Internacionais, Belo Horizonte, MG

ROBERTA ILHA OLIVEIRA CARDOSO

Dermatologista em Brasília, Distrito Federal
Graduação em Medicina pela Faculdade de Medicina da Universidade de Brasília – UNB
Residência Médica em Dermatologia pelo Hospital Eduardo de Menezes da Fundação Hospitalar de Minas Gerais – FHEMIG

ROBERTA PATEZ FIGUEIREDO

Graduanda em Medicina pela Faculdade de Medicina da Universidade de Vila Velha, ES

RONALDO RETTORE JÚNIOR

Graduação em Odontologia pela Universidade Federal de Minas Gerais – UFMG
Especialização em Cirurgia e Traumatologia Bucomaxilofacial – PUC-RS
Especialização em Implantodontia pela Universidade de São Paulo – USP
Mestrado em Cirurgia e Traumatologia Bucomaxilofacial – PUC-RS
Doutorado em Implantodontia pela Universidade de São Paulo – USP
Coordenador da Especialização em Implantodontia – CEO/IPSEMG

ROSANE DIAS COSTA

Dermatologista em Alfenas, Minas Gerais
Graduação em Medicina pela Faculdade de Medicina da Universidade José do Rosário Vellano – UNIFENAS – Alfenas, Minas Gerais
Mestrado em Clínica Médica pela Santa Casa de Misericórdia de Belo Horizonte, MG
Professora dos cursos de Pós-graduação do Centro de Medicina Especializada, Pesquisa e Ensino – CEMEPE

SABY VANESSA VARGAS ROMERO

Graduação em Medicina pela Universidade Católica de Santiago de Guaiaquil – Equador

Pós-graduação em Dermatologia pelo Centro de Medicina Especializada, Pesquisa e Ensino – CEMEPE

Pós-graduação em Medicina e Cirurgia Estética pelo Centro de Medicina Especializada, Pesquisa e Ensino – CEMEPE

SILVIA HELENA LYON DE MOURA

Dermatologista em Belo Horizonte, Minas Gerais

Graduação em Medicina pela Faculdade de Medicina da Universidade Federal de Minas Gerais – UFMG

Mestrado em Ciências da Saúde: Infectologia e Medicina Tropical pela Faculdade de Medicina da Universidade Federal de Minas Gerais – UFMG

Doutorado em Ciências da Saúde: Infectologia e Medicina Tropical pela Faculdade de Medicina da Universidade Federal de Minas Gerais – UFMG

Professora de Dermatologia da Faculdade de Medicina da UNI-BH, Belo Horizonte, Minas Gerais

Preceptora da Residência Médica em Dermatologia do Hospital Eduardo de Menezes da Fundação Hospitalar do Estado de Minas Gerais – FHEMIG

TATIANA AMORA CRUZ

Graduação em Medicina pela Universidade de Pernambuco – UFPE

Pós-graduação em Medicina Estética pela Fundação Técnico Educacional Souza Marques, RJ

Pós-graduação em Dermatologia pelo Centro de Medicina Especializada, Pesquisa e Ensino – CEMEPE

Doutoranda em Ciências Médicas pelo Instituto Italiano de Rosário, Argentina

Coordenadora e Professora de Pós-graduação em Dermatologia e Estética do Centro Brasileiro de Ciências Médicas, PE

Prefácio

Senti-me honrada com o convite e é com grande prazer que apresento o livro *Dermatologia Estética: Medicina e Cirurgia Estética*, publicação que trará valiosa contribuição para dermatologistas e demais médicos que trabalham com a Medicina e a Cirurgia Estética.

Sabemos que o ser humano gosta de ser saudável, bonito, agradável, bem-visto e querido por todos, mas para tudo há de ter limites, mesmo que essa busca seja legítima e bem-intencionada, pois a juventude e a velhice são etapas bonitas e dignas de serem apreciadas em seus diferentes aspectos.

Vale lembrar que não há processo mais eficaz para embelezar a face do que a alegria, como diz o livro dos Provérbios: "O coração alegre embeleza o rosto..." (Pv 15:13). O Eclesiastes alerta: "Alegre-se, jovem, na sua mocidade. Seja feliz o seu coração nos dias da sua juventude" (Ec 11:9).

Não podemos esquecer que: "O Senhor fez a terra produzir os medicamentos: o homem sensato não os despreza. O Senhor deu aos homens a ciência para que pudessem glorificá-lo por causa das maravilhas criadas por Ele", conforme escrito no livro do Eclesiastes 38:4 e 6.

A dermatologia estética apresentou notáveis avanços nas últimas décadas, abandonando o empirismo do passado e caminhando com a medicina baseada em evidências científicas cada vez mais sólidas.

Este avanço científico dentro da Dermatologia Estética conduz o especialista a aprofundar e atualizar seus conhecimentos para o pleno exercício de sua profissão, com segurança e ética.

Esta obra, que ora é apresentada, é o reflexo do desenvolvimento científico e tecnológico da Dermatologia Estética, estando sob a coordenação das Professoras Sandra Lyon e Rozana Castorina da Silva. Conta, ainda, com a colaboração de autores e coautores em seus 98 capítulos, separados em 22 diferentes partes.

A obra abrange os diferentes temas da Dermatologia e da Cirurgia Estética, desde os conceitos de beleza, anatomia, fisiologia, classificação étnica e cronológica da pele, cosméticos e cosmecêuticos, passando pelos fotoprotetores, despigmentantes e antioxidantes, incluindo cuidados com a pele sensível, acne, alopecia, alterações hormonais e as condições inestéticas, bem como as indicações e orientações para o uso dos *peelings*, toxina botulínica, preenchimentos e *laser*, alerta para os benefícios da nutrologia e da cirurgia dermatológica, até as orientações éticas e jurídicas.

Na certeza do sucesso desta obra, parabenizo as organizadoras, bem como os colaboradores, pela qualidade científica e pelo zeloso e ético trabalho realizado.

Maria Aparecida de Faria Grossi
Dermatologista da Secretaria de Estado da
Saúde de Minas Gerais

Apresentação

A busca incessante pelo rejuvenescimento tem disponibilizado grande número de tratamentos e procedimentos com objetivo de manter os cuidados com a pele, a qualidade da alimentação e o bem-estar físico e emocional das pessoas.

A Dermatologia Estética ganha a cada dia mais espaço na medicina, agregando novos conhecimentos, difundindo técnicas modernas, utilizando-se de múltiplas terapias com apoio de várias especialidades médicas e difundindo novas conquistas.

Este livro-texto pretende oferecer uma visão geral da Dermatologia Estética em seus aspectos clínicos e cirúrgicos.

O conhecimento não tem fronteiras e, neste mundo globalizado, está acessível a todos os interessados em aprender. Os tratamentos de rejuvenescimento são uma realidade ao alcance das pessoas. O mais importante é capacitar os profissionais para que possam tornar-se aptos a indicar e executar procedimentos qualificados.

Sandra Lyon
Rozana Castorina da Silva

Sumário

PARTE I: BELEZA, 1

1. **A Construção da Beleza: da Natureza à Cultura, 3**
   Regina de Paula Medeiros

2. **Pele: Espelho da Saúde, 8**
   Sandra Lyon

3. **A Representação da Imagem Corporal e a Integridade do "Eu", 9**
   Aldênia Pereira da Silva

4. **Visagismo, 14**
   Cristiane Rachid
   Naiara Resende Corrêa

5. **Cuidados com a Pele, 18**
   Angelina Toledo Lyon

PARTE II: PELE, 25

6. **Anatomia e Fisiologia da Pele, 27**
   Bárbara Proença Nardi Assis

7. **Envelhecimento Cutâneo, 35**
   Sandra Lyon

PARTE III: CLASSIFICAÇÃO ÉTNICA E CRONOLOGIA, 39

8. **Classificação da Pele, 41**
   Angelina Toledo Lyon

9. **Variabilidades Raciais e Étnicas da Pele, 44**
   Maria Ines Vieira

10. **Pele do Neonato, 48**
    Maria Aparecida de Faria Grossi

11. **Classificação Étnica e Cronologia, 52**
    Patricia Cruz Gomes

12. **Pele na Gestante, 65**
    Saby Vanessa Vargas Romero

PARTE IV: COSMÉTICOS E COSMECÊUTICOS, 73

13. **Cosméticos e Cosmecêuticos, 75**
    Sandra Lyon

14. **Hidratantes, 79**
    Sandra Lyon

15. **Regeneradores da Pele, 82**
    Sandra Lyon

16. **Cosméticos para Cuidados com os Cabelos, 84**
    Sandra Lyon

17. **Cosméticos para Unhas, 88**
    Sandra Lyon

18. **Formulações Básicas em Dermatologia, 91**
    Sandra Lyon

PARTE V: DESPIGMENTANTES, 93

19. **Despigmentantes, 95**
    Sandra Lyon
    Juliana Cunha Sarubi

20. **Melasma, 101**
    Helena Lyon Moreira

PARTE VI: FOTOPROTEÇÃO, 103

21. **Fotoproteção, 105**
    Sandra Lyon

PARTE VII: ANTIOXIDANTES, 113

22. Antioxidantes, 115
    Sandra Lyon

23. Luteína e a Saúde da Pele e dos Olhos, 123
    Sandra Lyon
    Dagmar Toledo Lyon
    Fernanda Lyon Freire

PARTE VIII: PELE SENSÍVEL, 127

24. Pele Sensível, 129
    Sandra Lyon

25. *Flushing*, 131
    Sandra Lyon

PARTE IX: ERUPÇÕES ACNEIFORMES, 133

26. Acne, 135
    Rozana Castorina da Silva

27. Erupções Acneiformes, 141
    Rozana Castorina da Silva

28. Rosácea, 145
    Rozana Castorina da Silva

29. Acne na Mulher Adulta, 149
    Rozana Castorina da Silva

PARTE X: ALOPECIAS, 153

30. Alopecia, 155
    Sandra Lyon

31. Alopecia Androgenética Masculina, 161
    Sandra Lyon

32. Alopecia Androgenética Padrão Feminino, 164
    Maria Alice Ribeiro Osório

PARTE XI: *PEELINGS*, 173

33. *Peelings* Químicos, 175
    Rosane Dias Costa
    Marina Dias Costa

34. *Peelings* em Peles Pigmentadas, 183
    Maria da Consolação de Oliveira

35. *Peelings* Corporais, 191
    Tatiana Amora Cruz

36. *Peeling* de Fenol Atenuado, 195
    Louraneide Maciel Tavares

37. Exoderme®: Rejuvenescimento Facial Não Cirúrgico, 200
    Clara Santos

PARTE XII: *PEELINGS* FÍSICOS, 205

38. Microdermoabrasão, 207
    Olívia Helena Veiga Rafael

39. Dermoabrasão, 209
    Rozana Castorina da Silva

40. *Criopeeling*, 213
    Sandra Lyon

41. Laserabrasão, 215
    Rozana Castorina da Silva

42. Eletroabrasão, 217
    Rozana Castorina da Silva

PARTE XIII: INTRADERMOTERAPIA, 219

43. Intradermoterapia, 221
    Sandra Lyon
    Gláucia Maria Duarte

PARTE XIV: TOXINA BOTULÍNICA, 229

44. Toxina Botulínica, 231
    Sandra Lyon

45. Pontos Básicos de Toxina Botulínica, 234
    Debora Cristina Campozan

46. Pontos Avançados de Toxina Botulínica, 242
    Leonardo Oliveira Ferreira

47. Complicações da Toxina Botulínica, 247
    Sandra Lyon

48. Toxina Botulínica em Hiperidrose, 249
    Louraneide Maciel Tavares

PARTE XV: PREENCHIMENTO CUTÂNEO, 255

49. Classificação dos Preenchedores, 257
    Debora Cristina Campozan

50. Ácido Hialurônico, 265
    Rozana Castorina da Silva

51. Ácido Poli-L-lático: Melhores Indicações, 267
    Lúcia Helena Sampaio de Miranda

52. Hidroxiapatita de Cálcio: Melhores Indicações, 271
    Lúcia Helena Sampaio de Miranda

53. Complicações dos Preenchimentos, 282
    Louraneide Maciel Tavares

54. Preenchimento em Pacientes com HIV, 291
    Sandra Lyon

Sumário

55. Combinação das Técnicas de Preenchimento e Toxina Botulínica, 293
Leonardo Oliveira Ferreira
Roberta Patez Figueiredo

56. Rejuvenescimento de Lábios, Colo e Mãos, 296
Helena Lyon Moreira
Maísa Neiva Santos Hernandez

PARTE XVI: ALTERAÇÕES HORMONAIS, 301

57. Síndrome Metabólica, 303
Sandra Lyon

58. Manejo Hormonal da Acne, 306
Lígia Almeida Bezerra

59. Reposição Hormonal, 313
Sandra Lyon

60. Modulação Hormonal, 319
Cor-Jesus Luzia Heleno

PARTE XVII: CONDIÇÕES INESTÉTICAS, 323

61. Escleroterapia, 325
Luís Fernando Piacitelli Lyon

62. Estrias, 330
Sandra Lyon
Clara Santos

63. Celulite, 333
Tatiana Amora Cruz

64. Cicatriz de Acne, 335
Daniel Seixas Dourado

PARTE XVIII: NUTROLOGIA, 347

65. Nutracêuticos, 349
Sandra Lyon

66. Vitamina D: Mitos e Verdades, 366
Tatiana Amora Cruz

67. O Significado da Obesidade e da Imagem Corporal no Estilo de Vida, 369
José Otávio Penido Fonseca
Fernanda Lyon Freire

68. Fitoterápicos em Nutrologia, 372
Leonardo Oliveira Ferreira

69. Obesidade, Nutrição e Atividade Física, 380
José Adalberto Leal
Fabiano Kenji Haraguchi

70. Avaliação do Consumo Alimentar e Terapia Nutricional na Obesidade, 386
Joana Ferreira do Amaral

71. Suplementos Nutricionais, 392
Ângelo Silvestre de Sá

72. Nutrição nas Feridas da Pele, 395
José Adalberto Leal
Priscilla Cecy Lages

PARTE XIX: ESTÉTICA FACIAL, 401

73. A Odontologia na Estética Facial, 403
Ronaldo Rettore Júnior

PARTE XX: CIRURGIA DERMATOLÓGICA, 425

74. Pele: Aspectos Funcionais e Anatômicos e a Importância do Conhecimento da Cicatrização no Manejo das Feridas, 427
Guilherme de Castro Greco Guimarães

75. Pele Artificial, 441
Izabel Cristina Sad das Chagas
Edilamar Silva de Alecrim

76. Anestesia, 445
Sandra Lyon
Helena Lyon Moreira

77. Fios, Agulhas e Suturas, 453
Fábio Lyon Moreira
Ângela Carolina Nascimento

78. Biópsia em Dermatologia, 457
Alexander Cordeiro Teixeira

79. Eletrocirurgia, 470
Rozana Castorina da Silva

80. Criocirurgia, 472
Rozana Castorina da Silva

81. Cirurgia das Unhas, 476
Leandro Ribeiro Mauro

82. Transplante Capilar, 481
Carluz Miranda Ferreira

83. Subcisão, 489
Leonardo Oliveira Ferreira
Roberta Patez Figueiredo

84. Microagulhamento, 492
Juan Carlos López
António Manuel Margarido Gormicho Boavida

PARTE XXI: *LASERS*, 499

85. Princípios da Luz do *Laser*: Energia, Potência e Fluência, 501
    Jacqueline Netto Parentoni Donnabella

86. Principais Tipos de *Lasers* e suas Aplicações, 504
    Roberta Ilha Oliveira Cardoso
    Igor Felix Cardoso

87. *Laser* em Lesões Vasculares e Pigmentares, 507
    Juliana Cunha Sarubi

88. *Lasers* Ablativos, 515
    Rozana Castorina da Silva

89. Luz Intensa Pulsada no Rejuvenescimento, 520
    Marcus Henrique de Alvarenga Morais
    Gabriela Maria de Abreu Gontijo

90. Remoção de Pelos com *Laser* e Outras Fontes de Luz, 526
    Dagmar Toledo Lyon
    Fernanda Lyon Freire

91. Terapia Fotodinâmica, 529
    Ana Cláudia Lyon de Moura

92. Radiofrequência, 532
    Silvia Helena Lyon de Moura

93. Complicações dos *Lasers*: Queimaduras e Intercorrências, 534
    Emanuella Acácia Alves Barbosa

94. Cavitação, Ultracavitação ou Ultrassom Cavitacional, 541
    Maria do Carmo Santos Wandeck

95. Medidas de Biossegurança na Utilização dos *Lasers*, 550
    Rozana Castorina da Silva

PARTE XXII: ASPECTOS ÉTICOS E JURÍDICOS, 551

96. Aspectos Éticos e Jurídicos da Publicidade Médica, 553
    Palova Amisses Parreiras
    Gustavo César Parreiras Cavalcanti

97. Aspectos Éticos e Jurídicos: Termo de Consentimento, 568
    Palova Amisses Parreiras
    Gustavo César Parreiras Cavalcanti

98. Sigilo Profissional e o CID nos Documentos Médicos, 594
    Cor-Jesus Luzia Heleno

    Índice Remissivo, 597

DERMATOLOGIA ESTÉTICA

Medicina e Cirurgia Estética

PARTE I

BELEZA

1

A Construção da Beleza: da Natureza à Cultura

Regina de Paula Medeiros

Os estudos sobre beleza enquanto uma categoria abstrata, materializada no corpo, foram uma preocupação dos diferentes campos de conhecimento científico, além de terem sido, ao longo da história, uma necessidade inerente aos seres humanos para classificação de determinados padrões sociais. Falar sobre o belo é refletir sobre a construção social de uma imagem em oposição ao feio, mas tanto a beleza como a feiúra são propriedades contemplativas que só podem ser compreendidas e comunicadas pela forma visível, seja por meio do corpo, que segundo Le Breton (2010) é o lugar privilegiado de contato com o mundo, seja por meio da arte. As imagens construídas sobre a beleza e a feiúra expressam o contexto social, as emoções, os modos singulares de conceber a corporeidade, os modos de formar, deformar e reformar os vínculos sociais. O corpo é a estética da cultura (forma, deforma e reforma) que implica a experiência sensível dos indivíduos e dos grupos sociais. Assim, o conceito de belo e de feio consolidados no corpo só pode ser compreendido por uma variedade de concepções de acordo com as vivências, sensibilidades coletivas e o sistema de significados culturais que são fundamentais para a interpretação de uma realidade social, e não para as leis (Geertz, 1989).

As representações do belo e do feio recebem determinados atributos que são consagrados coletivamente e se concretizam na relação entre o sujeito que os adquire e aqueles que o observam ou com quais ele se relaciona. Compreender esses significados é entender parte da cultura, é indagar sobre beleza, feiúra e o lugar em que elas são produzidas; a ideia e a perspectiva em um contexto específico é dizer sobre o corpo, lugar e tempo de expressão da sensibilidade e da maneira de visualizar o mundo.

A construção do belo e do feio é tão antiga quanto a existência do homem e, embora universal, varia de contexto histórico e social.

Até o século VI a.C., o bonito era baseado nas ciências exatas e era apresentado em formas simétricas e proporcionais que inspiravam a ordem, a harmonia e a maneira de compreensão do mundo, ou seja, pela perfeição das medidas. Em geral, o nariz era desenhado com detalhes e traços finos, os cabelos eram ondulados e bem alinhados e o perfil era perfeito, como o de Apolo no templo de Delfus. Na Idade Média, o bonito estava associado à boa alma e ao comportamento devoto, o rosto tinha o aspecto angelical e puro, os olhos recebiam a expressão de piedade e os lábios eram finos. Essa imagem simbolizava fragilidade e doçura e ausência de desejos carnais, como a figura de Vênus, de Lucas Cranach. No período do Renascimento, o belo era representado pelas formas roliças com ombros largos, busto proeminente e os quadris dilatados e arredondados, significando a volúpia, a nobreza e a ostentação alimentícia, a que poucos tinham acesso, como pode ser observado no quadro *As três Graças*, de Rubens. No Modernismo, a beleza adquire feição geométrica, e as formas tinham um aspecto descontínuo e fragmentado, com caráter provocativo e desafiante. Os corpos e os rostos eram traçados pelos artistas de maneira a dar a ideia de movimentos instigantes, graciosos e estimulantes, o que é muito bem representado pelo quadro *Lês demoiselles d'Avignon*, de Pablo Picasso.

Por fim, na contemporaneidade, o belo está diretamente relacionado com a figura jovem, de corpo magro, e com a expressão de alegria inabalável, quase mecânica dando a impressão de felicidade. Ser feliz é o discurso central que compõe o cenário contemporâneo, e a felicidade pode ser traduzida na busca obsessiva pela elevação da autoestima entendida por meio dos padrões de beleza definidos culturalmente. Assim, a beleza é a senha para o sucesso profissional e para o reconhecimento social, é a declaração de saúde, da realização e do prestígio pessoal e a possibilidade do amor e de prazer.

Na sociedade contemporânea, a beleza é representada pela figura da Barbie, um brinquedo criado nos EUA, em 1959, que se transformou em uma boneca adolescente, que usa maquiagem e acessórios, diferente da boneca bebê. O novo brinquedo feminino ganha destaque entre as crianças, principalmente adolescentes, e até entre os jovens, e persiste ao longo do tempo exatamente pela capacidade de acompanhar as transformações do mundo, dos costumes e dos valores que exigem flexibilidade de adequações e inovações no cenário social. O sucesso da boneca pode ser interpretado pela aproximação da figura humana como ideal de feminilidade apontado em uma infinidade de estilos. A Barbie tem família, registrada na figura das três irmãs, e um namorado moderno – Ken –, que acompanha os últimos estilos de vestimenta, corte de cabelo e interesses musicais. A figura da Barbie tem fantasias (Barbie fada), tem romantismo (apaixonada, noiva). Há ainda a Barbie profissional (fisioterapeuta, médica, policial, jogadora de tênis) e a Barbie inteligente que acompanha as artes, o cinema e a música, entre tantas outras configurações. O último modelo Barbie, lançado em 2013, é uma boneca careca criada com o objetivo de ajudar as crianças e adolescentes a lidar com a perda dos cabelos ocasionada pelo tratamento de câncer ou de alopecias de causas diversas, que podem provocar perda de cabelo. Independentemente da configuração da boneca, inclusive a careca, com a perda de sua linda cabeleira dourada, a Barbie traz sempre uma expressão de felicidade, é magra, tem os cabelos lisos e louros, é alegre, bonita, inteligente, amiga, companheira, meiga e correta. Além de todos esses atributos, a boneca tem carro, bicicleta, casa, animais domésticos, raquete de tênis, sapatos, maquiagens, roupas variadas e uma infinidade de produtos que podem ser encontrados nas prateleiras dos diferentes estabelecimentos comerciais. O corpo da Barbie pode e deve ser manipulado, recriado e adaptado ao contexto social, portanto é corpo flexível ou dócil, na leitura de Foucault.

De acordo com os estudos de Freyre (1986) e Schump (1999), o Brasil tem a tendência de supervalorizar a figura da loura. Segundo esses autores, isso se deve à chegada das bonecas de porcelana, de olhos azuis e vestidos de seda, importadas dos países europeus para as crianças ricas, filhas de pessoas com alto poder aquisitivo, e que passaram a ser um modelo ideal de formosura feminina. A brancura e a lourisse, associadas à chegada dos imigrantes europeus, e o fim da escravatura passam a ser fundamentais para reforçar os aspectos físicos que marcam a beleza brasileira, ou seja, o belo é simbolizado pela pele alva, cabelos finos, lisos e louros e, ao contrário, os cabelos anelados e a pele negra, que se aproximam da categoria dos escravos e africanos, representam a feiúra (Queiroz & Otta, 2000).

O conceito de beleza não é universal, e tampouco rígido. Ao contrário, é abstrato e mutável, e varia de acordo com a discernimento coletivo, o conjunto de significados e os aspectos históricos, socioculturais, as percepções e interpretações sobre si próprio e sobre o contexto social. De qualquer modo, a beleza está diretamente relacionada com a eterna busca da perfeição, definida por meio de paradigmas sociais, traduzida na possibilidade de aproximação do transcendental e do ideal que é solidificado e se expressa no corpo, que, em última instância, é a espacialidade visível, manipulável e versátil. Na leitura de Mauss (2003), "o corpo é o primeiro e o mais natural instrumento do homem", pois, segundo Breton (2010), pode ser transformado "em um objeto a ser moldado, modificado, modulado conforme o gosto do dia; o corpo se equivale ao homem, no sentido em que, modificando as aparências, o próprio homem é modificado". Neste contexto, o corpo é "parceiro" fiel do homem, pois é ele que confere sentido à existência humana.

No campo da antropologia, Marcel Mauss inaugurou o estudo das técnicas corporais, entendendo que seria necessário produzir uma espécie de catálogo sobre os modos como os seres humanos, nas mais variadas sociedades e contextos históricos, fazem uso de seus corpos no cotidiano. Argumenta o autor que é no corpo que se institui a dicotomia entre a natureza e a cultura, ou seja, a unidade biológica e a construção social. E é por meio do corpo que a identidade cultural é apresentada, tornando possível compreender os significados simbólicos de uma sociedade. Segundo Helman, existem dois corpos: o individual, que é o físico e o psicológico – aquele que o sujeito recebe ao nascer – e o social, por meio do qual "a fisiologia do indivíduo é influenciada e controlada pelos princípios que regem a sociedade em que vive" (Helman, 1994:33). O corpo ordena e é ordenado pelo sistema simbólico, espiritual, pelo lugar e pelos valores sociais e, ao mesmo tempo, é alvo e percepção de uma pessoa, de um grupo e de uma sociedade. O modo de expressão gestual, o comportamento, os códigos de comunicação e a maneira de exprimir a afetividade e os sentimentos são decorrentes de um processo de socialização que varia de uma sociedade a outra, dando um caráter singular àquela sociedade. Assim construída, a maneira de revelar a lógica social e cultural de dentro e de fora dos próprios grupos se evidencia na relação dos seres humanos com o mundo por meio de rituais de interação e de sociabilidade, e nesse quesito o corpo/estética é o elemento essencial nas relações humanas.

A estética é uma dramatização sociocultural que implica a afetividade e a fisiologia e que pode ser compreendida e interpretada coletivamente, ou seja, consiste na modelagem interna, percebida e apropriada pelo indivíduo, e na externa, que afeta o outro que o vê ou com o qual se relaciona e desperta emoções e reações.

Exemplificando, um rei, a partir do momento em que recebe a coroa, deve se comportar corporeamente de acordo com as representações que esse lugar social exige, deve adotar uma postura corporal, fazer uso de acessórios e apresentar uma oratória peculiar correspondente à imagem construída para o referido personagem. Além disso, cabe ao rei incorporar os atributos a ele concedidos, não só pelo exercício do poder, mas pela licitude que um líder deve ter. Desse modo, a reação social, o reconhecimento e as representações construídas em torno de rei são que o legitimam ou não. Assim, trata-se de um processo individual e ao mesmo tempo coletivo que implica necessariamente a interação social adequada aos padrões culturais particulares. Nesse caso, a imagem do rei construída subjetiva e socialmente é anunciada pelo corpo ou por partes dele de acordo com o que ele pretende propagar desde o lugar em que está inserido.

Segundo Helman, o corpo é dividido em partes internas e externas, e isso tem uma influência capital na maneira de interpretar a estrutura orgânica, sua funcionalidade e na construção das imagens em torno delas. Ainda que essas partes sejam classificadas de acordo com os parâmetros de cada sociedade, usualmente o rosto e as mãos são as partes públicas que, exibidas no contato com o "outro", podem representar um facilitador, quando se aproximam do ideal de esmero – bonito, agradável, meigo etc. – ou dificultador, quando se distanciam do normal e do modelo de perfeição – manchado, envelhecido, malcuidado, nojento e gordo – o que está associado à feiúra, à indolência e à incapacidade de controlar seus desejos (Del Priori, 2000; Giddens, 1997; Schupn, 1999). É no rosto que estão centrados os sentidos da visão, audição, olfato e comunicação, que permitem ao sujeito concretizar o mundo em que está inserido, se expor (ser visto) e testemunhar a existência do outro (ver). Segundo Le Breton, "o rosto é, de todas as partes do corpo humano, aquela onde se condensam os valores mais elevados. Nele se cristalizam os sentimentos de identidade, se estabelece o reconhecimento do outro, se fixam as qualidades da sedução, se identifica o sexo etc.". Continua o autor: "é o lugar mais valorizado, o mais solidário do Eu" (Le Breton, 2010:71).

As mãos possibilitam o tocar, o aproximar-se e distanciar-se de acordo com os interesses. Por essas razões, essas mesmas partes são comumente manipuladas para apresentar e representar socialmente imagens positivas, com o objetivo de ocultar imperfeições e para comunicação sobre a posição social em que o indivíduo se situa, como, por exemplo, as maquiagens, a toxina botulínica, as joias, as cirurgias, os acessórios, as manicures etc.

Além disso, o rosto e as mãos protegem as partes internas ou privadas que, de acordo com os padrões culturais, não devem ser exibidas. Essas mesmas partes, exatamente por estarem expostas e serem importantes na interação social, devem receber um cuidado especial, particularmente no que concerne à pele, para dar visibilidade ao aspecto agradável, bonito, higiênico e funcional. Assim, a pele passa a ser um elemento fundamental no que se refere à proteção das partes internas, à estética, à imagem construída, ao toque com o corpo do outro, à sensibilidade e à constituição de uma barreira simbólica nas relações e no encontro com o "outro".

Clastres (1988), em seus estudos sobre as sociedades primitivas, explica que a pele funciona como um sinal a ser considerado, um marcador simbólico importante para a compreensão de uma sociedade. Por exemplo, em determinadas sociedades, em certos rituais de passagem ou iniciação da vida adulta, a pele é marcada com faca ou pedra para demonstrar que aquele sujeito está apto a viver em sociedade, ser considerado cidadão ou casar-se. Em outras sociedades, quando uma pessoa transgride alguma norma social, é torturada e é impresso em sua pele um símbolo identificador de um desvio. Nessa perspectiva, a pele é uma espécie de envelope de correspondência enviada a outrem que, ao mesmo tempo que esconde ou protege uma intimidade, comunica algo a seu receptor.

Foucault (1987) ressalta que a tortura incluía a marcação da pele dos condenados com ferro quente ou brasa, para impedi-los de fugir e dar visibilidade social ao perigo que eles representavam. De todas as maneiras, as marcas na pele são uma espécie de inscrição de regulamento que sinaliza o desvio ou classifica as pessoas definitivamente como um estorvo ao esquecimento de determinada ação ou comportamento. Então, a pele é um fato moral, uma máscara que, segundo Mauss (2003), pode "significar pessoa, mas pode ser também o personagem que cada um é ou gostaria de ser".

A máscara acrescenta o sentido moral ao sentido jurídico do direito, de ser consciente, independente, autônomo, livre e responsável. Nos estudos de Lévi Strauss sobre os índios norte-americanos da Costa do Pacífico, são realçados o uso das máscaras e os mitos a elas associados. Para o autor, a máscara esconde o rosto real do sujeito, imobilizando a forma, a expressão das emoções, do sentido dado e das representações sociais.

A escolha da máscara leva também à escolha do personagem, do caráter e da simbolização, sendo assim uma ação consciente. O uso da "máscara" ou de uma alegoria não significa que a pessoa quer apagar-se, desaparecer; ao contrário, quer se afastar de sua normalidade, de sua natureza, e deseja mostrar-se ou aproximar-se do "normal" ou apresentar características aceitáveis que podem facilitar a visibilidade e o pertencimento.

Na sociedade contemporânea, a prática de consumo de produtos variados e de intervenções cirúrgicas, motivada pela fantasia de uma vida melhor e mais prolongada de juventude e beleza, funciona como máscara e, na leitura de Campbell (1987), pode também ocultar o estado constante de tensão e romper com a impessoalidade social tão característica da sociedade atual.

Na segunda metade do século XX, o culto ao corpo em favor da beleza ganhou uma dimensão impressionante em decorrência da mercantilização, da difusão de informações e da supervalorização da imagem. Nesse cenário, a mídia cria mensagens sedutoras e sensuais com o objetivo de despertar paixão pela moda, motivar o consumo de produtos de beleza, cirurgias plásticas, frequência às academias de ginástica, atividades esportivas, uso de maquiagens, tatuagens, regimes rigorosos de emagrecimento, uso de aparelhos ortodônticos para correção dos dentes, próteses dentárias, controle obsessivo do peso, uso de medicação para os mais variados "incômodos", cílios e unhas postiças. É notável também o consumo de uma infinidade de produtos *diet* e *light* existentes no mercado, da moda efêmera para os gostos flexíveis, roupas de marcas e etiquetas importantes para a classificação dos lugares sociais.

Todos esses dispositivos são arranjos construídos pelas mensagens midiáticas com a intenção de conferir ao sujeito a responsabilidade pelo seu próprio corpo, por sua beleza, juventude e saúde, forjando a ideia de autonomia individual e maleabilidade para recriar, mudar, decidir, alterar e transgredir as possibilidades biológicas. Como único responsável por si, quando o indivíduo não tem sucesso em seus empreendimentos pessoais, resta a sensação de culpa e vergonha. Temeroso, ele se impõe uma série de ações obsessivas para manter ou atingir um imaginário contemporâneo ou para afastar e dissimular "defeitos" corporais que podem comprometer sua imagem ou distanciar-se do ideal de beleza, que se ancora nos seguintes parâmetros:

- De magreza, que na atualidade pode ser concretizada por meio da lipoaspiração, de intervenções cirúrgicas, aplicação de produtos e clínicas de massagens.
- De beleza, facilmente solucionada por meio de uma parafernália de mecanismos de apoio às "incorreções" físicas naturais ou produzidas pelo tempo, como o uso abusivo de uma lista infinita de produtos farmacêuticos.
- De juventude eterna, amparada no uso de dispositivos técnicos que podem ocultar ou fazer desaparecer especialmente as marcas do tempo, como, por exemplo, o botox, as atividades esportivas, academias e a alimentação.

- De saúde, traduzida na disposição e ânimo para qualquer tipo de atração, exercícios físicos, viagens e trabalho (nesse quesito, é considerável o uso de estoque de medicações como antidepressivos, reposição hormonal, vitaminas e estimulantes, dentre outros).
- Da forma física, delineada de acordo com o ideal desenhado de um corpo sarado com os músculos à mostra e com baixo teor de gordura, obtido por meio de uma sucessão de variados tipos de regimes e uso de produtos dietéticos e anabolizantes.
- De virilidade, apresentado nos modelos muito bem divulgados nos diferentes programas de televisão e propagandas difundidas nos variados meios de comunicação, motivando especialmente o uso de medicações como, por exemplo, o Viagra®, os hormônios, implante de silicones e estratégias similares. Esses parâmetros são empregados pela indústria cultural do corpo a fim de criar um padrão único de estética, infligindo ao homem o dever para consigo próprio.

O culto ao corpo e o "cuidado de si próprio" podem ser interpretados como cultura narcísica (Lasch, 1979) e passam a ser um mecanismo importante no processo de construção das identidades individual e social e para definição do estilo de vida. Nesse contexto, o corpo que não tem boa forma – o gordo, sujo, com os cabelos sem tintura, desalinhados, e o rosto sem maquiagem – inspira a imagem de debilidade, do feio, descuidado, deprimido. É um símbolo de falência moral e vulgar. Assim, o corpo que consome e que é consumido tem um valor simbólico, biológico, social e emocional/psicológico na racionalidade contemporânea.

O cuidado de si na ditadura contemporânea da beleza e da felicidade implica necessariamente um investimento financeiro para o consumo de todos os dispositivos necessários e disponíveis para atingir o ideal imaginário. Embora as mensagens midiáticas sejam divulgadas indiscriminadamente, o acesso a esses dispositivos exclui determinados grupos e classes sociais que contam com recursos escassos para participar desse processo. Então, a autonomia expressa nas narrativas contemporâneas sobre "hoje só é feio quem quer", "se reconheça como quem tem cuidado consigo próprio e mude suas atitudes" ou apoiada no discurso da felicidade associada ao autocuidado – "ser feliz é cuidar de si próprio" e "aprenda a cuidar de si próprio" – funciona como verdadeiro manual composto de dicas e truques sobre os modelos e cores mais adequados para determinados tipos de corpo, especialmente para disfarçar as formas ou deformações e se acercando do autoconhecimento, do controle das ações e, simultaneamente, dando a ideia de democratização da saúde, da juventude e do deleite de que todas as pessoas podem e devem se aproximar.

O cuidado de si é um dever moral que associa a beleza, a obrigação e o prazer e pode ser traduzido pela presença e centralidade do próprio sujeito, destacando e retroalimentando a autonomia que fica comprometida quando se coloca em questão o que é ser autônomo, em relação a quê, diante de que e em que contexto específico. Assim, ser autônomo implica uma ação coletiva e relacional, como explica Castoriadis (1991). Para o autor, a autonomia é a capacidade de apropriação pela reflexividade sobre a experiência de sujeitos e a habilidade para transformá-la a partir de projetos coletivos construídos eticamente. Castoriadis ressalta que uma sociedade autônoma é aquela que, a partir da participação coletiva, elabora questões, toma decisões, cria e define códigos normativos e regras de conduta, construindo assim uma espécie de gramática cultural, com base nos sistemas de significados e na lógica particular de cada grupo.

Na perspectiva contemporânea, especialmente quando se refere à beleza, a autonomia não está inscrita na ação coletiva; ao contrário, o autônomo é relacionado com a capacidade de um indivíduo se manter independente e único em relação ao mundo exterior e, como tal, é capaz de negar a humanidade e produzir certa transfiguração de si próprio, enquanto prerrogativa do autoconhecimento e do controle de seu corpo em busca da beleza, não da beleza natural ou espiritual, mas do belo fabricado de acordo com os padrões culturais. É uma condição, um dever e obrigação de cuidar e ocupar-se de si com autoridade para desenhar sua própria imagem conformada às representações simbólicas.

Segundo Featherstone (1992), a cultura do consumo prende-se a uma concepção autopreservacionista que encoraja as pessoas a incorporarem estratégias para combater o desgaste natural do corpo. Ser autônomo é um exercício de solidão, de aprisionamento em si próprio, é uma liberdade constrangida e maquiada que dá contorno à individualidade obsessiva consigo próprio e afastada da ideia da coletividade. Nesse contexto, a beleza que se transformou na impossibilidade de comunicar-se e reconhecer o outro é retroalimentada nas narrativas que visam subsidiar uma prática social com intencionalidade de reproduzir padrões baseados no mito contemporâneo do consumo.

CONSIDERAÇÕES FINAIS

O ser humano, ao longo da história da humanidade, busca construir a imagem da beleza, tentando promovê-la com mudanças da imagem corporal.

A representação da beleza traduz a eterna busca da perfeição, tornando o corpo alvo de mudanças e elemento essencial das relações humanas.

A beleza torna-se objeto de conquista, de prazer, de desejo e representa troféu a ser exibido, muitas vezes, em detrimento da qualidade de vida.

Referências

Castoriades C. A instituição imaginária da sociedade. Rio de Janeiro: Paz e Terra, 1991.

Clastres P. A sociedade contra o estado. Rio de Janeiro: Francisco Alves, 1988.

Coutrine JJ. Os staknovistas do narcisismo: body-building e puritanismo ostentatório na cultura americana. In: Sant'Ana DB (org.). Políticas do corpo. São Paulo: Estação Liberdade, 1995.

Del Priori M. Corpo a corpo com a mulher: pequena história das trasformações do corpo no Brasil. São Paulo: Senac, 2000.

Edmonds A. No universo da beleza: notas de campo sobre cirurgia plástica, estética e beleza. São Paulo: Senac, 2000.

Featherstone M et al. The body: social process and cultural theory. Londres: Sage, 1992.

Foucault M. A história da sexualidade. O cuidado de si. Rio de Janeiro: Graal, 1987.

Freyre G. Modos de homem, modas de mulher. Rio de Janeiro: Record, 1986.

Geertz C. A interpretação das culturas. Rio de Janeiro: Zahar, 1978.

Giddens A. Modernidade e identidade pessoal. Oeiras: Celta, 1997.

Goldenberg M. Nu e vestido. Rio de Janeiro: Record, 2003.

Helman C. Cultura, saúde e doença. Porto Alegre: Artes Medicas, 1994.

Lasch C. The culture of narcissism. Nova York: WW Vorton, 1979.

Le Breton D. A sociologia do corpo. Petrópolis: Vozes, 2010.

Lèvi Strauss C. A via das máscaras. Lisboa: Presença, 1981.

Maluf SW. Corpo e corporalidade nas culturas contemporâneas: abordagens antropológicas. Esboços, Revista do Programas de Pós-Graduação em História, 2003.

Maluf SW. O dilema de Cênis e Tirésias: corpo, pessoa e as metamorfoses de gênero. Texto apresentado na Mesa Redonda "Corpo, sexualidade e representações", do Fazendo Gênero III, Universidade Federal de Santa Catarina, maio de 1998 (mimeo).

Matos MIS. Delineando corpos: as representações do feminino e do masculino no discurso médico. In: O corpo feminino em debate. São Paulo: Unesp, 2000.

Mauss M. As técnicas do corpo. In: Mauss M. Sociologia e antropologia. São Paulo: Cosac & Naify, 2003.

Queiroz RS, Otta E. O corpo do brasileiro: estudos de beleza e estética. São Paulo: Senac, 2000.

Sant'Anna D. As infinitas descobertas do corpo. Cadernos Pagu 2000; 14:235-49.

Sant'Anna D. Cuidados de si e embelezamento feminino: fragmentos para uma história do corpo no Brasil. In: Sant'Anna D (org.). Políticas do corpo. São Paulo: Estação Liberdade, 1995:121-39.

Schupn MR. Cultura física e comportamento em São Paulo nos anos 20. São Paulo: Senac, 1999.

Silva AM. Corpo, ciência e mercado: reflexões acerca da gestação de um novo arquétipo da realidade. Campinas: Autores Associados; Florianópolis: UFSC, 2001.

2

Pele: Espelho da Saúde

Sandra Lyon

A pele é o maior órgão do corpo humano, responsável por 15% do peso corporal e pela barreira entre esse corpo e o meio externo.

A pele desempenha inúmeras funções vitais e complexas e é sede de várias manifestações emocionais e fisiológicas que acompanham o ser humano desde sua origem mais primitiva.

A pele constitui o meio através do qual o mundo é percebido e apresenta permanente relação harmoniosa com o restante do organismo. É o envoltório dos indivíduos, podendo ser considerado o sistema que delineia a individualidade de cada um e que o coloca em contato com o mundo e com as pessoas.[1]

De acordo com os ideais estéticos de cada sociedade, no âmbito dos grupos étnicos e de acordo com cada cultura, o ser humano modifica seu corpo, ornamentando a pele de maneira temporária ou definitiva em busca da melhora estética e do rejuvenescimento cutâneo.

As doenças cutâneas podem acometer somente a pele ou podem acometer o tegumento e os órgãos internos. E, ainda, por ser a pele um órgão de interface, as doenças sistêmicas podem apresentar manifestações cutâneas importantes.

As doenças da pele provocam sentimentos como inferioridade, depressão e falta de aceitação pessoal. Afetam o estado emocional, alterando a vida tanto física como psicologicamente, incluindo a interação interpessoal nos momentos de trabalho e lazer. O aspecto da pele coloca as pessoas em situação de constrangimento e tem grande impacto nas atividades diárias dos pacientes e nas relações sociais, sobretudo quando se leva em consideração que a principal dificuldade enfrentada pelo portador de uma dermatose é tornar-se alvo constante de discriminação e preconceito. O estigma social em relação às doenças dermatológicas na sociedade é bastante difundido, o que torna imperiosa a necessidade de abordar a questão referente à qualidade de vida.[2]

As dermatoses crônicas interferem na qualidade de vida das pessoas de diferentes maneiras, seja pelo prurido, pela aparência inestética, seja por restrições causadas pelo próprio tratamento. Causam forte impacto nas relações sociais, no estado psicológico e nas atividades cotidianas desses pacientes.[2]

A qualidade de vida é afetada pelo estado da pele, e o transtorno psicológico que acompanha as dermatoses depende de fatores externos decorrentes da dimensão social do ser humano, resultando em estigma e rejeição social.[3]

A imagem corporal é um construto psicológico que se desenvolve por meio de pensamentos, sentimentos e percepções das pessoas sobre a aparência geral das partes de seus corpos e das estruturas e funções fisiológicas. No entanto, essas percepções podem ou não corresponder à realidade.[4]

Considerando que a pele é o espelho da saúde, cuidar do corpo e tratar da pele e das dermatoses existentes significa também tranquilizar o espírito e aquietar as emoções.

Referências

1. Galiá I. Psiquiatria e dermatologia: o estabelecimento de uma comunicação bidirecional. Junguiana 2002; 20:57-72.
2. Bello RT. Qualidade de vida em dermatologia. Rev SPDV 2005; 63:35-7.
3. Finlay AY. Quality of life index. Indian J Dermatol Venereol Leprol 2004; 70:143-8.
4. Hart EA. Avaliando a imagem corporal. In: Tritschler K. Medida e avaliação em educação física e esportes de Barrow & McGee. 1. ed. Barueri: Manole, 2003:457-88.

3

A Representação da Imagem Corporal e a Integridade do "Eu"

Aldênia Pereira da Silva

A IMAGEM QUE SUSTENTA É A MESMA QUE DERRUBA

Neste capítulo, tenho a intenção de refletir um pouco sobre a questão da imagem na constituição do sujeito a partir do texto "O estádio do espelho", de Lacan, mas também na vida do ser humano. Valer-me-ei de Freud para introduzir a questão da imagem:

A fim de formar uma imagem dessa vicissitude, suponhamos que todo o processo mental... exista, inicialmente, em um estádio ou fase inconsciente, e que é somente dali que o processo se transporta para o consciente, da mesma forma como uma imagem fotográfica começa com um negativo e só se torna fotografia após haver-se transformado em positivo. Nem todo negativo, contudo, transforma-se necessariamente em positivo; e não é necessário que todo o processo mental inconsciente venha a se tornar consciente.[1]

Nesse texto, de sua conferência XIX, Freud faz uma analogia do sistema inconsciente/consciente com a questão da imagem via fotografia: negativo/positivo – positivo/negativo. Sabemos o quanto Freud trabalhou com a questão da imagem, principalmente em seu texto "A interpretação dos sonhos", mesmo assim há quem afirme que para ele, Freud, a questão da formação da imagem permaneceu como um enigma. Quem diria, ele que tanto construiu e tanto valorizou a questão da imagem, morreu sem poder afirmar como ela, a imagem, se origina. Será verdade? Não sei, mas isso vale uma pesquisa, não acham? Ou será que alguém já tem essa resposta. Eu não a tenho, porém, mais do que nunca, estou cheia de curiosidade. Se é verdade que Freud não

pôde afirmar como a imagem se constitui, é a partir dela que Lacan vai afirmar a formação, ou seja, a constituição do eu.

Para Lacan, a constituição do eu acontece a partir da experiência da criança com sua imagem no espelho. Isso é colocado por Lacan do seguinte modo:

Esse ato, com efeito, longe de esgotar-se, como no caso do macaco, no controle – uma vez adquirido – da inanidade da imagem, logo repercute, na criança, uma série de gestos em que ela experimenta ludicamente a relação dos movimentos assumidos pela imagem com seu meio refletido, e desse complexo virtual com a realidade que ela reduplica, isto é com seu próprio corpo e com as pessoas, ou seja, os objetos que estejam em suas imediações.[2]

Pelo que vimos, Lacan está dizendo que o macaco se contenta em ver sua imagem e pronto, mas a criança parece querer interagir com sua imagem, pois ludicamente experimenta gestos e movimentos, os quais sua imagem também executa. Lacan informa que esse comportamento da criança acontece a partir de seu sexto mês de vida, época em que a criança já tenta vencer os obstáculos que servem de entraves, seja a postura ainda não ereta, seja o suporte dado por um andador. Assim diz Lacan:

(...) supera num azáfama jubilatório os entraves desse apoio, para sustentar sua postura numa posição mais ou menos inclinada e resgatar, para fixá-lo, um aspecto instantâneo da imagem.[2]

Nesse esforço da criança já se prenuncia o poder que a imagem vai exercer sobre o ser humano; nesse momento é ainda, apenas, a própria imagem, mas outras virão... E Lacan continua:

> a assunção jubilatória de sua imagem especular por esse ser ainda mergulhado na impotência motora e na dependência da amamentação que é o filhote do homem nesse estágio de *infans* parecer-nos-á pois manifestar, numa situação exemplar, a matriz simbólica em que o [*eu*] se precipita numa forma primordial, antes de se objetivar na dialética da identificação com o outro e antes que a linguagem lhe restitua, no universo, sua função de sujeito.[2]

Até esse momento, vimos que Lacan está lidando com *infans* como humano, mas não como sujeito, pois a criança, segundo ele, ainda não é habitada pela linguagem. As observações de Lacan vinham se desenvolvendo a partir de experiências da psicologia comparada, principalmente pelas observações de Köhler e Henri Wallon, que davam o nome de prova do espelho a tais experimentos:

> (...) em 16 de junho de 1936, Lacan retomou a terminologia de Wallon, transformando a prova do espelho num "estádio do espelho", isto é, numa mistura de posição, no sentido kleiniano, e estádio no sentido freudiano. Assim desapareceu a referência walloniana a uma dialética natural: na perspectiva lacaniana, o estádio do espelho já não tinha muito a ver com um verdadeiro estádio nem com um verdadeiro espelho, transformava-se numa operação psíquica ou até ontológica, pela qual o ser humano se constitui numa identificação com seu semelhante.[3]

Identificação com seu semelhante é o que vai constituir o ser humano como sujeito. É o que demonstra Lacan. Quando a criança se dá conta de sua imagem no espelho, também se dá conta de uma aparente completude, até então desconhecida, uma vez que até esse momento se percebia como um corpo despedaçado. É com essa imagem que a criança vai se identificar. Porém, se não for com essa imagem vista inicialmente como imagem de um outro, vista no espelho, será com o próprio outro, seu semelhante, a quem vê e com quem convive, que isso irá se dar, uma identificação. É nesse sentido que Lacan vai dizer que não precisa haver necessariamente o objeto espelho, pois se vendo e se identificando com o outro, a criança passa a ter um referencial de si própria, o que vai possibilitar a formação da constituição de um eu imaginário.

A partir dessa identificação, tudo o que a criança identificar e perceber como comportamento seu servirá para continuar a fortalecer a constituição de seu eu.

Imagem, identificação, eu imaginário, imagem do outro e a própria imagem, quão importante se apresenta a questão da imagem na vida da criança, do ser humano, do sujeito, pois é a isso que Lacan quer chegar, ao sujeito. Motta afirma que

> A *revolução freudiana advém para Lacan "do uso genial que ele faz da noção de imagem"(...) A imagem é assim um conceito atual, que articula o conceito de estrutura psíquica ao que Lacan vai chamar o "sujeito humano".*[4]

Na constituição do eu, em um primeiro momento, a realidade para o sujeito é desorganizada, a imagem do corpo, como inteira, é a primeira apreensão dessa realidade desorganizada, confusa, e é um momento *fundante* do sujeito, onde ele passa a experimentar uma articulação do imaginário com o simbólico, podendo assim criar e experimentar novas atitudes e comportamentos. Quem sabe já até selecionar o que vai utilizar ou não para sua vida em nome de ganhar ou perder, de ter prazer ou desprazer, isso já em nível consciente e inconsciente, pois esse sujeito que se funda no momento da formação do *eu*, e já é o sujeito do inconsciente, pelo menos é assim que eu percebo a questão.

Sujeito que se funda, mas que jamais estará pronto, pois sua formação é um processo contínuo, em que o sujeito vai se fazendo, se desfazendo, se refazendo em um vir a ser constante.

O espelho por si só é apenas um objeto que também pode facilitar o reconhecimento e uma apropriação da imagem de si próprio em busca de uma identificação com o próprio corpo, mas esse espelho pode perfeitamente ser representado por um outro sujeito que auxilia a estruturação desse novo sujeito onde o social, o cultural, o ambiental e toda a história de cada um é, e será sempre, o suporte principal, e é esse suporte que realmente conta na estruturação psíquica, onde o sujeito possa se ver habitando o corpo do qual vê a imagem no espelho.

O aparelho psíquico de onde o sujeito inconsciente vai se manifestar é formado, segundo Freud, conforme cita Rodrigues:

> Aparelho psíquico: para um melhor entendimento das ideias de Freud, lembremos o que ele idealizou como aparelho psíquico. Ele estaria formado por três forças que se complementariam e que deveriam tender ao equilíbrio: o Ego, o Id e o Superego. O Ego é nossa personalidade, nossa instância mais consciente. O Id é a força instintiva e o Superego, nossa censura e cultura, ou seja, aprendizado, experiências repressoras, opinião dos outros. O Ego estaria colocado entre esses dois impulsos: o Id e o Superego, um buscando o prazer (Id) e o outro reprimindo-o (Superego).[5]

Pelo que vimos, o Superego não quer permitir o prazer. O Id, que é pulsional, só quer satisfação. O Ego se encarrega de mediar, a fim de que o sujeito possa conviver com as frustrações impostas pelos limites das regras culturais, mas possa também obter alguma gratificação pelas manifestações pulsionais como recompensa, tudo isso em nome de um equilíbrio psíquico, o qual vai permitir ao sujeito uma vida mais ou menos "normal" em que ele possa se reconhecer como sendo este que se vê na imagem de seu corpo que se reflete no espelho.

Mas como se ver em uma imagem que destoa de um contexto, como a imagem de um sujeito albino em uma família de negros, e ainda levar em consideração suas fantasias de cegueira, onde essa imagem no espelho parece ser o próprio negativo fotográfico, que ainda não foi revelado? A manifestação de um sujeito com sua carga genética hereditária quer convencê-lo de que ele deve ser negro como toda sua família, mas quando a imagem refletida no espelho o denunciar como estranho, como ele se sentirá? E aí? O sujeito recusa essa sua realidade, ou pior, muitas vezes é sua realidade familiar que o recusa. Como integrar o sujeito a sua imagem ou como se estruturar como sujeito a partir dessa imagem?

No mito de Narciso, sua imagem cheia de tanta beleza o aniquila, o leva à morte. Quando ocorre o contrário, a imagem do sujeito é recusada por ele como sua, e ele a repele, como fica a formação do seu "eu", a estruturação do sujeito? Isso também seria uma forma de morte? Nesse caso, a imagem que promove é a mesma que aniquila? A *imagem que sustenta é a mesma que derruba?*

A REPRESENTAÇÃO DA IMAGEM CORPORAL E A INTEGRIDADE DO "EU"

Antes da concepção, potencialmente o corpo já existia, representado por duas partes: pelo espermatozoide e pelo óvulo, à espera de um grande encontro... ou de um milagre, encontro este que se dá no ato da concepção, concepção de vida e de um corpo. Daí dizer que o corpo é algo posto para o ser vivente desde sua concepção. Há muitas discussões e questionamentos a respeito do ato da concepção, principalmente quando se trabalha com a questão do aborto, claro parece estar, porém, que ainda não se pode explicar esse grande mistério. Aqui o corpo é definido como aquilo que abriga e suporta toda a trama da experiência de viver, experiência esta que comumente chamamos de vida. Ao nascer, todo ser vivo contém em si, pelo que se percebe, certa fragilidade. No caso do homem, essa fragilidade demanda mais atenção e cuidado, e por um tempo maior, se comparado com outros animais.

Para o ser humano, esse corpo que é cuidado com esse cuidado a mais também é investido com um afeto, que marca para ele que é importante que ele exista para alguém. Se assim não for, pelo menos é assim que deveria ser, pois é esse *ser importante para alguém* que vai despertar nesse novo ser as condições, a motivação e o interesse em continuar a existir. Quanto ao afeto que é endereçado ao pequeno ser vivente, poder-se-ia dizer que é tudo aquilo que ele recebe além do básico para a preservação da vida, um a mais que acompanha tudo aquilo que é básico e necessário para que ele se mantenha vivo, e é *esse um algo a mais* que pode fazer grande diferença entre se manter vivo e viver de fato uma experiência de viver bem. Esse *um algo a mais*, dentre outras manifestações, vem na forma como uma mãe olha, toca, sente, alimenta, aquece de um jeito maternal demonstra ao filho seu amor, seu carinho, sua proteção e segurança, enfim, uma mensagem de que ele é realmente desejado, querido e amado.

Ao nascer, o ser humano é exposto ao contexto externo ao abrigo até então experimentado. Isso em si já representa uma primeira experiência que exige muito dele. É nesse momento, então, que se faz necessária a intervenção de outros para que sua vida possa ser preservada, momento este muitas vezes crítico, pois quem deveria exercer a função de cuidar, a mãe, nem sempre se encontra em condições de fazê-lo. Isso pode significar mais uma experiência nova, pois, caso seja a mãe quem cuida, isso pode passar a ilusão de continuidade, mesmo que já haja quebra da suposta segurança de um primeiro momento, o da gestação, que nem sempre é tão seguro assim, bem se sabe!

Nessas primeiras experiências, a forma, a maneira, o jeito mesmo como o ser humano é acolhido, cuidado e amado ou não é o que vai possibilitar que ele se veja de um jeito próprio, satisfatório ou não para si próprio.

À medida que o ser humano se desenvolve, partilha experiência com seu meio ambiente, consequentemente, com tudo e todos que compõem esse contexto no qual está inserido. Assim, nas manifestações que acontecem, as trocas vão se processando e o ser humano vai se tornando cônscio de si próprio. Recebe influências de cada elemento, umas ignora, outras questiona, outras aceita, e vai assim se constituindo, talvez se possa dizer, infinitamente... Corpo, mente, espírito... Quem sabe? Assim vai se percebendo, ora se negando, ora se questionando, ora se aceitando... Para se aceitar é importante que o ser humano se perceba como algo visível palpável. É quando então passa a se apropriar de uma imagem, construção imaginária corporal, que passa a representá-lo para si próprio, representando aquilo que ele sente e pensa ser.

Segundo Maltz,

(...) Quer saibamos disso, quer não, cada um de nós traz consigo uma imagem mental de si mesmo.

Ela pode ser vaga e de contornos mal definidos para o nosso olhar consciente. Na verdade, ela pode nem sequer ser conscientemente perceptível. Ela porém ali está, completa até o último detalhe. Essa autoimagem é a nossa própria concepção da "espécie de pessoa que eu sou". Ela foi construída de conformidade com as nossas *convicções* que temos a respeito de nós mesmos. Mas essas convicções em sua maior parte se formaram inconscientemente, de acordo com nossas experiências, êxitos e fracassos passados, nossas humilhações, nossos triunfos, e a maneira como outras pessoas reagiram com relação a nós, mormente na primeira infância. De tudo isso, nós mentalmente construímos uma personalidade (ou a imagem de uma personalidade). Desde que uma ideia ou convicção que temos sobre nós mesmos entra nessa imagem, ela se torna "verdadeira". Jamais pomos em dúvida a validez dela, e passamos a agir, com relação a ela, *tal como se fôsse verdadeira.*[6]

Nessa passagem, Maltz mostra como essa imagem é construída e a importância que ela tem para cada um. Quando, ao nascer e desenvolver, o acolhimento, a atenção e os cuidados são adequados e suficientes para o ser humano, e ainda investido com aquele afeto *a mais*, que mostra para o ser humano que ele é bem-vindo, a vida parece se desenvolver de um modo que faz com que em sua imagem o ser humano se veja em sintonia com ela, aceitando-a como sua e como uma imagem boa. Imagem boa quer dizer uma imagem corporal bem aceita, uma imagem corporal que harmoniza com o corpo e com o "eu".

É importante, necessário mesmo, que essa imagem, esse "retrato imaginário", possa representar o corpo para a própria pessoa, que esse corpo abrigue essa imagem, dando um contorno para esse imaginário, que pode então ser nomeado e representado por esse corpo que pode ser chamado de *meu*. Nessa passagem, Magrini escreve que:

> (...) É pelo seu corpo que o ser humano se relaciona com o seu eu e com o meio ambiente, assim traduzindo suas frustrações e/ou desejos. A imagem que o sujeito faz de si e a sua personalidade estão unidas, o que torna possível expressar suas emoções.
>
> A integridade do "eu", enquanto representação psíquica do corpo, pode ser constatada na linguagem diária, quando se fala de "meu corpo", pois por meio dele se entra em contato com o meio ambiente.[7]

Para tanto é necessário que o eu, o corpo e a imagem se integrem como um todo, o que pode ser chamado de imagem corporal. Para ajudar a entender melhor isso, Freud deixou essa grande contribuição em seu texto "O eu e o isso":

> (...) Em 1923, em *O eu e o isso*, o eu torna-se uma das instâncias da segunda tópica, caracterizada por um novo dualismo pulsional, que opõe as pulsões de vida às pulsões de morte.
>
> Se o eu continua a ser um ancoradouro defensivo em relação às excitações internas e externas, se seu papel realmente consiste em refrear os ímpetos passionais do isso e em substituir o princípio de prazer pelo princípio de realidade, se, provido do que Freud denomina "calota acústica", lugar de recepção dos traços mnêmicos deixados pelas palavras, o eu se encontra no cerne do sistema perceptivo, e se, por fim, ajudado pelo supereu, ele participa da censura, a novidade reside, antes de mais nada, no fato de que uma parte do eu, "e Deus sabe que parte importante do eu", insiste Freud, é inconsciente. Não, esclarece ainda Freud, no sentido latente do pré-consciente, mas no sentido pleno do termo inconsciente, já que a experiência psicanalítica demonstra, precisamente, como é difícil ou até impossível levar ao consciente as resistências enraizadas no eu, que se comportam "exatamente como o recalcado".
>
> Nessa segunda tópica, o eu "é a parte do isso que foi modificada sob a influência direta do mundo externo, por intermédio do *Pc-Cs* (sistema percepção-consciência) (...), é como que uma continuação da diferenciação superficial". Freud acrescenta que "o eu é, antes de mais nada, um eu corporal". Por isso, é preciso aprendê-lo como uma projeção mental da superfície do corpo.(...)[3]

Para conclusão deste capítulo, é importante lembrar que o ser humano é algo extremamente complexo, que comporta ainda muito mistério. Na percepção do ser humano como corpo, mente e espírito, tem-se um contexto de fé que alimenta o imaginário de cada um. Na percepção da ciência há no ser humano esse corpo, essa imagem e esse eu que andam juntos, sem ao que parece estar de fato ligado, mas sabendo-se que há algo que isso sustenta. Ademais, é bom lembrar ainda que gerador de equilíbrio integrador mesmo fosse que o corpo e a imagem pudessem ser habitados pelo eu e pudessem ficar sempre em harmonia.

Em se tratando de um contexto saudável, que o ser humano pudesse se ver no corpo tal como se imagina e se sente ser, sem que o imaginário pudesse levar à distorção da realidade.

Referências

1. Freud S. Conferência XIX – Resistência e repressão. In: Obras completas. Ed. Standard Brasileira. Vol. XVI. Rio de Janeiro: Imago, 1976:347.
2. Lacan J. O estádio do espelho como formador da função do eu. In: Os escritos. Rio de Janeiro: Jorge Zahar, 1988.
3. Roudinesco E, Plon M. Dicionário de psicanálise. Rio de Janeiro: Jorge Zahar, 1998.
4. Motta MB. Ovídio, Freud e Lacan. In: Escola Brasileira de Psicanálise: A imagem rainha: as formas do imaginário nas estruturas clínicas e na prática psicanalítica. Rio de Janeiro: Livraria Sette Letras, 1995.
5. Rodrigues A. A magia dos sonhos. Biblioteca Rosacruz, 1991.
6. Maltz M. Liberte sua personalidade. Do original norte-americano "Psycho-Cybernetics – A New Way to Get More Living Out of Life", tradução de Urbano M. Noronha. São Paulo: Summus Editorial.
7. Magrini SF. Psicologia e estética. In: Maio M. Tratado de medicina estética. Vol. III, São Paulo: Editora Roca, 2004.

4

Visagismo

Cristiane Rachid
Naiara Resende Corrêa

INTRODUÇÃO

O visagismo, palavra derivada de *visage*, que significa rosto em francês, foi criado por Fernand Aubry, em 1937, com intuito de alinhar à arte de criar uma imagem pessoal a esse mesmo conceito. Estudar o rosto é desnudar a face, reconhecendo, por meio da linguagem visual, as estruturas ósseas, musculares, cartilagens, pigmentos que margeiam todas as particularidades de cada indivíduo, ou seja, sua identidade, os pontos fortes e os pontos não tão agradáveis à apreciação.

Aubry entendia que cada rosto seria único e que o conjunto rosto e sua moldura constituía a sede da identidade do indivíduo.

Philip Hallawel aplicou os conceitos de visagismo, analisando os formatos do rosto e suas feições e os correlacionando com a personalidade de cada um. Desse modo, cada face exterioriza seus sentimentos mediante o registro marcado por suas linhas de expressão e pelos elementos que correspondem a cada forma geométrica, com o temperamento predominante.[1]

A imagem de uma pessoa expressa sua identidade, seus princípios, suas crenças, sua posição social, o "eu".[1,2]

O método do visagismo não é intuitivo, por se basear nos fundamentos da linguagem visual e em conhecimentos milenares da ciência – física óptica, geometria, antropologia, psicologia, neurobiologia – e da arte.

Esse método tem por princípio:

- Analisar o temperamento do indivíduo, que é expresso pelas suas características físicas.
- Analisar o comportamento de cada indivíduo e suas características psíquicas.
- Ajudar o indivíduo a valorizar os pontos positivos de sua imagem.[1-3]

Fundamentação teórica do visagismo

Segundo Hallowel, cada face exterioriza seus sentimentos mediante o registro marcado por suas linhas de expressão e pelos elementos que correspondem a cada forma geométrica, com o temperamento predominante.[3] Esses elementos são conhecidos como ar, terra, água e fogo desde a Antiguidade. Aristóteles (384 a.C.) reconhecia esses elementos e formulava, ainda, propriedades básicas: ao fogo estão associados a secura e o calor; ao ar, o calor e a umidade; à água, a umidade e o frio; à terra, o frio e a secura.[4]

Considerado o pai da medicina, (460-377 a.C.) Hipócrates relacionou a teoria cósmica à saúde das pessoas e criou a teoria dos humores ou dos temperamentos. Os quatro humores físicos estariam ligados a temperamentos: sangue, bílis preta (atrabílis), bílis amarela (bílis) e fleuma (linfa).

Segundo Galeno (século II d.C.), médico e filósofo romano de origem grega, o excesso de um dos humores provocava doenças no corpo e traços exagerados de personalidade. Ele ressaltava a importância dos quatro temperamentos, conforme o predomínio de um dos quatro humores: sanguíneo, colérico, fleumático e melancólico. Em cada pessoa predomina um dos quatro temperamentos, o que tem possíveis influências externas e genéticas.[4]

A palavra temperamento vem do latim *temperare*, que significa equilíbrio. Conforme a teoria dos humores de Hipócrates, o equilíbrio entre os elementos que compõem um indivíduo é a condição para sua saúde.

Leonardo da Vinci, baseando-se nas observações do matemático Luca Pacioli, em 1509, demonstrou que as proporções consideradas divinas estavam presentes em uma razão matemática conhecida como proporção áurea, que se baseava no número de pi. O número de pi (letra grega π), 1,618, tem um significado interessante porque determina a proporção perfeita e ideal. Os gregos criaram um retângulo de ouro, e tudo era construído a partir de suas proporções.

A profundidade dessa figura geométrica dividida pelo comprimento ou pela altura seguia uma proporção equivalente a 1,618.

De acordo com a equação de Pacioli e Leonardo da Vinci, o corpo e o rosto, quando belos, apresentavam uma determinada proporção matemática – 1 para 1,618 – denominada proporção áurea. Esta seria a relação de equilíbrio e simetria ideal para que um corpo ou rosto humano fosse considerado bonito e harmonicamente estético. Levando em conta essa regra, a largura de boca é 1,618 maior que a largura do nariz; a largura da boca ideal, por sua vez, deve ser 1,618 maior que a distância entre seu canto externo e a ponta da bochecha e, no rosto de uma mulher, a distância entre os olhos em relação à boca. Em estudos realizados com base nas proporções divinas, chegou-se à conclusão de que essas distâncias seguem justamente a proporção do número de pi quando agradam visualmente aos olhos de quem as vê.[5]

TIPOS DE BELEZA DE ACORDO COM O PRINCÍPIO DO VISAGISMO

O princípio do visagismo divide a beleza de cada pessoa de acordo com os quatro tipos de personalidade definidos por Hipócrates:[6,7]

- **Beleza sanguínea (dinâmica):** o temperamento desse grupo é caracterizado por extroversão, dinamismo, energia e despojamento. As pessoas desse grupo gostam de se destacar em relação aos outros, gesticulam muito, são inquietas e falam e riem alto. São autênticas, curiosas e odeiam a rotina.
  - **Rosto:** formato hexagonal, boca larga e nariz pronunciado, sobrancelha arqueada, mento triangular, boca grande e nariz projetado.
  - **Estilo:** criativo.
  - **Cabelos:** louros e tons de dourado.
  - **Sobrancelhas:** mais anguladas.
- **Beleza melancólica (pacificador):** nesse grupo se encaixam as pessoas elegantes, charmosas, sofisticadas e com gostos voltados para a arte. Verdadeiras pensadoras, são sensíveis, quietas e introvertidas.
  - **Rosto:** formato oval, com feições delicadas e regulares, boca pequena e lábios estreitos.
  - **Estilo:** transita entre os estilos clássico, contemporâneo, criativo e romântico.
  - **Cabelos:** entre louro-acinzentado e castanho-claro.
  - **Sobrancelhas:** ligeiramente angulosas, com os fios mais arqueados.

- **Beleza colérica (determinado):** as pessoas desse grupo expressam muita atitude, força e decisão. São objetivas e determinadas, mas normalmente são teimosas.
  - **Rosto:** retangular, lábios grossos, queixo pronunciado, nariz imponente.
  - **Estilo:** clássico, podendo tender para o contemporâneo.
  - **Cabelos:** ruivos ou tons acobreados.
  - **Sobrancelhas:** angulosas, mais retas, com uma curva acentuada na ponta.
- **Beleza fleumática (sensível):** esse grupo é composto por pessoas de temperamento sereno, espiritualizadas, constantes, fiéis e verdadeiras, pacificadoras e diplomáticas. Personalidade frágil, insegura, retraída e reservada. Além disso, costumam ser muito amorosas e flexíveis.
  - **Rosto:** entre o quadrado e o redondo, olhar caído, mento retraído.
  - **Estilo:** natural, esportivo e contemporâneo.
  - **Cabelos:** escuros.
  - **Sobrancelhas:** arqueadas ou curvadas (suavizam a expressão).

CUSTOMIZAÇÃO DA IMAGEM

Customizar uma imagem é criar, produzir na pessoa uma forma visual com o estilo individual e que, ao mesmo tempo, atenda às suas necessidades.

Todo estilo identifica uma pessoa como sendo parte de uma cultura, uma classe ou um ser próprio.

Nos tempos atuais, é preciso compreender as atitudes, os valores próprios e as qualidades para definição e customização do estilo de um indivíduo. Então, customizar é estilizar.[5,8]

Customizar imagem colérica

- Acentuar o terço inferior da face: mento e mandíbulas.
- Aumentar os lábios.
- Nivelar as sobrancelhas.
- Criar um rosto mais retangular.

Customizar imagem sanguínea

- Acentuar o terço médio da face: malar e zigomático.
- Aumentar os lábios.
- Elevar sobrancelhas.
- Criar um rosto mais hexagonal.

Customizar imagem melancólica ou fleumática

- Criar linhas ovaladas, suavizando os ângulos faciais.
- Manter os lábios finos.
- Diminuir o arqueamento da sobrancelha e direcionar a cauda para baixo.

Características em comum para que as mulheres sejam consideradas bonitas de acordo com os padrões atuais ocidentais:

- Região malar mais proeminente.
- Leve depressão nas bochechas, formada pelas proeminências dos ossos malar-zigomático de um lado e da mandíbula de outro. Essa depressão é denominada efeito *blush* por alguns especialistas.
- Uma mandíbula bem delineada, com proporções adequadas entre seu ramo ascendente e o corpo, com um ângulo quase reto entre essas duas partes.

A CONSTRUÇÃO DA IMAGEM, O ROSTO E A IDENTIDADE

A relação do rosto com a percepção que cada pessoa tem da própria identidade é o aspecto mais importante na construção da imagem pessoal. A imagem deve estar em sintonia com o íntimo do indivíduo e expressar o que ele tem de melhor em valores e qualidades autênticas.

O equilíbrio entre a imagem do próprio rosto e a imagem interna que o indivíduo tem de si torna-se essencial para sua saúde mental, emocional e física, elevando sua autoestima e a autoconfiança.[5,9]

A construção da imagem pessoal afeta o indivíduo nos níveis emocional e psicológico, podendo inclusive alterar seu comportamento. A imagem é positiva quando realça os aspectos positivos da personalidade, proporcionando bem-estar e elevando a autoestima. Uma imagem negativa tem efeito contrário. Não existem padrões nem estilos predeterminados, sendo a beleza revelada quando o conjunto é harmônico e estético. O processo do visagismo é individualizado e, muitas vezes, torna-se necessário para o paciente.

A análise do rosto fornece informações sobre a harmonia das proporções faciais e se essas proporções se equilibram com o temperamento do indivíduo. Essa análise é baseada no conceito da proporção áurea.

Para uma análise inicial, devem ser identificadas linhas inclinadas, verticais, horizontais e curvas, além de seu direcionamento, no formato de rosto e nas feições. Basicamente, as linhas inclinadas para cima expressam vigor, energia e dinamismo, características sanguíneas, enquanto as linhas inclinadas para baixo nas feições são determinantes de características melancólicas.

As linhas verticais são de estrutura e controle, enquanto as linhas horizontais são de estabilidade. Essas linhas são determinantes de aspectos coléricos.

Formatos redondos indicam propriedade fleumática.

O perfil também indica personalidade e, portanto, ao se reparar no perfil de um paciente, pode-se tirar conclusões para customizar sua imagem.

Quando se observa no perfil do paciente uma retração de mento, percebe-se que ele passa uma ideia de pessoa introvertida, retraída, melancólica ou fleumática. Já um nariz proeminente remete a um perfil de pessoa sanguínea.

As sobrancelhas também têm grande importância, pois formam a moldura dos olhos e podem modificar radicalmente a expressão de uma pessoa. O formato de sobrancelha reto revela características coléricas: o formato curvo está associado a características melancólicas e fleumáticas e o arqueado, a características sanguíneas. A tendência de levantar uma das sobrancelhas expressa uma característica colérica, e o ato de levantar ambas é uma propriedade sanguínea. A cauda caída das sobrancelhas promove um ar melancólico.

O formato do queixo é de grande importância, pois é capaz de equilibrar ou desequilibrar o conjunto das feições do rosto. Deve-se analisar sua projeção facial em perfil e de frente. Ele revela o grau de força, estabilidade e determinação na personalidade de uma pessoa. O queixo de formato quadrado indica força e poder, revelando a personalidade de alguém na qual se impõem características coléricas. O queixo retraído indica uma personalidade maleável e submissa, características dos melancólicos e fleumáticos. O queixo pontudo e triangular, por sua vez, revela característica sanguínea.

A boca padrão apresenta uma largura que equivale a duas vezes e meia a altura. Bocas grandes e carnudas representam características coléricas. Bocas largas denotam características de temperamento alegre, extrovertido e sanguíneo. Bocas pequenas denotam características de temperamento introvertido e melancólico. Boca do tipo cupido expressa sensibilidade, qualidade dos melancólicos. Boca fina, especialmente o lábio superior, indica temperamento frio, severo, aspecto também melancólico.[5,9,10]

A MEDICINA E O VISAGISMO

As características físicas das pessoas muitas vezes revelam suas personalidades. A análise dessas características torna possível prever certos distúrbios psicológicos que podem levar a doenças no corpo físico.

A imagem pessoal reflete um estado emocional e, ao mesmo tempo, leva à manutenção desse estado. É importante melhorar a autoestima dos pacientes, ajudando-os a trabalhar a imagem pessoal, dar um sentido positivo à vida. Por exemplo, pessoas coléricas, por serem intensas e explosivas, tendem a ter problemas com infarto agudo do miocárdio, hipertensão arterial, colelitíase e bruxismo. Quando sua imagem é suavizada, estimulam-se as emoções positivas, não nocivas, que poderiam ser coadjuvantes das doenças físicas propriamente ditas. Já as pessoas de temperamento melancólico, por serem introvertidas, perfeccionistas e ansiosas, tendem a apresentar problemas de relacionamento, baixa autoestima e, até mesmo, depressão e transtorno obsessivo-compulsivo. Ao valorizar a imagem positiva, esses pacientes podem desenvolver um sentimento de capacidade e autoestima.

Desse modo, o visagismo pode ser usado no diagnóstico e no tratamento de pacientes e para promover melhor qualidade de vida.[5,8-10]

Referências

1. Hallawell P. Visagismo: harmonia e estética. São Paulo: Senac, 2003.
2. Hallawell P. Visagismo: harmonia e estética. 2. ed. São Paulo: Senac, 2004.
3. Hallawell P. Visagismo integrado: identidade, estilo e beleza. São Paulo: Senac, 2009.
4. Rooney A. A história da medicina. São Paulo: M. Books do Brasil, 2013.
5. Martinez V. Os mistérios do rosto: manual de fisiognomonia. 4. ed. São Paulo: Madras, 1997.
6. Pasquali L. Os tipos humanos: a teoria de personalidade, São Paulo: Market, 2000.
7. Glas N. Os temperamentos. São Paulo: Antroposófica, 1990.
8. Molinos D. Maquiagem. São Paulo: Senac, 2010.
9. Rufenach CR. Fundamentos de estética. Tradução: A.V. Ritter, São Paulo: Santos, 1998.
10. Marcussi S. Segredos em medicina estética. São Paulo: LMP, 2008.

5

Cuidados com a Pele

Angelina Toledo Lyon

A retenção de água na camada córnea é de vital importância para a manutenção de uma pele saudável. Os corneócitos contêm uma substância que retém água em seu interior, o fator natural de hidratação (NMF). Ao reterem um grande volume de água, os corneócitos dilatam-se, prevenindo a formação de fissuras e fendas entre eles e mantendo o equilíbrio hidríco entre as camadas profundas da pele e o meio ambiente.

A quantidade de água retida na pele também é importante para a manutenção da flexibilidade e elasticidade da pele.

As principais etapas de tratamento para manter uma pele sempre saudável, independente da idade e do tipo de pele, são: a limpeza, a tonificação, a hidratação e a fotoproteção.

Os produtos devem ser aplicados em toda a superfície da face, pois o objetivo é alcançar o melhor resultado possível, corrigindo e restaurando as funções fisiológicas da pele.

PRODUTOS E CUIDADOS PARA OS DIFERENTES TIPOS DE PELE

Pele normal

É importante cumprir uma rotina de tratamento adequada para proteger a pele contra agentes externos e manter o equilíbrio fisiológico.

A higienização é o primeiro passo e consiste na limpeza da pele, removendo o excesso de secreções, como o suor e a oleosidade, as partículas de poeira, a maquiagem e microrganismos que se depositam na pele. Os produtos cosmecêuticos de limpeza não penetram e não agem mo-

dificando a pele, pois não retiram excessivamente o manto hidrolipídico.

As emulsões tipo O/A (óleo em água) absorvem, ao mesmo tempo, as impurezas lipossolúveis e as hidrossolúveis, respectivamente, nas fases oleosa e aquosa. Essas emulsões devem ser utilizadas à noite, prosseguindo depois com os outros cuidados.

A tonificação remove a oleosidade e os resíduos deixados por sabonetes alcalinos na etapa de higienização e normaliza o pH da pele.

Os tônicos devem conter em suas formulações baixas concentrações de álcool, ativos calmantes e adstringentes, como o extrato de hamamélis, e substâncias refrescantes, como o mentol e a cânfora.

Os princípios ativos usados em formulações para a pele normal são as ceramidas e as vitaminas A, C e E – que atuam na prevenção do envelhecimento cutâneo com os antioxidantes.

Outro componente do fator natural de hidratação da pele é o PCA-Na, que auxilia a reposição da umidade natural da pele e demonstra elevada capacidade de hidratação.

Os fotoprotetores devem ser usados diariamente, independentemente do tempo de exposição solar e das condições climáticas, no mínimo com fator de proteção solar (FPS) 30, em creme de textura leve. Os filtros solares químicos podem ser associados aos filtros físicos de modo a potencializar um espectro mais amplo de proteção solar. Os filtros solares químicos formam uma barreira sobre a pele, refletindo ou dispersando as radiações solares. A formulação poderá ser uma emulsão O/A ou outra, livre de óleo

Para a remoção de células mortas presentes na superfície da pele é indicada a esfoliação, processo que retira as impurezas e o excesso de oleosidade, tornando a pele mais fina e com aspecto de limpeza e frescor. Esse processo facilita a ação de hidratantes e deve ser feito uma a duas vezes por semana.

As máscaras faciais são indicadas também para as peles normais, pois formam uma película plástica tensora, ajudando a descongestionar e minimizar os sinais de cansaço.

Portanto, a rotina de cuidados com a pele normal deve consistir em limpeza, tonificação, correção e hidratação no período noturno e, pela manhã, em limpeza leve, tonificação, hidratação e fotoproteção.

Pele oleosa

Higienização da pele oleosa

Esse tipo de pele é considerado frágil e, portanto, devem ser usados produtos adequados que não retirem totalmente o excesso de oleosidade e não provoquem irritação. São recomendadas formulações para limpeza da pele oleosa em forma líquida, pois causam menos atrito, contendo solventes lipídicos e baixas concentrações de tensoativos, além de um pH mais baixo, próximo ao da pele sã.

Os agentes de limpeza para pele oleosa contêm ingredientes com ação secativa, como óxido de zinco, calamina e caolim, e para controle da oleosidade, como enxofre, extrato de arnica, hamamélis, aliados à ação inibidora da piridoxina e do sulfato de zinco.

Esses produtos também ajudam a diminuir a flora bacteriana, e clorexidina, germal 115 e eferol podem ser citados como agentes que causam pouca irritabilidade.

Para peles oleosas com acne são usadas formulações com ácido salicílico, enxofre ou resorcina. Outra recomendação consiste no uso de água fria, pois a água quente poderá ativar a produção das glândulas sebáceas.

Tonificação

As loções tônicas para pele oleosa contêm alta concentração de álcool para remoção do excesso de sebo e resíduos. Os princípios ativos, como hamamélis, calêndula, hortelã, bétula, cânfora e mentol, ajudam a controlar a oleosidade e têm ação anti-inflamatória. Esses agentes proporcionam, também, sensação de frescor e um leve estiramento da pele.

Nos casos de pele oleosa muito espessa, podem ser utilizados esfoliantes, que exercem ação descamativa do estrato córneo, ou abrasivos, que removem as escamas da superfície.

Hidratação

A correção tem o objetivo de eliminar ou prevenir o aparecimento de comedões. Tem ação descongestionante,

reguladora, hidratante e previne, também, o envelhecimento. A hidratação para pele oleosa deve ser feita com gel, gel-creme, loções aquosas livres de álcool ou emulsões O/A fluidas. A esses hidratantes podem ser acrescidos princípios ativos, como vitaminas, aminoácidos, óleos vegetais com ações terapêuticas e algumas substâncias absorventes de óleo.

Os derivados de vitamina A (ácido retinoico, retinol), os alfa-hidroxiácidos (ácido glicólico, ácido lático), ácido salicílico, propilenoglicol e ureia são os principais agentes de estímulo celular.

Proteção

Os fotoprotetores são essenciais contra os efeitos nocivos das radiações solares. Os mais indicados são os que contêm formulações isentas de óleo, como gel, emulsão ou base siliconada. À noite, deve-se substituir a proteção por correção e estímulo, com o uso de substâncias capazes de regular a secreção sebácea e retardar o envelhecimento.

Para o tratamento de manchas, os despigmentantes, como o arbutin e o ácido kójico, formulados em gel, são os mais indicados.

A hidroquinona é muito eficaz para o clareamento de manchas e deve ser prescrita em loções hidroalcoólicas, podendo também ser associada ao ácido fítico.

Portanto, no tramento da pele oleosa é importante realizar uma limpeza efetiva, mas não vigorosa, tonificar com loção hidroalcoólica e usar protetores solares não oleosos.

Está indicado, também, o uso de máscaras de limpeza e de controle da oleosidade. As máscaras mais indicadas são as de argila adstringente, podendo ser adicionadas algumas substâncias, como oligoelementos, óxido de zinco ou ácido salicílico.

PELE SECA

Limpeza

A pele seca é muito mais sensível e delicada devido às frequentes alterações em sua função de barreira, podendo ocorrer processos inflamatórios e descamações.

O ideal é o uso de tensoativos suaves de origem vegetal, não iônicos, com ação detergente e hipoalergênicos, que podem ser encontrados em leites ou loções de limpeza. Esses tensoativos promovem a limpeza e a hidratação da pele seca e, combinados a ceras e ésteres emolientes, formam um filme que protege a pele.

Tonificação

As loções tônicas são aquelas que exercem ação descongestionante sem álcool e devem também conter ativos hidratantes, como PCA-Na, hialuronato de sódio, glicerina e alantoína. O pH é corrigido pelo ácido cítrico e o ácido lático.

Hidratação

Esse tipo de pele necessita de formulações diferentes para sua hidratação, como um creme mais leve de manhã e uma hidratação mais efetiva à noite.

Os emolientes promovem a retenção de água na camada córnea, mantendo a umidade e diminuindo as fissuras. Restauram, também, a barreira epidérmica, prevenindo a penetração de irritantes e alérgenos e evitando, assim, o aparecimento de lesões eczematosas. Devem ser usados com muita frequência, de três a quatro vezes ao dia, para atingir o efeito máximo.

Nas formulações para pele seca, as bases oleosas e as emulsões O/A ou A/O são os veículos mais utlizados. Dentre as substâncias mais empregadas nos cremes emolientes, podem ser citados PCA-Na, vitamina C, ácido hialurônico, ureia, alantoína, óleo de prímula e óleos de sementes de uva, de macadâmia e de amêndoas doces.

As ceramidas, substâncias ricas em ácidos graxos, são encontradas em 65% dos lipídios do estrato córneo, contêm esfingosina em sua estrutura e formam parte da barreira cutânea.

O uso tópico de ceramidas nas formulações promove aumento substancial da hidratação e redução da aspereza da pele, o que pode ser notado logo nos primeiros dias de tratamento. A ceramida 3 proporciona aumento significativo da capacidade de retenção hídrica da pele, contribuindo para a função de barreira cutânea. A ceramida 3 é constituída de fitoesfingosina, obtida por biotecnologia, mediante a fermentação de leveduras. Assim, as ceramidas resultantes apresentam a mesma configuração estereoquímica das ceramidas presentes na pele humana, de alta pureza e segurança.

Fotoproteção

Os filtros solares agem protegendo contra os danos actínicos dos raios ultravioleta (UV) e, ao mesmo tempo, previnem a desidratação da pele. As emulsões cremosas são as mais indicadas, com um FPS 30, no mínimo, e devem ser usadas diariamente pela manhã e repostas a cada 2 horas, nos casos de exposição à luz solar, vento ou água.

Cuidados complementares

O tratamento para manchas hipercrômicas deve ser feito com despigmentantes, como hidroquinona, ácido fítico e Antipollon HT®. Essas formulações despigmentantes podem ser manipuladas em gel-creme, loção ou creme.

PELE MISTA OU COMBINADA

Limpeza

Esse tipo de pele é considerado uma variação da pele oleosa e caracteriza-se pela associação de áreas seborreicas com áreas de pele seca ou normal.

As áreas seborreicas são encontradas na zona T da face, ou seja, testa, nariz e queixo, e no restante da face a pele apresenta-se seca ou normal.

O uso de sabonetes em barra deve ser evitado, pois eles podem obstruir os poros na parte oleosa da pele e causar ressecamento na parte seca. A limpeza consiste no uso de um sabonete líquido suave ou uma loção de limpeza, o que deve ser feito duas vezes ao dia.

Tonificação

Após a limpeza, na zona T, deve-se fazer uso de um tônico com baixo teor alcoólico e com adstringentes suaves, como hamamélis, cânfora e mentol.

Hidratação

Os hidratantes para esse tipo de pele devem ser de textura suave e não comedogênicos. É importante observar que o hidratante para pele mista deve tratar a área lateral do rosto e não acentuar a oleosidade na zona T.

Os hidratantes para pele mista devem conter antioxidantes que mantenham a água na pele, como ceramidas, PCA-Na e ácido hialurônico. Na área ao redor dos olhos, é aconselhável o uso de um creme específico para essa região.

Fotoproteção

Os protetores solares indicados são aqueles livres de óleo em suas formulações e, no mínimo, com FPS 30.

Cuidados complementares

A esfoliação semanal pode ser feita com produtos à base de ácido salicílico ou outro agente abrasivo suave, evitando-se as áreas mais ressecadas.

As máscaras faciais podem ser utilizadas para descongestionar e amenizar os sinais de cansaço, assim como para controlar a oleosidade. As máscaras que formam uma película plástica tensora – peel off – são as mais indicadas. As máscaras de argila devem ser aplicadas apenas na região do T, evitando-se as outras áreas.

PELE SENSÍVEL

A pele sensível é muito delicada e mais vulnerável às agressões exteriores. Diferentes fatores, que podem ser iso-

Capítulo 5 • Cuidados com a Pele

lados ou combinados, permitem explicar os motivos dessa sensibilidade, dentre os quais podem ser citados:

- Fatores ambientais, como frio, vento, tempo seco ou poluição, podem causar sensações de picada ou de queimadura na pele.
- Fatores de origem vascular associados à fragilidade da parede dos vasos sanguíneos e sob a influência de determinados fatores externos, como o consumo de álcool ou especiarias.
- O contato durante a aplicação de determinada substância que contenha um ingrediente mal tolerado desencadeia uma reação cutânea.
- Dermatite atópica – a pele sujeita a um eczema desse tipo fica predisposta a hiper-reatividade.

Antes do início da utilização de qualquer produto pela primeira vez, recomenda-se que se proceda ao teste de sensibilização, aplicando o produto na parte interna do antebraço durante alguns dias e observando se ocorrerá alguma reação alérgica.

Limpeza

A limpeza da pele sensível deve ser realizada delicadamente, observando-se o pH e o equilíbrio da pele. Os sabonetes em barra ou líquidos devem der evitados, pois removem em excesso a proteção natural da pele. A utilização de loções ou gel de limpeza é fundamental, uma vez que efetuam a higiene na medida certa, limpando de maneira adequada a pele sensível, sem desidratá-la. Nos casos de ressecamento intenso da pele, deve-se fazer uso de loções de limpeza sem enxágue. É aconselhável, também, evitar banhos muito quentes e lavar excessivamente o rosto. Os produtos para pele sensível devem apresentar fórmulas que não contenham álcool, ácidos concentrados, corantes e fragrâncias. A água fria deve ser usada rotineiramente na limpeza da pele sensível.

Tonificação

Os tônicos para pele sensível não devem conter álcool em suas formulações, mas devem dispor de propriedades calmantes, como o extrato de camomila.

Hidratação

Para que a pele sensível se torne novamente macia ao toque e resistente às agressões do dia a dia, o equilíbrio e a proteção devem ser restaurados. A hidratação deve ser feita diariamente com loções e cremes específicos para esse tipo de pele. O hidratante não deve conter parabenos, fragrância, corantes e outras substâncias que possam provocar reações alérgicas. São boas opções de hidratantes o PCA-Na, as ceramidas, a hidroxietilureia e o extrato de sálvia.

Proteção

A radiação ultravioleta A ou B provoca queimaduras, reduz as defesas naturais e imunológicas da pele e causa envelhecimento precoce e câncer de pele. A pele sensível, com a exposição solar, poderá ficar irritada. Portanto, é imprescindível o uso de filtros solares com, no mínimo, FPS 30, hipoalergênico, além do uso de protetores físicos. Atualmente, encontra-se disponível uma grande variedade de filtros solares, que oferecem, além da fotoproteção, muitos benefícios que visam às necessidades dos diferentes tipos de pele.

Cuidados complementares

Além do que foi mencionado previamente, os cuidados com a pele sensível devem ser redobrados, pois a sensibilidade excessiva causa desconforto e, com o passar dos anos, a pele perde a vitalidade, a firmeza, o brilho, a flexibilidade e, consequentemente, ocorrem o envelhecimento prematuro e o aparecimento de rugas. Não está recomendado o uso de esfoliantes para esse tipo de pele, pois esse procedimento a deixa mais exposta às agressões externas.

PELE MASCULINA

As diferenças genéticas e hormonais afetam a estrutura e a função da pele, o que pode ser percebido já na puberdade. A pele masculina é naturalmente mais oleosa e espessa e com mais pelos que a feminina, apresentando várias imperfeições, causadas por brilho, poros dilatados, acne e pelos encravados.

Limpeza

A limpeza da pele masculina deve ser feita com sabonetes líquidos com princípios ativos que auxiliam o controle da oleosidade excessiva, duas vezes ao dia. Os produtos para pele masculina contêm um pH mais próximo do neutro.

Tonificação

A tonificação remove os resíduos e a oleosidade excessiva, promovendo o equilíbrio das funções da pele. Os produtos indicados para pele masculina são compostos por soluções hidroalcoólicas e alguns contêm princípios ativos, como a cânfora e o mentol, que proporcionam sensação de frescor.

Hidratação

Até mesmo as peles oleosas são suscetíveis à perda de água, e a hidratação serve para repor a umidade perdida.

Os cremes não gordurosos e com rápida absorção, gel-creme e gel são os mais indicados. Os hidratantes devem conter em suas formulações PCA-Na, ginkgo biloba ou oligoelementos; a alantoína acelera a cicatrização. Para evitar a formação de radicais livres está indicado o uso de cosméticos com vitaminas E e C.

Proteção

Os fotoprotetores devem ter textura leve e ser formulados em veículo livre de óleo, como as bases siliconadas, emulsões ou em gel. O fator de proteção deve ser, no mínimo, 30.

Produtos para a barba

O crescimento da barba está ligado a estados psicológicos, como estresse emocional e tensão nervosa. O ato constante de barbear-se danifica a pele da face e do pescoço e resulta em pequenos arranhões. As camadas superficiais do estrato córneo são retiradas antes mesmo de alcançarem a fase de descamação espontânea. As formulações usadas para barbear são muito importantes para manter a integridade da pele, pois a esfoliação forçada a que a pele é submetida, quando o homem se barbeia, expõe a fatores externos as células que ainda não estavam totalmente maduras.

A preparação da pele e da barba para o barbear manual ou elétrico é muito importante, tornando-o mais fácil.

A primeira etapa para um barbear perfeito consiste em amaciar os pelos com água morna, sendo suficiente esse contato por 2 ou 3 minutos.

A segunda etapa consiste na aplicação de um creme de barbear, de acordo com o tipo de pele do homem. As formulações O/A em emulsão não contêm sabonete ou solventes e dispõem de agentes umectantes que formam um filtro oleoso sobre a pele, protegendo-a do ressecamento excessivo. São indicadas para peles secas e sensíveis.

As espumas de barbear em creme ou aerossol são indicadas para homens com pele oleosa. Essas formulações contêm sabonetes ou detergentes sintéticos, umectantes, surfactantes e estabilizadores de espuma.

As *mousses* de barbear são emulsões muito espumógenas, com cerca de 40% a 50% de ácidos graxos.

Os homens de pele normal podem escolher o creme de barbear que preferirem, removendo-o com água morna ao término do procedimento.

As loções pós-barba auxiliam o fechamento dos poros e aliviam as irritações provocadas pela lâmina. Além disso, têm propriedades cicatrizantes. As loções pós-barba agem como adstringentes, tonificam e perfumam a pele.

Problemas de pele relacionados com o ato de se barbear

O ato de se barbear propicia uma piora do aspecto estético da pele. As lesões de pele provocadas pelo ato de se barbear ou por pseudofoliculite agravam problemas já existentes por infecções bacterianas.

A pseudofoliculite é uma doença inflamatória dos folículos, mais comum em indivíduos da raça negra ou mestiços, do sexo masculino. Ocorre quando o pelo é muito enrolado ou em formato de mola, e também quando os pelos são removidos com pinça.

Os pelos tornam-se encravados após o barbear-se, ou seja, introduzem-se na parede folicular ou apresentam crescimento retrógrado, com erupções de pápulas foliculares ou pústulas no pescoço e sobre o ângulo da mandíbula.

A depilação a *laser* é um dos métodos recomendados para quem apresenta foliculite da barba e para quem não quer fazer a barba com lâminas ou aparelhos elétricos.

O *laser* transfere calor e energia ao folículo piloso, ocasionando uma quebra da base do pelo, e praticamente elimina a possibilidade de crescer um novo pelo no mesmo lugar.

Durante o tratamento, deve-se evitar exposição da pele ao sol, e o uso de protetor solar é obrigatório nesse período.

PELE NEGRA

A cor da pele está relacionada ao tipo, à forma e à cor dos melanossomas e sua distribuição nos melanócitos e queratinócitos.

Na pele negra, os melanossomas são maiores e permanecem isolados dentro dos queratinócitos, enquanto na pele branca os melanossomas são menores, mais imaturos e se agrupam no citoplasma.

Os folículos pilosos tendem a ser mais tortuosos, os bulbos muito pigmentados e o pelo terminal apresenta uma configuração elíptica. Outra diferença estrutural reside na quantidade de glândulas sudoríparas apócrinas e écrinas, que são mais equilibradas.

O estrato córneo nas peles negras apresenta maior número de camadas e maior conteúdo lipídico, aumentando a adesividade intercelular e tornando-o mais compacto.

Na pele negra é maior a produção de sebo na face e nos braços em relação a outras áreas.

Esse tipo de pele apresenta, também, vasos sanguíneos e linfáticos mais calibrosos, maior perda de água transepidérmica após irritação e alta sensibilidade a agentes irritantes.

As funções da pele apresentam diferenças entre si e determinam respostas diferentes aos estímulos ambientais, às patologias e aos tratamentos.

Limpeza

A limpeza da pele negra deve ser feita com loção de limpeza ou com sabonete líquido, sendo os princípios ativos com propriedades desengordurantes, como extrato de hamamélis, sálvia e melaleuca, os mais indicados.

Tonificação

O uso de um tônico adstringente suave está indicado para retirada do excesso de oleosidade, podendo conter em sua formulação o mentol, que proporciona uma sensação de limpeza e frescor à pele.

Hidratação

Quando a pele negra se encontra desidratada, ela se torna acinzentada e favorece o aparecimento de lesões esbranquiçadas na face. Assim, a hidratação diária é essencial para restabelecer a umidade natural e a tonalidade da pele, tornando-a mais macia e aumentando sua elasticidade. Os produtos mais indicados devem conter em suas formulações princípios ativos com alta capacidade de hidratação, como PCA-Na, ceramidas, vitaminas A, C e E, ácido lático e óleos de gérmen de trigo e de semente de uva.

Fotoproteção

Após exposição solar, a pele negra apresenta engrossamento da camada córnea como mecanismo de defesa e tendência à formação de manchas esbranquiçadas. Assim, está indicado o uso de protetor solar com FPS de, no mínimo 30, em gel ou loção cremosa, conforme o tipo de pele.

PELE DO RECÉM-NASCIDO

Ao nascer, a pele do recém-nascido apresenta-se lisa, aveludada e edemaciada e está coberta pelo verniz caseoso, uma mistura de sebo e células descamativas, cuja função é lubrificar e ajudar na expulsão na hora do parto; protege também contra infecções após o nascimento. Esse material se acumula nas dobras da pele, é absorvido e desaparece normalmente 12 horas após o nascimento.

Limpeza

Os agentes de limpeza mais indicados são sabonetes que contêm em suas formulações lipídios e uma base alcalina, com pH neutro.

A limpeza da pele previne assaduras, isto é, reações inflamatórias causadas pelo contato da pele com a fralda, podendo apresentar feridas, pústulas e edema. Aconselham-se trocas de fralda frequentes, limpeza da pele, enxaguar e secar a pele do bebê, e o uso de pomadas e cremes para evitar irritações. São utilizados produtos com sais de amônio e matérias-primas que formam uma barreira protetora e oclusiva.

Fotoproteção

A proteção para os bebês até 6 meses de vida deve ser feita por meio de chapéus, camisetas e guarda-sol. A exposição ao sol deve se dar no início da manhã e no final da tarde. Após os 6 meses, podem ser usados filtros físicos e filtros químicos em baixa concentrações, sendo mais indicadas as loções cremosas.

Referências

Horibe EK. Estética clínica & cirúrgica. Rio de Janeiro: Revinter, Ltda; 2000.

Kede MPV, Sabatovich O (eds.). Dermatologia estética. São Paulo: Atheneu, 2003.

Maio M (ed.). Tratado de medicina estética. São Paulo: Roca, 2004.

PARTE II

PELE

6

Anatomia e Fisiologia da Pele

Bárbara Proença Nardi Assis

A pele é um órgão complexo que cobre toda a superfície corporal, em continuidade com as membranas mucosas que revestem os orifícios do corpo, e exerce múltiplas funções vitais, como a de proteção contra agressões externas. Trata-se do maior órgão do corpo, representando cerca de 15% do peso corporal.[1]

A pele é formada por tecidos de várias origens (epitelial, conjuntivo, vascular, muscular e nervoso), organizados em três camadas: a epiderme, a derme e a hipoderme (Figura 6.1). Embriologicamente, a epiderme e os anexos cutâneos são de origem ectodérmica, enquanto a derme e a hipoderme são de origem mesodérmica. A estrutura da pele apresenta variações regionais em relação à espessura (de 1 a 4mm), a distribuição dos anexos e na densidade dos melanócitos.[1] Pele glabra (sem pelos) é encontrada em palmas e plantas, enquanto pele fina e com pelos recobre o restante do corpo.[1,2]

A pele constitui a barreira de proteção do organismo, impedindo a penetração de agentes externos, ao mesmo tempo que impede a perda de água, eletrólitos e outras substâncias para o meio externo. Além disso, confere proteção imunológica graças às células imunologicamente ativas presentes na derme. A pele participa ainda da termorregulação, por meio da sudorese e da dilatação ou constrição da rede vascular cutânea, e da percepção, por meio de sua complexa rede nervosa. Por fim, apresenta funções secretoras, com a produção de sebo, suor, queratina e melanina.[3,4]

EPIDERME

A epiderme, a camada mais superficial da pele, é constituída por epitélio estratificado pavimentoso queratinizado.[2] As células mais abundantes nesse epitélio são os queratinócitos, que representam 90% a 95% das células epidérmicas. A epiderme contém ainda três outros tipos de células: os melanócitos, as células de Langerhans e as células de Merkel.[1,2] A espessura da epiderme apresenta variações topográficas desde 0,04mm, nas pálpebras, até 1,6mm, nas regiões palmoplantares.[3]

Queratinócitos

Os queratinócitos se originam de divisões mitóticas de células-tronco epidérmicas, presentes na camada basal. Os queratinócitos aí produzidos migram em direção à superfície cutânea, enquanto passam por um processo bioquímico e morfológico de diferenciação celular (queratinização). Esse processo de maturação resulta na produção de células anucleadas planas, chamadas corneócitos, que eventualmente se descolam da superfície cutânea.[1] O tempo de maturação de uma célula basal até atingir a camada córnea é de aproximadamente 26 dias.[3]

A síntese das várias moléculas que participam de seu citoesqueleto constitui parte do processo de diferenciação dos queratinócitos.[3] O citoesqueleto dos queratinócitos é essencialmente composto de citoqueratina, proteína que pertence à família dos filamentos intermediários.[1] Os filamentos intermediários conferem estrutura tridimensional às células e são capazes de se autopolimerizar, formando uma rede citoplasmática responsável pela resistência mecânica.[3] As citoqueratinas (CQ) têm uma distribuição tecidual específica para cada epitélio e seus anexos. Na epiderme, por exemplo, as células basais expressam CQ 5 e 14, as células suprabasais, CQ 1 e 10, e as células da camada granulosa expressam CQ 2 e 11.[1,3]

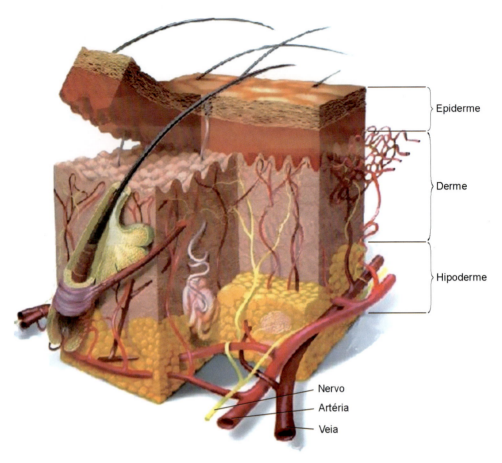

Figura 6.1 Desenho esquemático de pele normal.

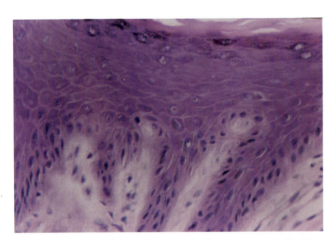

Figura 6.2 Histologia da pele normal. (*Fonte*: acervo do Dr. Moisés Salgado Pedrosa.)

Os queratinócitos, em seus vários estágios de diferenciação, irão compor a epiderme, com suas distintas camadas celulares.[3] Vistas da derme para a superfície, observam-se quatro camadas (Figura 6.2):

- **Camada basal ou germinativa:** é constituída por camada única de células cuboidais que repousam sobre a membrana basal subjacente. As células basais se ancoram na membrana basal por meio de estruturas especializadas de adesão, chamadas hemidesmossomos, e estão unidas entre si e às células espinhosas suprajacentes através dos desmossomos.[1,2] Os filamentos intermediários (tonofilamentos) se inserem nessas estruturas de adesão, dirigindo-se ao interior da célula e em torno do núcleo, formando uma rede de filamentos que se estende de um desmossomo a outro e também aos hemidesmossomos, no caso das células basais.[3] As células basais apresentam feixes frouxos de tonofilamentos, os quais vão se tornando mais numerosos à medida que a célula avança para a superfície. A camada basal é rica em células-tronco e apresenta intensa atividade mitótica, sendo responsável pela constante renovação da epiderme. Calcula-se que a epiderme humana se renove a cada 15 a 30 dias, dependendo, principalmente, do local e da idade da pessoa.[2]
- **Camada espinhosa ou malpighiana:** formada por cinco a 15 camadas de células cuboidais, que vão se tornando ligeiramente achatadas em direção à superfície. As células espinhosas se ligam às células vizinhas por meio dos desmossomos e contêm feixes grosseiros de tonofilamentos.[1,2]

- **Camada granulosa:** constituída de uma a três fileiras de células planas com citoplasma carregado de grânulos basófilos, chamados grânulos de querato-hialina. Esses grânulos contêm proteínas ricas em histidina (principalmente profilagrina) e citoqueratinas. Outra característica das células granulosas, só visível à microscopia eletrônica, são os corpos lamelares (também conhecidos como corpos de Odland ou queratinossomos). Essas organelas possuem conteúdo lipídico e estão envolvidas no processo de descamação e na formação de um manto lipídico pericelular. Durante a transição súbita da camada granulosa para a córnea, esses corpos se fundem com a membrana plasmática e expulsam seu conteúdo para o espaço intercelular, onde o material lipídico se deposita, contribuindo para formar uma barreira contra a penetração de agentes hidrofílicos exógenos e para tornar a pele impermeável à água, impedindo a desidratação do organismo.[1,2]
- **Camada córnea:** apresenta espessura muito variável e é constituída por células mortas, achatadas, sem núcleo e sem organelas, chamadas corneócitos. Os corneócitos apresentam uma densa matriz de queratina filamentosa e um envelope celular córneo (camada proteica densa na parte interna da membrana celular, composta por involucrina, loricrina e outras proteínas).[1,2] A camada córnea surge subitamente em razão da ocorrência simultânea e rápida de vários eventos nas células da camada granulosa, dos quais se destacam: apoptose de núcleos e organelas; liberação e ativação da filagrina contida nos grânulos de querato-hialina, que promoverá a agregação dos filamentos de queratina em feixes compactos; extrusão do conteúdo dos corpos lamelares, formando a barreira lipídica extracelular; formação do envelope celular do corneócito; e destruição progressiva dos desmossomos, o que levará à descamação de células isoladas.[4]

Nas regiões palmoplantares, o estrato lúcido pode ser visto entre as camadas granulosa e córnea. É constituído por uma delgada camada de células achatadas, translúcidas, sem núcleos e sem organelas. Os desmossomos ainda são visíveis entre as células.[2]

Os queratinócitos, além da produção da proteína queratina, são grandes sítios para biossíntese de moléculas solúveis (citocinas) importantes na regulação de células epidérmicas adjacentes, assim como para as células dérmicas.[5]

Melanócitos

Os melanócitos são células que se originam da crista neural dos embriões e invadem a pele entre a 12ª e a 14ª semana de vida intrauterina.[2] São responsáveis pela produção de melanina, que representa um importante filtro endógeno contra os efeitos danosos dos raios ultravioleta do sol.[5] Os melanócitos estão distribuídos regularmente na camada basal, em uma razão de 1 melanócito para cada 4 a 10 queratinócitos basais. Sua densidade apresenta variações topográficas, desde 500 até 2.000 células/mm^2 de superfície cutânea, atingindo densidade máxima na região genital. Em colorações habituais com hematoxilina-eosina, aparecem na camada basal como células claras, com núcleo pequeno e hipercromático e citoplasma transparente.[1,2]

Os melanócitos são células dendríticas com numerosos prolongamentos que penetram em reentrâncias das células das camadas basal e espinhosa suprajacente. Apresentam organelas especiais, denominadas melanossomos, onde ocorre a síntese de melanina. Os melanossomos contêm a enzima tirosinase, que transforma o aminoácido tirosina em 3,4-diidroxifenilalanina (dopa). A tirosinase também age sobre a dopa, produzindo dopaquinona que, após várias transformações, converte-se em melanina.[1,2] O pigmento melânico compreende dois tipos de melanina, que habitualmente se apresentam em mistura: a eumelanina (marrom a negra) e a feomelanina (amarelo-avermelhada).[3] Os melanossomos passam por quatro diferentes estágios de maturação (I a IV). Melanossomos maduros repletos de melanina migram pelos prolongamentos dos melanócitos e são injetados, por mecanismos pouco conhecidos, no citoplasma dos queratinócitos adjacentes.[1,2] Através de seus dendritos, cada melanócito se correlaciona com 36 queratinócitos, para os quais transfere sua melanina, constituindo assim a chamada unidade epidermomelânica.[4] Nas células epiteliais, os grânulos de melanina localizam-se em posição supranuclear, oferecendo proteção máxima ao DNA contra a radiação solar.[2]

A cor da pele resulta de vários fatores: conteúdo de melanina e caroteno na pele, quantidade de capilares na derme e a cor do sangue nos vasos. Desses, a melanina é o principal determinante das diferenças na cor da pele.[2,6] Embora o número de melanócitos varie segundo as regiões anatômicas, é aproximadamente o mesmo em todas as raças. Variações étnicas na pigmentação da pele são decorrentes de diferenças na atividade dos melanócitos e no tamanho, morfologia e distribuição dos melanossomos, que são elípticos quando produzem eumelanina e esferoides quando produzem feomelanina.[1,4,6] Na pele branca, os melanossomos são relativamente pequenos e se agregam, formando grupos após serem transferidos para os queratinócitos. Na pele negra, os melanossomos são maiores e permanecem isolados após serem injetados nos queratinócitos.[6]

Células de Langerhans

As células de Langerhans são células dendríticas, apresentadoras de antígenos, que se originam de células precursoras da medula óssea e estão presentes em todos os epitélios estratificados. Na epiderme, localizam-se entre os queratinócitos, sendo mais frequentes na camada espinhosa, e representam de 3% a 6% do total de células epidérmicas.[1,2] À microscopia eletrônica, caracterizam-se pela presença dos grânulos de Birbeck, que são estruturas com formato de raquete de tênis.[1,3]

As células de Langerhans são capazes de captar antígenos exógenos depositados na pele, processá-los e apresentá-los aos linfócitos T, participando da estimulação dessas células. Portanto, elas têm um papel importante nas reações imunitárias cutâneas.[1,2]

Células de Merkel

As células de Merkel apresentam características de células epiteliais e neuroendócrinas e sua origem ainda não está totalmente definida (crista neural ou célula-tronco epidérmica). Localizam-se na camada basal da epiderme e frequentemente se conectam com axônios sensoriais presentes na derme. Sua distribuição apresenta diferenças regionais, sendo encontradas em maior quantidade em palmas e plantas, especialmente na ponta dos dedos. Podem ser facilmente reconhecidas na microscopia eletrônica devido à presença de grânulos citoplasmáticos elétron-densos, que contêm substâncias neurotransmissoras. As células de Merkel parecem funcionar como mecanorreceptores para sensibilidade tátil, embora existam algumas evidências de que também participem do sistema neuroendócrino difuso.[1,2]

JUNÇÃO DERMOEPIDÉRMICA

A interface entre a epiderme e a derme é conhecida como junção dermoepidérmica. Trata-se de uma complexa membrana basal sintetizada pelos queratinócitos basais e pelos fibroblastos da derme. À microscopia óptica, a junção dermoepidérmica é dificilmente visualizada em colorações de rotina, porém torna-se bastante evidente em cortes corados pelo ácido periódico de Schiff (PAS), por ser rica em mucopolissacarídeos neutros.[1] A microscopia eletrônica demonstra que a junção dermoepidérmica é uma estrutura altamente complexa, constituindo o que se denomina zona da membrana basal.[3]

Ultraestruturalmente, a zona da membrana basal é composta pelas seguintes camadas, vistas da superfície para a profundidade: o polo inferior da membrana plasmática do queratinócito basal com seus hemidesmossomos, a lâmina lúcida, a lâmina densa e a sublâmina densa. Os hemidesmossomos são complexos juncionais especializados que contribuem para a adesão das células epiteliais à membrana basal subjacente. Os filamentos de queratina do citoesqueleto da célula basal se inserem na placa hemidesmossômica. Os hemidesmossomos, por sua vez, se conectam à lâmina densa por meio dos filamentos de ancoragem. A lâmina lúcida é uma camada elétron-transparente composta por várias glicoproteínas não colagênicas, como a laminina e a fibronectina. Essas glicoproteínas apresentam grande capacidade para se ligarem entre si e a outras moléculas, colaborando para a adesão entre a membrana da célula basal e a lâmina densa, embora seja a estrutura de adesão mais frágil da junção dermoepidérmica. A lâmina lúcida é atravessada pelos filamentos de ancoragem que se originam nos hemidesmossomos e vão se inserir na lâmina densa. A lâmina densa é formada essencialmente por colágeno tipo IV. Por sua característica fibrilar, assume a função de barreira para a passagem de macromoléculas. Da lâmina densa partem grossas e longas fibrilas de ancoragem, constituídas de colágeno tipo VII. Essas fibrilas de ancoragem penetram a derme, na área da sublâmina densa, onde podem apresentar terminações livres, inserir-se em placas de ancoragem ou formar alças e retornar para a lâmina densa.[1,3,4]

A zona da membrana basal exerce várias funções. Além de seu papel fundamental na aderência da epiderme à derme, oferece suporte mecânico para a epiderme, regula as trocas metabólicas entre esses dois compartimentos cutâneos e serve como barreira semipermeável, impedindo a penetração de moléculas de peso molecular elevado.[1,3,4]

ANEXOS CUTÂNEOS

Anexos cutâneos são estruturas que surgem de modificações da epiderme, ainda na vida embrionária, representadas por: folículo pilossebáceo, glândulas sudoríparas e unhas.[4]

Folículo pilossebáceo

Os folículos pilossebáceos são compostos de folículo piloso, glândula sebácea e músculo eretor do pelo. Percorrem a derme de maneira oblíqua, com suas partes mais profundas atingindo a hipoderme. Os folículos pilossebáceos estão distribuídos por todo o tegumento, com exceção de palmas, plantas e algumas partes da genitália (a chamada pele glabra).[1]

O folículo piloso forma-se na vida embrionária como uma projeção de queratinócitos modificados para dentro da derme.[4] Pode ser subdividido em alguns segmentos, incluindo da superfície para a profundidade: (a) uma parte intraepidérmica, chamada acrotríquio; (b) infundíbulo, que é a porção entre a saída na epiderme e o ponto de inserção da glândula sebácea; (c) istmo, que se estende da abertura da glândula sebácea até o ponto de inserção do músculo eretor do pelo; (d) segmento inferior, que é a porção restante, situada abaixo do músculo eretor. Na porção mais inferior do folículo encontra-se uma expansão, o bulbo piloso, que contém células da matriz, responsáveis pela produção do pelo, e melanócitos, responsáveis pela pigmentação. No bulbo se introduz a papila, uma pequena estrutura de tecido conjuntivo ricamente vascularizado e inervado que contém fibroblastos papilares, importantes para o crescimento do pelo.[1] Na fase de crescimento, as células da matriz multiplicam-se e diferenciam-se em vários tipos celulares que vão constituir as bainhas radiculares e o pelo propriamente dito.[2] A haste do pelo é produto da queratinização terminal do folículo e é constituída por três camadas concêntricas.[1] A camada mais interna, a medula do pelo, está presente apenas nos pelos terminais e é formada por células fracamente queratinizadas. Ao redor da medula diferenciam-se células mais queratinizadas e dispostas de maneira compacta, formando o córtex do pelo. Células mais periféricas formam a cutícula do pelo, constituída por células fortemente queratinizadas que se dispõem envolvendo o córtex como escamas. Finalmente, existem duas bainhas epiteliais que envolvem a haste do pelo em sua porção inicial: a bainha externa se continua com o epitélio da epiderme, ao passo que a bainha interna desaparece na altura do ponto de inserção da glândula sebácea no folículo.[2]

A cor, o tamanho e a disposição dos pelos variam de acordo com a raça e a região do corpo.[2] O pelo fetal ou lanugo é uma pilosidade fina e clara, assim como os pelos pouco desenvolvidos do adulto, denominados *velus*. Já o pelo terminal é espesso e pigmentado e compreende os cabelos, a barba e os pelos das regiões pubiana e axilar.[3] As características dos pelos de certas regiões, como a face e a região pubiana, são influenciadas pelos hormônios, principalmente os hormônios sexuais. Os pelos são estruturas que crescem descontinuamente, intercalando fases de repouso com fases de crescimento. A duração das fases de repouso e crescimento é variável de região para região.[2] A fase de crescimento, denominada anágena, caracteriza-se por intensa atividade mitótica da matriz. Segue-se a fase catágena, durante a qual os folículos diminuem de tamanho, interrompe-se a melanogênese e a proliferação celular diminui até cessar. Na fase telógena, os folículos mostram-se completamente quiescentes, estão reduzidos à metade de seu tamanho original, ou ainda menos, e há uma desvinculação completa entre a papila e o pelo, resultando em seu desprendimento.[3] No couro cabeludo do ser humano existem, em média, 100 mil folículos, dos quais 85% a 90% são anágenos, 13% telógenos e menos de 1% são catágenos. As fases anágena, catágena e telógena duram, em média, 3 a 6 anos, 2 semanas e 3 meses, respectivamente, o que supõe a possibilidade de queda de 70 a 100 fios por dia.[4]

As glândulas sebáceas são glândulas multilobulares, holócrinas, que geralmente desembocam no folículo piloso.[1] Em certas regiões (lábios, mamilos, glande e pequenos lábios vaginais), os ductos abrem-se diretamente na superfície da pele. Já a pele palmoplantar não contém glândulas sebáceas.[2] Estas são maiores na pele facial, onde se associam aos pequenos pelos do tipo *velus*. Essas glândulas são compostas de vários lóbulos, cada um dos quais apresenta uma camada periférica de células basais e várias camadas centrais de células maduras, com citoplasma espumoso repleto de lipídios. As glândulas sebáceas são um exemplo de glândula holócrina, pois a formação da secreção resulta em ruptura e morte das células. A secreção sebácea é uma mistura complexa de lipídios que contém triglicerídeos, ácidos graxos livres, colesterol e ésteres de colesterol.[1,2] A atividade secretora dessas glândulas é muito pequena na infância e torna-se plena na puberdade, quando é estimulada pelos hormônios sexuais. Depois, sua atividade diminui gradativamente pelo resto da vida, paralelamente à diminuição dos níveis séricos de andrógenos suprarrenais (adrenais), que parecem ser seu regulador.[2,4]

O músculo eretor do pelo dispõe-se obliquamente na derme e se insere, de um lado, na camada papilar da derme e, do outro, no folículo pilossebáceo. A inserção no folículo ocorre na altura da protuberância, que é uma área de concentração de células-tronco. Trata-se de um músculo liso e, portanto, involuntário, cuja contração puxa o pelo para uma posição mais vertical, tornando-o eriçado.[1,2]

Do ponto de vista funcional, os pelos servem como proteção nas áreas orificiais, narinas, conduto auditivo, olhos e no couro cabeludo (como proteção contra os raios ultravioleta). Nas áreas intertriginosas, reduzem o atrito e, em virtude de sua abundante inervação, fazem parte do aparelho sensorial cutâneo.[3] Os folículos pilosos também são fontes de células-tronco epiteliais capazes de regenerar camadas superficiais da pele que foram rompidas por vários agentes hostis internos e externos.[5] A secreção sebácea é importante para manutenção eutrófica da própria pele, particularmente da camada córnea, evitando a perda de água. Além disso, o *sebum* tem propriedades antimicrobianas e contém substâncias precursoras da vitamina D.[3]

Glândulas sudoríparas apócrinas

Embriologicamente, as glândulas sudoríparas apócrinas derivam da invaginação epidérmica que também produz os folículos pilossebáceos. Portanto, estão invariavelmente associadas aos folículos pilosos.[1] Nos seres humanos, as glândulas apócrinas são encontradas nas axilas, nas regiões perianal e pubiana e na aréola mamária. As glândulas de Moll da margem palpebral, as de cerúmen do conduto auditivo e as glândulas mamárias são glândulas apócrinas modificadas.[1,2]

As glândulas apócrinas são tubulares e compostas de uma porção secretora e uma porção ductal. A porção ductal desemboca no folículo piloso, logo acima do ducto da glândula sebácea. A porção secretora está localizada na derme profunda e na hipoderme e sua morfologia varia com o decorrer do período secretor. As células secretoras diminuem de tamanho após secretarem, dando a impressão de terem sido decapitadas.[1,3,4] Contudo, existem evidências de que essas glândulas secretam pelo processo merócrino e não apócrino (com decapitação e secreção de parte do citoplasma), mas o nome apócrino foi consagrado pelo uso.[2,3]

Na puberdade, sob a ação de hormônios andrógenos, as glândulas apócrinas aumentam de volume e entram em atividade.[4] Essas glândulas são inervadas por fibras adrenérgicas e respondem a estímulos adrenérgicos. A secreção é pouco abundante, ligeiramente viscosa e sem cheiro, mas adquire um odor desagradável e característico pela ação das bactérias da pele.[2] O verdadeiro significado funcional da secreção apócrina da espécie humana é desconhecido, mas admite-se que represente alguma função sexual vestigial, uma vez que surge apenas na puberdade.[3]

Glândulas sudoríparas écrinas

As glândulas sudoríparas écrinas são muito numerosas e encontradas em toda a pele, porém não nas membranas mucosas, apresentando densidade máxima em palmas, plantas, axilas e fronte.[1] Essas glândulas são tubulosas simples enoveladas, cuja porção secretora localiza-se na região inferior da derme ou na junção dermo-hipodérmica. O ducto tem uma porção dérmica e outra epidérmica (acrossiríngeo) e desemboca diretamente na superfície da pele por meio de um pequeno orifício, o poro. O ducto não se ramifica e apresenta um curso em hélice ao atravessar a epiderme.[1,2]

As glândulas sudoríparas écrinas exercem um papel vital na termorregulação do organismo, graças à secreção do suor, que se evapora ao atingir a superfície da pele, fazendo baixar a temperatura corporal.[1,2] O suor é uma solução extremamente diluída, que contém pouquíssima proteína, além de sódio, potássio, cloreto, ureia, amônia e ácido úrico. O fluido encontrado no lúmen das glândulas é essencialmente um ultrafiltrado do plasma sanguíneo, derivado dos abundantes capilares localizados em volta das porções secretoras.[2] A reabsorção de $NaCl$ e HCO_3 pelas células ductais dá origem à secreção hipotônica que chega à superfície. A sudorese atinge, em média, 100mL/dia em uma pessoa bem aclimatizada e, durante exercícios intensos, pode chegar a 1 a 2L/h ou aproximadamente essa quantidade em dias de calor extremo.[4]

As glândulas écrinas são inervadas por fibras simpáticas não mielinizadas com característica única, por utilizarem a acetilcolina, e não a noradrenalina, como neurotransmissor. Fisiologicamente, portanto, são regidas por mediadores parassimpáticos. Assim, agentes parassimpatomiméticos, como a acetilcolina e a pilocarpina, estimulam a sudorese e agentes parassimpatolíticos, como a atropina, a inibem.[3,4]

Unhas

As unhas são placas de células queratinizadas localizadas na superfície dorsal das falanges terminais dos dedos.[2] Anatomicamente, a unha é constituída de três partes: a raiz, a lâmina ungueal, que é uma placa de queratina dura aderente ao leito ungueal; e a borda livre, que se localiza sobre o hiponíquio (camada espessa de epiderme).[1]

A raiz ou matriz ungueal é uma área semilunar, parcialmente vedada pela dobra ungueal posterior e parcialmente visível em uma área mais clara, denominada lúnula.[3] A dobra ungueal consiste nas camadas usuais da epiderme e apresenta um prolongamento da camada córnea que recobre a porção proximal da unha, a cutícula. A raiz contém células epiteliais proliferativas responsáveis pela formação da unha. A unha é constituída essencialmente por escamas córneas compactas fortemente aderidas umas às outras. Essas escamas crescem deslizando sobre o leito ungueal, um tecido conjuntivo altamente vascularizado que contém numerosas anastomoses arteriovenosas.[1,2] A velocidade de crescimento da unha é de cerca de 0,1mm/dia nas unhas dos quirodáctilos, sendo esse crescimento mais lento nas unhas dos pododáctilos.[3]

Derme

A derme é o tecido conjuntivo onde se apoia a epiderme e fornece proteção para a epiderme, para os anexos cutâneos e para os plexos vasculares e neurais.[1] A epiderme e a derme unem-se de maneira sinuosa e interpenetrante, isto é, a epiderme penetra a derme por meio dos cones interpapilares (cristas epidérmicas) e a derme se projeta na epiderme através das papilas dérmicas.[4] As papilas aumentam a área de contato entre essas duas camadas da pele, reforçando a união entre elas, e são mais frequentes em áreas sujeitas à pressão e ao atrito.[2]

A derme apresenta espessura variável de acordo com a região anatômica, variando de 1 até 4mm e atingindo espessura máxima na planta dos pés.[1,2] Composta por fibras colágenas, elásticas e reticulares, imersas em um gel rico em mucopolissacarídeos, a substância fundamental, a derme pode ser dividida em três camadas, com limites pouco definidos entre elas: a derme papilar, a perianexial e a reticular.[2,3]

A derme papilar é delgada e constituída por tecido conjuntivo frouxo que forma as papilas dérmicas.[2] Contém numerosas células (fibroblastos, dendrócitos dérmicos e mastócitos), abundante substância fundamental, terminações nervosas e pequenos vasos responsáveis pela nutrição e oxigenação da epiderme.[1,2] Essa camada é composta por fibras colágenas organizadas em feixes frouxos e fibras elásticas finas, com disposição perpendicular à junção dermoepidérmica. Nas extremidades, especialmente nos dedos, a derme papilar contém corpúsculos táteis, terminações nervosas especializadas que agem como mecanorreceptores.[1] A derme perianexial é estruturalmente idêntica à derme papilar, dispondo-se, porém, em torno dos anexos.[3]

A derme reticular é mais profunda e espessa, constituída por tecido conjuntivo denso,[2] sendo composta por fibras elásticas grossas e feixes de fibras colágenas mais espessas, com disposição paralela à superfície da pele.[1] Há proporcionalmente menor quantidade de fibroblastos e de substância fundamental em relação à derme papilar.[3] A derme reticular contém as partes profundas dos anexos cutâneos, plexos nervosos e vasculares.[1]

Fibras

A grande maioria (mais de 90%) das fibras dérmicas é composta de colágeno, responsável pela resistência mecânica da pele. No ser humano existem diversos tipos de colágeno, predominando na derme os dos tipos I e III.[1] Colágeno tipo I é o mais abundante, representando 80% a 90% do colágeno dérmico do adulto. O tipo III, que predomina na vida embrionária, representa 10% do colágeno na vida adulta.[3,4] As fibras colágenas coram-se bem pela eosina e se arranjam em feixes, os quais são finos e com arranjo mais vertical na derme papilar, tornando-se mais espessos e com disposição horizontal na derme profunda.[1,4]

As fibras elásticas são responsáveis pelas propriedades retráteis da pele. Não se coram pelas técnicas rotineiras, mas podem ser visualizadas com a coloração de orceína.[1] Na derme papilar, são finas e orientadas perpendicularmente à epiderme; na derme reticular, tornam-se mais grossas e dispostas paralelamente.[1,3] As fibras elásticas oxitalânicas são as mais superficiais e dispõem-se perpendicularmente à junção dermoepidérmica, estendendo-se até o limite entre a derme papilar e a reticular. São compostas por feixes de microfibrilas revestidos por alguma elastina solúvel e estão envolvidas na ligação entre a epiderme e a derme. As fibras eulanínicas ocupam uma localização intermediária na derme, conectando as fibras oxitalânicas às fibras elásticas maduras. As fibras elásticas maduras ocupam a derme reticular e contêm cerca de 90% de elastina. Em razão de seu maior teor de elastina, estão envolvidas na absorção de choques e distensões na pele.[3]

Fibras reticulares, visualizadas em colorações especiais pela prata, consistem em uma mistura de fibras colágenas finas e fibronectina.[1]

Substância fundamental

A substância fundamental consiste em macromoléculas que preenchem os espaços entre as fibras e as células dérmicas, sendo mais abundante na derme papilar e perianexial. Não é visível em colorações histológicas de rotina, mas é levemente corada pela coloração de alcian blue. Bioquimicamente, consiste em glicoproteínas e proteoglicanos (ácido hialurônico, condroitinsulfatos, fibronectina, entre outros) que interagem com os componentes fibrosos e celulares da derme.[1] Este gel viscoso contribui para a resistência mecânica da pele a compressões e estiramentos.[3]

Células residentes da derme

Os fibroblastos são as principais células da derme e de todos os tecidos conjuntivos. Apresentam formatos fusiformes ou estrelados e sintetizam todos os tipos de fibras dérmicas e a substância fundamental.[1]

Os dendrócitos dérmicos representam uma população heterogênea de células mesenquimais dendríticas, às quais podem ser reconhecidas por meio de técnicas de imuno-histoquímica.[1] Os dendrócitos são capazes de apresentar antígenos e localizam-se em maior número nas porções superiores da derme, principalmente ao redor dos vasos. Os histiócitos/macrófagos são representantes dérmicos do sistema reticuloendotelial, derivados de células precursoras da medula óssea. Têm capacidade de fagocitar e apresentar antígenos, secretar moléculas imunomoduladoras, citocinas e fatores de crescimento, além de propriedades microbicidas e tumoricidas.[4]

Os mastócitos são células mononucleares originárias da medula óssea e estão distribuídos esparsamente na derme perivascular e perianexial.[1] Coram-se metacromicamente (isto é, com cor diferente da do corante) quando corados pelo Giemsa ou pelo azul de toluidina.[1,4] Os mastócitos desempenham importantes papéis na reparação dos tecidos, reação de hipersensibilidade do tipo I, defesa contra parasitas, quimiotaxia, proliferação e ativação de eosinófilos, promoção da fagocitose, permeabilidade vascular, ação antitumoral e na angiogênese.[4]

HIPODERME

A hipoderme ou panículo adiposo é a camada mais profunda da pele, de espessura variável, sendo composta por tecido adiposo que, além de funcionar como depósito nutritivo de reserva, participa da termorregulação, do isolamento térmico, da proteção do organismo contra lesões mecânicas e facilita a motilidade da pele em relação às estruturas subjacentes.[1,3]

As principais células da hipoderme são os adipócitos, grandes células arredondadas com citoplasma repleto de gordura e núcleo rechaçado para a periferia. Em colorações de rotina, essas células se apresentam com grandes vacúolos vazios, pois seu conteúdo de gordura é dissolvido no processo de fixação. Os adipócitos se arranjam em lóbulos, separados por septos de tecido conjuntivo que contêm células (fibroblastos, dendrócitos e mastócitos), parte profunda das glândulas sudoríparas, vasos e nervos.[1]

VASCULARIZAÇÃO E INERVAÇÃO DA PELE

Com exceção da epiderme, que é um tecido não vascularizado, a pele apresenta uma rica rede vascular, que supera o necessário para seu suprimento metabólico e está envolvida na termorregulação, cicatrização de feridas, reações imunológicas e no controle da pressão arterial.[1] Os vasos que suprem a pele formam dois plexos horizontais, os quais se comunicam por meio de vasos que atravessam a derme verticalmente. O plexo profundo se localiza próximo à junção dermo-hipodérmica e fornece artérias nutridoras para as glândulas sudoríparas e para os folículos pilosos. O plexo superficial localiza-se na interface entre a derme papilar e a reticular e fornece uma alça vascular para cada papila dérmica. A alça vascular consiste em uma arteríola ascendente, capilares formando uma curva e uma vênula descendente.[1,2] Em algumas áreas, como dedos, leito ungueal, orelhas e nariz, as arteríolas e as vênulas se comunicam por meio de formações especiais, denominadas glomos. Essas estruturas são anastomoses diretas entre arteríolas e vênulas, cujas paredes são compostas por células endoteliais, cobertas por várias camadas de células contráteis. Os glomos estão ligados funcionalmente à termorregulação.[1,3]

O sistema linfático é importante na drenagem de fluido extracelular e na regulação da pressão do líquido intersticial e participa de reações imunológicas.[1] A rede linfática, exclusivamente coletora, inicia-se nos capilares linfáticos com fundo cego, presentes na derme papilar, que drenam para o plexo subpapilar. Este se comunica, por meio de vasos coletores verticais, com o plexo linfático profundo, na junção entre a derme e a hipoderme.[1,4]

Uma das funções mais importantes da pele, graças a sua grande extensão e abundante inervação sensorial, é receber estímulos do meio ambiente.[2] A pele possui uma rica e complexa inervação, composta por uma via aferente e uma via eferente. A via eferente é composta por fibras nervosas amielínicas do sistema simpático que regulam a vasomotricidade, a secreção sudorípara e a piloereção. A via aferente é responsável pela percepção de variações e agressões provenientes do meio externo (tato, pressão, vibração, dor, temperatura) e é composta por uma rede de fibras sensoriais, terminações nervosas livres e corpúsculos nervosos.[1] As sensações táteis, dolorosas e térmicas ocorrem principalmente nas terminações livres.[4] Os corpúsculos nervosos são estruturas sensoriais organizadas existentes em algumas regiões corpóreas, como palmas e plantas, lábios e genitais. Os corpúsculos de Vater-Pacini localizam-se na hipoderme das regiões palmoplantares e funcionam como receptores de pressão. Os corpúsculos de Meissner dispõem-se ao longo das papilas dérmicas, principalmente nas polpas dos dedos, e detectam as sensações táteis. Os corpúsculos de Krause, também chamados órgãos nervosos terminais mucocutâneos, ocorrem nas áreas de transição entre pele e mucosas (glande, prepúcio, clitóris, vulva, lábio, língua, pálpebras e pele perianal). Já os corpúsculos de Ruffini são particularmente numerosos na superfície plantar e estão relacionados com a sensibilidade térmica.[1,3,4]

Referências

1. Kanitakis J. Anatomy, histology and immunohistochemistry of normal human skin. European Journal of Dermatology 2002; 12(4):390-401.
2. Junqueira L, Carneiro J. Pele e anexos. In: Junqueira L, Carneiro J. Histologia básica. Rio de Janeiro: Guanabara Koogan, 2008:359-70.
3. Sampaio S, Rivitti E. Anatomia e fisiologia. In: Sampaio S, Rivitti E. Dermatologia. São Paulo: Artes Médicas, 2007:1-37.
4. Sodre C, Azulay D, Azulay R. A pele: estrutura, fisiologia e embriologia. In: Azulay R; Azulay D. Dermatologia. Rio de Janeiro: Guanabara Koogan, 2006:1-15.
5. Murphy G, Sellheyer K, Mihm M. A pele. In: Kumar V, Abbas A, Fausto N. Patologia: bases patológicas das doenças. Rio de Janeiro: Elsevier, 2005:1283-329.
6. Jimbow K, Quevedo Júnior W, Prota G, Fitzpatrick T. Biologia dos melanócitos. In: Freedberg I, Eisen A, Wolff K et al. Fitzpatrick: tratado de dermatologia. Rio de Janeiro: Revinter, 2005: 192-219.

7

Envelhecimento Cutâneo

Sandra Lyon

O envelhecimento é um fenômeno biológico progressivo e temporal que envolve a redução da capacidade máxima e da capacidade de reserva de todo organismo, levando à morte.[1]

Envelhecimento cutâneo é um processo progressivo de deterioração morfológica e funcional da pele. Trata-se de um fenômeno dinâmico e complexo que envolve o envelhecimento geneticamente determinado, chamado intrínseco, e o envelhecimento causado por agentes ambientais, denominado extrínseco.[2,3]

As alterações do envelhecimento intrínseco são parte inevitável do processo de senescência da pele dos humanos e com o processo as pessoas envelhecem de maneira distinta. O envelhecimento extrínseco é causado por exposição a agentes agressores externos, em especial a exposição à radiação ultravioleta, produzindo o fotodano. Existem outros agentes agressores, como tabagismo, alterações de umidade relativa do ar, aquecimento ambiental, poluentes químicos, ventilação artificial do ar-condicionado e poluição ambiental.

EPIDEMIOLOGIA

O envelhecimento cutâneo intrínseco inicia-se a partir dos 30 anos de idade e é mais evidente nas mulheres, nas quais passa a se acentuar na menopausa, em decorrência das alterações hormonais. Os hormônios que condicionam o envelhecimento intrínseco são estrógenos, testosterona e hormônio do crescimento, os quais diminuem com o avançar da idade cronológica.[5]

O envelhecimento cutâneo extrínseco está diretamente relacionado com os fototipos mais baixos na classificação de Fitzpatrick. Assim, pessoas de pele mais clara são mais suscetíveis ao dano solar, apresentando manifestações de envelhecimento mais evidentes.[6]

O tabagismo é outro fator que acelera o processo de envelhecimento cutâneo, levando ao aparecimento prematuro de rugas faciais.[7,8]

PATOGÊNESE

Os dois mecanismos do envelhecimento cutâneo, intrínseco e extrínseco, interagem e atuam sincronicamente no dano celular.

A pele está constantemente exposta aos radicais livres, às denominadas moléculas reativas de oxigênio (*reactive oxygen species* – ROS) do meio ambiente e do próprio metabolismo.[9]

A radiação ultravioleta (RUV) é absorvida pelos cromóforos da pele, DNA e ácido araquidônico, causando modificações químicas nesses cromóforos e gerando os radicais livres, os quais vão produzir o dano oxidativo da célula.[9]

A luz que incide sobre o DNA celular leva ao desarranjo dos queratinócitos, produzindo mutações e perda do controle do genoma. Quando a luz incide sobre o ácido araquidônico da epiderme, provoca oxidação da membrana lipídica e dano à integridade celular.[9]

Na derme, o acúmulo das ROS danifica as proteínas, o ácido araquidônico e seus metabólitos e promove o aumento da produção do material elastótico pelos fibroblastos, levando à atrofia das fibras de colágeno.

O fotoenvelhecimento é, por conseguinte, mediado pela absorção direta da RUV e pelas reações fotoquímicas mediadas pelas ROS.[10,11]

A poluição ambiental exerce efeitos deletérios por meio da geração de estresse oxidativo na pele e está rela-

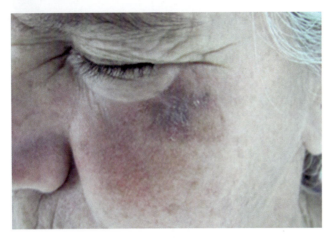

Figura 7.1 Dano actínico. (*Fonte*: acervo da Dra. Maria Juliana Saraiva de Almeida.)

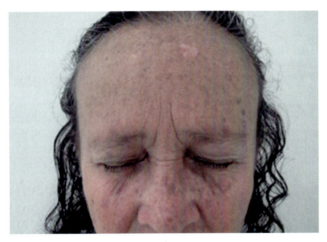

Figura 7.2 Fotoenvelhecimento cutâneo (*Fonte*: acervo da Dra. Maria Juliana Saraiva de Almeida.)

cionada com o aparecimento de sinais de envelhecimento cutâneo extrínseco (Figuras 7.1 e 7.2).[1]

No envelhecimento intrínseco, o dano celular é causado pelas ROS, formadas nas reações metabólicas normais da pele.

Constituem fontes endógenas de radicais livres: as reações metabólicas realizadas pelas mitocôndrias, o processo de fagocitose realizado por neutrófilos polimorfonucleares, as reações oxidativas das enzimas, a produção de ácido úrico e o metabolismo de ácido araquidônico das membranas celulares.[4,9]

O tabagismo induz a superexpressão das metaloproteínas (MMP), responsáveis pela clivagem do colágeno e pelo aumento da degradação do tecido conjuntivo dérmico.[12]

As alterações hormonais contribuem para o envelhecimento intrínseco, sobretudo no sexo feminino, o hipoestrogenismo, que induz a diminuição da quantidade de colágeno, e as alterações na concentração de glicosaminoglicanas e na quantidade de água na pele. As alterações hormonais levam à diminuição da elasticidade e da extensibilidade da pele.[13]

MANIFESTAÇÕES CLÍNICAS DO ENVELHECIMENTO

Constituem manifestações clínicas do envelhecimento intrínseco:

- **Alterações da pele:**
  - Pele pálida, fina, com perda de elasticidade e da firmeza.
  - Perda da gordura subcutânea, com alterações do contorno da face, do preenchimento do dorso das mãos, xerose, prurido e dermatite seborreica, devido a alterações da função das glândulas sebáceas.
  - Aumento da suscetibilidade a infecções.
- **Alterações dos pelos:**
  - Diminuição do número e volume de pelos em todo o corpo.
  - Diminuição dos pelos no couro cabeludo de acordo com o padrão genético e sexual.
  - Branqueamento dos pelos com o avançar da idade.
  - Espessamento e crescimento dos pelos nas regiões dos supercílios, fossas nasais e orelhas.
- **Alterações das unhas:**
  - Diminuição da velocidade de crescimento a partir da terceira década de vida.
  - Unhas frágeis, estriadas, com perda de brilho e distróficas.[4]

Constituem manifestações clínicas do envelhecimento extrínseco:

- Perda do brilho, sensação de aspereza ao tato.
- Alterações de pigmentação com aparecimento e acentuação de efélides, lentigos, melanoses solares e queratoses seborreicas.
- Aparecimento de rugas finas e acentuação das rugas dinâmicas e das dobras cutâneas.
- Nos fumantes, aparecimento de rugas perilabiais.
- Aparecimento da poiquilodermia de Civatte na região do pescoço.
- Outras alterações cutâneas: cútis romboidal, púrpuras actínicas, queratoses actínicas, queratoses seborreicas e tumores cutâneos.[4]

CLASSIFICAÇÃO DO ENVELHECIMENTO CUTÂNEO

Em 1996, Glogau propôs uma classificação de envelhecimento cutâneo baseada em sinais de fotoenvelhecimento, cicatriz de acne e uso de maquiagem. Em razão dos parâmetros diversificados, essa classificação é pouco utilizada.[14]

A classificação de Rubim, de 1995,[15] é mais objetiva e baseia-se nos aspectos clínicos e histopatológicos das alterações visíveis. Os danos são agrupados em três graus:

- **Grau 1:** os sinais clínicos estão presentes apenas na epiderme e referem-se às alterações de pigmentação e textura decorrentes do acúmúlo de espessura do estrato córneo. Incluem efélides, lentigo e aspereza cutânea.

- **Grau 2:** os sinais clínicos são decorrentes de alterações na epiderme e derme papilar. Correspondem a todas as alterações de grau 1, somadas a alterações de textura e pigmentação mais acentuadas (por exemplo, queratoses seborreicas, aumento de rugas e acentuação do sulco nasogeniano).
- **Grau 3:** os sinais clínicos estão presentes na epiderme e na derme papilar e reticular. Esse grupo é constituído de todas as alterações dos graus 1 e 2, acrescidas de rugas acentuadas, pele espessada, coloração amarelada, comedos abertos e dispersos.

Em 2004, Guinot propôs o Skin Age Score (SAS) para avaliação do envelhecimento, envolvendo inúmeros fatores, com o objetivo de qualificar e quantificar a intensidade do envelhecimento. São eles: idade, fenótipo, índice de massa corporal, grau de exposição solar, número de anos como fumante, menopausa e poluição ambiental, entre outros.[16]

HISTOPATOLOGIA

No envelhecimento intrínseco ocorre redução da espessura da epiderme, no número de células de Langerhans e no número de fibras do colágeno, fibras elásticas e vasos da derme. Há redução da hipoderme.

No envelhecimento extrínseco há displasia epidérmica, perda de polaridade dos queratinócitos e focos de infiltrado inflamatório. Na derme ocorrem elastose de fibras elásticas e diminuição ainda maior do colágeno.

TRATAMENTO

O tratamento do envelhecimento deve ser primeiramente preventivo por meio, sobretudo, do uso constante e regular de fotoprotetores desde a infância, a partir dos 6 meses de vida.[17]

O uso de substâncias antioxidantes pode diminuir ou bloquear as reações de oxidação induzidas pelos radicais livres presentes na pele. Entre os antioxidantes que conferem benefícios estão as vitaminas C e E, o selênio, o zinco e as isoflavonas da soja.[4]

A tretinoína tópica é considerada o padrão-ouro em virtude de sua eficácia no fotoenvelhecimento. São utilizados ainda a isotretinoína, o tazaroteno, os alfa-hidroxiácidos, os poli-hidroxiácidos e os fito-hormonais (N-furfuriladenina).

O tratamento cirúrgico do envelhecimento da pele compreende procedimentos que incluem intervenções como *peelings* químicos e físicos, subcisão, preenchedores, uso de toxina botulínica e *laser*.[4]

A terapia de reposição hormonal com estrógenos atua de maneira benéfica no tratamento do envelhecimento cutâneo.[18]

Os fatores de crescimento desempenham papel importante para reverter os efeitos do envelhecimento da pele em razão da ação cronológica e dos fatores ambientais.[19]

O tratamento do envelhecimento cutâneo consiste na combinação de procedimentos preventivos, clínicos e cirúrgicos.

Referências

1. Landrau M. Patogênese do envelhecimento cutâneo. In: Costa A. Tratado internacional dos cosmecêuticos. Rio de Janeiro: Guanabara Koogan, 2012.
2. Yaar M, Gilchrest BA. Biochemical and molecular changes in photoaged skin. In: Gilchrest BA. Photodermage. Cambridge: Blackwell, 1995:168-84.
3. Rhie G, Shin MH, Seo JY et al. Aging and photoaging dependent changes of enzyme and nonenzynic antioxidants in the epidermis and dermis of human skin in vivo. J Invest Dermatol 2001; 117(5):2012-7.
4. Arruda LHF, Castro CVB, Leite VP. Envelhecimento cutâneo. In: Ramos-e-Silva M, Castro MCR. Fundamentos de dermatologia. Vol. 2. São Paulo: Atheneu, 2010.
5. Philips TJ, Demircay Z, Saliu M. Hormonal effects on skin aging. Clin Geriatr Med 2001; 17(4):661-72.
6. Fitzpatrick TB. The validity and practicality of sun-reactive skin types I through VI. Arch Dermatol 1988; 124(6):869-71.
7. Kadunce DP, Burr R, Gress R, Kanner R, Lyon JL, Zone JJ. Cigarette smoking risk factor for premature facial wrinkling. Ann Intern Med 1991; 114(10):840-4.
8. López Hernandez B, Tercedor J, Rodenas JM, Simon Lopez F, Ortega Del Olmo RM, Serrano Ortega S. Skin aging and smoking. Rev Clin Esp 1995; 195(3):47-9.
9. Pinnell SR. Cutaneous photodamage oxidative stress and topical antioxidant protection. J AM Acad Dermatol 2003; 48(1):119.
10. Fisher GJ, Kang S, Varani J et al. Mechanisms of photoaging and chronological sking aging. Arch Dermatol 2002; 138(11):462-70.
11. Chung JH, Seo JY, Choi HR et al. Modulation of skin collagen metabolism in aged and photoaged human skin in vivo. J Invest Dermatol 2001; 117(5):1218-24.
12. Sela BA. Dermatological manifestations of smoking. Harefuah 2002; 141(8):736-40.
13. Shuster S, Black MM, McVitie E. The influence of age and sex on skin thickness, skin collagen and density. Br J Dermatol 1975; 93(6):47-53.
14. Glogau RG. Aesthetic and anatomic analysis of the aging skin. Semin Cutan Med Surg 1996; 15(3):134-8.
15. Rubin MG. Fotoenvelhecimento cutâneo e dermato-heliose. In: Manual de peeling químico. Tradução da edição Manual of chemical peels superficial and medical depth por Mark Rubim. Rio de Janeiro: Affonso and Reichmann, 1998:26-43.
16. Guinot C, Malvy DJ, Ambroisine L et al. Relative contribution of intrinsic versus extrinsic factors to skin aging as determined by validated skin age score. Arch Dermatol 2002; 138(11):1454-60.
17. Levy SB. Protetores solares para fotoproteção. Dermatologic Therapy 1997; 4:59-71.
18. Dunn LB et al. Does estrogen prevent skin aging? Arch Dermatol 1997; 133:339-1197.
19. Fitzpatrick RE, Rostan EF. Reversal of photodamage with topical growth factors: a pilot study. J Cosmet Laser Ther 2003; 4:25-34.

PARTE III

CLASSIFICAÇÃO ÉTNICA E CRONOLOGIA

8

Classificação da Pele

Angelina Toledo Lyon

A pele constitui a interface entre o corpo e o meio externo, e é um órgão imprescindível à vida. Recobre o corpo e protege os tecidos mais profundos contra traumatismos, desidratação e invasão de microrganismos externos.[1]

A pele, como órgão mais externo do corpo humano, serve como sistema primário de defesa. Entre outras funções, age como órgão sensorial e regulador primário da temperatura humana.

É fundamental a função de permeabilidade da barreira epidérmica, a qual controla o movimento transcutâneo de água e outros eletrólitos.[1]

O corpo humano tem em seus componentes algumas barreiras naturais à penetração da radiação ultravioleta (RUV). A pele e os cabelos conferem proteção física às superfícies mais expostas, como o couro cabeludo. A camada córnea, o suor e o sebo ajudam a bloquear a penetração da radiação solar, da RUV e da luz visível, absorvendo e refletindo a luz.

Os mecanismos fisiológicos intrínsecos de defesa do organismo são compostos da melanina, do sistema antirradicais livres e do complexo de reparação do DNA.[2]

A pele reflete as características do corpo. A estrutura e a função da pele podem ser afetadas pelas diferenças sexuais, hormonais e genéticas, ocasionando variações entre homens e mulheres. Os fatores ambientais e a idade também exercem diferentes influências sobre homens e mulheres.

VARIAÇÕES ESTRUTURAIS E ANATÔMICAS

A espessura da pele é maior nos homens do que nas mulheres em quase todas as faixas etárias. Enquanto a pele feminina mantém-se constante até os 50 anos de idade, a do homem afina-se gradualmente da infância até a velhice.

A perda de colágeno e outros componentes dérmicos é responsável pelo afinamento da pele e ocorre em ambos os sexos. A densidade do colágeno é maior nos homens e resulta da ação dos hormônios androgênicos. Nas mulheres, a influência dos hormônios ocorre sobre o estrato córneo e as ceramidas, ocasionando, assim, diminuição da hidratação da pele.[3]

Com o aumento da idade ocorrem alterações estruturais e funcionais da microcirculação, levando ao aparecimento de telangiectasias. Ocorre ação direta dos hormônios sobre a parede dos vasos sanguíneos, como o estrógeno, que induz vasoconstrição.[4]

Fototipos

A classificação de Fitzpatrick é utilizada para o estabelecimento do fototipo. De acordo com a reatividade cutânea da pele à luz solar, pode-se determinar o fototipo de um indivíduo, conforme o eritema decorrente da radiação ultravioleta (Quadro 8.1).[5]

TIPOS DE PELE

Pele normal

A pele normal apresenta uma textura lisa, suave e flexível, sem sinais visíveis de lesões ou sensação de desconforto; as secreções sebáceas e sudoríparas encontram-se em equilíbrio. Tem aspecto liso e aveludado, com elasticidade e não brilhante, que lembram a pele infantil. Apresenta uma camada hidrolipídica que recobre a camada córnea, auxiliando a coesão, lubrificação e proteção da pele.

As características da pele variam em um mesmo indivíduo, conforme as diferentes regiões anatômicas. Primei-

Quadro 8.1 Classificação de Fitzpatrick

Tipo de pele	Cor da pele	Característica
I	Branca	Sempre queima Nunca bronzeia
II	Branca	Em geral queima, bronzeando menos que a média
III	Branca	Às vezes queima pouco, bronzeamento mais ou menos médio
IV	Branca	Raras vezes queima, bronzeando mais que a média
V	Parda	Raras vezes queima, bronzeando profusamente
VI	Negra	Raras vezes queima, sendo profundamente pigmentada

ramente, podem ser citadas as glândulas sebáceas, que estão em maior quantidade na parte superior do corpo em relação à parte inferior, com a fronte apresentando em torno de 300 glândulas/cm^2, o tronco, 60 glândulas/cm^2, e o dorso 80 glândulas/cm^2.

Na face, a capacidade de absorção cutânea é menor do que nas axilas ou no couro cabeludo, e a taxa de renovação córnea é mais elevada nos antebraços que nos braços e no abdome.

Pele oleosa ou seborreica

A pele oleosa é untuosa e brilhante, de aparência espessa, poros dilatados, principalmente na região central da fronte, na região nasal, nos malares bilaterais e no mento.

Os orifícios pilossebáceos estão aumentados e os comedões apresentam-se abertos ou fechados. Em geral, trata-se de uma pele de aspecto pálido e facilmente irritável, sobretudo nas regiões mediofaciais. A irritação e inflamação da pele oleosa se deve à oxidação de substâncias graxas em excesso, o que leva à contaminação bacteriana no folículo pilossebásseo e à consequente inflamação.

Esse tipo de pele pode estar associado a acne, dermatite seborreica e rosácea, entre outras afecções.

As peles mistas alternam áreas secas e oleosas, onde se pode observar a associação entre placas seborreicas e placas de atrofia cutânea e descamação menos acentuada.

Pele seca

A pele seca apresenta déficit de água e lipídios e se caracteriza pela sensação de estiramento com aspereza e descamação. Há diminuição da barreira do estrato córneo e consequente aumento da perda de água transepidérmica. A pele é fina, opaca e com tendência à formação de rugas precoces. É facilmente irritável e vulnerável às alterações de temperatura e umidade ambientais.

Existem dois tipos principais de pele seca:

- **Adquirida:** os fatores externos são os principais responsáveis, como radiação solar, variações bruscas de temperatura, como frio, calor, ventos e secura, exposição a agentes químicos, como detergentes e solventes, e uso de medicações tópicas que levam ao ressecamento da pele, como retinoides.
- **Constitucional:** compreende vários tipos de pele seca, sendo as mais graves as formas patológicas.
  - Constitucional não patológica:
    - Pele frágil ou sensível: é intermediária entre a pele seca e a pele normal; mais frequentemente encontrada em pessoas com pele muito delicada. Em geral, trata-se de uma pele suscetível a agentes externos, com presença de eritema ou rosácea.
    - Pele senil: entre as características mais evidentes desse tipo de pele estão o ressecamento e a atrofia.
    - Pele seca *minor* (*xerosis vulgaris*): de provável origem genética, é geralmente encontrada em mulheres de fototipo muito claro, acometendo principalmente a face, o dorso das mãos e os membros.
  - Constitucional patológica:
    - Ictioses: consistem em alterações da queratinização de origem genética, que se manifestam por descamação anormal da superfície, o que altera a função da barreira cutânea. As formas mínimas assemelham-se à ictiose vulgar.
    - Dermatite atópica: associada a uma alteração genética no metabolismo dos ácidos graxos essenciais, apresenta-se como xerose difusa, com lesões em placas pruriginosas, principalmente em regiões de dobras cutâneas, muitas vezes com eczema e inflamação.

PELE ENVELHECIDA

A pele envelhecida caracteriza-se pela secura e a sensação tátil de ondulação, rugosidades, flacidez, alterações irregulares da pigmentação e lesões actínicas causadas por exposição solar crônica.

O início desse processo de envelhecimento manifesta-se por meio de alterações na estrutura química das proteínas, dos proteoglicanos e do ácido hialurônico da derme. Com o avançar da idade, o colágeno tipo III vai sendo gradativamente substituído pelo colágeno tipo I, com consequente diminuição da espessura da derme, levando a aumento da fragilidade cutânea. Ocorre, também, diminuição dos proteoglicanos e do ácido hialurônico. Na hipoderme há dilatação dos vasos com espessamento da parede e a perda da capacidade metabólica dos adipócitos.

O fotoenvelhecimento é o resultado do acúmulo de exposição aos raios ultravioleta. Ao exame clínico, a pele apresenta-se com superfície irregular com vários sulcos e rugas, de textura espessa, com distúrbios de pigmentação e discromias.

A pele com fotoenvelhecimento pode também apresentar outras afecções, como xerose, rosácea, telangiectasias, queratose seborreica, queratose actínica, *nevo rubi*, flacidez cutânea e muscular e neoplasias, como carcinoma basocelular ou espinocelular.[6]

DIFERENÇAS DE PELE RELACIONADAS COM A ETNIA

A classificação racial humana, do ponto de vista antropológico, divide a espécie humana em três grandes grupos: caucasoide (brancos), negroide (negros) e mongoloide (amarelos), embora algumas classificações levem em conta critérios geográficos.[7]

As diferenças de tonalidade da pele humana advêm de fatores genéticos (raciais), hormonais, e ambientais, sendo influenciadas, sobretudo, pela exposição solar. O fenômeno da miscigenação é o fator preponderante nas variações biológicas independente do fenótipo. O padrão de resposta pigmentar negroide predomina na miscigenação.

A pele é o grande determinante racial, mas as diferenças ultrapassam o padrão visível da cor. O número de melanócitos em todas as raças é o mesmo, no entanto eles são funcionalmente diferentes. Nos caucasianos, os melanossomos apresentam-se em menor número e tamanho, tornando a pele mais suscetível aos danos actínicos.[8]

A textura da pele e dos cabelos apresenta grande variabilidade individual entre as diversas raças. Os cabelos são classificados em três grandes grupos:

- **Lisótrico (mongoloide liso):** orientais, asiáticos, nativos americanos. Esse tipo de cabelo tem estrutura grossa e é resistente.
- **Sinótrico (caucasoide ondulado):** encontrado em vários grupos étnicos, sobretudo na raça europeia. Os cabelos são resistentes e respondem adequadamente aos tratamentos capilares.
- **Ulótrico (negroide encaracolado):** cabelo crespo, frágil e pouco resistente.[9]

A PELE E A SÍNTESE DE VITAMINA D

A vitamina D_3 é essencial para o desenvolvimento do esqueleto, pois controla a absorção de cálcio e fósforo pelo intestino delgado e a mobilização do cálcio nos ossos. Sintetizada na pele como resultado da exposição à luz ultravioleta B, é carreada pelo sangue ligada a uma proteína.

O nível de previtamina D_3 não é afetado pela quantidade de melanina presente na pele. Os negroides necessitam exposição à luz ultravioleta 12 vezes maior do que os caucasianos para a produção do mesmo nível de vitamina D_3.

Sabe-se que, nos caucasianos, entre 20% e 30% da radiação ultravioleta B penetra a pele, enquanto nos negroides o percentual é de 2% a 5%.[10,11]

MISCIGENAÇÃO

As etnias são determinadas por influências genéticas das diferentes raças. Além dos traços físicos, são definidas também afinidades culturais de uma comunidade.

A miscigenação criou uma variedade de fototipos com textura e firmeza da pele diferentes entre as raças.

A grande variedade decorrente da miscigenação dificulta, muitas vezes, a criação de uma rotina de cuidados da pele e cabelos para todas as etnias.[12]

Referências

1. Lee SH, Jeong K, Ahn K. An update of the defensive barrier function of skin. Yonsei Med J 2006; 47(3):293-306.
2. Rosen CF. Topical and systemic photoprotection. Dermatol Ther 2003; 16(1):8-15.
3. Seidenari S, Panoni A, Di Nardo A, Gianetti A. Echografhic evaluation with image analysis of normal skin: variations according to age and sex. Skin Pharmacol 1994; 7:201-9.
4. Mayrovitz HN, Regan MB. Gender differences in facial skin blood perfusion during basilar and heated conditions determined by laser doppler flowmetry. Microvasc Res 1993; 45:211-8.
5. Fitzpatrick T. The validity and practicality of sun-reactive skin types I through VI. Arch Dermatol 1998; 124:869-71.
6. Maio M. Tratado de medicina estética. Volume 1. São Paulo: Roca, 2004.
7. Templeton AR. Human races: a genetic and evolutionary perspective. Am Anthropol 1998; 100(3):632-50.
8. Del Bino S, Sok J, Bessac E, Bernerd F. Relationship between skin response to ultraviolet exposure and skin color type. Pigment Cell Res 2006; 19(6):606-14.
9. Wolfram L. Human hair: a unique physiochemical composite. J Am Acad Dermatol 2003; 48:S 106-14.
10. Archer CB. Functions of the skin. In: Rook A, Wilkinson DS, Ebling FJG, Champion RH, Burton JL. Textbook of dermatology. 5. ed. Oxford: Blackwell, 1992:125-55.
11. Santos SNMB, Oliveira GV, Guedes ACM. Fisiologia da pele. In: Ramos-e-Silva. Fundamentos de dermatologia. Rio de Janeiro: Atheneu, 2010.
12. Brenner FM. O arco-íris da pele brasileira. Senzatez, Revista Sociedade Brasileira de Dermatologia, 2012.

9

Variabilidades Raciais e Étnicas da Pele

Maria Ines Vieira

A definição de pele pigmentada ou pele de cor está relacionada, diretamente, com os vários grupos raciais e étnicos da espécie humana – *Homo sapiens*. Pele de cor e reação da pele em relação aos fatores ambientais, como os raios ultravioleta (UV) incidentes (que vêm da atmosfera) e os refletidos na superfície terrestre (a água aumenta a intensidade da irradiação em 5%, a areia aumenta 25%, e a neve, 85%), bem como manifestações óbvias de outro fenótipo, foram usadas para categorizar as subespécies (raças) do *Homo sapiens*. Estudos moleculares recentes apontaram diferenças genéticas entre raças e grupos étnicos.[1]

Alguns antropólogos creem que a variação racial desenvolveu-se mediante o processo de seleção natural, consequente à necessidade de adaptação a determinado ambiente. Assim, pessoas que vivem próximas ao equador têm pele escura como forma de proteção contra os raios solares. Por outro lado, as que vivem no norte do equador têm a pele mais clara com o objetivo de absorver adequadamente os raios UV, promovendo a formação de vitamina D na camada basal.[2] Desse modo, cada raça tem características particulares (cor da pele, tipo do cabelo, conformação cranial e facial, ancestralidade e genética), desenvolvidas ao longo de várias gerações.[3]

Do ponto de vista biológico, porém, raças humanas não existem, existe apenas o *Homo sapiens* – a espécie humana. O termo raça é uma construção social que divide a espécie humana, após categorização de todos os povos do mundo, em cinco raças:[4]

- Caucasianos (europeus, árabes, indianos, paquistaneses).
- Mongóis (asiáticos).
- Congoides ou negroides (tribos africanas, afro-americanos e afro-caribenhos).
- Capoides (tribo africana Kung San).
- Australoides (aborígenes australianos).

Com base nessa classificação, muitos desses grupos raciais consistiram em pessoas de pele de cor. Até mesmo os caucasoides (indianos, paquistaneses e árabes) têm pele pigmentada.[5] Nos EUA, a classificação racial e étnica de indivíduos com pele pigmentada ou pele de cor é descrita como mostra o Quadro 9.1.

Observa-se que a raça mongoloide clássica é constituída por pessoas que evoluíram em clima frio e que evidenciam certos fenótipos, como escassez de pelo pelo corpo.[5] Levando em conta que o grau de pigmentação da pele influencia diretamente o efeito que a radiação solar terá sobre o indivíduo, Fitzpatrick e Pathak, Nghiem & Fitzpatrick estruturaram, no final da década de 1960, uma classificação dos tipos de pele que é utilizada de maneira universal (Quadro 9.2).[6,7]

Para o propósito deste capítulo, definimos pele pigmentada ou pele de cor como a pele que encontra o sistema do fototipo de pele (SPT) IV para VI como critério.

Esses tipos de pele raramente ou nunca se queimam, quando expostos ao sol, e se bronzeiam prontamente. Estão incluídos nesse grupo indivíduos de vários grupos raciais ou étnicos.

A maioria dos afro-americanos, norte-caribenhos e hispano-americanos são classificados como tendo tipo de pele Fitzpatrick IV a VI e muitos norte-asiáticos (vietnamitas e coreanos) e até pessoas de pele clara (árabes, paquistaneses e indianos), como tipos IV e V. Entretanto, um segmento de cada um dos grupos étnicos pode ser classificado como tendo pele tipo III ou até II, em decorrência da miscigenação das raças por meio do intermatrimônio.[2]

Quadro 9.1 Classificação racial e étnica de indivíduos com pele pigmentada

Raça	Povos representativos
Afro-americanos negros	Incluindo negro norte-caribenhos
Asiáticos e pessoas das Ilhas do Pacífico	Filipinos Chineses Japoneses Coreanos Vietnamitas Tailandeses Malasianos Laotian ou descendente Hmolog
Americanos nativos*	
Oriundos do Alasca e dos Aleutas (América do Norte)	Esquimós (Inuit, Yupik)
Hispânicos ou latino-americanos	México Cuba Porto Rico América Central Descendentes hispânicos
Caucasoides	Indianos Paquistaneses Oriundos do meio-leste (árabes)

*Nome dado aos habitantes da América antes da chegada dos europeus e seus descendentes atuais.
Fonte: Taylor SC. Skin of color: biology, structura, function and implications for dermatologic disease. J Am Acad Dermatol 2002; 46(2):S42-3.

Dessa maneira, afro-americanos contemporâneos constituem um mosaico de indígeno-africano, europeus brancos e nativos americanos. Padrões norte-americanos e intermatrimônios, desde 1988, revelam as seguintes taxas de casamento:

- 9% de brancos/negros,
- 19% de brancos/asiáticos,
- 12% de brancos/nativos americanos,
- 52% de brancos/hispânicos,
- 7% envolvendo outras misturas.

Embora a classificação étnica ou racial para descendência ou inter-reprodução possa ser mais difícil de determinar, um SPT ainda pode ser destinado a cada pessoa.[5]

Com base na avaliação do fototipo de pele foi possível quantificar o efeito deletério do UVB pelo eritema observado na pele, fato que originou o índice FPS (fator de proteção solar), utilizado na mensuração da fotoproteção nos últimos 20 anos. Atualmente, tem sido dada importância aos danos causados pela radiação UVA devido à fotossenescência. Trata-se do envelhecimento extrínseco causado pelos raios UVA ao causar danos crônicos às fibras colágenas e dérmicas. O efeito mais visível e mensurável dos raios UVA é a pigmentação cutânea imediata (fenômeno de Meirowsky), secundária à oxidação da melanina já sintetizada e armazenada nos melanossomos.[8]

Quadro 9.2 Reatividade da pele humana à radiação solar baseada no fototipo da pele: I a VI

Pigmentação de melanina				
Fototipo/pele	Cor da pele	MED (mJ/cm²) de UVB*	Reatividade ou sensibilidade à RUV**	Histórico de queimadura ao sol ou bronzeamento#
I	Muito clara	15 a 30	Muito sensível ou reativa; ++++	Queima fácil e fortemente; nunca bronzeia
II	Clara	25 a 40	Muito sensível ou reativa; +++/++++	Queima facilmente, bronzeia minimamente com dificuldade
III	Moreno-claro	30 a 50	Pouco reativa ou sensitiva; +++	Queima moderadamente; bronzeia moderadamente e uniformemente
IV	Moreno	40 a 60	Moderadamente reativa; ++	Queima minimamente; bronzeia fácil e moderadamente
V	Mulato	60 a 90	Minimamente sensível; +	Raramente queima; bronzeia profusamente (marrom-escuro)
VI	Negro	90 a 150	Menos sensível; +/–	Nunca queima; bronzeia profusamente (muito marrom-escuro ou preto)

*MED (menor quantidade de radiação necessária para produzir eritema); UVB: radiação ultravioleta B.
**RUV – radiação ultravioleta – baseado em cerca de 5 a 6 MED de exposição (mJ/cm²), induzindo vermelhidão em até 24 horas.
#Baseado em cerca de 3 MED ou 90 a 120mJ/cm² de exposição solar para bronzeamento da pele sem prévia exposição solar.
++++, reação muito forte, vermelho-violáceo, edema, dor com ou sem bolhas; +++, reação forte, cor vermelho-brilhante com edema e dor; ++, reação moderada, vermelhidão com edema e dor; +, reação fraca, vermelho-róseo; +/–; vermelhidão mínimo.
Fonte: Taylor SC. Skin of color: biology, structura, function and implications for dermatologic disease. J Am Acad Dermatol 2002; 46(2):S42-3.

Embora utilizado pela comunidade dermatológica, o sistema de classificação do fototipo de pele apresenta limitações. Por exemplo, o sistema de classificação de SPT foi usado para predizer a dose mínima de eritema (isto é, a MED ou a menor quantidade de radiação necessária para produzir uma resposta perceptível de eritema) para vários tipos de pele ou a mínima dose melanogênica (MMD), conhecida como "bronzeamento" (Quadro 9.3).

No entanto, o SPT tem sido irrelevante para pessoas de pele de cor. Tem sido observado que em alguns indivíduos de pele de cor muitas vezes não há nenhuma relação entre a cor da pele, o fototipo da pele e as MED.[9]

Youn e colaboradores demonstraram isso com relação aos asiáticos. Em seus estudos sobre a população coreana, os tipos de pele abrangeram SPT de II, III, IV e V, e não só o VI. Além disso, valores MED variaram de 25 a 90mJ/cm².[10]

Leenutaphong mostrou que indivíduos da Tailândia abrangem fototipos II, III, IV e V e a pele de cor não correspondeu bem ao sistema de Fitzpatrick em um grupo de indivíduos mais velhos. Além disso, houve também grande variedade nos valores MED, bem como sobreposição nos valores entre diferentes tipos de pele.[9]

Kawasa, reconhecendo as limitações do sistema projetado para avaliar a pele clara, o qual é aplicado à pele de outras raças, adaptou o sistema SPT para melhor categorizar tipos de indivíduos japoneses. Ele criou um sistema de classificação em três níveis, com base na sensibilidade aos raios UV. Outros sistemas para classificação de pele,

Quadro 9.3 Dose mínima de luz ultravioleta necessária à indução de eritema (MED) e dose melanogênica mínima (MMD) de acordo com o fototipo de pele

| Fototipo/pele | UVB (290 a 320nm) | | UVA (320 a 400nm) | |
	MED, mJ/cm²	MMD, mJ/cm²	MED, mJ/cm²	MMD, mJ/cm²
I	15 a 30	–	20 a 35	–
II	25 a 40	15 a 25	30 a 45	15 a 20
III	30 a 50	17 a 25	40 a 55	20 a 30
IV	45 a 60	20 a 30	50 a 80	20 a 40
V	60 a 90	30 a 35	70 a 100	30 a 50
VI	90 a 150	40 a 80	≈ 100	30 a 50

Fonte: Pathak, Nghiem & Fitzpatrick, 1999:1606.

Quadro 9.4 Lancer Ethinicity Scale (LES)

Geografia	Fitzpatrick	Tipo de pele – LES
África		
Central, Leste, Oeste africano	Pele tipo V	LES tipo 5
Eritrea e Etiópia	Pele tipo V	LES tipo 5
Norte da África, Oriente Médio	Pele tipo V	LES tipo 5
Judeus sefarditas*	Pele tipo III	LES tipo 4
Ásia		
Chineses, coreanos, japoneses, tailandeses, vietnamitas	Pele tipo IV	LES tipo 4
Filipinos, polinésios	Pele tipo IV	LES tipo 4
Europeus		
Ashkenazy judaica	Pele tipo II	LES tipo 3
Celtas	Pele tipo I	LES tipo 1
Europa Central, Leste europeu	Pele tipo III	LES tipo 2
Nórdicos	Pele tipo I a II	LES tipo 1
Nordeste da Europa	Pele tipo I	LES tipo 1 a 2
Sudeste da Europa, Mediterrâneo	Pele tipo III	LES tipo 3 a 4
Américas Latina, Central e do Sul		
Índios das Américas do Sul e Central	Pele tipo IV	LES tipo 4
América do Norte	Pele tipo II	LES tipo 3
Nativos americanos (incluindo esquimós Inuit)		

*Israelitas do Oriente Médio que se reuniram na Península Ibérica por volta do primeiro milênio.
**Tipo I: nunca bronzeia, sempre queima; Tipo II: ocasionalmente bronzeia, geralmente queima; Tipo III: frequentemente bronzeia, às vezes queima; Tipo IV: sempre queima, nunca bronzeia; Tipo V: nunca queima; Tipo VI: nunca queima.
***LES 1: muito baixo risco; LES 2: baixo risco; LES 3: risco moderado; LES 4: risco significavo; LES 5: risco considerável.
Fonte: Taylor SC. Skin of color: biology, structura, function and implications for dermatologic disease. J Am Acad Dermatol 2002; 46(2):S45.

baseados em outros fatores e não só no efeito de radiação UV, devem ser considerados.[11]

O Lancer Ethinicity Scale (LES) foi desenvolvido como um protocolo de avaliação clínica na determinação de uma melhor abordagem dos pacientes tratados com *laser* cosmético ou *peelings* químicos. A taxa de cura pós-procedimento, o potencial de complicações e o resultado final podem ser mais facilmente previstos quando a classificação de LES é considerada (Quadro 9.4).

Indivíduos com pele de cor poderiam ser mais bem avaliados por um sistema de classificação de pele baseado em outros critérios que não apenas a sensibilidade à radiação UV ou a eficácia de cura. Por exemplo, um sistema de classificação baseado na propensão da pele a se tornar hiperpigmentada por estímulos inflamatórios e sustentar essa hiperpigmentação durante períodos prolongados pode ser de valor, já que essa característica é exclusiva da pele pigmentada.[5]

CONSIDERAÇÕES FINAIS

Pessoas com pele de cor constituem uma larga variedade de grupos étnicos e raciais, incluindo africanos, afro-americanos, asiáticos, nativos americanos, hispânicos e certos grupos de pele clara. Essas pessoas foram categorizadas pelo sistema Fitztpatrick (SPT) como tendo peles do tipo IV a VI.

Existem poucos estudos bem controlados sobre pessoas com pele de cor. Entre eles, muitos avaliaram as diferenças entre pessoas de pele clara com ascendência europeia e afro-americana. Poucas conclusões definitivas sobre diferenças raciais e étnicas na estrutura da pele, na fisiologia e nos distúrbios dermatológicos podem ser tiradas, especialmente na população brasileira, por suas características especiais relativas à miscigenação. A literatura apoia um diferencial racial/étnico no conteúdo de melanina epidérmica e dispersão de melanossomos em pessoas negras, comparadas às pessoas de pele clara, bem como diferenças na estrutura do fibroblasto e do cabelo.

Qualquer diferença racial ou étnica observada nos distúrbios dermatológicos pode não ser somente decorrente da genética, mas também das práticas culturais exclusivas dos grupos em questão. Fatores socioeconômicos, escolaridade e ocupação profissional podem exercer influência na distribuição das enfermidades dermatológicas em indivíduos de pele de cor. Esses resultados podem ser úteis na prática médica diagnóstica e em programas de saúde pública.

Para tanto, faz-se necessário que a comunidade dermatológica esteja preparada para reconhecer e entender essas práticas e hábitos culturais na hora de direcionar a terapêutica. Obviamente, são necessárias pesquisas posteriores sobre indivíduos com pele de cor, que vêm rapidamente se constituindo na maioria das pessoas no mundo.

Referências

1. Jin L, Underhill PA, Doctor V et al. Distribuition of haplotypes from a chromossome 21 regions distinguishes multiple prehistoric human migrations. Proc Natl Acad Sci USA 1999; 96:3.796-800.
2. Diamond JM. The third chimpanzee. New York: Harper Perennial, 1992.
3. Alchorne MMA, Abreu MAMM. Dermatologia na pele negra. An Bras Dermatol 2008; 83(1):7-20.
4. Coon CS. The origin of races. New York: Alfred A. Knoph, 1962.
5. Taylor SC. Skin of color: biology, structure, function and implications for dermatologic disease. J Am Acad Dermatol 2002; 46(2):541-62.
6. Fitzpatrick TB. The validity and praticality of sun reactive skin type in through VI. Arch Dermatol 1988; 124:869-71.
7. Pathak MA, Nghiem P, Fitzpatrick TB. Acute and chronic effects of the sun. In: Freedberg IM, Eisen AZ, Wolff K et al. (eds.) Fitzpatrick's dermatology in general medicine. Vol. 1. New York (NY): McGraw-Hill, 1999:1598-608.
8. Kede MPV, Sabatovich O. Fotoproteção. In: Dermatologia Estética. Rio de Janeiro: Atheneu, 2004:83-6.
9. Leenutaphong V. Relationship between skin color and cutaneous response to ultraviolet radiation in Thai. Photodermatol Photoimmunol & Photomedicine 1996; 11(5-6):198-203.
10. Youn JI, Oh JG, Kim BK et al. Relationship between skin phototype and MED in Korean, brown skin. Photodermatol Photoimmunol & Photomedicine 1997; 13:198-203.
11. Kawasa A. UVB-induced erythema delayed tanning, and UVA-induced ummediate tanning in Japanese skin. Photodermatol 1986; 11:198-203.
12. Lancer HA. Lancer Ethnicity Scale – LES (correspondance). Lasers Surg Med 1998; 22-9.

10

Pele do Neonato

Maria Aparecida de Faria Grossi

A estrutura da pele do neonato é semelhante à do adulto e caracteriza-se por ser fina, frágil e sensível. A pele é macia ao toque em razão da menor espessura da camada córnea e pelo fato de a epiderme e a derme serem mais finas que as do adulto. A derme contém menor quantidade de colágeno maduro e, por seu elevado teor de proteoglicanos, tem maior teor de água, além de menor conteúdo lipídico, em virtude da baixa atividade das glândulas sebáceas. Sua superfície apresenta pH neutro, o que diminui de modo importante a defesa contra a proliferação bacteriana.[1]

Inúmeras alterações fisiológicas, temporárias ou adaptativas ao meio externo, ocorrem na pele do recém-nascido no período neonatal, que se estende do nascimento até o 30º dia de vida.[1,2] Para alguns autores, e para o Ministério da Saúde, o período neonatal vai até o 28º dia de vida.[3]

O feto humano, em sua preparação para o nascimento, experimenta profundas transformações estruturais e funcionais durante o terceiro trimestre da gestação. Como interface entre o organismo e o meio ambiente, a pele enfrenta no momento do nascimento ressecamento brusco, perda de calor, estresse oxidativo, colonização bacteriana e exposição a trauma ambiental e agentes nocivos. As demandas da vida no ambiente extrauterino exigem uma barreira epidérmica bem desenvolvida. Essa barreira é constituída, em grande parte, pelo estrato córneo. Como a pele necessita de uma interface aérea para atingir a diferenciação terminal e a formação de uma barreira epidérmica competente, constitui um verdadeiro mistério, uma façanha notável, o fato de o feto humano produzir essa barreira cremosa, natural, adequada e única, chamada verniz caseoso, dentro do útero, em condições de completa imersão aquosa. As principais funções biológicas propostas para o verniz caseoso na adaptação à vida extrauterina são: impermeabilização, umectação, limpeza, ação antibacteriana, ação antioxidante, manto ácido e cicatrizante.[4]

A pele do recém-nascido a termo é comparável à do adulto, sendo, porém, menos pigmentada, mais fina, menos hidratada e contendo o verniz caseoso, que consiste em uma combinação de secreção sebácea e corneócitos fetais destacados, existentes já no terceiro trimestre da gravidez. O número de glândulas sudoríparas na derme é menor que no adulto e essas glândulas só passam a ser funcionantes a partir da terceira semana de vida.[5]

No neonato prematuro, a epiderme difere bastante da encontrada no recém-nascido a termo. O estrato córneo da epiderme é limitado a uma fina camada de células achatadas entre a 24ª e a 30ª semana de idade gestacional. A epiderme só começa a desenvolver-se a partir da 30ª semana gestacional, sendo visível na 34ª semana e adquirindo sua espessura definitiva na 40ª semana.[5] Todavia, estudos mais recentes evidenciaram que a barreira cutânea continua a se desenvolver até 12 meses após o nascimento.[6]

Nas primeiras 2 semanas de vida dos neonatos prematuros, a função de barreira da pele está muito diminuída e é exercida quase que exclusivamente pelo estrato córneo, a camada mais superficial da epiderme. Isso resulta em perda de calor, água, calorias, eletrólitos e proteínas. As perdas insensíveis de água correspondem a cerca de $6mg/cm^2/h$ na 25ª semana gestacional, diminuindo para $0,6mg/cm^2/h$ na 37ª semana. A barreira cutânea é também débil aos traumatismos, assim como as bactérias, vírus, substâncias químicas, tóxicas, alérgenos e medicamentos.[5]

A partir do nascimento, a epiderme do neonato prematuro, independente da idade gestacional, sofre uma maturação acelerada com aumento de espessura da epiderme e do estrato córneo, tornando-se, em cerca de 2 semanas, opaca, ictiosiforme, com comportamento semelhante ao do recém-nascido a termo.[5]

O tecido adiposo marrom, ausente no adulto, pode ser encontrado em algumas áreas corporais do neonato prematuro, como nas regiões interescapular, pré-esternal, cervical e abdominal. Esse tecido, que pode chegar a representar 6% do peso corporal do neonato, exerce a função de controle da temperatura após o nascimento mediante a oxidação dos ácidos graxos.[2,7]

O neonato prematuro experimenta no meio externo diversas experiências que deveriam ter sido vividas ainda no período intraútero, com consequente interferência no sistema nervoso central e na maturação neurológica. O primeiro órgão a se desenvolver no neonato prematuro é a pele, em sua função sensitiva tátil, com o objetivo de maturação neurológica mais precoce, que permite reconhecimento, reação e aprendizado diante dos diferentes tipos de toque. A pele do neonato prematuro, recoberta pelo verniz caseoso, funciona como primeira linha de defesa e barreira contra infecções, regulação térmica, proteção contra toxinas do meio externo e percepção tátil.[8,9] Essas funções atingem a maturação total em 2 semanas de vida, independente da idade gestacional.[5]

As terminações nervosas sensoriais estão bem desenvolvidas no neonato, independente da idade gestacional. A resposta flexora ao estímulo cutâneo é útil para explorar a sensibilidade ao tato e a dor. O feto intraútero mostra atividade motora quando a pele é traumatizada. Os prematuros, mesmo os mais imaturos, têm reflexo de retirada do membro ante um estímulo. Tendo em vista que os estímulos recebidos através da superfície cutânea exercem notável influência sobre o cérebro do neonato, é compreensível que a pele desempenhe um importante papel na determinação do desenvolvimento neurológico do bebê.[7]

As principais diferenças entre a pele do bebê e a dos adultos são: menor espessura da camada córnea, maior relação superfície/volume corpóreo, número maior de folículos pilosos velos e menor poder de tampão.[10]

Quanto menor a idade do bebê, mais evidentes são essas diferenças, especialmente nos prematuros, implicando maior suscetibilidade a agentes externos, potencialmente prejudiciais, maior perda transepidérmica de líquidos, menor capacidade homeostásica e maior absorção percutânea, levando a maior toxicidade sistêmica.[10]

A pele do bebê é especialmente sensível às condições atmosféricas, aos microrganismos do ambiente, aos ácaros, presentes na poeira das residências, ao excesso de secreções sudorais e sebáceas, às impurezas das fraldas (urina e fezes) e à oclusão pelo material das fraldas.[10]

A permeabilidade da pele do recém-nascido é muito alta, principalmente nos primeiros 15 dias de vida. A pele do bebê vai se tornando cada vez mais impermeável com a idade, e esta impermeabilidade pode aumentar em situações de agressões mecânicas, como na área de contato com as fraldas, ou com a utilização de lenços de limpeza, que provocam a remoção repetida das células da camada córnea.[10]

A permeabilidade cutânea é muito alta entre a 24ª e a 28ª semana, diminuindo progressivamente com o aumento da idade gestacional e assemelhando-se à do adulto a partir da 38ª a 40ª semana de gestação.[5]

A absorção cutânea na pele do neonato está particularmente aumentada nas áreas axilares, inguinais, retroauriculares e escrotal. Como a relação superfície/peso corporal é maior no recém-nascido, deve-se estar atento ao uso de substâncias tópicas em áreas extensas da pele do bebê, especialmente nos prematuros, nos quais a absorção está aumentada em toda a superfície.[2]

A resposta sudoral, que se apresenta incompleta ao nascimento, tende à normalização a partir do sexto dia de vida no bebê a termo e no 30º dia no prematuro.[2]

No lactente, o filme hidrolipídico cutâneo é gradativamente substituído por lipídios epidérmicos não glandulares, menos eficazes na proteção cutânea. Por este motivo, é necessário lembrar dos aspectos particulares da pele do bebê durante os cuidados e as prescrições para essa faixa etária.[10]

CUIDADOS COM A PELE DO NEONATO

Cuidar do neonato de maneira humana e individualizada envolve muito mais do que conhecimentos e habilidades técnicas. Saber cuidar é muito mais abrangente e envolve o toque, a sensibilidade, o manuseio, a interação e a comunicação com o bebê.[11]

Para manutenção adequada da estrutura da pele, o aleitamento materno é o ideal, uma vez que contém a composição adequada em gorduras, minerais, vitaminas, enzimas e imunoglobulinas que protegem a criança contra inúmeras doenças.[12]

Os cuidados com a pele do neonato devem preservar a integridade cutânea, prevenir a toxicidade e evitar exposições químicas prejudiciais à pele.[13] Como a função de barreira cutânea efetiva é de vital importância para a sobrevivência do neonato e seu funcionamento é limitado pela imaturidade, cuidados com a pele são relevantes para prevenir a morbimortalidade associada ao bebê no período neonatal.[3]

Imediatamente após o nascimento, o verniz caseoso costuma ser limpo com uma toalha, porém o momento certo para o primeiro banho do neonato permanece controverso na literatura. A Organização Mundial da Saúde recomenda que o primeiro banho seja dado apenas 6 horas após o parto, em virtude do risco de hipotermia, enquanto outros autores indicam que o banho seja dado após a estabilização da temperatura corpórea do neonato.[3]

A temperatura da água deve estar próxima à corporal, entre 37°C e 37,5°C, podendo ser menor, entre 34°C e 36°C.[3]

Na higiene do neonato devem ser evitados produtos que contenham perfumes e corantes, em razão do risco de dermatite de contato, além daqueles aditivados com aromas de frutas e doces, para prevenir o risco de ingestão inapropriada.[3]

O banho diário pode representar um ritual de prazer na interação mãe-filho, o que é muito mais importante que sua real necessidade. Exceto nas regiões que acumulam mais detritos, como a área das fraldas, o banho diário não é realmente indispensável.[10] A frequência do banho dos bebês varia muito entre regiões e países, dependendo do clima e da cultura, mas recomenda-se que não seja diário.[3] A orientação fundamental a ser seguida para o banho do neonato consiste no uso de água e pouco detergente.[10]

A super-hidratação da pele durante o banho pode aumentar a espessura da camada córnea em razão do edema celular, provocado pelo excesso de água, podendo levar a diminuição da coesão entre as células, menor resistência, maceração e outras alterações cutâneas. Por este motivo, o banho deve ter curta duração, não excedendo a 5 minutos. O banho do neonato deve ser dirigido, especialmente, para as áreas que necessitam de maior atenção, como face, pescoço, pregas e região das fraldas. O produto ideal para limpeza da pele durante o banho deve ter alguma detergência, boa tolerância, ser agradável e respeitar o pH, a camada lipídica superficial e o ecossistema da pele do bebê. Os sabonetes e os agentes de limpeza devem ter pH menos alcalino e mais próximo ao neutro, e o enxágue deve ser cuidadoso para a remoção total desses agentes de limpeza.[10]

Muitos produtos direcionados ao uso infantil contêm substâncias potencialmente tóxicas e prejudiciais à pele do neonato. Mesmo produtos que apresentam em suas embalagens frases como "dermatologicamente testado", "pH balanceado", "ingredientes naturais ou orgânicos" não garantem segurança em sua utilização.[14]

Os sabonetes em barra, em geral, têm boa detergência e produzem bastante espuma, mas seu pH é alcalino, podendo irritar e destruir a camada lipídica da pele, levando ao ressecamento, e devem ser evitados nos neonatos. Os sabonetes de glicerina podem levar a maior absorção de água e causar mais secura e irritação na pele, e também devem ser evitados na pele do bebê.[3]

O produto de limpeza ideal para a pele do neonato deve ser líquido, suave, sem sabão, sem perfumes, com pH neutro ou ligeiramente ácido, para não irritar a pele e os olhos e não alterar a barreira cutânea protetora ácida do bebê.[3]

Os *syndets*, detergentes sintéticos, também chamados "sabões sem sabão", podem ser uma boa escolha para a higienização da pele do neonato, por não apresentarem as desvantagens dos sabões. São compostos na forma líquida ou sólida, com pH neutro ou ligeiramente ácido, com boa ação detergente, fazem pouca espuma e provocam pouca irritação na pele.[3]

Quanto à higienização dos cabelos, não existem fórmulas padronizadas para os xampus infantis, os quais são desnecessários enquanto o cabelo da criança for curto, fino e frágil, podendo ser usado no couro cabeludo o mesmo produto para limpeza do corpo. Caso se opte pelo uso de xampu, este deve ser suave, ligeiramente detergente e com pH próximo ao da lágrima, para evitar irritação e ardência nos olhos e na pele.[3]

O uso continuado de lenços umedecidos de limpeza, embora práticos e de perfume agradável, não é recomendado em razão do risco de remover o filme lipídico da pele do bebê e provocar sensibilização e dermatites de contato. A limpeza diária dos detritos urinários pode ser feita com algodão umedecido em água morna, sem sabão. Para os detritos fecais, são recomendados sabonetes suaves.[3]

As modernas fraldas descartáveis, superabsorventes, com grande capacidade de manter seca a pele do bebê, devem ser trocadas com frequência. O uso diário de preparações tópicas para prevenção de dermatite da área de fraldas não é necessário para bebês com pele normal.[3]

Os emolientes são emulsões que contêm lipídios, amaciam e restauram a elasticidade e a homeostase da pele e evitam a perda transepidérmica de água. Os emolientes têm propriedades umectantes, atraem água para a pele, e oclusivas, isto é, impedem que a água evapore. Consequentemente, lubrificam e hidratam a pele e protegem a integridade do estrato córneo e da barreira cutânea, além de tratarem a pele seca. Assim, os emolientes são indicados para o cuidado diário da pele seca, em dermatoses escamativas e nos atópicos, e sua eficácia aumenta quando aplicados imediatamente após o banho, ainda com a pele úmida. Devem ser evitados os emolientes contendo perfumes, corantes e conservantes, em virtude do risco de irritação e sensibilização. Os emolientes em forma de pomadas podem provocar miliária, foliculite e acne, especialmente em lugares muito quentes e úmidos. Aqueles em forma de cremes ou loção têm ação umectante e são espalhados com mais facilidade, colaborando com a adesão ao tratamento.[3]

A barreira cutânea proporcionada pela pele do neonato prematuro é pouco eficiente, porém a utilização diária profilática de emolientes nesses bebês ainda é motivo de controvérsias. Sabe-se que o emoliente diminui a frequência de dermatite, previne ressecamentos e fissuras, diminui a perda de água transepidérmica e melhora a integridade da pele. No entanto, alguns estudos não recomendam o uso profilático dos emolientes na pele do neonato prematuro em virtude do maior risco de infecções. Assim, quando o uso de emolientes for necessário para o tratamento da pele seca de neonatos prematuros, deve-se optar por aqueles que não irritem a pele e que contenham em sua composição balanço fisiológico de lipídios epidérmicos, colesterol, ceramida, linolato e palmitato, os quais restauram a função da barreira cutânea, ou os que contenham óleo de girassol.[3]

A pele exerce uma função única como órgão que se relaciona com os meios externo e interno, formando a fronteira entre o próprio e o não próprio, expressando as reações dos níveis não físicos do ser e ligando-se aos grandes sistemas de regulação do corpo e da mente.[15]

Como vimos, a pele atua como interface entre o meio ambiente e o meio interno e desempenha funções especiais para a sobrevivência do ser humano, merecendo, por isso, um cuidado especial desde o momento do nascimento.

Referências

1. Oliveira ZNP. Dermatoses do período neonatal. In: Oliveira ZNP (org.). Dermatologia pediátrica. Coleção Pediatria. Instituto da Criança HC-FFMUSP. Barueri-SP: Manole, 2009:17-39.
2. Sampaio SAP, Rivitti EA. Dermatologia. 3. ed. São Paulo: Artes Médicas, 2007:1301-11.
3. Fernandes JD, Machado MCR, Oliveira ZNP. Prevenção e cuidados da pele da criança e do recém-nascido. An Bras Dermatol 2011; 86(1):102-10.
4. Moraille R, Pickens WL, Hoath SB. Biología y rol del vérnix caseoso. In: Pueyo de Casabé ST, Valverde RA. Dermatología neonatal. 1. ed. Buenos Aires: el autor, 2005:27-50.
5. Macedo I, Peixoto J, Rodrigues M, Guedes B. Cuidados cutâneos no recém-nascido. Consensos em neonatologia. Sociedade Portuguesa de Pediatria, 2004:105-7. Disponível em: http://

www.lusoneonatologia.com/site/upload/File/Cuidados%20com%20a%20pele%20do%20RN.pdf. Acesso em: 18/06/2013.
6. Nikolovski J, Stamatas G, Kollias N, Wiegand B. Infant skin barrier maturation in he first year of life. J Am Acad Dermatol 2007; 56(Suppl. 2): AB153 (Abstract P2400).
7. Pueyo de Casabé ST, Valverde RA. Fisiología de la piel fetal y neonatal. In: Pueyo de Casabé ST, Valverde RA. Dermatología neonatal. 1. ed. Buenos Aires: el autor, 2005:11-26.
8. Martins CP, Tapia CEV. A pele do recém-nascido prematuro sob a avaliação do enfermeiro: cuidado norteando a manutenção da integridade cutânea. Rev Bras Enferm, Brasília, 2009; 62(5):778-83.
9. Brasil. Ministério da Saúde. Secretaria de Atenção à Saúde. Departamento de Ações Programáticas Estratégicas. Atenção humanizada ao recém-nascido de baixo peso: Método Canguru/ Ministério da Saúde, Secretaria de Atenção a Saúde, Departamento de Ações Programáticas Estratégicas. 2. ed. Brasília: Editora do Ministério da Saúde, 2011. Disponível em: http://bvsms.saude.gov.br/bvs/publicacoes/metodo_canguru_manual_tecnico_2ed.pdf. Acesso em: 18/06/2013.
10. Oliveira ZNP, Fernandes JD. Prevenção e cuidados com a pele da criança e do recém-nascido. In: Oliveira ZNP (org.). Dermatologia Pediátrica. Coleção Pediatria. Instituto da Criança HC-FFMUSP. Barueri-SP: Manole, 2009:455-63.
11. Rolim KMC, Linhares DC, Rabelo LS, Gurgel EPP, Magalhães FJ, Caetano JA. Cuidado com a pele do recém-nascido pré-termo em unidade de terapia intensiva neonatal: conhecimento da enfermeira. Rev Rene, Fortaleza, 2009; 9(4):107-15.
12. Abad E. Conhecendo a pele do recém-nascido. Sociedade Brasileira de Dermatologia – Regional Rio de Janeiro, 2007. Disponível em: http://www.sbdrj.org.br/dicas/dicas_conhecendo_a_pele_do_recem_nascido.asp. Acesso em: 18/06/2013.
13. Kuller J, Raines DA, Ecklund S, Folsom MS, Lund C, Rothwell DM. Evidence-based clinical practice guideline. Neonatal skin care. Washington, DC: Association of Women's Health, Obstetric and Neonatal Nurses. National Association of Neonatal Nurses, 2001.
14. Trotter S. Neonatal skin care: why change is vital. RCM Midwives 2006; 9:134-8.
15. Azambuja RD. Dermatologia integrativa: a pele em novo contexto. An Bras Dermatol 2000; 75(4):393-420.

11

Classificação Étnica e Cronologia

Patricia Cruz Gomes

A PELE DO IDOSO

Um grande crescimento da população foi observado na última década. Se no ano 1800 havia um bilhão de habitantes no planeta, no ano 2000 passaram a ser seis bilhões, que se transformaram em sete bilhões no final de 2011. Além disso, há a previsão de que nos próximos 40 anos os maiores de 60 anos de idade – 605 milhões contabilizados no ano 2000 – passarão a ser dois bilhões, ou seja, mais do que o triplo. Dentro de 5 anos, pela primeira vez na história da humanidade, haverá mais idosos de 65 anos do que crianças menores de 5 e será alcançada uma expectativa de vida sem precedentes. As alterações demográficas serão mais rápidas e mais fortes nos países de baixa e média renda.

Por exemplo, enquanto a França demorou 100 anos para elevar de 7% para 14% o grupo de pessoas com mais de 65 anos em suas populações, em países como Brasil e China isso ocorreu em 25 anos. Os alarmes demográficos dispararam e a população se pergunta se o planeta está preparado para resistir a essa situação.

São consideradas idosas as pessoas com mais de 65 anos de idade. Esse referencial, entretanto, é válido para habitantes de países desenvolvidos. Nos países em desenvolvimento, como o Brasil, a terceira idade começa aos 60 anos. Desde a década de 1950, a maioria dos idosos vive em países do Terceiro Mundo, fato ainda não apreciado por muitos que continuam associando a velhice a países mais desenvolvidos da Europa ou da América do Norte. Na verdade, já em 1960, mais da metade das pessoas com mais de 65 anos vivia nos países do terceiro mundo (Nações Unidas, 1985).

A pele é o invólucro natural do ser humano, que permite a individualidade com o meio ambiente, e é nela que ocorrem as alterações mais evidentes do processo de envelhecimento. A frequência e as características das dermatoses geriátricas são pouco estudadas, levando a frequentes questionamentos observacionais: por que a pele dos idosos costuma ser mais fina e transparente? Por que os idosos são mais suscetíveis às queimaduras do sol e ao câncer de pele? Qual a explicação para as manchas marrons que aparecem na pele dos idosos? Por que a pele se torna mais frágil e enrugada com a idade? Por que a pele idosa apresenta maior suscetibilidade a pequenas hemorragias e úlceras por pressão? O que justifica o fato de o idoso sentir mais frio que pessoas mais jovens? Por que a pele do idoso costuma ser mais seca, áspera e repleta de sardas? Por que os cabelos dos idosos se tornam mais claros (grisalhos ou brancos) com a idade? Por que as unhas dos idosos são fracas e quebradiças, apesar de serem duras e espessas?

No entanto, todos esses questionamentos, além de muitos outros, têm a base fisiológica como explicação, ratificando a necessidade de cuidados diferenciados e exaustivos com a pele do idoso.

Para promover um envelhecimento saudável, é importante entender as alterações da pele associadas ao envelhecimento. Essa avaliação incide sobre as considerações especiais para algumas das doenças dermatológicas mais comuns em idosos, fatores contribuintes e associação a doenças sistêmicas.

ENVELHECIMENTO PERCEBIDO NA PELE E NO CORPO

O processo de envelhecimento atinge todo o organismo, sendo mais perceptível nos órgãos em que é alta a taxa

Capítulo 11 • Classificação Étnica e Cronologia

de multiplicação celular, particularmente na pele, por ser mais exposta.

As mudanças percebidas na pele dos indivíduos na terceira idade são alterações provenientes do próprio processo de envelhecimento cutâneo, somadas às consequências da constituição genética, fatores ambientais, repercussão cutânea do envelhecimento de outros órgãos e efeitos de doenças da própria pele ou sistêmicas. Diferenciam-se dois fenômenos: o envelhecimento cutâneo propriamente dito ou intrínseco e o envelhecimento de pele devido à radiação ultravioleta, conhecido como fotoenvelhecimento, somado às alterações provocadas pelas intempéries e exposições ambientais, ou envelhecimento extrínseco.

De modo geral, as principais alterações incluem: secura, aspereza, rugas, flacidez, uma variedade de lesões benignas e, por fim, as neoplasias malignas.

Para compreensão das alterações visíveis a olho nu, devem ser lembrados os achados histológicos e as funções da pele que se encontram diminuídas nessa faixa etária (Quadro 11.1).

O processo de envelhecimento, conforme será comentado neste tópico, torna a pele frouxa, enrugada, com sua integridade comprometida pela diminuição do fator de hidratação natural e déficit de componentes lipídicos na camada córnea, o que diminui a aderência da epiderme à derme, com fluxo sanguíneo reduzido, juntamente com a diminuição do número de glândulas sudoríparas e da gordura subcutânea, a capacidade de regulação térmica é enfraquecida.

O fotoenvelhecimento – o dano cumulativo à pele causado pelas radiações ultravioleta (RUV), faz com que haja um abuso dos mecanismos celulares semelhante ao que ocorre com o envelhecimento cronológico, porém potencializado. A RUV ativa as vias de sinalização que induzem a ação de metaloproteinases, que degradam a matriz extracelular. A exposição UV crônica também leva à perda progressiva da vasculatura cutânea.

Um grupo heterogêneo de metabólitos não enzimáticos, conhecidos como produtos de glicação avançada (AGE), tem sido implicado no envelhecimento da pele e em outras condições, como aterosclerose e doença de Alzheimer. A porção glicada da hemoglobina, medida rotineiramente para avaliação do controle do nível glicêmico de pessoas com diabetes, é provavelmente o precursor AGE mais conhecido. Os AGE acumulam-se ao longo do tempo, embora de maneira mais rápida em indivíduos com níveis mais elevados de glicose, em vários tecidos. Os AGE se mostram capazes de induzir a apoptose de fibroblastos e a degradação da matriz extracelular. Como agravante, a presença de AGE é percebida como um amplificador dos efeitos nocivos da RUV.

A terapia hormonal (TH) com estrógeno diminui o envelhecimento da pele e as rugas, restaurando o colágeno da pele, a espessura e o teor de hidratação, bem como acelerando a cicatrização de feridas. A TH também aumenta a densidade óssea e reduz o risco de fraturas osteoporóticas; no entanto, tem sido demonstrado que ela aumenta o risco de doença cardíaca coronariana, acidente vascular encefálico, complicações tromboembólicas e câncer de mama.

PELE E ANEXOS
Epiderme

O achatamento da junção dermoepidérmica e a diminuição das cristas epidérmicas reduzem a adesão e causam déficit na distribuição de nutrientes da derme para a epiderme. Por isso, o idoso é mais suscetível a traumas superficiais e à formação de bolhas em áreas de pressão.

As células epidérmicas sofrem redução de volume e no número de camadas, o que leva ao afinamento da epider-

Quadro 11.1 Alterações histológicas e funcionais, compatíveis com o envelhecimento

Epiderme	Derme	Anexos
Achatamento da junção dermoepidérmica	Atrofia com perda de volume	Cabelos despigmentados
Espessura variável	Diminuição dos fibroblastos	Perda de pelos
Células de tamanhos e formas variáveis	Diminuição dos mastócitos	Conversão de pelos terminais em *vellus*
• Achatamento dos cones epidérmicos (diminui 50% dos cones entre a 3ª e a 9ª década de vida)	Diminuição dos vasos sanguíneos	Lâmina ungueal anormal
	Alças capilares encurtadas	Diminuição de glândulas écrinas
Atipia nuclear ocasional	Terminações nervosas anormais	
Melanócitos diminuídos	• Retificação das papilas dérmicas	
Células de Langerhans diminuídas	• Diminuição progressiva da matriz extracelular	
• Diminuição da renovação celular	• Diminuição da renovação celular	
• Redução da biossíntese lipídica pelo estrato córneo	• Redução de fluxo sanguíneo e da capacidade elástica dos vasos	

me, permitindo que substâncias aplicadas na pele tenham sua absorção e penetração aumentadas, o que se reveste de importância no momento da escolha terapêutica.

A camada córnea não apresenta alteração no número de camadas ou na espessura, mas há um déficit lipídico nessa camada, ocasionando uma barreira com menor eficiência.

Além da redução dos lipídios e do fator de hidratação natural, na pele idosa ocorre redução da expressão das aquaporinas (AQP-3), túbulos proteicos transmembrânicos capazes de transportar água, glicerol e ureia com a finalidade de manter a pele hidratada.

A pele do idoso apresenta mecanismo de reparação celular mais lento: enquanto no jovem o *turnover* celular ocorre em 20 dias, no idoso demora 30 dias, o que interfere e dificulta processos de cicatrização, bem como é responsável pelo aspecto grosseiro e áspero da pele do idoso.

Derme

A espessura da derme segue diminuindo com a idade, principalmente nos homens, os quais apresentam a derme um pouco mais espessa que as mulheres. Em torno da sétima década de vida, ambos os sexos apresentam espessura similar e redução do conteúdo dérmico de mucopolissacarídeos, dentre os quais se destacam os proteoglicanos e o ácido hialurônico, o que se expressa pela diminuição do turgor cutâneo.

Os fibroblastos diminuem em número e tamanho e os feixes de colágeno estão menos compactados. As fibras elásticas, com certo grau de desintegração, tornam-se mais grossas e fragmentadas. Essas alterações e desordens são extensivas profundamente na derme, levando, em conjunto, a perda da elasticidade e da resistência da pele, evidenciada na forma de rugas temporárias e permanentes. O dano UV crônico induz os fibroblastos a produzirem fibras elásticas modificadas e mais suscetíveis à degradação enzimática (Quadro 11.3).

Vasos e nervos

Com o envelhecimento, ocorre diminuição na celularidade, no número e na espessura das paredes dos vasos, o que corrobora para a fragilidade capilar, uma das causas do surgimento da púrpura senil, que consiste em um conjunto de petéquias e equimoses, ou mesmo hematomas, que ocorrem principalmente no dorso das mãos, punhos e antebraços, deixando cicatrizes hipocrômicas estelares típicas. Não há tratamento para esse quadro, a não ser minimizar os sinais mediante o uso de cremes à base de vitaminas K_1 e K_3, que reduzem mais rapidamente as manchas que, em geral, incomodam estética e emocionalmente os pacientes.

A redução da rede vascular dérmica se estende até a rede perianexial (glândulas e folículos pilosos), contribuindo para a atrofia dérmica. A diminuição da resposta vascular das arteríolas, somada à perda de tecido celular subcutâneo, favorece a tendência à hipotermia no idoso. A diminuição progressiva dos receptores de pressão (corpúsculos de Paccini) e de tato (Meissner) predispõem acidentes domésticos.

Pigmentação

A progressiva redução do número de melanócitos ativos por milímetro quadrado, variando em cerca de 10% a cada década, diminui a capacidade de bronzeamento e leva à perda do papel protetor da melanina, sendo ainda motivo de avaliação cautelosa o surgimento de lesões melanocíticas em idade avançada.

Pelos

Homens e mulheres apresentam perda de cabelos no processo do envelhecimento. Ocorre diminuição do diâmetro do fio, da velocidade do crescimento e do número de folículos do couro cabeludo, e essa diminuição também ocorre nas axilas, na região pubiana e nas extremidades, principalmente em mulheres. Do mesmo modo, no processo de envelhecimento ocorre o desenvolvimento de pelos em áreas específicas no homem, nas narinas, no pavilhão auricular e nas sobrancelhas, e nas mulheres, principalmente no mento e no lábio superior.

Apesar de a canície ser um dos sinais mais evidentes do processo de envelhecimento, a idade de surgimento e sua extensão são geneticamente determinados, sendo comum o embranquecimento da barba e do bigode antes do acometimento do couro cabeludo.

Glândulas sebáceas

Aparentemente não ocorre redução no número de glândulas sebáceas com a idade. Em alguns homens, elas se tornam hipertrofiadas, resultando, em algumas situações, em rinofima e hiperplasia sebácea. Todavia, há diminuição na produção de sebo, o que se atribui à diminuição concomitante na produção de andrógenos pelas gônadas ou suprarrenais (adrenais).

Glândulas sudoríparas

Ocorre diminuição das glândulas sudoríparas apócrinas e écrinas em número, tamanho e quantidade de material secretado.

Unhas

No processo de envelhecimento, ocorre diminuição da velocidade de crescimento das unhas, as quais se tornam mais opacas, amareladas e planificadas; além disso, ocorre o desaparecimento ou a redução da lânula. As unhas passam a ser mais espessadas e predominam as distrofias ungueais, que podem estar associadas a anormalidades na biomecânica dos pés, com alteração na arquitetura óssea e traumas repetidos. As unhas das mãos, inversamente, são mais frágeis e flexíveis. Todas essas alterações tornam prolongados os vários tipos de tratamento da onicomicose, tão prevalente nessa faixa etária.

Há diminuição na taxa de crescimento das unhas, chegando a ser de 0,5% por ano dos 15 aos 90 anos. Nos indivíduos de meia-idade começam a surgir sulcos longitudinais e distrofia lamelar, traduzidos por unhas fracas e quebradiças e com a borda final dividida em camadas, queixa muito frequente entre as mulheres, embora tenham a mesma prevalência em ambos os sexos a partir dos 60 anos de idade. Com a idade, surgem também mudanças na pigmentação, que podem ser confundidas com sinais secundários de outras doenças sistêmicas. É grande a incidência de unhas esbranquiçadas e opacas (unhas de Terry). Nos indivíduos de raça negra ocorre pigmentação longitudinal nas unhas em cerca de 96% das pessoas com mais de 50 anos de idade. A onicodistrofia é frequente (mais nos dedos dos pés), podendo ser confundida com onicomicose. Em geral, as unhas das pessoas mais idosas são mais convexas e têm a lâmina ungueal mais espessa, podendo haver hiperqueratose subungueal. Nos dedos dos pés a exostose subungueal ocorre com bastante frequência, geralmente após trauma, assim como a onicocriptose (popularmente conhecida como "unha encravada") ou, ainda, uma unha hipertrofiada secundariamente a trauma ou pressão crônica, a qual pode se apresentar grossa e opaca e com alterações na coloração. Costuma-se encontrar onicólise, que consiste na separação da lâmina ungueal do leito na metade distal, o que pode refletir uma circulação periférica prejudicada; há ainda a onicogrifose, em que a lâmina ungueal está espessada, alongada e encurvada, recebendo a denominação de unha em garra. Por fim, pode ocorrer também a onicofose ou hiperqueratose subungueal, que pode ser focal ou difusa, geralmente resultante de trauma local.

SISTEMA HEMATOIMUNOLÓGICO

Em idosos, a função dos linfócitos T e B torna-se um pouco enfraquecida, assim como ocorre redução na atividade dos macrófagos. Portanto, é maior a probabilidade de contrair infecções, e a recuperação também se torna mais lenta. As infecções são conceituadas como uma invasão do corpo por um patógeno (bactéria, fungo, vírus, parasita) que se multiplica e causa danos ao organismo do portador. Tumores malignos também apresentam maior facilidade de instalação no corpo em virtude do déficit da função dos

linfócitos e das células *naturaal killer* (NK), o que explica a alta incidência de câncer na população idosa (associada a falência dos mecanismos de regulação e controle celular do organismo).

Os idosos costumam apresentar índice elevado de anticorpos circulantes que atuam contra o próprio organismo. Esses anticorpos explicam a grande propensão dos idosos a desenvolverem vários tipos de doenças autoimunes.

O volume e a composição do sangue pouco se alteram com o passar do tempo, apesar de a quantidade de água no corpo de um idoso ser reduzida. A glicose de jejum no sangue tende a aumentar com a idade, mas isso não se deve a mudanças no sangue, e sim às alterações relacionadas com a insulina nos idosos. Além disso, os níveis séricos de lipídios aumentam 25% a 50% após os 55 anos de idade em decorrência de um metabolismo alterado, e não de um problema no sangue em si.

A quantidade de medula óssea vermelha diminui com a idade, reduzindo a produção de células sanguíneas. Em situações normais, isso não faz tanta diferença, uma vez que a produção consegue manter um número normal de células sanguíneas; entretanto, em episódios de sangramento, há um problema: idosos demoram mais tempo para repor as células sanguíneas, apresentando recuperação mais lenta que o normal. Outro problema, já discutido anteriormente, consiste no déficit da atividade de leucócitos, que afeta intensamente a imunidade dos idosos.

SISTEMA DE RECEPTORES CELULARES

O envelhecimento é um processo que pode ter consequências negativas para o organismo, uma das quais diz respeito à ineficiência na especificidade entre citocinas/hormônios e receptor, o que pode provocar diversas alterações e ausência de respostas esperadas. Diversos fatores contribuem para essas deficiências metabólicas nos idosos, entre os quais os radicais livres. Essas moléculas, oriundas de resíduos metabólicos, desestabilizam diversas outras moléculas, e como todos os receptores são constituídos de moléculas ou complexos moleculares, os radicais livres provocam alterações conformacionais, o que resulta em inatividade nos receptores.

Os mecanismos genéticos também podem estar associados a esse processo. Sabe-se que alguns genes são ativados e outros desativados à medida que os seres envelhecem. Esse complexo mecanismo talvez altere a síntese dos receptores ou dos intermediadores do processo de recepção de hormônios/citocinas.

Todas as moléculas que não conseguem entrar nas células por difusão simples precisam de receptores, o que é de extrema importância para acentuar as principais características do envelhecimento.

DERMATOSES COMUNS NO IDOSO

Idosos desenvolvem doenças dermatológicas cujas apresentações podem ser desencadeadas por fatores diversos, estando ainda associadas a doenças sistêmicas. Em estudo realizado por Mark & Lever (1990) com 20.000 pacientes de 65 a 74 anos de idade não institucionalizados, constatou-se que 40% tinham algum problema dermatológico significativo. Mais recentemente, Vargas-Alvarado et al. (2009), em estudo prospectivo transversal comparativo na avaliação de 200 pacientes com mais de 60 anos de idade, verificaram que as condições mais prevalentes eram xerose cutânea, nevo rubi, púrpura senil, leucodermia *gutata*, ceratose seborreica, alopecia androgenética e doença de Favre-Racouchot (Quadro 11.2).

Prurido no idoso

O prurido é uma das queixas mais comuns na população geriátrica. As causas de prurido são numerosas. Um exame minucioso da pele e a história médica podem revelar uma doença da pele subjacente, como xerose, dermatite seborreica, penfigoide bolhoso ou herpes-zóster. O ato repetido de coçar pode resultar em liquenificação, escoriação, infecção e púrpura traumática. Medicamentos podem induzir prurido, embora raramente, o que deve ser considerado, dada a prevalência da polimedicação em idosos. Prurido sem erupção pode ser causado por doenças sistêmicas como linfoma, deficiência de ferro, policitemia *vera*, anormalidades da tireoide, disfunção hepática, insuficiência renal e infecção pelo vírus da imunodeficiência humana. Um exame médico completo deve ser realizado em caso de prurido de etiologia desconhecida (Quadros 11.4 e 11.5). O exame físico deve incluir a pesquisa de quaisquer outras manifestações, tanto na pele como na unha, exame físico minucioso, incluindo palpação de órgãos como fígado e tireoide, e pesquisa de alterações em linfonodos.

Quadro 11.2 Dermatoses mais comuns no idoso

Patologia observada	Prevalência nos idosos
Eczemas	20,4%
Infecções fúngicas	15,8%
Prurido	11,5%
Infecções bacterianas	7,3%
Infecções virais	6,7%
Lesões pré-malignas/ neoplasias cutâneas	5,2%

Fonte: BalakYalcin et al., 2006.

Quadro 11.3 Alterações da pele fotoenvelhecida

Alterações da pele fotoenvelhecida	Achados clínicos
Elastoma difuso	Placas amareladas localizadas na face e no pescoço nas quais a pele se apresenta espessada e com aspecto citrino
Mílio coloide	Pápulas de 1 a 2mm, céreas ou acastanhadas, localizadas principalmente na face e no dorso das mãos
Pele romboidal	Sulcos profundos que dividem em losangos uma pele espessa e de cor amarelada, em geral na região da nuca
Elastoidose nodular a cistos e comedões de Favre-Racouchot	Cistos e grandes comedões abertos, localizados principalmente nas regiões malares
Nódulos elastóticos das orelhas	Nódulos amarelados, pequenos, localizados simetricamente no anti-hélix
Queratoderma marginado palmar (Ramos & Silva)	Hiperqueratose em faixa, acompanhando as bordas cubital ou radial na face palmar das mãos ou dos dedos
Púrpura senil de Bateman	Lesões purpúricas e equimoses resultantes de pequenos traumas por ruptura dos capilares dérmicos fragilizados
Pseudocicatrizes estelares	Cicatrizes consequentes a dilaceração da frágil pele fotodanificada, principalmente nos membros superiores
Queilite actínica	Perda de nitidez da linha de transição entre o vermelhão do lábio e a pele, podendo haver descamação, fissuras, crostas e exulcerações
Neoplasias cutâneas malignas	Carcinoma basocelular, carcinoma espinocelular, melanoma maligno
Lentigo solar	Múltiplas máculas acastanhadas, geralmente > 1cm, localizadas preferencialmente no dorso das mãos, face e antebraços
Leucodermia solar	Máculas acrômico-atróficas com 2 a 5mm de tamanho, localizadas em áreas fotoexpostas, principalmente antebraços
Queratose actínica	Lesões maculopapulosas, recobertas por escamas secas, aderantes, duras, de cor amarela a castanho-escura e, em geral, de 0,5 a 1cm, localizadas nas áreas fotoexpostas

Fonte: Barrios, 2009.

Quadro 11.4 Avaliação bioquímica inicial no prurido

Hemograma completo
VHS
Ureia e creatinina
Transaminases, bilirrubinas e fosfatase alcalina
Glicemia de jejum/hemoglobina glicosilada
TSH, T4L
Função da paratireoide, cálcio e fosfato
Radiografia de tórax
PPF seriado e pesquisa de sangue oculto
Ferro sérico e ferritina

Fonte: adaptado de Weisshaar E, Kucenic MJ, Fleischer JRAB. Pruritus: a review. Acta Derm Venereol 2003; 213(suppl.):5-32.

Quadro 11.5 Avaliação subsequente

Eletroforese de proteínas séricas
Imunoeletroforese sérica
FAN
Anti-HIV
Abordagem diagnóstica alérgica: IgE total, RAST
Pricktest/Patch test
Sedimento urinário
Estudos de imagens complementares

Fonte: adaptado de Weisshaar E, Kucenic MJ, Fleischer JRAB. Pruritus: a review. Acta Derm Venereol 2003; 213(suppl.):5-32.

Muitas vezes, o prurido está relacionado com a xerose, ou secura da pele. Hidratantes emolientes tópicos constituem a modalidade de tratamento preferida e consistem tipicamente em uma combinação de agentes que hidratam e retêm a água na pele. Várias formulações podem ser utilizadas em um paciente até a obtenção do resultado médico e sensorial adequado. Além disso, o uso de agentes hipolipemiantes orais tem sido associado a xerose.

Outros tratamentos que podem ser considerados incluem os que substituem uma sensação diferente, como o aquecimento ou o arrefecimento da pele. Agentes tópicos como mentol, cânfora ou fenol também podem ser utilizados para induzir a sensação de arrefecimento. Outros agentes, como lidocaína, um anestésico local, ou capsaicina e substância P, também têm sido utilizados com algum sucesso.

Na investigação do prurido, deve-se sempre avaliar a queixa do prurido e suas características. Idosos com prurido generalizado, intenso, persistente e inexplicado devem ser submetidos à biópsia cutânea e, caso nenhuma patologia seja encontrada, a causa pode ser prurido senil. Todavia, deve-se estar atento a ansiedade, situações de estresse no domicílio, animais de estimação, pólen, plantas, lã e tecidos de roupa de cama, fatores associados ao quadro de prurido no idoso.

DERMATOSES EXANTEMÁTICAS

Eczema asteatósico

A xerose pode se apresentar como eczema asteatótico, placas que podem ser escamosas e/ou eritematosas com fissuras. A localização clássica envolve a parte inferior da perna, mas pode também acometer os braços e as regiões anterior das coxas e inferior das costas. O desenvolvimento da doença generalizada em um adulto deve levantar a suspeita de malignidade interna. Um tipo especial de eczema asteatótico nas extremidades inferiores, com aparência semelhante a porcelana rachada, é conhecido como eczema craquelê.

A xerose é causa subjacente de eczema asteatótico em razão de fatores adquiridos ou ambientais que secam a pele e pioram a doença. Xerose também é conhecida como "eczema do inverno", porque o tempo frio, com menor umidade no ambiente, ou a permanência em ambientes com ar-condicionado extremamente frio vão agravá-lo. Banhos frequentes com sabão e água quente também ressecam a pele e pioram o quadro. O tratamento também é direcionado para evitar esses fatores agravantes e corrigir a xerose subjacente, como com o uso de hidratantes tópicos.

O prurido senil está muitas vezes relacionado com a xerose cutânea em virtude do declínio funcional da barreira ante a redução do fator de hidratação natural da pele. Assim, a hidratação contínua reduz o desconforto do prurido e o risco de irritação. Pacientes dialisados, com insuficiência renal e hepática também exibem pele xerótica, relacionada com distúrbios metabólicos proteicos e lipídicos. O prurido constitui uma queixa frequente, e o uso de hidratantes alivia esse sintoma, prevenindo escoriações e auxiliando a prevenção de dermatites irritativas. São crescentes as evidências de que o uso de hidratantes é útil em casos de dermatoses que cursam com alterações da barreira cutânea. A pele seca tem um limiar inflamatório reduzido; portanto, deve ser hidratada com a finalidade de prevenir irritações e prurido. Nas dermatites, a hidratação adequada também é capaz de auxiliar a redução do uso de corticoides tópicos.

Líquen simples crônico

Condições psicocutâneas são encontradas com frequência na prática dermatológica. O líquen simples crônico (LSC) consiste em uma doença caracterizada por lesões eczematosas e coceira incessante. Na maioria dos casos, surge em indivíduos geneticamente atópicos e, como tal, o LSC pode ser visto como uma variante localizada de neurodermatite atópica. Gatilhos comuns para o desenvolvimento da doença incluem sofrimento psicológico e problemas ambientais locais, como calor, sudorese ou secura em excesso. LSC pode também desenvolver-se como uma condição sobreposta na presença de outras doenças. Prurigo nodular e líquen simples crônico são duas condições frustrantes classificadas nessa categoria. Muitas vezes são refratárias ao tratamento clássico com corticosteroides tópicos e anti-histamínicos. Exacerbações graves e generalizadas necessitam de terapia sistêmica. Fototerapia, eritromicina, retinoides, ciclosporina, azatioprina, naltrexona, e psicofármacos (pimozida, inibidores seletivos da receptação de serotonina e antidepressivo) foram empregados com algum sucesso. Existe relato de boa resposta com a gabapentina. Frequentemente persiste o ciclo de coceira-coçar, mesmo quando os gatilhos ambientais são removidos e a doença subjacente é tratada. Por esse motivo, para uma terapia bem-sucedida é necessária atenção não só com os fatores desencadeantes, mas também para a reparação da barreira cutânea danificada, redução da inflamação e superação do ciclo coceira-coçar. Os inibidores da calcineurina de uso tópico têm sido considerados uma importante arma no arsenal terapêutico.

Dermatite de estase

Também chamada eczema hipostático ou eczema varicoso, frequente em adultos, principalmente em mulheres, é associada à insuficiência valvular de varizes e às tromboflebites. Outros fatores determinantes do eczema de estase são obesidade e doenças que provocam limitação dos movimentos (artrite reumatoide, defeitos ortopédicos, fraturas nos membros inferiores, traumas na região pré-tibial em pessoas com idade avançada e/ou insuficiência relativa constitucional de retorno venoso). Tem como característica a pigmentação marrom e/ou vermelho-acastanhada da dermatite ocre que acompanha a insuficiência circulatória de retorno, típica das varizes. O edema e o eritema são sinais prodrômicos do eczema de estase, o qual se localiza principalmente no terço inferior da perna.

Na fase aguda, o processo consiste em eczema vesicossecretante, e na fase crônica predomina a liquenificação. A superinfecção bacteriana é comum, com celulite, erisipela e úlcera crônica, associados a elementos de sensibilização a distância.

O uso de pomadas e cremes variados, com a intenção de promover a cicatrização e a melhora do eczema, pode sensibilizar secundariamente e promover a cronificação e a resistência do processo. A fotossensibilização pode ser decorrente da sensibilização aos medicamentos, associada à exposição à luz solar.

A persistência do círculo vicioso eczema-úlcera-celulite-linfangite-erisipela leva à fibrose dos tecidos, que se consolida e promove a dermatoesclerose e a elefantíase da perna. Não é rara a existência de focos de fungos entre os dedos dos pés e nas unhas, contribuindo para manter as portas de entrada para as bactérias que participarão da perpetuação do ciclo vicioso mencionado.

Dermatite seborreica

A dermatite seborreica é uma forma crônica, recidivante e geralmente leve de dermatite de origem desconhecida que ocorre em áreas ricas em glândulas sebáceas (face, couro cabeludo, parte superior do tronco, áreas intertriginosas). Evidências indiretas apontam para um papel patogênico para a levedura *Malassezia*.

Em geral, a terapia é direcionada para remoção das escamas e crostas, inibição da colonização por leveduras, controle da infecção secundária e redução do eritema e do prurido.

Adultos e idosos devem ser informados da natureza crônica da doença e entender que a terapia não é curativa, e que tratamentos repetidos ou de manutenção a longo prazo são muitas vezes necessários. Os tratamentos disponíveis incluem corticosteroides tópicos, agentes antifúngicos tópicos e vários agentes tópicos não específicos com propriedade antimicrobiana, anti-inflamatória ou queratolítica.

Corticosteroides tópicos e agentes antifúngicos tópicos são efetivos no tratamento da fase aguda da dermatite seborreica, e o uso intermitente do antifúngico tópico previne recaídas. No entanto, na maioria dos ensaios controlados com placebo, o tratamento com placebo (veículo) foi eficaz em um percentual substancial de pacientes (em geral, pelo menos 25%). Isso sugere que a lavagem frequente ou a utilização regular de emolientes também pode ser benéfica no tratamento da dermatite seborreica.

Como a doença é crônica e imprevisível, regimes cuidadosos e não agressivos são recomendados. Agentes anti-inflamatórios e, quando indicados, agentes antimicrobianos e antifúngicos devem ser utilizados.

Dermatite seborreica do couro cabeludo

Para pacientes com dermatite seborreica do couro cabeludo é recomendado o tratamento com xampu antifúngico, com ou sem elevada potência tópica de corticosteroides.

Xampus antifúngicos incluem sulfeto de selênio (2,5%), cetoconazol (2%) ou ciclopirox (1%). O xampu deve ser deixado agir por 5 a 10 minutos antes do enxágue. Pode ser administrado diariamente ou, pelo menos, duas ou três vezes por semana, durante várias semanas, até que se atinja a remissão. Posteriormente, pode ser utilizado uma vez por semana, para evitar a recidiva.

Efeitos adversos graves não foram relatados com xampus antifúngicos. Irritação e/ou sensação de queimação foram relatadas em 1% a 3% de pacientes. Alguns pacientes se queixam de secura do cabelo, que pode ser tratada com o uso de um condicionador.

A inflamação e o prurido podem ser controlados com corticosteroides tópicos de elevada potência em xampus, loções ou espumas, aplicados uma vez ao dia, durante 2 a 4 semanas.

Dermatite seborreica da face

Cremes com corticosteroides tópicos de baixa potência, um agente antifúngico tópico, ou a combinação dos dois, podem ser utilizados para pacientes com dermatite seborreica da face.

Qualquer corticosteroide tópico de baixa potência pode ser usado. O creme é aplicado nas áreas afetadas uma ou duas vezes ao dia, até que ocorra a remissão dos sintomas.

Alternativas tópicas incluem agentes antifúngicos como cetoconazol creme a 2%, outros azóis em creme e ciclopirox creme a 1%. Eles podem ser usados como tratamento alternativo para a dermatite seborreica. Os agentes antifúngicos tópicos são aplicados nas áreas afetadas, uma ou duas vezes ao dia, até a diminuição dos sintomas. O controle a longo prazo pode ser feito com a aplicação de um creme antifúngico tópico para as áreas envolvidas, uma vez por semana; como alternativa, xampu com cetoconazol a 2% pode ser usado para lavagem facial uma vez por semana. O uso contínuo e prolongado de corticosteroides tópicos, mesmo que em pequenas doses, pode resultar em telangiectasias e atrofia permanente, devendo, portanto, ser evitado.

Homens com dermatite seborreica da face que têm bigodes e barbas exigem atenção especial. Nesses pacientes, as áreas da barba e do bigode podem ser lavadas com xampu com cetoconazol a 2% diariamente até que ocorra a remissão e, em seguida, uma vez por semana. Corticosteroide de baixa potência pode ser adicionado ao tratamento inicial para controle da inflamação e do prurido.

Infecções

Infecções fúngicas

Infecções por dermatófito

A tinha do corpo e a do cabelo são raramente adquiridas na velhice, porém a infecção superficial por dermatófitos, especialmente dos pés, piora com a idade. A prevalência do quadro é determinada por múltiplos fatores, como diminuição de cuidados locais e redução da renovação epidérmica e do funcionamento da imunidade celular. A tinha do pé frequentemente se associa à onicomicose e acomete além do quarto espaço interdigital, chegando até o dorso do pé. Além disso, as onicomicoses e a tinha do pé podem servir de porta de entrada para múltiplos microrganismos, favorecendo infecções bacterianas, como a erisipela.

Candidose

Zonas intertriginosas são mais comuns abaixo dos tecidos redundantes e flácidos na população idosa. A candidose intertriginosa ocorre principalmente na região inframamária, na região inguinal, nas nádegas, na bolsa escrotal e nas dobras axilares. Caracteriza-se por lesões eritematosas, úmidas e secretantes, que podem destruir a epiderme, formando erosões ou fissuras. As pústulas por *Cândida* podem surgir no dorso de doentes acamados, principalmente daqueles que apresentam estados febris e sudorese. Acometimento oral ocorre, principalmente, em idosos com higiene bucal inadequada ou com próteses. Fatores de exacerbação incluem diabetes melito, medicações sistêmicas, fatores nutricionais e diminuição da função salivar. A balanite candidiásica e a candidose vulvovaginal podem ser provocadas por uma combinação de fatores.

Infecções bacterianas

A celulite nos idosos pode não apresentar os sinais clássicos, e o edema pode ser a única manifestação clínica. Os fatores predisponentes incluem insuficiência arterial e venosa, diabetes melito, trauma não percebido e portas de entrada criadas por tinha do pé ou até mesmo xerose e eczema asteatósico. Nos idosos, surgem em localizações específicas, como: celulite orbitária, produzida principalmente pelo *Streptococcus viridans* exclusivo ou combinado com bactérias gram-negativas e a celulite da orelha, causada por *Pseudomonas*.

Infecções virais

O herpes zóster acomete mais frequentemente os idosos, e o quadro pode ser mais grave nesse grupo. Isso ocorre principalmente em virtude da neuralgia pós-herpética, que é mais intensa e prevalente nessa faixa etária. O risco de neuralgia pós-herpética gira em torno de 20%, alcançando 50% dos pacientes com mais de 60 anos de idade. O quadro clínico caracteriza-se por vesículas agrupadas que seguem o trajeto de um nervo, unilateral, acompanhadas ou precedidas de dor neural e febre. Os dermátomos mais acometidos são os torácicos e os cranianos, especificamente o ramo oftálmico do nervo trigêmeo, podendo comprometer a córnea. O início precoce do tratamento com aciclovir sistêmico pode prevenir a neuralgia pós-herpética. O uso concomitante de corticoides sistêmicos é controverso, sendo contraindiciado em imunossuprimidos.

Dermatoses bolhosas

Penfigoide bolhoso

Trata-se de uma doença bolhosa autoimune que acomete, principalmente, indivíduos idosos de ambos os sexos. Caracteriza-se por bolhas grandes e tensas sobre pele normal ou eritematosa. Tem distribuição generalizada e predileção pelas áreas flexurais. O acometimento mucoso é menos frequente, sendo, na maioria das vezes, restrito à boca. Consiste em uma patologia mediada por autoanticorpos com imunocomplexos, complemento e leucócitos ativados na zona da membrana basal, levando à formação de áreas de clivagem na junção dermoepidérmica. Os anticorpos reconhecem dois antígenos do hemidesmossomo: uma proteína de 230kDA e outra de 180kDA.

As alterações decorrentes da idade, particularmente a menor coesão dermoepidérmica e o declínio da função das células T, provavelmente explicam a maior incidência do penfigoide bolhoso nessa faixa etária. Sugere-se também a existência de uma perda da regulação das células β, o que normalmente promove a autorreatividade reprimida em clones das células β.

Epidermólise bolhosa adquirida

A epidermólise bolhosa adquirida (EBA) é decorrente da formação de autoanticorpos anticolágeno VII e está associada ao HLA-DR2. Em geral, o quadro se instala na idade adulta (maior incidência aos 50 anos), com predomínio no gênero feminino. Pode estar associada a outras doenças, como diabetes melito, tireoidites, doença de Crohn, lúpus eritematoso sistêmico, linfoma, anemia perniciosa e trombocitopenia autoimune.

Há duas formas clínicas: a mecanobolhosa (mais comum) e a inflamatória.

Na forma mecanobolhosa, as lesões ocorrem em áreas de trauma e evoluem com a formação de cicatrizes atróficas e milia. São frequentes lesões nas áreas fotoexpostas, impondo-se, nesses casos, o diagnóstico diferencial com porfiria cutânea tardia. Podem ocorrer lesões em mucosas (sobretudo oral), alopecia cicatricial e onicodistrofia. O exame anatomopatológico revela bolha subepidérmica, em geral sem componente inflamatório. A imunofluorescência direta (IFD) mostra depósitos lineares de IgG e C3 na zona de membrana basal (ZMB) (ocasionalmente, IgA e IgM também estão presentes).

Neoplasias benignas/malignas

Melanose solar

Também impropriamente chamada de lentigo senil ou mancha senil, é causada pela ação da RUV em que ocorre aumento do número e atividade dos melanócitos; trata-se, portanto, de uma fotodermatose por irritação primária progressiva. Visualmente, consiste em manchas de cor castanho-clara a escura que surgem nas áreas do corpo expostas ao sol. É prudente a exclusão de lesões melanocíticas malignas.

O tratamento consiste no uso de cremes com despigmentantes, nitrogênio líquido, ácidos e *laser*. O importante é deixar claro que, qualquer que seja o tratamento, este nunca terá resultado definitivo, pois outras lesões surgirão com o passar do tempo.

Queratose seborreica

A queratose seborreica é uma neoplasia benigna comum da epiderme que se apresenta sob múltiplas aparências clínicas. De etiologia desconhecida, consiste em lesões verrucosas, de coloração variável, de rosa a marrom-escuro, que podem aparecer em qualquer parte do corpo, exceto nas mucosas. São lesões benignas que não sofrem transformação, sendo sua retirada de cunho totalmente estético. São conhecidas múltiplas variantes com diferentes distribuições e aparências.

A dermatose papulosa *nigra* é uma forma de queratose seborreica que ocorre em indivíduos negros ou descendentes e que se apresenta como pequenas pápulas hiperpigmentadas. Essa forma de queratose aparece como pápulas, as quais são facilmente removidas com sangramento mínimo.

Não está claro se a exposição ao sol é um fator de risco independente para o desenvolvimento de queratose seborreica e não há evidências conclusivas que a associem a neoplasias malignas da pele. No entanto, observa-se alguma sobreposição quanto ao aspecto clínico das neoplasias malignas da pele e da queratose seborreica. Em geral, qualquer lesão atípica na aparência ou que sofreu alterações inflamatórias recentes deve ser examinada histologicamente para descartar malignidade. Finalmente, o aparecimento súbito de múltiplas queratoses seborreicas pode ser, na verdade, a manifestação paraneoplásica de um tumor interno, também conhecido como síndrome de Leser-Trelat.

Queratoses seborreicas são comumente removidas por motivos estéticos, embora outros motivos, como sangramento, coceira, dor ou obstrução da visão, tornem a remoção clinicamente necessária. Normalmente, a remoção se dá por meios operacionais, apesar da disponibilidade do *laser* ablativo e das técnicas de crioterapia. Essas técnicas alternativas não permitem a coleta de amostras para o diagnóstico definitivo e não devem ser utilizadas se houver dúvida quanto à benignidade das lesões. Em caso de lesão melanocítica suspeita, deve-se optar sempre pela coleta cirúrgica tradicional com bisturi a frio.

Acrocórdon

Também denominado papiloma fibroepitelial (envolvendo derme, queratinócitos e melanócitos), não tem significado clínico, mas apenas estético, ou se torna preocupante quando sua localização predispõe a traumas constantes. Histopatologicamente, trata-se de um hematoma no qual se percebe feixe fibroso vascular recoberto por epiderme normal.

O tratamento consiste em exérese cirúrgica (vários métodos: *shaving*, eletrocirurgia com bisturi comum ou de alta frequência, ou bisturi de lâmina e sutura).

Angioma rubi

Ou simplesmente *nevus rubi*, consiste em pequenas pápulas esféricas, de 1 a 5mm de diâmetro, de cor vermelho-brilhante a escura (vinhosa), que se assemelham a pequenos rubis. Trata-se de uma lesão composta por capilares neoformados e dilatados, que com o tempo tendem a aumentar em tamanho e número. Não tem qualquer significado sistêmico, sendo o único fato desagradável o sangramento acidental.

O tratamento consiste em coagulação com bisturi elétrico, bisturi de alta frequência, bisturi bipolar ou, modernamente, com *laser* vascular (o qual não deixa qualquer cicatriz).

Queratose actínica

Lesão extremamente frequente, ocorre em áreas expostas à luz e se caracteriza por ser maculopapulosa, recoberta por escamas secas, duras, de superfície áspera, de cor amarela a castanho-escura e de tamanho variável, podendo confluir, formando placas. As escamas são aderentes e, quando destacadas, podem causar pequenos sangramentos. Quando há produção exagerada de camada córnea, é chamada corno cutâneo.

O tratamento consiste na remoção com aplicação de nitrogênio líquido, neve carbônica, eletrocirurgia, *laser*, *Coblation* ou ainda, recentemente, com o uso de imunomodulador tópico, em creme (imiquimod a 5%), na posologia de três vezes por semana até o desaparecimento total da lesão. O uso de 5-fluorouracil a 2% ou 5% em creme também é bastante eficiente em alguns casos, porém causa erosão do local.

Doença de Bowen

A doença de Bowen é uma forma muito precoce de câncer de pele que surge como um crescimento lento na pele, que se apresenta com placa de cor vermelha e escamosa. Na doença de Bowen, o câncer de pele situa-se apenas na epiderme. Raramente, o câncer de pele pode invadir a derme, passando a ser chamado carcinoma de células escamosas invasivo.

A doença de Bowen pode ocorrer em qualquer parte do corpo, embora as pernas sejam mais comumente afetadas. É facilmente confundida com psoríase.

A pele clara e a exposição ao sol são os principais fatores de risco para a doença de Bowen, todavia exposição ao arsênico e estado de imunossupressão também são fatores importantes. As mulheres são mais suscetíveis que os ho-

mens, e a maioria dos casos ocorre em pessoas com mais de 40 anos de idade.

O tratamento pode ser realizado com curetagem ou criocirurgia, com taxas de sucesso em 90% dos casos; cremes com imiquimod ou 5-fluorouracil e a terapia fotodinâmica têm sucesso em 80% dos casos e a cirurgia com retirada da lesão oferece 100% de resolução.

Carcinoma basocelular

Também denominado epitelioma basocelular, é o mais benigno dos tumores malignos, sendo constituído por células que se assemelham às células basais da epiderme. Pode ser considerado incapaz de originar metástases, entretanto apresenta malignidade local, invadindo e destruindo tecidos adjacentes, inclusive o osso. Trata-se da neoplasia epitelial mais frequente (65% do total), e os fatores predisponentes são exposição à luz solar e pele clara. Outras causas desencadeantes incluem a radioterapia e a absorção de compostos de arsênio. Localiza-se preferencialmente nos dois terços superiores da face (acima de uma linha imaginária que passa pelo lobo das orelhas e comissuras labiais) e é menos comum em outras áreas, não ocorrendo em mucosas nem na palma das mãos ou na planta dos pés.

Clinicamente, caracteriza-se por uma pápula rósea, de borda perlácea, brilhante, podendo, na maioria das vezes, apresentar finas telangiectasias confluentes para o centro e, em alguns casos, centro elevado ou ulcerado. Cresce progressivamente, podendo haver extensão em superfície ou mesmo em profundidade ou, ainda, vegetante. Pode ainda apresentar uma variante clínica escleroatrófica, caracterizada por uma placa branco-amarelada, dura, lisa, translúcida, com algumas telangiectasias, lembrando esclerodermia. A grande maioria dos casos, entretanto, apresenta bordas lisas e perláceas.

A opção de tratamento para a grande maioria consiste na exérese cirúrgica da lesão com averiguação de margens por meio de exame anatomopatológico, embora trabalhos multicêntricos recentes mostrem excelentes resultados com o uso tópico de um imunomodulador em creme (imiquimod a 5%). A cirurgia pode ser realizada pelo método de Mohs (no qual o tumor vai sendo fatiado pouco a pouco e, simultaneamente, procede-se à avaliação microscópica, até que seja atingido tecido são) ou pode-se simplesmente proceder à curetagem cirúrgica, seguida de eletrocoagulação ou crioterapia.

Carcinoma espinocelular

Também denominado carcinoma epidermoide ou epitelioma espinocelular, consiste em um tumor maligno constituído por proliferação atópica de células da camada espinhosa, de caráter extremamente invasivo, podendo causar metástase. Responde por cerca de 15% dos tumores epiteliais malignos, frequentemente se originando na queratose solar ou actínica, leucoplasia, radiodermite crônica, arsenical, actínica, xeroderma pigmentoso, úlceras crônicas e cicatrizes decorrentes de queimaduras ou de cicatrização por segunda intenção. As localizações mais comuns são: terço inferior da face, orelhas, lábio inferior, dorso das mãos, mucosa bucal e genitália externa; no entanto, pode ocorrer em qualquer outra região do corpo. As metástases podem ocorrer após meses ou anos, sendo mais frequentes e precoces nos carcinomas das mucosas, dorso das mãos e cicatrizes de queimaduras.

A exérese cirúrgica e a avaliação anatomopatológica das margens são imprescindíveis para se conhecer o grau de profundidade e de invasão. A ressecção deve ser feita com intuito de obter margens livres em todas as direções, o que melhora o prognóstico, principalmente para os casos recentes e adequadamente tratados.

CUIDADOS NA PRESCRIÇÃO AO IDOSO

O atendimento médico deve ampliar seus conhecimentos sobre as doenças mais frequentes desse segmento etário, além de aumentar a capacidade de identificação de idosos sob maior risco de desenvolver doenças mais sérias e incapacitantes. É de fundamental importância que o médico dermatologista, como qualquer outro especialista, aprofunde seus conhecimentos sobre os mecanismos responsáveis pelo processo do envelhecimento e as dermatoses mais prevalentes nessa faixa etária, adquirindo subsídios necessários e fundamentais para uma conduta adequada, tanto diagnóstica como terapêutica. Viver mais é importante à medida que se agrega qualidade de vida aos anos adicionais de vida.

As regras mais úteis para prescrição de medicamentos aos idosos são:

- Começar, quando possível, com a menor dose que apresente índice terapêutico e aumentar em caso de necessidade.
- Prescrever no limite máximo do intervalo entre as tomadas.
- Reduzir o número de medicamentos administrados simultaneamente.
- Conhecer, em detalhe, os medicamentos que o idoso usa e seu histórico.
- Checar possíveis interações medicamentosas.
- Maior atenção aos maiores de 80 anos, que frequentemente têm menos massa muscular e função renal comprometida.
- Diferente da reação adversa ao medicamento, que é imprevisível, as interações medicamentosas podem ser antecipadas e evitadas.

O QUE AVALIAR

Como o paciente com xerose geralmente tem prurido, não se deve esquecer de correlacionar esse quadro com a possibilidade de endocrinopatias e neoplasias. Devem ser evitados banhos quentes prolongados e se preferido o uso de sabonetes pouco alcalinos, com hidratantes e dos *syndet*. O uso de hidratantes é recomendado, e eles devem ser reaplicados de duas a três vezes ao dia, principalmente aqueles com alfa-hidroxiácidos (ácido lático, ácido glicólico, ácido pirúvico), por serem hidratantes e por promoverem a esfoliação da pele. Caso a xerose esteja intensa, um queratolítico, como ácido salicílico, ureia ou propilenoglicol, deve ser usado antes do hidratante.

Alguns idosos acreditam que a exposição solar se refere somente à exposição na praia ou piscina, apesar de sofrerem mais com o déficit de vitamina D. Quando o idoso expõe o dorso das mãos, o antebraço e a face (27% da superfície corporal) duas a três por semana, em um terço a metade do tempo da dose eritematosa mínima, é produzida vitamina D suficiente. Cabe ao médico esclarecer quanto ao uso adequado de fotoprotetor, em quantidade adequada e no veículo certo.

A higiene é um hábito diário muito importante. O pH dos sabonetes em barra oscila entre 10 e 11, o que causa ressecamento e alteração da flora normal da pele. Os produtos *syndet* consistem em sabonetes sintéticos com ácido esteárico, que, além de limpar, hidrata e tem pH = 5,5. Os sabonetes emolientes que hidratam a pele também constituem uma opção.

Referências

Aschwanden M, Jeanneret C, Koller MT et al. Effect of prolonged treatment with compression stockings to prevent post-thrombotic sequelae: a randomized controlled trial. J Vasc Surg 2008; 47:1015-21.

Balato A, Balato N, Di Costanzo L et al. Contact sensitization in the elderly. Clin Dermatol 2011; 29:24-30.

Baldursson B, Sigurgeirsson B, Lindelof B. Venous leg ulcers and squamous cell carcinoma: a large-scale epidemiological study. Br J Dermatol 1995; 133:571-4.

Branchet MC, Boisnic S, Frances C et al. Skin thickness changes in normal aging skin. Gerontology 1990; 36:28-35.

Brand CU, Hunziker T, Yawalkar N et al. IL-1 beta protein in human skin lymph does not discriminate allergic from irritant contact dermatitis. Contact Dermatitis 1996; 35:152-6.

Braun-Falco O, Flewing G, Wolff HH, Burgdorf WHC. Blistering deseases. New York: Springer-Verlag, 1996:649-95.

Buckley DA, Rycroft RJ, White IR et al. The frequency of fragrance allergy in patch-tested patients increases with their age. Br J Dermatol 2003; 149:986-9.

Chang E, Yang J, Nagavarapu U et al. Aging and survival of cutaneous microvasculature. J Invest Dermatol 2002; 118:752-8.

Charneux J, Lorin J, Vitry F et al. Usefulness of BP230 and BP180-NC16a enzyme-linked immunosorbent assays in the initial diagnosis of bullous pemphigoid: a retrospective study of 138 patients. Arch Dermatol 2011; 147:286-91.

Christo PJ, Hobelmann G, Maine DN. Post-herpetic neuralgia in older adults: evidence-based approaches to clinical management. Drugs Aging 2007; 24:1-19.

Chung JH, Eun HC. Angiogenesis in skin aging and photoaging. J Dermatol 2007; 34:593-600.

Costa A. Tratado internacional de cosmecêuticos. Rio de Janeiro: Guanabara Koogan, 2012:701.

Devlin TM. Manual de bioquímica com correlações clínicas. Tradução da 6. ed. americana. São Paulo: Editora Edgard Blücher Ltda., 2007.

Elias PM, Ghadially R. The aged epidermal permeability barrier: basis for functional abnormalities. Clin Geriatr Med 2002; 18:103-20.

Elmariah SB, Lerner EA. Topical therapies for pruritus. Semin Cutan Med Surg 2011; 30:118-26.

Farage MA, Miller KW, Berardesca E et al. Clinical implications of aging skin: cutaneous disorders in the elderly. Am J Clin Dermatol 2009; 10:73-86.

Farage MA, Miller KW, Berardesca E, Maibach HI. Clinical implications of aging skin:cutaneous disorders in the elderly. Am J Clin Dermatol 2009; 10(2):73-86.

Fisher GJ, Kang S, Varani J et al. Mechanisms of photoaging and chronological skin aging. Arch Dermatol 2002; 138:1462-70.

Gandhi K, Chen M, Aasi S, Lapiere JC, Woodley DT,Chan LS. Autoantibodies to type VII collagen have heterogeneous subclass and light chain compositions and their complement-activating capacities do not correlate with the inflammatory clinical phenotype. J ClinImmunol 2000; 20:416-23.

Gencoglan G, Inanir I, Gunduz K. Therapeutic hot line: treatment of prurigo nodularis and lichen simplex chronicus. Dermatol Ther 2010; 23(2):194-8.

Gilchrest BA. Skin aging and photoaging: an overview. J Am Acad Dermatol 1989; 21:610-3.

Hafner C, Vogt T. Seborrheic keratosis. J Dtsch Dermatol Ges 2008; 6:664-77.

Hercogova J. Topical anti-itch therapy. Dermatol Ther 2005; 18:341-3.

Herlihy and Maebius. The human body in health and ilness. 1. ed. 2000.

Iwashita K, Matsuyama T, Akasaka E et al. The incidence of internal malignancies in autoimmune bullous diseases. Tokai J Exp Clin Med 2007; 32:42-7.

Izikson L, Sober AJ, Mihm MC Jr et al. Prevalence of melanoma clinically resembling seborrheic keratosis: analysis of 9204 cases. Arch Derm 2002; 138:1562-6.

Jonkman MF, Schuur J, Dijk F et al. Inflammatory variant of epidermolysis bullosaacquisita with IgG autoantibodies against type VII collagen and laminin-3. Arch Dermatol 2000; 136:227-31.

Karthikesalingam A, Young EL, Hinchliffe RJ et al. A systematic review of percutaneous mechanical thrombectomy in the treatment of deep venous thrombosis. Eur J Vasc Endovasc Surg 2011; 41:554-65.

Kirsner RS, Pardes JB, Eaglstein WH et al. The clinical spectrum of lipodermatosclerosis. JAM Acad Dermatol 1993; 28:623-7.

Kirtschig G, Middleton P, Bennett C et al. Interventions for bullous pemphigoid. Cochrane Database Syst Rev 2010; 10:CD002292.

Kligman AM. Perspectives and problems in cutaneous gerontology. J Invest Dermatol 1979; 73:39-46.

Kwatra SG, Jorizzo JL. Bullous pemphigoid: a case series with emphasis on long-term remission off therapy. J Dermatolog Treat 2012 March 4 [epubaheadofprint].

LCD for removal of benign skin lesions (L27362). Contractor information. Disponível em: http://www.medicarenhic.com/pa/policies/Removal%20of%20Benign%20Skin%20Lesions%20%28L27362%29.pdf. Acesso em: 06/03/13.

Lodén M. Effect of moisturizers on epidermal barrier function. Clin Dermatol 2012 May-Jun; 30(3):286-96.

Lodén M. Role of topical emollients and moisturizers in the treatment of dry skin barrier disorders. Am J Clin Dermatol 2003; 4(11):771-88.

Lupi O, Belo J, Cunha PR. Rotinas de diagnóstico e tratamento da Sociedade Brasileira de Dermatologia. Rio de Janeiro: Guanabara Koogan, 2010:265-7.

Marks R, Lever L. Studies on the effects oftopic retinoic acid on photoageing. Br J Dermatol 1990; 122 (Suppl.35):93-5.

Miteva M, Romanelli P, Kirsner RS. Lipodermatosclerosis. Dermatol Ther 2010; 23:375-88.

Nelson HD, Humphrey LL, Nygren P et al. Postmenopausal hormone replacement therapy: scientific review. JAMA 2002; 288: 872-81.

Noiles K, Vender R. Are all seborrheickeratoses benign? Review of the typical lesion and its variants. J Cutan Med Surg 2008; 12:203-10.

Norman RA. Xerosis and pruritus in the elderly: recognition and management. Dermatol Ther 2003; 16:254-9.

O'Meara S, Cullum NA, Nelson EA. Compression for venous leg ulcers. Cochrane Database Syst Ver 2009; 1:CD000265.

Organización Mundial de la Salud (Espanha) (ed.). Envejecimiento y ciclo de vida. Disponível em: <http://www.who.int/ageing/about/facts/es/>. Acesso em: 29/03/13.

Oxman MN, Levin MJ, Johnson GR et al. A vaccine to prevent herpes zoster and postherpetic neuralgia in older adults. N Engl J Med 2005; 352:2271-84.

Oxman MN. Herpes zoster pathogenesis and cell-mediated immunity and immunosenescence. J AM Osteopath Assoc 2009; 109(6 suppl 2):S13YS17.

Pageon H. Reaction of glycation and human skin: the effects on the skin and its components, reconstructed skin as a model. Pathologie-biologie 2010; 58:226-31.

Parker SR, Dyson S, Brisman S et al. Mortality of bullous pemphigoid: an evaluation of 223 patients and comparison with the mortality in the general population in the United States. J Am Acad Dermatol 2008; 59:582-8.

Peppa M, Uribarri J, Vlassara H. Glucose, advanced glycation end products, and diabetes complications: what is new and what works. Clin Diabetes 2003; 21:186-7.

Piaserico S, Larese F, Recchia GP et al. Allergic contact sensitivity in elderly patients. Aging Clin Exp Res 2004; 16:221-5.

Pierard GE, Quatresooz P. What do you mean by eczema craquele? Dermatology 2007; 215:3-4.

Prakash AV, Davis MD. Contact dermatitis in older adults: a review of the literature. Am J Clin Dermatol 2010; 11:373-81.

Ramos-E-Silva M, Carvalho JC, Carneiro SC. Cutaneous paraneoplasia. Clin Derm 2011; 29:541-7.

Rawlings VA, Watkinson, A, Rogers J et al. Abnormalities in stratum corneum structure, lipid composition, and desmosome degradation in soap-induced winter xerosis. J Cosmet Sci 1994; 45:203-20.

Reddy VP, Obrenovich ME, Atwood CS et al. Involvement of Maillard reactions in Alzheimer disease. Neurotox Res 2002; 4:191-209.

Reich A, Stander S, Szepietowski JC. Drug-induced pruritus: a review. Acta Derm Venereol 2009; 89:236-44.

Reich A, Stander S, Szepietowski JC. Pruritus in the elderly. Clin Dermatol 2011; 29:15-23.

Roberts WE. Dermatologic problems of older women. Dermatol Clin 2006; 24:271-80.

Rogers J, Harding C, Mayo A. Stratum corneum lipids: the effect of ageing and the seasons. Arch Dermatol Res 1996; 288:765-70.

Saap L, Fahim S, Arsenault E et al. Contact sensitivity in patients with leg ulcerations: a North American study. Arch Dermatol 2004; 140:1241-6.

Schmader K. Herpes zoster and postherpetic neuralgia in older adults. Clin Geriatr Med 2007; 23:615-32.

Shah MG, Maibach HI. Estrogen and skin. An overview. Am J Clin Dermatol 2001; 2:143-50.

Song HJ, Han SH, Hong WK et al. Paraneoplastic bullous pemphigoid: clinical disease activity correlated with enzyme-linked immunosorbent assay index for the NC16A domain of BP180. J Dermatol 2009; 36:66-8.

Sparsa A, Boulinguez S, Liozon E et al. Predictive clinical features of eczema craquele associated with internal malignancy. Dermatology 2007; 215:28-35.

Taniuchi K, Inaoki M, Nishimura Y, Mori T, Takehara K. Nonscarring inflammatory epidermolysis bullosa acquisita with esophageal involvement and linear IgG deposits. J Am Acad Dermatol 1997; 36:320-2.

Tindall JP, Smith JG Jr. Skin lesions of the aged and their association with internal changes. JAMA 1963; 186:1039-42.

Tseng HF, Smith N, Harpaz R et al. Herpes zoster vaccine in older adults and the risk of subsequent herpes zoster disease. JAMA 2011; 305:160-6.

Tsuchida Y. The effect of aging and arteriosclerosis on human skin blood flow. J Dermatol Sci 1993; 5:175-81.

Vargas-Alvarado A et al. Epidemiologia de ladermatosis en pacientes geriátricos. Rev Med Inst Mex Seguro Soc 2009; 47(3):285-9.

Veras R. Envelhecimento populacional e as informações de saúde do PNAD: demandas e desafios contemporâneos. Cad. Saúde Pública, RJ, 2007; 23(10):2463-6.

Voelker R. FDA expands age range for shingles vaccine. JAMA 2011; 305:1526.

Walcher D, Marx N. Advanced glycation end products and C-peptidemodulators in diabetic vasculopathy and atherogenesis. SeminImmunopathol 2009; 31:103-11.

Waller JM, Maibach HI. Age and skin structure and function, a quantitative approach (I): blood flow, pH, thickness, and ultrasound echogenicity. Skin Res Technol 2005; 1:221-35.

Walsh SR, Hogg D, Mydlarski PR. Bullous pemphigoid: from bench to bedside. Drugs 2005; 65:905-26.

Ward JR, Bernhard JD. Willan's itch and other causes of pruritus in the elderly. Int J Dermatol 2005; 44:267-73.

Weisshaar E, Dalgard F. Epidemiology of itch: adding to the burden of skin morbidity. Acta Derm Venereol 2009; 89:339-50.

Werner CA. The older population: 2010. 2010 Census briefs. Disponível em: http://www.census.gov/prod/cen2010/briefs/c2010br-09.pdf. Publicado em: Nov 2011. Acesso em: Mai 06/05/12.

Wolff K, Goldsmith LA, Katz SI et al. Fitzpatrick tratado de dermatologia. 7 ed. Rio de Janeiro: Revinter, 2011

Woodley DT, Burgeson RE, Lunstrum G. Epidermolisys bullosa acquisita antigen is the globular carboxyl terminus of type VII procollagen. J Clin Invest 1988; 81:683-7.

12

Pele na Gestante

Saby Vanessa Vargas Romero

A gravidez representa um período de intensas modificações para a mulher e praticamente todos os sistemas do organismo são afetados, dentre eles a pele.[1]

As modificações cutâneas fisiológicas decorrem, em geral, da maior atividade glandular e, de modo particular, da maior produção dos hormônios esteroides (progesterona e estrógeno). Não é infrequente que o período gestacional condicione o comportamento de muitas doenças imunológicas, endócrinas, metabólicas e vasculares. As doenças autoimunes, como o lúpus eritematoso sistêmico, a esclerodermia, a dermatopoliomiosite, os pênfigos e a porfiria cutânea tardia, costumam sofrer agravamento. A psoríase em placas pode melhorar, entretanto uma modalidade de psoríase pustulosa grave, o impetigo herpetiforme, é característica da gestação. O eritema nodoso, o eritema nodoso hansênico e o pioderma gangrenoso podem surgir nesse período.[2]

ALTERAÇÕES CUTÂNEAS FISIOLÓGICAS DA GRAVIDEZ

Distúrbios da pigmentação

As alterações pigmentares são comuns na gravidez, ocorrendo em 90% das gestantes. As causas são desconhecidas, e alterações hormonais relacionadas com estrógenos, progesterona e hormônio melanócito-estimulante (MSH) podem ter papel fundamental na gênese das alterações.[3-6]

Melasma

Melanodermia que se caracteriza por mancha de coloração castanho-clara a escura, que se pode iniciar ou intensificar na gravidez. Na maioria das vezes, limita-se à face (regiões frontal, temporal, malar e mandibular, supralabial, dorso nasal)[7] (Figura 12.1).

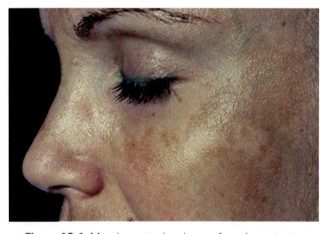

Figura 12.1 Mancha castanho-clara na face de gestante.

O grau de hiperpigmentação mostra certa relação com o tipo de pele da mulher, ou seja, mulheres com pele mais clara, geralmente, apresentam menor grau de pigmentação. Em mulheres suscetíveis, a exposição aos raios solares pode provocar exacerbação dessa hiperpigmentação, sendo, portanto, o fator desencadeante mais importante.[8]

O melasma costuma desaparecer completamente até 1 ano após o parto, mas cerca de 30% das pacientes evoluem com alguma sequela da mancha. Recorrências são comuns em gestações subsequentes.[9]

O melasma causa impacto negativo na qualidade de vida, principalmente por acometer a face e comprometer a imagem corporal. Em virtude de insatisfação com a aparência, as pacientes apresentam comprometimento da autoestima com repercussões na vida pessoal e profissional.[10]

Um dos cuidados essenciais com a pele nesse período consiste no uso diário de filtros solares, que podem ser físicos ou químicos. Os protetores solares com valores de fator de proteção solar (FPS) maiores que 30 representam, na gravidez, exposição desnecessária e imprudente.[11]

Para os casos de não regressão completa do melasma gravídico, é necessário proceder ao tratamento com despigmentantes, que podem ser indicados a partir do quarto mês após o final da gravidez, segundo alguns autores.[12]

Os despigmentantes permitidos durante a gestação são: Antipollon HT® (2% a 5%), o VC-PMG (fosfato-ascorbato de magnésio) nas concentrações de 1% a 3%, o ácido azelaico (10% a 20%), o ácido kójico (1% a 3% com pH 3 a 5), os alfa-hidroxiácidos (pH ≤ 3,5, concentração ≤ 10%), o *skin whitening complex* (2% a 10%).[13]

Outras hiperpigmentações da gravidez

Cerca de 90% das mulheres grávidas apresentam hiperpigmentação, habitualmente discreta, de algumas áreas corpóreas, como mamilos, aréolas mamárias, axilas, face interna das coxas e genitais e *linea alba* do abdome, que na gravidez é designada *linea nigra*.[7] É importante lembrar que cicatrizes, nevos e sardas preexistentes também se tornam mais pigmentados.[14]

Distúrbios do tecido conjuntivo

Estrias

Nas gestantes, as estrias ocorrem em mais de 70% das pacientes e são encontradas mais comumente no abdome, no quadril, nas nádegas e nos seios.[15] Elas tendem a se desenvolver a partir da 25ª semana gestacional, apresentam coloração eritematosa, esmaecem no puerpério e permanecem como cicatrizes prateadas (Figura 12.2).

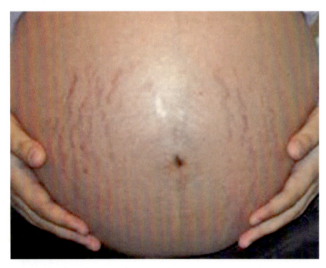

Figura 12.2 Estrias em região abdominal em gestante. (*Fonte*: acervo da autora.)

Apesar de a etiologia das estrias não ser bem compreendida, aceita-se que a combinação de estiramento mecânico da pele com fatores genéticos, alterações endócrinas e, eventualmente, secreção de relaxina durante a gravidez, isolados ou associados, tem papel significativo em seu aparecimento.[15,16]

Em estudo realizado em primíparas, as estrias foram mais frequentes em pacientes mais jovens, nas que adquiriram mais peso na gestação e/ou nas que deram à luz bebês mais pesados. Esse estudo sugere que a idade materna mais avançada poderia ser um fator contra a presença de estrias na gestação.[17]

Assim, na gravidez, a utilização de hidratantes é importante devido ao aumento da distensão da pele, auxiliando a prevenção de formação de estrias.[12]

Distúrbios vasculares

O excesso de estrógeno circulante ocasiona vasodilatação, vasolabilidade e proliferação vascular.

Telangiectasias

Pequenos vasos na derme se tornam visíveis em virtude da dilatação ou da neoformação vascular durante a gravidez.[18] As telangiectasias são formadas por um vaso central maior, de coloração avermelhada, a partir do qual se ramificam pequenos vasos menores em várias direções. Principalmente localizadas na face e na porção anterior do tronco, em cerca de 67% das pacientes brancas aparecem entre o segundo e o quinto mês de gravidez, desaparecendo cerca de 3 meses após o parto;[4] se permanecerem, podem ser usados eletrocoagulação, eletrofulguração, radiofrequência e *laser*.

Eritema palmar

Constitui-se em hiperemia assintomática de toda a região palmar, ou somente das regiões tenar e hipotenar, como resultado do aumento de sangue para as mãos. Frequente na gravidez, atinge 70% das mulheres brancas e 30% das mulheres negras, surgindo, em geral, no primeiro trimestre.[4]

Desparece espontaneamente após o parto, não necessitando, portanto, de tratamento.[12]

Instabilidade vasomotora

Fenômenos de instabilidade vasomotora, palidez, sensações de calor e frio, cútis *marmorata* nas pernas, rubor facial, dermografismo, lesões urticariformes e exacerbação de fenômeno de Raynaud preexistente são frequentes na gravidez. Lesões purpúricas nas pernas são comuns na segunda metade da gravidez, por aumento da pressão hidrostática.[4]

Edema não depressível

Ocorre em 50% das gestantes, sendo mais intenso pela manhã e diminuindo ao longo do dia. Localiza-se em regiões da face, pálpebras, pés e mãos. É importante o diagnóstico diferencial com edema de origem cardíaca, renal ou relacionado com pré-eclâmpsia.[4]

Granuloma gravidarum

O granuloma piogênico da gravidez aparece em 2% das grávidas,[22] consistindo em uma tumoração benigna originada de proliferação vascular, que pode ocorrer em gengivas, lábios e dedos, entre o segundo e o terceiro trimestre da gestação. Lesão papulonodular e vinhosa, sangra facilmente após trauma.[4] Regride semanas após o parto; caso contrário, deve-se indicar eletrocoagulação (Figura 12.3).

Hiperemia gengival

A maior parte das grávidas experimenta graus variáveis de hiperemia gengival com edema e vermelhidão, a qual se desenvolve a partir do terceiro trimestre e regride no pós-parto. As alterações gengivais menores podem beneficiar-se de vitamina C, e as medidas de higiene oral devem ser intensificadas na gravidez.[4,19]

Outras alterações vasculares

Durante a gravidez, o volume de sangue intravascular aumenta 50%, o que, devido ao aumento do útero, leva à compressão da maioria das veias abdominais, produzindo varizes de veias nas pernas, vulva e ânus (hemorroida).[8,20]

O eritema da região do vestíbulo e da vagina, decorrente de vasodilatação que surge precocemente na gravidez, é conhecido como *sinal de Jacquemier-Chadwhick*. A coloração azulada na cérvice, em virtude do aumento da vascularização da região, é denominada sinal de Goodell.[4]

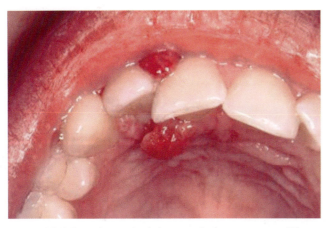

Figura 12.3 Granuloma piogênico gengival em gestante. (*Fonte*: acervo da autora.)

Alterações ungueais

Durante a gestação, podem ser observadas alterações ungueais, como onicólise, fragilidade ungueal, sulcos transversos e hiperqueratose subungueal. Admite-se a possibilidade de, na gravidez, esses quadros estarem relacionados com a expoliação que esse estado fisiológico especial pode provocar.

DISTÚRBIOS FUNCIONAIS DAS GLÂNDULAS DA PELE

O aumento da atividade das glândulas écrinas durante a gravidez ocasiona aumento da sudorese, à exceção das regiões palmoplantares, nas quais há diminuição da atividade écrina.

O aumento da atividade das glândulas sebáceas é controverso. Alguns estudos revelam diminuição da atividade dessas glândulas. Outros autores afirmam que a atividade apócrina aumenta no terceiro trimestre da gravidez em decorrência do aumento do estrógeno circulante.

O aumento das glândulas sebáceas da aréola mamária forma os chamados tubérculos de Montgomery.

Acne na gravidez

Motivo de consulta e preocupação, a acne pode estar presente em 25% das pacientes ou existir previamente.

Os elevados níveis de progesterona no primeiro trimestre da gestação exercem influência na patologia,[20] merecendo atenção especial quanto ao tratamento.

Para o início do tratamento, recomenda-se o uso de sabonete neutro na higienização da face e bloqueador solar livre de óleo; em caso de quadro clínico insidioso, podem ser usados eritromicina oral ou tópica e outros agentes tópicos, como clindamicina, peróxido de benzoíla, metronidazol e ácido azelaico.[21,22]

DISTÚRBIOS DOS PELOS

Hirsutismo

A maior parte das gestantes apresenta certo grau de hirsutismo, mais frequentemente na face e nas extremidades, em razão de alterações hormonais próprias da gravidez. Em geral, esse quadro regride em meses após o parto. Quando, durante a gravidez, o hirsutismo é muito intenso, deve-se considerar a possibilidade de tumores andrógeno-secretantes, luteomas ou ovários policísticos, podendo ocorrer a virilização dos fetos dos sexos femininos.[4]

Eflúvio telogênico agudo gravídico

Em condições normais, 15% a 20% dos pelos estão em fase telógena, mas na gravidez a porcentagem de pelos na fase telógena cai para 10% no segundo e terceiro trimestres e aumenta drasticamente para 30% ou mais logo após o parto, levando, assim, a uma queda brusca de cabelos.[23]

Cada pelo perdido será substituído por outro em poucas semanas, sem necessidade de tratamento. Assim, geralmente, os cabelos retornam ao estado normal de 6 a 15 meses após o parto.[22]

DERMATOSES PRÓPRIAS DA GRAVIDEZ

Penfigoide gestacional

Também chamado herpes gestacional, o penfigoide gestacional (PG) é uma doença autoimune rara, que ocorre em mulheres multíparas na terceira e quarta décadas, entre a 28ª e a 32ª semana de gestação ou no pós parto-imediato. Ocasionalmente, pode estar relacionado com tumores fibroblásticos.[24] Ocorre em 1 de cada 50 mil gestantes.[25] O sintoma inicial é o prurido, seguido por lesões eritematomaculopapulosas anulares confluentes com vesículas e bolhas predominantes no umbigo, mas que comprometem também antebraços, coxas, tronco, região mamária e nádegas (Figura 12.4).[24] A disposição das vesículas lembra o herpes, enquanto as bolhas tensas fazem diagnóstico diferencial com penfigoide bolhoso e lúpus bolhoso.[26] Costumam regredir após o parto, em um período variável de 1 a 17 meses.[27] Formas prolongadas da doença, com duração superior a 6 meses após o parto, são consideradas crônicas. Essas formas são vistas em mulheres mais velhas com história de PG em gestações anteriores e apresentam envolvimento das mucosas.[28] Nas gestações seguintes pode haver recidiva em até 50% das pacientes. À histopatologia, a bolha é subepidérmica e a imunofluorescência direta (IFD) mostra depósito linear de C3 na membrana basal. No sangue encontra-se o fator HG (uma imunoglobulina IgG), detectado pela fixação do complemento.[29] O tratamento é feito com prednisona (0,5 a 1mg/kg/dia) ou dapsona, na dose de 100mg/dia. Muitas pacientes podem ser tratadas apenas com corticosteroides tópicos e anti-histamínicos orais. Existe discordância entre os autores quanto à mortalidade fetal.[30]

Erupção polimorfa da gravidez

Esse quadro, anteriormente conhecido como PUPPP (*pruritic urticarial papules and plaques of pregnancy*), ocorre, em geral, no final do terceiro trimestre e é quase exclusivo das primíparas. Não afeta o concepto.[31]

O quadro clínico é caracterizado por pequenas pápulas urticariformes, muito pruriginosas, que podem apresentar configuração policíclica. As lesões se iniciam no abdome inferior, entre as estrias, não atingindo o umbigo, e se estendem para braços, nádegas e coxas, raramente atingindo as extremidades inferiores, a face, as palmas e as plantas (Figura 12.5). Vesículas são raras. Regridem após o parto e não recidivam nas gestações seguintes.[32]

A histopatologia mostra edema da derme com infiltrado linfo-histiocítico na derme superior e média e número variável de eosinófilos; na maioria das vezes a epiderme é normal.[33]

O tratamento é feito com corticoide e antipruriginosos tópicos. Raramente há necessidade de medicação sistêmica.[31]

Foliculite pruriginosa da gravidez

Inicia-se no segundo ou terceiro trimestre da gestação e acomete indiferentemente primíparas ou multíparas, com regressão espontânea 2 semanas após o parto. As lesões ocorrem predominantemente no tronco, mas podem se espalhar para os braços e as pernas, e se apresentam como pequenas pápulas eritematosas e pruriginosas. A histopatologia mostra foliculite não específica.[33]

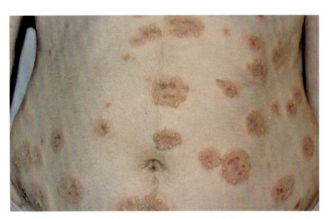

Figura 12.4 Penfigoide gestacional – lesões eritematomaculopapulosas anulares confluentes com vesículas e bolhas. A disposição das vesículas lembra o herpes. (*Fonte*: acervo da autora.)

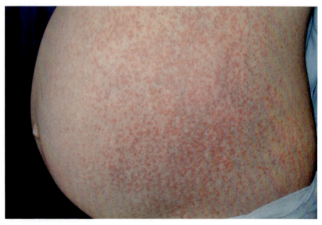

Figura 12.5 Gestante no terceiro trimeste com erupção polimorfa da gravidez. (*Fonte*: acervo da autora.)

Prurigo da gravidez

As lesões são eritematopapulosas, pruriginosas, predominantes no abdome, mas podem se estender para os membros inferiores, punhos e mãos, desaparecendo no pós-parto imediato. Não há recorrência. Podem surgir em qualquer trimestre da gestação, com exceção do primeiro, e raramente acometem primíparas. A IgE sérica pode estar elevada, e não é infrequente história pessoal ou familiar de atopia. Na histopatologia, observa-se infiltrado mononuclear perivascular sem eosinófilos ou vasculite.[33]

Impetigo herpetiforme

Doença rara, não infecciosa e potencialmente fatal,[34] é exacerbada, notadamente, pelas alterações hormonais da gravidez, ainda que tenha sido diagnosticada em homens, em mulheres no climatério, puérperas e em usuárias de contracepção hormonal. Apesar de rara, mais de 200 casos já foram publicados.[35]

Em geral, ocorre no início do terceiro trimestre da gestação e caracteriza-se por lesões pustulosas estéreis em regiões inguinais, axilas e pescoço. Raramente há comprometimento de face e regiões palmoplantares (Figura 12.6). As lesões são acompanhadas por febre, astenia, náuseas, vômito, diarreia, delírio, desidratação, taquicardia, artralgias, tetania, convulsões e risco de aborto causado pela insuficiência placentária. Em seguida, as lesões tornam-se crostosas e os exames de laboratório revelam leucocitose, elevação da velocidade de sedimentação das hemácias, anemia, hipoalbuminemia e, raramente, hipocalcemia. No exame histopatológico, observa-se pústula neutrofílica espongiforme de Kogoj na epiderme.[15]

O curso da doença é progressivo, com remissão após o parto, havendo casos em que há recidiva em outra gestação. Raras são as mortes maternas, embora insuficiência placentária e diminuição do fluxo interviloso placentário possam aumentar o risco de morte fetal.[36] Para alguns autores, trata-se de uma forma de psoríase pustulosa na gravidez,[37] enquanto para outros é uma entidade separada.[38]

A reposição endovenosa de fluido e eletrólitos, notadamente cálcio, é obrigatória. A corticoterapia com prednisona (60mg/dia) é o tratamento de escolha. Outra opção válida consiste no uso de ciclosporina.[39]

Colestase intra-hepática da gravidez (*pruritus gravidarum*)

Inicia-se no segundo ou terceiro trimestre e é decorrente da colestase intra-hepática, podendo ocorrer icterícia em 20% dos casos. É encontrado um percentual (0,02% a 2,4% das gestações), com prurido intenso, principalmente abdominal, que piora à noite, mas que pode se generalizar e acometer palmas e plantas. A icterícia é de intensidade variável, e as enzimas hepáticas estão alteradas. O exame clínico mostra escoriações sem qualquer dermatose específica, e o prurido desaparece no pós-parto imediato. Na maioria das vezes o tratamento é sintomático, eventualmente exigindo terapêutica sistêmica, como a colestiramina.[33]

INFLUÊNCIA DA GRAVIDEZ NAS DOENÇAS IMUNOLÓGICAS

Lúpus eritematoso

O lúpus eritematoso discoide não se altera na gravidez. Sessenta por cento das pacientes com a forma sistêmica apresentam exacerbação cutânea durante a gestação, havendo até 60% de chance de prematuridade e duas a quatro vezes mais chances de aborto quando a doença está ativa. A gravidez pode ser bem tolerada se o lúpus eritematoso sistêmico estiver em remissão por pelo menos 3 meses antes da concepção. O risco de lúpus neonatal, em que o recém-nascido pode apresentar eritema cutâneo transitório, está relacionado com a transferência de anticorpos anti-Ro (SSA) e anti-La (SSB).[40]

Psoríase e artrite psoriásica

Na maioria das vezes, apresentam melhora na evolução da doença durante a gestação, com exacerbação no pós-parto. Por outro lado, a gravidez pode representar um gatilho para o comprometimento articular.[41]

O tratamento da psoríase e da artrite psoriásica na gestação é um desafio. Durante o tratamento, pode ser utilizada a ciclosporina. Até o momento, não há relatos de complicações nas pacientes que usavam agentes biológicos ao engravidar, mas estes não devem ser iniciados nesse período.[41]

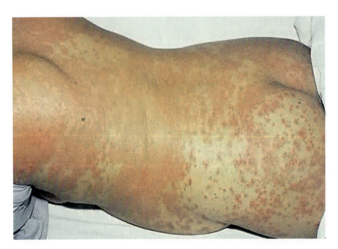

Figura 12.6 Impetigo herpetiforme em gestante. (*Fonte*: acervo da autora.)

Esclerose sistêmica e dermatopolimiosite

O fenômeno de Raynaud pode piorar em pacientes com esclerodermia. A dermatopolimiosite pode sofrer exacerbação com intensificação da miopatia e das lesões de pele; em outros casos, pode ocorrer melhora durante a gravidez. A morbimortalidade perinatal é elevada.[27]

Pênfigos

As várias formas de pênfigos podem aparecer ou piorar durante a gravidez. A exacerbação ocorre no primeiro e segundo trimestres e o risco é de 40%. A perda fetal varia de 37,5% a 62%.[27] O tratamento depende do quadro clínico, sendo os corticosteroides sistêmicos a medicação de escolha.

Outras

O pioderma gangrenoso pode ser desencadeado pela gravidez. Na hanseníase e nas reações hansenianas, é observado principalmente no último trimestre da gravidez e nos 3 primeiros meses de lactação. A porfiria cutânea tardia piora no primeiro trimestre da gravidez em decorrência do aumento das taxas de estrógenos e da excreção de porfirinas. Entretanto, há casos de atenuação do curso da doença. Não afeta o concepto.[27]

Referências

1. Rezende J. Modificações do organismo materno. Obstetrícia Fundamental. Rio de Janeiro: Guanabara Koogan, 2002:1-34.
2. Carneiro SCS, Azulay-Abulafia L. Pele na gestação. Rev Bras Reumatol [serial on the Internet]. 2005 June [cited 2013 Mar 31]; 45(3):146-52.
3. Muzzaffar F, Hussain I, Haroon TS. Physiologic skin changes during pregnancy: a study of 140 cases. Int J Dermatol 1998; 37:429-31.
4. Sampaio SAP, Rivitti E. Dermatologia básica. São Paulo: Artes Médicas, 1998.
5. Voughan Jones SA, Black MM. Pregnancy-related condition. In: Parish LC, Brenner S, Ramos-e-Silva M. Woman's dermatology from infancy to maturity. UK: Parthenon, 2001:397-9.
6. Eujin C, Jong H et al. Type B pigmentary demarcation lines of pregnancy involving the anterior thighs and knees. Ann Dermatol 2012 august; 24(3):348-50.
7. Azulay RD, Azulay DR. Dermatologia, Rio de Janeiro: Guanabara Koogan, 1999.
8. Grimes PE. Melasma: etiologic and therapeutic considerations. Arch Dermatol 1995; 131:1453-7.
9. Alves GF, Nogueira LSC, Varella TCN. Dermatologia e gestação. An Brás Dermatol 2005; 80(2):179-86.
10. Miot LDB, Miot HA, Silva MG, Marques MEA. Fisiopatologia do melasma. An Bras Dermatol 2009; 84(6):623-35.
11. Duarte I, Buense R, Lazarini R. Cosméticos na gravidez. In: Tedesco J. A grávida: suas indagações e as dúvidas do obstetra. São Paulo: Atheneu, 1999:143-65.
12. Mattar R, Talarico, Camano L. Prosposta terapêutica para as principais alterações dermatológicas na gravidez. Femina 1997; 5:435-8.
13. Rodrigues A, Soares L. Estética e gravidez. In: Villarejo MP, Sabatovich O. Dermatología estética. 2. ed. São Paulo: Atheneu, 2009:408-25.
14. Winton GB. Skin diseases agravated by pregnancy. J Am Acad Dermatol. 1989; 20:1-13.
15. Chang AL, Agredano YZ, Kimball AB. Risk factors associated with striae gravidarum. J Am Acad Dermatol 2004; 51:881-5.
16. Lernia DV, Bonci AMD, Cattania M et al. Striae distensae (rubrae) in monozygotic twins. Ped Dermatol 2001; 18:261-4.
17. Maia M, Reato C, Rodrigues S, Aoki T. Estrias de distensão na gravidez: fatores de risco em primíparas. An Bras Dermatol [online] 2009; 84(6):599-605.
18. From L. Vascular neoplasm, pseudoplasma and hyperplasias. In: Fitzpatrick TB, Eizen AZ, Wolff K. Dermatology in general medicine. New York: McGraw Hill, 1979:732.
19. Wade TR. Skin changes and diseases associated with pregnancy. Obstet Gynecol 1978; 52:233.
20. Lawley TJ, Yancey KB. Skin changes and diseases in pregnancy. In: Fitzpatrick TB, Eisen AZ, Wolff K, Freedberg IM, Susten KF. Dermatology in general medicine. 4. ed. New York: McGraw-Hill, 1993:507-11.
21. Patel NP, Highton A, Moy RL. Properties of topical sunscreen formulations. A review. J Dermatol Surg Oncol 1992; 18:316-20.
22. Machet L, Vaillant L, Lorette G. Les risques des traitmentst opiques au cours de la grossesse. Ann Dermatol Venereol 1992; 119:503-8.
23. Wade MS, Sinclair RD. Disorders of hair. In: Parish LC, Brenner S, Ramos-e-Silva M. Woman's dermatology from infancy to maturity. UK: Parthenon, 2001:138-40.
24. Yancey KB. Herpes gestationis. Dermatol Clin 1990; 8:727-35.
25. Russel B, Thorne NA. Herpes gestationis. Br J Dermatol 1957; 69:339-2.
26. Cobo MF, Santi CG, Maruta CW, Aoki V. Pemphigoid gestations: clinical and laboratory evaluation. Clinics (São Paulo) 2009; 64(11):1043-7.
27. Schmutz JL. Specific dermatoses of pregnancy. Presse Med 2003; 32:1813-7.
28. Boulinguez S, Bedane C, Prost C et al. Chronic pemphigoid gestationis: comparative clinical and immunopathological study of 10 patients. Dermatology 2003; 206:113-9.
29. Kelly SE, Cerio R, Bhogal BS. The distribution of IgG subclasses in pemphigoid gestationis: PG factor is an IgG1 autoantibody. J Invest Dermatol 1989; 92:695-98.
30. Mokni M, Fourait M, Karoni I et al: Pemphioid gesttationis: a study of 20 cases. Ann Dermatol Venereol 2004; 131:93-6.
31. Fahmer L, Murray JC. The skin. Principles of medical therapy in pregnancy. Plenum Publishing Corporation 1986; 172:1298-314.
32. High WA, Hoaug HP, Miller MD. Pruritic urticarial papules and plaques of pregnancy with unusual and extensive palmo-plantar envolvement. Obstet Gynecol 2005; 105:1261-4.
33. Odom RB, James WD, Berger TG. Chronic blistering dermatoses. In: Andrew's diseases of skin. Clinical dermatology. 9. ed. Philadelphia: WB Saunders, 2000:574-605.
34. Arslanpence I, Dede SF, Gokcu M, Gelisen O. Impetigo herpetiformis unresponsive to therapy in a pregnant adolescent. J Pediatr Adolesc Gynecol 2003; 16:129-32.
35. Henson TH, Tuli M, Bushore D, Talanin NY. Recurrent pustular rash in a pregnant woman. Arch Dermatol 2000; 136:1055-60.
36. Boyd AS, Morris LF, Phillips CM, Menter MA. Psoriasis and pregnancy: hormone and immune system interaction. In J Dermatol 1996; 35:169-72.

37. Azulay-Abulafia L, Brotas A, Braga A, Volta AC, Gripp AC. Psoríase pustulosa da gestação (impetigo herpetiforme): relato de dois casos e revisão da literatura. Ver Fed Brás Soc Gineco-Obst (RBGO) 2004; 26:153-9.

38. Lotem M, Katzenelson V, Rotem A et al. Impetigo herpetiformis: a variant of pustular psoriasis or a separate entity? J AM Acad Dermatol 1989; 20 (2Ptz):338-41.

39. Imai N, Watanabe R, Fujiwara H et al: Succesful treatment of impetigo herpetiformis with oral cyclosporine during pregnancy. Arch Dermatol 2002; 138:128-9.

40. Shieh S, Fang Yum Becker JL, Holm A, Beutner EH, Helm TN. Pemphigus, pregnancy and plasmapheresis. Cutis 2004; 73:327-9.

41. Tauscher AE, Fleischer AB, Phelps KC, Feldman SR. Psoriasis and pregnancy. J Cutaneous Med Surgery 2002; 6: 561-70.

PARTE IV

COSMÉTICOS E COSMECÊUTICOS

13

Cosméticos e Cosmecêuticos

Sandra Lyon

Cosméticos são produtos que devem ser utilizados na pele com o objetivo de melhorar a aparência, sem alterar a estrutura ou a função do tegumento. Assim, os cosméticos seriam substâncias inerentes à pele que não ocasionariam mudanças estruturais nem funcionais quando em contato com ela.

Os fármacos, no entanto, são produtos cujo objetivo é aliviar, prevenir ou tratar doenças, com necessidade de comprovação de segurança e eficácia prévias a seu registro e comercialização.

Os cosméticos são, portanto, preparações constituídas de substâncias naturais ou sintéticas, de uso externo nas diferentes partes do corpo: pele, cabelos, unhas, lábios, dentes, mucosa oral e genitália externa. Esses produtos necessitam, no entanto, de comprovação de sua segurança para registro e autorização de comercialização.

Cosmecêuticos são produtos mais elaborados com o objetivo de melhorar as alterações cutâneas, tendo, por conseguinte, ação cosmética e regeneradora. São produtos de uso tópico que, em contato com a pele, anexos cutâneos e mucosas, podem proporcionar mudanças estruturais e funcionais com possibilidade preventiva sem, no entanto, ter ação terapêutica.[1]

HISTÓRICO

Na Antiguidade, por volta de 3000 a.C., já se utilizavam cosméticos de origem animal ou mineral. Existem relatos de achados de pós cosméticos preservados em alabastros e potes de junco nas escavações egípcias. É lendário o hábito de Cleópatra banhar-se em leite de cabra para manter a pele macia e renovada.[2]

Nas escavações de um templo romano do século II d.C. foi encontrada uma lata contendo creme cuja composição consistia em gordura animal, amido e óxido de estanho, o que conferia uma cor esbranquiçada a esse creme. Os pesquisadores acreditam que se tratava de produto com natureza cosmética.[3]

Por toda a história da humanidade registra-se a procura pela beleza, e é cada vez maior a quantidade de pessoas que desejam obter uma aparência mais saudável e jovial. No entanto, foi o médico Albert M. Kligman, em 1984, quem introduziu o conceito de cosmecêuticos com possibilidades preventivas e não restritos exclusivamente ao embelezamento.[4]

COSMÉTICOS

Os cosméticos abrangem os produtos de uso diário para os cuidados com a pele. Podem ser englobados em três categorias básicas: agentes de limpeza, adstringentes e hidratantes.

Os agentes de limpeza são utilizados para remover sujidades da pele, sem alterar a barreira lipídica, assim como retiram do tegumento corneócitos descamativos, bactérias e fungos. São encontrados sob a forma de sabões em barra, líquidos, loções cremosas e *mousses*. Esses produtos devem ter pH fisiológico para não serem agressivos à pele e romperem a barreira lipídica, tornando-a seca e escamativa. Podem ser associados aos sabões agentes hidratantes e emolientes, possibilitando a limpeza da pele e, ao mesmo tempo, corrigindo a ruptura da barreira cutânea, diminuindo a perda de água transepidérmica e melhorando a suavidade da pele.

Os adstringentes ou tonificantes são utilizados após os agentes de limpeza para a retirada de resíduos lipídicos. Não há necessidade de retirá-los com água, podendo permanecer na pele por mais tempo.

Os hidratantes são produtos cuja finalidade consiste em restaurar os teores hídricos normais da pele, preservando sua estrutura e função.[5]

A classificação dos hidratantes baseia-se no mecanismo de hidratação predominante, que é atribuído pela combinação de ingredientes.

Os hidratantes podem ser classificados como:

- Oclusivos, cujo mecanismo de ação consiste em evitar perda de água por efeito filmógeno (p. ex., óleo mineral, lanolina, petrolato, silicone).
- Higroscópicos, os quais retêm água por afinidade (p. ex., glicerina, ureia, ácido hialurônico, pantenol).
- Restauradores de barreira, os quais reparam a barreira fisiológica (p. ex., fator de hidratação natural [FHN ou NMF – *natural moisturing factor*], composto por aminoácidos, ceramidas, ácido carboxílico pirrolidônico, ureia, eletrólitos, como sódio e cálcio, glucosamina e lactato).[6,7]

Os umectantes são produtos que têm a capacidade de atrair água, mas só conseguem hidratar a pele a partir do meio ambiente quando a umidade atmosférica excede a 70% (p. ex., glicerina, sorbitol).

Constituem ainda o grupo de cosméticos os xampus e os condicionadores.

Os xampus têm a função de limpar os cabelos mediante a remoção do sebo, microrganismos, descamação do estrato córneo e sujeira ambiental.[8]

Os condicionadores têm como funções a reversão do dano provocado ao fio do cabelo, aumento do brilho e diminuição da fragilidade que se forma com a lavagem excessiva dos cabelos.[9]

COSMECÊUTICOS

Os cosmecêuticos combinam efeitos cosméticos desejáveis com ação farmacológica na pele, principalmente contra o envelhecimento cutâneo.

Os cosmecêuticos clássicos são:

Alfa-hidroxiácidos

Alfa-hidroxiácidos (AHA) são ácidos carboxílicos orgânicos com um grupamento hidroxila (–OH) ligado na posição 2 do grupamento carboxila. Os grupos hidroxila e carboxila estão diretamente ligados a um átomo de carbono alifático ou alicíclico.

Os AHA foram descritos inicialmente para o tratamento de alterações xeróticas da pele em razão de sua ação na redução da espessura do estrato córneo e posteriormente foram descobertos seus efeitos no tratamento do envelhecimento cutâneo.[10]

Os principais AHA são:

- **Ácido glicólico:** está presente na natureza na cana-de-açúcar. A cadeia apresenta dois carbonos, constituindo a menor molécula e, por isso, penetra mais rapidamente na pele. É muito solúvel em água e apresenta diferentes pH em solução aquosa, dependendo de sua concentração. Pode causar eritema, formigamento e prurido na pele. A *concentração* é de 5% a 10% em formulação e de 50% a 70% em *peeling*.
- **Ácido málico:** encontrado em frutas como maçã, uva e laranja, é um dicarboxílico com agrupamento hidroxila na posição alfa. É utilizado na composição de hidratantes na concentração de 2% a 4%.
- **Ácido tartárico:** encontrado nas uvas, exerce significativa ação antioxidante. Trata-se de um ácido dicarboxílico com dois agrupamentos hidroxila nas posições alfa, similar ao composto formado por duas moléculas de ácido glicólico. A concentração é de 0,02% a 0,3%.
- **Ácido cítrico:** encontrado nas frutas cítricas, é um tricarboxílico com um grupamento hidroxila na posição alfa de um grupamento carboxila e, ao mesmo tempo, o grupamento hidroxila também está na posição beta dos dois grupamentos carboxila restantes. Apresenta benefícios antienvelhecimento. A concentração é de 1% em formulações e 10% em *peeling*.
- **Ácido mandélico:** obtido a partir da hidrólise do extrato da amêndoa amarga, é denominado ácido fenilglicólico. Trata-se do AHA de maior peso molecular – tem cadeia de oito carbonos. É utilizado em fototipos mais altos por apresentar menor potencial de irritação. A concentração é de 2% a 10% nas formulações para uso diário e de 50% para *peeling*.
- **Ácido pirúvico:** é um alfacetoácido. É pH-dependente; uma solução aquosa de ácido pirúvico a 5% tem pH = 1,6% e a 98% tem pH = 0,1. Está indicado para tratamento de peles oleosas pela ação lipofílica. É usado a 40% a 70% em *peeling*.
- **Protacid®:** pertence à nova geração de AHA, com cadeias de proteínas ou polissacarídeos acoplados. Trata-se de um ácido glicólico acoplado à proteína da soja. Apresenta-se com potencial menos irritante que o ácido glicólico. A concentração é de 5% a 15%.
- **Mixed Fruit Acid Complex (MFA Complex®):** corresponde a uma associação de diferentes AHA (ácidos lático, cítrico e málico) e chá-verde. É utilizado como hidratante, antienvelhecimento e regenerador da pele.

O chá-verde tem ação antioxidante e calmante. A concentração é de 3% a 7,5%.[10-12]

Beta-hidroxiácidos

Os beta-hidroxiácidos (BHA) são ácidos carboxílicos orgânicos que apresentam um grupamento hidroxila ligado à posição beta do grupamento carboxila.

Algumas moléculas são, ao mesmo tempo, AHA e BHA, pois contêm um grupo hidroxila na posição alfa do grupo carboxila e o outro na posição beta de outro grupo carboxila. O ácido málico é um exemplo de molécula dessa categoria.

O ácido salicílico é um beta-hidroxiácido que apresenta estrutura em anel de benzeno, sendo denominado, também, ácido 2-hidroxibenzóico.

Utilizado em formulação de 0,5% a 2% com ação queratolítica de 3% a 5% e em *peeling* a 30%, não deve ser utilizado em grandes áreas em virtude do risco de salicilismo (intoxicação sistêmica).

Poli-hidroxiácidos

Os poli-hidroxiácidos (PHA) são ácidos carboxílicos orgânicos com dois ou mais grupamentos hidroxila ligados a átomos de carbono de uma cadeia alifática ou alicíclica.

A gluconolactona é o PHA mais utilizado para tratamento de pele, pois fortalece a barreira cutânea e tem ação hidratante e antioxidante. É utilizada em formulações de 1% a 15%.[13]

Biônicos

Os ácidos biônicos (AB) são formados por um monômero de carboidrato ligado a um ácido aldônico-PHA. São exemplos dessa categoria: ácido lactobiônico (AL), ácido maltobiônico e ácido celobiônico.

O ácido lactobiônico é utilizado como antioxidante em formulações com a concentração de 2% a 10%.[14]

Retinoides

Derivados de vitamina A, os retinóides (RET) são largamente utilizados para regeneração celular, esfoliação e síntese do colágeno.

As especificidades de cada um desses agentes são:

- **Palmitato de retinol:** apresenta perfil cosmético mais brando, porém pouco irritativo. É utilizado sob a forma de loções ou cremes de 0,5% a 5%.
- **Retinol:** consiste na vitamina A em sua forma livre, não esterificada, extremamente oxidável à luz e ao calor. Seus benefícios clínicos incluem melhoria de rugas e linhas de expressão, diminuição da aspereza cutânea, diminuição

das queratoses actínicas e clareamento de lentigos solares. É apresentado em creme de 0,01% a 0,4%.

- **Retinaldeído:** trata-se de um precursor intermediário na síntese da tretinoína. Apesar de menos irritativo, sua eficácia é inferior à da tretinoína. É formulado em creme, gel e loção a 0,05%.
- **Tretinoína ou vitamina A ácida** (ou ácido retinoico ou ácido all-transretinoico; tem como função o rejuvenescimento cutâneo devido à capacidade de acelerar o *turnover* celular e estimular a neocolagênese. É considerado o padrão-ouro na abordagem ao fotoenvelhecimento; no entanto, apresenta efeitos adversos limitantes, como ardor, eritema, xerose e descamação. Apresentado em concentrações diversificadas de 0,025%, 0,05% e 0,1% em creme, pode ser encontrado ainda nas formulações em gel, solução e loções.
- **Isotretinoína** (9-cis ácido retinoico e 13-cis ácido retinoico): utilizado em gel a 0,05% para controle da acne e como alternativa no tratamento do fotoenvelhecimento cutâneo.
- **Adapaleno:** um derivado do ácido naftoico com atividade anti-inflamatória comedolítica e antiproliferativa, é utilizado na abordagem à acne e no fotoenvelhecimento. É utilizado na concentração de 0,1% a 0,3% em gel.
- **Tazaroteno:** tem capacidade antiproliferativa, anti-inflamatória e normalizadora.[15,16]

Há muita especulação em torno da absorção sistêmica com o uso crônico dos retinoides. No entanto, em concentrações habituais, os retinoides são seguros para uso terapêutico e/ou cosmético.[15]

- **Vitamina C ou ácido ascórbico:** substância com efeitos antioxidantes e fotoprotetores, atua na síntese do colágeno, agindo diretamente nos mecanismos de fotoenvelhecimento. A vitamina C apresenta dois problemas básicos em suas formulações: a baixa absorção do ácido ascórbico na camada córnea e sua rápida inativação através da oxidação quando exposta à luz.[17]

Referências

1. Milikan LE. Cosmetology, cosmetics, cosmeceuticals: definitions and regulations. Clin Dermatol 2001; 19:371-4.
2. Manela-Azulay M, Gralle-Botelho M. Cosméticos e cosmecêuticos. In: Ramos-e-Silva M, Castro MCR. Fundamentos de dermatologia. Vol. 2. Rio de Janeiro: Atheneu, 2010.
3. Tsoucaris G, Martinetto P, Walter P, Leveque JL. Chemistry of cosmetics in antiquity. Ann Pharm Fr 2001; 59(6):415-22.
4. Kligman AM. Cosmeceuticals as a third category. Cosm And Toil 1995; 113:33-8.
5. Loden M. Role of topical emollients and moisturizers in the treatment of dry skin disorders. Am J Clin Dermatol 2003; 4(11):771-84.
6. Elias PM. The stratum corneum revisited. J Dermatol 1996; 23:756-8.

7. Couto SG, Oliveira MS, Alonso A. Dynamics of proteins and lipids in the stratum corneum: effects of percutaneous permeaction enhancers. Biophys Chem 2005; 116(1):23-31.
8. Wolf R, Wolf D, Tuzun B, Tuzun Y. Soaps, shampoos and detergents. Clin Dermatol 2001; 19(4):393-7.
9. Bouillon C. Shampoos and hair conditioners. Clin Dermatol 1988; 6(3):83-92.
10. Green BA, Yu RJ, Van Scott EJ. Clinical and cosmeceuticals uses of hydroxyacids. Clin Dermatol 2009; 27:405-501.
11. Gao XH, Zhang L, Wei H et al. Efficacy and safety of innovative cosmeceuticals. Clin Dermatol 2008; 26:367-74.
12. Guedes LS. Hidroxiácidos. In: Costa A. Tratado internacional de cosmecêuticos. Rio de Janeiro: Guanabara Koogan, 2012.
13. Grimes PE, Green BA, Wildnauer RH et al. The use of polyhydroxy acids (PHA) in photoaged skin. Cutis 2004; 73:3-13.
14. Kostov MT, Savic S, Lukic M et al. Lactobionic acid in natural alkylpoly glucoside-based vehicle: assessing sofety and efficacy aspects in comparison to glycolic acid. J Cosmet Dermatol 2010; 9:3-10.
15. Dieament GC, Costa A, Torloni LBO. Retinoides. In: Costa A. Tratado internacional de cosmecêuticos. Rio de Janeiro: Guanabara Koogan, 2012.
16. Hung SKC. Topical retinoids in dermatology. Medical Progress 1999; 5:15-20.
17. Manela-Azulay M, Mandarim-de-Lacerda C, Perez M, Filgueira A, Cuzzi T. Vitamina C. An Bras Dermatol 2003; 78(3):265-74.

14

Hidratantes

Sandra Lyon

Hidratantes são cosméticos que apresentam a capacidade de bloquear a perda transepidérmica de água por meio da oclusão e restauração da barreira lipídica.

Os hidratantes são produtos passivos ou de barreira, quando apenas retêm a água na pele, ou produtos ativos, quando não apenas executam essa função, mas também proporcionam a absorção ativa de água pela pele.

Para manter suas propriedades fisiológicas de proteção contra as adversidades do meio ambiente externo, a pele deve manter-se íntegra. A hidratação desempenha importante papel de manutenção do conteúdo de água na epiderme e na integridade da barreira epidérmica.

A barreira cutânea promove proteção mecânica e permeação seletiva de moléculas, além de restringir a proliferação de microrganismos patogênicos e manter concentração adequada de água. O equilíbrio cutâneo de água é essencial para a integridade do tegumento e a manutenção de sua aparência normal.

HISTÓRICO

O Museu de Londres apresenta um pote milenar, encontrado em um templo celta-romano, que foi possivelmente a primeira espécie de hidratante da qual se tem notícia, à base de leite de cabra. Cleópatra já usava o leite de cabra para se banhar, acreditando em sua utilidade para conservação de uma pele macia e mais jovem.

O leite em questão contém, de fato, micromoléculas de gordura que se incorporam com facilidade à pele e recompõem a camada lipídica e natural. É ainda uma fonte importante de vitaminas A e D. Há mais de 3.000 anos, no Egito Antigo, já havia registros do uso de cosméticos protetores,

como a pintura dos olhos, para suavizar os efeitos do sol, e de compostos à base de gordura vegetal, cera de abelhas, mel e leite, para preparação de cremes para a pele. A Claudius Galenus (129 a 200 d.C.), na Grécia, foi atribuída a invenção do primeiro hidratante documentado. No entanto, foi percorrido longo caminho, desde então, até que o primeiro hidratante fosse produzido em escala mundial. Em 1911 surgiu o primeiro hidratante, a partir de uma pesquisa que revelou um ingrediente ativo que unia a água ao óleo.[2]

A BARREIRA CUTÂNEA

A principal função da pele é a proteção dos tecidos internos contra as agressões mecânicas, químicas, térmicas e microbianas e as radiações do ambiente externo. Além disso, apresenta-se como barreira para controlar a perda de água e de calor. Para exercer todas essas funções, a epiderme exige um grau de hidratação, mantendo assim sua homeostase e permitindo a proliferação, a diferenciação e a integridade fisiológica de suas células.

A pele seca ou xerótica é uma queixa frequente entre a população, podendo se apresentar de maneira transitória ou ser um sintoma de doença crônica, como eczema e dermatite atópica. Alguns fatores podem estar diretamente relacionados com a causa da pele seca, como o hábito de se lavar com muita frequência, contato com produtos químicos, temperaturas frias e secas, ventos e fatores endógenos, como doenças de base e idade.

Para manter a pele hidratada e com suas funções adequadas, devem ser adotados alguns cuidados com o banho e o uso correto de sabonetes, além da aplicação de produtos hidratantes.

A água é vital para o funcionamento fisiológico, a manutenção e a aparência saudável da pele. A perda de água através da pele é principalmente regulada pelo estrato córneo.

O estrato córneo é formado por corneócitos achatados e alongados que contêm em seu interior proteínas com características higroscópicas. Os corneócitos estão ligados entre si através dos desmossomos e envolvidos por um material lipídico. O estrato córneo representa uma camada física e de retenção hídrica essencial para a hidratação e a descamação da pele. Assim, a hidratação efetiva da pele depende da presença de fator de hidratação natural (FHN), presente nos corneócitos e da integridade da camada de lipídios intercelular, que agem como barreira à perda de água transepidérmica.

A hidratação cutânea depende de:
- Presença de FHN nos corneócitos.
- Glicerol endógeno como agente umectante natural.
- Lipídios dispostos em arranjo lamelar no estrato córneo, formando uma barreira à perda de água transepidérmica (TEWL, do inglês *transepidermal water loss*).
- Presença das *tight junctions*, que permitem a distribuição de água do meio extracelular.

As porções mais superficiais do estrato córneo contêm uma quantidade de água altamente dependente da umidade relativa do ambiente, enquanto suas porções mais internas apresentam maior quantidade de água. Assim, um estrato córneo saudável é capaz de manter o nível adequado de água, impedindo sua evaporação diante de um ambiente com baixa umidade relativa.

A quantidade de água retida no estrato córneo depende da presença do FHN, que é formado por diversas substâncias umectantes e confere a elasticidade cutânea.

Mutações no gene da filagrina são identificadas como fatores predisponentes para dermatite atópica e causadores da pele seca. A filagrina forma o FHN, além de ser essencial durante a formação do envelope corneificado.[3]

MECANISMOS FISIOLÓGICOS DA BARREIRA CUTÂNEA

A barreira cutânea é composta por matriz proteica celular e matriz intercelular. A matriz proteica celular é constituída pelos queratinócitos dispostos em camada limitada superficialmente pelos corneócitos; a matriz intercelular apresenta dupla camada proteica.[4]

As camadas celulares epidérmicas superficiais repelem água, enquanto as profundas a retêm para que haja equilíbrio entre os compartimentos celulares proteico e intercelular lipídico, alcançando o balanço hídrico normal.

Além dessas estruturas proteicas e lipídicas dos meios intra e extracelulares, existem outras partículas químicas, orgânicas ou não, que constituem estruturas fundamentais para a manutenção de hidratação da pele.

Mecanismos dinâmicos da hidratação cutânea: FHN, lipídios intercelulares e bombas iônicas.

O FHN e os lipídios intercelulares desempenham papel importante na retenção das moléculas de água, impedindo sua evaporação para o meio ambiente.

O FHN é representado por um conjunto de estruturas higroscópicas que interagem entre si. É constituído de aminoácidos (40%) derivados da proteína filagrina, tendo ainda em sua composição: ácido carboxílico pirrolidona (12%), lactato (12%), ureia, (7%), o conjunto de amônia, ácido úrico, glicosamina, creatinina e citrato (1,5%), os íons sódio (5%), potássio (4%), cálcio (1,5%), magnésio (1,5%), fosfato (0,5%) e cloreto,[6] além de açúcar, ácidos orgânicos, peptídios e outras substâncias indefinidas, perfazendo 8,5% do total.

Os lipídios intercelulares controlam a permeabilidade e o movimento intercelular da água e selam o FHN nos corneócitos, mantendo o conteúdo lipídico intercelular: ceramidas (40%), colesterol (27%), ácidos graxos (10%), sulfato de colesterol (7%) e ésteres de colesterol (5%).

As chamadas bombas iônicas são canais de ação rápida, íons seletivos, que atuam sob demanda, ou seja, são requisitadas quando há desequilíbrio iônico entre os meios.

Fazem parte dos canais iônicos as bombas Na^+/K^+ e os íons Ca^{2+}, Cl^- e H^+.

As aquaporinas são proteínas de membranas localizadas nos queratinócitos da epiderme representam um canal de permeabilidade, controlando a hidratação cutânea. A aquaporina-3 (AQP3) destaca-se por ser permeável à água e a moléculas como glicerol e ureia, importantes agentes hidratantes cutâneos, sendo denominadas aquagliceroporinas.

O funcionamento adequado da barreira cutânea confere integridade, equilíbrio hídrico, hidratação e descamação corneocítica organizada à pele. Na vigência de distúrbio de um desses componentes da barreira, ocorre aumento da perda de água transepidérmica, resultando em xerose cutânea. A pele seca apresenta as características de descamação, fissura, tensão e rubor.

O conteúdo normal de água no estrato córneo varia de 20% a 35%; quando inferior a 10%, observam-se os sinais de xerodermia. A xerose cutânea altera o ritmo normal da maturação e descamação dos corneócitos.

Existem inúmeras condições intrínsecas e extrínsecas que contribuem para a xerose cutânea, como umidade ambiental, radiação solar, idade, estresse emocional, traumas físicos e doenças inflamatórias cutâneas.[4]

Condições necessárias para manter as propriedades mecânicas da camada córnea:

- Existência de membranas celulares e espaços intracelulares intactos que mantenham os lipídios da estrutura celular e evitem a saída dos constituintes do FHN.
- Presença do FHN capaz de reter água no interior das células.
- Presença de água em quantidade suficiente no interior da camada córnea.

Fatores responsáveis pela desidratação cutânea:
- Vento e mudanças bruscas de temperatura, que favorecem a evaporação da água da superfície da pele, diminuindo o grau de hidratação da camada córnea.
- Dermatoses, como ictiose, psoríase e dermatite atópica, que provocam alteração na camada córnea, tornando-a incapaz de fixar e reter água.
- Uso de substâncias químicas tensoativas, como detergentes e solventes orgânicos, que eliminam os lipídios cutâneos.

Cuidados para evitar desidratação cutânea:
- Evitar exposição solar excessiva.
- Fazer uso de protetores solares.
- Evitar loções tônicas com alto conteúdo alcoólico.
- Não utilizar substâncias químicas isoladas, como a glicerina, devido a seu grande poder higroscópico, que tanto pode retirar água da atmosfera como da epiderme.
- Evitar loções muito alcalinas, com pH não fisiológico.

CLASSIFICAÇÃO DOS HIDRATANTES

De acordo com o mecanismo de ação de seus componentes, os hidratantes são classificados em oclusivos, umectantes e emolientes.

Os hidratantes oclusivos formam um filme lipídico que não permite a passagem e a saída de água da epiderme. São produtos ricos em componentes oclusivos, os quais retardam a evaporação e a perda epidérmica de água mediante a formação de um filme hidrofóbico na superfície da pele e no interstício entre os queratinócitos superficiais. São produtos gordurosos obtidos de origem animal, mineral ou vegetal (p. ex., petrolatum, parafina, lanolina, cera de abelha, carnaúba, lecitina, óleo mineral, derivados do silicone e esteroides).[4]

Umectantes são substâncias que têm a capacidade de atrair água. Os umectantes não conseguem hidratar a pele a partir do meio ambiente quando a umidade atmosférica excede a 70% (p. ex., glicerina, mel, ureia, propilenoglicol, ácido hialurônico, pantenol, lactato de amônio e sorbitol).

Emolientes são produtos ricos em compostos capazes de preencher as fendas intercorneocíticas, retendo água, graças ao aumento de coesão entre essas células, o que aumenta a capacidade oclusiva natural da camada córnea. São compostos oleosos e lipídicos não gordurosos que se espalham facilmente na pele, com elevada capacidade cosmética (p. ex., ceramidas, óleo de jojoba e esteróis de soja).[4,5]

Atualmente, vêm sendo desenvolvidas duas novas classes de hidratantes cutâneos: os reparadores proteicos e os restauradores de barreira.

Os reparadores proteicos são compostos proteicos em sua formulação que retêm água na epiderme e na derme, ajudando a reparar estruturas proteicas dérmicas danificadas (p. ex., colágeno).

Os restauradores de barreira são produtos que têm afinidade pelos lipídios cutâneos que formam a barreira cutânea, restaurando a barreira do estrato córneo, regulando o fluxo hídrico da pele e, com isso, diminuindo a perda de água transepidérmica (p. ex., lipossomas, ceramidas, complexo ômega-3 e N-palmitol-etanolamina).[6]

CONSIDERAÇÕES FINAIS

A epiderme precisa de umidade suficiente para manter a aparência saudável e jovem. A pele envelhecida perde os lipídios organizados da epiderme e as estruturas que mantêm a vedação da barreira de umidade, resultando em secura e consequente dano à epiderme e à derme. Com a descoberta da distribuição de água, do papel das aquaporinas, do ácido hialurônico, do FHN e das *tight junctions* na pele humana e da ligação da água à atividade de descamação enzimática, os últimos 10 anos trouxeram novas e importantes metas para a melhoria dos níveis de transporte de água na pele.

Esses achados indicam também importantes papéis desempenhados por diversas substâncias que retêm água no estrato córneo, regulando o teor dessa substância. Isso pode explicar por que tratamentos hidratantes são essenciais para a pele, principalmente aquela exposta aos raios ultravioleta, e por que a utilização de produtos hidratantes é considerada gesto básico e imprescindível no tratamento antienvelhecimento.

Referências

1. Lynde CW. Moisturizes what they are and how they work. Skin Therapy Lett 2001; 6(13):3-5.
2. Revista Peles do Brasil. Número 2, julho/2005, Publicação Laboratório Schering-Plough.
3. Bouwstra JA, Ponec M. The skin barrier in healthy and diseased state. Biochim Biophys Acta 2006; 1758(12):2080-95. Epub 2006 jul 11. Review.
4. Costa A, Montagner S. Hidratantes. In: Costa A. Tratado internacional de cosmecêuticos. Rio de Janeiro: Guanabara Koogan, 2012.
5. Manela-Azulay M, Gralle-Botelho M. Cosméticos e cosmecêuticos. In: Ramos-e-Silva M, Castro MCR. Fundamentos de dermatologia. Vol. 2, São Paulo: Atheneu, 2010.
6. Costa A. Hidratação cutânea. Rev Bras Med 2009; 66:15-21.

15

Regeneradores da Pele

Sandra Lyon

Os regeneradores da pele consistem em cosmecêuticos com o objetivo de otimização da aparência e a prevenção ou minimização do envelhecimento cutâneo. Não são exatamente cosméticos, nem agentes terapêuticos, mas se destinam a melhorar o aspecto da pele ou retardar o envelhecimento. São utilizados nos cuidados para manter a pele saudável.

A capacidade de permeação cutânea depende de diferentes fatores, entre os quais pH, peso molecular, estabilidade química, capacidade de ligação, solubilidade e tempo necessário para permeação do produto.

Para alcançar efeitos benéficos, essas substâncias contam com a influência, também, de outros fatores, como a integridade cutânea, a espessura da pele, o metabolismo cutâneo, o local e a frequência da aplicação, os veículos utilizados e o tempo de disponibilidade antes da aplicação.[1]

Entre os regeneradores da pele estão os peptídios, que são moléculas de origem proteica com maior atividade antienvelhecimento, os quais são divididos em sinalizadores, inibidores de neurotransmissores, transportadores e inibidores de enzimas, de acordo com seus efeitos funcionais.[2]

Os peptídios sinalizadores estimulam os fibroblastos, aumentam a produção de colágeno ou elastina e reduzem a ação da colagenase. Atuam aumentando a quantidade de glicosaminoglicanos, proteoglicanos e fibronectina.

Entre os principais peptídios sinalizadores são encontrados:

- O pentapeptídio (KTTKS), formado pela sequência lisina-tionina-tionina-lisina-serina na concentração de 3%.
- Valina-glicina-valina-alanina-prolina-glicina (VGVAPG) na concentração de 2% a 5%;
- Tripeptídio sintético glicil-histidil-lisina, na concentração de 5%.
- Aquaporinas, na concentração de 2 a 5%, aumentam a permeabilidade das membranas celulares e a passagem osmótica de pequenas moléculas como água, glicerol e ureia.[3-5]

Os peptídios inibidores de neurotransmissores inibem a concentração muscular, reduzindo linhas e rítides secundárias à mímica facial, com a maioria agindo no complexo Snare (*N-ethylmaleimide-sensitive factor attachment protein receptor*), responsável pela liberação de acetilcolina e consequente concentração, na tentativa de mimetizar os efeitos da toxina botulínica. Entre os principais peptídios inibidores de neurotransmissores destaca-se a argirelina, na concentração de 3% a 10%.

Os peptídios tensores e firmadores são proteínas de característica filmógena, ou seja, produzem sensação tensora, tornando a pele mais firme e lisa após a aplicação.

A tensina é um tensor de origem vegetal, obtido das proteínas da semente de trigo, com efeito cinderela. Aumenta a durabilidade e a permanência da maquiagem, sendo utilizado na concentração de 3% a 10%.

A rafermina é um potente agente firmador extraído de frações especiais da soja, rico em glicoproteínas (extensiva) e polissacarídeos (pectina). Tem efeito firmador prolongado na pele, por atuar diretamente sobre a concentração das fibras de colágeno, mantendo esse efeito por vários dias após a aplicação. Utilizado nas concentrações de 2% a 5%, tem sido associado à tensina na promoção de efeito imediato (tensina) e de longa duração (rafermina).[6-8]

Os peptídios transportadores estabilizam e transferem metais como o cobre, importantes para cicatrização e desempenho dos processos enzimáticos. O cobre age como cofator da superóxido dismutase, enzima antioxidante, e é cofator da lisil oxidase, ligada à produção de colágeno e elastina.[9]

Os peptídios inibidores de enzimas são cosmecêuticos derivados de proteínas da soja, do arroz e da proteína da seda. Os peptídios derivados da proteína da soja inibem a ação das proteinases e são utilizados como agentes anti-idade, hidratantes cutâneos e fotoprotetores.

Os peptídios derivados do arroz inibem a atividade da metaloproteinase e induzem a expressão do gene da hialuronidase sintetase 2, sendo utilizados como agentes antienvelhecimento e formadores de filme.

As proteínas da seda têm alta afinidade pelo cobre, além de inibirem a peroxidação de lipídios, a atividade da tirosinase e a apoptose dos queratinócitos. Tem propriedades hidratantes e antioxidantes.[9]

A microabrasão é um processo importante no rejuvenescimento cutâneo por acelerar o processo de reparo tecidual, aumentando a descamação das células epidérmicas e promovendo a renovação celular, além de eliminar as células mortas.[10] Os agentes microabrasivos promovem esfoliação, que pode ser química ou física. Os esfoliantes físicos procedem à esfoliação mecânica por meio de agentes quimicamente inertes. São exemplos de esfoliantes físicos: sílica e microesferas de jojoba. Os esfoliantes químicos diminuem a coesão entre os corneócitos por diferentes mecanismos. Os esfoliantes químicos clássicos são os retinoides e os hidroxiácidos. Outros agentes microabrasivos químicos bastante utilizados são:

- **Elastocell® ou carboximetilcisteinato de lisina:** age no tratamento do envelhecimento cutâneo por meio de três mecanismos simultâneos e sinérgicos: efeito queratoplástico, hidratante e tensor. É utilizado nas concentrações de 3% a 10%.[11]
- **Azeloglicina:** democosmético resultante da condensação do ácido azelaico com glicina, formando o sal diglicinato de azeloil potássio, tem ação seborreguladora, clareadora e hidratante. É utilizado nas concentrações de 3% a 10%.
- **Algisium®:** extraído de uma alga marrom (malinária), tem ação antirradicais livres, promovendo a produção de colágeno.[11]

O uso de fatores de crescimento e citocinas para rejuvenescimento e reversão do fotoenvelhecimento tem sido largamente empregado. A aplicação tópica de fatores de crescimento humanos proporciona a redução de sinais e sintomas do envelhecimento da pele, incluindo a redução significativa das linhas e rugas, além do aumento da síntese do colágeno dérmico.[12,13]

CONSIDERAÇÕES FINAIS

Os regeneradores da pele constituem classe de cosmecêuticos com ampla utilização no tratamento do envelhecimento cutâneo, amenizando os efeitos do tempo e do sol e apresentando diversidade de mecanismos pelos quais atuam nos mais distintos efeitos do envelhecimento da pele.

Referências

1. Bisset DL. Commom cosmeceuticals. Clin Dermatol 2009; 27: 435-45.
2. Bruce S. Cosmeceuticals for the atenmation of extrinsic and intrinsic dermal aging. J Drugs Dermatol 2008; 7:S17-22.
3. Agre P, King LS, Yasui M et al. Aquaporin water channels – from atomic structure to clinical medicine. J Physiol 2002; 542:3-16.
4. Fujiyoshi Y, Mitsuoka K, de Groot BL et al. Structure and function of water channels. Curr Opin Struct Biol 2002; 12:509-15.
5. Dumas M, Sadick NS, Noblesse E et al. Hydrating skin by stimulating biosynthesis of aquaporins. J Drugs Dermatol 2007; 6:20-4.
6. Zhang L, Falla TJ. Cosmeceuticals and peptides. Clin Dermatol 2009; 27:485-94.
7. Vazin SB, Camargo CP. Entendendo cosmecêuticos: diagnósticos e tratamentos. São Paulo: Livraria Santos Editora, 2008:194-200.
8. Rivers JK. The role of cosmeceuticals in antiaging therapy. Skin Therapy Lett 2008; 13:5-9.
9. Cestari TF, Boza JC. Peptídios. In: Costa A. Tratado internacional de cosmecêuticos. Rio de Janeiro: Guanabara Koogan, 2012.
10. Vieira AG, Costa JCM, Ramos-e-Silva M. Microabrasivos. In: Costa A. Tratado internacional de cosmecêuticos. Rio de Janeiro: Guanabara Koogan, 2012.
11. Brand-Williams W, Cuverlier ME, Berset C. Use of free radical method to evaluate antioxidant activity. Lebenson Wiss Technol 1995; 28(1):25-30.
12. Gold MH, Goldman MP, Biron J. Human growth factor and cytokine skin cream for facial skin rejuvenation as assessed by 3D in vivo optical skin imaging. J Drugs Dermatol 2007; 6:1018-23.
13. Marçon CR, Steiner D. Fatores de crescimento. In: Tratado internacional de cosmecêuticos. Rio de Janeiro: Guanabara Koogan, 2012.

16

Cosméticos para Cuidados com os Cabelos

Sandra Lyon

No contexto da beleza, os cabelos devem ser saudáveis, ter boa aparência e contribuir para a preservação da autoestima. Cabelos saudáveis são aqueles que preservam a textura sedosa e o brilho.

Os cabelos estão sujeitos a danos em sua estrutura em consequência de tratamentos químicos, tinturas e uso frequente de secador de cabelos, que influenciam o brilho e a maciez dos fios. O vento, o frio, a poluição, o sal marinho e o cloro das piscinas contribuem para danificar os fios. O envelhecimento dos cabelos, assim como da pele, pode ser intrínseco ou extrínseco. O envelhecimento intrínseco é fisiológico e se manifesta de modo individual, representado pela canície e alopecia androgenética. O envelhecimento extrínseco depende de fatores, como radiação ultravioleta (RUV), tabagismo, poluição atmosférica, estilo de vida e nutrição.

O tabagismo provoca efeitos na microcirculação da papila dérmica e causa alterações no DNA do folículo piloso, responsável pela reconstrução tecidual durante o ciclo de crescimento do pelo.[1-3]

CUIDADOS COM OS CABELOS

Xampus são preparações cosméticas que têm a finalidade de promover a higiene dos cabelos e do couro cabeludo, eliminando a oleosidade, as células epidérmicas escamativas, os resíduos cosméticos e as sujidades do meio ambiente.[4]

Propriedades desejadas dos xampus

Os xampus devem ter algumas propriedades que mantenham suas características cosméticas:

- Inocuidade toxicológica.
- Solubilidade em água.
- Não irritantes dos olhos e mucosas.
- pH fisiológico ligeiramente ácido, sendo desejável entre 6 e 6,5, regulado com solução de ácidos cítrico, lático, fosfórico ou glicólico ou hidróxido de sódio.
- Detergência com o objetivo de limpar os cabelos e o couro cabeludo, sem deixar os cabelos com aspecto ressecado. A adição de tensoativo primário é o elemento-chave do xampu: lauril-sulfato de sódio e lauril-sulfato de amônio. Para xampus infantis utilizam-se os tensoativos anfóteros, como propionato, ou sulfatos altamente carboxilados e etoxilados. Tensoativos secundários são usados para reduzir o efeito de ressecamento do tensoativo primário: lauril-éter-sulfato de amônio, betaína, sarcosinato, sulfossuccinato, taurato, éter-sulfato, glicosídeo e glutamatos.
- Espuma abundante: o agente tensoativo é o agente espumante. Os realçadores e estabilizadores de espuma têm o objetivo de aumentar a espuma (p. ex., óxido de amina, sarcosinato, lactilato, goma).
- Maleabilidade: o doador de viscosidade controla a viscosidade do produto (p. ex., alcanolamida, óxido amina, PEG-diestearato, betaínas, cloreto de amônio).
- Brilho e facilidade do pentear-se: são utilizados os agentes condicionadores (poliquat, silicone) e umectantes que alteram a viscosidade (propilenoglicol, glicerina).[4-6]

Os xampus devem ter ainda sequestrantes em sua composição, que eliminam íons metálicos e antioxidantes, que conservam a estabilidade da formulação, evitando a oxidação de alguns componentes, além de quelantes e con-

Capítulo 16 • Cosméticos para Cuidados com os Cabelos

servantes, que estabilizam a cor e o perfume e realçam o preservante (p. ex., parabeno, sal de EDTA). Os agentes de suspensão evitam a sedimentação de determinados ingredientes (p. ex., goma xantana, carbômero, goma guar). Os colorantes e as essências para dar fragrância podem turvar ou alterar a viscosidade do xampu. Muitas vezes costuma-se adicionar ingredientes ativos aos xampus (p. ex., piritionato de zinco, *licor carbonis detergens* [LCD], ácido salicílico, proteínas, vitaminas, *aloe vera*).

Os componentes mais importantes de um xampu são os surfactantes, para limpeza, ativos condicionadores para proteção da fibra e modificadores de estabilidade.[5,6]

CONDICIONADORES

Condicionadores são cosméticos que proporcionam aos cabelos maleabilidade pelo decréscimo da eletricidade estática resultante da deposição de íons carregados positivamente no fio, que se contrapõem às cargas negativas induzidas pela escovação e pelo penteado. Reduzem, ainda, a fricção entre os fios de cabelo mediante o aumento da adesividade das escamas das cutículas ao fio. A fórmula básica dos condicionadores deve conter: proteínas hidrolisadas, ceramidas, matérias graxas, silicone e compostos quaternários.[5,6]

Propriedades dos condicionadores

- **Condicionamento:** eliminação de cargas elétricas. Polímeros catiônicos, proteínas hidrolisadas e silicones, como a dimeticona, contêm alta viscosidade e propriedades condicionadoras.
- **Formação de filme lubrificante:** o pantenol é absorvido pelo fio e atua como umectante, promovendo hidratação.
- **Facilidade de pentear:** o condicionador desembaraça os cabelos e cobre o fio com uma fina película que diminui sua rugosidade, amaciando-e devolvendo ao fio a maleabilidade e a suavidade.
- **Brilho e redução da fragilidade:** os cabelos readquirem o brilho e a oleosidade e o pH natural do fio comprometido pela ação detergente do xampu são restabelecidos.[5,6]

LEAVE IN

Trata-se de um processo utilizado para desembaraçar e facilitar o penteado. *Leave in* é um condicionador termoativado, protetor térmico, que contém em sua fórmula substâncias hidratantes que só são liberadas no fio ao serem aquecidas por secador de cabelos ou por placas, formando uma película protetora ao redor do fio. Permanecem nos fios após lavagem, protegem e aumentam a resistência e

dão brilho, restaurando as escamas das cutículas. O *leave in* é um processo necessário quando se deseja alterar a estrutura do fio crespo e torná-lo liso, utilizando um secador em potência máxima, o que danifica a cutícula.[5]

HAIR GLOSS

Utilizado em terapias mais fortes, com hidratantes densos, quando os cabelos estão muito ressecados, danificados ou tingidos. Deve-se evitar a touca térmica ou infravermelho por se tratar de calor seco.[4]

FIXADORES OU *MOUSSES*

Constituem soluções hidroalcoólicas que facilitam o penteado, promovendo a moldagem e o brilho dos cabelos. São produzidos à base de resinas e silicone ou de copolímeros não iônicos e de escassa viscosidade.[4]

LAQUÊS

São produtos que permitem fixar o cabelo na posição final do penteado, promovendo maior duração do efeito estético. São constituídos de polivinilpirrolidona; atualmente, tem sido utilizada uma nova resina de copolímeros acrilados.[4]

TINTURAS

A cor dos cabelos é determinada pelos melanócitos encontrados apenas na área da matriz do folículo, na base do córtex, acima da papila folicular. O pigmento melânico é encontrado no córtex do pelo e somente transferido para as células corticais na fase anágena.

Existem dois tipos de pigmento melânico: a eumelanina, encontrada em cabelos escuros, e a feomelanina, que predomina nos fios de cabelos louros e ruivos. A tonalidade dos cabelos é determinada pela quantidade de eumelanina e feomelanina.

Os cabelos brancos são consequência natural do envelhecimento devido à progressiva redução da função do melanócito e, em menor grau, de seu número.[5-7]

O uso de tintura para os cabelos é universal. São raras as reações alérgicas e não têm potencial cancerígeno. Podem, no entanto, causar ressecamento e lesões na haste do fio, como tricorrexe nodosa.[8-11]

Classificação das tinturas

- **Naturais:** são tinturas obtidas a partir de vegetais:
  - Henna®: obtida do pó das folhas da planta *Lawsonia alba*, cujo uso remonta à terceira dinastia do Egito, há 4.000 anos. Produz corante alaranjado, aplicado

nos cabelos em forma de emplasto, de ação duradoura e resistente.

- Camomila: extraída das flores secas de *Arthemis nobilis* e da *Matricaria chamomilla*, contém o corante amarelado apigenin, que produz tom alourado nos cabelos. É utilizada em xampus e cremes rinses.
- Índigo: obtido das plantas indigófera, sálvia, ruibarbo e alhena, com poucas cores variadas; não lesa a queratina.[4,5]

- **Graduais:** utilizam corantes metálicos, como sais de chumbo, bismuto ou prata. As partículas do metal interagem com resíduos de cisteína dentro da cutícula, formando sulfetos cujas partículas se depositam lentamente nos fios dos cabelos, que vão gradualmente escurecendo para a cor amarelo-acastanhada e depois para o castanho-escuro. Os cabelos ficam opacos e quebradiços.[11,12]
- **Temporárias:** os corantes têm elevado peso molecular e não penetram a cutícula. Colorem superficialmente os fios e são facilmente eliminados com a lavagem. Não agridem os fios por não conterem oxidantes. São apresentadas sob a forma de géis, espumas ou xampus.
- **Semipermanentes:** contêm pequenas moléculas que penetram a cutícula. São boas tinturas tonalizantes e revitalizam a cor original, intensificando-a. São usadas para escurecer e não têm o poder de clarear, por não conterem amônia. A cor sai naturalmente com o processo de lavagem.
- **Permanentes ou definitivas:** a coloração é processada dentro das fibras capilares como resultado da oxidação promovida pelo peróxido de hidrogênio. Esse método pode clarear ou escurecer os cabelos, oferecendo maior gama de cores.

  Utilizam-se o peróxido de hidrogênio, que é oxidante, e a amônia, que altera a cutícula para o oxidante penetrar e alterar a cor do fio, substituindo os pigmentos naturais por seus corantes artificiais. A cor só sai quando os cabelos crescem.[12]
- **Descorantes:** os descorantes são utilizados para clarear permanentemente o cabelo, oxidando a melanina do córtex. Alteram a estrutura da cutícula e fragilizam o fio, tornando-o quebradiço. Existem três tipos de descorantes: em óleo, em creme e em pó, aos quais é acrescentado o peróxido de hidrogênio. Os descolorantes penetram a cutícula do fio.

O processo de descoloração se dá sob três formas: luzes, reflexos e balaiagem. No processo de luzes é usada uma touca de silicone com orifícios através dos quais os cabelos são puxados com ganchos metálicos. Para os reflexos, as mechas dos cabelos são separadas manualmente e envolvidas em papel laminado. No processo de balaiagem, as mechas são separadas por pente e prancha, onde é aplicado o produto descolorante.

O uso contínuo dos descolorantes deixa os cabelos sem brilho e quebradiços.[5]

PERMANENTES

As permanentes têm por objetivo a formação de cachos nos fios, utilizando escovas de pequeno diâmetro ou rolos.

O processo a ser realizado pode ser:

- **A quente:** há ruptura das pontes dissulfuradas e neoformação de novas pontes. Causa ressecamento e perda de brilho.
- **A frio ou química:** não altera a estrutura íntima do fio do cabelo.

Há ruptura das pontes de enxofre (redução) e reconstituição dessas pontes (oxidação). O processo de redução é feito por agentes redutores ou por agentes alcalinos que alteram a estrutura dos fios, reduzindo as ligações dissulfídicas com a quebra das pontes de cistina, deixando-os maleáveis para serem moldados da maneira desejada. Assim, ao ser penteado, ele alisa; ao ser enrolado, forma cachos.[8]

ALISAMENTO

Os alisantes têm o objetivo de tornar liso o cabelo crespo. Transformar a queratina alfa em queratina beta (forma estirada). Para isso, são usados secadores potentes, chapas de metal ou cerâmica e escovas modernas. O alisamento é temporário, mediante a modificação das pontes de hidrogênio. Em maior ou menor grau, esse procedimento danifica a estrutura capilar. Os cabelos devem ser hidratados e revitalizados. Denomina-se queratinização o tratamento que tem como função reestruturar o fio, repondo a queratina que é eliminada nos processos de alisamento ou permanente, tintura ou mesmo pela ação do sol, cloro e sal.[5]

PERUCAS

O uso de perucas está indicado em casos de alopecia irreversível ou muito graves. As perucas melhoram a qualidade de vida, uma vez que os cabelos têm importância inquestionável na aparência e na autoestima das pessoas. Elas podem ser fixadas com grampos ou adesivos. Entre os tipos de perucas disponíveis, há o *entrelace*, uma peruca fixa na haste do cabelo, e o *megahair*, constituído de tufos de cabelos colocados com silicone de modo a aumentar o comprimento. Esse tipo de peruca pode levar à alopecia de tração.[4]

DIETA ADEQUADA E VITALIDADE DOS CABELOS

A dieta balanceada promove a vitalidade dos cabelos. A desnutrição proteica determina fios fracos e despigmentados. Dietas pobres levam à diminuição de cistina, arginina e metionina.[13]

A cistína é um aminoácido formado pela oxidação de cisteína e está relacionado com o crescimento do pelo. É um dos nutracêuticos mais usados para tratar o eflúvio telógeno e é usada como complemento de tratamento de alopecia *areata* e alopecia androgenética. A biotina é uma vitamina hidrossolúvel indicada nos casos de alopecias difusas e que se encontra diminuída em tabagistas.[14]

CONSIDERAÇÕES FINAIS

Os cabelos estão entre os atributos físicos mais importantes e têm implicações nas relações humanas, podendo definir gênero, raça, cultura e diversidade.

Os três grupos étnicos humanos – o africano, o caucasiano e o asiático – apresentam características estruturais próprias e que demandam cuidados específicos. Os cabelos devem ter vigor e saúde para preservação da autoestima e da identidade.

Referências

1. Bouillon CO, Wilkinson J. The science of hair care. 2. ed. Boca Raton: Taylor and Francis, 2005.
2. Camacho F, Moreno JC, Garcia-Hernández MJ. Telogen alopecia from UV rays. Arch Dermatol 1996; 132:1398-9.
3. Mosley JG, Gibbs CC. Premature gray hair and hair loss among smokers: a new opportunity for health education against smokers? BMJ 1996; 313:1616.
4. Kede MPV. Dermatologia estética. Rio de Janeiro: Atheneu, 2004.
5. Hofmeister H. Cosméticos para os cabelos. In: Ramos-e-Silva M, Castro MCR. Fundamentos de dermatologia. São Paulo: Atheneu, 2010.
6. Klein K. Formulação de shampoo: os fundamentos. Cosmetics and Toiletries 2004; 119(5):64-8.
7. Shiel S. Hair health and management of common hair disorders. J Cosmet Dermatol 2007; 6:12.
8. Harrison S, Sinclair R. Hair colouring permanent styling and hair structure. J Cosmet Dermatol 2004; 2:180-5.
9. Trueb R. Aging of hair. J Cosmet Dermatol 2008; 4:63.
10. Biondo S. Cabelo. Cuidados básicos, técnicas de corte, coloração e embelezamento. Rio de Janeiro: Senac, 2003.
11. Schatter H, Long T, Gray J. An overview of hair dye sofety. J Cosm Dermatol 2007; 6:32.
12. Chantal B, Shapiro J. Hair, care products waving, straightening, conditioning and coloring. Clin Dermatol 2001; 4:431-6
13. Robbins CR. Chemical and physical behavion of human hair. 3. ed. New York: Springer-Verlag, 1994:63.
14. Bruera A. Nutricêuticos. In: Costa A. Tratado internacional de cosmecêuticos. Rio de Janeiro: Guanabara Koogan, 2012.

17

Cosméticos para Unhas

Sandra Lyon

Os cosméticos para unhas têm por objetivo realçar sua beleza. Os cuidados com as unhas constituem hábitos sociais, os quais são fundamentais para manutenção da autoestima das pessoas, representando, ainda, uma forma de adorno e de expressão pessoal ditada pelas tendências da moda. Assim, os tratamentos cosméticos e cosmecêuticos incluem unhas esmaltadas, unhas artificiais, alongadores de unhas e produtos de tratamento.

CARACTERÍSTICAS DA LÂMINA UNGUEAL

A lâmina ungueal é constituída de uma proteína filamentosa de baixo teor de enxofre, a queratina, imersa em uma matriz amorfa e composta por proteínas de alto teor de enxofre ricas em cistina. A lâmina ungueal contém ainda água, lipídios e oligoelementos.

As queratinas da unha contêm 80% a 90% de queratina dura, do tipo pilar, e 10% a 20% de queratina mole, do tipo epidérmica.[1] Em condições normais, a água representa 18% do peso total da lâmina e está localizada na porção intermediária.[2] A lâmina ungueal contém menos de 5% de lipídios, sobretudo colesterol, e traços de oligoelementos, em particular ferro, zinco e cálcio.[3]

A lâmina ungueal é dura, elástica, flexível e resistente. A dureza e a resistência são devidas ao elevado conteúdo de queratina dura e de proteínas ricas em enxofre, enquanto a elasticidade e a flexibilidade são consequentes à presença de água e aumentam com a hidratação da lâmina.[4]

O crescimento da lâmina ungueal é contínuo por toda a vida. As unhas das mãos crescem mais rapidamente que as unhas dos pés, sendo a velocidade de crescimento média de 3mm/mês para unhas das mãos e 1mm/mês para as dos pés.

A renovação completa de uma unha da mão ocorre em cerca de 6 meses e das unhas dos pés, 12 meses.

A velocidade de crescimento é influenciada por diversos fatores, como desnutrição e doenças metabólicas e sistêmicas. Ao nascimento, o crescimento é lento e aumenta durante os primeiros anos de vida, atingindo o pico máximo entre a segunda e a terceira década de vida e diminuindo após os 50 anos de idade.[5]

A velocidade de crescimento das unhas está aumentada em casos de gravidez, psoríase, onicofagia, traumatismo dos dedos e ingestão de retinoides orais e itraconazol.[6]

COSMÉTICOS PARA UNHAS
Esmaltes

Os esmaltes são produtos constituídos por solvente volátil e pigmentos suspensos. Formam um filme brilhante e flexível que se deposita na superfície da unha. Os pigmentos utilizados para formar a película colorida podem ser minerais, orgânicos naturais ou sintéticos e perolados.[7]

Os componentes dos esmaltes são:
- Formadores de filme (15%), à base de nitrocelulose.
- Resina termoplástica (7%) para promover a adesão entre o esmalte e a unha, sendo utilizada a resina de formaldeído tolueno sulfonamida (TSFR).
- Plastificante (7%) como dibutilftalato e cânfora.
- Diluentes (70%) para que componentes do esmalte permaneçam na forma líquida. São utilizados butiltolueno, acetato de etila e álcool isopropílico.
- Modificadores de viscosidade: substâncias tirotrópicas como esteralcônio hectorite.
- Pigmentos (0% a 1%): são aditivos de cores.[7,8]

Fortalecedores de unhas

Os fortalecedores de unhas são produtos que promovem a força de unhas quebradiças. São formulados a partir de substâncias como queratina, vitaminas, cálcio, óleos e fibras naturais. Além disso, é utilizado o formaldeído, na concentração de 1% a 2%, substância que pode alterar permanentemente a estrutura da placa ungueal pela reticulação da queratina.[9]

Removedores de esmalte

Produtos utilizados para remoção do esmalte, os removedores contêm solventes como acetona, álcool, acetato de etil ou acetato de butil. Há removedores condicionantes, com material lipídico, como álcool cetílico, cetil palmitato, lanolina, óleo de rícino ou outros óleos sintéticos. Os removedores condicionantes agem como hidratantes das unhas.[7]

Removedores da cutícula da unha

Os removedores de cutícula têm como objetivo destruir a queratina, eliminando as ligações de dissulfeto de cistina. Esses produtos contêm materiais alcalinos em base líquida ou cremosa, sendo os mais usados o hidróxido de sódio e o hidróxido de potássio, na concentração de 2% a 5%. Umectantes como glicerina e propilenoglicol podem ser adicionados para diminuir a irritação e a evaporação de água, bem como para aumentar a viscosidade.

Existem formulações mais suaves que contêm sais inorgânicos de fosfato trissódico ou pirofosfato tetrassódico.

Bases orgânicas com trolamina (trielanolamina) podem ser usadas.[7]

Hidratantes para as unhas

As unhas sofrem ressecamento em razão do contato com água, sabões e detergentes, necessitando, portanto, de cremes e loções hidratantes. São utilizados vaselina, lanolina e propilenoglicol. A maioria das preparações hidratantes para unhas contém alfa-hidroxiácidos, ureia e ácido lático. Para manter a umidade e hidratação das unhas são usados ainda óleos de jojoba, pantenol, bisabolol, vitaminas e aminoácidos.[7,8]

REVESTIMENTOS DAS UNHAS

Unhas esculpidas

As unhas esculpidas consistem em unhas moldadas sobre a unha natural, podendo ser de porcelana, gel ou acrílicas. Nas unhas acrílicas é usada a combinação de monômenos líquidos e polímeros em pó. As unhas em gel são misturadas à base de etilciano acrilato e mônomeros de polimetilmetacrilato.

Unhas fotocoladas

As unhas fotocoladas são formadas de acrílico esculpido sobre a placa ungueal sob luz de magnésio por 1 a 2 minutos.

Unhas postiças

Unhas postiças são unhas sintéticas pré-moldadas, as quais são aplicadas sobre a unha natural com o uso de cola à base de etilcianoacrilato.[8,9]

EFEITOS ADVERSOS DO USO DE COSMECÊUTICOS PARA UNHAS

Dermatite ectópica

A dermatite de contato alérgica ao esmalte é comum e se apresenta como rubor, edema e dor nas falanges distais, podendo evoluir com onicólise. Ocorre dermatite a distância, e as áreas comumente mais afetadas são as pálpebras e metade inferior da face, as laterais do pescoço e a parte superior do tórax.

O principal alérgeno nos esmaltes de unhas é a resina termoplástica (TSFR), resina secundária formadora de filme, o formaldeído tolueno sulfonamida. Esferas misturadoras de níquel, colocadas nos vidros de esmaltes de unha para manter o estado líquido, podem causar reações a distância e onicólise.

O esmalte de unhas hipoalergênico, no qual é usada resina de poliéster ou butirato acetato de celulose, diminui dermatites de natureza alérgica, podendo ainda apresentar sensibilidade. Os testes de contato alérgico (*patch test*) estão indicados.

O uso de esmaltes pode levar à descoloração da lâmina ungueal devido ao uso de pigmentos dissolvidos no esmalte, em vez de pigmentos em suspensão, mais comumente em esmaltes vermelhos. O tratamento indicado consiste na descontinuação do uso do esmalte.

Manchas brancas finas e superficiais (granulações de queratina) e pseudoleuconíquia podem ocorrer, quando se aplicam novas camadas de esmalte sobre as camadas antigas, sem o uso de removedor.

Por outro lado, o uso de esmalte funciona como uma barreira física, impedindo o contato direto com sabões e detergentes e as agressões da radiação ultravioleta, responsáveis pela síndrome das unhas frágeis.[10,11]

Outros efeitos adversos de cosméticos para unhas:

- **Enrijecedores de unhas:** o uso de formaldeído pode provocar dermatite de contato alérgica, dermatite de contato por irritante primário, onicólise, queratose subungueal, hemorragia subungueal reversível, coloração azulada da placa ungueal, onicalgia e ressecamento da lâmina ungueal.
- **Removedores de esmaltes:** dermatite na região periungueal, fragilidade da lâmina ungueal, unhas secas e

quebradiças e onicosquizia. Deve-se evitar acetona para remover o esmalte das unhas e utilizar etilacetato, emolientes e óleos, que ajudam na hidratação.

- **Removedores de cutículas:** provocam dermatite de contato e danificam a lâmina ungueal devido à superidratação e ao amolecimento.
- **Hidratantes da lâmina ungueal:** a ureia, ácido lático, lactato de amônio e ácidos alfa-hidroxi podem causar dermatite de contato e ardor.
- **Alongadores ungueais:** as unhas de plástico podem causar dermatite de contato em razão da utilização de cola à base de metacrilato e mistura acrílica (monômero de polímero) para adesão.
- As **unhas fotocoladas** podem provocar foto-onicólise e parestesias, e a remoção traumática pode ainda levar à onicosquizia e ao *pitting* ungueal.
- As **unhas artificiais** podem levar a prurido no leito ungueal, onicalgia, parestesia, onicólise, paroníquia e dermatite de contato, além de aumentar a possibilidade de onicomicose e o risco de infecções bacterianas.[10-12]

CONSIDERAÇÕES FINAIS

O uso de cosméticos e cosmecêuticos pode influenciar a função biológica das unhas. O excesso de manipulação da lâmina ungueal e da cutícula e traumas constituem fatores que acarretam distrofias ungueais.

O cuidado com as unhas pode ajudar a manter sua função, embelezamento e saúde.

Referências

1. Lynch MH, O'Guin WM, Hardy C et al. Acidic and basic hair/nail ("hard") keratins: their co-localization in upper cortical and cuticle cells of the human hair follicle and their relationship to "soft" keratins. J Cell Biol 1986; 103:2593-606.
2. Jemec GBE, Serup J. Ultrasound structure of the human nail plate. Arch Dermatol 1989; 125:643-6.
3. Runne U, Orfanos CE. The human nail. Curr Probl Derm 1981; 9:102-49.
4. Finlay AY, Frost P, Keith AD et al. An assessment of factors influencing flexiblility of human fingernails. Br J Dermatol 1980; 103:357-650.
5. Bean WB. Nail growth: 30 years of observation. Arch Intern Med 1974; 134:497-502.
6. Berker D, Augus B. Proliferative compartment in the normal nail unit. Br J Dermatol 1996; 135:555-9.
7. Baran R, Schoon D. Nail beauty. J Cosmetic Dermatol 2004; 3:167-70.
8. Draellos ZD. Nail cosmetic issues. Dermatologic Clinics 2000; 18(4):675-83.
9. Draellos ZD, Scher RK, Vison RP et al. Cosmetic of nails. Apr 30, 2009. Emedicine.mescape.com
10. Baran R, André J. Side effects of nail cosmetics. J Cosmetic Dermatol 2005; 4:204-9.
11. Nakamura R, Bagatin E, Leverone AP, Guadanhim LRS. Unhas. In: Tratado internacional de cosmecêuticos. Rio de Janeiro: Guanabara Koogan, 2012.
12. Baran R, André J. Cosméticos para unhas. In: Ramos-e-Silva M, Castro MCR. Fundamentos de dermatologia. Rio de Janeiro: Atheneu, 2010.

18

Formulações Básicas em Dermatologia

Sandra Lyon

A pele, como órgão mais externo do corpo humano, serve como sistema primário de defesa. Entre as muitas funções importantes executadas pelo tegumento encontra-se a permeabilidade da barreira epidérmica, que controla o movimento transcutâneo de água e eletrólitos.

A pele saudável, com suas camadas anatomicamente diferentes, pode ser permeável a várias substâncias e é afetada por condições do meio e trauma físico, e esta permeabilidade pode ser aumentada por vários agentes, permitindo a absorção de medicamentos tópicos. A hidratação aumenta a permeabilidade do estrato córneo.[1]

A capacidade de atravessar a barreira cutânea é inerente às propriedades dos produtos, cujos princípios ativos podem ser de origem animal, vegetal e mineral, os quais apresentarão diferentes capacidades de penetração percutânea, em ordem decrescente:

- **Contatação:** quando o produto atinge apenas a camada emulsionada.
- **Permeação:** quando atinge até a camada lúcida.
- **Absorção:** quando penetra todas as camadas do tegumento.[2,3]

A formulação magistral tem sido bastante utilizada na terapêutica dermatológica e é considerada uma arte.

A formulação varia conforme sua finalidade e apresenta características particulares. Para o desenvolvimento de uma formulação magistral é usado um veículo ou excipiente e os princípios ativos. Esses ativos são incorporados no veículo, além de ingredientes auxiliares, conservantes e fragrâncias. Os princípios ativos conferem ao produto a atividade terapêutica da formulação.[4]

APRESENTAÇÃO DAS FORMULAÇÕES

As formulações para os cuidados com a pele podem ter apresentações diversificadas conforme o veículo e a forma farmacêutica. As principais formas farmacêuticas são:

- **Soluções:** produtos obtidos pela incorporação de um sólido, um líquido ou um gás em outro líquido, constituindo uma mistura homogênea. As soluções são utilizadas para as fases agudas das dermatoses sob a forma de compressas ou banhos. As suspensões são formulações em que há a solubilização incompleta do soluto, o qual permanece suspenso no solvente, precipitando quando em repouso. É necessário agitar a formulação antes do uso.[5] Os vernizes constituem uma forma especial de solução que apresenta um dispersante em duas fases: uma volátil e outra que permanece no tegumento, formando um filme com os ativos (p. ex., esmaltes terapêuticos).[5]
- **Coloide:** formulações que apresentam elasticidade quando perdem o componente volátil (p. ex., colódio elástico salicilado para tratamento de verrugas).
- **Pós:** formulações constituídas de pequenas partículas inorgânicas que absorvem moléculas de água (p. ex., pós antissépticos).
- **Pomadas:** formulações à base de óleos, ceras e graxas e com baixo teor de água. As pomadas graxas têm como característica principal a untuosidade, já as hidrofílicas são umectantes e higroscópicas e apresentam na composição a lanolina etoxilada.
- **Emulsão:** preparação resultante da dispersão de um líquido "imiscível" no seio de outro devido à ação de um agente emulsificante. As emulsões constituem formulações com duas fases não miscíveis que se dispersam pela ação de um emulsificante. As emulsões podem ser

líquidas (leites) ou pastosas (cremes) e, de acordo com o predomínio do meio dispersante, são classificadas em emulsões óleo em água (predomina a fase aquosa) e água em óleo (predomina a fase oleosa). Atualmente, são encontradas emulsões trifásicas: água/óleo/água ou óleo/água/óleo. Às emulsões são incorporados princípios ativos de acordo com a formulação, a solubilidade, o pH e a ação desejada.[6,7]

- **Creme:** emulsão mais consistente de aspecto cremoso:
- **Creme** *lanette*: composto por cera aniônica, forma uma emulsão extremamente estável à qual podem ser incorporados emolientes, umectantes, hidratantes e outros ativos cosméticos. É uma base mais oleosa.
- **Creme** *polawax*: emulsão composta por cera não iônica também compatível com a maioria dos aditivos comumente usados. Menos estável que a loção *lanette*, apresenta um toque mais leve.
- **Creme suave:** emulsão estável que permite formulações contendo ampla variedade de princípios ativos, além de oferecer boa espalhabilidade e deixar um toque macio sobre a pele.
- **Loção:** emulsão mais líquida com aspecto leitoso.
- **Loção** *lanette*: é o creme *lanette* mais fluido.
- **Loção** *polawax*: é o creme *polawax* mais fluido.
- **Loção dermatológica O/A ou infantil:** contém agente tensoativo de origem vegetal com propriedades hidratantes, hipoalergênicas e não comedogênicas, deixando a pele com uma agradável sensação de frescor e suavidade.
- **Géis:** formulações preparadas a partir de macromoléculas orgânicas, contêm dispersantes como hidrofílicos ou hidrogéis, alcoólicos e hidrofóbicos ou oleogéis. As substâncias gelificantes mais comuns são carbopol, natrosol e aquagel, com características, solubilidade e pH distintos.[7,8] Assim, o gel consiste emuma preparação resultante da dispersão de um sólido em um líquido:
- **Gel de natrosol:** gel à base de celulose com caráter aniônico, que tolera pH ácido, sendo indicado para incorporação de vários ativos.
- **Gel carbopol:** formulação à base de um polímero aniônico para veiculação de ativos dermatológicos. É incompatível com agentes fortemente ácidos.
- **Gel aristoflex:** gel à base de um polímero sintético pré-neutralizado, fácil de preparar. Dá origem a géis aquosos transparentes e com altas viscosidade e estabilidade em pH de 4 a 9. Ao contrário dos polímeros tradicionais, confere sensação agradável à pele, sem toque pegajoso e estável, até mesmo com ativos difíceis de trabalhar.

- **Gel siliconizado:** base segura e estável que permite formulações contendo ampla variedade de princípios ativos e apresenta excelentes propriedades sensoriais.
- **Gel-creme:** emulsão com alta porcentagem de água e baixa porcentagem de óleo, com toque agradável e muito estável.
- **Gel-creme suave:** apresenta em sua composição química a "manteiga de karité" (*shea butter*), com propriedades hidratantes, anti-idade e anti-inflamatórias, deixando na pele um toque suave, seco e muito agradável, ideal para peles oleosas.
- **Serum:** gel de consistência mais fluida, o que possibilita a aplicação de gotas nos locais de tratamento, tem um sensorial bem leve e agradável.[9]

CONSIDERAÇÕES FINAIS

As formulações dermatológicas são amplamente prescritas, o que torna necessário conhecer os veículos e os ativos utilizados para que o produto possa ser cosmeticamente aceitável, além de efetivo e seguro.

Referências

1. Lee SH, Jeong K, Ahn K. An update of the defensive barrier function of skin. Yonsei Med J 2006; 47 (3):293-306.
2. Predeteanu C. The ABC's of cosmetics. Michigan: Institute Predete, 1987.
3. Harding CR. The stractum corneum: structure and function in health and disease. Dermatol Ther 2004; 17 (S1):6-15.
4. Anfarmag – Manual de recomendações para aviamento de formulações magistrais: boas práticas de manipulação. São Paulo: Anfarmag, 1997.
5. Farmacopeia brasileira. 4. ed. São Paulo: Atheneu, 1988.
6. Fonseca A, Prista LN. Manual de terapêutica dermatológica e cosmetologia. São Paulo: Roca, 1984.
7. Ponzio HA, Azevedo LP. Princípios das formulações dermatológicas. In: Ramos-e-Silva M, Castro MCR. Fundamentos da dermatologia. São Paulo: Atheneu, 2010.
8. Souza VM. Ativos dermatológicos. São Paulo: Tecnogress, 2004.
9. Ferreira AO. Guia prático da farmácia magistral. Juiz de Fora: Ed. Anderson Oliveira Ferreira, 2002.

PARTE V

DESPIGMENTANTES

19

Despigmentantes

Sandra Lyon
Juliana Cunha Sarubi

Uma das maiores preocupações estéticas e de difícil manejo, as hipercromias são o resultado da produção exagerada de melanina.

Os melanócitos originam-se da crista neural e migram para a epiderme, onde produzem a melanina, o maior pigmento natural da pele, responsável por absorver a radiação e proteger a pele da luz ultravioleta.

Os melanócitos são distribuídos na proporção de uma célula para cada quatro a dez queratinócitos basais com variações regionais, apresentando densidade máxima na região genital.

A melanina é produzida pela atividade enzimática da tirosinase a partir da tirosina e armazenada em unidades denominadas melanossomas. Cada melanócito forma 36 queratinócitos adjacentes, a unidade de melanina epidérmica.[1-3]

A quantidade de melanina presente nas células basais varia e ajuda a determinar a cor da pele. O número de melanócitos varia nas diversas regiões do corpo e aumenta após a exposição repetida à luz ultravioleta. As variações étnicas na pigmentação da pele são causadas, principalmente, por diferenças na atividade dos melanócitos e na distribuição dos melanossomas na epiderme, e não por diferenças no número de melanócitos. No entanto, a cor da pele não depende apenas da melanina, sendo influenciada também por outros pigmentos, como os carotenoides (amarelos), pigmentos dérmicos como a oxiemoglobina (vermelha) e a hemoglobina reduzida (vermelho-azulada). A cor da pele é o resultado de fenômenos de reflexão da luz sobre a pele e depende, portanto, além da presença maior ou menor desses pigmentos, de outros fatores, como espessura da epiderme ou do tecido conjuntivo subjacente.[2,4]

O pigmento melânico compreende dois tipos de melanina, que habitualmente se apresentam em mistura: a eumelanina, polímero marrom derivado da conversão da tirosina, e as feomelaninas, compostos amarelo-avermelhados, que também se originam da tirosina, na qual um composto intermediário, a dopaquinona, combina-se com cisteína ou glutationa, formando cisteinildopa.

A eumelanina é responsável pelo pigmento castanho ou negro e a feomelanina, pelo pigmento amarelo-avermelhado.

SÍNTESE DA MELANINA (FIGURA 19.1)

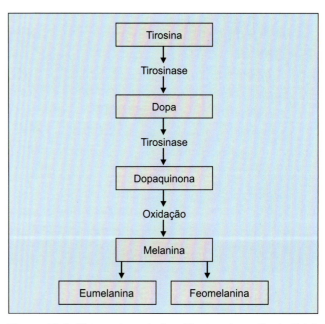

Figura 19.1 Síntese da melanina. (*Fonte*: adaptação de Sulaimon et al.)

O sol emite radiações compostas de raios infravermelhos, visíveis, e ultravioleta (UV), que afetam a pele. Os raios UVB são responsáveis pelo bronzeamento e, ao longo do tempo, contribuem para o envelhecimento cutâneo e o desenvolvimento de câncer de pele. Os raios UVA penetram mais profundamente a pele e são responsáveis pelos danos crônicos, particularmente o envelhecimento cutâneo e o desenvolvimento do câncer.

Os raios UV estimulam os melanócitos ativos e a tirosinase, levando à produção aumentada da melanina, o que acarreta bronzeamento, fotoenvelhecimento e hipercromias.

As hipercromias exigem tratamento com base na utilização de filtros solares e agentes despigmentantes.

AGENTES DESPIGMENTANTES

Despigmentantes são substâncias que atuam diretamente na região discrômica hiperpigmentada. A maior parte dos despigmentantes utiliza inibidores da tirosinase para reduzir a produção de melanina. Os despigmentantes devem ser aplicados à noite.

Mecanismo de ação

Durante da síntese de melanina

1. Inibidores da tirosinase:
   - Hidroquinona
   - Arbutina
   - Ácido azelaico
   - Ácido fítico
   - Ácido kójico
   - Aqua licore PT
   - Melfade
   - Melawhite
2. Reversão das reações de oxidação
   - Vitamina C (ácido L-ascórbico)
   - Ascorbil fosfato de magnésio (VC-PMG)

Após a síntese de melanina
- Degradação da tirosinase:
  - Ácido linoleico
- Inibição da transferência dos melanossomas:
  - Soja
  - Nicotinamida
- Dispersão dos grânulos de melanina:
  - Ácido retinoico
  - Ácido glicólico
  - Ácido lático
  - Ácido mandélico

PRINCIPAIS DESPIGMENTANTES

Hidroquinona

A hidroquinona é um composto fenólico que apresenta a capacidade de inibir a atividade da tirosinase em 90%, reduzindo a conversão de dopa em melanina.

Outros mecanismos de ação dessa substância são: destruição dos melanócitos, degradação dos melanossomas e inibição da síntese de DNA e RNA.[5]

A hidroquinona, utilizada na concentração máxima de 4%, apresenta efeitos adversos, como dermatite de contato, fotossensibilização, despigmentação em confete e ocronose. Não pode ser utilizada na gravidez.

Quando utilizada na concentração de 2,5% como componente da fórmula de Kligman associada à tretinoína a 0,05% e com corticoide tópico (dexametasona a 0,05%), aumenta o poder despigmentante e diminui os efeitos adversos.[6-8]

Inibidores da tirosinase (Quadro 19.1)

Arbutin

O arbutin é um derivado da hidroquinona ligado à glicose (hidroquinona-beta-D-glicopiranosídeo) extraído das folhas uva-ursina (*Arctostaphylos uva ursi*). Dessas folhas pode ainda ser extraída a metilbutina, que tem propriedades clareadoras da pele. A arbutina age principalmente mediante a inibição da atividade da tirosinase melanossômica e pela supressão da síntese da tirosinase. A concentração ideal é de 1% a 3%, e o seu efeito clareador é potencializado quando se utiliza a alfa-arbutina na concentração de 0,2% a 2%.[5]

A arbutina não deve ser associado a ácido e à hidroquinona, pois atinge melhor efeito com pH de 5 a 8.

Alfa-arbutin

O alfa-arbutin, uma versão mais nova e moderna da beta-arbutin, é um ingrediente ativo puro, hidrossolúvel e biossintético. Atua bloqueando a biossíntese da melanina mediante inibição da oxidação enzimática da tirosina a dopa. Estruturalmente, a alfa-arbutina (*4-hydroxiphenyl-alpha-D-glucopyranoside*) é um alfaglicosídeo. A ligação alfaglicosídeo oferece maiores estabilidade e eficácia que a forma beta do arbutin. A concentração recomendada é de 0,5% a 2%, e não está indicado para grávidas ou mulheres no período da amamentação.

Ácido azelaico

O ácido azelaico é um ácido dicarboxílico saturado, não ramificado, atóxico, derivado do *Pityrosporum ovale*. Não apresenta fotossensibilidade, podendo ser usado du-

Quadro 19.1 Inibidores da tirosinase

Ativos	Considerações	Concentração usual	pH de estabilidade

Hidroquinona	• Ação imediata: inibe a tirosinase (90%)
	• Ação tardia: acelera a degradação do melanócito
	• Altas concentrações e/ou uso prolongado:
	  – Hipopigmentação definitiva
	  – Ocronose exógena (raro)
		2% a 4%	3,5 a 5,0

Arbutin natural: extraído da *uva-ursi*	• Ação inibidora da tirosinase • Baixo potencial de irritação	1% a 3%	5,0 a 8,0
Ácido azelaico	• Diminui a hiperatividade dos melanócitos	20%	3,5 a 4,5
Ácido fítico natural: derivado de cereais	• Forte propriedade de quelar íons cobre e ferro • Antioxidante • Hidratante • Bem tolerado em peles sensíveis	0,5% a 2%	4,0 a 4,5
Aqua Licorice PT® Natural: extraído da raiz da *Glycirrhiza glabra*	• Reduz em 50% a atividade da tirosinase • Ação antioxidante e bacteriostática • Apresenta baixo potencial irritativo	0,5% a 1%	5,0 a 7,0
Vitamina C – Ácido L-ascórbico	• Reverte as reações de oxidação, particularmente tirosina a dopa • Potente antioxidante • Ação na fotoproteção • Estímulo de síntese de colágeno • Clareador importante para área dos olhos e tratamento do fotoenvelhecimento	1% a 3%	3,0 a 4,0
Ácido retinoico	• Aumenta a renovação da epiderme • Inibidor competitivo da tirosinase	• 0,01% a 0,1%, uso diário • 3% a 5%, *peelings*	4,0 a 5,5

Ácido glicólico	• Promove a esfoliação química dos corneócitos hiperpigmentados
	• Combinado com despigmentantes, afina a córnea, facilitando a penetração do despigmentante até o melanócito
		• 5% a 10%, uso diário
		• 50% a 70%, *peeling*
			2,8 a 3,7
			Peeling de ácido glicólico:
			  30% pH = 1,3
			  50% pH = 1,2
			  70% pH = 0,5

Fonte: autoras.

rante o dia, e não tem toxicidade sistêmica, podendo ser usado por gestantes.

O ácido azelaico é um inibidor da tirosinase e inibidor competitivo das enzimas de oxidorredução. Além da ação despigmentante, exerce ação antisseborreica e antiacneica. A concentração ideal é de 20%. Associações possíveis: ácido retinoico e hidroquinona. Deve-se evitar associar VCP-MG e gel carbopol.[5,9]

Ácido fítico

O ácido fítico, ou hexofosfato de inositol, é um princípio ativo retirado de cereais como arroz, aveia e germe de trigo. Inibe a ação da tirosinase e é um agente antioxidante e sequestrante de ferro e cobre, podendo ser utilizado em produtos despigmentantes e anti-idade. Pode ser associado ao ácido glicólico, sendo utilizado nas concentrações de 0,5% a 2%.[5,10]

Ácido kójico

O ácido kójico, um inibidor da tirosinase derivado de fungos como *Aspergillus* e *Penicillium*, é usado como conservante alimentar para impedir o escurecimento e o apodrecimento de morangos. Inibe a ação da tirosinase através da quelação de íons cobre e promove a diminuição da eumelanina. Utilizado na concentração de 1% a 3%, pode ser associado a ácido retinoico, ácido glicólico e hidroquinona. Não deve ser associado a VCP-MG e gel carbopol.[5,11]

Aqua licorice PT

Obtida da raiz *Glycyrrhiza glabra linneva*, licorice (alcaçuz), a aqua licorice PT é um extrato vegetal com importante papel despigmentante. Pode ser associada a adenin e é utilizada na concentração de 0,5% a 1%.[11]

Vitamina C

A vitamina C é um antioxidante encontrado, principalmente, em frutas cítricas e vegetais de folhas verde-escuras. Existem três formas de vitamina C: ácido L-ascórbico, ascorbila-6-palmitato e ascorbil fosfato de magnésio. Apresenta propriedades despigmentantes, interferindo na síntese de melanina por meio da interação com os íons de cobre no local ativo da tirosinase e redução da dopaquinona.

Concentração: 1% a 3%. Pode ser associada à arbutina e ao antipollon HT.[10-12]

Reversão das reações de oxidação
VC-PMG

O ascorbil fosfato de magnésio (VC-PMG), um derivado da vitamina C com maior estabilidade química e que inibe a tirosina, é utilizado na concentração de 2%, pH 7 a 8 e apresenta incompatibilidade de associação com ácido azelaico, ácido kójico, ácido glicólico, tretinoína, isotretinoína e hidroquinona.[12]

AA2G

Vitamina C pura e estável, é utilizada na concentração de 2%.[12]

Ascorbosilane C

Ácido ascórbico puro vetorizado no silício orgânico, atua combatendo os radicais livres e inibindo a melanogênese. A associação da vitamina C aos silícios orgânicos confere maior estabilidade ao ácido ascórbico. É utilizado na concentração de 3% a 5%.

Ácido ferúlico

O ácido ferúlico é um potente antioxidante fenólico encontrado em altas concentrações em plantas, principalmente no farelo de arroz e de milho. Com alto potencial fotoprotetor, age como uma barreira de membrana celular, impedindo a ação dos radicais livres e minimizando os efeitos dos dímeros de timina, agentes carcinogênicos resultantes da exposição da pele à radiação UV. Exerce ação inibitória no processo de síntese da melanina. Normalmente associado ao ácido L-ascórbico, é utilizado na concentração de 0,5% a 10%.

Melawhite

O *melawhite* é obtido a partir de extrato aquoso de leucócitos e utilizado na concentração de 2% a 5%. Inibidor da tirosinase, pode ser associado à arbutina e à vitamina C.[12]

Melfade

O melfade constitui um extrato vegetal da uva ursina e *bearberry* (*Arctostaphylos uva-ursi*) utilizado na concentração de 2,5% a 8%. Inibe a ação da tirosinase, degrada a melanina já formada.[12]

ODA White

Ácido octadecenodioico, clareia a pele mediante a redução da síntese da melanina. Apresenta também ação anti-inflamatória e anti-idade. É utilizado na concentração de 1%.

Melaslow

Extrato de *Citrus reticulata blanco* (tangerina japonesa), apresenta ação inibidora da melanogênese. É utilizado na concentração de 5%.

Chromabright

De ação clareadora semelhante à hidroquinona, mas sem a toxicidade dsta, inibe a ação da tirosinase. Mais eficaz que o ácido kójico e a arbutina, não é fotossensível. Apresenta também ação fotoprotetora. É utilizado na concentração de 0,1% a 0,5%.

Synovea HR

Apresenta como componente ativo o *Hexylresorcinol*, derivado fenólico que tem efeito antioxidante e clareador. Bloqueia as etapas da melanogênese. De efeito antiglicação, para proteção do DNA das células e das proteínas da pele, é utilizado na concentração de 2% a 5%.

Phloretin

De ação antioxidante e despigmentante, é utilizado na concentração de 0,5% a 5%, e também por via oral, na dose de 50mg.

Cosmocair

O cosmocair é um derivado do aminoácido metil-hidantoína com efeito clareador e anti-idade. Impede a transferência de melanina dos melanócitos para os queratinócitos e inibe moderadamente a tirosinase. Não irritante da pele, pode ser usado durante o dia, na concentração de 0,1% a 3%.[11,12]

Whitessence

Agente despigmentante natural extraído das sementes da jaca asiática, suas proteínas específicas inibem a transferência de melanina dos melanócitos para os queratinócitos. Não apresenta fotossensibilidade. É utilizado na concentração de 2%.

Antipollon HT

O antipollon HT é um silicato de alumínio sintético, finamente granulado, de ação adsorvente de melanina depositada nos queratinócitos. É o único despigmentante de ação física que atua após a síntese da melanina (pH = 4 a 10), pode ser associado a VCP-MG, melawhite, ácido kójico e arbutin. Deve ser evitado seu uso em associação com gel carbopol e cremes gordurosos.[11,12]

Adenin

Adenin (N-fosforiladenina) tem ação despigmentante e rejuvenescedora e melhora a aspereza da pele e as rugas finas. Não apresenta fotossensibilidade. Concentração de 0,05% a 1%.[11]

Ácido glicirrízico

O ácido glicirrízico é um derivado do alcaçuz que exerce função regeneradora da pele e anti-inflamatória, além de apresentar efeito despigmentante indireto. É utilizado na concentração de 0,5% a 3% em pH = 3.[11]

Ácido retinoico

O ácido retinoico é um agente clareador que inibe a transcrição da tirosinase e a dispersão de grânulos de pigmentos nos queratinócitos. Provoca descamação, acentua a renovação de células epidérmicas e reduz o tempo de contato entre os queratinócitos e melanócitos, promovendo a perda rápida do pigmento por meio da epidermopoese. Os efeitos adversos são eritema, fotossensibilização, sequidão da pele com descamação e desenvolvimento de talangiectasias. A concentração utilizada é de 0,01% a 0,1%. Está contraindicado na gravidez.[5,12]

Dispersão dos grânulos de melanina

Alfa-hidroxiácidos

Os alfa-hidroxiácidos são ácidos carboxílicos orgânicos com um grupamento hidroxila ($^-$OH) ligado na posição alfa do grupamento carboxila. Os principais alfa-hidroxiácidos são: ácido glicólico, ácido lático, ácido mandélico, ácido cítrico e ácido pirúvico. São produtos utilizados como adjuvantes na despigmentação cutânea. É importante a determinação do pH da formulação para garantia de sua eficácia.[12]

Ácido glicólico

Presente na cana-de-açúcar, o ácido glicólico reduz a espessura da camada córnea e a coesão entre os corneócitos. Tem ação despigmentante e rejuvenescedora, não podendo ser utilizado em fototipos altos. A concentração varia de 5% a 10% em pH de 2,8 a 3,2.[11,12]

Ácido lático

Encontrado no leite e no tomate, o ácido lático é utilizado na concentração de 2% a 5% e é pH-dependente.

Ácido cítrico

Encontrado nas frutas cítricas, nas formulações cosméticas é muito utilizado como regulador de pH, além de aumentar a efetividade de antimicrobianos e apresentar ação antioxidante.

Ácido mandélico

O ácido mandélico, também denominado ácido fenilglicólico, é obtido por meio da hidrólise do extrato de amêndoa-amarga. É utilizado como agente despigmentante na concentração de 5% a 10%.

Ácido pirúvico

O ácido pirúvico é convertido na pele em ácido lático pela ação da enzima lactato desidrogenase. Apresenta alta penetração no meio lipofílico da pele.[11,12]

Outros despigmentantes alternativos

A idebenona é um análogo sintético da coenzima Q-10 que apresenta propriedades antioxidantes e clareadoras. A molécula da idebenona assemelha-se quimicamente à molécula de hidroquinona, sem apresentar os efeitos adversos deste.

A concentração da idebenona pura varia entre 0,5% e 1%, a da idebenona *light* varia de 5% a 10%, e a cicloidebenona, de 0,5% a 3%.[5]

A IDB *light* (idebenona lipossomada) garante a estabilidade da molécula e otimiza sua penetração na pele. Análogo da coenzima Q10 com peso molecular 60% menor, consegue penetrar até a derme, onde promove sua ação antioxidante e despigmentante. É utilizada na concentração de até 10%.

Ácido tranexâmico

O ácido tranexâmico é uma substância hidrofílica, inibidora da plasmina, utilizada como antifibrinolítico com propriedades despigmentantes. É usado em gel, na concentração de 3%, associada ao uso intradérmico intralesional na dosagem de 4mg/dL como alternativa no tratamento do melasma.[13,14]

Picnogenol

O picnogenol é um derivado do extrato de pinheiro-marítimo, francês, *Pinus pinastes*, cultivado na costa sudeste da França. Este princípio ativo contém bioflavanoides: catequina, epicatequina, frutos ácidos fenólicos (como o ácido ferúlico e o ácido cafeico) e taxifolina. É utilizado na apresentação tópica de 0,05% a 0,2%. A suplementação de picnogenol oral é útil na adjuvância fotoprotetora por aumentar a dose eritematosa mínima.[15]

CONSIDERAÇÕES FINAIS

As cores básicas da pele humana (vermelha, amarela, marrom e azul) são determinadas por quatro pigmentos distintos: hemoglobina oxidada (vermelha), hemoglobina reduzida (azul), melanina (marrom) e carotenoides exógenos (amarela). Os dois primeiros situam-se na derme e as outras duas na epiderme.

O principal determinante da matriz da pele é a melanina.[16]

A atividade dos melanócitos é a principal responsável pela cor normal da pele, ou seja, a quantidade e a qualidade da produção de melanina e não a densidade dos melanócitos, a qual é constante nas diversas raças.[16]

A hiperpigmentação melânica, de modo geral, é decorrente de diversos fatores e é observada, principalmente, no envelhecimento, na gestação, nas alterações de hormônios sexuais e em endocrinopatias hipofisárias, suprarrenais ou tireóideas, mas sempre associada à exposição ao sol, em maior ou menor grau, manifestando-se sob a forma de manchas.[16]

Produtos despigmentantes têm sido muito utilizados em associação a protetores solares. Esses despigmentantes podem ser prescritos em associação, atuando, cada um, em um distinto passo da melanogênese, favorecendo, assim, ação potencializada e sinérgica.

Para o tratamento das hiperpigmentações cutâneas é necessária a identificação correta do pigmento envolvido e de sua localização na pele, além da escolha dos produtos despigmentantes criteriosamente combinados e por fim, obviamente, da recomendação constante de protetores potentes.

Referências

1. Alberts B, Bray D, Lewis J et al. Biologia molecular da célula. 3. ed. Porto Alegre: Artes Médicas, 1997.
2. Kanitakis J. Anatomy, histology and immunohistochemistry of normal human skin. Eur J Dermatol 2002; 12 (4):390-9.
3. Junqueira LC, Carneiro J. Biologia celular e molecular. 7. ed. Rio de Janeiro: Guanabara Koogan, 2000.
4. Oliveira GV, Santos SNMB, Guedes ACM. Anatomia. In: Ramos-e-Silva MCR. Fundamentos de dermatologia. Rio de Janeiro: Atheneu, 2010.
5. Lage D, Costa A. Melasma. In: Costa A. Tratado internacional de cosméticos. Rio de Janeiro: Guanabara Koogan, 2012.
6. Hassum KM, Gagatin E, Ventura KE. Melasma. Rev Bras Med 2008; 65:11-6.
7. Jadotte YT, Schwartz RA. Melasma: insights and perspectives. Acta Dermatovenerol Croat 2010; 18(3):124-9. Review.
8. Nordlund JJ, Grimes PE, Ortonne JP. The safety of hydroquinone. J Euro Acad Dermatol Venereol, 2006; 20:781-7.
9. Pandya A, Berneburg M, Ortonne JP et al. Guideliness for clinical trials in melasma. Br J Dermatol 2006; 156(1):21-8.
10. Rigopoulos D, Gregoriou S, Katsambas A. Hyperpigmentation and melasma. Br J Dermatol 2007; 6(3):195-202.
11. Rendon MI, Gaviria JI. Agents despigmentants. In: Drelos ZD. Cosméticos. Rio de Janeiro: Elsevier, 2009; 1(4):174-7.
12. Souza VM, Junior DA. Ativos dermatológicos – Edição especial. 1. ed. São Paulo: Pharmabooks, 2009.
13. Steiner D, Feola C, Bialeski N et al. Estudo da avaliação da eficácia do ácido tranexâmico tópico e injetável no tratamento do melasma. Surgical and Cosmetic Dermatology 2009, 1(4):174-7.
14. Lee JH, Park JG, Lim SH et al. Localized intradermal microinjection of tranexamic acid form treatment of melasma in asian patients: a preliminary clinical trial. Dermatol Surg 2006;32:626-31.
15. Sime S, Reeve VE. Protection from inflammation, immunosuppression and carcinogenesis induced by UV radiation in mice by topical pycnogenol. Photchem Photobiol Feb 2004; 79(2):193-8.
16. A. Ponzio, Has. Revisão sobre hiperpigmentação: incidência, prevalência e tratamento, Fascículos Roc, 2012.

20

Melasma

Helena Lyon Moreira

Melasma é uma hipermelanose adquirida caracterizada pela presença de máculas irregulares, em geral bilaterais e simétricas, de cor acastanhada, que ocorrem em áreas de pele expostas à radiação ultravioleta (RUV).

Predomina na face, em regiões malares, fronte, lábio superior, mento e região mandibular. Pode acometer outras áreas, como a porção anterior do tórax e a face extensora dos membros superiores.[1]

O melasma acomete sobretudo as mulheres e eventualmente os homens, sendo mais prevalente em indivíduos de fototipos altos. Classificada como centrofacial, malar ou mandibular, pode se apresentar como máculas policíclicas, irregulares, com manifestação circular, *gutata*, linear ou em confete.[2]

Constituem fatores predisponentes: predisposição racial ou familiar, RUV, uso de anticoncepcionais hormonais e gravidez. O exame pela luz de Wood torna possível classificar o melasma em quatro tipos:

- **Epidérmico** (70%): à luz de Wood, a cor torna-se mais acentuada. Nesse tipo, a melanina está depositada na epiderme, nas camadas basal e suprabasal.
- **Dérmico** (10% a 15%): à luz de Wood, há acentuação ou nenhuma alteração de cor. A melanina está depositada na epiderme e na derme superficial e profunda.
- **Misto** (15% a 20%): existem áreas em que ocorrem acentuação e áreas de atenuação da cor.
- **Inaparente:** as manchas, visíveis à luz do dia, tornam-se inaparentes à luz de Wood.[3]

O diagnóstico de melasma é clínico.

O diagnóstico diferencial deve ser feito com hipercromias pós-inflamatórias, medicamentos por agentes exógenos e com nevo de Ota bilateral.[4]

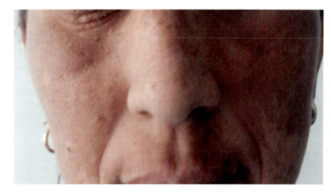

Figura 20.1 Melasma. (*Fonte*: Centro de Medicina Especializada, Pesquisa e Ensino [CEMEPE].)

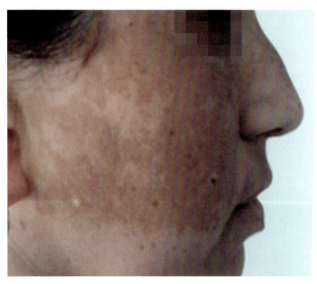

Figura 20.2 Melasma. (*Fonte*: Centro de Medicina Especializada, Pesquisa e Ensino [CEMEPE].)

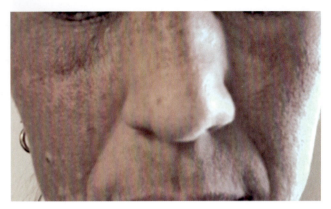

Figura 20.3 Melasma. (*Fonte*: Centro de Medicina Especializada, Pesquisa e Ensino [CEMEPE].)

TRATAMENTO

O tratamento é amplamente indicado porque o melasma compromete a qualidade de vida das pessoas. Deve ser realizado por etapas e consiste em:

- Produtos despigmentantes potentes.
- Produtos clareadores de manutenção, para evitar recorrência.
- Uso de fotoprotetores de amplo espectro com proteção UVA, UVB e luz visível.
- Medidas complementares, como uso de chapéus, vestimentas adquiridas e tecidos que diminuam a passagem da RUV.
- Mudanças de estilo e hábitos de vida, evitando a prática de esportes ao ar livre.[5]

Abordagem terapêutica alternativa

1. **Ácido tranexâmico:** injeção intradérmica de ácido tranexâmico, 4mg/dL, 0,1mL por ponto espaçado a cada 0,5cm de área tratada, com intervalo de 30 dias para cada aplicação, necessitando de, no mínimo, 10 sessões. É necessário o uso tópico de ácido tranexâmico em gel a 3%, para manutenção.
2. *Peelings* químicos com agentes despigmentantes, como, por exemplo, ácido retinoico a 8% e ácido mandélico a 50%, sendo necessário o uso de substâncias clareadoras entre uma sessão de *peeling* e outra para evitar recorrências.
3. *Laser* para melasma de difícil manejo, mas com resultados contraditórios.

CONSIDERAÇÕES FINAIS

A abordagem terapêutica do melasma constitui um grande desafio. Apesar do grande arsenal de clareadores cutâneos disponível, as recorrências são frequentes e os efeitos adversos são bastante comuns, devendo ser levada em conta a influência hormonal na etiopatogenia do melasma. É fundamental a utilização diária e contínua de filtro solar de amplo espectro, sem o qual o clareamento não é alcançado e as recorrências se tornam frequentes.

Referências

1. Victor FC, Gelber J, Rao B. Melasma: a review. J Cutan Med Surg 2004; 8(2):97-102.
2. Taylor SC. Epidemiology of skin diseases in people of color. Cutis 2003; 71:271-5.
3. Halder RM, Nootheti PK. Ethnic skin disorders over view. J Am Acad Dermatol 2003; 48(6):S143-58.
4. Pandya AG, Guevara IL. Disorders of pigmentation. Dermatologic Clinics 2000; 18:91-8.
5. Vásquez M, Sanchez JL. The efficacy of a broad-spectrum sunscreen in the treatment of melasma cutis. Cutis 1983; 32(1):92-6.

PARTE VI

FOTOPROTEÇÃO

21

Fotoproteção

Sandra Lyon

O sol gera uma quantidade enorme de energia radiante que se propaga sob a forma de ondas. O espectro eletromagnético abrange radiações em diversos comprimentos de onda, desde raios cósmicos, raios X ionizáveis, ultravioleta, luz visível e infravermelho, até ondas de rádio. As radiações ultravioleta são responsáveis pela maior parte das mudanças fotocutâneas provocadas na pele. Algumas alterações biológicas são benéficas, como a síntese de vitamina D, que controla a absorção de cálcio e fósforo pelo intestino delgado e a mobilização do cálcio nos ossos. Outras alterações biológicas são consideradas maléficas, como os danos crônicos do envelhecimento cutâneo e o desenvolvimento de câncer de pele. Assim, a interação da radiação ultravioleta (RUV) com o DNA é a principal causa de problemas associados aos danos causados à pele pelo sol.[1,2]

ESPECTRO ELETROMAGNÉTICO

O espectro solar terrestre compreende três zonas fundamentais:

- **Radiação ultravioleta (RUV)** (200 a 400nm): constitui a radiação de maior atividade biológica, subdividida em três diferentes faixas, conforme seu comprimento de onda e atividade:
- **Radiação ultravioleta C (RUVC)** (200 a 290nm): não atinge a superfície da terra por ser filtrada pela atmosfera, particularmente pela camada de ozônio.
- **Radiação ultravioleta B (RUVB)** (290 a 320nm): tem como característica biológica o fato de ser capaz de produzir eritema. Não atravessa o vidro comum.
- **Radiação ultravioleta A (RUVC)** (320 a 400nm): subdividida em ultravioleta A curta ou RUVA (320 a 340nm)

e ultravioleta. A longa, ou RUVA I (340 a 400nm), é pouco eritematogênica e é capaz de atravessar o vidro.
- **Radiação (luz) visível** (400 a 760nm): subdividida em seis faixas de cores, são capazes de estimular a retina humana.
- **Radiação infravermelha** (760nm a 1mm): responsável pela produção de calor.[1]

Cerca de 50% da energia total emitida pelo sol, e que atinge a pele, encontra-se no espectro infravermelho (IR) com comprimentos de onda que variam de 760nm a 1mm. Além disso, dentro do IR, os raios IRA (760 a 1.400nm) representam um terço da energia solar total que penetra a pele, afetando as células localizadas na epiderme, na derme e no tecido subcutâneo. Já as radiações IRB (1.400 a 3.000nm) e IRC (3.000nm a 1mm) são completamente absorvidas pela epiderme (IRC) ou penetram a derme e, em pequena proporção, o tecido subcutâneo (IRB).

Essas radiações são primariamente responsáveis pelo aumento da temperatura da pele, incluindo desde um aquecimento leve até a sensação de queimação.

O papel da radiação IR no dano actínico está bem estabelecido e contribui significativamente para o fotoenvelhecimento.[3]

Existem fatores que influenciam a quantidade de RUV que atinge a Terra. A RUVC e parte da RUVB oscilam durante todo o dia, sendo mais altas ao redor do meio-dia e há maior incidência das 10 às 14 horas; além disso, são mais intensas em lugares próximos ao Equador e a grandes altitudes. A cada 300 metros de altitude aumenta em 4% a capacidade das radiações causarem eritema. Em dias nublados, aproximadamente 90% dos raios ultravioleta atravessam as nuvens; em torno de 95% dos raios penetram a água. À sombra, pode-se receber 50% das RUV, e dentro de casa, de 10% a 20% das radiações.

A água, a neve e a areia refletem os seguintes percentuais de radiação: neve: 80%; areia: 25%; água do mar: 20%; água de piscina: 10%.[1,2,4]

A RUVA é cerca de 20 vezes mais abundante que a RUVB; no entanto, sua incidência na superfície terrestre permanece inalterada ao longo de todo o ano, mantendo-se estável nos diferentes horários, altitudes e condições atmosféricas.[5]

Há controvérsia quanto às orientações médicas relacionadas com a exposição solar da criança no que se refere ao metabolismo da vitamina D. No entanto, os níveis de vitamina D podem ser mantidos com uma dieta adequada, apesar da fotoproteção intensiva. Assim, a exposição solar diária na infância não deve fazer parte das orientações médicas de rotina.[6-8]

BARREIRAS CUTÂNEAS FISIOLÓGICAS

A pele tem mecanismos de defesa contra os danos actínicos. Os danos moleculares, que podem causar carcinogênse, imunossupressão ou fotoenvelhecimento, ocorrem antes de quaisquer sinais clínicos representados pelos danos no DNA e do aparecimento de radicais livres, responsáveis por danos oxidativos nas células.

Diversos componentes da pele, conhecidos como cromóforos, absorvem as radiações. Entre eles estão a melanina, a oxiemoglobina, a tirosina, o triptofano, a histidina, as porfirinas, os carotenos, o deidrocolesterol, o DNA, o RNA, o ácido urocânico, a queratina e outras proteínas da epiderme.

O deidrocolesterol absorve ondas em torno de 270 a 280nm, utilizando-as para síntese de vitamina D. A melanina tem poder de absorção máxima de ondas abaixo de 300nm e a oxiemoglobina, por sua vez, na faixa de 420nm.[9]

Os raios UV também aumentam a síntese de citocinas IL-1 alfa pelos queratinócitos. Ademais, a absorção da radiação pelos lipídios epidérmicos, incluindo a vitamina D, pode contribuir para a proteção cutânea, absorvendo a radiação incidente.

Produtos de degradação de proteínas epidérmicas de baixo peso molecular, como o ácido urocânico, um cromóforo presente na epiderme cuja forma *trans* se isomeriza em forma *cis* na presença de RUV, têm papel relevante na absorção das radiações.[9,10]

A pele tem duas barreiras para a RUV: a barreira da melanina na epiderme e a barreira proteica, concentrada no estrato córneo. Ambas as barreiras visam diminuir a absorção da radiação, protegendo o DNA e outros constituintes celulares dos danos provocados pela radiação.

A melanina é sintetizada por melanócitos na camada basal da epiderme e transferida aos queratinócitos em melanossomas. A melanina, o principal cromóforo epidérmico, desempenha um papel na absorção, reflexão e dispersão da RUV. O impacto da proteção da melanina está relacionado com sua distribuição na epiderme e é determinado constitucionalmente. A melanina absorve de maneira contínua todo o espectro ultravioleta, e sua capacidade de absorção cai exponencialmente da RUV para o espectro visível.[10]

BARREIRAS FÍSICAS

As roupas utilizadas durante a exposição solar, assim como chapéus e óculos, podem proporcionar proteção contra a RUV e são importantes medidas de proteção solar.

As roupas com fator de proteção ultravioleta (FPU) têm sido utilizadas pela indústria de tecidos com fotoproteção. O FPU é calculado *in vitro* pela alteração na quantidade de radiação que pode ser detectada quando se coloca o tecido entre o detector e uma fonte de ultravioleta com espectro de emissão conhecido. O FPU é diferente do fator de proteção solar (FPS), o qual é estimado a partir de alterações *in vitro* na dose mínima de radiação capaz de produzir eritema na pele.

A transmissão da RUV através dos tecidos varia de acordo com fatores como o tipo de fibra, a cor e a cobertura da trama. Os tecidos mais compactos e espessos oferecem proteção maior. A desvantagem da utilização de roupas com FPU é que a vestimenta só protege a região coberta, e muitas vezes, devido à moda e ao calor, as roupas cobrem pequenas áreas corporais.

As cores escuras, como vermelho, preto, verde e azul-escuro, costumam oferecer maior proteção, embora possa haver variações de proteção em diferentes peças de roupas da mesma cor em virtude da variação das tintas utilizadas.[11]

As roupas absorvem grande parte da radiação visível, o que não ocorre com as faixas da RUV. Com o tempo a tinta dos tecidos descora e ocorre a diminuição do FPU.[11]

Com o estiramento das fibras, a proteção oferecida pelas roupas é alterada, por ocorrer aumento das lacunas com a expansão do tecido.[11]

A capacidade protetora dos tecidos pode ser acrescida pela adição de substâncias que aumentem a adesão das fibras, como resinas, ou substâncias protetoras adicionadas aos detergentes ou amaciantes. Trata-se de filtros de amplo espectro com afinidade pelo algodão e que se depositam nas fibras com aumento do FPU oferecido.[11]

O uso de chapéus pode contribuir para proteção solar de couro cabeludo, face, orelhas, pescoço e olhos. Essa proteção dependerá de alguns fatores, tais como tipo de tecido utilizado, formato e tamanho da aba.[9]

A aba do chapéu deve se estender ao redor de toda a cabeça e ter pelo menos 7,5cm de largura. A proteção oferecida pelos bonés não confere cobertura adequada para toda a face.[11]

O uso de óculos escuros pode promover o bloqueio de 99% de todo o espectro ultravioleta, sendo recomendada como medida complementar.[11]

As janelas de vidro podem bloquear a RUVB, mas permitem a passagem da RUVA.[8]

EFEITOS AGUDOS

A radiação solar causa eritema, fotossensibilidade e alterações imunes. O eritema é reação clínica mais aparente, causando danos às membranas celulares – DNA e RNA – e à síntese proteica.

A radiação actínica por exposição exagerada pode causar queimadura solar com eritema, sensação de calor e bolhas na pele.

A radiação UVB lesa as células epiteliais com formação de substâncias vasodilatadoras, sobretudo as prostaglandinas, que iniciam a reação inflamatória aguda. O eritema provocado pela RUVB inicia-se algumas horas após a exposição e atinge um pico em 12 a 24 horas.[10]

O bronzeado consiste na melanização dos queratinócitos. A RUVB estimula a produção dos corpúsculos de melanina, que deve ser oxidada para escurecer. A RUVA oxida a melanina, causando a pigmentação direta.

A pigmentação solar pode ser imediata ou tardia:

- **Pigmentação imediata:** o bronzeamento pigmentar imediato, denominado fenômeno de Meirowsky, inicia-se alguns minutos após a exposição solar e desaparece gradualmente algumas horas depois. Esse efeito é decorrente da fotoxidação da melanina preformada e sua transferência aos queratinócitos. O espectro responsável situa-se na faixa da RUVA e luz visível até 450nm.
- **Pigmentação tardia:** o escurecimento da pele pode ser notado a partir do terceiro dia e é decorrente do aumento da produção de melanina em razão da maior atividade dos melanócitos. A pigmentação tardia depende da RUVB, com participação da RUVA e da luz visível.[10]

DANOS E REPARAÇÃO DO DNA

O DNA (ácido desoxirribonucleico) é formado por um nucleotídeo composto de três partes: um ácido fosfórico, um açúcar (desoxirribose) e uma base nitrogenada.

As bases nitrogenadas são quatro: duas purinas (adenina e guanina) e duas pirimidinas (timina e citosina).

Os raios UV provocam a dimerização da timina, uma das bases nitrogenadas, induzindo falha na união da cadeia normal do DNA com consequente distorção das cadeias helicoidais. Esses dímeros de pirimidina podem levar a mutações celulares.[10]

A pele promove a fotorreparação como defesa das agressões ao DNA. Os mecanismos regenerativos são controlados enzimaticamente por meio do reparo por excisão de nucleotídeos alterados.

Os mecanismos regenerativos são controlados enzimaticamente para eliminar os danos sofridos e recuperar o DNA lesionado. Se esses mecanismos são ativados com frequência em exposições repetidas, as enzimas se esgotam, produzindo danos permanentes.

ALTERAÇÕES IMUNES

As RUV podem provocar alterações imunes que contribuem para a instalação de doenças como herpes simples e doenças do colágeno.

A radiação solar diminui em 20% a 50% o número de células de Langerhans da epiderme, o que contribui para o risco de câncer de pele pelo efeito imunossupressor da luz solar.[10]

FOTOCARCINOGÊNESE

O desenvolvimento do câncer cutâneo está ligado ao acúmulo de numerosas alterações genéticas causadas por lesão não reparadas do DNA. Os fotoprodutos mutagênicos do DNA causam a liberação de citocinas que suprimem as respostas celulares imunes e possibilitam a oncogênese. Os comprimentos de onda mais potentes para induzir a carcinogênese correspondem às RUVB. RUVA também podem causar câncer cutâneo naqueles indivíduos que se expuseram a essas radiações por longo tempo sem proteção adequada.

Os IR também têm ação oncogênica nos processos degenerativos em que ocorrem reações termodependentes.[10,12]

FOTOENVELHECIMENTO

O fotoenvelhecimento ou dermatoeliose consiste em alterações na aparência e função da pele como resultado de exposições repetidas à luz solar.

As radiações solares que atingem a derme são as responsáveis pelas alterações nas fibras elásticas e colágenas.

Os sinais histológicos que traduzem uma pele fotoenvelhecida são a deposição de material elastótico na derme e a desorganização das fibras colágenas.[13]

FORMAÇÃO DE RADICAIS LIVRES

Os radicais livres constituem o conjunto de moléculas químicas que possuem um elétron livre, não ligado.

São substâncias muito reativas, originadas de um desgaste celular produzido pela respiração mitocondrial na cadeia de oxirredução e pela radiação solar. A RUV é responsável pela formação de radicais lipoperóxidos que modificam as características da membrana celular e provocam alterações no DNA, levando a danos cromossômicos.[10,13,14]

METALOPROTEINASES

As metaloproteinases da matriz extracelular são enzimas proteolíticas que degradam o colágeno, a elastina e outras proteínas do tecido conjuntivo e dos ossos.

A remodelação do colágeno é imprescindível para o reparo de ferimentos.[14,15] A exposição à RUV induz a formação de metaloproteinases: colagenase, de gelatinase 92Kd e estromelisina-1, as quais podem degradar o colágeno e são causas de fotoenvelhecimento.[15]

O ácido retinoico tópico é utilizado para restaurar o procolágeno tipo 1 em níveis próximos aos de pele não exposta e inibe a expressão das metaloproteinases da matriz extracelular derivadas da RUV.[12-14]

FILTROS SOLARES

Filtros solares são substâncias incorporadas em formulações com o objetivo de reduzir os efeitos das RUV sobre a pele por meio da reflexão ou espalhamento da luz incidente. A proteção da pele deve ser contra os RUVA, RUVB e IR.

O FPS é definido como a dose de RUV necessária para induzir eritema (dose eritematosa mínima [DEM]) em pele protegida com $2mg/cm^2$ de filtro, dividida pelo DEM em pele não protegida:[16]

$$FPS = \frac{\text{DEM em pele protegida com filtro solar}}{\text{DEM em pele desprotegida}}$$

Considerando que a RUVA é pouco eritematogênica, utiliza-se o método foto-oxidativo ou pigmentação imediata, baseado no fenômeno de Meirowski, ou seja, o aparecimento de pigmentação imediatamente após a exposição à RUVA de 320 a 420nm.

São realizadas duas leituras, uma delas 15 minutos após a exposição à RUVA em doses de 1 a $5J/cm^2$, em fototipos III a V, denominada pigmentação imediata, ou *immediate pigment darkening* (IPD), e expressa pela proporção:

$$IPD = \frac{\text{Dose pigmentante mínima com protetor solar}}{\text{Dose pigmentante sem protetor solar}}$$

A outra leitura é realizada 2 horas após doses de 8 a $25J/cm^2$ de RUVA, com fototipos II e IV, sendo classificada como pigmentação persistente, ou *persistent pigment darkening* (PPD):

$$PPD = \frac{\text{Dose pigmentante mínima com protetor solar}}{\text{Dose pigmentante sem protetor solar}}$$

Considerando que a RUV desempenha papel importante na indução do câncer de pele, no envelhecimento cutâneo e na indução de imunossupressão, deve-se considerar, em relação aos protetores solares, o fator de proteção para mutações (FPM), o fator de proteção imunológico (FPI) e o fator de proteção contra fotocarcinogênese.[16-18]

Classificação dos filtros solares

Os filtros solares são classificados em sistêmicos e tópicos, os quais se dividem em químicos, físicos e biológicos.

Os filtros químicos ou orgânicos absorvem a RUV, sobretudo a RUVB, por reação fotoquímica diminuem seus níveis energéticos, diminuindo o dano às estruturas celulares. São usados combinados para garantir o efeito em faixas mais amplas do espectro da RUV em razão de sua ação restrita quando usados isoladamente.[19]

Os agentes químicos estão agrupados em categorias:[8]
- Ácido para-aminobenzoico (PABA) e seus ésteres:
  - Etil diidroxipropil PABA.
  - Octil dimetil PABA (Eusolex 6007, Padimato O).
  - Gliceril PABA.
- Benzofenonas:
  - Oxibenzona.
  - Dioxibenzona.
- Cinamatos:
  - Cinoxato.
  - Octocrileno.
  - Metoxicinamato de octila (Parsol® MCX).
  - Metoxicinamato de isoamila.
- Antranilatos:
  - De metila.
  - De N-acetil homomentila.
- Salicilatos:
  - Etil-hexil salicilato.
  - Homossalato.
  - Salicilato de octila.
- Dibenzoil metano:
  - Avobenzona (Parsol® 1789).
  - Isopropil dibenzoil metano (Eusolex 8020).
- Derivados da cânfora:
  - Metil benzilideno cânfora (Eusolex 6300).
- Miscelânea:
  - Ácido 2-fenil benzimidazol-5-sulfônico (Eusolex 232).

A avobenzona é considerado o mais efetivo dos protetores contra UVA e absorve UVA longo.

As benzofenonas absorvem UVB e até 60% de UVA.

Cinamatos e antranilatos absorvem UVB e pequena quantidade de UVA.

O metoxicinamato de isoamila apresenta eficiência e segurança máxima em UVB.

O PABA absorve UVB, embora manche roupas e possa ocasionar reações.[10]

Os filtros físicos ou inorgânicos são substâncias opacas que agem por reflexão, absorção e espalhamento da luz e diminuem os efeitos danosos da radiação solar em todos os comprimentos de onda.[20] Constituem filtros físicos o dióxido de titânio e o óxido de zinco micronizados ou micropulverizados, podendo ainda ser utilizadas outras substâncias, como filtros físicos: petrolato vermelho, óxido de ferro, caulim, bentonita, sílica, mica e talco.[21]

A proteção por filtros físicos é a mais efetiva e está indicada para aqueles indivíduos que necessitam se expor por longas horas ao sol ou que tenham doenças relacionadas com a radiação solar, como lúpus eritematoso, erupção polimorfa à luz e xeroderma pigmentoso.

Os filtros biológicos abrangem extratos vegetais capazes de absorver RUV. São utilizados associados aos filtros sintéticos.

Extratos vegetais também contêm substâncias químicas capazes de absorver RUV. Entre esses extratos estão:
- Extrato de semente de girassol (helioxine).
- Extrato de aloe (UVB) – derivados antracênicos (aloína, aloemodina, isomodina, crisofanol).
- Extratos de camomila e calêndula (UVB) – flavonoides (apigenina, quercimetrina).
- Extratos de hamamélis e ratânia (UVB) – derivados do ácido gálico.
- Extrato de alecrim (UVB).
- Extrato de frângula (UVB) – derivados antracênicos (glicofrangulina).
- Extrato de própolis (UVB).
- Extrato de hena e nogueira (UVB) – natoquinonas (lawsona e juglona).
- Extrato de café-verde (UVB).
- Extrato de amor-perfeito (UVA).
- Extratos de alga *Carallina officinalis* – *Phycocorail* (IV).

A vitamina E é um antioxidante inibidor da peroxidação lipídica e protege o sistema imune com um fator de proteção solar de 1, 2. O tocoferol inibe o eritema e o dano induzido pela RUVB e a depleção das células de Langerhans.

A vitamina C promove uma proteção relativa contra RUVB e RUVA, neutralizando radicais livres.

O ácido ascórbico pode prevenir danos oxidativos causados pela RUVB, a secreção de enzimas proinflamatórias

e a supressão da hipersensibilidade de contato induzida pela RUVA.[20]

Os betacarotenos têm propriedades antioxidantes que ajudam a neutralizar os radicais livres.

O D-pantenol constitui uma provitamina que penetra a pele, transformando-se em ácido pantotênico (vitamina B_5), e confere proteção contra o eritema.

A eumelanina (Sepiamelanink®), extraída do molusco *Sepia officinalis* e disponível na forma de suspensão coloidal, protege a pele dos efeitos da RUV com ação antirradicais livres.

Outros antioxidantes, como a alfaglicosilrutina, o ácido ferúlico e o acetato de tocoferol, reduzem significativamente as lesões de reação polimorfa solar e o prurido.[22]

Precauções no uso dos fotoprotetores

O filtro solar deve abranger os espectros de RUVA e RUVB, luz visível e IR.

Os veículos devem ser escolhidos de acordo com o tipo de pele para proporcionar uma cosmética elegante. Constituem ainda características dos filtros solares: hipoalergenicidade, não comedogênicos e fotoestabilidade.

Sua aplicação deve ocorrer 20 minutos antes da exposição solar, sendo necessárias reaplicações a cada 2 horas. O suor, o contato com areia e a água retiram o protetor da pele, e por isso são necessárias aplicações mais frequentes.

Para se conseguir a dose ideal de protetor para atingir o FPS indicado na embalagem seriam necessários 2mg/cm^2. Para obter a cobertura desejada em todo o corpo, um adulto deveria gastar cerca de 30mL de filtro a cada aplicação.[15] Desse modo, a quantidade de protetor aplicada sempre fica aquém do necessário, conferindo apenas um terço da proteção real descrita no rótulo do produto.[23]

Apesar de pouco comuns, podem ocorrer reações alérgicas e fotoalérgicas aos ingredientes ativos. As benzofenonas constituem os componentes mais propensos a causar reações alérgicas.

Os protetores não devem ser usados em combinação com repelente de inseto contendo DEET, o qual reduz o fator de proteção.

Indivíduos atópicos são mais propensos à sensibilização cutânea.

De modo geral, os filtros solares são considerados substâncias seguras e eficazes, sem potencial sistêmico de toxicidade, e devem ser recomendados para mulheres grávidas para prevenção de melasma.

As crianças com menos de 6 meses de idade têm maior absorção percutânea e de seu sistema excretório; portanto, recomenda-se atenção especial em razão da maior proporção de área superficial em relação ao volume corporal. Quando a criança não pode ser adequadamente protegida com vestimenta, utiliza-se o fotoprotetor na face e nas áreas fotoexpostas.[4]

No desenvolvimento de um fotoprotetor infantil, devem ser levadas em consideração algumas peculiaridades da pele da criança:

- Estrato córneo 30% mais delgado que o do adulto, sendo mais permeável a substâncias aplicadas na pele.
- As células da epiderme são menores.
- Produz menos fator de hidratação natural (FHN), tendo maior tendência ao ressecamento por não reter a água de maneira eficaz.
- Maior pH ao nascimento com barreira cutânea ainda imatura.
- Maior relação entre a superfície da pele e o peso da criança, com maior vulnerabilidade ao uso de produtos que possam irritar a pele.
- Menor grau de pigmentação, sendo mais sensível à RUV.[4]

Fotoproteção capilar

O sol causa danos aos cabelos, ressecando os fios em virtude da perda de água e o enfraquecendo, em razão da destruição das pontes de enxofre.

Os cabelos tornam-se ásperos e perdem o brilho e a cor. O fio do cabelo apresenta menor resistência à tensão e menor elasticidade por prejuízo das proteínas das cutículas.

O cabelo castanho descora devido à fotoxidação da melanina, e no cabelo louro ocorre a fotodegradação de resíduos de cistina, tirosina e triptofano.[23,24]

O fator de proteção do cabelo (FPC) é uma medida baseada na modificação das propriedades mecânicas do cabelo em decorrência da ruptura de ligações de queratina. O FPC é medido pela relação da força tensora sobre o cabelo sem proteção *versus* a força tensora sobre o cabelo tratado.[25]

As benzofenonas protegem melhor a cor e a morfologia do fio, sendo as mais estáveis. Os filtros solares capilares devem apresentar propriedades de boa aderência ao fio para proporcionar boa absorção de raios ultravioleta.[25]

Autobronzeadores

Em 1959 surgiu o primeiro produto autobronzeador, a diidroxiacetona (DHA), utilizada em emulsão a 5%. Quando aplicada à pele, proporciona coloração marrom após 2 a 3 horas, continuando a escurecer por aproximadamente 6 horas. O efeito é resistente à água e somente diminui com a descamação da camada córnea.[26]

A DHA liga-se aos aminoácidos de queratina, modificando a cor da epiderme, sem interferir nos melanócitos. A DHA se conjuga à histidina e ao hidrogênio, sofrendo oxidação, o que confere coloração alaranjada à pele. A proteção contra RUV da DHA é de aproximadamente 6 horas. Ao creme com DHA podem ser incorporados extratos de hena e nogreim (lawsona e juglona), que acentuam o escurecimento da pele.[26]

Fotoprotetores sistêmicos

Muitas substâncias de uso oral têm sido sugeridas como agentes fotoprotetores. Entre elas estão a indometacina, o ácido acetilsalicílico (inibidores da prostaglandina), o celecoxibe (inibidor da ciclo-oxigenase 2), o chá-verde (por conter polifenóis), as vitaminas E e C, o betacaroteno (antioxidantes), anti-histamínicos e corticoides (imunomoduladores).[27]

O extrato de *Polypodium leucotomos* tem efeito fotoprotetor por meio de ação antioxidante e anti-inflamatória.[28,29]

A genisteína das isoflavonas tem efeito inibidor na fotocarcinogênese.[30]

CONSIDERAÇÕES FINAIS

A radiação solar tem enorme impacto em diferentes condições da saúde humana, particularmente naquelas relacionadas com o tecido cutâneo, que sofre diretamente com essa ação. Para evitar os efeitos deletérios da radiação solar, os quais levam ao desenvolvimento de neoplasias cutâneas e fotoenvelhecimento, devem ser adotadas medidas fotoprotetoras eficientes, sobretudo o uso correto de fotoprotetores tópicos eficientes em todas as etapas da vida, iniciando na infância.

Outros agentes fotoprotetores, inclusive o vestuário com especificações especiais e os óculos, demonstram ter efeitos benéficos.

A fotoproteção sistêmica tem se mostrado importante, utilizando-se agentes orais farmacologicamente capazes de inibir ou reverter o fotodano em pele normal ou alterada.

Referências

1. Diffey BL, Kochevar IE. Basic principles of photobiology. In: Lim HW, Honigsmann H, Hawk JLM. Photodermatology. New York: Informa Healthcare, USA, 2007:15-27.
2. Lui H, Anderson RR. Radiation source and interaction with sink. In: Lim HW, Hönigsmann H, Hawk JLM. Photodermatology. 1 ed., New York: Informa Healthcare 2007:29-40.
3. Schieke SM, Schoroeder P, Krutmann J. Cutaneous effects of infrared radiation: from clinical observations to molecular response mechanisms. Photodermatol Photoimmunol Photomed 2003; 19:228-34.
4. Lim HW, Cooper K. The health impact of solar radiation and prevention strategies. J Am Acad Dermatol 1999; 41:81-99.
5. Lim H, Naylor M, Honigsmann H et al. Americam Academy of Dermatology. Consensus Conference on UVA protection of

sunscreens: Summary and recommendations. J Am Acad Dermatol 2001; 44(3):505-8.

6. Etzel R, Balk S, Bearer C. Ultraviolet light: a hazard to children. Pediatrics 1999; 104 (2):238-333.

7. Sollitto R, Kraemer K, Digiovana JL. Normal vitamin D levels can be maintained despite rigorous photoprotection. Six years experience with xeroderm pigmentosum. J Am Acad Dermatol 1997; 37:929-34.

8. Cestari TF, Benvenuto-Andrade C. Fotoproteção. In: Ramos-e--Silva M, Castro MCR. Fundamentos de dermatologia. Rio de Janeiro: Atheneu, 2010.

9. Ortonne J. Photoprotective properties of skin melanin. Br J Dermatol 2002; 146(S61):7-10.

10. Warthington AK, Maio M. Fotoproteção. In: Maio M. Tratado de medicina estética. Vol. 1, São Paulo: Roca, 2004.

11. Morison WL. Photoprotection by cloting. Dermatol Ther 2003; 16(1):16-22.

12. Santos IB, Santanna FA, Carvalho R, Mendonça M, Reis VM, França ER. Filtros solares: normas de utilização. An Bras Dermatol 1998; 73(suppl. 2):5-9.

13. Fisher GJ, Wang ZQ et al. Pathophysiology of premature skin aging induced by ultraviolet light. New Engl J Med 1997; 337(20):1419-28.

14. Kang S, Fisher G, Voorhees JJ. Photoaging. Clin Geriatr Med 2001; 17(4):643-59.

15. Leroy D. Les crémes solaires. Ann Dermatol Venereal 1999; 126:357-63.

16. Rosen CF. Topical and systemic photoprotection. Dermatol Ther 2003; 16(1):8-15.

17. Gil E, Kim T. UV-induced immune suppression and sunscreen. Photodermatol Photoimmunol Photomed 2000; 16:101-10.

18. Boniol M, Autier P, Dore JF. Photoprotection. Lancet 2007; 370:1481-2.

19. Damian D, Barnetson R, GM H. Measurement of in vivo sunscreen immune protection factors in humans. Photochem Photobiol 1999; 70(6):910-5.

20. Rigel D. Photoprotection: a 21 st century perspective. Br J Dermatol 2002; 146(S61):34-7.

21. Lehmann P, Ruzicka T. Sunscreens and photoprotection in lupus erythematosus. Dermatol Ther 2001; 14(2):167-73.

22. Hadshiew I, Stab F, Untiedt S, Bohnsack K, Ripke F, Holzle E. Effects of topically applied antioxidants in experimentally provoked polyhmorphous light.eruption. Dermatology 1997; 195:362-8.

23. Wulf H, Stender I. Lock-Andersen J. Sunscreens used at the beach do not protect against erythema: a new definition of SPF proposed. Photodermatol Photoimmunol Photomed 1997; 13:129-32.

24. Draelos ZD. Photoprotection for the hair. Cosmetic Dermatology 1995; 8(8):16-8.

25. Hoting H, Zimmermann M, Hilterhans-Bong S. Photochemical alterations in human hair. Artificial irradiation and investigation of hair proteins. J Soc Cosmet Chem 1995; 46:85-99.

26. Kurz T, Merck E. Formulating effective self-tanners with DHA. Cosmetics and Toiletries 1994; 109:55-61.

27. Yarosh D, O'Connor A, Alas L, Potten C, Wolf P. Photoprotection by topical DNA repair enzymes: molecular correlates of clinical studies. Photochem Photobiol 1999; 69:136-40.

28. Gonzalez S, Pathak MA, Cuevas J, Vilarubia VG, Fitzpatrick TB. Topical or oral administration with na extract of Polypodium leucotomos prevents acute sunbur and psoralen induced phototoxic reactions as well as depletion of Langerhans cells in human skin. Potodermatol Photimmunol Photomed 1996; 12:45-6.

29. Middelkamp-Hup MA, Pathak MA, Parrado C et al. Polypodium leucotomos extract decreases ultraviolet-induced damage of human skin. J Am Acad Dermatol December 2004; 51(6):910-8.

30. Wei H, Bowen R, Zhang X, Lebwohl M. Isoflavone genestein inhibits the irritiation and promotion of two stage skin carcinogenesis in mice. Carcinogenesis 1998; 19:1509-14.

PARTE VII

ANTIOXIDANTES

22

Antioxidantes

Sandra Lyon

O envelhecimento cutâneo é um processo progressivo de deterioração morfológica e funcional da pele causado por uma combinação de fatores. O envelhecimento pode ser intrínseco ou extrínseco.

O envelhecimento intrínseco é o envelhecimento proveniente da idade, ou seja, sem influência de agentes externos, e é facilmente observado em áreas pouco expostas ao sol. Causa atrofia da derme com diminuição da quantidade de elastina e colágeno, com afinamento da epiderme, porém a textura da pele é lisa e homogênea e há menor número de manchas e rugas.

Existem raças e famílias que apresentam maior longevidade, o que reforça a teoria da influência genética no envelhecimento. O envelhecimento extrínseco ou fotoenvelhecimento é um processo que se dá de modo gradual ao longo de décadas de exposição solar, afetando todos os indivíduos, sendo cumulativo e tendo início desde a primeira exposição solar na infância. Trata-se de um envelhecimento influenciado por agentes externos, como o fumo, o excesso de álcool, a alimentação e a exposição ao sol, sendo mais agressivo à pele.[1]

- **Principais alterações epidérmicas no processo de envelhecimento cutâneo:** diminuição das células de Langerhans e de melanócitos; diminuição da síntese de melanossomas; diminuição das células germinativas; variação na espessura da epiderme, com atrofia e hiperplasia; pigmentação irregular.
- **Principais alterações dérmicas no processo de envelhecimento cutâneo:** diminuição das fibras de colágeno e elastina; diminuição dos folículos pilosos; alteração em glândulas sudoríparas e sebáceas; alteração na matriz extracelular (glicosaminoglicanos).[1]

GÊNESE DO ENVELHECIMENTO CUTÂNEO

Dois fenômenos moleculares principais são apontados como causadores do envelhecimento cutâneo: a glicação dos tecidos e a oxidação celular.

Glicação

Glicação ou glicosilação consiste em uma lenta reação química não enzimática que acontece entre grupos amino livres em proteínas (primeiramente lisina) e um açúcar redutor, como a glicose ou a ribose. Na pele, essa reação cria novos resíduos ou induz a formação de ligações cruzadas, denominadas produtos finais de glicação avançada (*advanced glycation end* – AGE), na matriz extracelular da derme. Proteínas com meia-vida longa e de renovação lenta podem ser afetadas por esse fenômeno *in vivo*. Dentre essas proteínas, podem ser citados o colágeno, a fibronectina, a laminina e a elastina.[2]

Durante a primeira etapa da glicação, os açúcares redutores reagem com um grupo amino ou guanidino primário. Esses produtos iniciais de glicação passam por reações complexas para formar ligações cruzadas irreversíveis, constituindo um amplo espectro de produtos fluorescentes e marrom-amarelados (AGE). Entre esses produtos incluem-se a carboximetil lisina (CML) e compostos relacionados.[2]

A formação dessas ligações cruzadas entre macromoléculas pode ser responsável pela perda de elasticidade ou modificação de outras propriedades da derme observadas durante o envelhecimento.

Na pele, a quantidade de AGE aumenta durante o envelhecimento intrínseco e também no fotoenvelhecimento. O acúmulo de AGE altera a estrutura e as propriedades da pele. Por exemplo, foi comprovado que os AGE induzem alterações nas propriedades bioquímicas e biomecânicas da pele, mudanças nas propriedades do colágeno, acúmulo de elastina amorfa durante a elastose solar e produção de espécies reativas de oxigênio após a exposição aos raios ultravioleta A – UVA (como ânions superóxido, peróxido de hidrogênio e radicais hidroxila) – estando também envolvidos em disfunções de fibroblastos dérmicos. Reunidas, todas essas comprovações enfatizam o fato de que a glicação produz muitos efeitos adversos na pele.

Oxidação

A inflamação e o acúmulo de espécies reativas de oxigênio (*reactive oxygen species* – ROS) resultantes desse processo desempenham papel importante no envelhecimento cutâneo intrínseco e extrínseco.

As agressões ambientais, como a radiação UV, o fumo e a poluição, aliados ao envelhecimento cronológico, contribuem com a liberação de radicais livres e de ROS que estimulam a inflamação da pele.

A curto prazo, os UV degradam as defesas antioxidantes (celulares e enzimas como a superóxido dismutase [SOD] e catalase), fragmentam o DNA, provocando a formação de dímeros de timina e desencadeiam a imunossupressão e a liberação de mediadores proinflamatórios, que aumentam a permeabilidade capilar, com consequente ativação e liberação de células fagocitárias na pele.

Como resultado dessas reações, as elastases e proteases (catepsina G) ativam as metaloproteinases (MPM), prejudiciais à matriz extracelular. Em paralelo, a inflamação e as ROS degradam as proteínas, lipídios e carboidratos celulares, cujos subprodutos contribuem na etiologia do fotoenvelhecimento. A Figura 22.1 sintetiza a integração desse processo.

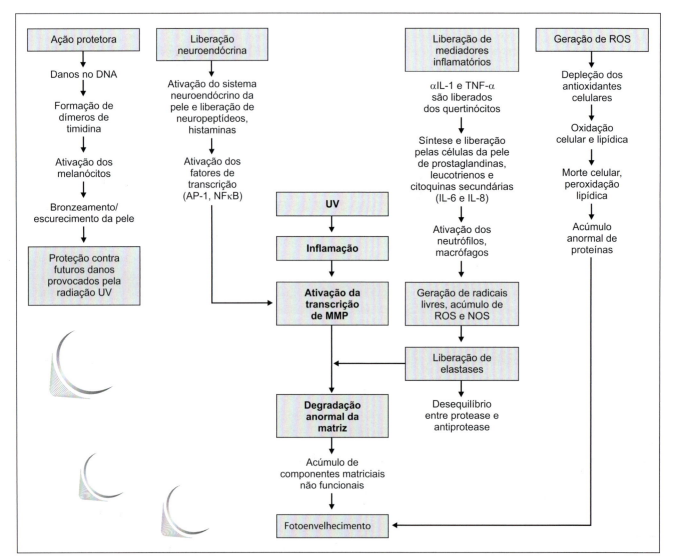

Figura 22.1 Resumo dos diferentes mecanismos desencadeados pela radiação UV que resultam em geração das ROS, inflamação e fotoenvelhecimento da pele.

Entre as estratégias de prevenção da fotodegradação provocada pela radiação UV estão: aplicação de um filtro solar físico e/ou químico, bloqueio da ação das ROS por meio de antioxidantes e utilização de ativos anti-inflamatórios.

TEORIA DOS RADICAIS LIVRES, ESTRESSE OXIDATIVO E DEFESA ANTIOXIDANTE

As moléculas orgânicas e inorgânicas e os átomos que contêm um ou mais elétrons não pareados, com existência independente, podem ser classificados como radicais livres (Figura 22.2). Essa configuração faz dos radicais livres moléculas altamente instáveis, com meia-vida curtíssima e quimicamente muito reativas. A presença dos radicais é crítica para a manutenção de muitas funções fisiológicas normais.[4]

Os radicais livres podem ser gerados no citoplasma, nas mitocôndrias ou na membrana, e seu alvo celular (proteínas, lipídios, carboidratos e DNA) está relacionado com seu sítio de formação. Entre as principais formas reativas de oxigênio, o O_2 apresenta baixa capacidade de oxidação e o OH mostra pequena capacidade de difusão e é o mais reativo na indução de lesões nas moléculas celulares. O H_2O_2 não é considerado um radical livre verdadeiro, mas é capaz de atravessar a membrana nuclear e induzir danos na molécula de DNA por meio de reações enzimáticas.[5]

A formação de radicais livres *in vivo* ocorre via ação catalítica de enzimas, durante os processos de transferência de elétrons no metabolismo celular e pela exposição a fatores exógenos. Contudo, na condição de pro-oxidante, a concentração desses radicais pode aumentar devido à maior geração intracelular ou em razão da deficiência dos mecanismos antioxidantes.[6] O desequilíbrio entre moléculas oxidantes e antioxidantes que resulta na indução de danos celulares pelos radicais livres tem sido chamado de estresse oxidativo.[7]

FONTES ENDÓGENAS E EXÓGENAS DE GERAÇÃO DE RADICAIS LIVRES

- **Endógenas:** respiração aeróbica, inflamações, peroxissomos, enzimas do citocromo P450.
- **Exógenas:** ozônio, radiações gama e UV, medicamentos, dieta e cigarro.[8]

A ocorrência de estresse oxidativo moderado é frequentemente acompanhada do aumento das defesas antioxidantes enzimáticas, mas a produção de grande quantidade de radicais livres pode causar danos e morte celular. Os danos oxidativos induzidos nas células e tecidos têm sido relacionados com a etiologia de várias doenças, incluindo doenças degenerativas como cardiopatias, aterosclerose e problemas pulmonares.[9,10] Além disso, os danos ao DNA causados pelos radicais livres também têm papel importante nos processos de mutagênese e carcinogênese.[11]

Algumas doenças relacionadas com a geração de radicais livres são: artrite, aterosclerose, câncer, cardiopatias, catarata, diabetes, disfunção cerebral, doenças do sistema imune, enfisema, envelhecimento, esclerose múltipla e inflamações crônicas.[8]

A produção contínua de radicais livres durante os processos metabólicos leva ao desenvolvimento de muitos mecanismos de defesa antioxidante para limitar os níveis intracelulares e impedir a indução de danos. Os antioxidantes são agentes responsáveis pela inibição e redução das lesões causadas pelos radicais livres nas células. Uma ampla definição de antioxidante é "qualquer substância que, presente em baixas concentrações quando comparada à do substrato oxidável, atrasa ou inibe a oxidação deste substrato de maneira eficaz".[7]

Os antioxidantes atuam em diferentes níveis na proteção do organismo:
- O primeiro mecanismo de defesa contra os radicais livres consiste em impedir sua formação, principalmente mediante a inibição das reações em cadeia com o ferro e o cobre.
- Os antioxidantes são capazes de interceptar os radicais livres gerados pelo metabolismo celular ou por fontes exógenas, impedindo o ataque sobre os lipídios, os aminoácidos das proteínas, a dupla ligação dos ácidos graxos poli-insaturados e as bases do DNA, evitando a formação de lesões e a perda da integridade celular.
- Outro mecanismo de proteção consiste no reparo das lesões causadas pelos radicais. Esse processo está relacionado com a remoção de danos da molécula de DNA e a reconstituição das membranas celulares danificadas.

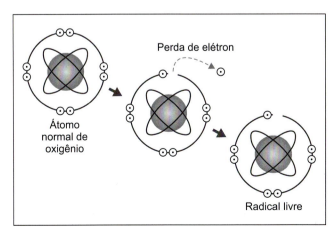

Figura 22.2 Representação da formação de um radical livre. (Disponível em: www.google.com.br/imgres?imgurl=http://www.nqipower.com.br/imagens/radical_livre.gif. Adaptada.)

- Em algumas situações, pode ocorrer uma adaptação do organismo em resposta à geração desses radicais, com aumento da síntese de enzimas antioxidantes.

O controle do nível das enzimas antioxidantes nas células é extremamente importante para a sobrevivência no ambiente aeróbico. Os organismos eucariotos contêm enzimas antioxidantes, como a superóxido dismutase, a catalase e a glutationa peroxidase, que reagem com os compostos oxidantes e protegem as células e os tecidos do estresse oxidativo.[12]

Espécies reativas de oxigênio podem causar efeitos nocivos nos queratinócitos e fibroblastos quando os mecanismos de defesa antioxidantes estão esgotados; além disso, há crescentes evidências de que espécies reativas de oxigênio desempenhem um papel crucial no processo de envelhecimento. Como a barreira mais externa do corpo, a pele está exposta a várias fontes exógenas de estresse oxidativo, em especial os raios UV. Estes são considerados os responsáveis pelo tipo extrínseco do envelhecimento da pele, denominado fotoenvelhecimento. Por este motivo, é razoável utilizar a suplementação oral com nutrientes antioxidantes para prevenção ou tratamento dos transtornos da pele, especialmente aqueles mediados pela radiação UV.[13]

Os níveis de carotenoides na pele aumentam com a suplementação oral.[14,15] A pele e os olhos são os únicos órgãos que estão constantemente sujeitos aos danos causados pela exposição ao ambiente, sendo agredidos pela luz (particularmente a UV e os comprimentos de onda visíveis) e a poluição ambiental. Essa exposição pode criar espécies reativas de oxigênio, levando ao aparecimento de radicais livres que lesionam as células. Portanto, esses dois órgãos claramente necessitam de proteção.[16]

As células da pele são protegidas dos danos ambientais por meio de vários mecanismos:[16,17]

- Pela presença de um sistema antioxidante natural que neutraliza os radicais livres produzidos pela luz solar.
- Pela ação dos melanócitos, células específicas que depositam melanina na pele que, por sua vez, filtra a luz solar.
- Pelo aumento da atividade mitótica da pele em resposta à superexposição ao sol. Esse processo, chamado hiperplasia, torna a epiderme mais espessa, aumentando, assim, o caminho por onde deve passar a luz solar para atingir os níveis inferiores da pele.

Dentre os três mecanismos citados, os antioxidantes presentes na pele no momento da exposição à luz solar fornecem a única forma imediata de proteção. No entanto, estudos têm mostrado que a exposição à luz solar pode provocar redução significativa dessa capacidade antioxidante.[18] Isso ocorre porque os antioxidantes que estão imediatamente disponíveis para combater a luz solar danosa à pele são consumidos durante esse processo de proteção. Os outros dois processos citados (ação dos melanócitos e aumento da atividade mitótica) proporcionam uma resposta tardia, tornando a capacidade antioxidante da pele um fator extremamente importante.[19]

CLASSIFICAÇÃO DOS ANTIOXIDANTES

Os antioxidantes são classificados de acordo com a solubilidade:[20]

- **Lipossolúveis:** vitamina E, ubiquinona (coenzima Q-10), idebenona, licopeno e curcumina.
- **Hidrossolúveis:** vitamina C, glutationa, chá-verde, silimarina, *coffea arabica* e *Coffee Berry*®, *Polipodium leucotomas*, resveratrol, extrato de semente de uva e pomegranato.
- **Outros antioxidantes:** picnogenol, niacinamida, selênio, carnosina e luteína.

Lipossolúveis

Vitamina E

A vitamina E (tocoferol) é um antioxidante presente na pele e em diversos alimentos, como legumes e carne.

Age dentro de membranas biológicas para travar a peroxidação lipídica da formação de radicais livres. Existem oito isoformas ativas, as quais são agrupadas em dois grupos: tocoferóis e tocotrienóis. Dos quatro tocoferóis (alfa, beta, gama e delta), o alfatocoferol é o que tem atividade maior.

A vitamina E tem ação protetora na pele, quando usada antes da exposição solar, promovendo efeitos fotoprotetores com redução do número de células de queimadura de sol (*sunburn cells*) e do dano provocado pela radiação ultravioleta B (RVUB) e inibindo a fotocarcinogênese.

O tocoferol previne o dano celular ao inibir a peroxidação lipídica e a formação de radicais livres. Alivia situações de estresse oxidativo, prevenindo a oxidação espontânea dos elementos poli-insaturados e protegendo estruturas celulares importantes dos tecidos.

A vitamina E é utilizada em creme de 5% a 8% e por via sistêmica, 400mg/dia.

Ubiquinona (coenzima Q-10)

A ubiquinona é um antioxidante lipofílico, componente da cadeia respiratória, encontrado em alimentos como peixes e moluscos.

Age suprimindo a expressão da colagenase que aparece após a radiação ultravioleta A (RUVA). Age nas camadas mais profundas da pele fotoenvelhecida. Por seu efeito antioxidante, protege os queratinócitos e fibroblastos dos danos ao DNA e é utilizado por via tópica ou oral, em doses de 30 a 100mg.[20,21]

Idebenona

A idebenona é um análogo sintético da ubiquinona que apresenta propriedades antioxidantes e clareadoras. O efeito despigmentante da idebenona se deve à semelhança química com a molécula de hidroquinona, sem os efeitos adversos da hidroquinona.

IDB-light® é a idebenona comercializada na forma lipossomada, o que aumenta a permeação do princípio ativo e o protege do processo de oxidação.

A cicloidebenona é outra apresentação da idebenona, encapsulada por ciclodextrina, o que promove liberação gradativa e o efeito hidratante proporcionado pelas ciclodextrinas. A concentração de idebenona pura varia entre 0,5% e 1%, a da *IDB-light®* varia de 5% a 10% e a da cicloidebenona, de 0,5% a 3%.[21]

Licopeno

O licopeno é um antioxidante carotenoide encontrado no tomate, no mamão-papaia e no *grapefruit*. É facilmente absorvido mesmo na forma *in natura*, e tem alta biodisponibilidade, representando 50% dos carotenoides séricos.

Após absorção, é transportado via lipoproteínas para a pele, o fígado, os rins, as suprarrenais e a próstata.

O licopeno confere fotoproteção e ação anticarcinogênica. Inibe a ornitina decarboxilase epidérmica e o bloqueio à apoptose induzida pela radiação.[22]

Curcumina

A curcumina ou diferuloilmetano é um pigmento amarelo extraído da raiz de uma planta tumérica, *Curcuma longa*, derivada do tempero indiano tumérico, encontrado no pó de *curry*.

Os tuméricos apresentam um componente solúvel em água, a tumerina, e um componente lipossolúvel, a curcumina.

A curcumina apresenta ação anti-inflamatória, anticarcinogênica, antioxidante, antimicrobiana e cicatrizante.

Em uso tópico, promove cor amarela na cútis, a qual é difícil de ser eliminada. Não há dose definida para seu uso, mas recomenda-se uma colher das de chá a cada refeição.[22]

Hidrossolúveis

Vitamina C

Vitamina C ou ácido ascórbico é uma vitamina hidrossolúvel encontrada em frutas cítricas e vegetais folhosos de cor verde-escura. O ácido ascórbico está envolvido em numerosas reações pelo corpo, na maioria das vezes como cofator que fornece oxigênio molecular.

O ácido ascórbico é um componente necessário para reações que variam do folato, diidrofolato e redução de tetra-hidrofolato, até a síntese da noradrenalina e a manutenção da atividade funcional da vitamina E, do metabolismo de prostaglandina e prostaciclina, e do transporte de ácidos graxos de cadeia longa por meio de membranas.[20]

Mais relevante para a fisiologia da pele é o ácido ascórbico, que tem ação fundamental na síntese de colágeno e elastina, sendo cofator para prolil e lisil hidrosilases, que catalisam a formação de hidroxiprolina e hidroxilisina. O ácido ascórbico atua como importante antioxidante da pele, modulando efeitos da RUV, os quais provocam os danos das ROS (*reactive oxygen species*).[20]

Na pele, a vitamina C é predominantemente usada para proteger os ambientes hidrofílicos, enquanto a vitamina E evita o comprometimento das estruturas lipídicas como as membranas celulares. Essas vitaminas funcionam de maneira sinérgica: a vitamina C é capaz de regenerar a vitamina E foto-oxidada, recuperando seus benefícios.

Além das propriedades antioxidantes, cada uma dessas vitaminas desempenha um papel importante no tratamento do fotoenvelhecimento. A aplicação tópica da vitamina E antes da exposição à radiação UV reduz as respostas fototóxicas agudas e as alterações no DNA e na imunossupressão. Com a ação complementar, a vitamina C inibe a tirosinase e estimula a síntese de colágeno e inibidores da metaloproteinase 1, evitando a consequente degradação do colágeno.[23]

A concentração máxima para absorção percutânea é de 20% com pH de formulação menor que 3,5.[24]

Chá-verde

O chá-verde é extraído da planta *Camellia sinensis*, que apresenta propriedades antioxidantes, anti-inflamatórias e anticarcinogênicas. O polifenol do chá-verde pode ser administrado oral ou topicamente. A concentração dos fenóis não é padronizada, e produtos com chá-verde têm coloração ocre.[20]

Silimarina

A silimarina é um bioflavonoide extraído da fruta do *Silybum marianum* (cardo-mariano). A silimarina e seu isômero, a silibinina, são oxidantes capazes de reagir com numerosos radicais livres. Apresenta efeitos fotoprotetores de aplicação tópica da libilinina antes ou após a irradiação de fotoprotetores biológicos.

Coffea arabica/Coffee Berry®

O *Coffee Berry®* é um complexo antioxidante natural extraído do fruto semimaduro da *Coffea arabica*.

A potente ação antioxidante somente é processada antes da maturação, o que evita a contaminação por micotoxinas.

O extrato de *Coffee Berry*® é rico em polifenóis, incluindo o ácido clorogênico (ácido cafeico e ácido quínico), proantocianidinas e ácido ferúlico.

Sua concentração de uso tópico varia de 0,1% a 1,5%.[20,22]

Resveratrol

O antioxidante resveratrol (trans, 3,4,5-tri-hidroxitilbeno) é um composto polifenólico encontrado em uvas, nozes, frutas e vinho tinto. É um potente antioxidante com propriedades anti-inflamatórias e antiproliferativas.[20]

Romã

O extrato de pomegranato pode ser obtido da fruta *Punica granatum* (romã), tanto do suco como da casca. Seus componentes fenólicos têm potente ação antioxidante. O extrato da fruta melhora os danos mediados pela RUVA e protege contra efeitos adversos da radiação UVB. O extrato da casca, utilizado topicamente, restabelece a atividade da catalase e da peroxidase.[20]

Genisteína

A genisteína é uma isoflavona derivada da soja com capacidade de inibir o dano oxidativo ao DNA provocado pela RUV. Pode ser usada topica ou sistemicamente para proteção da pele e contra o fotodano.

Polypodium leucotomos

Extraído de uma variedade de samambaias que crescem em climas tropicais nas Américas, tem propriedades anti-inflamatórias, antioxidantes e de fotoproteção. Utilizada na dose de 240mg ao dia, atua sobretudo reduzindo o número de células danificadas pela agressão ambiental.

Outros antioxidantes

Niacinamida ou nicotinamida

A niacinamida é o amido biologicamente ativo da vitamina B_3. Apresenta efeito antienvelhecimento, agindo como antioxidante, melhora a função de barreira epidérmica, diminui a hiperpigmentação cutânea e reduz linhas finas e rugas. Além disso, reduz a pigmentação amarelo-citrino do envelhecimento cutâneo e melhora a elasticidade da pele.[25]

Selênio

O selênio é um mineral essencial no corpo humano com importante papel no sistema de antioxidação do organismo, protegendo células contra os efeitos dos radicais livres produzidos durante o metabolismo normal do oxigênio.

O selênio é encontrado no solo e em adubos, e a quantidade de selênio encontrada em grãos e cereais vai depender da porção utilizada na adubação do solo.

Pode ser encontrado em carnes e alimentos oriundos do mar. A castanha-do-pará e as nozes constituem fontes de selênio.

As propriedades de captação de radicais livres do selênio biodisponível tornam esse elemento essencial na formulação de cosméticos e protetores solares, visto que o selênio auxilia a neutralização dos radicais livres formados pelas radiações UVA e UVB.[26]

Carnosina

A carnosina (β-alanil L-histidina) é um dipeptídeo sintetizado a partir da β-alanina e da L-histidina pela enzima carnosina sintase. Estudos utilizando culturas de células revelaram que esse dipeptídeo é sintetizado por células musculares, células gliais e oligodendrócitos.

Muitos estudos indicam que a carnosina apresenta ampla gama de funções homeostáticas que, juntas, ajudam a suprimir muitas das alterações bioquímicas em macromoléculas, características dos processos de envelhecimento e também de um grande número de condições patológicas. Existem algumas evidências quanto às propriedades da carnosina que contribuem para sua ação antienvelhecimento, incluindo ação antiglicação, propriedades antioxidantes, ação intensa na melhora de queimaduras, agente anti-inflamatório etc.

Um dos processos macromoleculares relacionados com o envelhecimento é denominado glicosilação proteica não enzimática, atualmente denominada glicação. Esse processo envolve a reação de um açúcar redutor (como a glicose) com um grupamento amino de uma proteína, produzindo um complexo de coloração marrom-amarelada denominado AGE.

A atividade antienvelhecimento da carnosina foi demonstrada no início de 1990. Inicialmente, essa ação era creditada às propriedades antioxidantes desse ativo. Mais tarde, observou-se que a estrutura da carnosina apresentava semelhanças com os sítios proteicos preferenciais nas reações de glicação, demonstrando que esse dipeptídeo apresentava de fato atividade antiglicação. A carnosina inibe a glicação proteica e, subsequentemente, a ligação cruzada e a formação de AGE induzida por uma variedade de compostos (glicose, desoxirribose, frutose e diidroxiacetona, entre outros).

Existem também evidências de que a carnosina exerce ação antioxidante, inibindo a oxidação de lipídios e proteínas. O dipeptídeo é um excelente varredor de radicais livres, atuando sobre radicais hidroxila, as mais danosas espécies reativas de oxigênio potencialmente deletérias, os ânions hipoclorito (OCL) e o peroxinitrito (ONOO).[27]

Pycnogenol®

O extrato do pinheiro bravo (*Pinus pinaster*) consiste em uma combinação de procianidinas, polifenóis e ácidos fenólicos, que pode ser usada oral ou topicamente. Procianidinas são biopolímeros constituídos por unidades de catequinas ou epicatequinas, com comprimentos de cadeia entre 2 e 12 unidades monoméricas.

O Pycnogenol® tem sido usado na medicina tradicional europeia e norte-americana contra doenças inflamatórias e também para o tratamento de queimaduras, entre outras finalidades. Posteriormente, foi demonstrado também que o Pycnogenol® tem excelentes propriedades captoras de radicais livres. Age prolongando a meia-vida do radical ascorbato e protegendo as moléculas do alfatocoferol do estresse oxidativo. Além dessas ações, o Pycnogenol® regenera a rede antioxidante celular, reduzindo também a produção de espécies reativas de oxigênio e nitrogênio. Em relação a esta última ação, observou-se que a liberação de espécies reativas de oxigênio é inibida pelo pré-tratamento de células com extrato de pinheiro-bravo antes do tratamento com fator de necrose tumoral alfa.

Procianidinas e catequinas, constituintes do Pycnogenol®, são inibidores de enzimas que degradam elementos estruturais da pele, como elastina e colágeno. As procianidinas inibem a ação de elastases *in vitro*, ao passo que o colágeno, pré-tratado com catequinas, torna-se resistente à ação das colagenases. Outra ação bem definida foi observada em culturas de células de fibroblastos e linhagens celulares queratinocitárias, nas quais o Pycnogenol® protegeu as células contra o estresse oxidativo. Após aplicação tópica, o extrato preveniu a formação de eritema após a RUV.

A ação anti-inflamatória do Pycnogenol® também é bem documentada. Na inflamação, as espécies reativas de oxigênio desempenham um papel especial como moléculas que contribuem para a agressão celular e processos degenerativos, como a degradação de cartilagens em doenças reumáticas. Nesse contexto, enzimas responsáveis pela degradação da matriz, denominadas metaloproteinases matriciais (MMP), contribuem significativamente para a patogênese de diversas doenças inflamatórias crônicas. As MMP podem ser ativadas por espécies reativas de oxigênio; assim, ambas contribuem ativamente para a rede de reações inflamatórias.[28,29]

CONSIDERAÇÕES FINAIS

O envelhecimento cutâneo está relacionado com o dano provocado pelos radicais livres, que se acumulam durante toda a vida de um indivíduo, provocando modificação nas moléculas ao longo do tempo e em sua capacidade de regeneração. O processo de glicação conduz as células danificadas que aceleram o envelhecimento cutâneo.

A teoria dos radicais livres e a da glicação estão fortemente relacionadas, uma vez que os radicais livres têm participação efetiva no aumento das reações de glicação e, ao atacarem a glicose e/ou as proteínas, criam pontos mais reativos.

Referências

1. Baumann L. Skin aging and its treatment. J Pathol 2007; 2011:241-51.
2. Pageon H et al. Reconstructed skin modified by glycation of the dermal equivalent as a model for skin aging and its potential use to evaluate antiglycation molecules. Experimental Gerontology 2008; 43:584-8.
3. Pillai S et al. Ultraviolet radiation and skin aging: roles of reactive oxygen species, inflammation and protease activation, and strategies for prevention of inflammation-induced matrix degradation – a review. International Journal of Cosmetic Science 2005; 27:17-34.
4. Pompella A. Biochemistry and histochemistry of oxidant stress and lipid peroxidation. International Journal of Vitamin and Nutrition Research 1997; 67(5):289-97.
5. Anderson D. Antioxidant defences against reactive oxygen species causing genetic and other damage. Mutation Research 1996; 350(1):103-8.
6. Cerutti PA. Oxidant stress and carcinogenesis. European Journal of Clinical Investigation 1991; 21(1):1-5.
7. Sies H. Strategies of antioxidant defence. European Journal of Biochemistry 1993; 215(2):213-9.
8. Bianchi MP, Antunes LG. Radicais livres e os principais antioxidantes da dieta. Rev Nutr 1999; 12(2):123-30.
9. Ames BN, Shigenaga MK, Hagen TM. Oxidants, antioxidants, and the degenerative diseases of aging. Proceedings of the National Academy of Sciences of the United States of America 1993; 90(17):7915-22.
10. Witzum JL. The oxidative hypothesis of atherosclerosis. Lancet 1994; 344(8926):793-5.
11. Poulsen HE, Prieme H, Loft S. Role of oxidative DNA damage in cancer initiation and promotion. European Journal of Cancer Prevention 1998; 7(1):9-16.
12. Traber MG. Cellular and molecular mechanisms of oxidants and antioxidants. Mineral and Electrolyte Metabolism 1997; 23(3/6):135-9.
13. Rona C, Berardesca E. Aging skin and food supplements: the myth and the truth. Clinics in Dermatology 2008; 26:641-7.
14. Zussman J, Ahdart J, Kim J et al. Vitamins and photoaging: Do scientific data support their use? Am Acad Dermatol 2010; 63:507-25.
15. Wingerath T, Sies H, Stahl W. Xanthophyll esters in human skin. Arch Biochem Biophys 1998; 355:271-4.
16. Kochevar I, Pathak M, Parrish J. Photophysics, photochemistry and photobiology. In: Freedberg IM, Eisen AZ, Wolff K et al (eds.) New York, 1986.
17. Greenstock C. Radiation-induced aging an induction and promotion of biological damage in free radicals, aging, and degenerative diseases. In: Johnson JE, Walford R et al (eds.) New York: AR Liss Inc, 1986: 197-219.
18. Fuchs J, Huflejt M, Rothfuss L, Wilson D, Carcamo G, Packer L. Impairment of enzymatic and nonenzymatic antioxidants in skin by UVB irradiation. J Invest Dermatol 1989; 93:769-73.
19. Jurkiewicz-Lange B, Buettner G. Electron paramagnetic resonance detection of free radicals in UV-irradiated human and

mouse skin. In: Thiele J, Elsner P (eds.). Oxidants and antioxidants in cutaneous biology: current problems in dermatology. Basel-Karger, 2001:18-25.

20. Monteiro EO, Baumann L. Antioxidantes. In: Costa A. Tratado internacional de cosmecêuticos. Rio de Janeiro: Guanabara Koogan, 2012.

21. Lage D, Costa A. Melasma. In: Costa A. Tratado internacional de cosmecêuticos. Rio de Janeiro: Guanabara Koogan, 2012.

22. Badiglian APL, Silveira VL, Sortino-Rachou AM. Adjuvantes antioncogênicos. In: Costa A. Tratado internacional de cosmecêuticos. Rio de Janeiro: Guanabara Koogan, 2012.

23. Lin JY, Selim MA, Shea CR et al. UV photoprotection by combination topical antioxidants vitamin C and vitamin E. J Am Acad Dermatol 2003;48(6):866-74.

24. Manela-Azulay M, Issa MCA. Vitaminas tópicas. In: Costa A. Tratado internacional de cosmecêuticos. Rio de Janeiro: Guanabara Koogan, 2012.

25. Oblong JE, Bisset DL, Ritter JL, Kurtz KK, Schnicker MS. Effect of niacinamide on collagen synthesis and markers of keratinocyte differentiation. Presented at: The Goth Annal Meeting of the American Academy of Dermatology, 2002, New Orleans.

26. Schwartz JR, Mills KJ. Metais cosmecêuticos. In: Draelos ZD. Cosmecêutico. 2. ed. Rio de Janeiro: Elsevier, 2009:107-16.

27. Hipkiss AR. Carnosine and its possible roles in nutrition and heath. Advances in Food and Nutrion Research 2009; 87-154.

28. Tanja G et al. Antioxydant activity and inhibition of matrix metalloproteinases by matabolites of maritime pine bark extract (Pycnogenol®). Free Radical Biology and Medicine 2004; 36(6):811-22.

29. Rohdewald P. A review of the French Maritime pine bark extract (Pycnogenol®), a herbal medication with a diverse clinical pharmacology. International Journal of Clinical Pharmacology and Therapeutics. 2002; 40(4):158-68.

23

Luteína e a Saúde da Pele e dos Olhos

Sandra Lyon
Dagmar Toledo Lyon
Fernanda Lyon Freire

A pele e os olhos estão constantemente expostos aos danos causados pela exposição ao ambiente e são agredidos pela luz, particularmente a radiação ultravioleta (RUV) e a luz visível.

Essa exposição pode criar espécies reativas de oxigênio, levando ao aparecimento de radicais livres que lesionam as células, causando efeitos nocivos nos queratinócitos e fibroblastos.[1]

As células da pele são protegidas dos danos ambientais por meio de vários mecanismos:

- Pela presença de um sistema antioxidante natural que neutraliza os radicais livres produzidos pela luz solar.
- Pela ação dos melanócitos, células específicas que depositam melanina na pele que, por sua vez, filtra a luz solar.
- Pelo aumento da atividade mitótica da pele em resposta à superexposição ao sol.[2]

Os radicais livres agem continuamente no organismo, podendo desencadear danos celulares e tornar-se os responsáveis pelo desenvolvimento de câncer e doenças crônicas.

Compostos naturais, contendo duplas ligações conjugadas, exercem efeito antioxidante na eliminação de radicais livres. Um exemplo desses compostos consiste nos carotenoides da dieta ou de formulações medicamentosas, os quais podem desempenhar efeito benéfico no organismo humano mediante o sequestro e a extinção desses radicais.[3]

O sistema de defesa antioxidante do organismo é formado por compostos enzimáticos e não enzimáticos, os quais estão presentes tanto no organismo como nos alimentos ingeridos. Dos componentes não enzimáticos de defesa antioxidante, destacam-se alguns minerais (cobre, manganês, zinco, selênio e ferro), vitaminas (ácido ascórbico e vitaminas E e A), taninos (catequinas), bioflavonoides (genisteína e quercetina) e carotenoides (betacaroteno, licopeno e luteína).[4,5]

A luteína, carotenoide diidroxilado pertencente à classe das xantofilas, de coloração amarela, atua como antioxidante, protegendo as células dos danos oxidativos e, consequentemente, reduz o risco de desenvolvimento de algumas doenças crônicas degenerativas, uma vez que o estresse oxidativo e a atuação dos radicais livres são os principais fatores associados à iniciação e à propagação do desenvolvimento dessas doenças.[6]

A luteína e a zeaxantina apresentam estrutura química muito similar, o que torna difícil distingui-las analiticamente. Ambas contêm o mesmo número de ligações duplas na cadeia, porém há uma diferença na posição de uma dessas duplas ligações no anel (Figura 23.1). Essa diferença faz da zeaxantina um melhor antioxidante por apresentar uma dupla ligação conjugada a mais que a luteína.[7]

A atividade antioxidante da luteína consiste na inativação dos radicais livres, na complexação de íons metálicos ou na redução dos hidroperóxidos.[8] Por exercer funções antioxidantes em fases lipídicas, bloqueia os radicais livres que danificam as membranas lipoproteicas.[5]

FONTES DE LUTEÍNA

Os carotenoides da dieta humana são encontrados em plantas, onde estão localizadas nas raízes, folhas, brotos e flores e, em menor quantidade, em produtos avículas e derivados de algas.

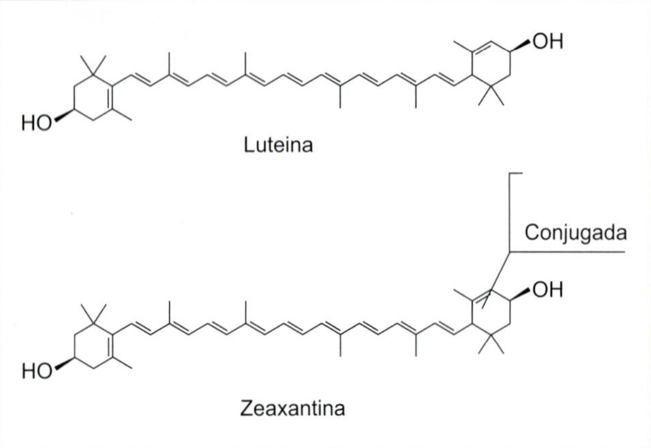

Figura 23.1 Estrutura química da luteína e da zeaxantina.

A luteína é abundante em hortaliças de folhas verdes, principalmente em espinafre, couve, acelga, rúcula, mostarda, agrião e brócolis. Em menor quantidade, pode ser encontrada em frutas e hortaliças como kiwi, laranja, milho e pimenta.

Constitui um dos carotenoides principais das frutas tropicais, como camu-camu e pequi. Está presente em boa quantidade em vegetais não convencionais, de consumo regionalizado, como ora-pro-nobis, serralha, almeirão e taioba. Quiabo, pimentão, jiló, vagem e repolho não fontes de luteína.[9-11] Alguns alimentos podem ser enriquecidos com luteína extraída de flores de tagetes e de calêndula, como bebidas lácteas, molhos, iogurte e sorvetes.[12]

De todos os carotenoides presentes no plasma humano, como luteína, zeaxantina, betacaroteno, licopeno, alfacaroteno e criptoxantina, somente a luteína e a zeaxantina se encontram depositadas no globo ocular na retina e mácula, constituindo o pigmento macular (PM). A luteína é, assim, o antioxidante predominante no olho, protegendo os tecidos da oxidação ao filtrar a luz azul (comprimento de onda de 400 a 500nm) e ao neutralizar os radicais livres. O organismo não produz luteína, mas pode obtê-la da dieta por meio de suplementos dietéticos.

LUTEÍNA E A SAÚDE DA PELE

A luteína apresenta importante papel antioxidante, exercendo seu efeito fotoprotetor das seguintes maneiras:
- Reage contra a proliferação celular induzida pela RUV.[13]
- Diminui a inflamação e a imunossupressão induzida pela RUV.[14]
- Inibe a fotocarcinogênese.[15]

A suplementação da luteína reduz a peroxidação lipídica e aumenta a elasticidade da pele, aumentando também os lipídios superficiais e, simultaneamente, a hidratação. Ocorre diminuição da geração das espécies reativas de oxigênio (ROS).[16]

As RUV agem sobre a pele, reduzindo a capacidade antioxidante, e a luteína tem se mostrado eficaz na redução do risco de lesões das células ao estresse oxidativo ao induzir os efeitos da radiação UVB com diminuição da reação inflamatória aguda.[17]

Os comprimentos de onda da luz visível também são capazes de produzir radicais livres na pele.

Isso significa que a pele é exposta aos danos causados pela luz a todo instante, independentemente de o indivíduo estar ou não ao ar livre. Além disso, como o comprimento de luz azul parece ser aproximadamente 100 vezes mais eficaz na produção de radicais livres do que os comprimentos de onda menos energéticos de luz vermelha, observa-se uma necessidade importante de prover proteção para a pele contra os comprimentos de onda potencialmente nocivos da luz azul visível, de aproximadamente 400 a 500nm.

Mesmo os melhores agentes de proteção solar disponíveis não são capazes de fornecer proteção significativa contra os comprimentos de onda visíveis.

A luteína demonstra ser capaz de absorver os comprimentos de onda da luz azul visível na pele, reduzindo possíveis danos.[18,19]

Assim, a luteína é importante antioxidante contra o envelhecimento cutâneo causado pelos radicais livres, que são formados pela exposição excessiva à radiação e capazes de provocar alteração no DNA das células, principalmente dos melanócitos (células de pigmentação) e dos fibroblastos (células responsáveis pela produção de colágeno).

LUTEÍNA E A SAÚDE DOS OLHOS

No centro da retina, região de elevada acuidade visual, é possível a visualização de uma mancha amarela chamada mácula, pigmento da retina responsável pela visão nítida das imagens (Figura 23.2). Sua cor amarela explica-se pela presença de luteína e zeaxantina, os dois únicos carotenoides presentes no olho, em quantidade muito maior do que em qualquer outro tecido humano.[20]

O pigmento da mácula protege a retina. De maneira seletiva, a mácula concentra luteína e zeaxantina em uma fina camada de tecido retiniano que cobre essa área do olho.[7]

A degeneração macular relacionada com a idade (DMRI) é uma doença ocular grave capaz de causar cegueira nas pessoas com mais de 65 anos de idade.[21] A DMRI atinge a capacidade visual, causando redução da clareza visual, podendo ainda resultar em perda da visão.

Pessoas com degeneração macular vão perdendo a visão central e enxergando com se houvesse uma mancha no centro da imagem focada, o que dificulta a leitura. No

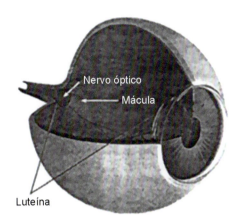

Figura 23.2 Pigmentos maculares no olho humano. (*Fonte*: adaptada de Alves-Rodrigues e Shao, 2004.)

entanto, sua visão periférica fica preservada, fato pelo qual a DMRI é conhecida como visão periférica.[21]

À medida que as células da mácula se deterioram, a acuidade visual começa a ser alterada. Os objetos diante dos olhos começam a mudar de forma, tamanho ou cor e parecem se movimentar, ou até mesmo desaparecem. Não é possível ver as imagens centrais porque a DMRI pode evoluir para uma área de cegueira, afetando a qualidade de vida.[22]

A DMRI pode apresentar-se de duas formas: DMRI seca ou não neovascular e DMRI úmida ou neovascular. Na degeneração do tipo seca, a parte central da retina começa a ficar distorcida, pigmentada e afilada. Na degeneração úmida, a retina pode desaparecer e não poderá ser recuperada, dando a impressão de existir um buraco no centro da retina.[7,9]

O mecanismo de proteção da retina pela luteína e a zeaxantina é decorrente da limitação do estresse oxidativo e de sua capacidade de filtrar a luz azul danosa aos tecidos.[9] A luteína e zeaxantina absorvem de 20% a 90% da luz azul incidente na retina, reduzindo a extensão do dano fotoxidativo. Os pigmentos maculares estão diretamente envolvidos na quebra de propagação da oxidação dos radicais peróxidos e interceptação do oxigênio singlete.[23,24]

A luz azul na retina provoca erros, que encabeçam a peroxidação das membranas lipídicas. A baixa concentração de luteína e zeaxantina na região ocular aumenta o risco de DMRI. Por se tratar de uma doença irreversível, a prevenção da DMRI com o consumo de luteína e zeaxantina é muito importante.[9] A suplementação de 40mg/dia de luteína pode melhorar a acuidade visual e aumentar o campo de visão central dos pacientes com DMRI, elevando a pigmentação macular em 20% a 40%.[19,25]

Em indivíduos fumantes, a concentração de luteína e zeaxantina no soro é cerca de 14% menor, e é menor a densidade desses pigmentos na mácula.[26]

Além da DMRI, a suplementação alimentar com luteína tem apresentado efeitos positivos no controle da catarata, da retinopatia diabética e da retinite pigmentosa.[27-29]

A catarata provoca a opacificação do cristalino por várias etiologias, como traumática, congênita, por uso de medicamentos e pela idade. A causa mais comum é a catarata senil, que acomete cerca de 50% das pessoas com mais de 60 anos de idade. A turvação progressiva do cristalino interfere na absorção de luz que chega à retina, causando visão progressivamente borrada.[30]

A retinopatia diabética é causa importante de cegueira, a qual se deve à maior produção de radicais livres e à redução dos sistemas de defesa antioxidante. O diabetes pode causar dois tipos de alteração: a retinopatia não proliferativa, e a retinopatia proliferativa. Na retinopatia não proliferativa os pequenos capilares da retina se rompem e extravasam sangue, causando pequenas hemorragias retinianas que podem distorcer o campo visual, próximas da mácula, borrando a visão. Na retinopatia proliferativa, a neoformação de vasos sanguíneos pode levar a sangramento no interior da cavidade vítrea, causando descolamento da retina. A retinopatia proliferativa pode levar à cegueira total.[9]

A retinite pigmentosa consiste em uma degeneração ocular rara, caracterizada pela atrofia dos fotorreceptores da retina, responsáveis pela visão em condições de baixa luminosidade. Essa disfunção leva ao prejuízo da visão noturna. Ao longo do tempo, ocorre perda gradual da visão periférica.

Na retinite pigmentosa avançada, o indivíduo apresenta uma pequena área central de visão e pouca visão periférica, denominada visão em túnel. A suplementação com luteína tem sido recomendada para retardar o processo degenerativo e melhorar a acuidade visual.[26,31]

A retinite pigmentosa pode ser típica ou se apresentar associada ao diabetes, à obesidade ou ao uso de medicamentos.

OUTRAS PROPRIEDADE DA LUTEÍNA

A luteína destaca-se na prevenção do câncer. O processo carcinogênico é caracterizado por um estado oxidativo crônico. A luteína e outros antioxidantes podem reduzir o risco de câncer ao inibir os danos oxidativos do DNA.[32]

A aterosclerose é uma doença anti-inflamatória crônica que evolui com formação de placas no interior das artérias, os ateromas, os quais ocluem os vasos e levam a síndromes isquêmicas graves, como o infarto agudo do miocárdio. A luteína tem a propriedade de proteger o endotélio das lipoproteínas de baixa densidade (LDL), as quais lesionam o endotélio com a oxidação. O efeito protetor dos carotenoides está associado à redução da oxidação do LDL, do estresse oxidativo e da formação de plaquetas. A ingestão de luteína protege o organismo do desenvolvimento da aterosclerose precoce.[33,34]

CONSIDERAÇÕES FINAIS

A luteína é um poderoso antioxidante que protege as células de pele: lipídios, aminoácidos, proteínas, ácidos nucleicos e DNA e previne o dano oxidativo causado pela produção excessiva de radicais livres oriundos da RUV e da luz azul, além de aumentar a hidratação, a elasticidade e a quantidade de lipídios da pele, oferecendo proteção contra o envelhecimento, além de prevenir o melasma.

Como o ser humano não apresenta a capacidade de sintetizar os carotenoides, é necessária uma dieta de vegetais ricos em luteína (couve, rúcula, agrião, mostarda, acelga, espinafre e brócolis) e, se necessário, a suplementação com luteína, 10mg/dia.

Referências

1. Kochevar I, Pathak M, Parrish J. Photophysics, phtochemistry and photobiology. In: Freedberg IM, Eisen AZ, Wolf K et al. (eds).
2. Greenstock C., Radiation-induced aging an induction and promotion of biological damage in free radicals aging and degerative diseases. In: Johnson JE, Walford R et al. (eds.) New York, 1986:197-19.
3. Fontana JD et al. Carotenóides cores atraentes e ação biológica. Disponível em: HTTP//www.herbario.com.br
4. Carvalho LS. Distribuição qualitativa de carotenóides e seus metabólitos em tecidos oculares. Dissertação (Mestrado em Ciência e Tecnologia de Alimentos). Centro de Ciências Exatas, Universidade Federal de Viçosa, 2000.
5. Shami NJIE; Moreira EAM. Licopeno como agente antioxidante. Rev Nutr Campinas abr./jun. 2004; 17(2):227-36.
6. El-Agamey A et al. Carotenoid radical chemistry and antioxidant/pro-oxidant properties. Arch Biochem Biophys 2004; 430:37-48.
7. Licopeno, luteína e zeaxantina: mais do que potentes antioxidantes. Aditivos e Ingredientes 2003; 24:48-61.
8. Polyakov NE et al. Carotenoids as scavengers of free radicals in a fenton reaction: antioxidants or pro-oxidants? Free Radical Biol Med 2001; 31(3):398-404.
9. Stringheta PC, Nachtigall AM, Oliveira TT, Ramos AM, Santana HMP, Gonçalves MPJC. Luteína: propriedades antioxidantes e beneficas à saúde. Alim Nut, Araraquara, abr/jun, 2006; 17(2):229-38.
10. Rodriguez-Amaya DB. A guide to carotenoid – Analysis in foods. Washington, D.C: International Life Sciences Institute, 2001, 24p.
11. Azevedo-Meleiro CH, Rodriguez-Amaya DB. Confirmation of the indentity of the carotenoids of tropical fruits by HPLC-DAD and HPLC-MS. J Food Comp Anal 2004; 17:385-96.
12. Alves-Rodrigues A, Shao A. The science behind lutein. Toxicol Lett 2004; 150:57-83.
13. Terao J et al. Lipid hydroperoxide assay for antioxidant activity of carotenoids. In: Packer L (ed.) Methods in enzymology 1992; 312:454-60.
14. Granstein RD, Faulhaber D, Ding W. Lutein inhibits UV-B radiationinduced tissue swelling and suppression of the induction

of contact hypersensitivity (CHS) in the mouse. The Society of Investigative Dermatology, 62nd Annual Meeting, Washington D.C., 2001:497.
15. Chen J, Wu A, Pathak M et al. Dietary lutein and zeaxanthin partially prevent UVB-induced skin carcinogenesis in SKH-1 hairless mouse model. The Society of Investigative Dermatology 63rd Annual Meeting, Los Angeles, CA, Abstract , 767, 2002.
16. Lee EH, Faulhaber D, Hanson KM et al. Dietary lutein reduces ultraviolet radiation-induced inflammation and immunosuppression. J Invest Dermatol 2004; 122:510-7.
17. O'Connor I, O'Brien N. Modulation of UVA light-induced oxidative stress by beta-carotene, lutein and astaxanthin in cultured fibroblasts. J Dermatol Sci 1998; 16:226-30.
18. Ham Jr W, Mueller H, Sliney D. Retinal sensitivity to damage from short wavelengths of light. Nature 1976; 260:153-5.
19. Landrum J, Bone R. Lutein, zeaxanthin, and the macular pigment. Arch Biochem Biophys 2001; 385:28-40.
20. Yeum K et al. Measurenent of carotenoids, retinoids, and tocopherol in human lenses. Invest. Ophthalmol Visual Sci 1995; 36(13):2756-61.
21. Southon S, Faulks R. Carotenoids in food: bioavailability and functional benefits. In: Phytochemical functional foods. Chicago: Woodhead CRC LLC, 2003.
22. Krinsky NI, Jonhson EJ. Carotenoid actions and their relation to health and disease. Mol Aspects Med 2005; 26:459-516.
23. Bone RA et al. Macular pigment in donor eyes with and without AMD: a case-control study. Invest Ophtlamol Visual Sci 2001; 42(1):234-40.
24. Deli J et al. Epimerisation of lutein to 3'-epilutein in processed foods. Bioorg Med Chem Lett 2004; 14:925-8.
25. Kruger CL et al. An innovative approach to the determination of safety for a dietary ingredient derived from a new source: case study using a crystalline lutein product. Food Chem Toxicol 2002; 40:1535-49.
26. Alberg AJ. The influence of cigarette somoking on circulating concentrations of antioxidant micronutrients. Toxicology 2002; 180:121-37.
27. Aleman TS et al. Macular pigment and lutein supplementation in retinitis pigmentosa and usher syndrome Invest. Ophthalmol Vis Sci 2001; 42:1873-81.
28. Brow L et al. A prospective study of carotenoid intake and risk of cataract extraction in us men. Am J Clin Nutr 1999; 70:517-24.
29. Miranda M et al. Oxidative stress in a model for experimental diabetic retinopathy: treatment with antioxidants. Arch Soc Esp Oftalmol 2004; 79:289-94.
30. Dagnelie G, Zorge I, McDonald TM. Lutein improves visual function in some patients with retinal degeneration: a pilot study via the internet optometry. 2000; 71:147-67.
31. Mares-Perlaman JA et al. Lutein and zeaxanthin in the diet and serum and their relation to age-related maculopathy in the Third National Health and Nutrition Examination Survey. Am J Epidemiol 2001; 153:424-34.
32. Silva CRM, Naves MMV. Suplementação de vitaminas na prevenção do câncer. Rev Nutr Campinas 2001; 14(2):135-43.
33. Duque FLV. Arteriosclerose: aterogênese e fatores de risco. Disponível em hhtp//www.arterioesclerose.med.br/revista/sbacurj/1998.

PARTE VIII

PELE SENSÍVEL

24

Pele Sensível

Sandra Lyon

Pele sensível corresponde a um conjunto de sintomas e sinais sensoriais, como desconforto facial, queimação, prurido relacionado com mudanças de temperatura ou uso tópico de substâncias que normalmente são bem toleradas.

Pele sensível é a pele que apresenta como característica presença maior grau de sensibilidade, reagindo facilmente a estímulos físicos e químicos, o que provoca irritações, alergias e outras complicações. Essa sensibilidade é representada por disfunção da barreira epidérmica.[1]

Existem três tipos de sensibilidade:
- **Induzida:** que recebe influências de fatores externos, como uso de cosméticos inadequados, alimentos, mudanças climáticas, ingestão de medicamentos, *peeling*, *laser*, disfunção endócrina e doenças autoimunes.
- **Hereditária:** representada por processos atópicos.
- **Idiopática:** presença de rubor a qualquer estímulo.[2]

MANIFESTAÇÕES CLÍNICAS DA PELE SENSÍVEL

A pele sensível é caracterizada por sintomas subjetivos neurossensoriais (coceira, ardor, calor), quimiossensoriais (induzidos por substâncias químicas) e psicológicos.

De acordo com a classificação de Mills & Berger, de 1991, existem quatro categorias de pele sensível:
- **Portadores de doenças crônicas dermatológicas:** dermatite atópica, dermatite seborreica e rosácea.
- **Portadores de doenças dermatológicas inaparentes:** como atópicos que apresentam pele xerótica e descamativa.
- **Portadores de lesões sequelares de queimadura, traumas por agentes agressivos externos ou dermatite de contato de natureza alérgica.**

- **Indivíduos que apresentam sensações anormais e desagradáveis na pele sem relato de agentes tópicos.[3]**

Os indivíduos de pele sensível apresentam diferentes graus de sensibilidade:
- Peles muito sensíveis que reagem a muitos fatores endógenos e exógenos, com sintomas agudos e crônicos e componente sensorial importante.
- Reatores ambientais: pele clara, fina e seca, que tende a ficar ruborizada (*blush* ou *flush*) a partir de mudanças ambientais.
- Reatores cosméticos: reativos transitórios a algum agente específico ou produto indeterminado.[4]

Os fatores que desencadeiam sensibilidade na pele são: frio, calor, estresse, exposição solar, vento, uso de sabonetes, banhos, cosméticos e atrito.[1,2]

Na fisiopatologia da pele, considera-se o desenvolvimento do aumento da permeabilidade do estrato córneo associado à exacerbação da resposta neuroimunoendocrinológica da pele.

Há a penetração anormal de substâncias na pele em decorrência da disfunção da barreira cutânea, desencadeando uma reação inflamatória não específica.

O principal mecanismo utilizado pelas células epidérmicas para ativar e participar da resposta imunológica e inflamatória consiste na produção de citocinas pelos queratinócitos, melanócitos e células de Langerhans.

Entre os estímulos ambientais estão os carcinógenos, a radiação ultravioleta e agentes químicos que induzem os queratinócitos a produzirem as citocinas. A diminuição do limiar de tolerância da pele leva às inflamações cutâneas e aos sintomas clínicos da pele sensível, como prurido, ardor e sinais neurossensoriais.[4]

CUIDADOS COM A PELE SENSÍVEL

São necessários cuidados gerais especiais, alimentares, medicamentosos, ambientais e locais para os portadores de pele sensível. Recomenda-se a redução ao mínimo do consumo de bebidas alcoólicas e alimentos picantes e muito condimentados.

Torna-se necessário evitar mudanças bruscas de temperatura, que podem romper vasos capilares, produzindo rubor na pele.

Devem ser evitados ambientes quentes e úmidos, sobretudo saunas e banhos a vapor.

A limpeza da pele deve ser realizada com produtos suaves que não agridam a epiderme. A forma cosmética ideal é a emulsão. As emulsões A/O são indicadas para as peles muito secas, utilizando-se veículos de textura oleosa, como óleo mineral e petrolato. As emulsões emolientes com veículos fluidos A/O do tipo umectantes são evanescentes e bem toleradas. Podem ser utilizados ativos com efeito anti-inflamatório, como bisabolol, alantoína e polifenóis, como chá-verde.[4,5]

As substâncias proteicas que atraem água, como colágeno, elastina, ácido hialurônico e ceramidas, têm a capacidade de absorver água e melhorar a aparência da pele.

Entre os principais ativos despigmentantes podem ser utilizados arbutin, adenin, antipollon HT e aqua licorice PT, por produzirem pouca irritação ou sensibilização.

A remoção de maquiagem de peles sensíveis exige o uso de demaquilantes especiais que eliminem a base sem fricção, para não induzir eritema.[2,4,5]

As loções tonificantes devem ser evitadas com veículos alcoólicos ou que contenham mentol, eucalipto ou cânfora. Estão indicadas as águas termais, que proporcionam frescor e têm ação descongestionante.[2,5,6]

Os protetores solares devem ser formulados em base de gel ou emulsões (água/óleo) muito leves, sem fragrância.

A maquiagem é um fator importante em caso de eritema facial relevante, utilizando bases fluidas, siliconadas e hipoalergênicas.

O cuidado adequado da pele sensível aumentará sua resistência às agressões externas, melhorando sua aparência e tornando-a saudável.[2,5,6]

CONSIDERAÇÕES FINAIS

A pele sensível é muito vulnerável a agentes externos, produzindo desconforto, sobretudo na face, com eritema e prurido. Essa sensibilidade, representada por disfunção da barreira epidérmica, exige cuidados especiais e o uso de produtos com princípios ativos leves, sendo os resultados terapêuticos, muitas vezes, medíocres ou irrelevantes.

Referências

1. De Lacharriere O, Baverel M, Reichel L et al. Sensitive skin: an epidemiological study. Br J Dermatol 2001; 145:258-63.
2. Piquero-Casals V, Castro-Castro A, Piquero-Martin J. Pele sensível. In: Costa A. Tratado Internacional de Cosmecêuticos. Rio de Janeiro: Guanabara-Koogan, 2012:665-669.
3. Mills OH, Berger RS. Defining the susceptibility of acne-prone and sensitive skin populations to extrínsic factors. Dermatol Clin 1991; 1:93-8.
4. Torloni LBO, Dieamant GC. Pele sensível. In: Costa A. Tratado Internacional de Cosmecêuticos. Guanabara-Koogan, Rio de Janeiro, 2012:117-123.
5. Draelos ZD. Cosmetic seletion in the sensitive-skin: an epidemiological study. Dermatologic Therapy 2001; 14:94-9.
6. Draelos ZD. Sensitive skin: perceptions, evaluation and treatment. Am J Contact Dermatol 1997; 8:68-78.

25

Flushing

Sandra Lyon

O *flushing* consiste no eritema permanente ou transitório anatomicamente mais sintomático na face e na porção superior do tronco. Pode ser fisiológico ou um componente da rosácea, podendo ainda ser desencadeado por fármacos, alimentos, por mediadores vasoativos da síndrome carcinoide ou, ainda, ter origem sistêmica.[1]

O *flushing* fisiológico deve ser avaliado pelo histórico e dividido em duas categorias: o *flushing* úmido tem origem autônoma, enquanto o seco tem como origem fatores externos e está relacionado com o uso de medicamentos e outros agentes que atuam diretamente na rede vascular.[2]

Causas de *flushing* e síndrome de *flushing*:[3]

- **Medicamentos substanciais que provocam *flushing*:**
  - Dissulfiram com ingestão de etanol.
  - Clorpropamida com ingestão de etanol.
  - Metronidazol com ingestão de etanol.
  - Inibidores da enzima conversora da angiotensina (ramipril, captopril).
  - Bloqueadores do canal de cálcio (verapamil, nifedipina).
  - Antagonistas receptores 5HT3 (odansetran).
  - Betabloqueadores 3 (fluvoxamina).
  - Ácido nicotínico.
  - Niacina.
  - Nitratos (isossorbina GTN).
  - Sildenafil.
  - Etanol.
  - Prostaciclina.
  - Prostaglandina E.
- **Alimentos/substâncias que provocam *flushing*:** álcool, berinjela, abacate, banana, chocolate, noz, kiwi, abacaxi, ameixa, vinho tinto, tomate e alimentos condimentados.
- **Síndrome carcinoide:** a síndrome carcinoide está associada a sintomas como *flushing* e diarreia, e a mediadores vasoativos, como 5-hidroxitriptamina, serotonina, prostaglandinas, gastrina, motitin, somatostatina, calcitonina, polipeptídeo pancreático e taquiquininas (substância P e neuropeptídeo K).
- **Causas sistêmicas do *flushing*:** envenenamento por peixe escombrídeo, alimentação, gustativa, mastocitose, carcinoide, carcinoma medular da tireoide, tumores pancreáticos, incluindo insulinemia, síndrome de Poems e hormônios (androgênios, estrogênios e menopausa).

TRATAMENTO

No tratamento, é importante determinar a causa e evitar os eventos desencadeadores. Algumas formas de *flushing* respondem a salicilatos e anti-inflamatórios não esteroides. A pentoxifilina e agentes betabloqueadores podem ser utilizados com benefício. A brimonidina 0,33% em gel tópico tem mostrado boa eficácia. A duração do tratamento é variável e constitui um desafio clínico.[3]

CONSIDERAÇÕES FINAIS

O *flushing* é uma ocorrência bastante comum em muitos pacientes. Trata-se de um sintoma que desafia o tratamento. Apenas parte da população apresenta sintomas de *flushing* regularmente como um componente de sua fisiologia. Devem ser avaliados o histórico, a periodicidade ou cronicidade do processo, estímulos desencadeadores e possíveis causas, para que seja instituído o tratamento, o qual, muitas vezes, não é responsivo, uma vez que o tratamento do *flushing* e da síndrome de *flushing* constitui um desafio.

Referências

1. Wilkin JK. The red face: flushing disorders. Clin Dermatol 1993; 11:211-23.
2. Mooney E. The flushing patient. Int J Dermatol 1985; 24:549.
3. Millikan LE. Flushing e síndrome de flushing. In: Ramos-e-Silva M; Castro MCR. Fundamentos de dermatologia. Rio de Janeiro: Atheneu, 2010.

PARTE IX

ERUPÇÕES ACNEIFORMES

26

Acne

Rozana Castorina da Silva

A acne é uma doença inflamatória crônica da unidade pilossebácea, caracterizada pela presença de comedos abertos e fechados, pápulas, pústulas, cistos e, muitas vezes, com formação de cicatrizes.

HISTÓRICO

O termo acne foi empregado pela primeira vez no século VI D.C., por Aetius Amidenus, médico do imperador Justiniano.[1] Durante toda a história da medicina foram registradas muitas definições e propostas de tratamento para a acne. No século XIX, médicos ingleses relacionaram a acne a distúrbios gástricos e propuseram terapêuticas para a regressão das manifestações cutâneas.[2]

Atualmente, a acne constitui doença comum que acomete milhões de pessoas, envolvendo morbidade psicossocial, porque a gravidade da acne está relacionada com a diminuição das atividades sociais e do rendimento escolar e ao aumento do desemprego.[3-5]

ACNE VULGAR

Uma das dermatoses mais frequentes, apresenta lesões evidentes, polimorfas, de intensidade variável, que surgem na puberdade em quase todos os jovens de ambos os sexos. Sem tratamento adequado, deixa cicatrizes inestéticas e indeléveis.

Afecção de folículos pilossebáceos que contém uma glândula sebácea hipertrofiada e pelo fino rudimentar, localiza-se na face e na região anteroposterior do tórax.[6]

Etiopatogenia

Herança

- O tamanho da glândula sebácea, sua atividade na puberdade e a queratinização anômala folicular podem ter influência genética.
- Caráter autossômico dominante.
- Se ambos os pais têm acne, a possibilidade de aparecimento é de 50%, com gravidade variável.[7]

Distúrbio da queratinização folicular

Há queratinização infundibular anômala, com hiperqueratose, a qual produz obstrução do orifício folicular, levando à formação do comedo:

Microcomedo
↓
Comedo fechado
↓
Comedo aberto

No início, há o microcomedo (invisível clinicamente), constituído por corneócitos no infundíbulo. O acúmulo de corneócitos leva à formação do comedo fechado ou cravo branco (lesão esférica, semelhante ao milium, com orifício central pouco visível). O acúmulo de corneócitos e *sebum* ocasiona a formação do comedo aberto ou cravo preto.[8]

Hipersecreção sebácea

Consiste no segundo fator fundamental para o desenvolvimento da acne. O desenvolvimento das glândulas sebáceas ocorre na puberdade, em virtude da ação dos andrógenos (testosterona e seus derivados).

Mecanismos

- Há hipersecreção da glândula sebácea ao estímulo androgênico (fatores genéticos ou constitucionais). A pele acneica converte em maior grau a testosterona em deidrotestosterona, que é o hormônio ativo.[9]

  Assim, a terapêutica é direcionada para o uso de:
  – Estrogênios em altas doses: diminuem a atividade das glândulas sebáceas.
  – Antiandrogênios: ciproterona, bloqueia os receptores androgênios da glândula sebácea.
  – Isotretinoína: é o agente eletivo atual para o tratamento da acne, com ação direta sobre a glândula sebácea e a queratinização folicular.
- Por aumento dos androgênios circulantes, por exemplo, a síndrome SAHA (seborreia, acne, hirsutismo e alopecia) e síndromes virilizantes (Cushing e iatrogenia). É um mecanismo mais raro.[10,11]

Bactérias

A população bacteriana da face é formada por: *Propionibacterium acnes*, *P. granulosum* e *P. parvum*, que se localizam na porção profunda do folículo pilossebáceo.

O ciclo da doença consiste em: retenção sebácea → proliferação → hidrólise dos triglicérides do *sebum* → ácidos graxos → irritantes da parede folicular e sua queratinização → processo inflamatório com anticorpos, linfócitos, neutrófilos, macrófagos e linfocinas.

Os *Staphylococci epidermidis* produzem lipase e agravam o quadro.[12,13]

Outros fatores, como tensão emocional, ciclo menstrual, alimentos e medicamentos, podem agravar o quadro de acne.

Manifestações clínicas

O quadro clínico é polimorfo, caracterizado por comedos, pápulas, pústulas, nódulos e abscessos localizados na face, nos ombros e na porção superior do tórax, geralmente associado a seborreia.[14]

Classificação da acne

- Acne comedônica ou grau I: acne não inflamatória.
- Acne papulopustulosa ou grau II: acne inflamatória.
- Acne nódulo-abscedante ou grau III.
- Acne *conglobata* ou grau IV.
- Acne fulminante ou grau V.[9]

Acne grau I

Há a presença de comedos, sem sinais inflamatórios. Pode haver algumas pápulas e raras pústulas. Existem três tipos de comedos:

- **Microcomedo:** acúmulo de corneócitos no infundíbulo, levando à dilatação folicular. Queratose folicular na fronte ou no dorso do nariz e no início da puberdade.
- **Comedo aberto ou cravo preto:** resulta do acúmulo de corneócitos e *sebum* e da colonização do *P. acnes*. A cor escura é derivada da presença de melanina. À luz de Wood, encontra-se cor vinho, em razão da produção de porfirina pelo *P. acnes*.
- **Comedo fechado ou cravo branco:** decorrente do acúmulo de corneócitos no infundíbulo, apresenta-se de forma esférica, com ou sem orifício visível no centro, esbranquiçado ou da cor da pele, semelhante ao milium. Pela espremedura, extrai-se massa esbranquiçada (Figura 26.1).[9]

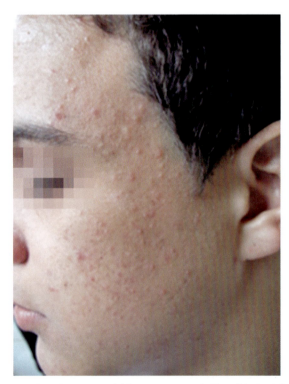

Figura 26.1 Acne grau I (*Fonte*: acervo da Dra. Maria Juliana Saraiva de Almeida.)

Acne grau II

Presença de comedos abertos, pápulas, com ou sem eritema, e pústulas. O quadro apresenta intensidade variável, com reação inflamatória de leve a intensa. A seborreia também está presente (Figura 26.2).[9]

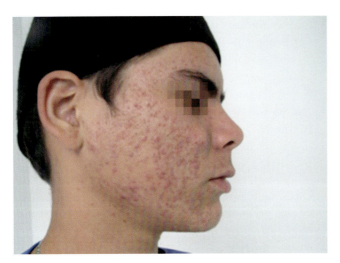

Figura 26.2 Acne grau II (*Fonte*: acervo da Dra. Maria Juliana Saraiva de Almeida.)

Acne grau III

Há comedos abertos, pápulas, pústulas e seborreia. Reação inflamatória em virtude da ruptura da parede folicular e colonização de bactérias, que atinge a profundidade dos pelos, formando nódulos furunculoides. Estes eliminam queratina e pus, impropriamente chamados de cistos (Figura 26.3).[9]

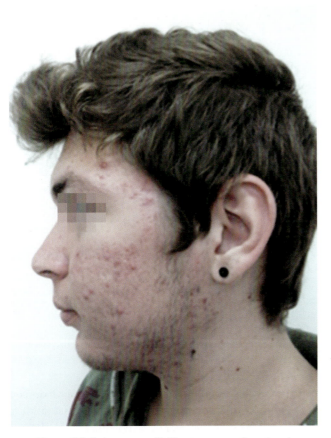

Figura 26.3 Acne grau III (*Fonte*: acervo da autora.)

Acne grau IV

Forma grave de acne, caracteriza-se pela acne grau III associada a nódulos purulentos numerosos e grandes, formando abscessos e levando a bridas e lesões queloidianas. Comum nos homens, acomete face, tórax e até mesmo a região glútea. Constitui a acne *conglobata* (Figura 26.4).[9]

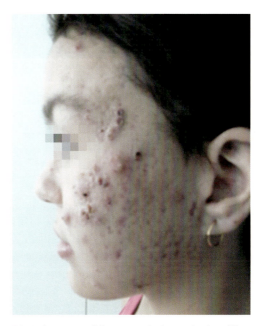

Figura 26.4 Acne grau IV em uso de isotretinoína. (*Fonte*: acervo da autora.)

Acne grau V

Forma rara em nosso meio, caracteriza-se por acne *conglobata* associada a sintomas sistêmicos com febre súbita, leucocitose, poliartralgia, eritema, necrose ou hemorragia em algumas lesões. É denominada acne *fulminans*. Ao exame histopatológico, ocorre vasculite leucocitoclástica (Figura 26.5).[9]

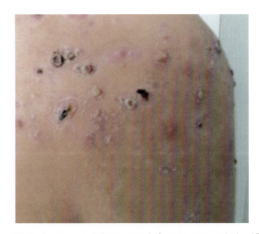

Figura 26.5 Acne *conglobata* com infecção secundária. (*Fonte*: acervo da autora.)

Melanodermias e cicatrizes residuais

A acne pode ocasionar manchas residuais por traumatismo em peles tipos III e IV. A acne *conglobata* deixa cicatrizes deformantes, com bridas, fibroses e lesões queloidianas.

Diagnóstico

As lesões da acne são muito comuns e características, não necessitando de diagnóstico diferencial. Podem, no entanto, ser diferenciadas de rosácea, pioderma facial e erupções acneiformes.[15]

Tratamento

O tratamento é realizado em três períodos.

Primeiro período

Antes do uso de antibióticos e quimioterápicos, procede-se à terapia tópica: loções desengordurantes, antissépticas, preparações esfoliantes (enxofre, ácido salicílico, resorcina), retirada de comedos, aplicações de ultravioleta etc. Esses recursos eram usados continuadamente por anos até a cura da acne após a adolescência. Nas formas resistentes, a radioterapia já foi abandonada.

Segundo período

Nesse período são usados fármacos e antibióticos tópicos e sistêmicos, que promovem o controle da erupção sem a cura definitiva da acne. Têm indicação no tratamento da acne comedônica não inflamatória e da forma papulopustulosa:

- **Acne grau I:**
  - Tretinoína a 0,05%, aplicada à noite e retirada pela manhã. Evitar a exposição solar.
  - Isotretinoína a 0,05% tem substituído a tretinoína por ser menos irritante e tão efetiva quanto.
  - Ácido azelaico a 15%, duas vezes ao dia, é a segunda escolha, e pode ser usado nas gestantes.
  - Extração manual de comedos abertos não é necessária, havendo melhora temporária e risco de infecção. Os comedos fechados podem ser abertos com agulha ou eletrocautério.
- **Acne grau II:**
  - Peróxido de benzoíla de 2,5% a 10%, uma ou duas vezes ao dia, é o tratamento de escolha. Reações adversas: irritação e sensibilização.
  - Antibióticos tópicos: eritromicina a 2% em solução ou gel e clindamicina a 1% em solução alcoólica.
  - Antibióticos sistêmicos: utilizados quando o tratamento tópico é ineficaz. Tetraciclina, 500mg, duas vezes ao dia, 30 minutos antes ou 2 horas e meia depois das refeições. Contraindicada na gravidez.[16,17]

- **Outras opções:**
  - Estearato de eritromicina, 500mg duas vezes ao dia, também longe das refeições.
  - Azitromicina, 500mg uma vez ao dia por 3 dias. Interromper por 7 dias e repetir cinco pulsos.
- **Antibiótico de escolha para a administração com a isotretinoína:**
  - Minociclina ou doxiciclina 100mg/dia.
  - Sulfametoxazol-trimetoprima, 400/80mg, duas vezes ao dia. Usar por 2 a 4 meses e reduzir as doses quando houver melhora superior a 80%. Os tratamentos com medicação tópica ou antibióticos não curam a afecção, promovendo somente o controle, devem ser mantidos por anos até a cura natural da acne.[18]

Terceiro período

Nesse período é introduzido o uso de isotretinoína, atualmente indispensável no tratamento da acne e indicada para acne graus III, IV e V e para aqueles casos de acne grau II resistentes ao tratamento tópico.

A isotretinoína possibilita a cura da acne, evita anos de tratamento e melhora as cicatrizes. Trata-se do ácido 13-cis-retinoico, derivado do retinol (vitamina A). Atua sobre a glândula sebácea, diminui a sebogênese e normaliza a queratinização, interrompendo as condições para a proliferação bacteriana. Tem efeito prolongado.

É usado na dose de 1 a 1,5mg/kg/dia, dividida em duas a três doses, durante ou após as refeições, com dosagem mínima acima de 0,5mg/kg/dia. O período mínimo de tratamento é de 5 meses e dose total deve alcançar 120mg/kg ou, no máximo, 150mg/kg. A maioria dos casos responde ao tratamento e apresenta cura definitiva da acne. Alguns pacientes exigem período de manutenção entre 6 a 10 meses. Em geral, trata-se de quadros acneicos de forma grave e mulheres com síndrome dos ovários policísticos.

Em caso de nova recidiva, pode-se repetir a isotretinoína na mesma dosagem, porém por período de tempo menor, sem qualquer inconveniente.[19,20]

- **Efeitos adversos:** é medicação segura, sendo o único risco o de teratogenicidade; portanto, deve ser administrada somente quando estiver excluída a gravidez. Usar anticoncepcionais orais em caso de risco de gravidez. No início, há exacerbação das lesões, mas no final do primeiro ou segundo mês ocorre melhora importante. As reações colaterais geralmente não são indicação de interrupção do medicamento. São elas:
  - Secura labial (100%) e queilite (95%): usar manteiga de cacau ou pomada de dexpantenol.
  - Queilite angular (90%): usar pomada à base de antibiótico ou cetoconazol.

- Secura das mucosas nasal (50%), oral (40%) e ocular (20%): solução salina, colírios e bochechos.
- Eritema e/ou dermatite na face (40%): cremes hidratantes.
- Epistaxe (30%).
- Prurido (25%) causado pela asteatose.
- Eflúvio telógeno (25%).
- Conjuntivite (20%).
- Dermatite asteatósica (20%): principalmente nos membros. Utilizar cremes hidratantes.
• **Reações sistêmicas:**
- Mialgia, artralgia, cefaleia, obstipação intestinal.
- Hipertensão intracraniana benigna: relatada em pacientes que usaram tetraciclina associada à isotretinoína.
- Hiperostose.
- Agravamento da depressão.
• **Controle laboratorial:** são necessários os seguintes exames:
- Hemograma e transaminases.
- Colesterol e triglicérides: se > 400, interromper e readministrar após normalização.[21-24]
• **Grupo de risco:** adolescentes obesos, diabéticos, história familiar de hipercolesterolemia e doenças sistêmicas.
- **Intercorrências:** foliculite gram-negativa.
- **Antibióticos:** são usados devido à exacerbação da acne no início do tratamento. Antibióticos tópicos são usados nos casos de acne grau III; nos demais, usam-se antibióticos sistêmicos, exceto as tetraciclinas. Na acne *abscedens* ou cística, *conglobata* e *fulminans*, deve ser usado isotretinoína com antibiótico: 1 a 2mg/kg de isotretinoína e 1,5g/dia de eritromicina, em duas a três doses de 500mg, ou cefalosporinas, ou azitromicina, 500mg, uma vez ao dia por 3 dias. Interromper por 7 dias e repetir cinco pulsos. Este é o antibiótico de escolha para administração com a isotretinoína.[23,24]
• **Corticoides:** na acne cística e *conglobata* pode-se usar prednisona, 20mg/dia, reduzindo-a progressivamente. Na acne *fulminans*, a administração de prednisona é indispensável.
• **Antiandrogênios:** ciproterona + etinilestradiol estão indicados nas seguintes condições: como anticoncepção, na síndrome SAHA e na síndrome dos ovários policísticos.
• **Procedimentos cirúrgicos:**
- Drenagem de abscessos.
- Dermatoesfoliação: nas cicatrizes de acne profunda.
- Técnicas de preenchimento.[25,26]

VARIANTES DA ACNE

Acne infantil

Caracteriza-se por pápulas e comedos que surgem na face durante a infância. No neonato, o quadro se deve aos androgênios maternais. Nas crianças maiores, é causado por androgênios das gônadas ou suprarrenais (adrenais).

O tratamento consiste no uso de tretinoína ou isotretinoína tópica, adapaleno, peróxido de benzoíla e eritromicina tópica.

Acne escoriada

A acne escoriada, observada quase que exclusivamente em mulheres, caracteriza-se por escoriações e cicatrizes na face. Trata-se de um quadro neurótico ou psicótico com comedos e pápulas que o doente traumatiza constantemente (Figuras 26.6 e 26.7).

O tratamento consiste no uso de doxepina, 10mg/dia, e no tratamento da acne, com acompanhamento psicoterapêutico, se necessário.

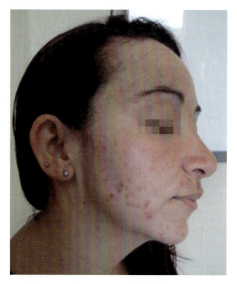

Figura 26.6 Acne androgênica escoriada. (*Fonte:* acervo da Dra. Maria Juliana Saraiva de Almeida.)

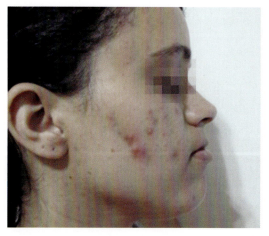

Figura 26.7 Acne androgênica. (*Fonte:* acervo da Dra. Maria Juliana Saraiva de Almeida.)

CONSIDERAÇÕES FINAIS

Na acne vulgar, uma das dermatoses mais frequentes, as lesões surgem na puberdade em quase todos os jovens. As lesões podem ser mínimas em alguns; em outros, no entanto, são polimorfas com cicatrizes, o que causa prejuízo na qualidade de vida. É necessário instituir tratamento precoce e adequado.

Referências

1. Guolamali SK, Andison AC. The origin and use of the word "acne". Br J Dermatol 1977; 96:291-4.
2. Waisman M. Concepts of acne of the British Scholl of dermatology prior to 1860. Int J Dermatol 1983; 22:126-9.
3. Baldwin HE. The interaction between acne vulgaris and the psyche. Cutis 2002; 70:133-9.
4. Yazici K, Baz K, Yazici AE et al. Disease-specific quality of life is associated with anxiety and depression in patients with acne. J Eur Acad Dermatol Venereol 2004; 18(4):435-9.
5. Pearl A, Arroll B, Lello J, Birchall NM. The impact of acne: a study of adolescents' attitudes, perception and knowledge. N Z Med J. 1998; 111:269-71.
6. Goulden V, Stables GI, Cunliffe WJ. Prevalence of facial acne in adults. J Am Dermatol 1999; 41:577-80.
7. Oberemok SS, Shalita AR. Acne vulgaris: pathogenisis and diagnosis. Cutis 2002; 70(2):101-5.
8. Leyden JJ. New understandings the pathogenisis of acne. J Am Acad Dermatol 1995; 32:S15-25.
9. White GM. Recent findings in the epidemiologic evidence, classification, and subtypes of acne vulgaris. J Am Acad Dermatol 1998; 39:534-7.
10. Stewart ME, Downing DT, Cook JS, Hansen JR, Strauss JS. Seabaceous gland activity and serum dehydroepiandrosterone sulfate levels in boys and girls. Arch Dermatol 1992; 128(10):1345-8.
11. Lucky AW, Biro FM, Huster GA, Leach AD, Morrison JA, Ratterman J. Acne vulgaris in premenarchal girls. An early sign of puberty associated with rising levels of dehydroepiandrosterone. Arch Dermatol. 1994; 130(3):308-14.
12. Marples RR, Leyden JJ, Stewart RN, Mills Jr OH, Kligman AM. The skin microflora in acne vulgaris. J Invest Dermatol 19744; 62:332-5.
13. Leyden JJ, Mc Ginley KJ, Mills OH, Kligman AM. Propionibacterium levels in patients with and without acne vulgaris. J Invest Dermatol 1975; 65(4):382-4.
14. Toyoda M, Morohashi M. New aspects in acne inflammation. Dermatology 2003; 121:20-7.
15. Sampaio SAP, Rivitti E. Dermatologia. 3. ed. São Paulo: Artes Médicas, 2008.
16. Katsambas AD, Stefanaki C, Cunliffe WJ. Guidelines for treating acne. Clin Dermatol 2004; 22(5):439-44.
17. Strauss JS, Kowchuk DP, Lyden JJ et al. Guidelines of care for acne vulgaris. J Am Acad Dermatol 2003; 49(3 Suppl): S200-10.
18. Bagatin E. Isotretinoína. In: Kaminsky A. Acne. Un enfoque global. Buenos Aires: Pinter, 2007:108-28.
19. Sampaio SAP, Pimentel ERA. Isotretinoína no tratamento da acne vulgar. An Bras Dermatol 1985; GO(5):349-52.
20. Layton AM, Knaggs H, Taylor J, Cunliffe WJ. Isotretinoin for acne vulgaris – 10 years later: a safe and successful treatment. Br J Dermatol 1993; 129(3):292-6.
21. Sampaio SAP, Bagatin E. Experiência de 65 anos no tratamento de acne e de 26 anos com isotretinoína oral. An Bras Dermatol 2008; 83(40):247-59.
22. Ellis CN, Krach KJ. Uses and complications of isotretinoin therapy. J Am Acad Dermatol 2001; 45(5):S150-7.
23. Mc Lane J. Analysis of common side effects of isotretinoin. J Am Acad Dermatol 2001; 45(5):S188-94.
24. Herane MIH. Isotretinoina oral: efectos adversos. Rev. Chil Dermatol 2002; 18(1):71-6.
25. Yarak S, Bagatin E, Hassun KM, Parada MOAB, Talarico Filho S. Hiperandrogenismo e pele: síndrome do ovário policístico e resistência periférica à insulina. An Bras Dermatol 2005; 80(4):395-410.
26. Katsambas A, Dessinioti C. New and emerging treatments in dermatology. Acne Dermatol Ther 2008; 21(2):86-95.

27

Erupções Acneiformes

Rozana Castorina da Silva

Erupções acneiformes são condições semelhantes à acne, de aspecto monomórfico, que acometem outras áreas além da face. A lesão inicial é inflamatória, tipicamente uma pápula ou pústula, sem a presença do comedo.

PATOGÊNESE

Não é conhecido o mecanismo patogênico das erupções acneiformes. As reações mais comuns são desencadeadas por medicamentos, levando a uma ação direta sobre o epitélio folicular com degeneração focal e reação inflamatória neutrofílica intrafolicular e perifolicular.[1]

As erupções acneiformes podem ser causadas por agentes contatantes, que atuam diretamente sobre a pele, ou por agentes endotatantes, que atuam por absorção, ingestão, inalação ou injeção.

CLASSIFICAÇÃO

Acne por contatantes

Acne por cosméticos

A forma mais frequente, ocorre em mulheres na pós-adolescência, na terceira e quarta décadas de vida, em razão do uso de cosméticos.

Caracteriza-se por comedos e pápulas, e raras pústulas, na face de mulheres com passado de acne, seborreia e que usam cremes faciais. Cinquenta por cento dos cosméticos contêm substâncias comedogênicas.

As peles seborreicas não devem ser submetidas a produtos oleosos, exceto as pálpebras. Quando necessário, usa-se retinoide tópico, peróxido de benzoíla ou antibiótico.[2]

Acne por medicamentos tópicos

Causada pelo uso de pomadas e cremes medicamentosos, pode induzir a formação de comedos e pápulas. É causada por veículos como vaselina, lanolina ou por componentes de corticoides.[2]

Acne por fricção

Causada pelo contato com faixas, carneiras de chapéus ou capacetes, no pescoço pode ser causada por apoio de violino. Forma, por ação irritativa e infecção secundária, pápulas e pústulas consequentes à oclusão folicular. O tratamento consiste na exclusão da causa e, se necessário, no uso de medicação tópica.[2]

Acne estival

Alguns autores atribuem o aparecimento desse tipo de acne de verão à sudorese excessiva com edema do orifício folicular e inflamação subsequente, associada ao uso de cremes fotoprotetores. O tratamento consiste no uso de sabonetes antiacneicos, loções de antibiótico e até mesmo antibiótico oral por 1 a 3 semanas, quando necessário.

Acne ocupacional

Ocorre em trabalhadores e é causada por contatantes ocupacionais. Os tipos mais frequentes são:
- **Acne clórica ou cloracne:** causada pelo cloro absorvido por via cutânea ou pulmonar. Pode haver alterações pulmonares, hematológicas, neurológicas, metabólicas e cutâneas, com comedos e lesões inflamatórias nas áreas expostas.

- **Acne dos pesticidas:** ocorre em trabalhadores agrícolas que manipulam produtos clorados orgânicos (pentaclorofenol [PCP], pentacloronitrobenzeno [PCNB], clorotalonil e ácido triclorofenoxiacético). O tratamento consiste no uso de tretinoína tópica e, nos casos graves, hospitalização.[2]
- **Acne dos óleos e graxas (elaioconiose):** causada por contato com óleos e graxas, que promovem a oclusão dos óstios foliculares, com pápulas e nódulos inflamatórios e pontos negros nos óstios foliculares. O tratamento consiste na prevenção do contatante e no uso de tretinoína tópica e tetraciclina, se houver infecção bacteriana.
- **Acne por asbesto:** é encontrada em trabalhadores da indústria de asbestos.[2]

Acne por endotatantes

Alguns fármacos podem agravar a acne ou induzir o aparecimento das erupções acneiformes. Os medicamentos mais comuns são:
- Corticoides, ACTH, andrógenos, anticoncepcionais orais.
- Halógenos (F, Cl, Br), vitaminas B_{12}, B_6 e B_1 e D_2, isoniazida, rifampicina, etionamida, fenobarbitúricos, hidantoína, lítio, hidrato de cloral, quinina e dissulfiram, tiouracil, tioureia e ciclosporinas.[3]

A erupção acneiforme causada pelo uso de corticoterapia sistêmica é muito comum. O carbonato de lítio, utilizado no tratamento de distúrbios maníacos induz erupção acneiforme e outras dermatoses, como foliculite, psoríase, sobretudo psoríase pustulosa, e pustulose palmoplantar.[4,5]

Erupção acneiforme importante é causada pelo uso de medicamentos para tratamento de tuberculose (isoniazida, etambutol, etionamida e rifampicina).[4]

O uso de suplementos alimentares provoca uma variante de acne induzida por esteroides anabolizantes-andrógenos e/ou vitaminas do complexo B. A suplementação alimentar pode desenvolver quadro acneico, inclusive acne *fulminans*, pele e cabelos oleosos, alopecia androgenética, hirsutismo e ginecomastia. Outros efeitos do uso de anabolizantes-andrógenos incluem alterações da libido, aumento da agressividade, alterações de humor, hepatite colestática, tumores hepáticos e doenças cardiovasculares, como a miocardiopatia.[3]

MANIFESTAÇÕES CLÍNICAS

O quadro clínico das erupções acneiformes caracteriza-se por pápulas pequenas ou papulovesicopustulosas disseminadas, atingindo face, pescoço, tronco, ombros, braços, região glútea e coxas. Raramente há comedos que, quando ocorrem, aparecem tardiamente na erupção.[2]

DIAGNÓSTICO

O diagnóstico é eminentemente clínico, pois o quadro é composto por lesões predominantemente monomórficas. A anamnese é primordial para apontar a correlação com uso de agentes sistêmicos, uso de cosméticos ou questão ocupacional.[4]

Histopatologia

O exame histopatológico revela espongiose infundibular, hiperqueratose e formação de microcomedos, ruptura do epitélio folicular e infiltrado inflamatório inespecífico.[4]

Exames laboratoriais

Os exames laboratoriais são úteis nos casos de intoxicação. Por exemplo, servem para excluir a possibilidade de doença linfoproliferativa sistêmica como causa de anemia e para identificar leucocitose, geralmente persistente.[7]

Diagnóstico diferencial

O diagnóstico diferencial se faz com as seguintes afecções:
- **Face:** tinha de barba, acne, rosácea, dermatite perioral, queratose pilar, pseudofoliculite da barba e miliária.
- **Couro cabeludo:** acne necrótica.
- **Tronco:** acne vulgar, miliária pustulosa, doença acantolítica transitória (doença de Grover) e escorbuto.
- **Extremidades:** queratose pilar e escorbuto.
- **Axilas e virilhas:** hidradenite supurativa.

O diagnóstico diferencial da erupção acneiforme facial aguda inclui lúpus eritematoso, erupções induzidas pela luz, acne induzida por medicamentos e infecção bacteriana.[4,8]

OUTRAS ERUPÇÕES ACNEIFORMES
Foliculite por gram-negativo

A foliculite por gram-negativo é um pioderma folicular e não uma variante de acne, mas pode estar presente como complicação causada pelo uso de antibioticoterapia sistêmica por período prolongado, especialmente tetraciclinas. O tratamento consiste na combinação de cefalosporinas, por 2 semanas, com isotretinoína, 0,5 a 1,2mg/kg/dia por 4 a 5 meses.[3]

Acne necrótica

A acne necrótica é denominada acne necrótica *miliaris*, acne varioliforme, acne *frontalis*, acne atrófica, perifoliculite pustular ou foliculite linfocítica necrosante. Trata-se de uma erupção folicular papulopustulosa que leva ao aparecimento de cicatrizes deprimidas superficiais, semelhantes à varicela.

Inicia-se com aparecimento de lesões perifoliculares papulopustulosas que aumentam de tamanho e evoluem com centro deprimido e crostas secas e necróticas. As lesões deixam cicatrizes varioliformes.

O tratamento consiste em antibioticoterapia sistêmica associada a isotretinoína e corticosteroides.[4]

Acne *agminata*

Denominada *lupus miliaris disseminatus faciei*, consiste em erupção com pápulas vermelho-acastanhadas que evoluem para pústulas e involuem em 2 a 6 semanas, deixando cicatrizes pigmentadas.

As lesões acometem a região periorbitária, a área central da face e os membros.

O exame histopatológico revela granuloma com necrose central caseosa.[9]

Foliculite eosinofílica/foliculite estafilocócica

A foliculite eosinofílica e a foliculite estafilocócica são complicações comuns da síndrome da imunodeficiência adquirida.

A foliculite eosinofílica é representada clinicamente por lesões eritematopapulofoliculares, pustulosas ou não, acompanhadas de crostas e escoriações. Localizam-se preferencialmente em tronco, face e braços. Em geral, acompanha-se de eosinofilia periférica e ocorre quando a contagem de linfócitos CD4 encontra-se inferior a 200 células/mm^3. O exame histopatológico é representado por infiltrado inflamatório mononuclear permeado por eosinófilos que podem destruir o folículo piloso.[10]

Foliculite pitirospórica

A foliculite pitirospórica apresenta erupção acneiforme, e o diagnóstico é definido a partir da presença do *P. ovale* nos folículos pilosos mediante biópsia.[11]

Lúpus eritematoso crônico

O lúpus eritematoso crônico (LEC) com aspecto acneiforme é uma forma cutânea de lúpus que pode se manifestar isoladamente ou, em 10% dos casos, associada ao lúpus eritematoso agudo disseminado. O LEC pode apresentar um quadro acneiforme, com lesões periorais, auriculares, ou agrupadas em placas. A evolução é cicatricial e atrófica.[12]

Síndrome de Behçet

A artrite e as lesões papulopustulosas constituem manifestações da doença de Behçet. Histopatologicamente, essas lesões não se diferenciam da acne.

Associação clínica de artrite e acne foi descrita na síndrome SAPHO (sinovite, acne pustulosa, hiperostose e osteíte) e na artrite psoriásica.

Os agentes implicados na artrite psoriásica são os estreptococos e, na síndrome SAPHO, o *P. acnes*.[13]

Dermatite perioral

A dermatite perioral é uma erupção acneiforme com pápulas eritematosas, pústulas e vesículas agrupadas, localizadas nas regiões perioral e mentoniana, poupando o sulco central do lábio superior.

Embora de etiologia desconhecida, são considerados prováveis fatores desencadeadores: cosméticos, hidratantes, cremes dentais fluorados e corticoides tópicos.

O tratamento pode ser feito com metronidazol tópico, sob a forma de gel a 0,75%, nicotinamida, a 4% em gel, eritromicina tópica, em gel a 2%, ou eritromicina sistêmica.[14]

TRATAMENTO

O tratamento das erupções acneiformes varia de acordo com a causa básica. Se a origem é medicamentosa, deve-se suspender o medicamento. O diagnóstico diferencial na origem das erupções acneiformes é fundamental para que se tenha sucesso no tratamento.

CONSIDERAÇÕES FINAIS

As erupções acneiformes são muito comuns e devem ser diferenciadas da acne vulgar. Essas erupções podem ser causadas por contatantes ou endotantes, sobretudo pelo uso de medicamento. É extensa a relação de fármacos/substâncias que provocam erupções acneiformes (Quadro 27.1).

É necessária anamnese criteriosa para que se possa estabelecer a correlação com o uso de agentes sistêmicos ou cosméticos, além da questão ocupacional.

Quadro 27.1 Agentes que costumam provocar erupções acneiformes[6]

Aciclovir	Desipramina	Lansoprazol	Quinino
Ácido fólico	Diazepam	Levotiroxina	Ramipril
Ácido valproico	Diltiazem	Lítio	Riboflavina
Alprazolam	Dissulfiram	Maprotilina	Rifampicina
Amitriptilina	Eritromicina	Medroxiprogesterona	Risperidona
Amoxapina	Estazolam	Mefenitoína	Ritonavir
Atorvastatina	Etionamida	Mesalamina	Saquinavir
Azatioprina	Famotidina	Metiltestosterona	Sertralina
Betaxolol	Felbamate	Metotrexato	Sibutramina
Bisoprolol	Fenobarbital	Metoxsalem	Sparfloxacina
Buspirona	Fenoprofem	Minoxidil	Stanozolol
Cabergolina	Fexofenadina	Nabumetona	Tacrina
Carteolol	Fluconazol	Nafarelina	Testosterona
Cefamadol	Fluoxetina	Naratripatam	Tetraciclina
Ceftazidima	Fluoximesterona	Nefazodona	Tiagabina
Celpodoxima	Fluvoxamina	Nimodipina	Tizanidina
Cetirizina	Foscarnet	Nisoldipina	Topiramato
Ciclosporina	Gabapentina	Nizatidina	Trimetadiona
Ciprofloxacina	Ganciclovir	Olsalazina	Trioxsalem
Clofaimina	GCSF	Ouro	Trovalfoxacina
Clomifeno	Grepafloxacina	Parametadiona	Venlafaxina
Clomipramina	Haloperidol	Paroxetina	Verapamil
Contraceptivos orais	Heroína	Pentostatina	Vimblastina
Corticosteroides	Hidrato de cloral	Pergolida	Vitaminas do complexo B
Cortisona	Interferons	Pirazinamida	Zalcitabina
Dactinomicina	Iodeto de potássio	Primidona	Zidovudina
Danazol	Isoniazida	Propafenona	Zolpidem
Dantrolene	Isossorbida	Propranolol	
Deferoxamina	Isotretioína	Psoralenos	
Demeclociclina	Lamotrigina	Quinidina	

Referências

1. Thiabout DM, Strauss JS. Diseases of the sebaceous glands. In: Fitzpatrik's dermatology in general medicine. 6 ed. New York: McGraw-Hill, 2003:672-82

2. Sampaio SAP, Rivitti E. Dermatologia. São Paulo: Artes Médicas, 2008.

3. Plewig G, Jansen T. Acneiforms dermatoses. Dermatology 1998; 196(1):102-7.

4. Guimarães CMDS. Erupções acneiformes. In: Ramos-e-Silva M, Castro MCR. Fundamentos de dermatologia. Rio de Janeiro: Atheneu, 2010.

5. Kanzaki T. Acneiform eruption induced by lithium carbonate. J Dermatol 1991; 18(8):481-3.

6. Litt JZ. Drugs responsible for 80 reactions pattern. In: Litt JZ. Pockerbook of drug eruptions and interactions. Parthenon, 1999:285-327.

7. Geusau A, Abraham K, Geissler K, SAtor MO, Stingl G, Tschachler E. Severe 2,3,7,8-tetrachlrodibenzc-p-dioxin (TCDD) intoxication: Clinical and laboratory effects. Environ Health Perpect 2001; 109(8):865-9.

8. Sherertz EF. Acneiform eruption due to megadose vitamins B_6 e B_{12}. Cutis 1991; 148(2):119-20.

9. Bedlow AJ, Otter M, Marsden RA. A xillary acne agminata (lupus miliaris disseminates faciei). Clin Exp Dermatol 1998; 28(3):125-8.

10. Frentz G, Niordson AM, Thomsen K. Eosinophilic pustular dermatosis: an early skin marker of infection with human immunodeficiency virus. Br J Dermatol 1989; 121(2):271-4.

11. Yu HJ, Lee SK, Son SJ et al. Steroid acne vs. Pityrosporum folliculitis: the incidence of Pityrosporum ovale and the effect of antifungical drugs in steroid acne. Int J Dermatol 1998; 37(10):772-7.

12. Duruelle-Khazzal R, Ségard M, Cottencin-Charriere AC, Carotte-Lebebvre I, Thomas P. Chronic lupus erythematosus presenting as acneiform lesions. Ann Dermatol Venereol 2002; 129(6-7):883-5.

13. Diri E, Mat C, Hamuryudan V, Yurdakal S, Hizli N, Yazici H. Papulopustular skin lesions are seen more frequenthy in patients with Behçet's syndrome who have arthritis: a controlled and masked study. Ann Rheum Dis, 2001; 60(11):1074-6.

14. Kuflik JH, Janniger CK, Piela Z. Perioral dermatitis: an acneiform eruption. Cutis 2001; 67(1):21-2.

28

Rosácea

Rozana Castorina da Silva

Rosácea é uma afecção crônica da face caracterizada por eritema, telangiectasias, pápulas e, às vezes, pústulas e nódulos. Trata-se de uma entidade definida, que não tem relação com a acne vulgar ou a erupção acneiforme, exceto por localizar-se na face e apresentar pápulas, pústulas e nódulos.[1]

HISTÓRICO

Durante muitos anos a rosácea foi associada a um problema dos celtas, sendo por isso denominada "maldição dos celtas". Mais tarde a rosácea foi associada ao *flushing* na face. Hoje a rosácea é considerada uma doença de instabilidade vascular, de vermelhidão reativa da face, que acomete muitos indivíduos em todo o mundo.[2]

EPIDEMIOLOGIA

A rosácea acomete 10% da população, preferencialmente indivíduos de pele clara, mais mulheres do que homens, na proporção de 3:1, na faixa etária de 30 a 60 anos, e compromete predominantemente as áreas convexas da face. Já o rinofima, que pode ocorrer durante a evolução da rosácea, é consequente à hiperplasia das glândulas sebáceas e manifesta-se quase que exclusivamente nos homens.[3,4]

ETIOPATOGENIA

A causa é desconhecida. Ocorre resposta vascular aumentada, responsável pelos surtos eritematosos, que no início são efêmeros e depois se tornam persistentes.

Ocorrem alterações degenerativas dos tecidos elástico e colágeno vascular e perivascular dérmico, devido ao dano actínico, levando à dilatação dos pequenos vasos, o que desencadeia *flushing*, eritema e telangiectasias, de distribuição simétrica na face. A incompetência vascular e a distribuição dos vasos dérmicos, provocando linfedema e extravasamento de mediadores inflamatórios, evoluem para pápulas, pústulas e nódulos.[5]

Existe ainda o conceito do envolvimento da infecção da mucosa gástrica pelo *Helicobacter pylori*, em caso de reatividade vascular anormal.[5,6]

Outro fator etiológico proposto é a proliferação do *Demodex folliculorum*, ácaro extremamente comum na pele dentro dos folículos, desencadeando a reação inflamatória.[6-8]

Abordagens mais novas e básicas para a compreensão da rosácea incluem os estudos sobre marcadores da doença e perfil da expressão genética. Os moduladores de PPAR2 (*peroxisome proliferator-activated receptor*) e seus ativadores parecem modular fatores de crescimento vascular e epitelial, o que corresponde à principal suspeição em caso de telangiectasia progressiva. Esses ativadores estariam envolvidos na liberação de óxido nitroso e a geração de superóxido.[9] As proteínas catelicidinas do sistema imune inato poderiam iniciar o processo como uma resposta não específica aos "insultos" à pele.[10]

FATORES DESENCADEANTES[10]

- **Ambientais:** sol, vento, umidade, calor.
- **Alimentares:**
  - Bebidas: álcool, vinho tinto, cerveja, uísque, gim, vodca, champanhe, cafeinados (café, chocolate, chá), água quente e sidra quente.

- Comidas: quentes, picantes, chocolates, queijos, derivados do leite, baunilha e molhos à base de soja.
- **Medicamentos:** esteroides fluorados, vasodilatadores, ácido nicotínico, inibidores da enzima conversora de angiotensina, bloqueadores de canal de cálcio e estatina.
- **Cosméticos:** produtos adstringentes, sabões e fragrâncias.

MANIFESTAÇÕES CLÍNICAS

As características clínicas incluem sempre pelo menos um dos sinais primários ou a associação de sinais primários e secundários.[11]

Sinais primários

- *Flushing:* o transtorno mais precoce.
- **Vermelhidão facial persistente:** o sinal mais comum de rosácea.
- **Pápulas e pústulas:** lesões acneiformes, sem a presença de comedos.
- **Telangiectasias.**

Sinais e sintomas secundários

- Irritação dos olhos: lacrimejamento e hiperemia conjuntival.
- Sensação de queimação e prurido na face.
- Aspecto xerótico da face com predomínio na região central.
- Placas eritematosas elevadas e circundadas pela pele normal.
- Espessamento e alongamento da pele, em especial no nariz, constituindo o rinofima.
- Edema facial.
- Acometimento de regiões não faciais: tórax, couro cabeludo e orelhas.

CLASSIFICAÇÃO

A rosácea manifesta-se clinicamente, na fase pré-rosácea, com eritema discreto na face (couperose), que se agrava com surtos (*flushing*) de duração variável, os quais surgem espontaneamente ou pela ação de fatores diversos, como luz, calor, frio, vento e o consumo de álcool e alimentos quentes.

De acordo com a frequência e o desenvolvimento das lesões, a rosácea apresenta quatro subtipos e variantes com características próprias: subtipos vascular ou eritematotelangiectásico (grau I), papulopustuloso (grau II), rosácea infiltrativa-nodular (grau III) e rosácea *fulminans* (grau IV); e variantes granulomatosas, *conglobata* e ocular.[1]

- **Rosácea eritematotelangiect**ásica (grau I): eritema persistente e telangiectasias que afetam a face, o centro facial com surtos agravantes por diversos fatores.[1]

- **Rosácea papulopustulosa (grau II):** pápulas e pústulas nas áreas eritematosas, edema e maior componente inflamatório, estendendo-se à área de implantação dos cabelos, regiões retroauricular e pré-esternal.[1]
- **Rosácea infiltrativa-nodular (grau III):** placas eritematoedematoinfiltrativas nas regiões mentoniana e nasal e nódulos por hiperplasia sebácea, às vezes, com abscessos. A rosácea fimatosa, a forma mais frequente, inicia-se por eritema, edema, dilatação dos poros, acúmulo de queratina e tecido glandular, seguido por tecido fibroso. O processo fimatoso pode se manifestar em outras áreas, como mento, fronte, bochechas e orelhas.[5]
- **Rosácea *fulminans* (grau IV):** constitui quadro agudo de aparecimento súbito, intensa reação inflamatória, nódulos e abscesso. As lesões são eritematocianóticas com nódulos purpúricos em toda a face. Abrem-se orifícios confluentes que eliminam material seroso, seropurulento ou mucoide de odor fétido. Constitui o pioderma facial. Não ocorrem sintomas sistêmicos como na acne fulminante e não há envolvimento ocular nem recorrência.[1]
- **Rosácea granulomatosa:** quadro clínico de pápulas eritematoacastanhadas ou pequenos nódulos na face difusamente eritematosos e espessados. Histopatologicamente, evidencia-se a presença de granulomas epitelioides. O curso é crônico e não recidivante. O diagnóstico diferencial inclui dermatite perioral, sarcoidose nodular e lúpus miliar disseminado da face.[12]
- **Rosácea *conglobata*:** quadro grave e crônico que lembra acne *conglobata* com eritema intenso, placas induradas, nódulos e abscesso hemorrágico.[5]
- **Rosácea ocular:** relacionada com a frequência dos surtos e não com o grau da rosácea, acomete 50% dos doentes, podendo haver blefarite, conjuntivite, episclerite, irite e queratite.[13]

DIAGNÓSTICO DIFERENCIAL

O diagnóstico diferencial deve ser feito com dermatite perioral, acne inflamatória, doenças que cursam com fotossensibilidade, farmacodermias, erupção polimorfa à luz, lúpus eritematoso e síndrome carcinoide.

A síndrome de Haber é uma genodermatose iniciada na infância e que se apresenta com lesões rosácea-símiles, pigmentação acastanhada, pápulas e nódulos verruciformes nas axilas, no pescoço e no dorso. A doença de Dowling-Degos é familiar, inicia-se na infância e apresenta pigmentação reticulada das flexuras, além do aspecto rosácea-símile da face.

A forma infiltrativa nodular deve ser diferenciada de alguns casos de bromoderma ou iododerma e, ainda, de tubercúlides.

Capítulo 28 • Rosácea

O uso de corticoides fluorados na face pode induzir quadro semelhante à rosácea com atrofia, aumento da telangiectasia, eritema escuro ou lívido, pápulas, pústulas e comedos. Quando o corticoide é retirado, ocorre a exacerbação do quadro.[1]

HISTOPATOLOGIA

O quadro histopatológico varia de acordo com a forma clínica:

- **Rosácea grau I:** capilares dilatados na derme e infiltrado inflamatório linfo-histiocitário inespecífico.
- **Rosácea grau II:** infiltrado inflamatório com neutrófilo perifolicular.
- **Rosácea grau III:** aumento das glândulas sebáceas com material queratinoso, vasos dilatados e infiltrado inflamatório crônico.

Em 10% dos casos ocorre infiltrado granuloso com células epitelioides e gigantócitos e aspecto turberculoide.[1]

TRATAMENTO

O tratamento da rosácea baseia-se em:

Medidas gerais

- Afastar fatores desencadeantes ou agravantes: exposição solar, vento, frio, bebidas alcoólicas e ingestão de alimentos quentes.
- Uso de protetores solar de amplo espectro.
- Evitar o uso excessivo dos sabões e soluções alcoólicas. Preferir sabonetes à base de enxofre.

Terapia tópica[14,15]

- Metronidazol em gel a 0,75% e 1% aquoso reduz o eritema, as pápulas e as pústulas.
- Ácido azelaico em gel a 15% ou creme a 20% diminui as lesões inflamatórias e a intensidade do eritema.
- Outros medicamentos tópicos: adapaleno a 1%, nicotinamida a 4%; antibióticos: eritromicina a 2% e clindamicina a 1%.
- Brimonidina 0,33% em gel.
- Loções de enxofre a 5% ou sulfacetamida a 10%, quando há lesões inflamatórias. Os corticoides tópicos não devem ser usados.
- Na rosácea fulminante, utiliza-se corticoide oral.

Tratamento sistêmico[14]

- Antibióticos: tetraciclina e eritromicina na dose de 250mg, duas vezes ao dia. Outras ciclinas, como minociclina, limeciclina e doxiciclina, apresentam como vantagens a posologia de uma tomada diária, a não interação com o cálcio e a possibilidade de administração com as refeições.
- Metronidazol, 500mg três vezes ao dia, interage com álcool, varafarina e fenitoína. Por mais de 3 meses de uso, pode causar neuropatia periférica.
- Isotretinoína é utilizada para casos refratários e, sobretudo, quando há rinofima.
- Ivermectina na dose de 100 a 200µg/kg em dose única.
- Na rosácea ocular, deve-se usar tetraciclina até a regressão total do quadro.
- *Laser* e luz pulsada podem ser úteis no controle das manifestações vasculares com telangiectasias.

RINOFIMA

A palavra grega *fima* significa inchaço ou tumefação. Rinofima é um intumescimento progressivo do nariz, observado em homens e frequentemente associado à rosácea. Ocorre progressiva hiperplasia de glândulas sebáceas e do tecido conjuntivo, associada a alterações vasculares.

Outros tipos de fimas são gnatofima (intumescimento do queixo), metofima (da fronte), otofima (das orelhas) e blefarofima (das pálpebras).[1]

Manifestações clínicas

Existem duas formas de rinofima:

- **Forma fibroangiomatosa:** há intumesciemnto nasal, com eritema e pústulas.
- **Forma glandular:** aumento do nariz, com a presença de nódulos. Com a evolução, o intumescimento nasal torna-se proeminente e lobulado, assimétrico, separado por sulcos.

Os poros sebáceos estão dilatados e, à expressão, eliminam substância branco-amarelada fétida.[1]

Tratamento

Nos quadros associados à rosácea, o uso de tetraciclina melhora o quadro clínico.

Nas formas incipientes, associadas ou não à rosácea, recomenda-se a isotretinoína no mesmo esquema terapêutico empregado para os casos de acne.

Pode-se recomendar ainda o uso de nitrogênio líquido, eletrocoagulação das telangiectasias, cirurgia com *shaving*, dermoabrasão e *laser* de CO_2.[14]

CONSIDERAÇÕES FINAIS

A rosácea é um distúrbio crônico localizado na face, com *flare-ups* e remissões, que se inicia após os 30 anos de idade.

Os sinais e sintomas podem ser: *flushing*, vermelhidão, pápulas, pústulas, telangiectasias, ardência, irritação nos olhos, pele seca, placas eritematosas, edema e rinofima. Existem quadros incipientes e outros graves.

A rosácea ocular pode evoluir para dano córneo e perda da visão.

A rosácea exige uma rotina de cuidados com a pele e terapia apropriada para o quadro clínico apresentado por cada paciente.

Referências

1. Sampaio SAP, Rivitti E. Dermatologia. São Paulo: Artes Médicas, 2008.
2. Millikan L. Recognizing rosacea: Could you be misdiagnosing this common skin disorder? Postgrad Med 1999; 1051:149-58.
3. Blount BW, Polletier AL. Rosacea: a commom, yet commonly overlooked, condition. Am Fam Physician 200; 66(3):435-40.
4. Kyriakis KP. Epidemiologic aspects of rosacea. J Am Acad Dermatol 2005; 53(5):918-9.
5. Crawford GH, Pelle MT, James WD. Rosacea: etiology, pathogenesis and subtype. J Am Acad Dermatol 2004; 51(30):499-512.
6. Lehmann P. Rosacea: clinical features, pathogenisis and therapy. Hautarzl 2005; 56(9):871-85.
7. Dahl MV. Pathogenesis of rosacea. Adv Dermatol 2001; 17:29-45.
8. Milikan L. The proposed inflammatory pathophysilogy of rosacea: implications for treatment. Skin Med 2003; 2:43-7.
9. www.rosacea.org/grants /awards.html. 2003
10. Millikan L. Rosácea. In: Ramos-e-Silva M, Castro MCR. Fundamentos de dermatologia. Rio de Janeiro: Atheneu, 2010.
11. Wilkin J, Dahl M, Detmar M et al. Standard classification of rosacea: report of the National Rosacea Society Expert Committee on the classification and staging of rosacea. J Am Acad Dermatol 2004; 50:907-12.
12. Klokhar O, Kachemoune A. A case of granulomatous rosacea: sorting granulomatous rosacea from other granulomatous diseases that affect the face. Dermatol online 2004; 10(1):6.
13. Tanzi EL, Weinberg JM. The ocular manifestations of rosacea. Cutis 2001; 68(2):112-4.
14. Gupta AK, Chaudhry MM. Rosacea and its management: an overview. J Eur Acad Dermatol Venereol 2005; 19(3):273-85.
15. Nally JB, Berson DS. Topical therapies for rosacea. J Drugs Dermatol 2006; 5(1):23-6.

29

Acne na Mulher Adulta

Rozana Castorina da Silva

A acne na mulher adulta ocorre após os 20 anos de idade, podendo também persistir da adolescência até a idade adulta, sendo denominada acne persistente, ou aparecer subitamente nessa faixa etária devido a distúrbios endócrinos sistêmicos. Além disso, pode refletir modificações hormonais que ocorrem após os 35 anos de idade, sendo denominada acne perimenopausa e acne pós-menopausa.

Pacientes portadores da síndrome dos ovários policísticos ou síndrome de SAHA (seborreia, acne, hirsutismo e alopecia) podem apresentar ora acne persistente, ora um quadro de aparecimento súbito. Ambos os grupos têm história patológica negativa para acne.[1]

SÍNDROME DOS OVÁRIOS POLICÍSTICOS

A síndrome dos ovários policísticos constitui distúrbio comum durante a idade reprodutiva da mulher e é caracterizada por achados clínicos e bioquímicos. Está associada a hiperandrogenismo com anovulação crônica sem doença de base específica das glândulas suprarrenal e pituitária.[1,2]

Ocorre frequentemente na faixa etária dos 15 aos 30 anos. O quadro clínico inclui hirsutismo, acne, alopecia andrógeno-dependente, disfunção menstrual (amenorreia ou oligomenorreia), infertilidade, ovários policísticos e obesidade, na maioria dos casos.[1] O exame ultrassonográfico mostra ovários geralmente aumentados de volume, com parênquima heterogêneo, e vários pequenos cistos foliculares, comumente situados na periferia do ovário, subcapsulares, no mesmo estágio de desenvolvimento, com aproximadamente 6 a 7mm de diâmetro.[3,4]

Os exames complementares podem apresentar elevação da secreção do hormônio luteinizante (LH), secreção anormal do estrógeno (o estradiol pode estar normal no início ou no meio da fase folicular, porém não apresenta aumento fisiológico no período pré-ovulatório ou na fase lútea) e aumento da testosterona livre.

Ocorrem aumento da androstenediona, alterações metabólicas como hiperinsulinemia, aumento da resistência à insulina, redução da globulina carreadora de SHBG (*sex hormone-binding globulin*), a qual aumenta o percentual de testosterona bioativa.[1,2]

SÍNDROME DE SAHA

A síndrome de SAHA compreende quatro sinais clínicos: seborreia, acne, hirsutismo e alopecia, manifestações comuns do hiperandrogenismo. Essa síndrome compreende os quadros de hiperandrogenemia decorrentes da pituitária (prolactinoma), de distúrbios da função ovariana (tumor ovariano andrógeno-ativo) e da função suprarrenal (tumor da glândula suprarrenal, hiperplasia suprarrenal).[5]

PATOGÊNESE

Os hormônios cumprem importante papel na fisiopatologia da acne.

Hormônios andrógenos

As gônadas (ovários e testículos) e a glândula suprarrenal produzem a maioria dos andrógenos circulantes. A glândula sebácea pode produzir andrógenos a partir do precursor da suprarrenal, o DHEAS (sulfato de diidroepiandrosterona).

A testosterona e a diidrotestosterona interagem no receptor androgênico.

O aparecimento súbito da acne ou a resistência ao tratamento do quadro acneico pode estar relacionado com o hiperandrogenismo devido a tumores ovarianos ou suprarrenais, ovários policísticos ou hiperplasia congênita da suprarrenal. Portadoras de acne podem ter produção local de andrógenos nas glândulas sebáceas e apresentar andrógenos séricos dentro da normalidade. Na fisiopatologia da acne, devem ser levados em conta tanto a produção local de andrógenos como os andrógenos séricos.[1]

O DHEAS é produzido em larga escala na zona reticular da glândula suprarrenal. A enzima 3β-hidroxiesteroide desidrogenase (3β-HSD) atua na DHEA, convertendo-a em androstenediona, que posteriormente é convertida em testosterona nos tecidos periféricos, como a pele, por meio da ação da enzima 5α-redutase.

A atividade da 5α-redutase é maior nas glândulas sebáceas da pele da face.[1,6]

Estrógenos

O estrógeno mais ativo é o estradiol, produzido a partir da testosterona sob a ação da enzima aromatase, que é ativa no ovário, no tecido adiposo e em outros tecidos periféricos. Os estrógenos atuam em oposição direta aos efeitos dos andrógenos, inibem a produção de andrógenos pelo tecido gonadal e regulam os genes que influenciam negativamente o crescimento das glândulas sebáceas ou a produção de lipídios.[1,6]

Hormônios do crescimento

O hormônio do crescimento é secretado pela hipófise e atua no fígado e nos tecidos periféricos, estimulando a produção dos fatores insulina-símiles (IGF-I e IGF-II). Os IGF são mais prevalentes na adolescência.[6]

MANIFESTAÇÕES CLÍNICAS

A acne na mulher adulta caracteriza-se por uma pele facial com textura androgênica e lesões inflamatórias no terço inferior da face com poucos comedos. O grau de oleosidade é pequeno.

DIAGNÓSTICO CLÍNICO

O diagnóstico clínico baseia-se na história de aparecimento súbito das lesões de acne, sem relato de acne na adolescência. A faixa etária varia de 20 a 40 anos. A paciente tem registro de alterações do ciclo menstrual e aumento de peso e pelos. As lesões inflamatórias localizam-se no terço inferior da face, acompanhando a região maxilar e mental, com exacerbação das lesões ou aparecimento de nódulos no período pré-menstrual.

DIAGNÓSTICO LABORATORIAL

- Em caso de disfunção ovariana (hiperandrogenismo e hipoestrogenismo), são solicitados DHEAS, testosterona total, testosterona livre, hormônio luteinizante (LH) e hormônio foliculoestimulante (FSH).
- Em caso de produção excessiva de andrógenos suprarrenais, solicita-se, além do DHEAS, a 17-hidroxiprogesterona. Valores de DHEAS entre 4.000 e 8.000ng/mL podem estar associados à hiperplasia suprarrenal congênita.
- Em caso de excesso de andrógeno de origem ovariana, a testosterona total pode estar elevada.
- Na síndrome dos ovários policísticos pode ocorrer aumento da testosterona total ou da relação LH/FSH.
- Outros exames complementares: betaestradiol, 17-OH-progesterona, prolactina, FSH, LH, DHEAS, androstenediona, testosterona e SHBG, além de função tireoidiana.

Fases do ciclo em que são solicitados os exames laboratoriais:
- No primeiro dia do ciclo menstrual, perto da fase ovulatória, para identificar a presença de ciclos anovulatórios.
- No início da fase folicular, entre o terceiro e o quinto dia do ciclo menstrual, é possível identificar uma provável redução do estradiol em pacientes no período de perimenopausa ou pós-menopausa.

Em caso de síndrome dos ovários policísticos, solicita-se ultrassonografia para evidenciação de ovários policísticos.

As alterações laboratoriais consistem em:
- Aumento do LH, que estimula a produção de andrógenos pelas células da teca ovariana.
- Níveis reduzidos de FSH, o que reduz a aromatização do andrógeno em estrógeno, resultando em excesso de andrógeno.
- Elevação da testosterona total ou livre.
- Elevação da androstenediona.
- Podem ser solicitados o teste de supressão de dexametasona, corticotrófica e teste de estímulo do GnRH (hormônio liberador de gonadotrofina).
- Obesidade, hiperlipidemia e redução da secreção do hormônio de crescimento ocorrem na síndrome do ovário policístico.[1,6]

TRATAMENTO

- **Tópico:** com uso de sabonetes, ácido azelaico, retinoides e antimicrobianos tópicos.
- **Sistêmico:** antibióticos, como azitromicina, tetraciclina e limeciclina, podem ser úteis na fase inflamatória. A resposta à isotretinoína não é satisfatória.

Terapia hormonal

A terapia hormonal é importante no tratamento da acne da mulher adulta com ou sem níveis de andrógenos elevados:

- **Bloqueadores de receptores androgênicos:**
  - Espironolactona, na dose de 50 a 100mg, reduz a excreção de sebo e inibe a 17-βHSD tipo 2 (hidroxiesteroide desidrogenase). Os efeitos adversos são mamas doloridas e irregularidades menstruais.[7] Deve-se proceder à monitorização dos eletrólitos séricos em mulheres com mais idade.
  - Acetato de ciproterona inibe a ovulação ao bloquear o receptor androgênico. É utilizado na dose de 2mg/dia em combinação com etinilestradiol sob a forma oral entre o quinto e o 14º dia do ciclo menstrual.[7]
- **Bloqueio da produção androgênica:**
  - **Glicocorticoides:** na hiperplasia suprarrenal congênita, em que ocorre um defeito nas enzimas 21-hidroxilase ou 11-hidroxilase, que resulta na produção de andrógenos, utilizam-se contraceptivos orais associados a baixas doses de glicocorticoides (2,5 a 5mg de prednisona). Monitorização: dosagem de DHEAS para redução ou normalização dos níveis séricos.[7]
- **Bloqueadores androgênicos ovarianos:**
  - **Antagonistas da liberação de gonadotrofina:** bloqueiam a ovulação por meio da interrupção da liberação do FHS e do LH a partir da hipófise. Utilizam-se a buserelina, a nafarelina ou o leucoprolide na forma injetável ou *spray* nasal. Esses medicamentos suprimem a produção de andrógenos e também dos estrógenos, podendo ocorrer o aparecimento de sintomas da menopausa e hipoestrogenismo. Ocorrem ainda cefaleia e perda óssea.[8]
  - **Contraceptivos orais:** os contraceptivos orais contêm dois agentes: estrógeno (geralmente o etinilestradiol) e uma progestina. Os estrógenos podem suprimir a produção de sebo e atuam no fígado, aumentando a síntese de SHBG (*sex-hormone binding globulin*), que é a proteína carreadora da testosterona, reduzindo o nível de andrógenos. O contraceptivo mais utilizado é o que combina o etinilestradiol com o acetato de ciproterona. Outros contraceptivos utilizados são aqueles com baixas doses de estrógenos – 20mg de etinilestradiol – associados a levonorgestrel, desogestrel ou acetato de noretindrona, com o objetivo de reduzir os efeitos adversos dos estrógenos.

CONSIDERAÇÕES FINAIS

Na acne da mulher adulta evidencia-se a importância dos hormônios na fisiopatologia da acne, como os andrógenos (diidrotestosterona, testosterona [T]), precursor suprarrenal (DHEAS) e os estrógenos (como estradiol), além de outros hormônios, como o hormônio do crescimento.

Exames hormonais complementares são importantes para definição do tipo de acne e a escolha do tratamento mais adequado, com melhor resultado cosmético.

Referências

1. Guimarães CMDS. Acne na mulher adulta. In: Ramos-e-Silva M, Castro MCR. Fundamentos de dermatologia. Rio de Janeiro: Atheneu, 2010.
2. Plewig G, Kligman AM. Post adolescent acne in women premenstrual acne, perimenopausal and post menopausal acne, policystic ovary syndrome and SAHA syndrome. In: Plewig G, Kligman AM. Acne and rosacea: 3 completely revised and enlarge edition. Springer, 2000:365-71.
3. Scarpitta AM, Sinagra D. Polycystic ovary syndrome: an endocrine and metabolic disease. Gynecol Endocrinol 2000; 14(5):392-5.
4. Carneiro AF, Panzi Filho MD, Couto RB. Ultra-som em ginecologia. In: Viana LC, Geber S, Martins M. Ginecologia. Rio de Janeiro: Medsi, 1998.
5. Blume-Peytavi, Ofanos C. Síndrome SAHA. In: Piquero-Martin J. 3ª ed. Caracas: Corpográfia, 2000:121-30.
6. Thiboutot D. Hormones and acne: pathophysiology, clinical evoluation, and therapies. Semin Cutan Med Surg 2001; 20(3):144-53.
7. Thiboutot DM. Update and future of hormonal therapy in acne. Dermatology 2003; 206(1):57-67.
8. Zouboulis CC. Update and future of systemic acne treatment. Dermatology 2003; 206(1):37-53.

PARTE X

ALOPECIAS

30

Alopecia

Sandra Lyon

O corpo humano contêm 5 milhões de folículos pilosos, dos quais 100 mil estão no couro cabeludo.

O pelo é uma estrutura filiforme formada por células queratinizadas produzidas no folículo piloso. Há o pelo *vellus*, ou lanugo – um pelo fino e claro – e o pelo terminal – grosso e pigmentado (cabelo, barba, pilosidade axilar e pubiana).

O folículo piloso é constituído pelas seguintes partes:

- **Infundíbulo:** localiza-se entre a abertura e a inserção da glândula sebácea.
- **Acrotríquio:** porção intraepidérmica do folículo.
- **Istmo:** localiza-se entre a abertura da glândula sebácea e a inserção do músculo eretor do pelo.
- **Segmento inferior:** estende-se até a parte inferior, onde se dilata, formando o bulbo piloso, que recebe uma porção da derme vascularizada e inervada, chamada papila.
- A haste do pelo no segmento inferior apresenta as seguintes camadas, de dentro para fora: medula, córtex, cutícula, bainha interna com as duas camadas (Huxley e Henle) e bainha externa ou triquilema.[1]

CARACTERÍSTICAS DO PELO

O principal componente do pelo é a queratina. O pelo é resistente, flexível e elástico. A cor básica dos pelos é determinada pelos melanócitos quando estão em crescimento, pois a atividade dos melanócitos foliculares está na fase anágena.

Ciclos de crescimento

Cada folículo é submetido continuamente a três estágios de crescimento: fase anágena (crescimento), fase catágena (involução) e fase telógena (repouso).

Fase anágena

Cerca de 85% dos folículos encontram-se nessa fase. Nos pelos do couro cabeludo, sua duração varia de 2 a 6 anos. A fase anágena é subdividida em seis estágios, sendo os cinco primeiros coletivamente denominados proanágeno, fase esta definida pelos diferentes níveis alcançados pela haste pilosa em seu trajeto à superfície. O sexto estágio, ou metanágeno, traduz o momento da saída do pelo na superfície.[2]

Fase catágena

Cerca de 1% dos folículos encontra-se nessa fase, que apresenta duração medida de 2 a 3 semanas.

Durante esse estágio, o folículo atravessa um processo de involução, o qual reflete um mecanismo de morte celular profunda dos queratinócitos da matriz e que é denominada apoptose.[2]

Fase telógena

A porcentagem de folículos nessa fase é de 15% no couro cabeludo, com duração de 2 a 3 meses. O pelo adquire a forma de "clava" em sua extremidade e é derrubado durante sua fase telógena ou na anágena subsequente. Em geral, perdem-se de 50 a 150 fios de cabelo por dia por entrarem nessa fase do ciclo.[2]

ALOPECIAS

As alopecias são quadros clínicos em que ocorre diminuição excessiva de pelos. Elas podem ser difusas ou circunscritas.

São classificadas em alopecias não cicatriciais e cicatriciais.[3]

Alopecias não cicatriciais

Os quadros mais comuns de alopecias não cicatriciais são: alopecia *areata*, eflúvio telógeno, eflúvio anágeno e alopecia androgenética.[3]

Alopecia areata

A alopecia areata (AA), denominada pelada, é crônica, frequente e de distribuição universal, acometendo ambos os sexos, principalmente jovens e crianças. Caracteriza-se por perda rápida de pelos em áreas circunscritas (Figura 30.1).[3]

Etiopatogenia

A AA é considerada doença autoimune com substrato genético, de etiologia multifatorial. A teoria autoimune fundamenta-se na interação de células T com a expressão de antígenos HLA-DR aberrantes pelos queratinócitos dos folículos pilosos.[4] O fator genético está implicado em sua gênese, sendo a herança do tipo autossômica dominante com penetrância variável.[5]

Fatores imunes estão associados à AA, relacionando-a a distúrbios da tireoide, vitiligo, lúpus eritematoso, anemia perniciosa, colite ulcerativa, líquen plano, artrite reumatoide e diabetes melito.[5,6]

Na etiopatogenia, devem ser consideradas herança poligênica, história familiar positiva (há maior incidência em portadores de síndrome de Down) e associação com atopia.

Estresse físico e/ou emocional constitui fator desencadeante ou agravante da AA.

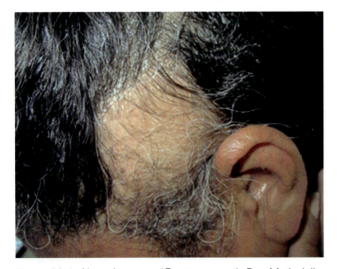

Figura 30.1 Alopecia *areata*. (*Fonte*: acervo da Dra. Maria Juliana Saraiva de Almeida.)

Quadro clínico

A perda de pelos é súbita e assintomática. Acomete qualquer área pilosa do corpo, com predomínio no couro cabeludo, área de barba, supercílio e púbis. Caracteriza-se por áreas circulares ou ovaladas únicas ou múltiplas, com ausência total de fios.

Pelos em ponto de exclamação são geralmente observados na periferia das placas, as quais indicam a atividade da doença.

Formas atípicas

- **Ofíase invertida:** inverso da alopecia ofiásica.
- **AA reticulada:** várias placas separadas por faixas de cabelo preservado, promovendo um aspecto reticulado.
- **AA difusa:** diminuição da densidade dos cabelos em todo o couro cabeludo; a maioria dos casos evolui para alopecia total ou universal.

Classificação

- **AA em placa única:** placa redonda ou oval, única; é a forma mais comum.
- **AA em múltiplas placas:** várias áreas de alopecia.
- **AA ofiásica:** perda de pelos da região occipital, se estendendo para a frente pela orla do couro cabeludo; mais comum em crianças.
- **Alopecia total:** perda total dos pelos do couro cabeludo.
- **Alopecia universal:** perda total dos pelos do couro cabeludo e do corpo.

Envolvimento extrafolicular ocorre, principalmente, nas formas mais graves e apresenta:
- Alterações ungueais.
- Alterações oculares.
- Associação com mancha salmão.

O acometimento ungueal tem prognóstico desfavorável:
- Corresponde a 10% casos.
- Pode preceder, coincidir ou ocorrer após regressão de AA.
- Acomete uma ou várias unhas.
- Alterações mais comuns: depressões puntiformes.
- Outras manifestações: coiloníquia, traquioníquia, onicomadese, leuconíquia pontuada, estrias longitudinais e onicorrexe.
- Mais frequente nos casos mais graves e em crianças.

As alterações oculares se caracterizam por:
- Disfunções do epitélio pigmentar da retina.
- Hipopigmentação da retina.
- Opacificação do cristalino.
- Catarata subcapsular posterior.
- Diminuição da acuidade visual.

Mancha salmão

Frequência aumentada de hemangioma plano nas formas mais graves de AA (total, universal e ofiásica)

↓

Prognóstico menos favorável.

Evolução
- Imprevisível.
- Repilação espontânea em poucos meses, na maioria dos casos.
- Recorrência comum.
- Pode progredir com surgimento de novas lesões e confluência – alopecia total (couro cabeludo) → alopecia universal (todo o corpo).

Diagnóstico clínico
- Alopecia de aparecimento súbito.
- Placas alopécicas arredondadas, não inflamatórias.
- Pelos em ponto de exclamação na periferia das placas.

Diagnóstico diferencial

O diagnóstico diferencial é feito com: tinhas, sífilis secundária, tricotilomania, alopecia de tração, eflúvio telógeno, alopecia androgenética e alopecias cicatriciais.

Tratamento

O tratamento tópico é feito com: corticoide, minoxidil, antralina, imunoterapia e fotoquimioterapia. O tratamento escolhido dependerá da idade do paciente, da extensão do quadro e das doenças associadas.

Antralina
- Ação irritativa.
- Boa escolha para crianças.
- Concentração utilizada: 0,25% a 1%.
- Aplicações diárias, tempo crescente de exposição.
- Resposta a partir de 12 semanas de tratamento.
- Evitar a área dos olhos, áreas intertriginosas e mucosas.[7]

Corticoide tópico
- Pouca eficácia quando utilizado isoladamente.
- Dipropionato de betametasona, clobetasol.

Minoxidil
- Efeito na proliferação e diferenciação folicular.
- Concentração recomendada: 5%.
- Aplicar duas vezes ao dia.
- Repilação a partir de 12 semanas de tratamento.
- Associação com corticoide tópico e antralina.
- Sem efeito na alopecia total e na universal.
- Efeitos adversos: hipertricose, irritação local, raramente eczema de contato alérgico.[8]

Imunoestimuladores
- Mecanismo imunomodulador.
- Indicação: casos crônicos.
- Sensibilizantes de contato:
  - Dinitroclorobenzeno (DNCB) – mutagênico.
  - Dibutil éster do ácido esquárico (SADBE).
  - Difenciprona (DPCP) – mais segura.
- Eficácia variável de 9% a 85%.[9]

Tratamento intralesional

Corticoide intralesional constitui o tratamento de primeira escolha e está indicado em casos com mais de 50% de perda de pelos do couro cabeludo. Pode-se utilizar o acetato de metilprednisolona ou o acetonido de triancinolona.

São necessárias múltiplas injeções intradérmicas com aplicações a cada 4 a 6 semanas.

O principal efeito adverso é a atrofia.

O tratamento intralesional constitui o recurso mais efetivo e o tempo necessário para repilação é de 2 a 6 semanas.[10]

Tratamento sistêmico

O tratamento sistêmico é feito com:
- **Corticoide sistêmico:**
  - Uso controverso.
  - Recorrência após interrupção.
  - Efeitos adversos inibem seu uso.
  - Indicação: formas difusas (> 50% couro cabeludo afetado).
  - Prednisona, 40 a 60mg/dia, diminuindo 5mg/semana.
  - Pulsoterapia com metilprednisolona, 250mg EV, por 3 dias.
  - O acompanhamento deve ser rigoroso.
- **Fotoquimioterapia:**
  - PUVA (psoraleno ultravioleta A).
  - Mecanismo de ação imunomodulador.
  - Psoraleno oral ou tópico + UVA.
  - Duas a três sessões por semana.
  - Recidiva alta após tratamento.
  - Efeitos adversos: náusea, eritema, prurido, queimadura, bronzeamento, envelhecimento e carcinomas (só poderá ser usado por adultos).
  - Contraindicado em crianças.
  - O psoraleno de escolha é o 8 MOP em concentrações variadas, seguido de exposição à UVA. A dose inicial deve ser de 15 a 75cm^2. Quando usado por via oral, a dose de 8 MOP é de 0,15 a 0,30mg/kg, ingerido 2 horas antes da fotoexposição. A dose inicial de UVA deve ser de 15 a 95cm^2. O efeito colateral mais comum é a náusea. O pelo tipo *vellus* aparece ao redor de 30ª sessão e a completa repilação é, em geral, observada entre a 50ª e a 80ª sessão.[11,12]

- **Ciclosporina:**
  - Formas difusas, resistentes.
  - Altas taxas de recorrência.
  - Inibe linfócitos T CD4 e produção de linfocinas. É imunossupressor.
  - Dose inicial: 2,5 a 3mg/kg/dia; não ultrapassar 5mg/kg/dia.
  - Efeitos adversos: alteração de função renal, hipertensão, náusea, hipertricose e parestesias. Risco de neoplasias.
  - Pode ser usada topicamente de 5% a 10% com resultados variáveis.[13]
  - Sulfassalazina, 500mg, é utilizada na dose de até 2g/dia. Os resultados são controversos.

Eflúvio telógeno

O eflúvio telógeno é uma forma de alopecia difusa causada pela transformação prematura dos pelos em fase de crescimento (anágeno) para pelos em fase de repouso (catágeno) ou telógeno.

Pode estar relacionado com uma grande variedade de fatores: pós-parto, uso de contraceptivos orais, uso de substâncias como heparina, cumarínicos ou lítio, regime de emagrecimento, deficiência proteica, deficiência de ferro e ferritina, zinco, doenças sistêmicas e estresse.[14]

Quadro clínico

O principal sintoma é a queda de cabelo, geralmente de 3 a 5 meses após o estímulo desencadeante. A densidade normal do cabelo pode estar reduzida em até 50% antes de se tornar clinicamente evidente. Cerca de 30% dos pacientes relatam tricodínia ou sensação dolorosa no couro cabeludo. O eflúvio, com duração de 2 a 6 meses, tem recuperação completa e é considerado a forma aguda. Duração mais prolongada constitui a forma crônica do eflúvio telógeno.

Diagnóstico

O diagnóstico é clínico, baseado em anamnese cuidadosa. Deve-se indagar sobre: tempo de queda de cabelo, história de períodos menstruais prolongados, uso de contraceptivos orais, gravidez recente, regime alimentar e dieta restrita de proteínas.

Ao exame físico, o teste de tração ou de puxamento leve consiste em uma técnica simples que promove a quantificação da queda capilar. Envolve a tração de 25 a 50 fios de cabelo por vez, e considera-se normal o destacamento de até cinco fios; valores acima de cinco fios sugerem queda patológica.

O tricograma mostra índice anágeno/telógeno invertido no eflúvio telógeno (índice normal de 4:1).

Para o exame histopatológico são necessários dois fragmentos de biópsia, um para o corte longitudinal e o outro para o corte transversal. A biópsia transversal mostra número aumentado de fios telógenos (índice anágeno/telógeno de 1:4).

Exames laboratoriais: dosagem de ferro, ferritina e zinco, hemograma, T4 livre e TSH ultrassensível. Dosagem de ferritina menor que 60 exige correção.

Tratamento

Nos casos associados a eventos agudos, como uso de medicamentos, gravidez e alterações hormonais, a queda de cabelos é autolimitada.

Nos casos de longa duração, devem ser identificados os fatores causais e instituído o tratamento:

- Suplementos vitamínicos, minerais, como zinco, e proteicos, como a cisteína e a piridoxina nas dosagens de 100 a 200mg/dia.
- Reposição de ferro na forma de sulfato para pacientes com baixa reserva desse mineral.
- Minoxidil tópico, na dose de 2% a 5%, duas vezes ao dia, podendo causar prurido e hipertricose e recorrência da queda após interrupção do medicamento.
- Espironolactona, na dose de 50 a 200mg/dia, podendo provocar efeitos adversos, como hiperpotassemia, anomalias menstruais, aumento de mamas, hirsutismo, sonolência, confusão mental, cefaleia e urticária. A espironolactona é um antagonista da aldosterona que reduz a produção de andrógenos e bloqueia seu efeito em nível celular.[15]

Eflúvio anágeno

O eflúvio anágeno é uma alopecia difusa, que ocorre de maneira abrupta, em geral associada ao uso de agentes quimioterápicos e eventos sindrômicos. As causas mais frequentes são: agentes quimioterápicos, radioterapia, infecções graves, intervenções cirúrgicas prolongadas e sífilis secundária.

Etiologia

Medicamentos que alterem o ciclo celular ou a produção de algum componente específico para o pelo podem provocar interrupção no desenvolvimento do fio ou a alteração do folículo e resultam em alopecia. Os quimioterápicos têm grande potencial mitótico das células dos folículos pilosos. Outros fármacos podem causar queda de cabelos, como colchicina, metotrexato e mostarda nitrogenada. Estão relacionadas com eflúvio anágeno: ácido bórico, metais pesados, tálio, mercúrio e arsênio.

Quadro clínico

A queda dos cabelos é abrupta e em geral se inicia de 1 a 2 semanas após o início da quimioterapia, tornando-se visível de 1 a 2 meses após o início do tratamento.

Tratamento

Dieta rica em proteínas, vitaminas e minerais, corticoide tópico e minoxidil tópico.

A repilação pode ser de cor, textura e formato diferentes, e essas características podem perdurar.

Tricotilomania

A tricotilomania é um tipo de alopecia de tração causada por um distúrbio compulsivo de puxar os próprios cabelos.

O quadro clínico consiste em placas ou alopecias difusas, com bordas irregulares, contendo pelos de diversos tamanhos.

Os principais diagnósticos diferenciais são: tinha da cabeça e AA.

Tratamento

- Psicoterapia.
- Medicamentos: doxepina, 10mg/dia, clomipramina, 25 a 100mg/dia, e inibidores de recaptação de serotonina.[16]

Alopecia de pressão/tração

A alopecia de tração é uma condição em que ocorre tração dos cabelos na região temporal ou na orla do couro cabeludo. Pode ser causada pelo uso de chapéus, bonés ou de *mega-hair*.

Alopecia mucinosa

Ocorre depósito de mucina nos folículos pilosos do couro cabeludo e da face, acarretando áreas de alopecia.

Há formação de pápulas foliculosas, placas papulosas ou infiltração nodular. A alopecia mucinosa geralmente é temporária, exceto se houver destruição do folículo piloso pela mucina. A mucinose folicular consiste na deposição de mucina no folículo, sem causar alopecia.

Existem dois tipos de alopecia mucinosa:
- A que ocorre em crianças e adultos jovens e não é associada a linfoma, regredindo espontaneamente.
- A que ocorre em adultos e pode estar associada a linfoma.[17]

Alopecia androgenética

A alopecia androgenética, a mais frequente das alopecias, acomete homens e mulheres. Trata-se de quadro geneticamente determinado com participação de hormônios androgênios. O mecanismo hereditário é de herança autossômica dominante com ou sem penetrância variável. A instalação do quadro depende da ação androgênica e a diidrotestosterona (DHT), um metabólito da testosterona, tem papel preponderante em sua etiopatogenia.

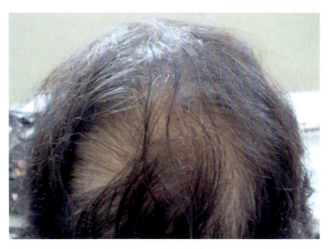

Figura 30.2 Alopecia androgenética (*Fonte*: acervo da Dra. Maria Juliana Saraiva de Almeida.)

A alopecia androgenética surge após a puberdade, período no qual os androgênios passam a interagir com os folículos pilosos androgênio-sensíveis geneticamente determinados, resultando em uma sequência de eventos que inclui a miniaturização folicular e a alteração do ciclo de crescimento capilar levando ao afilamento progressivo e à queda definitiva dos cabelos (Figura 30.2).

Etiopatogenia

O padrão e o grau da alopecia androgenética são determinados pela distribuição dos receptores andrógenos e das enzimas conversoras de andrógenos nos folículos das diferentes regiões do couro cabeludo. A enzima 5-alfa-redutase catalisa a conversão de testosterona em DHT. A DHT é considerada responsável pela progressiva miniaturização dos folículos pilosos geneticamente determinados, encurtando a fase de crescimento anágeno dos cabelos e reduzindo o volume da matriz celular dos folículos. Em homens com alopecia androgenética, é elevada a conversão de testosterona em DHT.[17]

Mulheres com alopecia androgenética apresentam menores concentrações de andrógenos e de enzima 5-alfa-redutase, bem como níveis elevados de aromatase e da enzima conversora de testosterona em estradiol. Antes da menopausa, os estrógenos atuam como agentes antiandrógenos.

A enzima citocromo P450 aromatase converte os andrógenos, testosterona e androstenediona, em estrógenos estradiol e estrona, respectivamente. Nas mulheres, os níveis de aromatase no couro cabeludo são de duas a cinco vezes maiores que nos homens.

Alopecias cicatriciais

As alopecias cicatriciais constituem o resultado do dano à região das células precursoras do folículo piloso causado por doenças inflamatórias ou outros processos patológicos que deixem cicatrizes.

As principais patologias envolvidas são: lúpus discoide crônico, líquen plano pilar, pseudopelada de Brocq, foliculite decalvante, foliculite dissecante e foliculite queloidiana da nuca.

Lúpus discoide crônico

O lúpus eritematoso cutâneo crônico é causa importante de alopecia. O envolvimento do folículo piloso, que exibe hiperqueratose folicular, é um sinal proeminente. O envolvimento do couro cabeludo pode levar à alopecia cicatricial irreversível, destruição folicular muito frequente no curso da doença.[18]

Líquen plano pilar

O líquen plano é uma dermatose que acomete pele, mucosas, unhas e folículos pilosos.

O envolvimento folicular, em geral, é restrito ao infundíbulo e ao istmo, com formação de corpos citoides. A alopecia cicatricial do líquen plano pilar é, provavelmente, uma das causas mais frequentes da chamada pseudopelada de Brocq, que consiste em alopecia permanente progressiva com inúmeras lesões que tendem a coalescer em placas grandes e irregulares com bordas policíclicas.[19]

Pseudopelada de Brocq

A pseudopelada de Brocq é uma afecção que provoca alopecia permanente. É considerada um subtipo do líquen plano pilar por alguns autores. Outros consideram dois tipos de pseudopelada de Brocq: uma idiopática e outra que seria "estágio de pseudopelada" secundário ao lúpus cutâneo crônico e/ou ao líquen plano pilar.[20]

Clinicamente, forma-se uma única ou múltiplas placas lisas, brilhantes, atróficas, não inflamatórias, com fios emergindo do mesmo folículo.

Foliculite decalvante

Trata-se de uma foliculite crônica causada pelo *Staphylococcus aureus* que determina intensa destruição folicular, com posterior atrofia, resultando em alopecia cicatricial.

Foliculite dissecante do couro cabeludo

Foliculite que ocorre por oclusão folicular; observa-se tendência à obstrução do óstio folicular por hiperqueratose folicular inata. Clinicamente, notam-se comedões, abscessos intercomunicantes múltiplos, trajetos fistulosos e cicatrizes hipertróficas e queloidianas.

Foliculite queloidiana da nuca

Caracterizada por pústulas foliculares na nuca, que evoluem para lesões queloidianas, é mais comum nos homens de raça negra que apresentam politríquia, ou seja, fusão de folículos na superfície da pele, onde surgem dois ou três pelos.

CONSIDERAÇÕES FINAIS

As alopecias constituem quadros clínicos comuns com manifestações clínicas variadas e múltiplas etiologias nas quais devem ser bem definidas para que o tratamento apresente resultados satisfatórios.

Referências

1. Pereira JM. Embriologia, anatomia e fisiologia do folículo piloso. In: Alopecia androgenética na mulher. Rio de Janeiro: Dilivros, 2007:1-20.
2. Steiner D. Cabelos. In: Ramos-e-Silva M, Castro MCR. Fundamentos de dermatologia. Vol. 2. Rio de Janeiro: Atheneu, 2010.
3. Pereira JM. Propedêuticas das doenças dos cabelos e do couro cabeludo. São Paulo: Atheneu, 200:1-243.
4. Kuntz BM, Selzle D, Braun-Falco O, Scholz S, Albert ED. HLA antigens in alopecia areata. Arch Dermatol 1977; 113(12):1717.
5. Tieder VC. Alopecia areata: a review of therapy, efficacy, safety and mechanism. Arch Dermatol 1992; 128:1519-29.
6. Sauder DN. Alopecia areata: an inherited autoimmune disease. In: Brown AC, Crounse RG (eds.) Hair, trace elements and human illness. New York: Prager, 1980:343-7.
7. Fieder-Weiss VC, Buys CM. Evaluation of anthralin in the treatment of alopecia areata. Arch Dermatol 1987; 123(11):1491-3.
8. Braden HP, Tubilin J. Effect of minoxidil ou cultured keratinocytes. J Invest Dermatol 1983; 81:558-68.
9. Hull SM, Cunlife WJ. Treatment of alopecia areata with diplenylcyclopropenone. J Am Acad Dermatol 1992; 26(2):276-7.
10. Orentreich N, Sturn HM, Weidman AI, Pelzing A. Local injection of steroids and hair regrowth in alopecias. Arch Dermatol 1960; 82:894-902.
11. Claudy AL, Gagnaire D. Puva treatment of alopecia areata. Arch Dermatol 1983; 119(2):975-8.
12. Lassus A, Kianto U, Johansson E, Juva Koski T. Puva treatment for alopecia areata. Dermatologica 1980; 161(5):298-304.
13. Gupta AK, Ellis CN, Cooper KD et al. Oral cyclosporine for the treatment of alopecia areata. A clinical and immunohistochemical analysis. J Am Acad Dermatol 1990; 22(2 Pt1):242-50.
14. Headingtyon JT. Telogen effluvium. Arch Dermatol 1993; 129:356-63.
15. Bergfeld WF, Mulinari-Brenner F. Shedding: how to manage a common cause of hair loss. Cleve Clin J Med 2001; 68(3):256-61.
16. Krishnan KR, Davidson JR, Guajardo C. Trichotillomania: a review. Compr Psychiatr 1985; 26(2):123-8.
17. Sampaio SAP, Rivitti E. Dermatologia. São Paulo: Artes Médicas, 2008.
18. Freitas THP, Proença NG. Lupus eritematoso cutâneo crônico: estudo de 290 casos. An Bras Dermatol 2003; 78(6):703-12.
19. Silvers CN, Katz BE, Young AW. Pseudopelade of Brocq is lichen plano pilaris: report of four cases that support this nosology. Cuttis 1993; 51:99-105.
20. Berlengo-Ransby SM, Headington JT. Pseudopelad of Brocq. J Am Acad Dermatol 1991; 25:865-6.

31

Alopecia Androgenética Masculina

Sandra Lyon

A alopecia androgenética é um tipo de alopecia andrógeno-dependente geneticamente mediada de herança autossômica dominante com penetrância variável. Ocorre em 50% dos homens e também em mulheres. Inicia-se entre a terceira e a quarta década de vida, podendo, no entanto, começar imediatamente após a puberdade. Os fatores etiológicos da alopecia androgenética são iguais tanto nos homens como nas mulheres, diferindo na expressão fenotípica.[1]

ETIOPATOGENIA

O crescimento do cabelo mediado por andrógeno exige a formação de um complexo andrógeno-receptor andrógeno que se liga ao elemento andrógeno-efetor, levando ao local de ligação do DNA para transcrição de algumas proteínas. Andrógenos são estruturas esteroides-carbono-19 produzidas pela glândula suprarrenal e as gônadas. Os andrógenos mais potentes, diidroepiandrosterona e androstenediona, têm importância na interconversão para os andrógenos mais potentes no órgão-alvo.[1] A perda de cabelos que ocorre na alopecia androgenética é diidrotestosterona-dependente. A transformação de testosterona em diidrotestosterona exige a enzima 5α-redutase, que apresenta dois tipos – 1 e 2 – os quais estão localizados nos cromossomos 5 e 2, respectivamente.

A enzima 5α-redutase tipo 2 é encontrada nos tecidos gonadais e nos folículos do couro cabeludo, em que ocorre a miniaturização do pelo. Ao penetrar a célula, a testosterona é reduzida pela 5α-redutase em diidrotestosterona, que se liga a uma proteína receptora de andrógeno.

Esse complexo penetra as células pilosas e pode determinar depressão no desenvolvimento do pelo, com a fase anágena tornando-se de menor duração e aumentando a fase telógena. A alopecia é causada por progressiva miniaturização do folículo piloso.[1-3]

MANIFESTAÇÕES CLÍNICAS

A calvície masculina inicia-se pela perda de cabelos na linha frontal do couro cabeludo com entradas laterais e/ou no vértex. A progressão pode ser lenta ou rápida, e quanto mais precocemente se iniciar, mais intenso será o processo. Quando se inicia na puberdade, a evolução é mais rápida e a calvície atinge quase todo o couro cabeludo, poupando somente as têmpuras e o occipício. Com a diminuição dos cabelos anágenos, aumentam os cabelos telógenos. Os cabelos eliminados são finos e descamados, e progressivamente desaparecem os cabelos terminais. Na fase final do processo, permanecem pelos do tipo *vellus*.

A alopecia androgenética é acompanhada de quadro seborreico, o qual representa um fator agravante da calvície.[4,5]

DIAGNÓSTICO

O diagnóstico é clínico, podendo ser fundamentado nos antecendentes familiares, no padrão de alopecia e na história clínica. Não exige exames laboratoriais.

Os critérios utilizados para o diagnóstico clínico são: início do quadro após a puberdade, padrão de recesso e afilamento capilar bitemporal, frontal ou de vértex, miniaturização visível dos fios, história familiar de alopecia androgenética em parentes de primeiro ou segundo grau.[5,6]

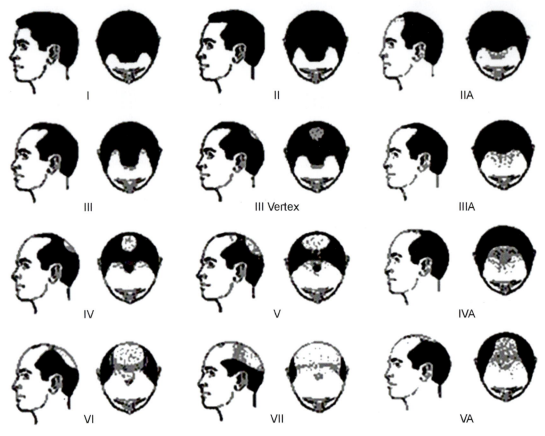

Figura 31.1 Classificação de Hamilton-Norwood da alopecia androgenética masculina. (*Fonte*: http://www.joriosantana.com.br/tipos-de-calvicie.html)

TRATAMENTO

Tratamento tópico

- **Minoxidil:** o sulfato de minoxidil é o metabólito ativo responsável pela estimulação do folículo piloso, com mecanismo de vasodilatação, angiogênese e melhora da proliferação celular. É utilizado em solução alcoólica de 2% a 5%, duas vezes ao dia. Reduz o número de pelos telógenos, revertendo o processo de miniaturização. Não ocorrem efeitos adversos, e o medicamento deve ser utilizado indefinidamente, pois os cabelos voltam a cair quando o tratamento é interrompido.[6]
- **Alfaestradiol:** a formulação tópica de alfaestradiol a 0,025%, uma vez ao dia, reduz a formação de diidrotestosterona e aumenta a conversão de testosterona em outros esteroides menos ativos.
- **Xampus:** os xampus para diminuição da dermatite seborreica devem ser preconizados no tratamento da alopecia androgenética, a qual é acompanhada de seborreia em razão do estímulo andrógeno das glândulas sebáceas.

Tratamento sistêmico

- **Finasterida:** a finasterida é um composto sintético 4-azateroide, inibidor da 5α-redutase tipo 2, existente na papila do pelo, próstata e aparelho geniturinário. É utilizada na dose de 1mg/dia. Entre os efeitos adversos estão a diminuição da libido e/ou a disfunção da ereção, os quais são raros e cessam com a interrupção do medicamento. Como podem ser encontradas quantidades mínimas do medicamento no sêmen, a gravidez da parceira deve ser evitada.
- **Dutasterida:** a dutasterida é um inibidor da 5α-redutase 1 e 2 utilizada na dose de 2,5mg/dia.

Tratamento cirúrgico

O tratamento cirúrgico para implantação de mini e microenxertos capilares apresenta resultados cosméticos excelentes.[7]

CONSIDERAÇÕES FINAIS

A alopecia androgenética masculina acomete grande parte da população, sendo autossômica dominante com penetração variável. Deve ser instituído tratamento precoce, com apoio psicológico.

Referências

1. Olsen EA. Androgenetic: alopecia. In: Olsen EA. Disorders of hair growth: diagnosis and treatment. New York: McGraw-Hill, 1994:257-83.
2. Mestayer CH et al. Predominat expression of 5-2-reductase type 1 in pubic skin from normal subjects and hirsute patients. J Clin Endocrinol Metab 1996; 81:1989.
3. Kaufman KD. Androgen metabolism as it affects hair growth in androgenetic alopecia. Dermatol Clin 1996; 14:697.
4. Olsen E. Alterações do pelo. In: Fitzpatrick TB. Tratado de dermatologia. 5. ed. Vol. I. Rio de Janeiro: Revinter, 2005.
5. Blume-Peytavi U, Blumaeyer A, Tosti A et al. Guideline for diagnostic evoluation in androgenic alopecia in men, women and adolescents. Br J Dermatol 2011; 164:5-15.
6. Sampaio SAP. Dermatologia. 3 ed. São Paulo: Artes Médicas, 2008.
7. Curi MM, Lee YS, Saad JF. Transplante capilar. In: Maio M. Tratado de medicina estética. Vol. III, São Paulo: Roca, 2004.

Alopecia Androgenética Padrão Feminino

Maria Alice Ribeiro Osório

A alopecia androgenética na mulher constitui uma entidade clínica de interesse relevante, principalmente, por motivos cosméticos e por sua influência na baixa autoestima. Como não está bem estabelecido o papel desempenhado pelos andrógenos em seu desenvolvimento, tem sido proposto que a expressão alopecia androgenética, amplamente utilizado para as mulheres, seja substituída por *female pattern hair loss* (FPHL).[1] Pode ocorrer após a puberdade, porém é mais frequente na terceira e quarta décadas de vida e na perimenopausa. Caracteriza-se pelo afinamento difuso dos cabelos na região superior do couro cabeludo com preservação da linha de implantação frontal (Figuras 32.1 a 32.3). Ludwig ilustrou os estágios de progressão de FPHL em três graus (Ludwig graus I, II e III – Figura 32.4) e Sinclair identificou cinco estágios distintos que podem ser usados para acompanhar a evolução clínica e a resposta ao tratamento (Figura 32.5).[2] Ludwig também descreveu a alopecia androgenética feminina padrão masculino (FAGA.M) (Figura 32.6), que é observada em mulheres com níveis altos de testosterona ou com sensibilidade folicular aumentada aos andrógenos. A FAGA.M deve ser subclassificada conforme a classificação de Hamilton-Norwood ou de Ebling. Ela pode estar presente na síndrome associada a adrenarca, na alopecia causada por tumor ovariano ou suprarrenal ou na alopecia involutiva. A classificação mais recente é a de Olsen, que permite diferenciar a queda de cabelos de início precoce ou tardio com ou sem aumento de andrógenos séricos.

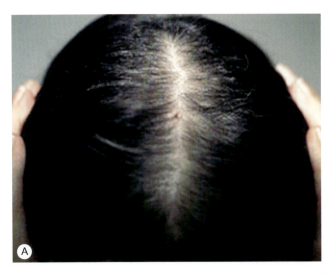 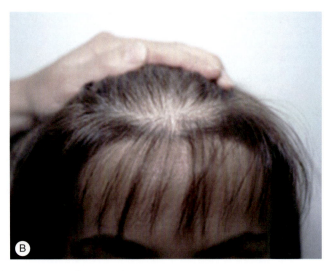

Figura 32.1A e B Tipo I. (*Fonte*: acervo da autora.)

Capítulo 32 • Alopecia Androgenética Padrão Feminino 165

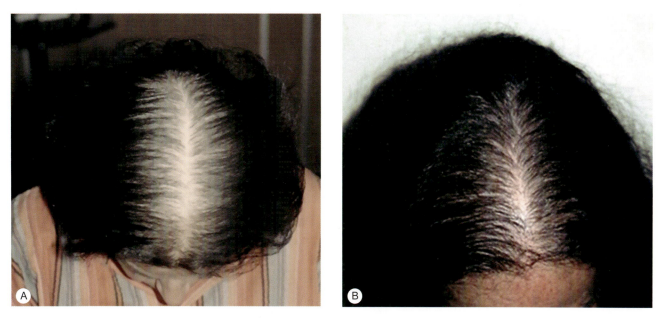

Figura 32.2A e B Tipo II. (*Fonte*: acervo da autora.)

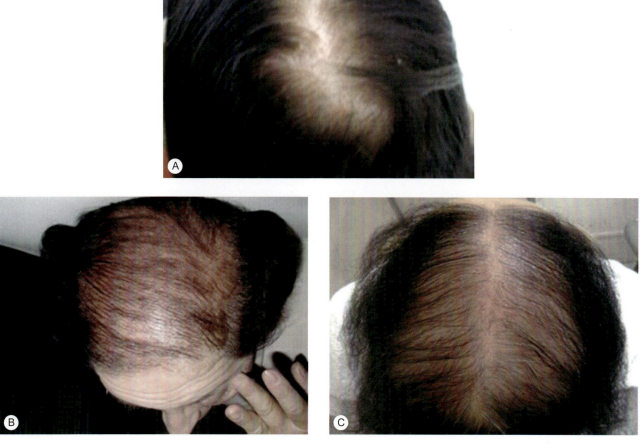

Figura 32.3A a C Tipo III. (*Fonte*: acervo da autora.)

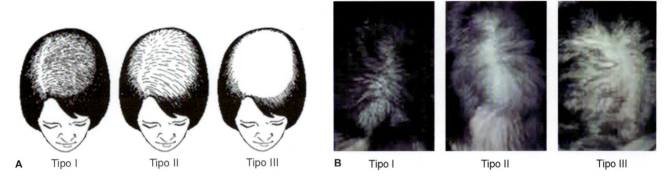

Figura 32.4A e B Classificação de Ludwig.

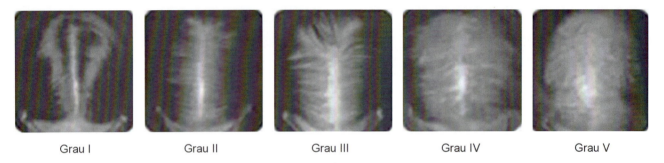

Figura 32.5 Escala de Sinclair.

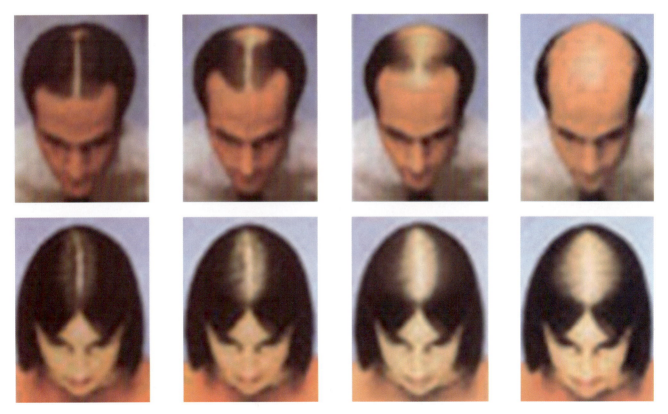

Figura 32.6 FAGA.M.

PATOGÊNESE E PATOLOGIA

A dinâmica do ciclo capilar é alterada na FPHL. Ocorre aumento na proporção de folículos miniaturizados (cabelos *vellus* símiles), manifestada na razão pelo terminal: *vellus* menor que 4:1 (normal 7:1). Essa alteração na relação pelo terminal: *vellus* se deve à miniaturização não uniforme do folículo piloso dentro das unidades foliculares por ciclos anágenos progressivamente menores, enquanto o tamanho do ciclo telógeno permanece constante. Os cabelos *vellus*-símiles são finos, claros e curtos. A miniaturização não termina com a formação do folículo *vellus*, mas progride para supressão folicular.[3] Há também prolongamento do período de repouso no final da fase telógena, quando o folículo permanece vazio depois que o pelo telógeno é liberado e antes de o pelo anágeno emergir, fase chamada de quenógena.[4] Em mulheres com alopecia do padrão feminino, esse aumento na duração da fase quenógena contribui para a redução da densidade capilar e é responsável pelos óstios foliculares vazios aos exames clínico e dermatoscópico.

Os folículos do couro cabeludo humano existem dentro das unidades foliculares, que são compostas de um folículo primário maior circundado por folículos secundários menores. Um único músculo eretor do pelo liga-se ao folículo primário e de modo variável aos outros folículos secundários. O padrão de perda difusa dos cabelos na FPHL é resultante de uma sensibilidade andrógena seletiva dos folículos secundários, levando à miniaturização com consequente perda de volume capilar.[5]

PAPEL DOS ANDRÓGENOS

O papel dos andrógenos no desenvolvimento da FPHL não está bem estabelecido.[6] Menos de 40% das mulheres com FPHL apresentam alteração nos andrógenos plasmáticos, mesmo com sinais de hiperandrogenismo, como acne, hirsutismo, irregularidades menstruais e acantose nigricante.[7] Os receptores de andrógenos e os níveis de 5α-redutase estão aumentados na região central do couro cabeludo e os níveis de aromatase (responsável pela conversão de testosterona em estrógenos) estão mais elevados na área occipital e na linha frontal feminina.[8]

GENÉTICA NA ALOPECIA FEMININA

Há evidências do envolvimento genético na alopecia androgenética, mas o quadro ainda não está totalmente elucidado. As maiores evidências da participação genética decorreram do sequenciamento do gene do receptor de andrógeno conhecido como gene AR (*androgen receptor*) em homens calvos e não calvos.[9] Além do polimorfismo do gene AR, os genes que codificam a 5α-redutase, a aromatase e a globulina ligadora de hormônios sexuais (SHBG) podem contribuir para a apresentação da FPHL.[10] O HairDX™ é um teste disponível no mercado, baseado no polimorfismo genético, que prediz as chances de desenvolvimento futuro de AGA (*androgentic alopecia*).

QUADRO CLÍNICO

O início da alopecia androgenética padrão feminino pode ocorrer em qualquer fase após a menarca, mas a maioria das mulheres afetadas desenvolve os primeiros sinais após a idade de 50 anos.[11] As pacientes podem apresentar queda de cabelos de modo intermitente ou queda contínua associada ou não à perda de volume (afinamento) confinada na região superior do couro cabeludo com preservação da linha frontal de implantação dos cabelos. Na maioria das vezes entre a segunda e a quarta década de vida, as mulheres se queixam da presença gradativa de fios mais finos, levando a um couro cabeludo mais aberto, semelhante a um padrão de árvore de natal na linha central do couro cabeludo.[12]

As mulheres portadoras de alopecia androgenética apresentam redução na autoestima, responsável pela piora na qualidade de vida.[13]

DIAGNÓSTICO

O diagnóstico é principalmente clínico, fundamentado nos antecedentes familiares, no padrão de alopecia e na história clínica. Os exames mais usados para avaliação do grau de acometimento são: teste de tração, biópsia, dermatoscopia e tricograma.

Como o teste de tração positivo indica perda aumentada de fios telógenos, ele pode ser empregado na fase ativa recente da alopecia androgenética ou eflúvio telógeno crônico.[14] Em geral, o teste de tração é negativo na alopecia androgenética feminina.

A dermatoscopia, quando utilizada sem imersão, mostra a variedade de diâmetros capilares, principalmente na região central do couro cabeludo, refletindo a miniaturização dos fios (Figura 32.7).[15] A redução na média do número de fios terminais por unidade folicular é vista na região

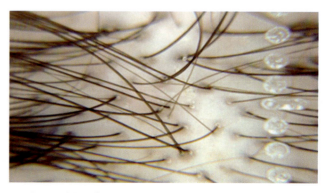

Figura 32.7 Dermatoscopia. (*Fonte*: acervo da autora.)

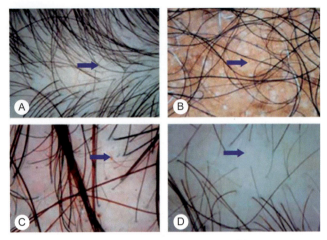

Figura 32.8A Miniaturização dos folículos. B Pigmentação em favo de mel. C Halo castanho peripilar. D Pontos amarelos. (*Fonte*: acervo da autora.)

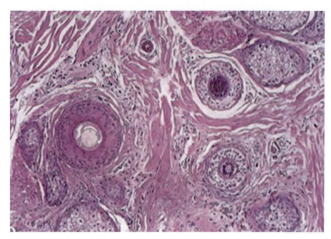

Figura 32.9 Derme superficial com visível variação no diâmetro das hastes capilares.

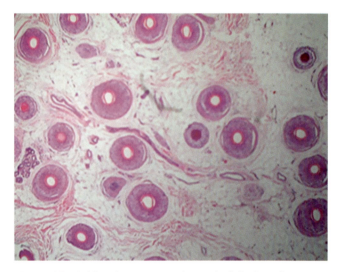

Figura 32.10 Hipoderme com relação de folículos pilosos terminais/*vellus* (T:V) de 1,3:1 normal – relação folículos terminais/*vellus* 7:1.

central do couro cabeludo, quando comparada à região occipital. Sinais peripilares com halo perifolicular enegrecido refletem a presença de infiltrado linfocitário perifolicular característico do estágio inicial da doença.[16] Pontos amarelos são encontrados e representam os óstios foliculares vazios com as glândulas sebáceas ativas após a miniaturização avançada dos folículos.[17] Muitas vezes, é encontrada pigmentação em favo de mel no couro cabeludo em razão da exposição solar (Figura 32.8).

A histologia do couro cabeludo de pacientes acometidas de alopecia androgenética mostra a quantidade de pelos terminais comparada com o número de pelos *vellus*. A relação T:V < 4:1 é característica de alopecia androgenética (índice ≤ 3:1 é considerado definitivo) e a relação T:V > 7:1 é indicadora de eflúvio telógeno crônico.[18] Pode ser observado aumento do volume das glândulas sebáceas e do número dos tratos fibrosos.[19]

HISTOPATOLOGIA (FIGURAS 32.9 E 32.10)

As pacientes que apresentam sinais de hiperandrogenismo devem submeter-se a avaliação laboratorial com dosagem dos hormônios luteinizante (LH) e folículo-estimulante (FSH), sulfato de diidroepiandrosterona (DHEAS) e testosterona total, que avaliam as funções ovariana e suprarrenal e a produção extra de andrógenos, respectivamente. A dosagem sérica da ferritina e do hormônio tireoestimulante (TSH) pode ser útil porque suas alterações podem estar relacionadas com eflúvio telógeno associado à alopecia androgenética.[9]

O tricograma na alopecia androgenética chega a 95% de fios telógenos quando a alopecia se apresenta clinicamente evidente, e estes fios são pequenos e não caem com facilidade como no eflúvio telógeno.[20]

TRATAMENTO

A FPHL permanece como um desafio terapêutico, uma vez que o conhecimento atual a respeito da participação de todos os mecanismos biomoleculares ainda é modesto. O principal objetivo do tratamento é reverter ou estabilizar o processo de miniaturização. Quanto mais precoce for iniciado, melhor será a resposta. Como a FPHL consiste em um processo biológico determinado por sensibilidade aos andrógenos mediada geneticamente, as opções de tratamento baseiam-se em modificadores da resposta biológica, modificadores da ação andrógena (alteração na produção, transporte e metabolismo dos andrógenos) e tratamento cirúrgico.[21] Pode ser necessário o tratamento por 6 a 12 meses antes que se apresente alguma melhora clínica.

Tratamento tópico

- **Minoxidil:** o sulfato de minoxidil, o metabólito ativo responsável pela estimulação do folículo, está associado a vasodilatação, angiogênese e melhora da proliferação celular. Em estudos realizados em animais, aumenta a proporção de cabelos anágenos e o tamanho do folículo piloso, reduzindo o número de pelos telógenos. Reverte o processo de miniaturização do pelo. O pico de ação é notado com 16 semanas de uso e, após 6 meses de suspensão, o quadro retorna a seu estágio inicial. Seu uso é preconizado em concentrações de 2% a 5%, duas vezes ao dia. Pode apresentar prurido, irritação local e hipertricose com a concentração de 5%, embora apresente melhores resultados nessa concentração.[22]
- **Alfaestradiol:** como os folículos pilosos contêm receptores estrogênicos, acredita-se que os estrógenos tópicos possam promover o crescimento agindo diretamente sobre os folículos ou como antagonistas da ação androgênica. O alfaestradiol, em sua formulação tópica, reduz a formação de di-hidrotestosterona (DHT) e aumenta a conversão de testosterona em outros esteroides menos ativos. É usado uma vez ao dia, associado aos outros tratamentos.
- **Cetoconazol:** seu uso em xampu a 2% tem sido avaliado em razão de sua ação antifúngica para beneficiar as pacientes que apresentam AGA com inflamação folicular e para promover o crescimento capilar por meio de sua ação antiandrógena.
- ***Laser:*** embora haja evidências de que o *laser* pode estimular o crescimento do cabelo, seu mecanismo biológico ainda não está bem definido. Fotobiomodulação é o termo usado para descrever o efeito do laser sobre o tecido. Aprovada pela Food and Drug Administration (FDA), a terapia com luz de baixa energia provoca aumento dos pelos terminais, aumento do diâmetro da haste capilar e diminuição dos pelos *vellus*.
- **Análogos da prostaglandinas F2 α (latanopost e bimatopost):** antes usados no tratamento da hipertensão e do glaucoma ocular, causavam como efeitos colaterais aumento dos cílios com hiperpigmentação. Um estudo piloto com latanopost, aplicação de 50UI diariamente por 24 semanas no couro cabeludo, demonstrou aumento da densidade dos pelos terminais e *vellus*.[23]

Tratamento sistêmico

Terapia antiandrogênica

Inclui acetato de ciproterona, espironolactona, drosperinona, finasterida e dutasterida. Os antiandrógenos de ação central inibem a ligação da 5α-redutase com o receptor androgênico e os antiandrógenos de ação periférica agem por meio da inibição da 5α-redutase, bloqueando a conversão de testosterona em DHT.

Antagonistas dos receptores androgênicos

Acetato de ciproterona

A dose em mulheres na pré-menopausa é de 50 a 100mg/dia VO, do quinto ao 15º dia do ciclo menstrual, por 6 meses; nos próximos 18 meses, a dose é de 2mg/dia, do primeiro dia do ciclo menstrual até o 21º dia, com 1 semana de repouso. Como a ciproterona causa feminização de feto masculino, assim como alterações menstruais, é necessário adicionar contraceptivos orais, como o etinilestradiol. Em mulheres na pós-menopausa, pode ser administrada a dose de 50mg/dia sem interrupção. Os efeitos adversos são: perda de libido, fadiga, ganho de peso, mastodinia, hipertensão, hepatite, depressão e irregularidade menstrual, sendo o medicamento contraindicado em hepatopatas.[21]

Espironolactona

Antagonista da aldosterona, também exerce atividade antiandrógena, diminuindo os níveis da testosterona total. Inicia-se com a dose de 50mg/dia, aumentando 50mg por mês até a dose final de 200mg/dia. Deve ser usada por pelo menos 6 meses, quando a melhora do quadro é mais evidente. O risco de hiperpotassemia é baixo, mas a paciente deve ser orientada a ingerir poucos alimentos ricos em potássio. Letargia, menorragia e dor epigástrica são efeitos colaterais transitórios que se resolvem após 2 ou 3 meses de terapia.

Estrógenos

Os estrógenos suprimem o LH e a produção ovariana de andrógenos, além de aumentarem a produção de SHBG pelo fígado, reduzindo a testosterona livre e a 5α-redutase. Podem ser usados em pílulas anticoncepcionais, como o etinilestradiol, ou em combinação com progestágenos antiandrógenos, como o norgestimato e o desogestrol.

Inibidores da 5-α-redutase

Finasterida (inibidor da 5-α-redutase tipo II)

A finasterida tem sido usada em mulheres na pré-menopausa e na pós-menopausa. Entretanto, em mulheres antes da menopausa deve ser usado um método anticoncepcional seguro, em razão do risco de feminização de feto masculino. Estudos mostram que a finasterida é mais efetiva em mulheres com início precoce de alopecia e naquelas que têm atividade andrógena envolvida na patogênese da FPHL. A finasterida deve ser administrada em dose maior que a masculina, com dosagem mínima de 1,25mg/dia, para alcançar resultados favoráveis.[24]

Dutasterida (inibidor da 5-α-redutase tipos I e II)

Só deve ser usada em mulheres na pós-menopausa, na dose de 2,5mg/dia. Mais estudos devem ser feitos para demonstrar a dose que influi no crescimento dos cabelos.[25]

Tratamento cirúrgico (transplante de cabelo)

O transplante de cabelo está indicado nos raros casos avançados em que o tratamento medicamentoso falha. A área doadora é a região occipital, devido à resistência dos folículos pilosos aos andrógenos. Há a necessidade de uma ou duas sessões para atingir um bom resultado cosmético.

Tratamento mediado por células

Estudos estão sob investigação: a injeção direta no couro cabeludo de células cultivadas do tecido mesenquimal folicular, que estimulam a formação de um novo folículo ou migram para os folículos já presentes, para aumentá-los (Figura 32.11). Alternativamente, o sobrenadante das células foliculares cultivadas é processado para produzir um composto rico em fatores estimulantes do crescimento capilar. Também se encontra em fase de estudo o plasma rico em plaquetas isolado do sangue total. As plaquetas têm muito fatores de crescimento associados. Esse produto pode ser usado na promoção do crescimento de unidades foliculares transplantadas.[21]

Tratamento alternativo

Muitos produtos capilares derivados da combinação de várias ervas com efeitos antiandrógenos e promotores da atividade estrogênica (*Serenoa repens*, *Actae racemosa*, *Angelica sinensis*, *Chamaelirium luteum*, *Vitex agnuscastus* e *Trifolium pratense*) estão disponíveis no mercado. Outros produtos com diversas propostas de ação podem conter biotina, cafeína, melatonina e complexos de cobre.[26]

Referências

1. Olsen EA. Female pattern hair loss. J Am Acad Dermatol 2001; 45:570-80.
2. Sinclair R, Patel M, Dawson Jr TL et al. Hair loss in women: medical and cosmetic approaches to increase scalp hair fullness. British Association of Dermatologists 2011; 165(3):12-8.
3. Messenger AG, Sinclair R. Follicular miniaturization in female pattern hair loss: clinicopathological correlations. Br J Dermatol 2006 Nov; 155(5):926-30.
4. Guarrera M, Rebora A. Kenogen in female androgenetic alopecia. A longitudinal study. Dermatology 2005; 210(1):18-20.
5. Yazdabad A, Magee J, Harrison S, Sinclair R. The Ludwig pattern of androgenetic alopecia is due to a hierarchy of androgen sensitivity within follicular units that leads to selective miniaturization and a reduction in the number of terminal hairs per follicular unit. Br J Dermatol 2008 Dec; 159(6):1300-2.
6. Cousen P, Messenger A. Female pattern hair loss in complete androgen insensitivity syndrome. Br J Dermatol 2010; 162:1135-7.
7. Essah PA, Wickham EP 3rd, Nunley JR, Nestler JE. Dermatology of androgen-related disorders. Clin Dermatol 2006; 24: 289-98.
8. Yildiz BO. Diagnosis of hyperandrogenism: clinical criteria. Best Pract Res Clin Endocrinol Metab 2006; 20(2):167-76.
9. Mulinari-Brenner F, Seidel G, Hepp T. Entendendo a alopecia androgenética. Surg Cosmet Dermatol 2011; 3(4):329-37.
10. McElwee KJ, Shapiro JS. Promising therapies for treating and/or preventing androgenis alopecia. Skin Therapy Lett 2012 Jun; 17(6):1-4.
11. Gan DC, Sinclair RD. Prevalence of male and female pattern hair loss in Maryborough. Investing Dermatol Symp Proc 2005; 10:184-9.
12. Norwood OT. Incidence of female androgenetic alopecia (femalepattern alopecia). Dermatol Surg 2001; 27(1):53-4.
13. Biondo S, Sinclair R. Quality of life in Australian women with female pattern hair loss. Open Dermatol J 2010; 4:90-4.
14. Blume-Peytavi U, Blumeyer A, Tosti A et al. S1 guideline for diagnostic evaluation in androgenic alopecia in men, women and adolescents. Br J Dermatol 2011; 164:5-15.
15. Inui S, Nakajima T, Itami S. Scalp dermoscopy of androgenic alopecia in Asian people. J Dermatol 2009; 36:82-5.
16. Ramos L D, Bezerra F C, Petri V et al. Achados dermatoscópicos na alopecia androgenética feminina. An Bras Dermatol 2012; 87(5):691-4.
17. Rakowska A, Slowinska M, Kowalska-Oledzka E, Olszewska M, Rudnicka L. Dermoscopy in female androgenic alopecia: method standardization and diagnostic criteria. Int J Trichology 2009; 1:123-30.
18. Werner B, Mulinari-Brenner F. Desafio clínico e histológico no diagnóstico diferencial de alopecia difusa: alopecia androgenética, eflúvio telógeno e alopecia areata – Parte I. An Bras Dermatol 2012; 87(5):742-7.
19. Stefanato CM. Histopathology of alopecia: a clinicopathological approach to diagnosis. Histopathology 2010; 56(1):24-38.
20. Pereira J M. O tricograma – Parte II – Resultados e interpretação An Bras Dermatol 1993; 68(4):217-23.
21. Camacho-Martinez FM. Hair loss in women. Semin Cutan Med Surg 2009; 28:19-32.

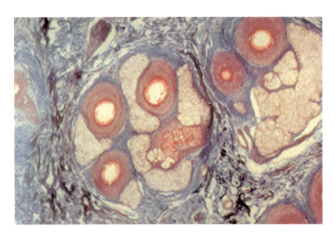

Figura 32.11 Conjunto de um a quatro fios de cabelo que compartilham a mesma estrutura do folículo.

22. Blume-Peytavi U, Hillmann K, Dietz E et al. A randomized, single-blind trial of 5% minoxidil foam once daily versus 2% minoxidil solution twice daily in the treatment of androgenetic alopecia in women. J Am Acad Dermatol 2011; 65:1126-34.

23. Blume-Peytavi U, Lönnfors S, Hillmann K, Garcia Bartels N. A randomized double-blind placebo-controlled pilot study to assess the efficacy of a 24-week topical treatment by latanoprost 0.1% on hair growth and pigmentation in healthy volunteers with androgenetic alopecia. J Am Acad Dermatol 2012 May; 66(5):794-800.

24. Boychenko O, Bernstein RM, Schweiger ES. Finasterida in the treatment of female pattern (androgenic) alopecia: a case report and review of the literature. Cutis 2012; 90 (2):73-6.

25. Camacho F, Tosti A. Tratamiento médico de las alopecias femininas. Monogr Dermatol 2005; 18:92-117.

26. Prager N, Bickett K, French N et al. A randomized, double-blind, placebo controlled trial to determine the effectiveness of botanically derived inhibitor of 5-α-reductase in the treatment of androgenetic alopecia. J Altern Complement Med 2002; 8:142-52.

PARTE XI

PEELINGS

33

Peelings Químicos

Rosane Dias Costa
Marina Dias Costa

Dentre os vários procedimentos empregados para valorizar a beleza e minimizar os efeitos do tempo sobre a pele, destacam-se os *peelings*.

O *peeling* químico, também chamado *resurfacing* químico, quimiocauterização ou quimioesfoliação, consiste na aplicação de uma ou mais substâncias cauterizantes ou esfoliantes na pele, as quais promovem destruição controlada de camadas da epiderme e/ou derme e sua consequente reepitelização. A utilização desses agentes químicos resulta em um processo de renovação celular intenso, auxiliando o rejuvenescimento, a redução ou o desaparecimento de alterações actínicas, normalizando discromias pigmentares, atenuando imperfeições e minimizando rugas e cicatrizes superficiais.

Os *peelings* químicos causam alterações na pele por meio de três mecanismos: estimulação de crescimento epidérmico mediante remoção do estrato córneo, destruição de camadas específicas da pele de acordo com a profundidade da lesão tratada e ativação de mediadores da inflamação, e a partir desses mecanismos ocorre a produção de colágeno novo e substância fundamental na derme.[1-4]

HISTÓRIA

Desde a Antiguidade o ser humano percebeu que, após a utilização de substâncias variadas (óleos de animais, sal e alabastro), abrasões ou esfoliações, a pele apresentava a surpreendente capacidade de renovar-se a partir de suas camadas mais profundas, mantendo-se sadia e com aspecto jovial. A população indiana foi uma das primeiras a fazer as chamadas "trocas de pele" por meio de queimaduras superficiais utilizando fogo ("chamuscadas" na pele) ou uso

de pedras-pomes. Cleópatra utilizava leite fermentado para manter a pele limpa, suave e livre de impurezas e, ainda que não soubesse, obtinha tais efeitos por usar o ácido lático, um alfa-hidroxiácido. Já na Idade Média, as mulheres francesas utilizavam "vinho envelhecido" para obterem resultados semelhantes.

Os dermatologistas foram os primeiros a usar o *peeling* cutâneo visando a seus efeitos terapêuticos benéficos. Em 1882, o dermatologista alemão Unna descreveu as propriedades do ácido salicílico, do resorcinol, do fenol e do ácido tricloroacético (ATA ou TCA). Em 1903, o dermatologista inglês George Miller Mackee, chefe do departamento de dermatologia da New York University (NYC), começou a usar *peelings* de fenol para tratar cicatrizes de acne e, junto com Florentine Karp, publicou seus resultados mais tarde. O interesse dos americanos nesse campo aumentou com o ingresso de dermatologistas europeus em 1930 e 1940. Em 1941, Eller & Wolff empregaram a escarificação e o *peeling* cutâneo no tratamento de cicatrizes. Esses autores descreveram a pasta de enxofre e resorcinol e detalharam o uso do fenol e seus efeitos nefrotóxicos, as combinações de ácido salicílico e da neve carbônica como agentes esfoliantes, além de ressaltarem a importância do desengorduramento da pele antes da aplicação do agente esfoliante. Após a Segunda Guerra Mundial, começaram a surgir cada vez mais publicações sobre o uso de substâncias distintas.

Ayres, em 1960, e Baker & Gordon, em 1961, introduziram a "era moderna" dos *peelings* químicos, com documentação fotográfica dos resultados favoráveis obtidos com os casos estudados. Em 1974, Van Scott & Yu introduziram os alfa-hidroxiácidos (AHA), e a descoberta do ácido retinoico por Kligman se deu em 1976. Em 1986, Brody & Hailey combinaram dois agentes superficiais (dióxido de carbono sólido e ATA) para produzir um *peeling* de profundidade média, e em 1989 Mohneit utilizou outra técnica de combinação de agentes químicos. Hernández Peréz, por sua vez, impulsionou o renascimento da resorcina a 23% e 54% em 1990, o que persiste até a atualidade. Nessa época, os AHA foram acrescentados ao arsenal de agentes esfoliantes disponíveis e conquistaram o interesse generalizado dos meios de comunição, em um evento sem precedentes na história dos *peelings* químicos. Coleman & Futrell combinaram esses compostos com ATA para realizar *peelings* de profundidade média. A introdução do *peeling* a *laser*, isolado ou combinado, caracteriza a evolução no uso dos *peelings*, o que possibilita a realização de avaliações histológicas, clínicas e científicas e a comparação de técnicas modernas com as já existentes.[5-12]

CLASSIFICAÇÃO E INDICAÇÕES

Os *peelings* têm a capacidade de criar uma epiderme mais espessa, mais colágeno e glicosaminoglicanos na derme papilar e reticular, bem como mais fibras elásticas na derme. O resultado final dessas alterações histológicas é um aumento no volume tecidual, que comprime as camadas cutâneas mais superficiais, amenizando as rugas. As alterações dérmicas são diretamente proporcionais à profundidade do *peeling*, ou seja, quanto mais profundo este for, maior a deposição de colágeno e de glicosaminoglicanos. Portanto, *peelings* mais leves podem ajudar a suavizar rugas mais superficiais, enquanto um *peeling* mais profundo, que resulte em aumento significativo de colágeno, costuma ser necessário para melhorar rugas profundas.

O *peeling* químico é, consequentemente, classificado em três tipos, de acordo com a profundidade da necrose tecidual provocada pelo agente esfoliante: superficial, médio e profundo. No entanto, alguns autores dividem os níveis de *peelings* em quatro grupos, com base nos limites histológicos do nível de necrose e, assim, seria acrescentada à classificação o *peeling* muito superficial, caracterizado por esfoliação muito leve e afinamento ou remoção somente do estrato córneo, sem lesão do estrato granuloso.

O *peeling* superficial tem ação em qualquer porção da epiderme até a derme papilar. As substâncias utilizadas para esse fim são de baixo risco, bem aceitas pelo paciente, e podem ser empregadas repetidamente. Utilizam-se como substâncias ativas de eficácia comprovada os AHA, os beta-hidroxiácidos (dentre eles, o ácido salicílico), o resorcinol, a solução de Jessner e o ácido retinoico (tretinoína). Esse tipo de *peeling* pode ser indicado para os casos de acne, fotoenvelhecimento leve, eczema hiperqueratósico, queratose actínica, rugas finas e melasma.

O *peeling* médio, por sua vez, tem ação na destruição que se estende da derme papilar até a derme reticular supe-

rior. Utiliza como substâncias ativas a resorcina, a solução de Jessner, a tretinoína, o ácido glicólico, o 5-fluorouracil (5-FU), o ácido salicílico e o ácido tricloroacético, em geral, utilizados de modo combinado. O *peeling* médio apresenta a mesma indicação dos *peelings* superficiais, além de ser indicado para o tratamento de lesões epidérmicas. Possibilita melhor resultado que o superficial, mas tem maior risco de complicações, exigindo período mais longo de recuperação. Para tanto, o agente químico ideal seria aquele capaz de induzir o máximo de neoformação tecidual, provocando o mínimo de necrose possível, ideia que serve de apoio à realização repetida de *peelings* superficiais e de média profundidade, que criam benefícios cumulativos e implicam baixo risco.

O *peeling* profundo tem ação na derme reticular. São utilizados como componentes ativos o ATA a 50% e o fenol (solução de Baker-Gordon), entre outros. Por ser o fenol uma sustância cardiotóxica e nefrotóxica, esse procedimento necessita de monitoração e cuidados especiais, sendo, portanto, realizado em ambientes cirúrgicos. Os *peelings* profundos são indicados para melhorar lesões epidérmicas, manchas, cicatrizes, discromias actínicas, lentigos, rugas moderadas e queratodermias.[13]

É difícil estabelecer uma classificação definitiva dos agentes esfoliantes como superficiais, médios ou profundos, pois a profundidade depende de muitas variáveis, dentre as quais: características e concentração do agente esfoliante escolhido, quantidade de camadas aplicadas, técnica de aplicação, tipo de pele (p. ex., fina ou espessa), limpeza e desengorduramento antes do procedimento, preparo prévio da pele ("pré-*peeling*"), localização anatômica da descamação (face ou área corporal) e duração do contato da substância com a pele. Assim, diante de tantas variáveis relacionadas com a profundidade do *peeling*, qualquer classificação dos agentes esfoliantes não pode ser absoluta, somente "aproximada", já que um agente químico que produz descamação superficial em um paciente pode induzir descamação de média profundidade em outro.

Do ponto de vista anatômico, a pele da face se diferencia de outras regiões corporais pela quantidade relativamente alta de unidades pilossebáceas por unidade cosmética, o que propicia uma reepitelização mais rápida. Além disso, a pele de todos os pacientes que serão submetidos à realização de um *peeling* deve ser preparada, ou seja, eles devem ser orientados a fazer uso de substâncias esfoliantes leves ou clareadoras em domicílio, para que haja uma penetração uniforme do agente escolhido e o afinamento do estrato córneo (cuja espessura é variável nas diferentes áreas corporais). Os agentes mais comumente utilizados no preparo pré-*peeling* são o ácido retinoico, os AHA, a hidroquinona, o ácido kójico, a vitamina C tópica e os protetores solares de amplo espectro.

Outros objetivos do preparo prévio da pele para o *peeling* são: reduzir o tempo de cicatrização, acelerando a reepitelização, o que diminui o risco de infecção, bem como auxiliar na remoção do óleo e outros restos celulares. Além desses, podem ser citados a diminuição do risco de hiperpigmentação pós-inflamatória, o reforço do conceito de manutenção e a determinação dos produtos que a pele do paciente tolera, estabelecendo a aderência deste tratamento e eliminando o paciente inadequado. O tempo mínimo de preparo da pele é de 2 semanas. Recomenda-se, ainda, a elaboração da documentação clínica, que deve ser feita com registro fotográfico de controle do paciente, assinatura do termo de consentimento livre e esclarecido que contém todas as informações referentes ao procedimento em questão e fornecimento de instruções (por escrito) a serem seguidas no pós-*peeling*.[1-4,14,15]

CONTRAINDICAÇÕES

Como em qualquer outro procedimento, alguns pacientes têm maior risco de complicações ao realizar os *peelings* químicos.

Vale lembrar que o médico, ao indicar um *peeling*, deve informar ao paciente a possibilidade de exacerbação de várias condições, como herpes simples, dermatite perioral, rosácea, acne ativa, telangiectasias, dermatite seborreica, dermatite atópica e verrugas planas.

Outras situações devem ser levadas em consideração, como:

- **Exposição solar:** qualquer paciente que pretenda se submeter à realização de um *peeling* deve se proteger adequadamente do sol, a fim de evitar hipercromias.
- **História de herpes simples labial:** pacientes portadores da enfermidade podem se submeter ao *peeling* químico se fizerem uso de aciclovir oral profilático, desde que o procedimento não seja realizado em áreas de infecção ativa.
- **História de cicatriz queloidiana:** é mais seguro fazer apenas *peelings* superficiais nesses pacientes ou evitar qualquer descamação.
- **Lesão recente da cabeça ou pescoço:** deve-se evitar realizar *peeling* em qualquer área lesionada ou submetida a cirurgia recente por, no mínimo, 2 a 3 meses.
- **Feridas abertas ou lesões de acne ativas na área a ser descamada:** a descamação sobre uma área de solução de continuidade ou lesão de acne inflamada pode intensificar a profundidade do *peeling* e, portanto, é melhor evitar aplicar o agente esfoliante nessas áreas ou adiar o procedimento.
- **Escoriação neurótica:** pacientes que escoriam constantemente a pele têm maior risco de lesionar a pele descamada, possivelmente ocasionando cicatrizes ou discromias.

- **História de uso de isotretinoína:** evidências sugerem que os pacientes que fizeram uso da medicação devem aguardar no mínimo 3 meses para a realização do *peeling*.
- **Gravidez:** como a segurança dos agentes esfoliantes na gravidez ainda não foi verificada, considerações clínicas e legais recomendam que não se façam *peelings* químicos em mulheres grávidas.
- **Angina:** qualquer *peeling* passível de causar queimadura grave é contraindicado aos portadores da afecção, que devem evitar qualquer descamação que não seja muito superficial.
- **Estresse físico ou mental grave:** todo *peeling* implica lesão cutânea e descamação. Assim, os pacientes precisam ser capazes de se programar com respeito ao processo de cicatrização para obtenção dos resultados. Deve-se avaliar, então, a aceitação dos riscos e a disponibilidade de tempo por parte do paciente.[2,3]

PEELINGS QUÍMICOS CLÁSSICOS

Alfa-hidroxiácidos

Os alfa-hidroxiácidos (AHA) constituem um grupo de ácidos orgânicos presentes naturalmente em frutas, cana-de-açúcar e iogurte.[16,17] Incluem esse grupo o ácido glicólico, o ácido lático, o ácido málico, o ácido tartárico e o ácido cítrico. Existem, ainda, outros AHA, como o ácido glicérico, o ácido tartrônico, o ácido ascórbico, o ácido glucônico, o ácido mandélico e o ácido benzílico. Desses, os mais frequentemente utilizados em cosméticos são o ácido glicólico e o lático.[17] Essas substâncias têm sido utilizadas na dermatologia há mais de 40 anos, principalmente como agentes de descamação (*peeling*) e emolientes da pele.

O mecanismo de ação dos AHA ainda não é totalmente conhecido. Entretanto, teorias atuais sugerem que baixas concentrações de AHA exercem efeito plastificante sobre o estrato córneo por meio de sua adsorção à queratina. Em concentrações elevadas, essas substâncias apresentam maior penetração cutânea, causando epidermólise e, também, efeitos dérmicos.[18]

Ácido glicólico

O ácido glicólico é um AHA que contém um grupo hidroxila ligado a um carbono alfa. Pode ser encontrado na cana-de-açúcar, na beterraba, na uva, na alcachofra e no abacaxi. Trata-se de um agente queratolítico, capaz de diminuir a coesão entre os queratinócitos e estimular a produção de colágeno e a síntese de glicosaminoglicanos.

Em baixas concentrações, o ácido glicólico apresenta efeito de plasticidade-hidratação, e em altas concentrações (6% a 20%), efeito esfoliante-descamante. É usado como *peeling* nas concentrações de 30% a 70%, geralmente na forma de gel, devendo o pH ser inferior a 1,7 (mais comumente entre 0,5 e 1,0). O *peeling* de ácido glicólico pode ser utilizado em todos os tipos de pele e em qualquer região corporal para tratar fotoenvelhecimento, queratoses actínicas, acne, estrias e melanodermias. Para a realização do *peeling*, deve-se, primeiro, efetuar limpeza adequada da pele com agente desengordurante. Em seguida, aplica-se o ácido glicólico com a ajuda de uma gaze ou dedo enluvado na região a ser tratada. Os estágios das alterações produzidas na pele com o ácido glicólico, em ordem crescente de profundidade da lesão, são: eritema róseo, eritema vermelho, edema e branqueamento ("enregelamento"). O eritema corresponde a algum nível de dano intraepidérmico, sendo o vermelho mais profundo que o róseo; o enregelamento verdadeiro parece ser um indicador de lesão dérmica, mas ainda não há estudos científicos suficientes que corroborem essa conclusão.

Enquanto o ácido encontra-se sobre a pele, a maioria dos pacientes relata sensação de formigamento, prurido ou ferroadas discretas, o que pode ser aliviado com o uso de um ventilador. Não há um ponto final definido para esse tipo de *peeling*, e o tempo de permanência do ácido sobre a pele deve ser o suficiente para a formação do eritema, quando, então, neutraliza-se a região com solução aquosa de bicarbonato de sódio a 10%, para interromper sua ação e não deixar o ácido continuar a penetrar. Assim que o ácido for neutralizado, qualquer desconforto deverá cessar com razoável rapidez.[1-3,19-21]

Ácido mandélico

O ácido mandélico é um AHA derivado da hidrólise do extrato de amêndoas amargas. Dentre os AHA, é o de maior peso molecular, promovendo um efeito uniforme na pele e também atenuando transtornos decorrentes da aplicação de outros ácidos. Está indicado para o tratamento de fotoenvelhecimento, melanodermias, estrias e acne, agindo no processo infeccioso desta última, combatendo e prevenindo a formação de novas bactérias e acelerando o processo de cicatrização, além de cooperar no tratamento de eventuais sequelas.[22,23] Pode ser utilizado, em especial, nas peles orientais e morenas, que costumam apresentar alguma resposta inesperada aos demais ácidos. As concentrações utilizadas do ácido mandélico para *peeling* variam de 30% a 50%, sendo geralmente aplicado na forma de gel ou solução alcoólica.[1] Segundo relatos, costuma ser menos irritativo e produz menos eritema que o ácido glicólico.[3]

Ácido salicílico

O ácido salicílico é um beta-hidroxiácido extraído do *Salix alba* (salgueiro-branco), cuja ação esfoliante sobre a camada córnea se deve à dissolução das lamelas (cimento intercelular) e/ou ao aumento da proteólise dos corneodesmossomas.[24]

Em concentrações de 3% a 5%, é queratolítico e facilita a penetração tópica de outros agentes; abaixo de 3%, é queratoplástico. Para quimioesfoliação, o ácido salicílico é utilizado nas concentrações de 20% a 30% em solução hidroalcoólica ou a 50% em pasta.[3,25] Não deve ser utilizado em áreas muito extensas pelo risco de salicilismo e, na face, o *peeling* pode ser indicado para auxiliar o clareamento da pele, atenuação de rugas e tratamento de comedões, sendo aplicado em solução alcoólica por cerca de 5 minutos, seguido de lavagem com água. É recomendável aguardar o desaparecimento do ardor, que é rápido e passageiro, e o branqueamento, devido à cristalização e à consequente deposição do ácido na pele, para reaplicá-lo, caso necessário.

Em virtude de sua natureza lipofílica, o ácido salicílico apresenta forte efeito comedolítico e os princípios do tratamento da acne com o *peeling* baseiam-se no efeito queratolítico, bacteriostático, fungicida, anti-microbiano e antiinflamatório (por sua atuação na cascata do ácido araquidônico), visando à correção do defeito na queratinização folicular, redução da atividade sebácea e diminuição da população bacteriana e dos processos inflamatórios.[26-28]

Além da segurança e eficácia demonstradas no tratamento de pacientes com acne vulgar, o ácido salicílico também pode ser utilizado em fototipos mais altos (IV e V), devido à sua característica de autoneutralização. Apresenta baixa incidência de complicações, já que o veículo volátil rapidamente evapora, o que não possibilita um aprofundamento do ácido.[3,29,30]

Ácido retinoico

O ácido retinoico é um derivado da vitamina A que provocou uma verdadeira "revolução" no tratamento não cirúrgico da pele fotolesionada. Antes de seu advento, a esfoliação química não era muito popular e não existiam terapias tópicas com eficácia cientificamente comprovada para o tratamento da dermato-heliose ou fotoenvelhecimento. Seu uso está justificado por promover compactação da camada córnea e espessamento epidérmico e por aumentar a síntese de colágeno. O ácido retinoico estimula os queratinócitos a produzirem uma normalização epidérmica e melhora a distribuição dos melanócitos. Além disso, elimina os queratinócitos atípicos e impede a formação de queratoses, atuando, também, em patologias que cursam com hiperqueratinização.

O ácido retinoico é utilizado como coadjuvante no tratamento de melasmas e estrias e, associado a agentes despigmentantes, no tratamento de hipercromias. Muito utilizado no tratamento da acne por sua ação comedolítica e esfoliante e largamente utilizado no pré-*peeling* químico e a *laser* como preventivo da hiperpigmentação pós-inflamatória, garante uniformidade na aplicação do agente secundário e promove reepitelização mais rápida. O ácido retinoico pode ser utilizado na face, pescoço, colo, braços, mãos e dorso.[3,24]

O ácido retinoico está disponível em concentrações que vão desde 0,01% a 0,1%, sob a forma de cremes ou géis para uso pelo próprio paciente e em concentrações mais elevadas (1% a 10%) para uso em consultório, sob supervisão médica. Neste último caso, as aplicações podem ser feitas a cada 1 ou 2 semanas, por um período mínimo de 6 horas e em número variável, de acordo com a resposta de cada paciente; a descamação inicia-se entre o segundo e o terceiro dia pós-*peeling*.[3,31]

A melhora clínica é resultado de uma regulação na diferenciação celular, com incremento da fibroplasia, colagênese e angiogênese.[32,33]

É conveniente lembrar que o uso do ácido retinoico aumenta a arborização capilar na derme e que o fluxo sanguíneo aumentado tanto pode levar a um aspecto rosado saudável como pode agravar telangiectasias preexistentes ou manter a pele constantemente avermelhada.[2] Contudo, a ocorrência de reação cutânea do tipo eritema é fator limitador para o uso regular dos retinoides em altas concentrações. Esse efeito pode ser amenizado pelo emprego de cremes ou emulsões contendo corticoides de baixa potência no pós-*peeling* imediato.[3]

Resorcina

A resorcina é um agente cáustico do grupo dos fenóis, mas com propriedades diferentes, oferecendo maior segurança em sua utilização; pode ser empregada como esfoliante na forma de pasta, em concentrações que variam de 10% a 70%, ou associada a outras substâncias, como na solução de Jessner. A pasta pode ser aplicada sobre a pele por meio de espátula de madeira ou com os dedos enluvados e deixada em contato com a pele por até 20 minutos, de acordo com o estado da pele. Depois de seca, a máscara é retirada com a espátula e o que restar, com gaze embebida em água. As vantagens são a estabilidade e o baixo custo da substância e as desvantagens consistem na possibilidade de reação alérgica e intoxicação, que aumentam com as passagens múltiplas do produto. A resorcina está indicada para o tratamento de acne, discromias, peles rugosas e hiperpigmentação pós-inflamatória, podendo, inclusive, ser utilizada com cautela em peles mais escuras.[2]

Solução de Jessner

Trata-se de um preparado usado apenas para descamações leves ou como um dos agentes esfoliantes mais uti-

lizados para a realização de *peelings* combinados. Contém resorcinol, ácido salicílico e ácido lático, nas concentrações de 14% cada, em veículo etanol. Trata-se de uma solução transparente ou amarelo-rosada pálida, com odor de álcool. O *peeling* com solução de Jessner varia de superficial a médio e é controlável: quanto maior a repetição da aplicação do agente sobre a pele, mais profunda será sua ação. Provoca descamação em grande quantidade, assim como sensações de ardor e queimação, devendo ser aplicada com dedo enluvado, gaze, pincel ou cotonete. A quimioesfoliação com a solução de Jessner tem sido utilizada para tratar as alterações do fotoenvelhecimento, no melasma, na acne comedogênica e também em áreas não faciais com alterações de cor (pigmentações e melanoses) e de textura (queratoses), que respondem muito bem a uma ou duas aplicações mensais da solução. Pode causar toxicidade devido ao resorcinol ou ao ácido salicílico.

Atualmente, a solução de Jessner está sendo combinada ao 5-FU para o tratamento de queratoses actínicas, com excelentes resultados após 8 semanas. Limpa-se previamente a pele com solução desengordurante e aplicam-se várias camadas da solução de Jessner, seguido da aplicação direta do 5-FU a 5% com a mão enluvada.[3]

Ácido pirúvico

O ácido pirúvico faz parte de um grupo de alfacetoácidos, que têm propriedades tanto dos ácidos como das cetonas.[34,35] Esse ácido é convertido por reações fisiológicas em ácido lático, que é um AHA. Embora os ácidos lático e pirúvico possam ser convertidos um no outro, o último tem propriedades adicionais que o tornam particularmente potente como agente esfoliante tópico.[36] Apesar disso, tem a possibilidade de produzir cicatrizes.

No *peeling* cutâneo, esse ácido não deve ser usado em preparação concentrada, e estudos realizados com modelos humanos demonstraram que as diluições com etanol em torno de 50% aumentam a homogeneização da derme papilar e a penetração nas camadas superiores da derme reticular. A água diminui a potência do ácido pirúvico e não é recomendada como diluente. Sua aplicação é dolorosa e existem casos descritos de cicatriz facial após a utilização desse agente na concentração de 80%.

O mecanismo de ação do ácido pirúvico é desconhecido. A solução pode ser aplicada com cotonetes na pele previamente preparada com ácido retinoico e levemente desengordurada, e não se deve fazer qualquer tentativa de remoção do estrato córneo por esfregação vigorosa. Após 2 a 5 minutos, ou quando houver enregelamento suficiente, a região deverá ser lavada com água, mais para conforto do paciente do que para neutralizar a solução. A reepitelização ocorre dentro de 7 a 14 dias.

Embora o ácido pirúvico não pareça produzir destruição tão profunda quanto o fenol de Baker, não produzindo efeitos tóxicos sistêmicos detectáveis e não causando hipopigmentação tão facilmente quanto o fenol, são necessários estudos adicionais para esclarecer melhor sua faixa desconhecida de penetração com a dose usada e seu potencial para produzir cicatrizes. Como é difícil padronizar sua penetração imprevisível, deve-se usar esse ácido tomando-se extrema cautela e aplicar o *peeling* em toda a face. Alguns pesquisadores também descreveram a aplicação localizada do ácido pirúvico na concentração de 60% por 2 a 5 minutos, até que haja branqueamento, para tratar queratoses actínicas, com bons resultados.[34,37,38]

Ácido tricloroacético

Os *peelings* com esse tipo de ácido são excelentes para o tratamento da pele actinicamente danificada. Apresentam menor risco de complicações quando comparados aos *peelings* mais profundos, como o de fenol, por criarem feridas que só atingem a derme superior. Por outro lado, por sua natureza mais superficial, o referido ácido não tem a mesma eficácia dos *peelings* de fenol em melhorar significativamente cicatrizes e rugas profundas.

O ácido-tricloroacético (ATA ou TCA) tornou-se o ácido preferido para os *peelings* químicos de profundidade superficial e média, apesar de poder ser utilizado em *peelings* profundos (embora exista um consenso de que nesta última situação seja, geralmente, um procedimento mais arriscado do que o *peeling* profundo com fenol). Parece que o ATA, nas concentrações de 50% ou superiores, tem a possibilidade de criar mais cicatrizes do que outros agentes de *peelings* usados em procedimentos de profundidade semelhante. Por este motivo, deve ter seu emprego reservado a *peelings* de profundidade superficial e média.

Diferentemente de outros agentes de *peelings*, o Ata não apresenta toxicidade sistêmica conhecida nem relatos de reação alérgica. Não apresenta melanotoxicidade associada ao fenol, seu custo é baixo e demonstra boa estabilidade. As concentrações usuais variam de 10% a 75% em solução aquosa e pode ser aplicado com gaze ou cotonete, evitando-se pincel, já que a pele deve ser esfregada com o produto; quando a lesão tratada adquire a cor branca (*frost*), significa a precipitação de proteínas, já que o ATA é um cauterizante químico. O conceito antigo de neutralização com álcool ou água logo após o "enregelamento" é inútil para reverter o efeito imediato da aplicação, já que ele é diluído apenas se for acrescentada água ao recipiente.

Quanto maior a quantidade de camadas aplicadas do ácido, maior a penetração deste. A profundidade do *peeling* também vai depender de outros fatores, como tipo de pele do paciente, preparo prévio da pele, técnica de aplicação do ácido e sua concentração. Os níveis de enregelamento (*frosting*) criados pelo *peeling* de ATA, em ordem crescente de profundidade da lesão, são: ausência de cobertura branca, cobertura branca leve e irregular, cobertura branca com fundo rosa e cobertura branca sólida.

As sessões podem ser reiteradas a cada 30 a 40 dias e o *peeling* de ATA pode ser feito isoladamente ou associado a outros agentes, como o ácido glicólico e a solução de Jessner. Estes últimos realizam um trabalho superficial mas, quando associados ao ATA a 30% ou 35%, podem transformá-lo e aprofundá-lo, lembrando que o uso do ATA a 50% apresenta grandes riscos de provocar cicatrizes inestéticas.[3,37-39]

PEELINGS COMBINADOS

Durante anos, tentou-se acentuar a penetração de um ácido de inúmeras maneiras. Atualmente, alguns aditivos têm sido incorporados a alguns ácidos (particularmente ao ATA) para alterar sua capacidade de penetração, promover distribuição mais uniforme, causar menos irritação e possibilitar o acompanhamento de um *frosting* mais seguro. A combinação de dois agentes esfoliantes ou agressores tem por objetivo utilizar concentrações mais baixas do que as da substância isolada e, assim, minimizar o risco de distúrbios cicatriciais. Os *peelings* combinados de uso mais comum são: solução de Jessner e ATA, dióxido de carbono sólido e ATA, ácido glicólico e ATA e solução de Jessner e ácido glicólico.

Popularizado pelo Dr. Gary Monheit, no *peeling* combinado de Jessner e ATA, após o preparo habitual da pele, uma a quatro camadas de solução de Jessner são aplicadas até alcançar um eritema uniforme com áreas de *frost* leve. Assim, ao ser aplicado o ATA a 35%, a penetração será mais rápida, mais uniforme e profunda, com evidência histológica de deposição de colágeno novo, obtida com essa descamação combinada.

O *peeling* de ATA e dióxido de carbono sólido tornou-se popular graças ao Dr. Hal Brody, que mostrou que esse *peeling* provoca descamação significativamente mais profunda do que com o ATA isolado, ou mesmo quando combinado com a solução de Jessner. Quanto maior a pressão na aplicação do dióxido de carbono sólido na pele, maior a profundidade, o que produz desconforto em muitos pacientes. A desvantagem de seu uso reside na dificuldade de armazenamento do dióxido de carbono sólido no consultório.

O *peeling* combinado de ácido glicólico e ATA foi proposto pelo Dr. William Coleman, também com o objetivo de alcançar um *peeling* mais uniforme e profundo do que com ATA isolado. Antes da aplicação habitual do ATA a 35%, o ácido glicólico a 70% é aplicado na pele e deixado por cerca de 2 minutos, sendo depois lavado com água corrente.

Na combinação da solução de Jessner e ácido glicólico por sua vez, descrita pelo Dr. Larry Moy, a solução de Jessner destrói a função de barreira da pele, possibilitando que o ácido glicólico promova uma descamação profunda mais uniforme.[3,15,39]

Várias propostas terapêuticas têm sido indicadas, e geralmente opta-se por associar duas ou mais modalidades não cirúrgicas e/ou cirúrgicas para otimização dos resultados no combate ao envelhecimento e no tratamento de cicatrizes pós-acne e de estrias, dentre outras alterações. A seleção apropriada do paciente e a correta avaliação da intensidade do quadro são cruciais para a escolha da opção adequada ao tratamento. *Peelings* superficiais seriados, *peelings* médios e *lasers* fracionados não ablativos e ablativos, combinados com toxina botulínica e preenchimento, têm sido utilizados para este fim, assim como os *peelings* de fenol.[4,40] As propriedades químicas do fenol promovem o remodelamento do colágeno e das fibras elásticas.[4,41,42]

COMPLICAÇÕES

As complicações dos *peelings* costumam estar relacionadas com a profundidade do procedimento e incluem as seguintes:

- **Lágrimas que escorrem pelo pescoço:** as lágrimas podem escorrer pelas bochechas, misturando-se ao ácido, e continuar a escorrer pelo pescoço, formando uma faixa de pele onde vai haver descamação; isso pode se tornar um problema particularmente grave se a concentração do ácido for alta, pois o pescoço tende à fibrose com mais facilidade. Já foram relatados casos de cicatriz hipertrófica em decorrência de lágrimas que levaram o ATA a 50% para o pescoço.
- **Herpes labial:** como o *peeling* é uma queimadura ácida na face, pode desencadear um quadro de infecção herpética. Justifica-se a administração profilática de aciclovir nos pacientes apropriados.
- **Infecção:** complicação rara, a menos que a descamação seja acidentalmente excessiva e a lesão não cuidada de maneira apropriada; patógenos bacterianos comuns (estafilococos e estreptococos), patógenos bacterianos incomuns (espécies de *Pseudomonas* e *Enterobacter*) e *Candida* podem estar envolvidos.
- **Descamação excessiva inadvertida em algumas áreas:** formação de crostas superficiais, semelhantes à aspereza decorrente de queimadura em áreas de epidermólise; qualquer área com formação de crosta está propensa a uma infecção incipiente e, portanto, deve-se dispensar tratamento apropriado a este fim.
- **Erupção acneiforme:** pequena porcentagem de pacientes apresenta erupções acneiformes durante ou logo após a fase de descamação; a verdadeira erupção acneiforme (múltiplas pápulas foliculares eritematosas) deve ser diferenciada da oclusão folicular (pústulas superficiais) causada por emolientes e pomadas usadas durante o período de cicatrização e que responde prontamente à terapia antibiótica utilizada para a acne.
- **Equimoses:** ruptura de pequenos vasos do plexo dérmico, em geral em pacientes com lesão actínica significativa e acentuada atrofia da pele.
- **Eritema persistente:** algum grau de eritema em áreas distintas por várias semanas após o *peeling*; trata-se de uma complicação rara e geralmente autolimitada.
- **Hiperpigmentação pós-inflamatória:** inflamação significativa é a lesão precursora desse tipo de hiperpigmentação; não é comum em *peelings* superficiais.
- **Hipopigmentação:** suas chances aumentam com a profundidade do *peeling* e aqueles que atingem a derme reticular sempre causam algum grau de hipopigmentação permanente, com demarcação contrastante da coloração.
- **Reações alérgicas:** são raras, sendo a resorcina responsável pela maior incidência de dermatites de contato. Reconhecê-las e tratá-las prontamente é necessário para recuperação mais rápida e menor risco de complicações. Deve-se suspeitar de reação alérgica se o paciente queixar-se de prurido ou apresentar edema poucas horas após o *peeling*, eritema e edema visíveis em áreas que não foram submetidas à descamação ou perante o surgimento de lesões de urticária no corpo.
- **Cicatriz:** deve-se à lesão dérmica decorrente dos *peelings* ou ao desenvolvimento de infecção que não é tratada da maneira adequada.[2,3]

CUIDADOS PÓS-*PEELING*

Para a obtenção de bom resultado pós-*peeling*, é necessário informar ao paciente que sensações de calor e "repuxamento" são normais e que ele deve ter o cuidado de não friccionar a área tratada, lavando-a suavemente com água corrente e secando-a delicadamente com uma toalha macia. O emprego de corticoides tópicos de baixa potência para alívio do prurido e do eritema pode se fazer necessário por tempo limitado. Não se recomenda a retirada dos pedaços de pele que se descolam e se soltam, evitando puxá-los, o que pode acarretar a descamação prematura de uma pele que está protegendo a nova e saudável que está se formando logo abaixo. Assim, a remoção prematura acidental ou proposital da pele expõe uma camada de tecido imaturo e frágil e aumenta a suscetibilidade a complicações, como infecções, eritema persistente, hiperpigmentação pós-inflamatória e fibrose. Além disso, para que se obtenha uma recuperação uniforme da pele, é obrigatório o uso de fotoprotetor regularmente.[2,3]

Referências

1. Marcussi S. Segredos em medicina estética. São Paulo: Livraria Médica Paulista, 2008. 478p.
2. Rubin MG. Manual de peeling químico: superficial e de média profundidade. São Paulo: Affonso & Reichman, 1998. 186 p.
3. Kede MPV, Sabatovich O. Dermatologia estética. São Paulo: Atheneu, 2004. 771p.
4. Velasco MVR, Okubo FR, Ribeiro ME, Steiner D, Bedin V. Rejuvenescimento da pele por peeling químico: enfoque no peeling de fenol. An Bras Dermatol, Rio de Janeiro, 2004; 79(1):91-9.
5. Eller JJ, Wolff S. Skin peeling and scarification. JAMA 1941; 116:934-8.
6. Mackee GM, Karp FL. The treatmentof post acne scars with phenol. Br J Dermatol 1952; 64:456-9.
7. Ayres S. Dermal changes following application of chemical cauterants to aging skin. Arch Dermatol 1960; 82:578.
8. Brody HJ, Hailey CW. Medium depth chemical peeling of the skin: a variation of superficial chemosurgery. J Dermatol Surg Oncol 1986; 12:1268.
9. Monheit G. The Jessner's + TCA peel. J Dermatol Surg Oncol 1989; 15:945.
10. Backer TJ, Gordon HL. The ablation of rhytides by chemical peel means: a preliminary report. J Fla Med Assoc 1961; 48:541.
11. Coleman WP, Futrell JM. The glicolic + trichloroacetic acid peel. J Dermatol Surg Oncol 1994; 20:76-80.
12. Mackee GM, Karp FL. The treatment of post acne scars with phenol. Br J Dermatol 1952; 64:456-9.
13. Zanini M. Gel de ácido tricloroacético – uma nova técnica para um antigo ácido. Med Cutan Iber Lat Am 2007; 36(6):320-2.
14. Sampaio SAP, Rivitti EA. Dermatologia. 3. ed. São Paulo: Artes Médicas, 2007. 1585p.
15. Fitzpatrick TB, Freedberg IM, Eisen AZ et al. Fitzpatrick's dermatology in general medicine VII. 5. ed. New York: McGraw-Hill, 1999: 1698-703, 2702-3, 2937-46.
16. FDA. Backgrounder. Current & useful information from the Food and Drug Administration. Alpha hydroxyl acids in cosmetics, 1998. Disponível em: http://www.fda.gov/opacom/backgrounders/alphabg.html. Acesso em: 10 abr. 2013.
17. Hermitte R. Aged skin, retinoids and alpha hydroxyl acids. Cosmet. Toiletries 1992; 107:63-7.
18. Nardin P, Guterres SS. Alfa-hidroxiácidos: aplicações cosméticas e dermatológicas. Caderno de Farmácia 1999; 15(1):7-14. Disponível em: http://hdl.handle.net/10183/19373. Acesso em: 10 abr. 2013.
19. Iribarren NA, Damonte SP. Princípios ativos de uso na cosmética moderna. In: Viglioglia PA, Rubin J. Cosmiatria. Buenos Aires: AP Americana, 1997:263-74. http://www.saleh.com.br/peeling. Acesso em: 28 mar. 2013.
20. Schneider L. V Curso extensivo de cosmetologia. Módulo II – Fitocosméticos e bioativos. Porto Alegre, 2000:42-5, 47-51.
21. Gonchoroski DD, Corrêa GM. Tratamento de hipercromia pós-inflamatória com diferentes formulações clareadoras. Infarma 2005; 17(3/4):156-62.
22. Pimentel AS. Peeling, máscara e acne: seus tipos e passo a passo do tratamento estético. São Paulo: Livraria Médica Paulista Editora, 2011.
23. Jahara RS. Terapêutica por ácidos (peeling químico). In: Borges FS. Dermato-funcional: modalidades terapêuticas nas disfunções estéticas. São Paulo: Phorte, 2006.
24. Ribeiro CJ. Cosmetologia aplicada a dermoestética. 2. ed. São Paulo: Pharmabooks, 2010.
25. Vedamurthy M. Salicylic acid peels. Indian J Dermatol Venereol Leprol 2004; 70:136-8.
26. Borges FS. Dermato-funcional: modalidades terapêuticas nas disfunções estéticas. São Paulo: Phorte, 2006.
27. Leonardi GR. Cosmetologia aplicada. 2. ed. São Paulo: Santa Isabel, 2008.
28. Rotta O. Guia de dermatologia: clínica, cirúrgica e cosmiatria. São Paulo: Manole, 2008.
29. Lee HS, Kim IH. Salicylic acid peels for the treatment of acne vulgaris in Asia patients. Dermatol Surg 2000; 29:1196-9.
30. Fligman D. Technologies for cutaneous exfoliation using salicylic acid. Dermatol Ther 2000; 14:225-6.
31. Hidalgo GNC, Torres JMO. Dermatologia practica: actualización de conocimientos y experiência docente, 2007.
32. Kligman HL. Effects of all-transretinoic acid on the dermis of hairless mice. J Am Acad Dermatol 1986; 15:779-85.
33. Fisher GJ, Datta S, Talwar HS et al. Molecular basis of sun-induced premature skin aging and retinoid antagonism. Nature 1996; 379:335-9.
34. Griffin TD, Van Scott EJ, Maddin S. The use of pyruvic acid as a chemical peeling agent, J Dermatol Surg Oncol 1989; 15:1316.
35. Brody HJ. Update on chemical peels. Adv Dermatol 1992; 7:232-45.
36. Milstein E. Is piruvic acid potentially explosive? Schoch Lett 1990; 40:41.
37. Brody HJ. Peeling químico e resurfacing. 2. ed. Rio de Janeiro: Reichmann & Affonso, 2000:156-8.
38. Rubin MG. Peeling químico. In: Procedimentos em Dermatologia Cosmética. São Paulo: Elsevier, 2007.
39. Araújo AL et al. Peeling químico: avaliação de ácido glicólico, ácido retinóico e ATA. Rev Cosm Med Est 1995; 3(3):14-6.
40. Jain VK, Ghiya BC, Gupta D, Singhi M. CO_2 laser resurfacing for facial rhytides. J Cutan Aesthet Surg 2008; 1(1):19-20.
41. Manalto RMP, Alster TS. Periorbital rejuvenation: a review of dermatologic treatments. Dermatol Surg 1999; 25(1):1-9.
42. Alster TS, Bellew SG. Improvement of dermatochalasis and periorbital rhytides with a high-energy pulsed CO_2 laser: a retrospective study. Dermatol Surg 2004; 30(4):483-7.

34

Peelings em Peles Pigmentadas

Maria da Consolação de Oliveira

Renovar é preciso, e quando meus olhos vêem um creme no pote, as rugas retraem; quando sinto a textura e a proposta de um novo peeling, alegro-me pela possibilidade de morrer jovem o mais tarde possível... O mercado corre sem fôlego (efervescente) na busca de ativos para alargar a vida dos fibroblastos e adiar a senescência...

(Maria da Consolação de Oliveira, 2013)

As propostas são inúmeras: aparelhos, fármacos, *rollers*, novos ativos, intradermoterapias, células-tronco, mas os *peelings* químicos ou a quimioesfoliação médica continuarão a promover os melhores recursos, mediante o uso de substâncias ácidas ou cáusticas diferenciadas, uma vez que determinam esfoliação cutânea e posterior renovação celular e reorganização dos elementos estruturais celulares com estimulação da telomerase e aumento do volume da derme pelo depósito de glicosaminoglicanas.

A cor da pele resulta de vários fatores, sendo os mais importantes: conteúdo de melanina e caroteno, quantidade de capilares na derme e a cor do sangue nesses capilares. Em 1999, Fitzpatrick assim classificou a pele. As peles pigmentadas são dos tipos IV, V e VI, e o segredo para a escolha e o manuseio de *peelings* nesses fototipos é decisivo para ganhar ou perder de vez o(a) paciente.

Embora os *peelings* químicos constituam um dos procedimentos cosmiátricos mais comumente utilizados em fototipos baixos, é restrita a literatura científica consistente sobre o uso dessa técnica em pele pigmentada. Apesar da escassez de estudos controlados, duplos-cegos e randomiza-

dos, seu uso é frequente, rotineiro e pulverizado em todo o mundo.

Os melanócitos são derivados da crista neural embrionária e, portanto, se irritam na devida proporção de sua concentração. Dentro desse melanócito ocorre a perfeita bioquímica da transformação da tirosina em dopa que, pela ação da tirosinase, vira dopaquinona e forma a melanina, que será transferida aos queratinócitos. Essa melanina se deposita sobre o núcleo das células, protegendo-as, o que explica por que a pele de fototipo alto tem menos chance de desenvolver câncer e sofre menos fotodano, mas, em contrapartida, em caso de manchas, esta geralmente é de difícil tratamento.

As melhores e mais seguras estratégias para a realização de *peelings* em peles pigmentadas consistem em:

- Checar a personalidade do paciente, ouvindo-o e descobrindo seus desejos e aversões.
- Definir e registrar no protocolo o fototipo e o grau de acometimento das lesões na área a ser tratada.
- Avaliar doenças e comorbidades já existentes e evitar aplicar *peeling* nas seguintes condições: viroses (herpes), angina de peito (o ardor eleva a frequência cardíaca), dermatite seborreica, dermatite atópica, queloides, acne rosácea, reposição hormonal e uso de contraceptivos hormonais, que podem predispor o aparecimento de pigmentação pós-inflamatória e doença pelo HIV; enfim, saúde física e mental é o desejável.
- Esclarecer sobre todas as possibilidades e o tempo de recuperação, bem como a necessidade do uso de produtos no domicílio para auxiliar a reepitelização, o clareamento e a fotoproteção.

Quadro 34.1 Sugestão de fórmula

Vitamina C	500mg
Zinco	30mg
Quercetina	100mg
Polipodium leucotomus	120mg
Ácido pirúvico ou luteína	60mg
Posologia	1 cápsula após o café da manhã

- Prescrever, sempre que possível, um potencializador do efeito do *peeling*; de uso diário (Quadro 34.1).
- Antes do *peeling* em peles pigmentadas, prescrever, quando possível, fórmulas clareadoras e esfoliantes contendo hidroquinona (inibidora da tirosinase) ou tretinoína (dispersa grânulos de melanina, evitando seu depósito na epiderme), como pré-*peelings*, ou ácido mandélico a 10% em gel-base. Sempre se deve optar pela aplicação noite sim, noite não, pelo menos 20 noites antes do procedimento de *peeling* em consultório.
- Decidir o nível de penetração do *peeling* conforme o Quadro 34.2.
- Em ordem de segurança e importância, escolher o *peeling* ideal:
  - *Peeling* de ácido retinoico *plus* belides.
  - *Peeling* de ácido mandélico AHA nutri.
  - Rejuvepeel® (ATA + diidroxibenzol).

Quadro 34.2 Mecanismo de ação

Peelings superficiais	Age no nível da epiderme e auxilia o tratamento de queratoses actínicas, melasma epidérmico, rítides iniciais, poros dilatados e comedos
Peelings médios	Age mais profundamente na derme papilar – atua em melasma dérmico e epidérmico, cicatrizes de acne, estrias, rugas e flacidez

Fonte: de Maio M, 2004.

PEELING DE ÁCIDO RETINOICO *PLUS* BELIDES
Conceito

Utilizado desde 1976, o ácido retinoico, derivado da vitamina A, é uma molécula de 20 carbonos em anel cicloexenil (C6H10), uma cadeia lateral com duas duplas arranjadas em configuração trans e com um grupo alcoólico no final (Figura 34.1). A oxidação desse grupo alcoólico resulta na formação de um aldeído (retinaldeído) que pode ser oxidado, formando a tretinoína.

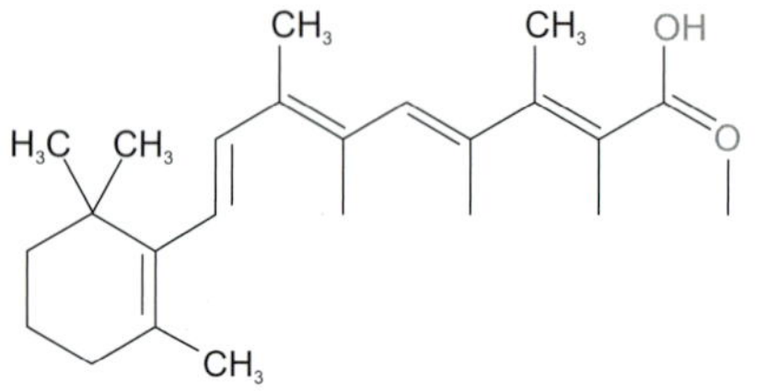

Figura 34.1 Ácido retinoico. (*Fonte*: http://qnint.sbq.org.br/)

Os receptores retinoides estão localizados dentro do núcleo celular, onde exercem diferentes efeitos biológicos, afetando o crescimento e diferenciações celulares, ações imunomodulatórias e alteração na coesão celular.

Efeitos desejáveis (Quadro 34.3)

Quadro 34.3 Efeitos desejáveis

Na epiderme	Causa aumento da espessura epidérmica, eliminação de displasias e atipias e melhor distribuição do conteúdo de melanina e redução da hiperpigmentação pós-inflamatória em negros. Contudo, o efeito mais bem documentado do ácido é o estímulo à proliferação e à diferenciação dos queratinócitos da camada basal, provocando a descamação e renovação do epitélio e a diminuição da aspereza e da flacidez da pele
Na derme	Aumenta o colágeno, melhorando a elasticidade cutânea e reduzindo as rugas finas superficiais. Após o uso de retinoides em *peelings* e o uso domiciliar, verificou-se que a zona de colágeno induzida foi duas vezes mais profunda

Fonte: adaptado de Azulay. 4ª ed., p.180.

Belides e seus benefícios

Obtido das flores de *Bellis perennis* (margarida), o belides é um excelente clareador, rico em diversas moléculas bioativas, como saponinas, polifenóis, glicosídeos flavônicos, polissacarídeos e inulina, e com uma surpreendente capacidade de inibição da melanogênese.

Mecanismo de ação

Quando a radiação solar UVB atinge a pele, ela estimula os queratinócitos a liberarem mediadores proinflamatórios como a endotelina 1 (ET-1). A ET-1, quando em grande quantidade, faz aumentar a síntese de tirosinase e a proliferação, migração e formação dos dendritos dos melanócitos. A inibição da expressão da ET-1 é capaz de inibir a melanogênese antes mesmo de seu início. Testes realizados na Alemanha mostraram que o belides age,

Quadro 34.4 Indicação do *peeling* de tretinoína *plus* belides

Acne em peles morenas	Uma série de *peelings* pode melhorar a acne ativa em período curto através da comedólise e também epidermólise para as pústulas. Importante rigor no acompanhamento
Discromia	Com boa segurança em fototipos altos
Melasma	Há duas respostas possíveis: respostas positivas em alguns pacientes e melhoras surpreendentes em outros(as)
Dano actínico, rugas finas e ressecamento	As melhoras são significativas
Tratamento corporal	*Peelings* em mãos, cicatrizes e estrias altamente benéficos

Fonte: Salles AG. Tratado de Medicina Estética. Vol. II. Cap. 36. 2004:739.

também, bloqueando os receptores do hormônio α-MSH (*alpha-melanocyte stimulating hormone*). Quando consegue se ligar a seu receptor nos queratinócitos, esse hormônio estimula a ativação da enzima tirosinase e a produção de eumelanina. A associação de belides à tretinoína potencializa o efeito clareador através da sinergia do ácido retinoico, que dispersa os grânulos de melanina, evitando seu depósito na epiderme, bem como diminuindo a síntese da tirosinase.

Cuidados pré-*peeling*

Para que um *peeling* seja eficaz, é importante o preparo da pele de 2 a 6 semanas antes do procedimento, com a finalidade de deixar a pele mais homogênea e uniforme para receber o *peeling* e restaurar-se mais rapidamente.

Produtos que podem ser usados com essa finalidade:
- Hidroquinona a 4%.
- Ácido retinoico a 0,05% ou ácido kójico a 4% ou ácido fítico de 2% a 4%.
- Hidrocortisona a 1%.
- Antioxidante, qs.
- Loção não iônica qsp 30mL.

Passar uma camada fina ao deitar, noite sim, noite não; em seguida, lavar e secar bem a face.

Sempre aplicar filtro solar três vezes ao dia. O preparo descrito aqui é válido para os demais *peelings*.

Contraindicações

Gestação, feridas ou processos inflamatórios infecciosos, herpes e o uso de vitamina D tópica, uma vez que esta concorre pelos mesmos receptores da tretinoína.

A formulação básica é apresentada no Quadro 34.5.

Quadro 34.5 Sugestão de fórmula clareadora

Ácido retinoico	8%
Belides	5%
Dióxido de titânio	2%
Fator estabilizador	qs pH = 4 a 5,5
Neutracolor	qs Obs.: conforme fototipo da pele
Loção cremosa base	qsp 30mL

Fonte: autora.

Modo de aplicação

Após lavar a face com sabonete de hamamélis, secar bem e, com uma torunda, aplicar o desengordurante (p. ex., álcool/éter, licor de Hoffman); com a mão enluvada, aplicar uma camada generosa do *peeling* em cima, espalhando em toda a extensão da face, incluindo orelhas e pescoço. Evitar as pálpebras superior e inferior e os lábios. Aguardar, em média, 8 horas. Retirar o excesso com algodão umedecido em água e, em seguida, lavar bem com água e sabonete líquido de hamamélis glicerinada. Aplicar filtro solar três vezes ao dia. Dentro de 48 horas inicia-se uma descamação, que pode durar até 5 dias. Em caso de irritação em alguma área, pode-se usar creme de hidrocortisona a 1% ou desonida a 0,05%. Repetir a cada quinzena, até um total de cinco sessões

Vantagens

As vantagens desse *peeling* são: ausência de ardor e queimação, não causa *frost*, custo baixo, fácil aplicação e não requer afastamento das atividades diárias. Tem grande aceitação e otimiza a adesão ao tratamento domiciliar.

PEELING DE ÁCIDO MANDÉLICO (AHA-NUTRI)
Conceito

O ácido mandélico, um alfa-hidroxiácido (AHA) obtido do extrato de amêndoas amargas, é considerado o ácido de maior peso molecular, o que explica sua absorção lenta, favorecendo um efeito uniforme e minimizando os transtornos comuns com a aplicação de ácidos (Figura 34.3).

O *peeling* de ácido mandélico é o menos irritante para a pele, em comparação com outros ácidos já conhecidos. Em razão da excelente tolerabilidade e do menor grau de irritação, pode ser aplicado todas as semanas. Apresenta efeitos comparativamente vantajosos para o rejuvenescimento de peles de fototipo alto (as peles mo-

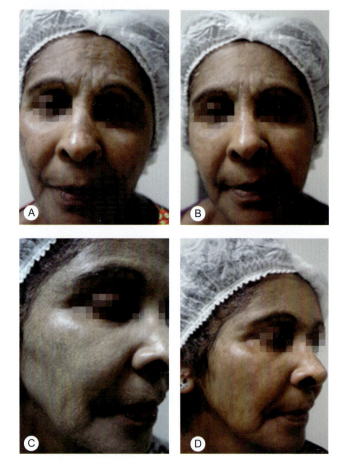

Figura 34.2A a D Paciente em acompanhamento após 60 dias em uso de Kligman domiciliar, filtro solar e luteína via oral. (*Fonte*: acervo da autora.)

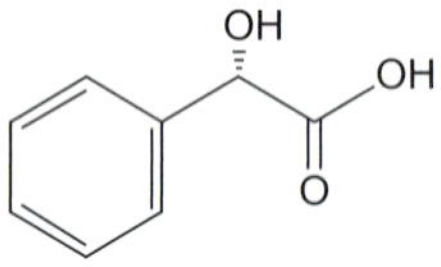

Figura 34.3 Radial de ácido mandélico. (*Fonte*: Merck Index. 11th ed.)

renas). Atua inibindo a síntese de melanina, bem como na melanina já depositada, auxiliando a remoção dos pigmentos hipercrômicos. É pH-dependente, variando de 0,5 a 1,7, sendo usado preferencialmente em gel específico.

Indicação

- Como coadjuvante no tratamento de acne.
- Hiperpigmentações.
- Fototipos elevados.
- Cicatrizes.
- Fotoenvelhecimento.

A formulação básica é apresentada no Quadro 34.6.

Quadro 34.6 Formulação básica

Ácido mandélico	50%
Cosmacair	3,0%
Ácido cítrico	0,5%
Fator estabilizador	qs
Gel de Aristoflex qsp	50g

Fonte: autora.

Modo de aplicação

- Lavar a pele com sabonete de hamamélis.
- Massagear a pele com esfoliante de apricot ou esfoliante com microesferas de polietileno.
- Enxaguar com água.
- Secar bem.
- Aplicar licor de Hoffman com torunda; aguardar alguns segundos, até a pele secar totalmente.
- Aplicar uma camada generosa de ácido mandélico a 50% com mão enluvada, na face, no pescoço, nas orelhas e nas demais áreas a serem tratadas.
- Aguardar de 2 a 5 minutos (geralmente o[a] paciente reclama de ardor tolerável).
- Neutralizar, lavando com água em abundância ou solução de bicarbonato de sódio.
- Aplicar gel descongestivo e calmante com alantoína, Hidroviton®, camomila e calêndula ou Nutrel®, que restaura e promove sensação de conforto, se necessário.
- Aguardar alguns minutos.
- Aplicar filtro solar com Tinosorb® e complexo antirradicais livres.
- Manter a pele hidratada em domicílio.
- Retornar à aplicação do pré-*peeling* de uso domiciliar após 3 a 4 dias, até o próximo *peeling*.

Fórmulas

Desengordurante leve para a pele (Quadro 34.7).

Quadro 34.7 Desengordurante para a pele

Lauril sulfato de sódio	0,5%
Éter	10%
Água de rosas	20%
Água destilada	50%
Álcool etílico	50%

Fonte: autora.

Licor de Hoffman (Quadro 34.8).

Quadro 34.8 Licor de Hoffman

Álcool	70%
Éter	30%

Fonte: Virgílio Lucas. Formulário Médico Farmacêutico Brasileiro. 1ª ed. 1954.

Contraindicações

Em geral, trata-se de um procedimento seguro, e as contraindicações são:
- Escoriações.
- Processos infecciosos e inflamatórios.
- Cicatrizes recentes e pós-trauma.
- Gravidez.

REJUVEPEEL®
Conceito

O ácido tricloroacético (ATA ou TCA), componente mais importante do Rejuvepeel® é um produto de uso secular e de eficácia comprovada. Permite a passagem de um *peeling* superficial (intraepidérmico) para médio (alcança a derme papilar) a profundo (até a derme reticular superior). Contudo, esse *peeling* é mais seguro como *peeling* superficial e médio na pele hiperpigmentada. O TCA não apresenta toxicidade sistêmica e é quase desprovido de reações adversas e alergias. Apresenta concentrações seguras, que variam de 10% a 35% em solução aquosa.

O *peeling* médio se assemelha à queimadura de segundo grau. A cura é espontânea e se dá por restauração da pele.

Estudos mostram que há aumento no volume de elementos estruturais dérmicos, como colágeno e elastina, e que o número de capilares é maior na pele tratada do que na pele sem o tratamento. Além disso, a quantidade relativa de melanina é menor do que na pele sã, o que permite afirmar que a pele tratada é eritematosa e hipocrômica. Desse modo o Rejuvepeel®, uma combinação de ATA com diidroxibenzol, é uma opção muito interessante para peles hiperpigmentadas, promovendo clareamento e rejuvenescimento e trazendo mais viço, sedosidade e luminosidade à pele.

Química do ácido tricloroacético

O TCA é um ácido orgânico, derivado do ácido acético pela substituição dos três átomos de hidrogênio do radical metil por três átomos de cloro (Figura 34.5).

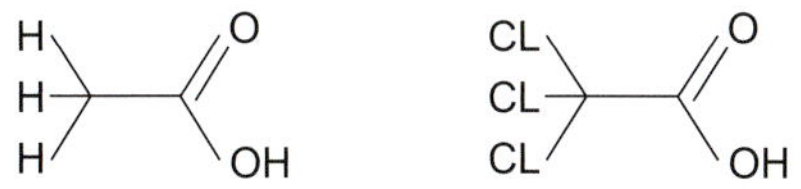

Figura 34.5 Ácidos carboxílicos. (*Fonte*: Carlos Roberto O. Souto, Humberto Conrado Duarte. 2012: 19.)

Determinação da força do ácido

$$pH = pKa + \log_{10} \frac{[H^+]}{[HA]}$$

Figura 34.6 Fórmula do pH.

- pKa alto → alta dissociação → aumenta a concentração de H⁺ livre.
- Ácido forte → maior penetração.

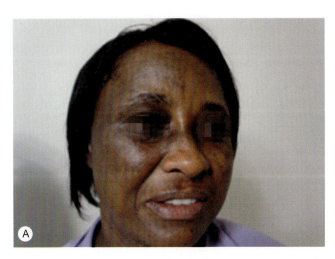

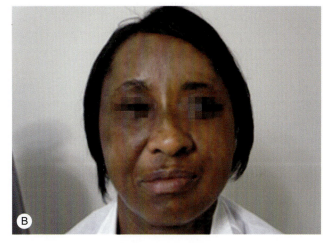

Figura 34.4A e B Acompanhamento de tratamento por 45 dias. Foram feitas três aplicações do *peeling* de ácido mandélico e manutenção domiciliar com ácido mandélico a 10% em gel em noites alternadas com solução de Kligman. (*Fonte*: acervo da autora.)

- Quanto maior o pH, maior a acidez e menor a hidratação.
- Quanto menor o pH, maior a acidez e maior a esfoliação, com aumento da população de fibroblasto. Por isso, é importante deixá-lo no pH mais baixo possível.

Mecanismo de ação

- Coagulação das proteínas.
- Estimulação do espessamento da epiderme e remoção da camada córnea, substituindo-a por tecido regenerado e reorganizado.
- Aumento do volume da derme pelo depósito de colágeno e glicosaminoglicanos (GAG).

Indicação

- *Peeling* superficial (intraepidérmico):
  - Queratose actínica.
  - Melasma.
  - Linhas finas.
  - Poros dilatados.
  - Comedões.
  - Verrugas.
  - Lentigos.
  - Efélides etc.
- *Peeling* médio (age até a camada papilar): atua na maioria dos problemas cutâneos epidérmicos e dérmicos papilares, como melasma dérmico e epidérmico, melanose actínica, poros dilatados, cicatrizes superficiais, telangiectasias disseminadas, rugas finas etc.

Contraindicações

Cicatrizes extensas e radiodermatites, cicatrizes queloidianas, pele fototipos V e VI, sem preparo e cuidado adequado; pacientes psiquiátricos e gestantes.

O Rejuvepeel® é um *peeling* químico associado de ATA + diidroxibenzol isento de toxicidade sistêmica.

Formulação básica

- *Peeling* (Quadro 34.9).

Quadro 34.9 Fórmula do *peeling* Rejuvepeel®

Ácido tricloroacético	20%
Dihydroxybenzol	2%
Estabilizador de vitamina C	qs
Água bidestilada	50mL

Fonte: autora.

- Gel neutralizador com nafazolina (Quadro 34.10).

Quadro 34.10 Fórmula de máscara calmante

Algas marinhas (extrato)	1%
Nafazolina	1%
Gel qsp	50g

Fonte: Lyon S. Apostila do curso de Dermatologia e Estética Médica. 2010.

Modo de aplicação

- Limpar a pele com a solução desengordurante Rejuvepeel®.
- Aplicar o ATA associado em preparação extemporânea.
- Manter-se atento ao aparecimento de ardor, eritema ou *frost*.
- Aplicar a máscara neutralizadora Rejuvepeel® rapidamente, se necessário.
- Suspender tratamentos domiciliares até finalizar a descamação.

A profundidade do Rejuvepeel® depende de:
- Tipo de pele (fototipo).
- Local da aplicação;
- Tratamentos prévios e preparo da pele.
- Técnica de aplicação (pressão).
- Número de camadas aplicadas.
- Concentração e da duração do contato do agente com a pele.

Resultados esperados do Rejuvepeel®

- *Peeling* superficial (intradérmico):
  - Embranquecimento suave e irregular.
  - Fundo cor-de-rosa aparente.
  - Edema insignificante.
  - Cura em média em 7 dias.
  - O *peeling* pode ser repetido sem limites.
- *Peeling* médio (derme papilar):
  - Embranquecimento uniforme.
  - Fundo cor-de-rosa mantido e aparente.
  - Edema é mais aparente.
  - Cura usualmente entre 7 e 10 dias.
  - O *peeling* pode ser repetido a cada 3 a 4 semanas, sem limites. Apesar de muito seguro, em caso de infecção ou irritação intensa, pode levar à descoloração transitória da pele.

Observações

- O *frost* de mão e antebraço deve ser menos intenso em razão da escassez de unidade pilossebácea.

- Se necessário, usar corticoide de baixa potência (desonida a 0,05%).
- Durante a descamação, prescrever bálsamo para a área de olhos e creme nutritivo para a face, ambos ao deitar. A formulação pode ser de uso constante.
  - Aplicar na área de olhos duas vezes ao dia.
  - Aplicar na face ao deitar.
- Fotoproteção sempre.

Quadro 34.11 Fórmula de regenerador da pele

Hyaxel	5%
AA2G	2%
Lipossomas A/E	1%
Tensine	1%
Raffermine	1%
Óleo de romã	1%
Base gold	qsp 15

Fonte: autora.

Quadro 34.12 Fórmula de regenerador da pele

Tensine	1%
Raffermine	1%
Lipossomas A/E	1%
Ácido hialurônico	3%
Óleo de Argan	0,5%
Óleo de romã	1%
Creme gel	30g

Fonte: autora.

CONSIDERAÇÕES FINAIS

Enquanto a ciência não atinge decididamente a façanha de fazer parar o envelhecimento, os médicos deverão continuar a formular, a cuidar e a medicalizar com segurança e responsabilidade na arte de morrer jovem e o mais tarde possível.

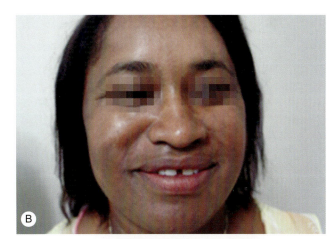

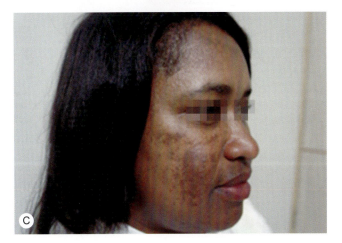

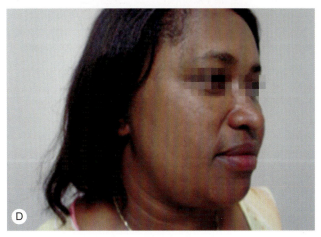

Figura 34.7A a D Paciente em tratamento há 45 dias. Foram feitos dois *peelings*. Paciente em uso de hidroquinona a 4% com tretinoína a 0,05% em gel creme à noite. Filtro solar três vezes ao dia e *Polypodium leucotomus* pela manhã. (*Fonte*: acervo da autora.)

Referências

Enokihara MY, Pecora CS. Peelings químicos: indicação e seleção de pacientes. In: Maio M. Tratado de medicina estética. São Paulo: Roca, 2004:711-20.

Horibe EK. Peeling de ácido tricloroacético. In: Maio M. Tratado de medicina estética. São Paulo: Roca, 2004:777-800.

Junqueira LC, Carneiro J. Histologia básica. 10. ed. Rio de Janeiro: Guanabara Koogan, 2004. 488p.

Mineiro J. Curso de pharmacologia. Belo Horizonte: Imprensa Oficial UFOP, 1926. 1110p.

Nakamura RC, Abulafia LA, Azulay RD. Discromias. In: Azulay RD, Azulay DR, Abulafia LA. Dermatololgia. 5. ed. Rio de Janeiro: Guanabara Koogan, 2011:97-114.

Parada MB. Peeling de α-hidroxiácidos. In: Maio M. Tratado de medicina estética. São Paulo: Roca, 2004:745-56.

Pimentel AS. Peeling, máscara e acne: seus tipos e passo a passo do tratamento estético. São Paulo: Livraria Médica Paulista, 2008. 336p.

Salles AG. Peeling de ácido retinóico. In: Maio M. Tratado de medicina estética. São Paulo: Roca, 2004:735-44.

Sampaio SAP, Rivitti EA. Dermatologia. 3. ed. São Paulo: Artes Médicas, 2008. 1585p.

Sittart JAS, Pires MC. Discromias. In: Sittart JAS, Pires MC. Dermatololgia para o clínico. 2. ed. São Paulo: Lemos, 1998: 235-42.

35

Peelings Corporais

Tatiana Amora Cruz

Peeling consiste em um processo de esfoliação-abrasão--descamação de células superficiais de pele para acelerar o *turnover*, ou seja, a troca, a reparação das células da epiderme, e iniciar um processo inflamatório controlado que leve a uma reorganização da estrutura dérmica, resultando na melhora de inestetismos e na qualidade da pele.

O processo visa melhorar a textura da pele, promovendo mais luminosidade, tirar manchas, melhorar o processo acneico e atenuar as cicatrizes de acne, reduzir as marcas superficiais, clarear manchas, diminuir a textura áspera da pele, melhorar cicatrizes e até mesmo cicatrizes atróficas, como as estrias, melhorar a elasticidade, diminuir rágades e rugas, reduzindo significativamente a velocidade do processo de envelhecimento, reverter atipias e melhorar a qualidade da pele.

Os agentes de *peeling* podem ser físicos (p. ex., *laser* e dermoabrasores) ou químicos (usando agentes químicos para o processo de exfoliação, como ácidos e soluções).

Neste capítulo serão abordadas as particularidades dos *peelings* químicos quando aplicados a áreas extrafaciais e corporais.

CICATRIZAÇÃO

Após exposta ao processo de *peeling*, a pele sofre reparação e cicatrização através das *stem cells*, ou seja, células que estão presentes no bulge do folículo piloso.

A face tem excelente cicatrização por ser uma área rica em folículos pilossebáceos. O pescoço e o tórax têm 30 vezes menos unidades pilossebáceas que a face, diferença que ainda é maior no dorso, na mão e nos membros, que têm quase 40 vezes menos unidades pilossebáceas que a face.

Diante dessa diferença histológica, é fácil concluir que os *peelings* corporais têm cicatrização mais lenta que na face, sendo uma área de grande risco para atrofias, hipertrofias, dificuldade de cicatrização e até mesmo a formação de queloides.

Além disso, observa-se maior exposição dessas áreas ao sol, não sendo incomuns nos *peelings* corporais complicações como eritemas e hipercromias.

Deve ser lembrado ainda da cautela necessária nesses *peelings*, uma vez que essas áreas são muito propensas à dermatite de contatantes no trabalho ou pelo uso de perfumes.

ESCOLHA DA PROFUNDIDADE

Diante do exposto, os *peelings* preferidos para essas áreas são os *peelings* superficiais e seriados ou, muito eventualmente, os *peelings* médios.

São totalmente contraindicados os *peelings* profundos, em virtude do risco de cicatrizes, hipertrofias e queloides, e até mesmo em razão do risco de não cicatrização.

PRECAUÇÕES

Nos *peelings* corporais, deve ser sempre levada em consideração a exposição profissional do paciente, seus hábitos, seu fototipo e o risco de fotoexposição.

Além disso, é necessário conhecer em que camada da pele está o problema a ser tratado, para garantir a efetividade do *peeling* proposto.

Fotoproteção adequada e uso precoce de hidratantes e despigmentantes são excelentes medidas de prevenção de complicações.

PARTE XI • Peelings

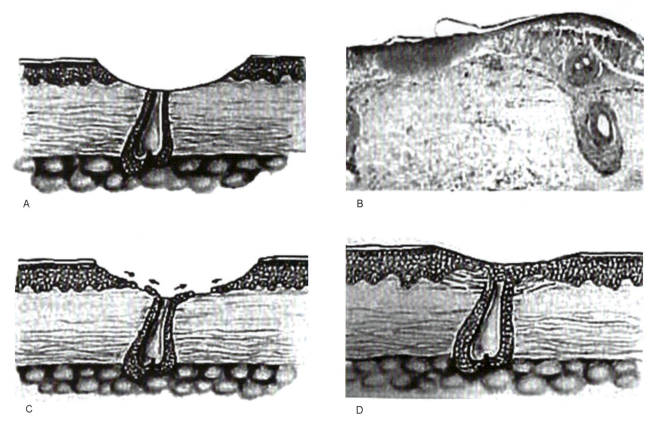

Figura 35.1A a D Reepitelização de lesão induzida por *peeling* químico, mostrando renovação da epiderme. (*Fonte*: acervo da autora.)

REEPITELIZAÇÃO
Ocorre a partir das *steam cells* localizadas no folículo piloso

Nº de unidades pilossebáceas
Face 30 X + pescoço e tórax
Face 40 X + região dorsal dos braços e mãos

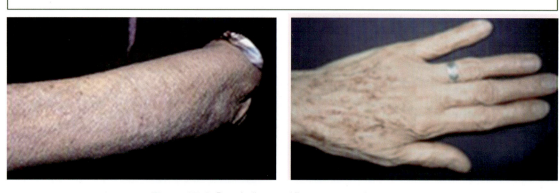

Figura 35.2 Reepitelização. (*Fonte*: acervo da autora.)

Quadro 35.1 Indicações dos *peelings* corporais

1 – Mãos, membros superiores e inferiores	Rejuvenescimento Melanoses solares Manchas por hemossiderina (dermatite ocre, pós-cirurgias vasculares, pós-esclerose de varizes) Queratoses seborreicas Queratoses actínicas Neoplasias
2 – Colo e pescoço	Rejuvenescimento Melanoses actínicas Poiquilodermia de Civatte Queratoses seborreicas Queratoses actínicas Neoplasias
3 – Tórax posterossuperior-dorso (costas)	Acne Foliculite Hipercromia pós-inflamatória Queratose pilar Estrias
4 – Genitália	Rejuvenescimento Hipercromias
5 – Estrias: protocolos de *peelings* sugeridos	

Mãos, membros e colo
São muito bem indicados os *peelings* listados a seguir:

- **Ácido mandélico a 30% ou 50%**
- **Ácido glicólico a 35% ou 70%**
- **Solução de Jessner – 2 a 3 passadas com gaze**
- **Ata a 30% a 50% (pontuado) – lesões**

} Deixar por 5 a 10 minutos e lavar

Associar ou não a *peelings* de ácido retinoico de 3% a 8% por 6 a 8 horas.
São necessárias de 6 a 12 sessões e posterior reavaliação do inestetismo.

No **caso de queratoses actínicas**, a associação deve ser feita com **5-fluorouracil de 5% a 10%** por 6 a 8 horas. Devem ser feitas três ou mais sessões, a depender da avaliação clínica.

Fonte: autora.

DORSO/COSTAS

Na vigência de acne, foliculite, hipercromia ou queratose pilar, a preferência é pelos *peelings* com alfa-hidroxiácido ou solução de Jessner, combinados com o ácido retinoico, por 3 a 8 horas.

Nesse caso, não se deve escolher o ácido salicílico isoladamente, por se tratar de uma área extensa, evitando assim o risco de salicilismo.

São muito bem indicados os seguintes tipos de *peelings*:

- **Ácido mandélico a 30% ou 50%**
- **Ácido glicólico a 35% ou 70%**
- **Solução de Jessner – 2 a 3 passadas com gaze**

} Deixar por 5 a 10 minutos e lavar

Associar ou não a *peelings* de ácido retinoico de 3% a 8% por 3 a 8 horas.

São necessárias de 6 a 12 sessões e posterior reavaliação do inestetismo.

GENITÁLIA

Para os *peelings* íntimos, a preferência é por aqueles com alfa-hidroxiácidos, seguidos ou não de ácido retinoico.

São muito bem indicados os *peelings* a seguir:

- **Ácido mandélico a 30% ou 50%**
- **Ácido glicólico a 35% ou 70%**

} Deixar por 5 a 10 minutos e lavar

Associar ou não a *peelings* de ácido retinoico de 3% a 8% por 3 a 8 horas.

São necessárias de seis a oito sessões e posterior reavaliação do inestetismo.

HIPERCROMIAS POR HEMOSSIDERINA

A preferência é pelo *peeling* com tioglicólico de 10% a 30%, de 5 a 15 minutos, uma vez a cada 15 dias, em duas a oito sessões quinzenais.

ESTRIAS

As estrias são cicatrizes atróficas e, portanto, de difícil tratamento. Os *peelings* são bem indicados quando se somam outras técnicas, como intradermoterapia, carboxiterapia e até mesmo o *laser*.

São várias as possibilidades de combinação de *peelings* para o tratamento e a melhora das estrias.

Muitas vezes é possível unir em uma única sessão os *peelings* de cristal e diamantados (*peelings* físicos) com *peelings* de ácido retinoico.

Além disso, *peelings* de alfa-hidroxiácidos (glicólico ou mandélico) podem ser associados a *peeling* de ácido retinoico em uma única sessão.

Existe ainda uma enorme variedade de *peelings* de grife, comercializados por farmácias e indústrias, específicos para as estrias.

A seguir estão preconizados os tipos de *peelings* usados para o tratamento de estrias.

Protocolo básico

- *Peeling* de cristal a ácido retinoico de 5% a 8%.
- *Peeling* de diamante com 4 a 6 horas.
- Ácido glicólico a 30% ou 50% ocluído ou não.

Solução de Jessner	15/15 dias.
Mandélico a 30% ou 50%:	Associado ou não a carboxiterapia e/ou intradermoterapia.

Protocolo 2 para estrias com Jessner

Modificado + ácido retinoico

- Ácido lático   17%
- Ácido salicílico   17%
- Ácido mandélico   30%
- Ácido pirúvico   10%

- Ácido lático   20%
- Solução alcoólica qsp 100mL

Uma ou duas passadas, associadas ou não a ácido retinoico de 5% a 8% por 6 a 8 horas – a cada 15 ou 21 dias.

Alguns *peelings* de grife para estrias

Estriapeel®

- Ácido mandélico + ácido retinoico
- Indicação: fototipos IV, V e VI
- Recomendado para:
  - Estrias vermelhas – ótimos resultados.
  - Estrias brancas – bons resultados.

Estriapeel com fenol® + ácido retinoico

- Indicação: fototipos I e II
- Recomendado para:
- Estrias vermelhas – ótimos resultados.
- Estrias brancas – bons resultados.

Estriapeel® com Emblica + DMAE + Matrixicil®

- Indicação: fototipos I, II e III.

CONSIDERAÇÕES FINAIS

Muito úteis na prática médica, os *peelings* corporais devem ser feitos sempre com muita cautela devido à dificuldade de reepitelização local e à facilidade em deixar manchas e cicatrizes inestéticas quando sua condução não é satisfatória.

Treinamento, boa escolha do agente, boa indicação, pré e pós-peeling bem feitos e boa técnica são algumas medidas que ajudam a minimizar essas complicações.

Referências

Brody HJ. Peeling químico e resurfacing. 2. ed. Rio de Janeiro: Reichmann & Affonso, 2000:163-89.

Rubin MG. Manual of chemical peels superficial and medium depth. Philadelphia: Lippincott, Willians &Wilkins, 1995.

Rubin MG, Dover JS, Alam. Peeling químico. Série Procedimentos em dermatologia cosmética. Rio de Janeiro: Elsevier, 2007:51-5.

36

Peeling de Fenol Atenuado

Louraneide Maciel Tavares

Os *peelings* de fenol atenuado surgiram como excelente opção para diversificar e ampliar o uso do fenol, um dos melhores ácidos para rejuvenescimento de pele, principalmente como estimulador do colágeno, sem os riscos dos efeitos colaterais do fenol mais profundo.

A fórmula clássica de Baker-Gordon é hepatotóxica, nefrotóxica e cardiotóxica, sendo a arritmia cardíaca a principal complicação. Exige ambiente hospitalar, monitorização e acompanhamento de anestesista, sendo indicada somente para fototipos de I a III da classificação de Fitzpatrick. Isso implica a avaliação de risco cirúrgico com pesquisa das funções hepática, renal, dosagem de eletrólitos e eletrocardiograma. Esses procedimentos são dispensáveis ou minimizados quando da utilização do fenol atenuado, cujo uso é possível em fototipos mais altos e em consultório.

HISTÓRICO

Durante a Primeira Guerra Mundial, o fenol era usado para tratamento das queimaduras causadas por pólvora. Data de 1941 a primeira documentação sobre o *peeling*, quando Eller & Wolf discutiram sobre o fenol, suas combinações e efeitos.

A fórmula de Baker-Gordon data de 1962 e é utilizada até os dias atuais. Consiste em:

- Fenol a 88%.
- Óleo de cróton: 3 gotas.
- Água destilada: 2mL.
- Sabão líquido: 8 gotas.

No mesmo período, Litton já havia publicado alguns estudos sobre o uso de fenol para *peelings*, cuja fórmula é semelhante à anterior.

CARACTERÍSTICAS

Quando aplicado sobre a pele em baixas concentrações (3% a 4%), o fenol é pouco irritante e age como antisséptico. Em altas concentrações (70% a 88%), é altamente irritante, provocando violenta sensação de queimadura e branqueando a pele por queratocoagulação. Nas concentrações normalmente usadas para *peeling* (45% a 60%), é queratolítico.

A eficácia máxima é obtida em torno de formulações a 50%. A explicação para isso parte do princípio de que a necrose de coagulação das proteínas epidérmicas acarretada pelo fenol é mais rápida e total quando se usa uma concentração de 88%, cuja ação impede a penetração profunda do fenol ao formar um tipo de barreira.

Quanto mais diluído, mais o fenol penetra. Do fenol absorvido, 75% são excretados pelos rins e 25% são metabolizados pelo fígado. É aconselhável hidratar o paciente durante a aplicação do fenol, mas sua aplicação em pequenas áreas não causa arritmia. A neutralização, se necessário, deve ser feita com óleo ou álcool.

O fenol é um veneno: após a ingestão de 15g, a morte ocorre em minutos. Em concentrações adequadas, é um excelente agente de *peeling*. Mais importante que a concentração, a toxicidade do fenol se deve ao tempo de duração da aplicação e à extensão da área aplicada.

O óleo de cróton é adicionado à fórmula para aumentar a capacidade de coagular a queratina e é usado para promover melhor penetração cutânea, além de aumentar a vascularização local. É altamente tóxico e insolúvel em água. Vale ressaltar que a venda desse óleo encontra-se proibida no Brasil por resolução da Anvisa de 2006.

O *peeling* de fenol profundo foi recentemente desmistificado. Atualmente, sabe-se que, quando bem usado e bem indicado, os efeitos colaterais são minimizados. Trata-se de uma técnica difícil que demanda conhecimento e tempo para sua aplicação, mas que apresenta excelentes resultados para uma pele fotoenvelhecida e com fototipo baixo.

FENOL ATENUADO

Consiste no fenol empregado em concentrações mais baixas, tamponado, associado a outros ácidos ou a substâncias moderadoras, de menor toxicidade, com o objetivo de otimizar os resultados e reduzir os riscos. Em virtude da possibilidade de repetição do procedimento, obtém-se um resultado semelhante ao de um *peeling* profundo.

Várias formulações encontram-se disponíveis na indústria farmacêutica. Em geral, são encontradas apresentações contendo fenol em concentrações de 30% a 35%, conjugado com outros ácidos e acompanhado ou não de um creme *peeling*, com alguns despigmentantes, como o ácido kójico, arbutin, ácido fítico e outras substâncias antioxidantes e hidratantes, ou ainda pomadas usadas para oclusão.

Além de seguir os protocolos dos fabricantes, é recomendável um treinamento com ou a orientação de profissionais com experiência prática no uso desse produto.

O objetivo dessas preparações é diminuir a irritabilidade do fenol, minimizando as complicações locais e sistêmicas associadas às formulações clássicas de fenol. Obtém-se maior segurança a partir da modificação dos componentes químicos da solução com ativos moduladores. Estes são verdadeiros tampões que aumentam a penetração epidérmica ao causar liquefação e limitam, concomitantemente, a absorção dos agentes químicos na junção dermoepidérmica. Esses tipos de preparações afetam seletivamente as camadas superficiais da pele, resultando em liquefação dessas camadas e na preservação parcial dos melanócitos na camada basal.

Quando o fenol passou a ser usado associado a outras substâncias, eliminou-se a necessidade de internação em ambiente hospitalar e aumentaram as opções de um *peeling* com profundidade diversa: superficial, médio e médio-profundo. Outra excelente opção consiste em realizar no mesmo dia um *peeling* combinado, associando-o ao *peeling* de fenol atenuado, visando a maior aprofundamento. O outro *peeling*, antecedente, pode ser feito com ácido tricloroacético (TCA) a 20% ou com a solução de Jessner, e seu objetivo é conseguir um *frost* grau I. Em seguida, aplica-se a solução do fenol e, posteriormente, o creme que o acompanha. O uso de concentração mais alta do TCA com *frost* maior provocaria queratocoagulação e impediria a penetração de fenol. O aprofundamento maior nesse primeiro *peeling* criaria uma barreira para a penetração do fenol. Diversas formulações estão à disposição, possibilitando uma escolha específica de acordo com cada caso (Figura 36.1).

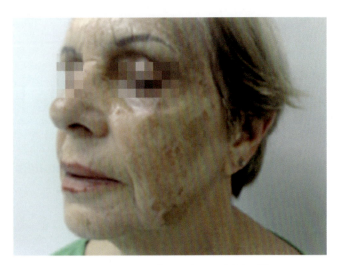

Figura 36.1 Descamação 7 dias após fenol *light*. (*Fonte*: acervo da autora.)

Indicações do fenol atenuado

- Efélides.
- Melasma.
- Fotoenvelhecimento.
- Cicatrizes de acne.
- Hipercromias pós-inflamatórias.
- Fechamento dos poros.

O médico deve ter conhecimento da patologia em questão e fazer uma avaliação da profundidade do *peeling*, que pode ser utilizado até em peles com fototipo V. É importante ter conhecimento do produto e capacitação adequada, avaliando os riscos e benefícios.

O paciente deverá estar bem informado quanto à técnica e, principalmente, sobre o que ocorrerá durante e no período pós-*peeling*, quanto a descamação e coloração, e se poderá manter ou não suas atividades cotidianas. Além disso, deve ser orientado sobre a fotoproteção correta, usando um fotoprotetor físico ou aquoso, uma vez que o uso de um veículo alcoólico provocará ardência intensa e a não adesão. As complicações mais frequentes ocorrem por fotoproteção inadequada.

Pacientes com problemas emocionais devem ser desaconselhados a usar esse tipo de *peeling*. Torna-se necessário uma boa orientação quanto aos resultados para que não seja criada uma expectativa falsa, visto que a palavra fenol é prontamente associada a *peeling* profundo, cuja divulgação pela mídia tem contrariado a ética médica.

Procedimentos de *peeling* atenuado

Alguns *peelings* comerciais já se encontram disponíveis com um *kit* associado, como referido anteriormente. O preparo da pele deverá ser sempre realizado de 14 a 28 dias antes do procedimento e suspenso 3 dias antes.

Preparo da pele (uso domiciliar)

- Ácido retinoico a 0,025%.
- Hidroquinona a 4%.
- Hidrocortisona a 1%.
- Gel creme qsp.

As concentrações do ácido retinoico e da hidroquinona podem variar, não sendo recomendado o uso de hidroquinona acima de 5%. Outra variação para uma pele mais sensível seria o uso de um alfa-hidroxiácido (AHA) como o glicólico ou o mandélico (Quadro 36.1).

Deve ser sempre enfatizada a necessidade de fotoproteção intensa e constante com FPS acima de 30.

Técnica de aplicação

A mesa auxiliar deve ser revisada com os produtos a serem utilizados, verificando os rótulos e a validade dos produtos. Deverá conter, também; gaze, algodão, cotonete, compressas e gelo. Para evitar eventuais acidentes, deve contar com água, álcool e óleo, lembrando que a neutralização do fenol é feita com álcool ou óleo.

Todos os casos devem ser fotografados antes e depois do procedimento, do mesmo modo que deve ser assinado o termo de consentimento esclarecido.

A pele deve ser desengordurada com álcool a 70° ou acetona.

A solução é aplicada na face com um cotonete grande e esfregada para a obtenção de melhor penetração do fenol. A ardência será muito forte, a qual desaparece rapidamente. Para diminuir esse desconforto, a aplicação é feita por áreas, dividindo a face em quatro áreas: frontal, hemiface direita, hemiface esquerda e nasal/peribucal.

Quadro 36.1 Sugestão de fórmula

Ácido glicólico	8%
Hidroquinona	3%
Ácido kójico	2%
Ácido fítico	1%
Alfabisabolol	1%
Gel creme	qsp

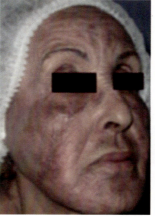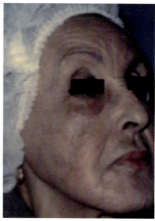

Figura 36.2 *Peeling* de fenol atenuado. (*Fonte*: acervo da autora.)

Quando o(a) paciente informa que a ardência cessou, passa-se para uma outra área. Surge um *frost* branco-acinzentado, que desaparece rapidamente, dando lugar a um eritema. Caso venha acompanhado do creme, espera-se de 10 a 15 minutos e, sem lavar, aplica-se o creme, sendo o paciente orientado a mantê-lo durante 24 horas.

Quando se deseja um aprofundamento maior, o paciente deve retornar ao consultório no dia seguinte. O creme deverá então ser retirado e repetido o mesmo procedimento do dia anterior.

No protocolo de alguns desses *peelings* atenuados consta uma orientação para repetição no terceiro dia. No entanto, no terceiro dia já existe uma crosta formada, o que pode causar irregularidade na absorção. Por isso, adota-se a repetição no segundo dia ou o uso, previamente, de outro *peeling* para aprofundamento (TCA a 20% ou Jessner).

No aprofundamento com *peeling* de TCA, utiliza-se uma, duas ou mais camadas, até a obtenção de um *frost* grau I. Isso é necessário para abrir caminho para uma maior penetração do fenol, que será usado conforme descrito anteriormente, após cessada a ardência causada pelo TCA. Quanto mais o fenol for esfregado, maior será a penetração, o que eliminará a necessidade de repetição no segundo dia (Figura 36.2).

Cuidados pré e pós-peeling

Fotoprotetores não alcoólicos, com FPS acima de 30, devem ser usados de três a cinco vezes ao dia. Como efeito colateral imediato, pode ocorrer ardência moderada, que se mantém pelo período máximo de 2 horas. Os pacientes devem ser orientados a não retirar precocemente as crostas. Deve-se evitar o excesso de mímica facial.

No pré-*peeling*, depilação, barbeamento e eletrólise devem ser evitados poucos dias antes do procedimento. Em caso de tratamento com isotretinoína oral, o procedimento só é recomendado 6 meses após interrompido seu uso.

Alguns autores contraindicam *peelings* profundos em paciente HIV-positivo. No entanto, não há qualquer justificativa para contraindicação de *peelings* de fenol atenuado.

Há contraindicação em pacientes submetidos a cirurgias recentes, devido à maior possibilidade de complicações.

PEELING FENOL PERIORAL

Para esse tipo de procedimento é usado o fenol a 88%. Nessa concentração, a queratocoagulação ocorre rapidamente, não permitindo o aprofundamento até a derme reticular. O procedimento pode ser feito de maneira setorizada, na região perioral, abrangendo um dermátomo ou, simplesmente, no contorno da boca e nas rítides, apresentando excelentes resultados. Para isso usa-se um palito ou estilete fino com pouquíssimo algodão na ponta. A ardência é intensa, mas melhora rapidamente e é facilmente suportável.

BLEFAROPEELING DE FENOL

Trata-se do *peeling* efetuado na região periocular. Nessa área, por ser a mais fina do corpo, o fenol a 88% adquire características de um *peeling* profundo com *frost* mais denso, promovendo um excelente resultado na flacidez palpebral e no clareamento das olheiras. A coloração e a flacidez melhoram com o *peeling*, porém, em caso de depressão formada abaixo da pálpebra inferior medialmente em direção ao ducto lacrimal (olheiras de profundidade), faz-se necessário o preenchimento da goteira lacrimal com o ácido hialurônico. Portanto, os dois tratamentos se complementam (Figuras 36.3 e 36.4).

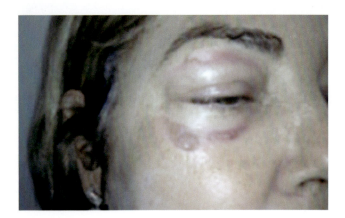

Figura 36.4 Sete dias após uso de fenol a 88%. (*Fonte*: acervo da autora.)

Técnica

O paciente deverá comparecer sem maquiagem, e mesmo assim a área deve ser limpa com soro fisiológico ou loção de limpeza para os olhos. A cabeça do paciente é inclinada a 45 graus para evitar acidentes com a penetração do ácido nos olhos.

Os cantos dos olhos deverão ser protegidos com vaselina e, com a pele bem esticada, faz-se um leve toque na área com o cotonete embebido no fenol a 88%.

Mantém-se a pele esticada até que esteja totalmente seca.

A ardência é intensa, mas alivia rapidamente, e o procedimento deverá ser realizado por etapas. As pálpebras são divididas em duas áreas, interna e externa. Quando o paciente sinalizar que parou a ardência, realiza-se o procedimento em outra área. Na pálpebra inferior, deve-se manter uma distância de 1 a 2mm dos cílios. Na pálpebra superior, o procedimento é realizado até o limite superior da conjuntiva tarsal (Figura 36.5).

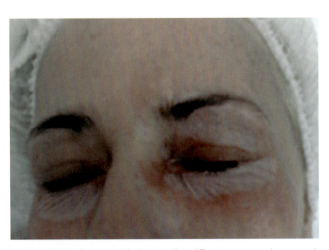

Figura 36.3 *Frost* no *blefaropeeling*. (*Fonte*: acervo da autora.)

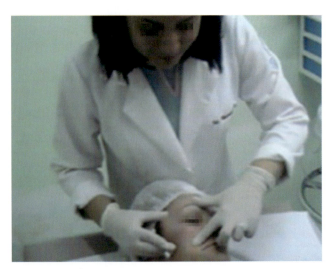

Figura 36.5 Área de aplição do *peeling* (*Fonte*: acervo da autora.)

Como se trata de um procedimento indicado para fototipos de I a III, nos pacientes de pele com fototipo mais alto deve-se optar por outras formulações do fenol disponíveis no mercado (p. ex., uma formulação com fenol a 24% com ácido retinoico e pirúvico, também para pálpebras). O mesmo produto poderá ser usado *full face* e, caso se deseje um maior aprofundamento, deverá ser feita a oclusão com pomadas apropriadas.

FENOL EM CICATRIZ DE ACNE – *PEELING* PONTUADO

O fenol a 88% também apresenta excelentes resultados nas cicatrizes de acne tipo *ice picks*. Enrola-se uma pequena quantidade de algodão em um palito ou estilete, e tocam-se essas lesões deprimidas, onde se formam pequenos pontos com *frost*. O paciente será orientado a não retirar as pequenas crostas escuras que se formam a partir do dia seguinte ao procedimento, as quais deverão cair espontaneamente.

Complicações locais

- Discromias – hipercromia e hipocromia.
- Cicatrizes atróficas, hipertróficas e queloides.
- Eritema persistente, linha de demarcação irregular.
- Dor, prurido.
- Reações alérgicas.
- Infecções bacterianas, virais e fúngicas.

Em caso de herpes simples (HVH), podem ocorrer erosão, dor e recidiva. A conduta consiste no tratamento preconizado para HVH.

Quanto ao tratamento preventivo para herpes e infecção bacteriana, preconizado por alguns autores, antirretrovirais só devem ser usados em caso de história de herpes recidivante e antibioticoterapia preventiva, apenas em imunossuprimidos.

CONSIDERAÇÕES FINAIS

O *peeling* com fenol atenuado é um procedimento seguro com excelente grau de satisfação, mas exige determinados cuidados, treinamento e conhecimento da formulação utilizada. Não há necessidade de internação, nem oclusão, e é versátil nos vários níveis de aprofundamento. Diferentes associações com outros ácidos podem ser realizadas com o objetivo de melhorar os resultados. Sua realicação é viável e seu custo é baixo tanto para o médico como para o paciente.

Referências

Brasil – Anvisa. Resolução RDC nº 48, de 16 de março de 2006. Aprova o Regulamento Técnico sobre Lista de Substâncias que não podem ser utilizadas em Produtos de Higiene Pessoal, Cosméticos e Perfumes. Disponível em: http://portal.anvisa.gov.br.

Dailey RA et al. Histopathologic changes of the eyelid skin following trichloroacetic acid chemical peel. Ophthalmic Plastic and Reconstructive Surgery 1998; 14(1):9-12.

Edison RB. Phenol peeling: new standards of excellence. Aesthetic Plastic Surgery 1996; 20(1):81-2.

Epstein JS. Management of infraorbital dark circles: a significant cosmetic concern. Arch Facial Plast Surg 1999; 303-7. Disponível em: http://archfaci.jamanetwork.com/article.aspx?articleid=479744.

Hetter GP. An examination of the phenol-croton oil peel: Part I. Dissecting the formula. Plast Reconstr Surg jan. 2000. Disponível em: http://www.ncbi.nlm.nih.gov/pubmed/10626996.

_____. An examination of the phenol-croton oil peel: Part II. The lay peelers and their croton oil formulas. Plast Reconstr Surg jan. 2000. Disponível em: http://www.ncbi.nlm.nih.gov/pubmed/10626997.

_____. An examination of the phenol-croton oil peel: Part III. The plastic surgeons role. Plast Reconstr Surg fev. 2000. Disponível em: http://www.ncbi.nlm.nih.gov/pubmed/10697190.

_____. An examination of the phenol-croton oil peel: Part IV. Face peel results with different concentrations of phenol and crotonoil. Plast Reconstr Surg mar. 2000. Disponível em: http://www.ncbi.nlm.nih.gov/pubmed/10724270.

Parada MB, Yarak S. Peeling de fenol localizado: melhores indicações. In: Mateus A, Palermo E (orgs.) Cosmiatria e laser: prática no consultório médico. São Paulo: AC Farmacêutica, 2012:175-83.

Rubin MG. Peeling químico. Rio de Janeiro: Elsevier, 2007.

Stone PA. Peeling de fenol. In: Rubin MG. Peeling químico. Rio de Janeiro: Elsevier, 2007:69-90.

Tayani R, Rubin PA. Aesthetic periocular surgery including brow, midface, and upper face. Current Opinion in Ophthalmology 1999; 5:362-7.

37

Exoderm®: Rejuvenescimento Facial Não Cirúrgico

Clara Santos

O envelhecimento diz respeito a um processo multi-dimensional, físico e psicológico. Os fatores positivos do envelhecimento e do amadurecimento são o aumento da maturidade e o da sabedoria, enquanto o lado negativo é o declínio da forma e da beleza.

O paciente que apresenta sinais de envelhecimento mostra o desejo de resgatar pelo menos em parte sua aparência. Diz que está se "vendo" envelhecido, mas não se "sente" tão velho quanto está aparentando. Isso significa que ainda tem vigor, energia e expectativa; portanto, precisa de uma aparência mais jovem. Hoje é mais fácil rejuvenescer que no passado. Graças aos avanços da ciência, muito pode ser feito por meio de métodos não invasivos ou minimamente invasivos.

O fenol é o agente químico clássico do *peeling* profundo, sendo conhecido por suas propriedades de reverter os sinais de envelhecimento da pele. Durante muitos anos, o *peeling* de fenol não conseguiu a popularidade por suas ações tóxicas tanto do ponto de vista dermatológico como sistêmico. Em 1986, Yoram Fintsi (1951-2001) desenvolveu uma fórmula de fenol tamponado e a chamou de "Exoderm".

O Exoderm® mudou completamente o conceito do *peeling* profundo. Graças a seu sistema de tamponamento, o Exoderm® é autobloqueado e não ultrapassa a derme reticular, evitando com isso todas as alterações sistêmicas e dermatológicas possíveis no *peeling* de fenol convencional. O Exoderm® dissolve a epiderme e estimula a formação de uma faixa de colágeno e fibras elásticas que é responsável pelo aspecto de renovação da pele e pela contração, formando o *lifting* interno.

INDICAÇÃO

Por ser a área mais exposta do corpo, a face mostra de modo mais visível os sinais de envelhecimento. Rugas, queratoses seborreicas e flacidez aparecem como manifestações do envelhecimento intrínseco na população mais velha, enquanto queratoses ou lentigos solares, melanoses, rugas e flacidez em grau acentuado podem ser vistos em pacientes ainda jovens que se submeteram a exposição solar abusiva, como forma de envelhecimento extrínseco. Todos esses sinais contribuem para a perda da beleza, causando problemas estéticos e de autoestima.

Entre as diversas técnicas de rejuvenescimento, o Exoderm® apresenta-se como excelente ferramenta no arsenal terapêutico não cirúrgico contra o envelhecimento da face. O Exoderm® é um *peeling* desenvolvido há mais de 25 anos pelo Yoram Fintsi.

A composição é o resultado de muitos anos de pesquisa que terminou em uma solução tamponada com 12 componentes, incluindo fenol, resorcina, ácido cítrico e uma variedade de óleos.

Mais de duas décadas de experiência, e mais de 25 mil pacientes tratados em 35 países, mostram que o Exoderm® é seguro e eficaz. Os resultados são extremamente expressivos e duradouros, trazendo aos pacientes alto nível de satisfação (Figuras 37.1 a 37.3).

O Exoderm® é usado como uma técnica substituta da cirurgia convencional para o rejuvenescimento da face. Existem casos específicos com indicação para Exoderm®, assim como casos com indicação para cirurgia e casos em que uma técnica pode complementar a outra.

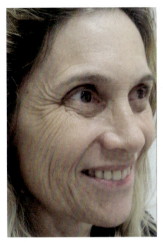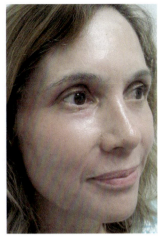

Figura 37.1 Exoderm®: antes e 1 mês depois. (*Fonte*: acervo da autora.)

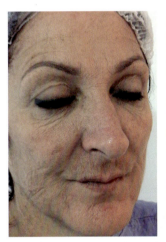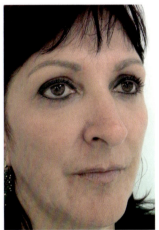

Figura 37.2 Exoderm®: antes e 2 meses depois. (*Fonte*: acervo da autora.)

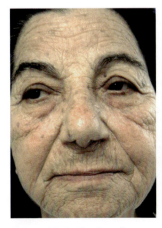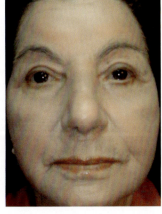

Figura 37.3 Exoderm®: antes e 28 dias depois. (*Fonte*: acervo da autora.)

SELEÇÃO DO PACIENTE

O paciente ideal deve ter fototipo entre I e III. O Exoderm® deve ser indicado para pessoas saudáveis e clinicamente estabilizadas, se portadoras de condições como hipertensão arterial sistêmica (HAS) ou diabetes tipo I, com pele clara.

Pacientes que apresentam rugas periorais ou bucais, rugas de marionete, lentigos, queratoses seborreicas ou solares, flacidez leve da face ou flacidez leve ou moderada da pele das pálpebras constituem uma excelente indicação para o Exoderm®.

Esse *peeling* apresenta como contraindicações relativas fototipos mais altos e flacidez de moderada a severa da face. Como contraindicações absolutas encontram-se os pacientes fototipo VI, diabéticos insulinodependente e pacientes com doenças sistêmicas não controladas e com expectativa irreal acerca do procedimento.

Para se submeter ao Exoderm® é necessária uma avaliação sanguínea com hemograma, glicemia de jejum, ureia e creatinina. Além disso, é necessário um eletrocardiograma com parecer cardiológico, uma vez que o paciente será submetido a uma sedação venosa conduzida por anestesiologista.

TÉCNICA

Ao contrário do habitual, para realizar o Exoderm® não é obrigatório o preparo prévio da pele. Em alguns casos, esse procedimento poderá ser interessante, como quando o paciente apresenta intensa elastose solar (pele coreácea) ou em caso de alguma desordem com hiperpigmentação.

Após a realização dos exames normais, o paciente deve estar de acordo com o procedimento cirúrgico, uma vez que o Exoderm® será realizado em centro cirúrgico.

O paciente deve fazer jejum de 8 horas e vir e voltar com acompanhante, não sendo autorizado a conduzir veículo.

Com a presença do anestesiologista para proceder a uma sedação endovenosa leve, o Exoderm® é feito em um intervalo médio de 1 hora e meia.

APLICAÇÃO DO EXODERM®

Inicialmente, a pele deve ser desengordurada com álcool e gaze.

A marcação do limite inferior deve ser feita com o paciente em pé, consistindo em uma linha de 1 a 1,5cm abaixo da mandíbula.

A técnica deve seguir a aplicação sistematizada da solução do Exoderm®, o qual deve ser aplicado em pequenas áreas retangulares de mais ou menos 1 por 2cm em toda a face, incluindo as pálpebras superiores e inferiores. Após a

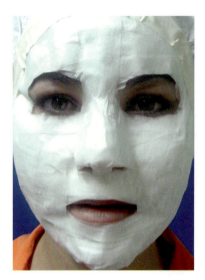

Figura 37.4 Máscara de Micropore®. (*Fonte:* acervo da autora.)

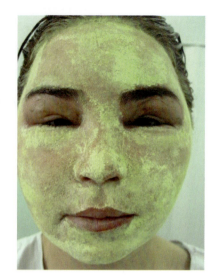

Figura 37.5 Máscara de subgalato de bismuto. (*Fonte:* acervo da autora.)

primeira camada, é feita uma segunda camada e, a seguir, procede-se a oclusão da face com Micropore®, formando a primeira máscara (Figura 37.4).

PÓS-*PEELING*

A característica mais marcante desse *peeling* é o edema. O paciente deve ser advertido de que ficará com o rosto muito inchado e que este inchaço será maior nos primeiros dias.

A dieta será líquida e com canudo, e a higiene oral será feita com soluções antissépticas em forma de bochechos, também com canudo.

As medicações para o pós-*peeling* incluem analgésicos e antiviral, apenas na eventualidade de o paciente apresentar antecedente de herpes. Nesse caso, vale a pena iniciar essa medicação 2 dias antes do procedimento e mantê-la durante todo o processo de pós-*peeling*.

Habitualmente, não há queixas de dor no período pós-procedimento.

RETIRADA DA PRIMEIRA MÁSCARA E COLOCAÇÃO DA SEGUNDA

Após 24 horas, a primeira máscara deverá ser retirada e colocada a segunda máscara, feita com subgalato de bismuto. A segunda máscara permanecerá no rosto por 7 dias (Figura 37.5).

RETIRADA DA SEGUNDA MÁSCARA

No oitavo dia já não existirá mais edema e a máscara de bismuto apresentar-se-á fissurada e menos aderida à pele. A remoção da segunda máscara é feita com a aplicação de vaselina em pomada, na forma de massagens circulares repetidas até sua completa remoção.

A retirada da máscara é acompanhada por muita alegria e grande satisfação do paciente, que poderá ver seu rosto novo e rejuvenescido, sem rugas, manchas ou flacidez. No período inicial, está presente uma hiperemia intensa e difusa bem evidente, além de um leve edema.

A hiperemia vai regredindo gradualmente ao longo dos próximos 2 a 3 meses (Figura 37.6).

Não é esperado eritema persistente com o uso de Exoderm® e, se houver, será uma exceção à regra.

COMPLICAÇÕES

Além dos excelentes e expressivos resultados, o melhor do Exoderm® é a segurança. A solução tamponada não penetra as camadas mais profundas da pele, de modo que complicações dermatológicas, como cicatrizes e acromias, não são esperadas quando a técnica é bem executada. Complicações sistêmicas, como arritmias e dano a órgãos, principalmente os rins, também não foram registradas.

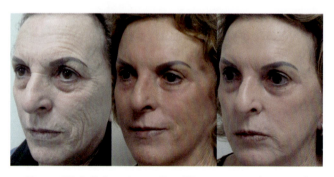

Figura 37.6 Pré e pós-*peeling*. (*Fonte:* acervo da autora.)

DISCUSSÃO

Várias técnicas estão disponíveis para o tratamento do envelhecimento da face. O *resurfacing* com *laser* oferece um pós-operatório mais longo com potencial de infecção bacteriana e viral, exigindo profilaxia para ambas as infecções em todos os casos.

Outros procedimentos, como toxina botulínica e preenchimentos, têm um papel especial na batalha contra o envelhecimento, podendo e devendo ser usados com o Exoderm®. Entretanto, apesar de seus resultados expressivos, não revertem o envelhecimento propriamente dito.

O Exoderm® representa uma excelente solução para o fenômeno do envelhecimento, além de ser executado em regime ambulatorial sob sedação endovenosa.

Após 8 dias, o paciente está apto a reassumir suas atividades normais.

CONSIDERAÇÕES FINAIS

O Exoderm® representa a melhor e mais segura solução para *peeling* profundo. A fração de fenol presente na fórmula não representa um problema graças ao sistema de tamponamento, que bloqueia sua penetração nas camadas mais profundas e, consequentemente, impede que ocorra absorção sistêmica.

A enorme satisfação dos pacientes e a manutenção dos resultados mostram que o Exoderm® cumpre seu objetivo de obter resultados duradouros e comprovados clínica e histologicamente (Figura 37.7).

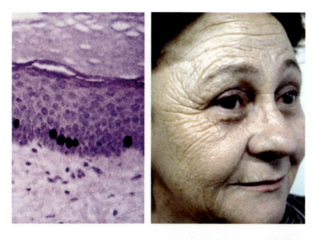
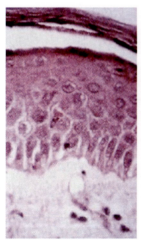
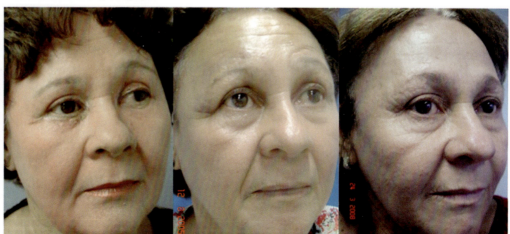

Figura 37.7 Objetivo do Exoderm® e melhora e manutenção do resultado clínico e histológico. (*Fonte*: acervo da autora.)

PARTE XII

PEELINGS FÍSICOS

38

Microdermoabrasão

Olívia Helena Veiga Rafael

Microdermoabrasão consiste na remoção mecânica e controlada dos extratos superficiais da pele, ativando a regeneração celular natural e promovendo a estimulação de colágeno com melhoria da elasticidade da pele.

A microdermoabrasão é considerada procedimento físico de abrasão que respeita o limite da epiderme até a junção dermoepidérmica e a derme papilar.[1]

TIPOS DE TÉCNICAS

- *Peeling* de cristal: técnica de esfoliamento não cirúrgico que consiste em projetar sobre a pele uma quantidade de microcristais de hidróxido de alumínio (Al_2O_3) quimicamente inertes, com pressão assistida.
- *Peeling* de diamante: técnica de esfoliamento não cirúrgico que consiste em fricção com movimentos de vaivém sobre a pele, utilizando uma ponteira diamantada.

INDICAÇÕES

- Prevenção e tratamento do fotoenvelhecimento: linhas de expressão, rugas superficiais e envelhecimento da face, dorso das mãos, braços e colo.
- Lesões actínicas, como elastose, efélides, queratose actínica e lentigo.
- Queratose seborreica.
- Estrias.
- Cicatrizes de acne e cicatrizes traumáticas.
- Enxertos de pele hiperpigmentados.
- Rinofima.[2]

PROCEDIMENTO

Peeling de cristal

Utilizam-se microcristais de óxido de alumínio obtidos a partir da micronização de minerais que aparecem em rochas de alumínio, conhecidos como cristais de coridón. Têm forma hexagonal e extraordinária dureza, proporcionando esfoliação bastante eficaz na pele.

O aparelho é composto por um duplo sistema de aspiração e compressão. Pulveriza e, ao mesmo tempo, aspira microcristais de hidróxido de alumínio, com fluxo constante. A intensidade é controlável, não traumática e assintomática. Utiliza-se uma peça manual com um orifício em sua extremidade, descartável e de diâmetros variáveis, que permite os movimentos de vaivém necessários à execução da técnica.

O equipamento projeta jato dos microcristais sobre a pele com pressão assistida e, simultaneamente, faz a aspiração desses cristais (Figura 38.1).

O jato de microcristais sai com alta pressão, bombardeando a pele, ao mesmo tempo que a aspiração imediata recolhe os detritos. Provoca uma esfoliação mecânica, superficial, promovendo apenas a escamação da epiderme.

Não é procedimento doloroso, constituindo técnica ambulatorial, sem riscos de alergia.[2,3]

Peeling de diamante

Utilizam-se microesferas, produzidas a partir da micronização de diamante sintético, colocadas na superfície de lixas esféricas. A minilixa é colocada na superfície da pele, tracionando-a para deixá-la distendida para a ação da lixa. A pressão da mão sobre a lixa determinará a profundidade da abrasão.

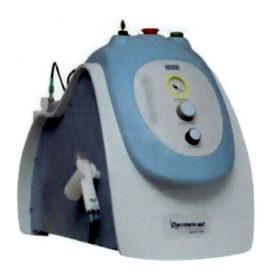

Figura 38.1 Aparelho para *peeling* de cristal e diamante.

Para proporcionar um aspecto uniforme à superfície abrasada, é conveniente realizar o procedimento na face toda.

Pode-se também realizar a microdermoabrasão setorizada (p. ex., o tratamento de rítides finas periorbitais e frontais e de hipercromia em pálpebras inferiores).

Os movimentos manuais devem ser cuidadosos para que a pele não dobre.

Para que não se aprofunde excessivamente, o ponto de referência consiste no início do aparecimento de pontos sangrantes.[4,5]

PRECAUÇÕES

O procedimento deve ser realizado com o(a) paciente deitado(a) com os olhos fechados, cobertos com gaze, para evitar irritação dos olhos.

Inicia-se o procedimento pela testa, vira-se a cabeça e faz-se a microdermoabrasão na região malar, do lábio superior e mento. Em seguida, estende-se o procedimento para o outro lado da face, seguido pelo pescoço e o colo e, por último, a zona periorbicular.

Deve-se ter extremo cuidado com o contorno dos olhos. Não se deve fazer a microdermoabrasão sobre a pele irritada, danificada ou recém-depilada ou barbeada.

Se houver alguma infecção, o procedimento está contraindicado. Em caso de antecedente de herpes simples, deve-se administrar aciclovir VO 1 dia antes do procedimento, na dose de 400mg, cinco vezes ao dia, até completar 5 dias. Após o procedimento, limpa-se a região com gaze, para retirada dos resíduos dos cristais, e utiliza-se soro fisiológico ou água termal para lavar a área.

Deve-se evitar a exposição solar, mantendo o uso regular de protetor solar.

Recomenda-se a repetição das sessões a cada 15 dias, no mínimo de quatro a seis, ou de acordo com a dermatose.[5]

VANTAGENS

A microdermoabrasão é uma técnica de esfoliação suave, controlada e uniforme. Proporciona perfeita visibilidade da profundidade da esfoliação. A regeneração tecidual é rápida com incremento da produção de colágeno. Trata-se de um processo sem riscos de contaminação. Não há necessidade de anestesia.

COMPLICAÇÕES

Praticamente não ocorrem complicações. O eritema produzido é leve, com ardor passageiro, ressecamento transitório da pele e descamação suave.

CONSIDERAÇÕES FINAIS

A microdermoabrasão é um procedimento de grande valia por ser de fácil e rápida execução. Realizado ambulatorialmente, proporciona a sensação de firmeza na pele. Tem grande aceitação e satisfação por parte dos pacientes.

Referências

1. Bernard RW, Beran SJ, Rusin L. Microdermoabrasion in clinical practice. Clin Plast Surg 2000; 27(4):571-7.
2. Stegman SJ, Tromovitch TA, Glogan RG. Dermabrasion. In: Cosmetic dermatologic surgery. Chicago: Year-Book 1990:59-81.
3. Freeman MS. Microdermabrasion. Facial Plast Surg Clin North Am 2001; 9(2):257-66.
4. Koch RJ, Hanasono MM. Microdermabrasion. Facial Plast Surg Clin North Am 2001; 9(3):377-82.
5. Ruiz RO. Microdermabrasão. In: Maio M. Tratado de medicina estética. Vol. II. Rio de Janeiro: Roca, 2004.

39

Dermoabrasão

Rozana Castorina da Silva

O processo de dermoabrasão consiste na abrasão superficial da pele para tratamento de patologias cutâneas e correção de defeitos cutâneos.

HISTÓRICO

A técnica cirúrgica foi desenvolvida por Kromayer, em 1905, como método para tratamento das cicatrizes de acne. Em 1947, Iverson relatou a remoção de tatuagens pós-trauma na face com uso de lixa de papel. Em 1953, Kurtin relatou o uso de dermoabrasão usando motor de rotação para dentista.

PROCEDIMENTO

A dermoabrasão promove a remoção mecânica da epiderme e da derme superficial da pele por meio de lixas abrasivas manualmente controladas, reconstruindo uma nova camada epidérmica e dérmica superficial, a partir de anexos da derme profunda.

O aparelho de dermoabrasão deve ser capaz de girar na faixa de 1.500 a 33.000 rotações por minuto (rpm) e ter bom torque, ou seja, pressão exercida sobre a superfície cutânea durante a abrasão. Deve, ainda, girar em ambos os sentidos, horário e anti-horário, para que não ocorra lesão das bordas livres (p. ex., lábios, olhos).

As lixas utilizadas no procedimento são lixas de superfície adiamantada e escovas de aço. São classificadas pela textura, como *extracoarse*, *coarse* e *standard* ou regular. A capacidade de abrasão é maior com lixas *extracoarse* e decresce proporcionalmente com as lixas *coarse* e regular.

DERMOABRASOR

Existem vários formatos para que se assegure a abrasão em todas as áreas da face. As lixas em forma de pera são utilizadas na abrasão da asa nasal, trágus, base do nariz e fundo de cavidades, como o *philtrum*. As lixas em forma de bala são usadas em áreas planas. As lixas cilíndricas são destinadas a áreas maiores (Figuras 39.1 e 39.2).

SELEÇÃO DE PACIENTES

A dermoabrasão é um procedimento que proporciona bons resultados terapêuticos, devendo ser utilizada em adultos de ambos os sexos com fototipos de I a IV. Nas consultas pré-operatórias, é imprescindível uma avaliação criteriosa do paciente, o qual não pode apresentar doenças sistêmicas e deve ser psicologicamente estável.

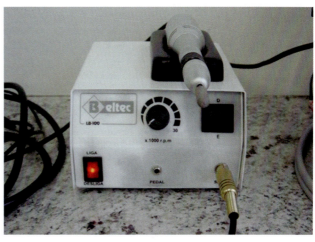

Figura 39.1 Dermoabrasor.

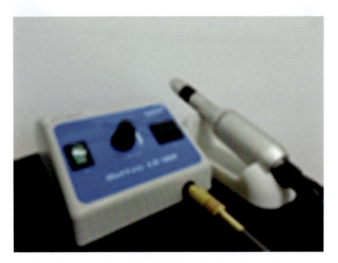
Figura 39.2 Dermoabrasor.

INDICAÇÕES

Constituem indicações de dermoabrasão: sequelas de acne, queratoses actínicas, queratoses seborreicas, cicatrizes cirúrgicas e traumáticas, sequelas de varicela, efélides, rugas finas e médias, siringomas, estriais, leucodermias, fotoenvelhecimento, angiofibroma, tricoepitelioma, poiquilodermia, lentigos solares, rinofima e tatuagem.

CONTRAINDICAÇÕES

São consideradas contraindicações absolutas e relativas:

Contraindicações absolutas

- Portadores de vírus da imunodeficiência adquirida (HIV).
- Doenças sistêmicas: diabetes melito, doenças cardiovasculares graves.
- Lúpus eritematoso discoide.
- Hepatite B.
- Hepatite C.
- Gravidez.
- Lactação.
- Radiodermites.
- Fototipos V e VI.
- Ptoses.

Contraindicações relativas

- Pacientes psicologicamente instáveis.
- Condições atróficas da pele: atrofia cutânea por radiação, queimaduras extensas, enxerto cutâneo, esclerodermia.
- Doenças que apresentem fenômeno de Kobner, como psoríase, dermatite atópica e líquen plano.
- Doenças infecciosas: herpes, verruga vulgar e molusco contagioso.
- Acne em atividade.
- Uso de isotretinoína oral.
- Cicatrizes hipertróficas e queloides.
- Vitiligo.

CUIDADOS PRÉ-OPERATÓRIOS

Os pacientes selecionados devem ser fotodocumentados antes do procedimento e submetidos a exame dermatológico cuidadoso.

Está indicado preparo prévio da pele nos seguintes casos:
- **Fototipos I e II:** está indicado o tratamento tópico combinado de ácido retinoico associado à hidroquinona durante 2 a 4 semanas.
- **Fototipos III e IV:** está indicado o uso de clareadores como ácido kójico, ácido glicólico, hidroquinona, uma a duas vezes ao dia, por 2 a 4 semanas.

A fotoproteção com filtros solares químicos ou físicos é imperativa.

O preparo da pele tem por objetivo modular a diferenciação epidérmica, minimizar o risco de discromias e aumentar a velocidade de maturação dos queratinócitos.

O risco cirúrgico deverá incluir estudo hematológico, coagulograma, bioquímica e avaliação cardiológica.

A profilaxia para infecção herpética, em pacientes com antecedentes de herpes simples, deve ser realizada com aciclovir, 400mg, cinco vezes ao dia, iniciada 48 horas antes do procedimento, por um período de 5 dias.

TÉCNICA CIRÚRGICA

O procedimento é realizado em centro cirúrgico com o paciente monitorizado. O médico deverá estar paramentado com avental, gorro, máscara e óculos. A face do paciente deve ser lavada com soro fisiológico e sabão antisséptico.

A sedação endovenosa do paciente é realizada e faz-se o bloqueio dos troncos nervosos com xilocaína a 2%. Utiliza-se azul de metileno para fazer a marcação das áreas a serem operadas.

O equipamento utilizado é um dermoabrasor com motor elétrico e brocas com lixas de diferentes formatos e revestimentos. A velocidade dadas às lixas dependerá da situação clínica, da região anatômica e do treinamento do cirurgião.

Inicia-se a dermoabrasão com lixa cilíndrica, robusta na extremidade distal, superficialmente, sem provocar degrau, aprofundando-se de acordo com a necessidade. A profundidade recomendável é até a derme superficial. Cuidado especial deve ser dado à região peripalpebral.

Durante o procedimento, deverá ser mantida uma tensão uniforme na pele em todos os pontos.

Após o procedimento, irriga-se a pele com soro fisiológico gelado com suave compressão por 5 a 7 minutos.

Os pontos de sangramento devem ser tratados com soro fisiológico e adrenalina diluídos a 1:80.000.

À inspeção visual, podem ser observados os níveis de profundidade em áreas com saliências e degraus.

Nas áreas não abrasadas, é possível associar ácido tricloroacético a 35% e 40%.

Finalizando o procedimento, a área abrasada é coberta com gaze umedecida em soro fisiológico gelado.

São recomendados ainda curativos oclusivos. Durante o ato cirúrgico, pode ser administrado 1g de cefalosporina de primeira geração EV, prosseguindo com a prescrição a cada 8 horas. Com o objetivo de diminuir o edema pós-operatório, está recomendada a prescrição de dexametasona, 8mg EV no início da cirurgia, e uma dose adicional de 4mg EV ou VO 12 horas após a cirurgia.

CUIDADOS PÓS-OPERATÓRIOS

No pós-operatório, é mantida a profilaxia para infecções com cefalexina, 500mg, a cada 6 horas. Está indicado o uso de analgésicos (paracetamol). Após 24 horas, as crostas semitransparentes tornam-se visíveis em pacientes sem curativos oclusivos.

Após a formação das crostas, devem ser tomados alguns cuidados:
- Utilização frequente de vaselina líquida ou sólida.
- Não remoção das crostas.
- Manter limpeza constante da área tratada.
- Se houver prurido ou irritação, utilizar cremes ou pomadas de hidrocortisona a 1%.
- A crosta deverá se desprender entre o quarto e o sexto dia, quando, então, deverá ser iniciada a utilização de filtro solar.
- Após a segunda semana, fazer hidratação com água mineral borrifada.
- Na terceira e quarta semanas, manter fotoproteção e hidratação.

O acompanhamento médico mensal deverá ser feito até o sexto mês. O paciente só será liberado para exposição solar de 180 a 200 dias após o procedimento.

RESULTADOS

Quanto mais superficial a dermoabrasão, mais rápida a restauração e menor a chance de cicatrizes hipertróficas ou discrômicas; por outro lado, também é menor o resultado estético.

Nas primeiras 24 horas, observa-se intensa proliferação epitelial proveniente dos anexos da pele. Nas primeiras semanas ocorrerá proliferação fibroblástica com rede subepidérmica horizontal e fenômeno de retração da derme. Há restauração da epiderme.

No primeiro mês do procedimento haverá restauração da arquitetura e da espessura da derme superficial e da epiderme. Não há alteração da estrutura básica da pele após a dermoabrasão.

COMPLICAÇÕES

Constituem complicações da dermoabrasão:
- Eritema, que regride após as primeiras duas semanas.
- Milia.
- Hiperpigmentação residual.
- Hipercromia melânica, que pode persistir por vários meses.
- Infecções (viral, fúngica ou bacteriana) são raras.
- Cicatrizes hipertróficas.
- Telangiectasias.
- Degraus lineares.

DERMOABRASÃO SUPERFICIAL

A dermoabrasão superficial é um procedimento realizado com o uso de dermoabrasor com pontas revestidas de diamantes finos e com rotações baixas, sendo utilizada para tratamento das dermatoses inestéticas superficiais, atingindo a epiderme e a derme papilar.

Indicações

Constituem indicação para a dermoabrasão superficial: rugas finas labiais, rugas periorbitárias, rugas da testa, lóbulos das orelhas, nariz, estrias na região glútea e mamas, cicatrizes superficiais nos membros superiores e inferiores, queratoses actínicas, dorso das mãos, hipercromias nos lábios superiores e região zigomática.

Contraindicações

Constituem contraindicação para a dermoabrasão superficial: pacientes com história de queloides ou cicatrizes hipertróficas, portadores de diabetes melito, síndrome da imunodeficiência adquirida (HIV), alterações dermatológicas diferenciadas (psoríase, vitiligo, doenças do colágeno) e problemas psiquiátricos relevantes.

Técnica

A técnica aplicada é a mesma da dermoabrasão clássica, com as seguintes diferenças:
- Movimentos de vaivém suaves e seguros, sem provocar sangramento. Em geral, não é necessária anestesia local

infiltrativa. Utiliza-se anestésico tópico ou nitrogênio líquido em *spray*.

- No pós-operatório imediato, utilizam-se cremes calmantes à base de camomila, hamamélis e azuleno.
- Após 24 horas, há formação de crosta fina, que vai sendo substituída por novo epitélio.
- O eritema leve desaparece em 2 a 3 semanas.
- A utilização de filtro solar é obrigatória durante o processo de recuperação.

O procedimento pode ser repetido de três a cinco vezes na mesma área com intervalos de 6 a 8 semanas.

Trata-se de um procedimento que exige acompanhamento dermatológico e fotodocumentação.

Complicações

As complicações da dermoabrasão superficial são raras, sendo as mais comuns o eritema prolongado e a hipocromia residual de resolução espontânea.

CONSIDERAÇÕES FINAIS

A dermoabrasão é um procedimento esfoliante clássico que tem critérios e indicações precisos. Bem tolerado, permite retorno imediato à vida social e profissional. Tem grande importância nas dermatoses inestéticas.

Referências

Alt TH. Dermabrasion. Facial Plastic Surg Clin North Am 1994; 2(1):43-67.

Brody HJ. Peeling químico e resurfacing. Rio de Janeiro: Reichmann & Affonso, 2000.

Colemann WP. Dermabrasion and hypertrophic scars. Int J Dermatol 1991; 30:629-31.

Dzubow LD. Cosmetic dermatology surgery. In: Dermabrasion. Philadelphia: Lippincott-Raven, 1998:75-145.

Mandy SH. Tretinoin in the preoperative and postoperative management of dermabrasion. J Am Acad Dermatol 1986; 15:878-9.

Mariz S, Silva M, Pitanguy I. Cuidados pré, pós-operatórios na dermoabrasão da face, prevenção das complicações. Rev Bras Cir 1988; 78(3):197-204.

Orentreich N, Durr N. Dermabrasion. Aesthetic Plastic Sugery 1996; 44:919-31.

Perkins WS, Skalarew CE. Prevention of facial herpetic infections after chemical peel and dermabrasion: new treatment strategies in the prophylaxis of patients undergoing procedures of perioral area. Plast Reconstr Surg 1996; 3:427-35.

Pinsk JB. Dressings for dermabrasion: new aspects. J Dermatol Surg Oncol 1987; 13:673-7.

Rubenstein R et al. Atypical keloids after dermabrasion of patients taking isotretinoin. J Am Acad Dermatol 1986; 15:280.

Ruiz RO. Microdermoabrasão. In: Maio M. Tratado de medicina estética. Vol. II. São Paulo: Roca, 2004.

Souto LA. Dermoabrasão. In: Ramos-e-Silva M, Castro MCR. Fundamentos de dermatologia. São Paulo: Atheneu, 2010.

Yaraborough J. Dermabrasive surgery. Clin Dermatol 1987; 5:75-80.

40

Criopeeling

Sandra Lyon

O *criopeeling* constitui um *peeling* criocirúrgico em que se utiliza o nitrogênio líquido aplicado diretamente sobre a pele, promovendo esfoliação, acelerando a troca epidérmica e a eliminação de lesões superficiais, estimulando sua renovação e tornando-a macia e com viço.[1]

HISTÓRICO

Karp, Nieman & Lerner, em 1939, utilizaram a neve carbônica (CO_2, acetona e enxofre) na face para esfoliação superficial da epiderme no tratamento da acne.[2] Em 1970, Graham utilizou o nitrogênio líquido em *spray* para tratamento de cicatriz de acne, fazendo um *peeling* total.[3] Em 1992 e 2000, Graham publicou trabalhos sobre a utilização de *criopeeling* no tratamento de queratoses actínicas múltiplas, melanoses solares e outras lesões actínicas.[4]

EQUIPAMENTOS NECESSÁRIOS

Os equipamentos necessários para a realização do *criopeeling* são: um criógeno, um galão (contêiner), um aparelho portátil de criocirurgia e os acessórios.

O criógeno utilizado é o nitrogênio líquido (NL) a -195,8ºC, que é não tóxico e não inflamável e apresenta eficácia comprovada no tratamento de lesões cutâneas.

O galão ou contêiner utilizado para armazenar e transportar o NL é um recipiente de aço inoxidável ou alumínio de paredes duplas, separadas por um espaço com vácuo e com uma válvula para alívio da pressão.

O aparelho de criocirurgia é desenvolvido a partir do modelo de uma garrafa térmica com capacidade de 250 a 1.000mL.

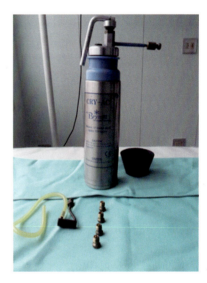

Figura 40.1 Criógeno e ponteiras para *criopeeling*.

Entre os acessórios são necessárias pontas para o *spray* abertas com orifícios de diferentes diâmetros (Figura 40.1).[1,5]

PROCEDIMENTO

Procedimento ambulatorial utilizado para tratamento de alterações cutâneas provocadas pela exposição solar e pelo envelhecimento intrínseco, o *criopeeling* está indicado para fototipos I, II e III com queratoses actínicas, rugas finas ou elastose solar na face, dorso das mãos e antebraços.

A pele deve ser limpa com produtos degermantes e aplicado anestésico tópico.

A área da pele a ser tratada é marcada com múltiplos retângulos de 3 × 4 cm ou 3 × 5cm.

Aplica-se o nitrogênio líquido por área, utilizando-se a técnica de *spray* em ondas.

O criógeno é liberado em jatos através de ponteiras de diâmetros variados.[1,5,6]

CONTRAINDICAÇÕES

Constituem contraindicações ao *criopeeling*: sensibilidade ao frio, como crioglobulinemia, criofibrinogenemia, urticária ao frio e fenômeno de Raynaud, diabetes, fototipos altos e distúrbios de coagulação.

COMPLICAÇÕES

As complicações e as reações adversas do *criopeeling* são: dor, cefaleia, edema, formação de vesicobolhas, reação sistêmica febril nas primeiras 24 horas, hiperpigmentação transitória e hipopigmentação, quando ocorre congelamento profundo.[6,7]

CUIDADOS APÓS O PROCEDIMENTO

A reação do tecido depende da profundidade do congelamento. Algumas reações são esperadas e consideradas normais após o congelamento, como eritema, edema local de imediato, edema regional após algumas horas, com duração de dias ou semanas, formação de vesículas, bolhas e exsudação e formação de crostas.

Os cuidados no pós-procedimento consistem em higienização local, e o edema pode ser minimizado com injeção intramuscular de corticoide. As bolhas não devem ser rompidas. Podem ser administrados antibióticos por via sistêmica.[8,9]

A fotoproteção é uma recomendação indispensável.

CONSIDERAÇÕES FINAIS

O *criopeeling* é uma alternativa no tratamento de lesões cutâneas decorrentes do envelhecimento intrínseco e extrínseco. Trata-se de um procedimento relativamente simples, seguro e que pode ser utilizado na gravidez e nos portadores de marca-passo. Não necessita de anestesia e pouco restringe as atividades do paciente.

Referências

1. Ishida CE. Criocirurgia. In: Ramos-e-Silva M, Castro MCR. Fundamentos de dermatologia. Vol. 2. Rio de Janeiro: Atheneu, 2010.
2. Karp F, Nieman H, Lerner C. Cryotherapy for acne and its scars. Arch Dermatol Syphilol 1939; 39:995-8.
3. Graham GF. Cryosurgery for acne. In: Epstein E, Epistein Jr E. Skin surgery. 5. ed. Springfield: Charles C. Thomas, 1982:59-76.
4. Chiarello SE. Full-face cryo-(liquid nitrogen) peel. J Dermatol Surg Oncol 1992; 18:329-32.
5. Chiarello SE. Cryopeeling (extensive cryosurgery) for treatment of actinic keratoses an update and comparison. Dermatol Surg 2000; 26:728-32.
6. Kuflik EG. Cryosurgery updated. J Am Acad Dermatol 1994; 31(6):925-44.
7. Dawber R, Colver G, Jackson A. Cutaneous cryosurgery: principles and clinical practice. London: Martin Dunitz, 1992. 167p.
8. Torre D, Lubritz R, Kuflik E. Practical cutaneous cryosurgery. Connecticut: Appleton & Lange, 1988. 127p.
9. Graham GF, Barham KL. Cryosurgery. Curr Probl Dermatol 2003; 15(6):225-50.

41

Laserabrasão

Rozana Castorina da Silva

A interação do *laser* (*light amplification by stimulated emission of radiation*) com os tecidos possibilitou o desenvolvimento de muitas técnicas para o tratamento das inúmeras desordens cutâneas. A laserabrasão constitui um procedimento de abrasão realizado através do *laser* de CO_2 fracionado. O método baseia-se no princípio da fototermólise seletiva.[1]

MECANISMO DE AÇÃO

A fototermólise seletiva pode associar temperaturas elevadas em estruturas específicas, com risco mínimo de cicatrização exacerbada, pois o calor dérmico é minimizado.

A energia se fixa apenas nos locais de absorção. Os comprimentos de onda que penetram a pele são preferencialmente absorvidos pelas estruturas cromóforas, como vasos sanguíneos, ou estruturas celulares contendo melanina.[2,3] A água é o alvo principal do *laser* de CO_2, que atua em um comprimento de onda de 10.600nm, na porção infravermelha do espectro eletromagnético. O raio do *laser* de CO_2 incide sobre a epiderme, e as células do tecido atingido são vaporizadas com a elevação de temperatura.

Assim que o calor é criado, ele é dissipado por condução e transferência radiativa, de modo que se cria uma competição entre o aquecimento ativo e o resfriamento passivo. Quando a exposição ao calor é menor ou igual ao tempo necessário ao resfriamento, ocorre a fototermólise seletiva. No caso de *laser* fracionado, ocorre a fototermólise fracionada.[4]

No *laser* de CO_2 fracionado, os raios *laser* são fortemente absorvidos pela água tecidual, pois a penetração depende da água e independe da melanina ou da hemoglobina.[5]

INDICAÇÕES

- Fotoenvelhecimento cutâneo.
- Lesões pigmentadas.
- Queratoses actínicas.
- Cicatrizes de acne.
- Queratoses seborreicas.
- Hiperplasia sebácea.

EFEITOS ADVERSOS

- Edema pós-operatório.
- Eritema transitório.
- Hiperpigmentação.
- Prurido.
- Cicatrizes hipertróficas.

PROCEDIMENTO

A pele deve ser rigorosamente limpa e seca. Não devem ser deixados resquícios de anestésicos tópicos que possam interferir na penetração e atuação dos raios *laser* na pele. Antes do início da sessão, os parâmetros devem estar definidos e podem ser alterados de acordo com a sensação de dor do paciente. Cada equipamento contém parâmetros próprios.

Antes de iniciada a sessão, o protetor intraocular deve ser colocado. Após a sessão, permanece a sensação de calor, que dura horas. Utilizam-se compressas geladas.

CONSIDERAÇÕES FINAIS

A laserabrasão utilizando o *laser* de CO_2 fracionado constitui um procedimento seguro com resultados satisfatórios, sem danos à pele e, consequentemente, sem seus riscos, complicações e com melhora de rugas e cicatrizes.

Referências

1. Dover JS, Arndt KA, Geroneumus RG, Arndt K, Alora MBT. Introduction to lasers. In: Illustrated cutaneous and aesthetic laser surgery. 2. ed. Connecticut: McGraw-Hill, 1999.
2. Barlow RJ, Hiruza GJ. Lasers e interações da luz nos tecidos. In: Laser e luz. Rio de Janeiro: Elsevier, 2007.
3. Boechat A. Laser: princípios, efeitos e aplicações. In: Laser em dermatologia. São Paulo: Roca, 2002.
4. Borelli SS, Crocco EI. Introdução ao laser. In: Ramos-e-Silva M, Castro MCR. Fundamentos em dermatologia. Vol. 2. São Paulo: Atheneu, 2010.
5. Fitzpatrick RE, Goldman MP. Carbon dioxide resurfacing of the face. In: Cosmetic laser surgery. St. Louis: Mosby, 2000.

42

Eletroabrasão

Rozana Castorina da Silva

A cirurgia de alta frequência (CAF), ou *loop excision electric plasma* (LEEP), constitui modalidade cirúrgica em que se utiliza onda de rádio de 4.000 hertz ou 4MHZ. Não é utilizada energia elétrica como nas eletrocirurgias convencionais que carbonizam os tecidos. Na eletrocirurgia convencional (bisturi elétrico) utilizam-se 500 mil ciclos por segundo (500KHZ). O equipamento de CAF produz grande energia de ondas de rádio e, ao tocar a pele, essa energia é transferida para a célula, promovendo intensa movimentação de elétrons e elevando a temperatura da célula até próximo de 100°C. Essa temperatura leva à evaporação da água da célula, causando sua vaporização.

A vaporização ocorre porque a frequência de correntes de elétrons atinge 3.800 ciclos por segundo ou 3,8MHZ, levando a intensos movimentos dos elétrons dentro e fora das células, o que provoca a geração de calor tão grande que eleva a temperatura acima de 100°C em poucos segundos. Essa temperatura tão alta gera forças de tensão intracelular por aumento de volume da água em ebulição, o que estoura a célula. É o fenômeno da vaporização, também observado com o *laser* de CO_2.

EQUIPAMENTO

O equipamento utilizado é o Wavetronic®, acoplado ao Megapulse HF Fraxx®, um acessório de uso exclusivo do Wavetronic 5000® digital, o qual proporciona a aplicação de energia de alta frequência de maneira fracionada através de um eletrodo de múltiplas micropontas. Além disso, proporciona a aplicação de energia de alta frequência de modo pulsado ou contínuo nos tecidos humanos, através de eletrodos específicos.

Sua principal função é o tratamento subablativo para renovação e rejuvenescimento da pele.

Há a distribuição randômica de energia, promovendo tempo de relaxamento térmico da pele, que mantém os tecidos adjacentes aos micropontos de desnaturação proteica completamente íntegros e sadios para a formação de um colágeno novo.

Promove a regeneração da derme papilar e reticular mediante a estimulação de fibroblastos com consequente síntese de colágeno e fibras, bem como regeneração epidérmica por migração de queratinócitos.

INDICAÇÕES

- Flacidez.
- Rítides.
- Cicatriz de acne.
- Estrias.
- Olheiras.

VANTAGENS

Forma apenas crostículas, que se soltam entre 5 e 7 dias, e o tempo de recuperação é rápido.

CONSIDERAÇÕES FINAIS

A radiofrequência fracionada é um procedimento subablativo que utiliza o princípio da cirurgia de alta frequência com resultados estéticos satisfatórios e próximos aos resultados do *laser* de CO_2.

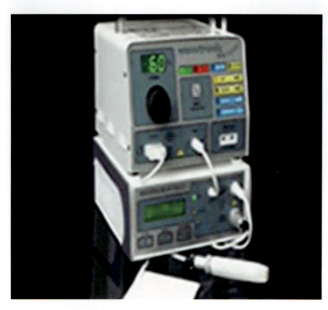

Figura 41.1 Radiofrequência fracionada – Fraxx.

Referências

Bouthton RS, Spencer SK. Eletrosurgical fundamentals. J Am Dermatol 1987; 16:862-7.

Bridenstine JB. Use of ultra-high frequency electrosurgery for cosmetic surgical procedures. Dermatol Surg 1998; 24:397-400.

Hirata SH, Ishioka P. Eletrocirurgia. In: Belda Jr W, Di Chiacchio N, Criado PR. Tratado de dermatologia. São Paulo: Atheneu, 2010.

Le Vasseur JG, Kennard CD, Finley EM et al. Dermatologic electrosurgery in patients with implantable cardioverter-defibrillators and pacemakers. Dermatol Surg 1998; 24:233-40.

Pollack SV. Eletrosurgery of the skin. Philadelphia: Churchill Livingstone, 1991:1-6.

Sampaio SAP, Rivitti E. Dermatologia. São Paulo: Artes Médicas, 2008.

Sebben JE. Electrosurgery principles: cutting current and cutaneous surgery. J Dermatol Oncol 1988; 14(1): 29-31.

Sebben JE. Monopolar and bipolar treatment. J Dermatol Surg Oncol 1989; 15:364-6.

Soon SL, Washington Jr. CV. Electrosurgery, electrocoagulation, electrofulguration, electrodesiction, electrosection, eletrocautery. In: Robinson JK, Hanke CW, Sengelmann RD et al. Surgery of the skin. Madrid: Elsevier Mosby, 2005:177-90.

PARTE XIII

INTRADERMOTERAPIA

43

Intradermoterapia

Sandra Lyon
Gláucia Maria Duarte

A intradermoterapia consiste em uma técnica de administração de fármacos por via intradérmica, em doses muito baixas, com a finalidade de obter um efeito farmacológico e um efeito estimulante físico (puntura), os quais são úteis no tratamento de várias patologias.

HISTÓRICO

Há relatos de que Hipócrates (400 a.C.) utilizou espinho de cacto para tratamento da dor no ombro de um pastor.

A acupuntura já era conhecida dos chineses 2.000 anos atrás.

Em 1910, na Bélgica, Lemaire tratou a neuralgia do trigêmeo com injeções de procaína. Em 1934, Leriche utilizou injeções intradérmicas para tratamento de lesões do sistema osteoarticular.

Em 1952, Michel Pistor tratou crise asmática com injeções intradérmicas de procaína e Lebel desenvolveu uma agulha de 3mm de comprimento.

Em 1958, Pistor propôs o uso do termo intradermoterapia para descrever essa técnica. Em 1961, publicou o seu primeiro livro e, em 1964, criou a Sociedade Francesa de Mesoterapia. Somente em 1993 foi fundada a Sociedade Brasileira de Mesoterapia.

PRINCÍPIOS

O princípio da intradermoterapia baseia-se na interface meso de Kaplan, a qual representa a superfície de contato entre o leito a ser tratado e a técnica e os fármacos empregados. Nesse contexto, quanto maior a quantidade de punturas e menor o volume injetado em cada local, maior será a área de tratamento.

As agulhas utilizadas na intradermoterapia, idealizadas por Lebel, são de aço fino, medindo 4mm de comprimento, com diâmetro de 4mm (27G). Apresentam bisel cortado, o que facilita a introdução na pele.

TÉCNICA DE APLICAÇÃO

Utiliza-se injeção intradérmica superficial de, no máximo, 2mm de profundidade, com maior número possível de punturas e menor dose possível por local da injeção.

EFEITOS ADVERSOS

Os efeitos adversos da intradermoterapia são: dor, eritema, prurido, hematomas e necrose cutânea.

FÁRMACOS UTILIZADOS NA INTRADERMOTERAPIA

Ácido alfalipoico

O ácido alfalipoico exerce ação antioxidante e também age como cofator de algumas enzimas relacionadas com a eliminação do colágeno danificado, melhorando a flexibilidade da pele.

Está indicado na prevenção do envelhecimento intrínseco e do fotoenvelhecimento.

Na intradermoterapia, tem ação anti-inflamatória e antioxidante e previne o eritema associado à exposição de radiação ultravioleta.

Apresentação:
- Ácido alfalipólico a 2,5%.
- Solução injetável qsp 2mL.

Ácido desoxirribonucleico

O ácido desoxirribonucleico (ADN) é responsável pela duplicação celular e a transmissão de material genético. Comanda a síntese de proteínas. Exerce tripla ação: cicatrizante, hidratante e antioxidante.

Está indicado em caso de rejuvenescimento facial, rugas finas, flacidez corporal e facial e lipodistrofias.

Apresentação:
- Ácido desoxirribonucleico a 2,4%.
- Ácido hialurônico a 1,5%.
- Solução injetável qsp: 2mL.

Ácido glicólico

O ácido glicólico é um alfa-hidroxiácido de origem vegetal com poder de regular a queratogênese e limitar a hipercoesão corneocitária. Tem ação hidratante sobre a pele, com melhoria do tônus muscular.

Em intradermoterapia, estimula a neocolagênese e incrementa a síntese de glicosaminoglicanos.

Apresentação:
- Ácido glicólico a 1%.
- Solução injetável qsp 2mL.

Ácido hialurônico

O ácido hialurônico é um glicosaminoglicano ou mucopolissacarídeo não sulfatado constituinte da matriz extracelular que envolve as fibras colágenas, fazendo parte da substância amorfa ou do cimento intercelular que preenche o espaço da maioria dos tecidos.

Está indicado para o tratamento de estrias, flacidez corporal e facial, rejuvenescimento e rugas.

Apresentação:
- Ácido hialurônico a 0,6%.
- Solução injetável qsp 2mL.

Ácido mandélico

Atua na inibição da síntese de melanina e aumenta o *turnover* celular, renovando a derme mediante a síntese de colágeno.

Em intradermoterapia, é utilizado em caso de flacidez cutânea e hiperpigmentação.

Apresentação:
- Ácido mandélico a 0,01%.
- Veículo injetável estéril qsp 2mL.

Alcachofra

O extrato de alcachofra (*Cynara scolymus*) tem ação colorética e de estimulação hepática e diurética. Somam-se os efeitos sobre o metabolismo do colesterol e sua ação sobre o metabolismo lipídico.

Tem ação liporredutora discreta e é usada para drenagem de líquido extracelular.

Apresentação:
- Alcachofra a 40mg.
- Solução injetável qsp 2mL.

Aminofilina

A aminofilina é um complexo constituído pela combinação de teofilina e etilenodiamina. O pH da solução é de 8,6.

Tem ação liporredutora (Figura 43.1).

Está contraindicada em pacientes com diagnóstico de taquicardia, cardiopatias e doenças renais e hepáticas.

Apresentação:
- Aminofilina a 2%.
- Solução injetável qsp 2mL.

Benzopirona

Pertencente à família das cumarinas, a benzopirona tem ação anticoagulante específica sobre os fatores II, VII, IX e X. Exerce ação de ativação sobre os macrófagos no local da inflamação e aumenta a secreção de enzimas proteolíticas, facilitando a reabsorção de proteínas em pequenos fragmentos pelos vasos sanguíneos. Reduz a inflamação crônica, o volume de edemas proteicos e a permeabilidade capilar. Tem ação varredora de radicais livres e aumenta a resistência da parede vascular e o fluxo sanguíneo.

Em intradermoterapia, é utilizada para tratamento de celulite, edema e úlceras de membros inferiores.

Apresentação:
- 1,2-Benzopirona, 0,5mL/mL.
- Solução injetável qsp 2mL.

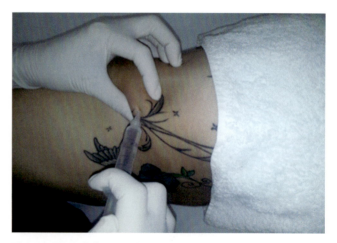

Figura 43.1 Aplicação de intradermoterapia em caso de gordura localizada (culote). (*Fonte*: acervo da Dra. Gláucia Maria Duarte.)

17-betaestradiol

Os estrógenos são importantes no desenvolvimento e na manutenção do sistema urogenital feminino e dos caracteres sexuais secundários.

O 17-betaestradiol é utilizado para aumento da hidratação dérmica, do brilho da pele e da reestruturação das fibras colágenas, com consequente melhoria na elasticidade cutânea e na seborregulação cutânea, além do estímulo da proliferação de fibroblasto.

Apresentação:
- 17-betaestradiol a 0,1%.
- Solução estéril qsp 2mL.

Biotina

A biotina (vitamina H ou B_8) é uma vitamina hidrossolúvel do complexo B envolvida na gliconeogênese, na síntese e oxidação de ácidos graxos, na degradação de alguns aminoácidos e na síntese de proteínas.

Está indicada no tratamento de alopecias, dermatite seborreica e acne.

Apresentação:
- Biotina, 10mg/2mL.
- Solução injetável qsp 2mL.

Buflomedil

O buflomedil é um vasoativo que age em nível microcirculatório, mediante a abertura dos esfíncteres pré-capilares, aumentando o fluxo sanguíneo periférico.

Em intradermoterapia, é utilizado nas lipodistrofias, na drenagem linfática e em alopecias.

Apresentação:
- Buflomedil, 10mg/mL.
- Solução injetável qsp 2mL.

Cafeína

A cafeína pertence à família das xantinas, como a teofilina e a teobromina, e é encontrada em muitas espécies vegetais, como, por exemplo, no café, no guaraná, no chá e no cacau. Exerce seus efeitos farmacológicos, principalmente, por meio do antagonismo dos receptores de adenosina.

Aplicada intradermicamente, exerce sua ação periférica lipolítica por inibição da fosfodiesterase do AMP cíclico.

Está contraindicada em pacientes hipertensos, na presença de problemas cardíacos graves, disfunção hepática, úlcera peptídica e insônia.

As reações adversas incluem náuseas, taquicardia, agitação, vômito e insônia.

Apresentação:
- Cafeína, 50mg/mL.
- Solução injetável qsp 2mL.

Crisina

Pertencente à família dos flavonoides, a crisina é encontrada na *Passiflora incarnata L.* Este princípio ativo é responsável pelo efeito ansiolítico da passiflora, e seu mecanismo de ação ocorre por afinidade com os receptores $GABA_A$, exercendo, assim, efeito similar ao do diazepam.

Na intradermoterapia, está indicada para o tratamento de lipodistrofia ginoide associada ou não à flacidez.

Apresentação:
- Crisina, 50µg/mL.
- Solução injetável qsp 2mL.

Desoxicolato de sódio

O desoxicolato de sódio é um sal de bile que forma compostos de inclusão multimoleculares com uma variedade de substâncias orgânicas.

Em intradermoterapia, é utilizado para redução de gordura localizada.

Apresentação:
- Desoxicolato de sódio de 2,44% a 6%.
- Solução injetável qsp 2mL.

Dimetilaminoetanol

Encontrado em peixes, como salmão e anchova, o dimetilaminoetanol (DMAE) apresenta ação de concentração muscular pela atuação da acetilcolina, neurotransmissor que faz ponte entre o nervo e o músculo.

Está indicado em caso de flacidez muscular.

Apresentação:
- DMAE a 7%.
- Solução estéril qsp 2mL.

D-pantenol

O D-pantenol ou vitamina B_5 faz parte do metabolismo de lipídios, açúcares e proteínas. Dá origem ao ácido pantotênico, grupo postético da coenzima A, que é essencial no ciclo de Krebs. Está associado à síntese de acetilcolina, do cortisol e outros esteroides.

O D-pantenol está indicado no tratamento de alopecias do couro cabeludo não associadas a níveis elevados de diidrostestosterona (padrão masculino).

Apresentação:
- D-pantenol, 40mg/1mL.
- Solução injetável qsp 2mL.

Finasterida

A finasterida é um inibidor competitivo e espécifo da 5-α-redutase. A inibição dessa enzima impede a conversão periférica da testosterona ao andrógeno 5α-diidrosterona

(DHT), resultando em diminuição significativa das concentrações de DHT.

Está indicada em caso de alopecia androgenética e é contraindicada em mulheres em idade fértil.

Apresentação:
- Finasterida a 0,05%.
- Solução injetável qsp 2mL.

Fosfato de cálcio

O fosfato de cálcio tem poder eutrófico, com diferenciação dos fibroblastos em fibras de colágeno e elastina.

Está indicado para o tratamento de estrias.

Apresentação:
- Fosfato de cálcio a 20%.
- Suspensão estéril qsp 1mL.

Ginkgo biloba

O extrato de ginkgo biloba contém alta concentração de flavonoides como quercitina, rutina, ginkgetina, bilobitina e substâncias triterpênicas como ginkgolides, diterpenos e sesquiterpenos.

Exerce ação antirradicais livres, antioxidantes. Previne o envelhecimento cutâneo e promove aumento na irrigação dos tecidos, agindo sobre a circulação nos capilares e veias.

Está indicado para o tratamento de lipodistrofias e flacidez corporal e prevenção do envelhecimento cutâneo.

Apresentação:
- Extrato de ginkgo biloba, 5mg/mL.
- Solução estéril injetável qsp 2mL.

Gluconato de cobre

O íon cobre desempenha no organismo um importante papel como cofator para as enzimas superóxido desmutase (SOD), citocromo oxidase, dopamina-beta-hidroxilase, lisiloxidase e tirosinase.

Normaliza a tonalidade da pele, sendo um cofator da tirosinase, primeira enzima da cadeia metabólica que transforma a tirosina em melanina. Melhora a estrutura da pele, e também é cofator da lisil oxidase, responsável pelo *crosslinking* do colágeno.

Está indicado para o tratamento de estrias brancas.

Apresentação:
- Gluconato de cobre a 0,28% (cobre metal a 0,725mg/ 2mL).
- Solução injetável qsp 2mL.

Glicosaminoglicano

O glicosaminoglicano (GAG) é uma mistura de muco-polissacarídeos semelhante aos encontrados na derme, responsável por sustentar, melhorar e ligar as fibras de colágeno.

Está indicado para o tratamento de estrias, flacidez e rugas.

Apresentação:
- Glicosaminoglicano a 17,2%.
- Solução injetável qsp 2mL.

Ioimbina

A ioimbina é um alcaloide extraído da casca de uma planta africana, a *Corynanthe yohimbehe*.

Inibidor alfa, com maior afinidade pelos receptores alfa-2, a ioimbina inibe os adrenorreceptores pré-sinápticos alfa-2, levando a aumento da liberação da noradrenalina.

Apresenta ação liporredutora devido ao aumento de noradrenalina na fenda sináptica, resultando em aumento de lipólise por mecanismo agonista beta-adrenérgico.

Está indicado para o tratamento de gordura localizada e da lipodistrofia ginoide.

Apresentação:
- Ioimbina a 0,5%.
- Solução injetável qsp 2mL.

L-carnitina

A L-carnitina é um componente essencial para a transferência de ácidos graxos através da membrana mitocondrial, processo que antecede a oxidação enzimática dos lipídios. Essa propriedade torna possível a transferência de lipídios para o interior da mitocôndria para obtenção de energia.

Está indicada para o tratamento de lipodistrofia.

Apresentação:
- L-carnitina, 300mg/mL.
- Solução injetável qsp 2mL.

L-glutamina

A glutamina é um aminoácido não essencial que atua na glicogênese.

Induz a síntese de colágeno e a expressão do procolágeno tipo 1.

Está indicado para o tratamento de estrias, flacidez e envelhecimento cutâneo.

Apresentação:
- L-glutamina, 120mg/2mL.
- Solução injetável qsp 2mL.

Lidocaína

Anestésico local utilizado em intradermoterapia em virtude do eficiente poder anestésico.

Entre seus efeitos adversos estão: tremores, distorção visual, confusão, agitação, depressão respiratória, coma, hipotensão e bradiarritmias.

As contraindicações incluem relatos de hipersensibilidade a anestésicos e síndrome de Stokes-Adams.

Interage com outros fármacos, como cimetidina, propranolol, procainamida e bloqueadores neuromusculares.

Apresentação:
- Cloridrato de lidocaína a 1% ou 2%.
- Solução injetável qsp 2 ou 10mL.

Luteolina

A luteolina pertence à classe dos flavonoides, encontrados em frutas e em outros vegetais. Exerce as seguintes ações:
- Ação lipolítica pela inibição da fosfodiesterase, responsável por catalisar a conversão de AMP (adenosina monofosfato) cíclico para AMP. Assim, com o aumento do AMP cíclico nos tecidos, há estimulação da lipólise.
- Ação anti-inflamatória pelos seguintes mecanismos:
- Modulação da enzima ciclo-oxigenase (via do ácido araquidônico).
- Modulação de células envolvidas na inflamação (linfócitos e neutrófilos).
- Inibição da produção de citocinas proinflamatórias (TNF-alfa e TL-1).
- Modulação da enzima formadora de óxido nítrico.

A luteolina está indicada para o tratamento da celulite e da gordura localizada.

Apresentação:
- Luteolina a 0,25%.
- Solução estéril qsp 2mL.

Madecassol

O madecassol exerce as seguintes ações: proliferação de fibroblastos, aumento da síntese de colágeno e glicosaminoglicanos, aumento da velocidade e qualidade da formação, da maturação e das interligações das fibras de colágeno.

Está indicado para o tratamento de estrias e flacidez (Figura 43.2).

Apresentação:
- Madecassol, 5mg/mL.
- Veículo injetável qsp 2mL.

Melilotus + rutina

A combinação melilotus + rutina soma as ações desses dois ativos, sendo a cumarina a substância ativa do extrato de melilotus e a rutina um flavonoide inibidor das enzimas ciclo-xigenase e lipo-oxigenase.

Está indicada para o tratamento de celulite, em caso de deficiência microcirculatória com aumento de permeabilidade capilar, edema, extravasamento proteico e fluxo sanguíneo capilar lento.

Apresentação:
- Rutina a 2,5%.
- Extrato de melilotus a 10%.
- Solução injetável qsp: 2mL.

Mesoglicano

O mesoglicano é uma mistura de mucopolissacarídeos com indicação para patologias vasculares com risco trombótico em razão de seus efeitos antiaterógeno, antitrombótico e fibrinolítico.

Está indicado para o tratamento de celulite graus III e IV.

Apresentação:
- Mesoglicano, 30mg/mL.
- Solução injetável qsp 2mL.

Minoxidil

Por sua ação vasodilatadora, o minoxidil estimula o crescimento dos queratinócitos e dos pelos e cabelos em portadores de alopecia.

Está indicado para o tratamento da alopecia androgenética em homens e mulheres (Figura 43.3).

Apresentação:
- Minoxidil a 0,5%.
- Solução injetável qsp 2mL.

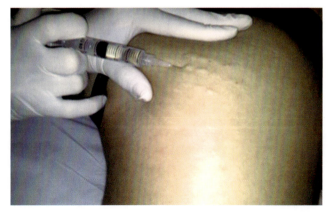

Figura 43.2 Aplicação de intradermoterapia em estrias. (*Fonte*: acervo da Dra. Gláucia Maria Duarte.)

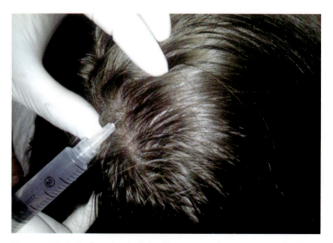

Figura 43.3 Aplicação de intradermoterapia no couro cabeludo. (*Fonte*: acervo da Dra. Gláucia Maria Duarte.)

Pentoxifilina

Derivada de base xantínica, com efeito liporredutor, o mecanismo de ação da pentoxifilina consiste no aumento do ATP em AMPc por duas vias bioquímicas distintas: ativação da adenilciclase ou inibição da enzima fosfodiesterase. A pentoxifilina é também um agente antibiótico por inibir a agregação das plaquetas e facilitar a deformação dos glóbulos vermelhos, melhorando a microcirculação e a irrigação dos tecidos.

Está indicada para o tratamento de celulite e gordura localizada.

As reações adversas incluem náusea, taquicardia e tonteira.

Apresentação:
- Pentoxifilina, 20mg/mL.
- Solução injetável qsp 2mL.

Piruvato de sódio

O piruvato de sódio está envolvido no processo de respiração celular tanto aeróbio (ciclo de Krebs) como anaeróbio. É responsável pelo aumento do transporte de glicose para os músculos.

Está indicado para o tratamento de flacidez muscular.

Apresentação:
- Piruvato de sódio a 1%.
- Solução injetável qsp 2mL.

Procaína

A procaína apresenta as seguintes ações:
- Anestésica local.
- Sistema cardiovascular: ação antiarrítmica (coração) e vasodilatadora (vasos).
- Muscular: fibra muscular lisa (efeito espasmolítico).
- Respiração: em pequenas doses, acelera o ritmo e amplitude; em altas doses, causa depressão respiratória.
- Hemorreológica: aumento da propriedade de deformabilidade dos glóbulos vermelhos.

A procaína é adicionada às mesclas de intradermoterapia por sua ação vasodilatadora, melhorando a difusão dos outros fármacos. Demonstra incompatibilidade pelas sulfamidas.

Apresentação:
- Cloridrato de procaína a 2%.
- Solução injetável qsp 2 ou 10mL.

Siloxanetriol alginato e cafeína

O silício orgânico associado ao alginato e à cafeína exerce as seguintes ações:

- Ação lipolítica, atuando no metabolismo dos ácidos graxos:
- Induz o acúmulo de AMPc pela inibição da fosfodiesterase, a enzima que converte AMPc em 5'AMP.
- Os derivados de silícios orgânicos induzem a estimulação do AMPc, sem acúmulo, provavelmente pela ativação das membranas enzimáticas, como, por exemplo, a adenilatociclase.
- Ação sobre a lipoproteína lipase: inibe a função da lipoproteína lipase ao diminuir a formação e o armazenamento de triglicerídeos nos adipócitos.

Está indicado para o tratamento de gordura localizada e celulite.

Apresentação:
- Siloxanetriol alginato e cafeína (SAC), 5mg/mL.
- Veículo estéril qsp 2mL.

Sulfato de condroitina

O sulfato de condroitina A-C, é um mucopolissacarídeo constituído por sequências repetidas e bem definidas de dissacarídeos, tem a capacidade de reter grande quantidade de água.

Está indicado para o tratamento de estrias, cicatrizes, flacidez e pele envelhecida.

Apresentação:
- Sulfato de condroitina 200mg/2mL.
- Solução injetável qsp 2mL.

Timomodulina

Os peptídeos do timo melhoram a atividade celular da pele, promovendo a proliferação de fibroblastos e atuando como imunomoduladores, aumentando os linfócitos T e as células do sistema complementar.

Está indicada para o tratamento de estrias e flacidez corporal e facial.

Apresentação:
- Timomodulina 25mg/mL.
- Solução injetável qsp 2mL.

Toraxacum officinale

O *Toraxacum officinale*, conhecido como dente-de-leão, é utilizado na lipodistrofia ginoide associada ou não à flacidez.

Apresentação:
- *Toraxacum officinale* (dente-de-leão), 10mg/mL.
- Solução estéril qsp 2mL.

Trissilinol

O silício é um elemento indispensável para o crescimento normal do tecido conjuntivo, promovendo regeneração de colágeno e elastina. Catalisa as reações que ocorrem para síntese de colágeno e elastina. Exerce ação citoprotetora contra radicais livres tóxicos, os inativando. Exerce ainda ação liporredutora discreta com liberação de glicerol.

Está indicado para o tratamento de lipodistrofias, estrias, flacidez, rugas e sulcos faciais.

Apresentação:

- Trissilinol 5mg/mL.
- Solução injetável qsp 2mL.

Vitamina C

A vitamina C é essencial para a síntese do colágeno, por ser requerida na hidroxilação da prolina no colágeno.

Está indicada para o tratamento de estrias, flacidez e rejuvenescimento facial e corporal.

Deve ser associada somente à lidocaína.

Apresentação:

- Vitamina C, 222mg/mL.
- Solução injetável qsp 2mL.

Mesclas

São feitas mesclas conforme o tratamento preconizado (Quadro 43.3).

Quadro 43.1 Sugestões de mesclas

Tratamento	Composição	Aplicação
Celulite	Pentoxifilina 40mg/Trissilinol 10mg/Benzopirona 10mg/Rutina 50mg/Procaína 40mg Veículo qsp 10mL	Uso: intradérmico Agulha 4mm 1× semana
Flacidez	D-pantenol 80mg/Ácido alfalipoico 1mg/Trissilinol 10mg/Lidocaína 40mg Veículo qsp 7,5mL DMAE 7% + Ácido hialurônico 1,5% – 2,5mL *Obs.*: aspirar o frasco de 7,5mL e adicionar no de 2,5mL, homogeneizar e aplicar	Uso: intradérmico Agulha 4mm 1× semana
Gordura localizada	Lipossomas de desoxicolato de sódio 150mg/Trissilinol 10mg/Buflomedil, 10mg/Lidocaína 20mg Veículo qsp 10mL	Uso: subcutâneo 0,1 a 0,2mL por ponto Agulha 13mm 1× semana
Gordura localizada	Desoxicolato de sódio 150mg/Cafeína 100mg/Trissilinol 10mg/Buflomedil 20mg/Benzopirona 1mg/Lidocaína 40mg Veículo qsp10mL	Uso: subcutâneo 0,1 a 0,2mL por ponto Agulha 13mm 1× semana
Gordura localizada (trimetilxantina)	Cafeína 50mg/Trissilinol 10mg/Buflomedil 20mg/Lidocaína 10mg/Complexo B 1mL Veículo qsp 10mL	Uso: subcutâneo Agulha 13mm 1× semana
Gordura localizada	Aminofilina 2mg/mL + Cafeína 25mg/mL + L-carnitina 60mg/mL + L-ornitina 30mg/mL + Lidocaína 2mg/mL Veículo qsp 10mL	Uso: subcutâneo Agulha 13mm 1× semana
Redução de peso (inibidor de apetite)	Cafeína 100mg/Inositol 100mg/L-taurina 100mg/Furosemida 10mg/Procaína 40mg Veículo qsp 10mL	Uso: intramuscular Agulha 70 × 30mm Até 2 × semana
Redução de peso (ativador metabólico)	Aminofilina 20mg/Cafeína 100mg/Furosemida 5mg/Inositol 100mg/Lidocaína 40mg Veículo qsp 5mL	Uso: Intramuscular Agulha 70 × 30mm Até 2 × semana
Auxílio para ganho de massa magra (BCAA)	L-arginina 1.250mg/L-carnitina 300mg/L-ornitina 150mg/L-valina 10mg/L-leucina 24mg/L-isoleucina 10mg/Zinco 5mg/Magnésio 500mg/Piridoxina 20mg Veículo qsp 5mL	Uso: intramuscular Agulha 70 × 30mm Até 2 × semana
Fórmula com aminoácidos	L-arginina 600mg/L-carnitina 600mg/L-ornitina 600mg/L-fenilalanina 50mg/Procaína 40mg Veículo qsp 10mL	Uso: intramuscular Agulha 70 × 30mm 2 × semana

Disponível em: Victalab – www.victalab.com.br.

CONSIDERAÇÕES FINAIS

A intradermoterapia consiste em uma técnica bastante simples de administração de fármacos por via intradérmica em pequenas doses, apresentando poucos efeitos adversos e com indicação para tratamento de estrias, flacidez corporal, rugas superficiais e rejuvenescimento.

O efeito farmacológico e estimulante das punturas é eficaz e satisfatório.

Referências

Astrup A et al. Pharmacology of thermogenic drugs. Am J Clin Nutr 1992; 55(1):2465-85.

Ciporkin H, Paschoal LH. Atualização terapêutica e fisiopatogênica da lipodistrofia gonóide, 1992.

Costa A. Farmacognosia. Lisboa, Portugal: Fundação Calouste Gulbenkian/Oficina, 1992.

Garcia IO. Tratado de mesoterapia. Ed. P.G. 1993:9-10.

Hardman JG, Limbird LE, Gilman AG. Goodman e Gilman: As bases farmacológicas da terapêutica. 10. ed. Rio de Janeiro: McGraw Hill, 2003.

Informe Científico Verbenna Farmácia de Manipulação. Disponível em: www.verbenna.com.br.

Informe Científico Victalab Laboratório de Manipulação. Disponível em: www.victalab.com.br .

Maio M. Tratado de medicina estética. São Paulo: Roca, 2004.

Pistor M. Um Défi Thérapeutique: La mésothérapie em pratique veterinaire. III Congresso Internazionale de Mesotherapia, Roma, 1982.

PARTE XIV

TOXINA BOTULÍNICA

44

Toxina Botulínica

Sandra Lyon

Neurotoxina produzida por uma bactéria anaeróbia gram-positiva, o *Clostridium botulinum*, a toxina botulínica é utilizada na prática clínica, de maneira isolada ou associada a outras técnicas de rejuvenescimento facial, para tratamento de rugas dinâmicas faciais.

HISTÓRICO

Desde o Império romano, a toxina botulínica é conhecida como o veneno mais letal.

Em 1817, Justinus Kerner, de Wiirttemberg, descreveu o botulismo e seu quadro clínico. A doença foi assim denominada por estar associada à ingestão de salsicha (do latim, *botulus* = linguiça ou salsicha).[1] No entanto, somente em 1897, após um surto do botulismo em uma cidade belga, Emile Pierre Van Ermengen isolou o bacilo anaeróbio em um presunto contaminado, o qual denominou *Bacillus botulinus*.[2] Em 1922, esse patógeno passou a ser denominado *Clostridium botulinum*. *Clostridium* indica a natureza anaeróbia do bacilo e descreve sua morfologia (do grego *kloster*, que siginica fio torcido, e *botulus* vem do latim e significa linguiça ou salsicha).[3]

Na década de 1920, Hermano Sommer isolou a toxina botulínica tipo A (BTX-A) em sua forma bruta, não purificada.[1]

Em 1946, Carl Lamanna conseguiu isolar a forma pura e cristalina da toxina botulínica tipo A.[4]

Em 1949, Burgen comprovou que o bloqueio do impulso nervoso provocado pelo patógeno era causado pela inibição da liberação da acetilcolina.[5]

A primeira tentativa de uso terapêutico da toxina botulínica A foi feita por Scott, em 1973, nos músculos extraoculares de primatas, na busca de uma alternativa não cirúrgica para o estrabismo. Somente em 1977 Scott obteve autorização para realização de estudos sobre o uso da toxina em humanos.

A técnica resultante desse estudo foi considerada, em 1980, o primeiro relato de uso médico da toxina.[6]

Após confirmada sua eficácia e segurança, o método passou a ser indicado para outras condições, como distonias e espasmos faciais. Em 1992, Carruthers & Carruthers publicaram os primeiros resultados sobre o tratamento de rugas glabelares.[7] A partir daí, a toxina botulínica tem sido utilizada largamente, isolada ou associada a outras técnicas de rejuvenescimento facial.[8]

FARMACOLOGIA

A toxina botulínica apresenta oito sorotipos sorologicamente distintos, diferenciados pelas letras A, B, C1, C2, D, E, F e G. O subtipo C2 tem estrutura e ação diferenciadas, sendo denominado toxina botulínica binária. As demais sete exotoxinas são neurotoxinas com semelhanças funcionais e estruturais.

O sorotipo A é o mais potente e mais eficaz para o bloqueio das junções neuromusculares, sendo utilizado com objetivos terapêuticos.

A transmissão do impulso nervoso de uma célula ocorre por liberação de uma substância neurotransmissora, a acetilcolina. A toxina botulínica bloqueia a liberação da acetilcolina na junção neuromuscular, levando a fraqueza ou paralisia da musculatura correspondente. A toxina não lesiona o nervo ou altera a produção de acetilcolina, mas age na estrutura responsável pela transmissão do sinal nervoso na junção neuromuscular, após a injeção local. A toxina botulínica reduz o tônus muscular de maneira eficaz durante vários meses, além de reduzir a secreção das glândulas sudoríparas, lacrimais e salivares. A junção neural pode recuperar suas funções 4 meses após o bloqueio, do ponto de vista clínico. A fraqueza muscular inicia-se em 2 a 5 dias e o efeito máximo ocorre em 10 a 15 dias.[5]

SEGURANÇA E DOSE

Para fixação da dose, a atividade biológica do sorotipo é o fator determinante. Isso é definido em unidades biológicas denominadas *mouse units-um*, designada apenas por unidade-U. Uma U corresponde à quantidade de toxina necessária para matar metade da população de camundongos tratados com injeção intraperitoneal de toxina (DL50). A dose letal é estimada em 2.500 a 3.000U para um paciente de 70kg, o que corresponderia a 40U/kg.

APRESENTAÇÕES COMERCIAIS

Atualmente, no Brasil, estão disponíveis as seguintes apresentações comerciais da toxina botulínica A:
- Botox® (Allergan Pharmaceuticals, Irvine, Califórnia, EUA – frascos com 50 ou 100U).
- Dysport® (Beaufor Ipsen Products, Maidenhead, Bershine, Inglaterra, distribuído pelo laboratório Galderma do Brasil – frascos com 300 e 500U).
- Prosigne® ou toxina chinesa (Lanzohou Institute of Biological Products, Yanchang Road, Lanzhou, Gansu, República Popular da China, comercializado no Brasil pelo laboratório Cristália – frascos de 50 a 100U).
- Xeomin® (Laboratório Merz-Biolab-Alemanha – 100U).
- Botulift® (Laboratório Medy-Tox – Coreia – 100U).

Não existe equivalência de potência entre as diversas toxinas e não é possível a conversão de unidade de uma preparação para outra.

A toxina botulínica tipo B vem sendo utilizada nos EUA para tratamento de distonia cervical, sob o nome de Myobloc® (Elan Pharmaceuticals), e na Europa recebe o nome de Neurobloc®.

RECONSTITUIÇÃO E ESTOCAGEM

A reconstituição do produto é feita com soro fisiológico a 0,9%. Após a reconstituição, deve ser mantido em geladeira o menos tempo possível, pois tem pequena vida útil, embora haja relatos de que a toxina botulínica reconstituída se manteve adequada até 1 mês sob refrigeração. As injeções para uso cosmético utilizam seringas agulhadas de 0,5 ou 0,3mL com agulhas de 30G curtas.

INDICAÇÕES DA TOXINA BOTULÍNICA NA DERMATOLOGIA

As principais indicações da toxina botulínica são:
- Rugas dinâmicas da face: região periocular, rugas da glabela, rugas frontais, elevação de sobrancelhas, região infraorbital, rugas nasais, elevação da ponta do nariz, sorriso gengival e rugas periorais.
- Hiperidroses localizadas, primárias e secundárias.

É necessário conhecer a anatomia da face, uma vez que existem músculos elevadores e outros depressores das estruturas faciais, que as alteram de maneira sinérgica.

OUTRAS INDICAÇÕES DA TOXINA BOTULÍNICA

A toxina botulínica é utilizada em casos de distonia multifocal, unilateral, no tratamento da espasticidade do braço e da mão de diferentes origens, bem como da perna espástica não relacionada com a paralisia cerebral espástica. A toxina botulínica tem sido utilizada em condições clínicas em urologia: na hiperatividade esfincteriana ou dissinergia detrusor-esfincteriana e na bexiga hiperativa.

A toxina botulínica bloqueia a hipersecreção de várias glândulas sudoríparas (hiperidrose), salivares (hipersalivação) e lacrimais (hiperlacrimação) (Quadro 44.1).

CONTRAINDICAÇÕES E PRECAUÇÕES

A toxina botulínica do tipo A é um agente potente e seguro para o tratamento de várias desordens cosméticas e terapêuticas. No entanto, algumas precauções devem ser tomadas na gestação, no período de amamentação e em caso de doenças neuromusculares (miastenia grave e síndrome de Eaton-Lambert).

Hipersensibilidade aos componentes do produto (albumina humana), uso de antibióticos do grupo dos aminoglicosídeos, penicilina, quinina, coagulopatias e, ainda, qualquer processo infeccioso no local da aplicação.[10]

CONSIDERAÇÕES FINAIS

A estética facial exerce papel fundamental na harmonia do rosto e na expressão dos sentimentos do ser humano.

A dinâmica do rosto está relacionada com o equilíbrio da ação muscular entre as duas hemifaces. A aplicação da toxina botulínica para o tratamento das linhas de expressão tem sido cada vez mais utilizada para tornar a face de um indivíduo mais bonita e harmônica quando se expressa de maneira dinâmica ou quando se encontra de modo estático.

Capítulo 44 • Toxina Botulínica

Quadro 44.1 Outras indicações de tratamento com toxina botulínica[9]

1	Aplicação em áreas da cabeça, exceto para distonia e hiperidrose	Estrabismo, ptose protetora, espasmo hemifacial, bruxismo, rinite, síndrome de lágrimas de crocodilo, sialorreia, rugas
2	Distonias focais	Disfonia espasmódica, blefaroespasmo, síndrome de Meige, distonia oromandibular, distonia faríngea e lingual, distonia cervical, cãibra nas mãos, cãibras ocupacionais, distonia do pé, distonia axial, síndrome de Tourette
3	Tremor	Tremor distônico da cabeça, tremor essencial da cabeça, tremor essencial nas mãos, tremor de palato mole
4	Espasticidade focal	Crianças, adultos
5	Hiperidroses	Hiperidrose focal (plantar, axilar, palmar), sudorese gustatória
6	Doenças urológicas	Dissinergia detrusor-esfincteriana, esfíncter da bexiga espástico, urostomia continente, bexiga hiperativa, vaginismo
7	Doenças do trato gastrointestinal	Acalasia, obesidade, disfunção do esfíncter anal, defecação obstruída
8	Dor	Cefaleia tensional, enxaqueca, dor crônica nas costas, síndrome dolorosa miofascial (SDM)

Fonte: Jost W. Atlas ilustrado de injeção de toxina botulínica. São Paulo: GEN (Grupo Editorial Nacional), 2011.

Referências

1. Schantz EJ, Jonson EA. Botulinum toxin: the story of its development for the treatment of human disease. Perspect Biol Med 1997; 40:317-37.
2. Van Ermengen E. Uber Einem Neuen anaeroben bacillus und seine beziehungen zum botulismus. Z Hyg Infektionskrnkb 1897; 26;1-56.
3. Biot MDP. Uso cosmético da toxina botulínica. Porto Alegre: AGE, 2002:19-20.
4. Lamanna C. The most poisonous poison. Science 1959; 130:763-72.
5. Burgen ASV et al. The action of botulinun toxin on the neuro--muscular junction. J Physiol 1949; 109:10-24.
6. Scott AB. Botulinum toxin injection into extraocular muscles as an alternative to strabismus surgery ophthalmology. Ophthalmology 1980; 87:1044-9.
7. Carrutheres JD, Carruthers JA. Treatment of glabellar frown lines with C. botulinum-A exotoxin. J Dermatol Surg Oncol 1992; 18(1):17-21.
8. Almeida ART, Marques ERMC. Toxina botulínica. In: Ramos-e-Silva M, Castro MCR. Fundamentos de dermatologia. Vol. 2. São Paulo: Atheneu, 2010.
9. Jost W. Atlas ilustrado de injeção de toxina botulínica. São Paulo: GEN (Grupo Editorial Nacional), 2011.
10. Gimenez R. Aplicações extrafaciais da toxina botulínica. In: Maio M. Tratamento de medicina estética. São Paulo: Roca, 2004.

45

Pontos Básicos de Toxina Botulínica

Debora Cristina Campozan

As injeções de toxina botulínica constituem uma das mais efetivas e comuns intervenções estéticas realizadas por médicos para o rejuvenescimento facial[1,4] desde a primeira publicação para fins cosméticos, por Carruthers &e Carruthers, em 1990.[2] Até o momento atual, têm surgido novos pontos de aplicação em antigas indicações, além de novas indicações, e consolida-se como o padrão-ouro dos procedimentos médicos/estéticos, graças à facilidade, à segurança e aos resultados satisfatórios obtidos no rejuvenescimento da face e na diminuição das rugas através da paralisia transitória e reversível da musculatura tratada.[20-22]

O objetivo do uso da toxina botulínica é melhorar a qualidade da pele, não mais buscando a paralisação completa da mímica, mas a atenuação das rugas com melhora global da aparência, sem efeitos caricatos.

Recomenda-se aos iniciantes que foquem nas indicações básicas no terço superior da face e que só partam para o terço médio e o inferior após adquirirem experiência.[8]

Entende-se por pontos básicos aqueles primariamente descritos e com técnica já consensual. Constituem pontos básicos: frontal, glabela, rugas perioculares (pés-de-galinha), rugas nasais (*bunny lines*) e rugas periorais.

CONSIDERAÇÕES GERAIS

Vale lembrar qua a toxina botulínica está bem indicada em casos de rugas hipercinéticas,[4] ou seja, as linhas dinâmicas, cujo agente causal é a contração persistente da musculatura.[7-9]

Portanto, deve-se ter sempre em mente a musculatura que causou determinada ruga, pois é nesta que se deve intervir. Em termos práticos, a ruga está sempre localizada perpendicularmente à força de contração da musculatura que a originou.

Estudo realizado com o objetivo de demonstrar a segurança e a manutenção dos resultados a longo prazo – nesse caso 7 anos[4] – relatou que a qualidade da pele continua a melhorar ao longo do tempo, revelando-se mais macia, aprimorada e com uma aparência natural, sugerindo remodelação dérmica e epidérmica após tratamentos a longo prazo. Não houve evidência de rugas secundárias ao uso da toxina e o alto nível de satisfação foi mantido.[4]

Conclui-se, então, que:
- A toxina botulínica deve ser indicada para rugas hipercinéticas.
- Aplicações em intervalos regulares podem melhorar a arquitetura da pele e, consequentemente, diminuir a profundidade final da ruga.

Esse procedimento está contraindicado nos casos de gravidez e lactação.[8]

O segredo do sucesso está na seleção dos pacientes, em corrigir rugas dinâmicas apenas, em observar flacidez, assimetrias e lesões neurológicas e em manter cuidado redobrado quanto às expectativas do paciente, sempre evitando expectativas irreais.

Existem diferenças entre as toxinas, e não há equivalência de unidade entre as diversas disponíveis. Sabe-se que o Dysport® tem tendência de difusão maior, o que teria relevância clínica nos pequenos músculos da face. Quando se fala em unidades, refere-se à toxina americana Botox®.

A dose a ser usada deve variar de acordo com a área, o sexo, a massa muscular e a força de contração da musculatura.[8] Em termos gerais, usam-se por ponto no terço superior

Capítulo 45 • Pontos Básicos de Toxina Botulínica

Quadro 45.1 Recomendações consensuais quanto ao uso de toxina botulínica tipo A no terço superior da face

Região	Número de pontos* (média)	Dose* (média)	Dose* (média)
Músculo-alvo	Recomendação original	Recomendação original	Recomendação atual
Glabela (prócero, corrugadores, orbicular dos olhos)	5 a 7 pontos (homens podem precisar de mais pontos)	Mulheres: 20 a 30U Homens: 30 a 40U	Mulheres: 10 a 30U Homens: 20 a 40U
Linhas frontais (frontal; considerar a integração com musculatura da glabela)	4 a 8 pontos	Mulheres: 10 a 20U Homens: 20 a 30U	Mulheres: 6 a 15U Homens: 6 a ± 15U
Pés-de-galinha (porção lateral do orbicular dos olhos)	2 a 5 pontos de cada lado	12 a 30U	Mulheres: 10 a 30U Homens: 20 a 30U

Fonte: Sítios de injeção e unidades calculados na formulação Botox®.

da face duas a cinco unidades por ponto no terço superior da face e no terço inferior de duas a três (Quadro 45.1).

RUGAS FRONTAIS

A musculatura frontal tem a função de elevar as sobrancelhas, e para isso acaba promovendo rugas horizontais na fronte (Figuras 45.1 e 45.2).

Não possui inserções ósseas, insere-se na gálea aponeurótica e suas fibras são contínuas às do prócero, corrugador e orbicular do olho.[6]

As rugas correm perpendiculares aos feixes musculares e costuma-se fazer até duas linhas de aplicação com até quatro pontos em cada, variando de duas a quatro unidades por ponto.

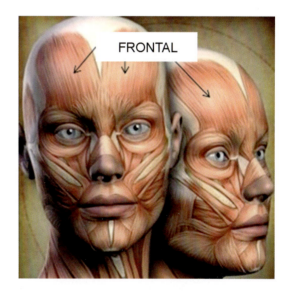

Figura 45.2 Músculo frontal. (Disponível em: http://www.anatomiaonline.com/anatomia-materiais-de-anatomia-humana/miologia/cabeca.html.)

O consenso atual, publicado em estudo recente, mostra que 100% dos médicos diminuíram o número de unidades usadas na fronte. Em mulheres, 57% deles usam de 6 a 10 unidades totais e 43% usam de 11 a 15 unidades totais contra as 15 unidades previamente recomendadas. Para o sexo masculino, 73% usam de 11 a 15 unidades contra a dose típica anterior entre 20 e 30 unidades.[14] Esse estudo ilustra a tendência atual de não congelar a mímica, mantendo o rejuvenescimento, mas priorizando a naturalidade das expressões.

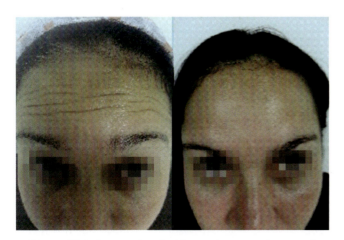

Figura 45.1 Antes e depois. (*Fonte*: do acervo da autora.)

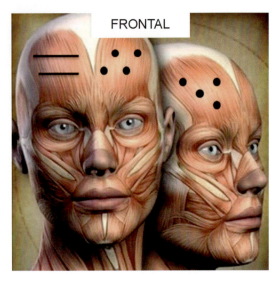

Figura 45.3 Músculo frontal (à direita, as rugas e, à esquerda, os pontos indicados para a aplicação de toxina botulínica). (Disponível em: http://www.anatomiaonline.com/anatomia-materiais-de-anatomia-humana/miologia/cabeca.html.)

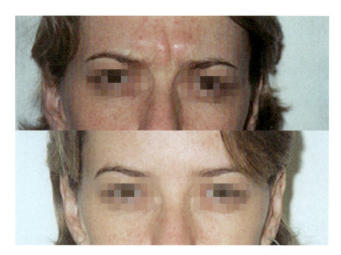

Figura 45.4 Rugas na glabela. (*Fonte*: acervo da autora.)

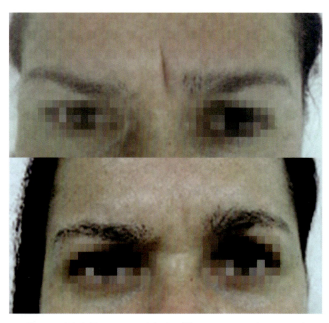

Figura 45.5 Rugas na glabela. (*Fonte*: acervo da autora.)

A aplicação na musculatura frontal pode ser útil para o reposicionamento das sobrancelhas. Quando se deseja arqueá-las, deve-se deixar a parte lateral do frontal livre para que, ao contrair, este traga o arco para cima (Figura 45.3).

O cuidado deve ser redobrado em pacientes nos quais não se quer alterar sobrancelha e a indicação deve ser criteriosa, pois nem sempre arquear as sobrancelhas significa rejuvenescer[19] ou mesmo embelezar.

Como a elevação da sobrancelha é a principal função do frontal, se este for excessivamente paralisado, incorre-se no que se chama de pseudoptose: o frontal excessivamente relaxado pesa sobre a sobrancelha em bloco para baixo, simulando uma ptose palpebral bilateral.

A ptose palpebral verdadeira é outra situação em que a toxina paralisa a musculatura intrínseca ocular, o que pode ser causado por aplicações em grande volume no frontal, na linha muito próxima à sobrancelha. Em geral, isso pode ser evitado deixando 1cm acima da borda orbital na linha mediopupilar,[14] evitando que escorra para a região retrobulbar e cause ptose palpebral verdadeira.

RUGAS NA GLABELA

Essa indicação tem tanta importância que há estudos que correlacionam a melhora dessa ruga ao bom humor. Um mecanismo fisiológico para esse efeito é avaliado, segundo o qual a paralisia do músculo corrugador conduziria a um menor *feedback* facial para emoções negativas e, por isso, estaria correlacionado à redução do mau humor (Figuras 45.4 e 45.5).[3]

A glabela é composta pelos músculos próceros, originados no dorso do nariz e na cartilagem lateral do nariz e inseridos na pele entre os supercílios, e pelos corrugadores, originados na parte nasal do osso frontal e inseridos na pele do supercílio (Figuras 45.6 a 45.8).[6]

Na glabela, portanto, as rugas podem ser horizontais, causadas pela contração do prócero, ou verticais, em virtude da contração dos corrugadores – não é raro os pacientes apresentarem as duas.

Deve-se proceder à aplicação em cinco pontos, sendo um deles no corpo do prócero e dois de cada lado dos corrugadores, com mais ou menos 1cm entre eles.

A dose deve ser calculada com muito critério, pois, se for colocada uma quantidade menor, o efeito estético não será obtido, e se a quantidade for maior, pode ocorrer na queda da parte central da sobrancelha.

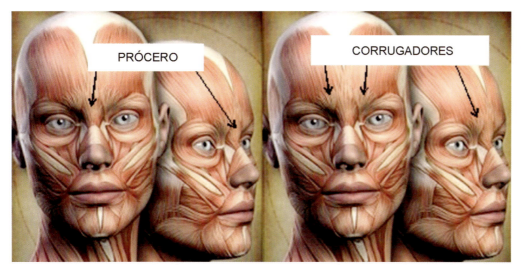

Figura 45.6 Musculatura da glabela. (Disponível em: http://www.anatomiaonline.com/anatomia-materiais-de-anatomia-humana/miologia/cabeca.html.)

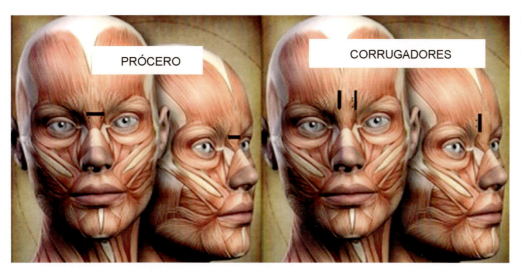

Figura 45.7 Rugas formadas pela musculatura da glabela. (Disponível em: http://www.anatomiaonline.com/anatomia-materiais-de-anatomia-humana/miologia/cabeca.html.)

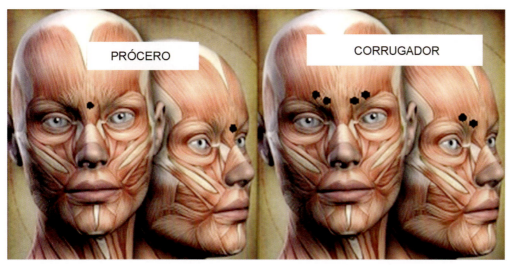

Figura 45.8 Pontos sugeridos de aplicação da toxina botulínica na glabela. Em cada ponto podem ser aplicadas de três a cinco unidades de toxina, dependendo da força de contração muscular. (Disponível em: http://www.anatomiaonline.com/anatomia-materiais-de-anatomia-humana/miologia/cabeca.html.)

RUGAS PERIORBITAIS[10-13]

As rugas periorbitais, popularmente chamadas de pés-de-galinha, são causadas pelo orbicular dos olhos, músculo que circunda a entrada da órbita como um esfíncter e se divide em porções orbital, palpebral e lacrimal.[6]

Essas linhas acomodam-se na lateral dos olhos e se estendem até a pálpebra inferior (Figuras 45.9 a 45.11).

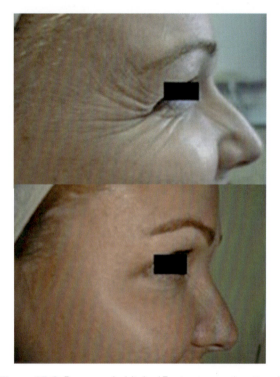

Figura 45.9 Rugas periorbitais. (*Fonte*: acervo da autora.)

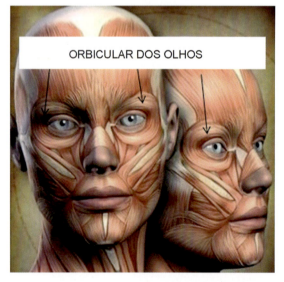

Figura 45.10 Musculatura orbicular dos olhos. (Disponível em: http://www.anatomiaonline.com/anatomia-materiais-de-anatomia-humana/miologia/cabeca.html.)

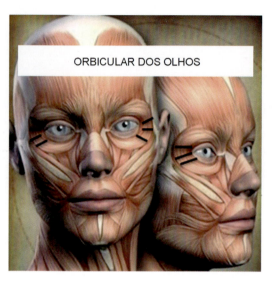

Figura 45.11 Pés-de-galinha – rugas formadas pela musculatura orbicular dos olhos. (Disponível em: http://www.anatomiaonline.com/anatomia-materiais-de-anatomia-humana/miologia/cabeca.html.)

Procede-se à aplicação com três pontos laterais, usando, em média, três unidades por ponto (Figura 45.12). Em caso de rugas muito longas, podem ser feitas duas fileiras de pontos.

Na contramão da face, onde o número de unidades tem diminuído a cada dia, curiosamente têm sido usadas mais unidades para tratar pés-de-galinha, sobretudo em homens.[14]

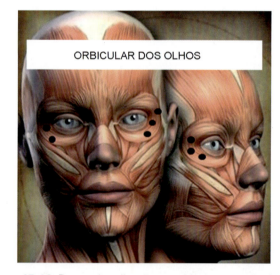

Figura 45.12 Pontos de aplicação sugeridos para os pés-de-galinha. (Disponível em: http://www.anatomiaonline.com/anatomia-materiais-de-anatomia-humana/miologia/cabeca.html.)

Cuidados

- Guardar distância de segurança da borda orbital (mais ou menos 1cm).
- Não lateralizar excessivamente o ponto sob pena de atingir a musculatura do sorriso.

Além dos pontos laterais na musculatura do orbicular, pode-se aplicar um ponto na pálpebra inferior com baixas doses (uma a duas unidades), produzindo um sinergismo de resposta e a abertura dos olhos.[18]

RUGAS NASAIS OU *BUNNY LINES*

Responsável pela abertura e fechamento das narinas, o músculo nasal origina-se na maxila, acima dos caninos e incisivos laterais, e insere-se na aponeurose em cima do dorso do nariz e na cartilagem alar (Figura 45.13).[6]

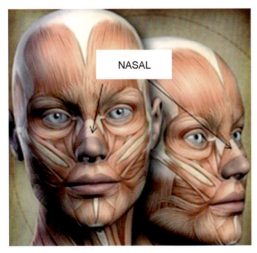

Figura 45.13 Musculatura nasal. (Disponível em: http://www.anatomiaonline.com/anatomia-materiais-de-anatomia-humana/miologia/cabeca.html.)

As rugas nasais podem ser consequência da contração pela mímica facial ou mesmo ser secundária a um excesso de paralisação do orbicular, como esforço de contração, sendo desviado para essa região (Figura 45.14).

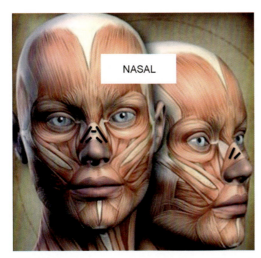

Figura 45.14 Rugas nasais ou *bunny lines*. (Disponível em: http://www.anatomiaonline.com/anatomia-materiais-de-anatomia-humana/miologia/cabeca.html.)

Deve-se fazer um único ponto de aplicação de cada lado (o ponto deve ser discretamente lateralizado), usando de uma a duas unidades de toxina (Figura 45.15).

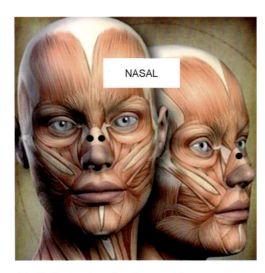

Figura 45.15 Pontos de aplicação sugeridos para as rugas nasais ou *bunny lines*. (Disponível em: http://www.anatomiaonline.com/anatomia-materiais-de-anatomia-humana/miologia/cabeca.html.)

RUGAS PERIBUCAIS[2]

As rugas peribucais são causadas pelo orbicular dos lábios, músculo esfincteriano que circunda e se insere nos lábios tanto superiores como inferiores e no filtro do lábio superior (Figuras 45.16 a 45.18).[6]

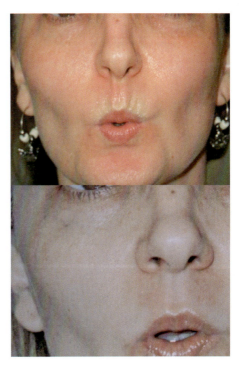

Figura 45.16 Rugas peribucais. (*Fonte*: acervo da autora.)

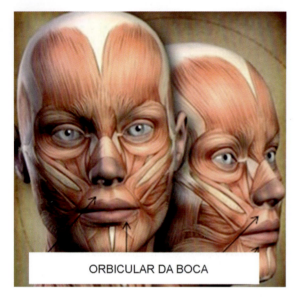

Figura 45.17 Musculatura orbicular dos lábios. (Disponível em: http://www.anatomiaonline.com/anatomia-materiais-de-anatomia-humana/miologia/cabeca.html.)

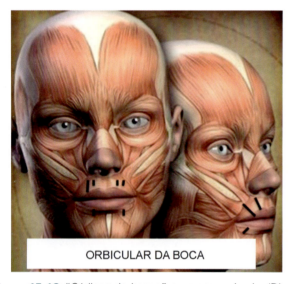

Figura 45.18 "Códigos de barras" ou rugas periorais. (Disponível em: http://www.anatomiaonline.com/anatomia-materiais-de-anatomia-humana/miologia/cabeca.html.)

A seleção e o aconselhamento do paciente antes da indicação são fundamentais. Além disso, é imprescindível discutir sobre a possível dificuldade de fumar, usar canudos muito finos, tocar instrumentos de sopro e até mesmo assoviar. Os que utilizam os lábios em suas profissões (músicos, cantores, atores e até mesmo os tabagistas) não são bons candidatos ao procedimento.

O paciente também deve ser orientado quanto à duração dos efeitos, que tende a ser menor que nas outras áreas, em torno de 2,5 meses.

Evitar tratar os ângulos labiais e a parte central.

O tratamento deve ser sempre conservador, com baixas doses, no menor número possível de pontos (um a dois pontos de cada lado), dando atenção especial à simetria. Mesmo que as rugas não sejam simétricas (e geralmente não são), a aplicação deve ser rigorosamente simétrica, tanto na distância entre os pontos como na profundidade e no número de unidades (Figura 45.19).

Nessa região deve ser sempre considerada a associação entre a toxina botulínica e os preenchedores.

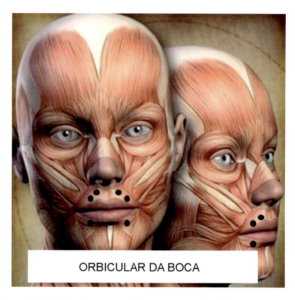

Figura 45.19 Pontos sugeridos para a aplicação em rugas periorais. (Disponível em: http://www.anatomiaonline.com/anatomia-materiais-de-anatomia-humana/miologia/cabeca.html.)

CONSIDERAÇÕES FINAIS

As informações gerais sobre a toxina botulínica podem nortear seu uso correto; no entanto, a aplicação da toxina botulínica não segue uma regra geral e os melhores resultados são obtidos quando o tratamento é individualizado. Não se pode esquecer que a função primária da musculatura facial é a mímica, e o objetivo desse procedimento é somente amenizar rugas, e não criar pessoas com expressão caricata.

Referências

1. Soni N, Shikha B. Upper face rejuvenation using botulinum toxin and hyaluronic acid fillers. Indian J Dermatol Venereol Leprol 2013; 79(1):32-40.
2. Carruthers A, Carruthers J. The treatment of glabellar furrows with botulinum A exotoxin. J Dermatol Surg Oncol 1990; 16:83.
3. Lewis MB, Bowler PJ. Botulinum toxin cosmetic therapy correlates with a more positive mood. J Cosmet Dermatol 2009; 8:24-6.

4. Bowler PJ. Dermal and epidermal remodeling using botulinum toxin type A for facial, non reducible, hyperkinetic lines: two case studies. J Cosmet Dermatol 2008; 7(3):241-4.

5. Chen S. Clinical uses of botulinum neurotoxins: current indications, limitations and future developments. Toxins (Basel), 2012; 4(10):913-39.

6. Sobotta J. Atlas de anatomia humana. Vol. 1 – cabeça, pescoço, membros superiores e pele. 19. ed. Rio de Janeiro: Guanabara Koogan, 1988.

7. Botox (Package Insert). Irvine, Calif.-Allergan, Inc.

8. Shetty MK. Guidelines on the use of botulinum toxin type A. Indian J Dermatol Venereol Leprol 2008; 74:13-22.

9. Carruthers J, Fagien S, Matarasso SL; the Botox Consensus Group. Botulinum toxin and facial aesthetics. Plast Reconstr Surg 2004; 114:1S-22S.

10. Lowe NJ, Lask G, Yamauchi P, Moore D. Bilateral, double-blind, randomized comparison of 3 doses of botulinum toxin type A and placebo in patients with crow's feet. J Am Acad Dermatol 2002; 47(6):834-40.

11. Matarasso SL. Comparison of botulinum toxin types A and B: a bilateral and double-blind randomized evaluation in the treatment of canthal rhytides. Dermatol Surg 2003; 29(1):7-13; discussion 13.

12. Kane MA. Classification of crow's feet patterns among Caucasian women: the key to individualizing treatment. Plast Reconstr Surg 2003 Oct; 112(5 Suppl):33S-39S.

13. Matarasso SL, Matarasso A. Treatment guidelines for botulinum toxin type A for the periocular region and a report on partial upper lip ptosis following injections to the lateral canthal rhytids. Plast Reconstr Surg 2001; 108(1):208-14; discussion 215-7.

14. Carruthers JD, Glogau RG, Blitzer A; Facial Aesthetics Consensus Group Faculty. Advances in facial rejuvenation: botulinum toxin type A, hyaluronic acid dermal fillers, and combination therapies – consensus recommendations. Plast Reconstr Surg 2008; 121(5 Suppl):5S-30S; quiz 31S-36S.

15. Trindade de Almeida AR, Marques E, de Almeida J, Cunha T, Boraso R. Pilot study comparing the diffusion of two formulations of botulinum toxin type A in patients with forehead hyperhidrosis. Dermatol Surg 2007; 33:S37.

16. Bihari K. Safety, effectiveness, and duration of effect of Botox after switching from dysport for blepharospasm, cervical dystonia, and hemifacial spasm. Curr Med Res Opin 2005; 21:433.

17. Nussgens Z, Roggenkamper P. Comparison of two botulinum-toxin preparations in the treatment of essential blepharospasm. Graefes Arch Clin Exp Ophthalmol 1997; 235:197.

18. Flynn TC, Carruthers JA, Carruthers JA, Clark RE 2nd. Botulinum A toxin (BOTOX) in the lower eyelid: dose-finding study. Dermatol Surg 2003; 29(9):943-50; discussion 950-1.

19. Matros E, Garcia JA, Yaremchuk MJ. Changes in eyebrow position and shape with aging. Plast Reconstr Surg 2009; 124(4):1296-301.

20. Carruthers J, Carruthers A. Botulinum toxin in facial rejuvenation: an update. Dermatol Clin 2009; 27:417-25.

21. Brandt F, Swanson N, Baumann L, Huber B. Randomized, placebo-controlled study of a new botulinum toxin type a for treatment of glabellar lines: efficacy and safety. Dermatol Surg 2009; 35:1893-901.

22. Nanda S, Bansal S. Upper face rejuvenation using botulinum toxin and hyaluronic acid fillers. Indian J Dermatol Venereol Leprol 2013; 79:32-40.

46

Pontos Avançados de Toxina Botulínica

Leonardo Oliveira Ferreira

Há quase 120 anos tiveram início os primeiros estudos sobre a toxina botulínica do tipo A (BTxA), ocasião em que seu agente biológico foi identificado, em 1895, por Emile Pierre van Ermegem, da Bélgica. Entretanto, em 1820, Justino Kerner recolheu dados sobre 230 casos de botulismo e fez uma descrição pormenorizada e precisa do quadro clínico da doença: seus sintomas, evolução no tempo e achados clínicos, incluindo o desaparecimento do fluido lacrimal, pele e olhos secos, paralisia de músculos somáticos e diminuição da secreção de muco e saliva. Essa descrição já sugeria o uso terapêutico da toxina botulínica. Na década de 1970, o médico americano Alan Scott aplicou o medicamento no primeiro paciente humano. No decorrer desses anos, muito se tem discutido sobre esse medicamento que, definitivamente, representou uma verdadeira revolução na medicina.[1]

Para um medicamento ser registrado no Brasil é necessário receber aprovação da Agência Nacional de Vigilância Sanitária (Anvisa) para uma ou mais indicações. Essa autorização acontece quando são comprovadas a qualidade, a eficácia e a segurança do medicamento. Todo medicamento tem sua indicação principal e as indicações possíveis. Quando o primeiro paciente recebeu a aplicação da toxina botulínica, em 1977, não se esperava que esta poderia ser utilizada para fins estéticos. Segundo relatos,[2] após ter recebido a aplicação de BTxA para blefaroespasmo (contrações involuntárias dos músculos orbiculares das pálpebras, levando à oclusão dos olhos), uma paciente indagou o médico canadense Alastair Carruthers e disse: "Doutor, você tem um vinco entre as sobrancelhas. Por que não faz uma aplicação de toxina botulínica?". O médico dermatologista ficou pensativo com a fala de sua paciente e, ao

retornar para sua residência, durante o jantar, contou o fato à sua esposa, a oftalmologista Jean Carruthers. Esta parou, pensou e disse: "acho que descobrimos algo muito interessante!". No outro dia, para certificar-se, convidou sua empregada doméstica, mesmo sem ser portadora de blefaroespasmo, para receber uma aplicação da BTxA no terço superior da face. Três dias depois, a funcionária retornou ao trabalho com uma face mais jovial. O fato havia sido consumado e, a partir 1992, o mundo despertou para o uso cosmético da BTxA.[1-3]

Em 1992, o uso estético da BTxA foi inicialmente *off label*, ou seja, não autorizado por uma agência reguladora. Somente 10 anos depois o primeiro laboratório fabricante da toxina botulínica do tipo A conseguiu inserir em sua bula a indicação "linhas faciais hiperfuncionais", tornando o medicamento oficialmente indicado para este fim.[2,3]

Portanto, diferentemente do que muitos pensam, a toxina botulínica "nasceu na terapia" e teve seu *boom* na estética, mas está voltando para a terapia. Desde 2011, autorizados pela Resolução do Conselho Federal de Odontologia (CFO) 112/2011, de 5 de setembro de 2011, dentistas brasileiros utilizam a toxina botulínica como meio terapêutico.[4]

Indicações *off label* na odontologia:
- Bruxismo.
- Hipertrofia do masseter.
- Sialorreia.
- Assimetria de sorriso.
- Exposição gengival.
- Redução da força muscular dos músculos masseter e temporal em alguns casos de implantodontia de carga imediata.

- Disfunções e dores na articulação temporomandibular (DTM).
- Apertamento dental.
- Dores de cabeça de origem dentária (parafunção).

Indicações aprovadas pela Anvisa:
- Estrabismo.
- Blefaroespasmo.
- Espasmo hemifacial.
- Distonias.
- Espasticidade.
- Linhas faciais hipercinéticas.
- Hiperidrose.
- Incontinência urinária.
- Enxaqueca crônica.
- Bexiga hiperativa.

Indicações *off label* na medicina:
- Obesidade.
- Neuralgia pós-herpética.

Neste capítulo, recomenda-se o emprego avançado da toxina botulínica na face nas seguintes situações:
- Rugas marionetes.
- Aumento de lábios.
- Nariz negroide.
- Sorriso gengival.
- Efeito Nefertite.
- Queixo em casca de laranja.
- Suavização do bigode chinês.
- Nariz empinado.

RUGAS MARIONETES

O músculo abaixador do ângulo da boca, bastante superficial, cobre parte do abaixador do lábio inferior e do bucinador. Tem sua origem na base da mandíbula, entre as origens dos músculos platisma e abaixador do lábio inferior, em uma linha que vai da região malar ao tubérculo mentoniano. Como sua origem é larga e a inserção é reduzida no ângulo da boca, toma o aspecto de um triângulo de base inferior. Esse é, portanto, mais um músculo que termina no ângulo da boca; as inserções de todos eles, associados ao entrelaçamento dos feixes de fibras superiores e inferiores do músculo orbicular da boca, determinam o aparecimento de um nódulo tendíneo nessa área, também conhecido como modíolo do ângulo da boca. Além de puxar a comissura da boca para baixo, promovendo o alongamento do sulco nasogeniano, esse músculo consegue retraí-la um pouco, deixando o aspecto conhecido como "rugas marionetes", em menção à boca do *marionette*, termo francês que significa um boneco movido por meio de cordéis manipulados por pessoa oculta atrás de uma tela, em um palco em miniatura.[5]

Técnica
- Uma a duas unidades de toxina botulínica tipo A de cada lado.
- Número de pontos: um de cada lado.
- Plano de aplicação: intramuscular a 45 graus.

AUMENTO DOS LÁBIOS

Os lábios desempenham um papel fundamental na expressão facial, na fala, na alimentação e até mesmo para expressar sentimentos, como em um beijo. Nas reconstruções labiais, é importante avaliar as características dos tecidos (cor da pele e textura), de modo a fornecer a melhor funcionalidade e o melhor resultado estético possíveis. Trata-se de uma técnica que promove a eversão do lábio superior com a aplicação de pontos estratégicos na borda do lábio.[6,7]

Técnica
- Meia a uma unidade de toxina botulínica tipo A ao longo da linha que divide a mucosa labial superior e a pele.
- Número de pontos: um a dois de cada lado do lábio superior.
- Plano de aplicação: subepidérmico.

NARIZ NEGROIDE

O músculo nasal toma origem óssea na base do processo alveolar próximo à abertura piriforme. Divide-se em parte transversa (ou compressor da narina), que se estende ao dorso do nariz, unindo-se com o lado oposto, e parte alar (ou dilatador da narina), um feixe bem menor que se prende à circunferência lateral da narina. As denominações compressor e dilatador indicam suas próprias funções.[5] Ao contrário do nariz caucasiano, o nariz negroide apresenta formato mais achatado e largo, com as narinas grandes, arredondadas e com pouca projeção.[8] Não há registros na literatura dessa técnica, sendo esta a primeira descrição publicada. Com a aplicação da toxina botulínica ao longo do músculo nasal e canto do nariz (superficial), pode ser suavizado o aspecto das asas alargadas, melhorando inclusive a oleosidade da pele sobrejacente. A diminuição da hiperatividade de abertura da asa nasal não prejudica as funcionalidades do nariz.

Próximo a essa estrutura muscular, encontra-se o músculo levantador do lábio superior e da asa do nariz. Longo e delgado, estende-se do processo frontal da maxila, ao nível do ângulo do olho, até o lábio superior. Antes de o

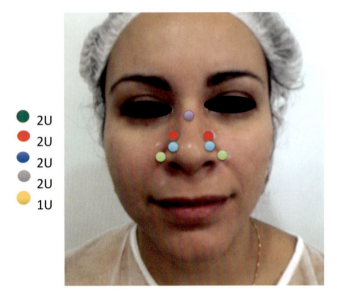

Figura 46.1 Pontos de nariz negroide. (*Fonte*: acervo do autor.)

atingir, envia fibras para a pele da asa do nariz. Também se acha parcialmente coberto por fibras do orbicular do olho. Nesse sentido, aplica-se um ponto bem superficial, ao lado da asa do nariz, para impedir o movimento excessivo de abertura dessa região, o que evidencia ainda mais o aspecto de alargamento do nariz.[5,8]

Técnica

- Dezesseis a 25 unidades ao longo de todo o nariz, divididos nos pontos como mostra a Figura 46.1.
- Plano de aplicação: subepidérmico.

Observa-se que ocorre melhora inclusive do sulco nasogeniano após a aplicação.

SORRISO GENGIVAL

O sorriso representa um traço da individualidade, mas pode se constituir em uma característica desagradavelmente marcante.

Ao sorrir, o lábio superior se move para cima, expondo os dentes anteriores e as margens da gengiva, a qual fica aparente, o que pode caracterizar um problema estético.[9]

Não é incomum observar os pacientes com sorriso gengival colocando a mão sobre a boca para cobrir as gengivas durante o sorriso.

O músculo levantador do lábio superior origina-se em uma linha de 1cm e meio da margem infraorbital, logo acima do forame infraorbital, onde se encontra coberto pelo músculo orbicular do olho. Desse lugar, suas fibras descem obliquamente para se inserir na metade lateral do lábio superior, quase atingindo sua zona vermelha. Muitas de suas fibras se entrelaçam com fibras do orbicular da boca. O músculo levantador do lábio superior situa-se entre o músculo levantador do lábio superior e da asa do nariz e o zigomático menor, com os quais se acha parcialmente fusionado.[5]

Alguns fatores estão associados ao sorriso gengival. São eles:

- Crescimento vertical excessivo da face.
- Projeção horizontal da maxila.
- Maior atividade dos músculos elevadores do lábio superior.
- Erupção passiva pela falta de contato interoclusal.
- Excesso de gengiva inserida.

O sorriso gengival pode ter duas origens:

- **Causa muscular:** o espaço interlabial normal está entre 1 e 3mm. Quando o paciente sorri e há aumento desse espaço, trata-se de um sorriso gengival de etiologia muscular.
- **Causa óssea:** quando há aumento do espaço interlabial (> 3mm) mesmo em repouso. Nesse caso, exige-se correção ortodôntico-cirúrgica.

Técnica

Aplicação de cinco unidades em cada lado do músculo, perpendicular. O ideal é exteriorizar o músculo elevador do lábio superior fazendo o "pinçamento" da região com os dedos polegar e indicador.

EFEITO NEFERTITE

O músculo platisma não se trata propriamente de um músculo peribucal, apesar de se prender à mandíbula, imediatamente abaixo do músculo abaixador do ângulo da boca, e frequentemente enviar fibras até a bochecha. Consiste em uma lâmina muscular longa, larga e fina que cobre a maior parte das regiões lateral e anterior do pescoço, chegando a cruzar a clavícula e terminar na região peitoral. Não abaixa a mandíbula como afirmam alguns autores. Insere-se na pele de toda essa área e a enruga.[5]

A aplicação deve ser realizada ao longo de todo o pescoço, bem superficial, e sobre as bandas platismais deverá ser aplicada uma quantidade maior de BTxA. A aplicação profunda não deve ser realizada, pois os nervos laríngeos recorrentes podem ser atingidos. Os nervos de ambos os lados se originam dos nervos vagos, na região inferior do pescoço. Seguem em direção ao tórax até se curvarem (daí o nome "recorrente") em estruturas diferentes para cada lado. O nervo laríngeo recorrente direito passa por baixo da artéria subclávia direita, no nível da vértebra T1/T2. O nervo laríngeo recorrente esquerdo passa por baixo da alça da aorta, no nível da vértebra T4/T5. Ambos os nervos

Capítulo 46 • Pontos Avançados de Toxina Botulínica

continuam seu trajeto agora em ascensão, dirigindo-se para a face posteromedial da glândula tireoide, e sobem no sulco traqueoesofágico em direção aos músculos intrínsecos da laringe. Há risco de lesão do nervo laríngeo recorrente em uma cirurgia de pescoço, em caso de aneurisma da aorta, ou aplicação profunda de toxina botulínica no músculo esternocleidomastóideo, o que pode afetar diretamente o funcionamento das cordas vocais. Em uma lesão unilateral (lesão do nervo esquerdo ou direito), ocorrem rouquidão e dificuldade de falar (disfonia). A lesão bilateral (no direito e no esquerdo) tem como consequência a perda de voz (afonia) e provoca um som áspero e alto na inspiração. O trajeto do nervo laríngeo recorrente esquerdo é maior. Por isso, lesões nesse lado são mais comuns.[5,10]

Técnica

Separam-se 30 a 50 unidades de BTXa, as quais são diluídas com soro fisiológico a 0,9% até completar 1mL de uma seringa *BD ultra fine*. As aplicações devem ser superficiais a ponto de formar uma pápula. É comum, após a aplicação, o surgimento de eritema, que pode ser contornado com o uso, no consultório, de desonida a 0,05% em creme.

QUEIXO EM CASCA DE LARANJA

Rugas e retrações inestéticas podem surgir no mento durante a fala ou com a contração do músculo orbicular da boca, o sorriso e a alimentação.

Em alguns pacientes, podem ser visíveis em repouso, mas sempre são agravadas pelos movimentos musculares da região.

O músculo mentoniano situa-se em um espaço triangular de base inferior formado pelas margens mediais dos músculos abaixadores do lábio inferior. Sua origem óssea é na fossa mentoniana, acima do tubérculo mentoniano. Dirige-se para a frente e agarra-se firmemente à pele do mento, onde, às vezes, aparece uma depressão permanente, conhecida como queixo em casca de laranja. Sua inserção faz acentuar o sulco labiomentoniano. Ele eleva a pele do mento e vira o lábio inferior para fora (movimento de eversão). Por isso, deve-se ter atenção em sua aplicação, que deverá ser apenas na região medial do músculo, na altura do tubérculo mentoniano.[5,11]

A aplicação em dois pontos, um em cada ventre muscular, pode desencadear uma complicação denominada "efeito bola", em que, ao conversar, o queixo do paciente projeta uma elevação.

Técnica

- Quatro unidades.
- Aplicação intramuscular perpendicular a 90 graus.

SUAVIZAÇÃO DO BIGODE CHINÊS

Hábitos do dia a dia que parecem inofensivos podem causar, a longo prazo, marcas desagradáveis no rosto, como o famoso bigode chinês, aquelas linhas que vão da base do nariz até a lateral da boca, e também as rugas.

O tratamento clássico para o bigode chinês ou sulco nasogeniano consiste na técnica de preenchimento. Entretanto, a aplicação da BTXa em pontos estratégicos torna possível suavizar essa queixa comum dos pacientes.[12]

O músculo zigomático menor é delgado e situa-se ao lado do levantador do lábio superior. Fixa-se no corpo do osso zigomático, medialmente ao músculo zigomático maior, e dirige-se à pele do lábio superior. Como variação, pode fusionar-se com os músculos que ficam a seu lado ou estar ausente. Juntamente com os dois elevadores do lábio, sua função é colaborar nesse movimento de ascensão.[5]

O músculo zigomático é uma longa e bem desenvolvida fita muscular cuja origem óssea está na face lateral do osso zigomático, atrás da origem do zigomático menor. Daí, dirige-se para baixo e para dentro, cruzando fibras superiores do músculo bucinador, das quais é separado pelo corpo adiposo da bochecha, e insere-se no ângulo da boca. É conhecido como músculo do riso em razão de sua ação de levar para cima e para fora o ângulo, dando à boca uma conformação arqueada.[5,12]

NARIZ EMPINADO

A queda dinâmica da ponta nasal pode ocorrer durante o ato de sorrir, quando há hiperatividade do músculo depressor da ponta do nariz. Além disso, podem ainda ocorrer elevação e encurtamento do lábio superior e aumento da exposição gengival. O músculo depressor do septo nasal contribui para essa deformidade. O ligamento dermocartilaginoso origina-se da fáscia do terço superior do nariz, unindo-se ao músculo depressor do septo.[5]

A queda da ponta do nariz é esperada ainda com o processo de envelhecimento.[5]

A elevação da ponta nasal com o uso da toxina botulínica só está indicada se ela se abaixa durante o sorriso, alteração esta que é observada no exame físico, com o paciente sorrindo, de perfil, em ortostatismo.[13]

Quando o paciente, sem movimento, encontra-se com a ponta do nariz caída, outras técnicas de cirurgia plástica estão indicadas e podem incluir: secção do ligamento dermocartilaginoso, encurtamento do septo nasal ou enxerto de cartilagem.[14]

A aplicação é moderadamente dolorosa, o que pode ser minimizado se o aplicador pressionar o septo nasal ao injetar a toxina botulínica. O ideal é que essa aplicação seja a última na face do paciente.

Técnica

Para elevar a ponta nasal são injetadas de quatro a seis unidades de toxina botulínica no músculo depressor do septo nasal, perpendicular.

Referências

1. Scott AB. Development of botulinum toxin therapy. Dermatol Clin 2004 Apr; 22(2):131-3.
2. Carruthers A. Botulinum toxin type A: history and current cosmetic use in the upper face. Dis Mon 2002 May; 48(5):299-322. Review.
3. Ministerio da Saúde. Comissão Nacional de Incorporação de Tecnologias no SUS, Secretaria de Ciência, Tecnologia e Insumos Estratégicos. Uso off label: erro ou necessidade?. Rev Saúde Pública [online] 2012; 46(2):395-7.
4. Carvalho RCR, Shimaoka AM, Andrade AP. O uso da toxina botulínica na odontologia. Disponível em: http://cfo.org.br/wp-content/uploads/2011/05/toxina-botulinica.pdf.
5. Madeira MC, Rizzolo RJ Cruz. Anatomia facial com fundamentos de anatomia sistêmica geral. 2. Ed. São Paulo: Sarvier, 2006.
6. Rocha FP et al. Reconstrução de lábio inferior pós-mordedura equina: descrição de técnica e revisão anatômica. Rev Bras Cir Plást (Impr.) [online] 2010; 25(4):719-22.
7. Gordon RW. BOTOX cosmetic for lip and perioral enhancement. Dent Today 2009 May; 28(5):94-7.
8. McDowell JL, L'Abbé EN, Kenyhercz MW. Nasal aperture shape evaluation between black and white South Africans. Forensic Sci Int 2012 Oct 10; 222(1-3):397.
9. Gracco A, Tracey S. Botox and the gummy smile. Prog Orthod 2010; 11(1):76-82.
10. Raspaldo H, Niforos FR, Gassia V, Dallara JM, Bellity P, Baspeyras M, Belhaouari L; Consensus Group. Lower-face and neck antiaging treatment and prevention using onabotulinumtoxin A: the 2010 multidisciplinary French consensus – part 2. J Cosmet Dermatol 2011 Jun; 10(2):131-49.
11. Papel ID, Capone RB. Botulinum toxin A for mentalis muscle dysfunction. Arch Facial Plast Surg 2001 Oct-Dec; 3(4):268-9.
12. Kane MA. The effect of botulinum toxin injections on the nasolabial fold. Plast Reconstr Surg. 2003 Oct; 112(5 Suppl):66S-72S; discussion 73S-74S.
13. Dayan SH, Kempiners JJ. Treatment of the lower third of the nose and dynamic nasal tip ptosis with Botox. Plast Reconstr Surg 2005 May; 115(6):1784-5.
14. Tellioglu AT, Inozu E, Ozakpinar R et al. Treatment of hyperdynamic nasal tip ptosis in open rhinoplasty: using the anatomic relationship between the depressor septi nasi muscle and the dermocartilaginous ligament. Aesth Plast Surg 2012 Aug; 36(4):819-26.

47

Complicações da Toxina Botulínica

Sandra Lyon

A injeção de toxina botulínica é uma das técnicas cosméticas mais utilizadas tanto para correção de rugas na glabela, na fronte e na região periorbitária, como para áreas faciais inferiores, pescoço e tórax. Tem sido utilizada para desordens autonômicas, como hiperidrose localizada, no controle da dor (cefaleia tensional, enxaqueca), distúrbios de salivação e lacrimejamento, na rinorreia e no *flush* facial.

Trata-se de um procedimento pouco invasivo com efeitos adversos e possíveis complicações, na maioria das vezes, decorrentes de erros técnicos ou utilização de doses inadequadas.

A dose letal é calculada em cerca de 40U/kg de peso corporal, o que equivale a estimar que a dose letal para um paciente de 70kg seria de 2.500 a 3.000U.[1]

Na maioria das vezes, os efeitos adversos são leves e reversíveis, de caráter transitório. Tornam-se necessários o conhecimento minucioso da musculatura e a utilização de doses recomendadas e adequadas para cada área e músculo a serem tratados.

COMPLICAÇÕES MAIS FREQUENTES

- **Eritema e edema no local da injeção:** constituem efeitos leves e desaparecem de maneira espontânea.
- **Dor no local da aplicação:** irá depender da sensibilidade individual do paciente. Recomendam-se sempre a utilização de agulhas de calibre fino e a injeção da solução de toxina de forma lenta.[2]
- **Cefaleia:** a cefaleia pode ser relatada após a aplicação e tratada com medicações analgésicas.
- **Hematomas:** podem ocorrer com frequência por lesão de vaso sanguíneo ao aplicar-se a toxina. Recomenda-se

a suspensão de medicação que possa alterar a coagulação, como ácido acetilsalicílico.

- **Ptose palpebral:** ocorre quando há paralisação do músculo levantador da pálpebra superior por difusão da toxina após injeção na glabela. Os sintomas surgem 1 semana após a aplicação da toxina.[3] Para evitar o risco de ptose palpebral, a aplicação da toxina deve ser feita após demarcação dos locais, em direção superior e lateral.[4]
- **Dificuldade de oclusão das pálpebras:** ocorre por difusão da toxina para a porção palpebral do músculo orbicular.[4] Deve-se respeitar o limite de 1cm da borda orbital nas injeções.[5]
- **Diplopia:** ocorre por difusão da toxina para dentro da órbita e pela paralisia dos músculos retos laterais.[4]
- **Assimetria:** ocorre após aplicação de quantidades diferentes da toxina ou em pontos assimétricos na face e pescoço.[5]
- **Elevação excessiva da cauda do supercílio:** ocorre devido ao relaxamento da musculatura e da parte média da região frontal, com compensação lateral da musculatura frontal.[4] A elevação excessiva pode ser evitada com a aplicação de 1 a 2U da toxina nos filmes frontais mais laterais em pessoas com supercílios naturalmente altos.[2,5]
- **Agravamento das rugas nasais:** o tratamento das rugas periorbitais pode levar ao agravamento das rugas nasais, tornando necessária a aplicação da toxina botulínica nesse nível.
- **Ptose do lábio superior:** decorrente da paralisia dos músculos levantador do lábio superior e zigomático maior. É comum quando se faz a correção das rugas nasais, sobretudo quando se aplicam volumes maiores da toxina.[6]

- **Dificuldade de movimentar os lábios:** decorrente da injeção da toxina botulínica em doses maiores para correção das rugas periorais e do mento, é uma complicação que leva a prejuízos das funções da boca, como falar, deglutir, movimentação da saliva, mordedura involuntária da língua, parestesia dos lábios e perda do desenho do *filtrum*.[5]
- **Disfagia:** pode ocorrer após injeção de grandes quantidades de toxina para tratamento das bandas platismais.
- **Hiperidrose compensatória:** acontece nas bordas das áreas tratadas de hiperidrose.
- **Outras reações:** interações medicamentosas com cloroquina, hidroxicloroquina, D-penicilamina, tubocurarina, pancurônio, galamina, succinilcolina e aminoglicosídeos (canamicina, gentamicina, estreptomicina).
- **Desencadeamento ou agravamento de doenças neuromusculares**, como miastenia grave e síndrome de Lambert-Eaton, que constituem contraindicações para o uso da toxina botulínica.[5,9-11]

CONSIDERAÇÕES FINAIS

A grande maioria das complicações se deve à má técnica e desaparece espontaneamente. É imprescindível conhecer a musculatura da área tratada e fazer a marcação das partes onde será aplicada a toxina botulínica, além da utilização das unidades corretamente preconizadas.

Referências

1. Matarasso SL. Complications of botulinum. A exotoxin for hyperfunctional lines. Dermatol Surg 1998; 24:1249-54.
2. Benedetto AV. The cosmetic user of botulinum toxin type A. Int J Dermatol 1999; 38:641-55.
3. Carruthers A, Carruthers J. Clinical indications and injection technique for the cosmetic use of botulinum A exotoxin. Dermatol Surg 1988; 24:1189-94.
4. Wieder JM, Moy RL. Understanding botulinum toxin. Dermatol Surg 1998; 24:1172-4.
5. Hexsel DM, Costa RO, Mazzuco R, Hexsel CL. Complicações da toxina botulínica. In: Maio M. Tratado de medicina estética. Vol. II. São Paulo: Roca, 2004.
6. Garcia A, Fulton Jr JE. Cosmetic denervation of the muscles of facial expression with botulinum toxin. Dermatol Surg 1996, 22:39-43.
7. Carruthers A, Carruthers J. History of the cosmetic use of botulinum A exotoxin. Dermatol Surg 1998, 24:1168-70.
8. Armstrong MW, Montain RE, Murray JA. Treatment of facial synkinesis and facial asymmetry with botulinum toxin type A following facial nerve palsy. Clin Otolaryngol 1996, 21(1): 15-20.
9. Santos JL, Swensen P, Glasgow L. Potentiation of clostridium botulinum toxic aminoglycoside antibiotics: clinical and laboratory observations. Pediatric 1981; 68:50-4.
10. Kadieva V, Van Hereden PV et al. Neuromuscular blockade and ventilator failure after cyclosporine. Can J Anaesth 1992; 39:402-3.
11. Morel E, Raimond E et al. Autoantibodies in D-penicilamine-induced myasthenia gravis: a compararison with idiophatic myasthenia and reumatoid arthritis. Clin Immunol Imunopathol 1991; 58:318-30.

48

Toxina Botulínica em Hiperidrose

Louraneide Maciel Tavares

As glândulas sudoríparas écrinas encontram-se em toda a superfície corpórea, exceto em mucosas e semimucosas. Estão em maior quantidade nas palmas das mãos, na planta dos pés, nas axilas, na virilha e na região craniofacial. As células musculares que envolvem essas glândulas são controladas pelo sistema nervoso simpático, tendo como neurotransmissor a acetilcolina, que atua na eliminação do suor.

A função principal das glândulas sudoríparas écrinas é a termorregulação, que atua na temperatura corporal. A hiperidrose consiste no aumento excessivo da sudoração, de etiologias diversas, causando um sentimento de embaraço, desconforto e isolamento do paciente.

Pode ser primária ou idiopática e secundária. Na primária, admite-se que ocorra estimulação excessiva do sistema nervoso simpático (SNS) na regulação das glândulas sudoríparas écrinas. É a forma mais comum e constitui uma doença benigna crônica e idiopática. Os fatores desencadeantes são calor, emoções e estresse social com ou sem razão aparente. Afeta de 1% a 3% da população. Inicia-se na adolescência, com prevalência maior entre 18 e 24 anos de idade. É bilateral e relativamente simétrica. Ocorre mais de uma vez por semana, cessa durante o sono ou com o uso de substâncias calmantes, e frequentemente tem história familiar.

Impede as atividades diárias, como escrever, apertar a mão de outra pessoa ou segurar papéis. Molha as roupas na região axilar, causando vergonha, o que pode resultar em discriminação e estereótipos, com os pacientes sendo considerados pessoas ansiosas, nervosas ou inseguras, o que leva à depressão e à fobia social.

A hiperidrose secundária ocorre por causas diversas, como medicamentos (antidepressivos), obesidade ou fatores endógenos, como distúrbios endócrinos, hipertireoidismo e hipoglicemia e por doenças oncológicas, ou por fatores fisiológicos, como a menopausa.

Lessa & Fontenelle (2011) concluíram que 32,5% dos pacientes com fobia social apresentam hiperidrose associada, mas é desconhecida a frequência com que pacientes com hiperidrose apresentam fobia social.

LOCALIZAÇÃO DA HIPERIDROSE: GENERALIZADA E FOCAL

Focal

A hiperidrose se localiza onde existe maior concentração de glândulas sudoríparas: palmas das mãos, plantas dos pés, axilas e região craniofacial, podendo ocorrer isoladamente ou em associação.

Hiperidrose palmar e plantar

Geralmente com predomínio palmar, acomete ambas as mãos, o que interfere nas atividades laborais. Compromete o contato social e afetivo, em que as mãos são muito importantes. O estresse também é um importante fator desencadeante, mas, mesmo quando calma e tranquila, a pessoa pode suar muito.

Hiperidrose axilar

A alteração anatomofuncional das glândulas sudoríparas écrinas e/ou apócrinas causa hipersudorese em ambas as axilas em situações de estresse, o que mancha e danifica as roupas e provoca mau odor, obrigando o paciente a tomar banhos e a trocar-se várias vezes ao dia, ocasionando problemas sociais. Apesar das medidas higiênicas, podem ocorrer infecção e irritação cutânea, já que as axilas consistem em grandes dobras, onde pode ocorrer maceração, levando à bromidrose (mau odor), causada pela decomposição do suor e de restos celulares de bactérias e fungos. Por essa razão, nem sempre o tratamento tópico conservador tem boa resposta; em contrapartida, o tratamento com a toxina botulínica apresenta excelente resposta. O efeito adverso, que raramente acontece, é a perda generalizada de força nos membros superiores, em virtude da aplicação profunda, sendo, portanto, técnico-dependente.

Hiperidrose craniofacial

Pouco diagnosticada, é mais frequente do que se imagina. Embora menos rara, tem uma característica marcante, que é o profundo desconforto causado por essa sudorese, por localizar-se em área mais exposta do que as regiões palmoplantares e axilares, causando embaraço, vergonha, constrangimento e insegurança. A situação é agravada pela pouca importância dada à queixa do paciente, tanto pelos familiares como pelos médicos, além de falhas no diagnóstico e tratamentos inócuos. O paciente frequentemente se apresenta com um lenço ou uma pequena toalha à a mão. Acomete mais adultos jovens, e os sintomas são mais graves do ponto de vista emocional, gerando medo, falta de confiança e fobia social. Os locais mais frequentes são o centro da face, a fronte e as têmporas, embora o couro cabeludo também possa ser acometido (Figura 48.1).

O diagnóstico diferencial é feito com a síndrome de Frey ou a síndrome da sudorese gustatória, na qual ocorrem hiperidrose e hiperemia durante a mastigação de alimentos, mais frequente nas regiões parotídea, masseterina, zigomática, e, às vezes, cervicotemporal.

Ocorre após cirurgia de parótida, em uma frequência de 10% a 50%, ou por traumas, distúrbios centrais ou doenças sistêmicas.

DIAGNÓSTICO

Basicamente, o diagnóstico é visivelmente clínico, complementado pela anamnese, considerando os critérios *major* e *minor*, e por testes simples e de baixo custo, que servem para identificar as áreas afetadas: teste do iodo/amido (Figura 48.2) e teste da gravimetria.

Para o diagnóstico são considerados dois critérios maiores e dois critérios menores.

Critérios maiores ou obrigatórios

- Sintomas focais e visíveis há pelo menos 6 meses, sem outra causa.
- Afetar uma ou mais áreas, como axilas, palmas, plantas e região craniofacial.

Critérios menores

- Início antes dos 25 anos de idade.
- Ocorre mais de uma vez por semana.
- Prejuízo das atividades diárias.
- História familiar positiva.
- Excesso de suor ausente durante o sono.
- Acometimento simétrico das regiões afetadas.

Teste do iodo/amido ou teste de Minor

Aplica-se uma gaze embebida em iodo (iodopovidina) a 10% sobre a superfície cutânea das regiões com hiperi-

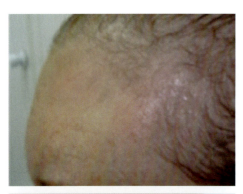

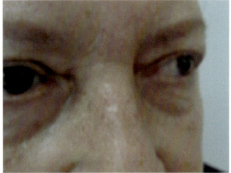

Figura 48.1 Hiperidrose craniofacial. (*Fonte*: acervo da autora.)

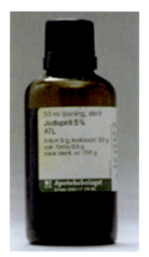

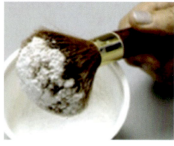

Figura 48.2 Teste de Minor. (*Fonte*: acervo da autora.)

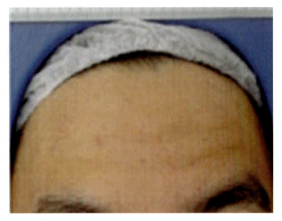 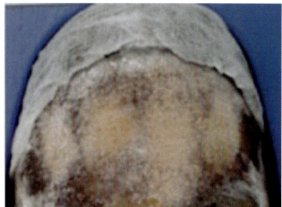

Figura 48.3 Resultado do teste. (*Fonte*: acervo da autora.)

drose. Em seguida, polvilha-se uma fina camada de amido de milho e aguardam-se 5 minutos. As áreas comprometidas apresentam diferentes intensidades de reação, devido à reação do amido com o iodo, promovendo uma coloração violácea escura (Figura 48.3).

Teste de gravimetria

Usado para determinação do volume de suor, apresenta pouco interesse prático. Usa-se um papel de filtro, o qual é pesado antes e depois da absorção do suor.

TRATAMENTO

Tratamento conservador

- **Agentes antitranspirantes:** à base de cloridrato de alumínio, formaldeído, glutaraldeído e seus derivados, são de baixo custo, acessíveis, mas eventualmente causam dermatite de contato e podem manchar a pele e as roupas. Os resultados nem sempre são satisfatórios.
- **Anticolinérgicos e sedativos** (oxibutina, atropina): têm eficácia limitada. Diminuem a transpiração, mas provocam muitos efeitos colaterais (secura na boca, borramento visual, palpitações, retenção urinária e distúrbios da fala, do paladar, da mastigação e da deglutição). Os sedativos ajudam a diminuir as fobias, mas não agem muito na hiperidrose.
- **Iontoforese:** pouco prática, causa bloqueio temporário da glândula sudorípara, devendo ser repetida continuamente. Seu efeito dura de 15 a 30 dias e pode ocasionar secundariamente erupção cutânea. Existem aparelhos de uso domiciliar para aplicações diárias que demandam tempo. Necessita longo tempo para sua execução e várias sessões. Não é eficaz nas axilas.
- **Aparelho de micro-ondas:** lançado recentemente no mercado, o Miradry® está indicado para tratamento da hiperidrose. Usa a termólise por micro-ondas, que destroi as glândulas sudoríparas. Trata-se de um procedimento não invasivo, sem causar danos à epiderme, realizado em duas sessões com intervalo de 3 meses.

Tratamento cirúrgico

Consiste na excisão de tecido axilar, excisão do tecido subcutâneo ou em bloco (pele e tecido subcutâneo). Não é muito recomendado por poder causar cicatrizes inestéticas e retração cicatricial, com possibilidade de limitação da mobilidade articular:

- **Lipoaspiração axilar subdérmica:** causa rompimento do suprimento nervoso para as glândulas sudoríparas e remoção ou destruição de algumas destas. Não tem o efeito terapêutico esperado, pois grande parte das glândulas sudoríparas que causam a hiperidrose mantém suas funções em decorrência de sua localização na derme. Pode causar hematomas, seromas, infecções, assimetrias, retrações da pele e alterações da mobilidade articular.
- **Simpatectomia transtorácica endoscópica:** apesar de implicar alterações permanentes de outras funções simpáticas, era tida como único tratamento definitivo para hiperidrose primária, tanto palmoplantar como axilar. Promove a interrupção dos gânglios T2, T3 e T4 da cadeia simpática dorsal superior, levando à cessação definitiva de suor na distribuição do nervo. Esse tratamento necessita internação e deve ser realizado sob anestesia geral. As complicações e os efeitos adversos são bastante significativos, como sudorese compensatória irreversível (20% a 50%), baixa satisfação com os resultados, síndrome de Claude-Bernard-Corner, pneumotórax, hemotórax, assimetria de resultados, nevralgia intercostal, causalgia, resultados incompletos e complicações anestésicas. Além disso, ocorre ressecamento intenso nas palmas das mãos, obrigando o uso diário de hidratantes.

Tratamento com toxina botulínica

A ação da toxina botulínica (TB) nas glândulas sudoríparas ocorre através das células mioepiteliais (musculares) que envolvem as glândulas, fazendo com que o suor seja espremido e expelido. Trata-se da melhor indicação, exceto pelo custo; tem baixa incidência de efeitos adversos, facilidade de aplicação, não torna necessário o afastamento das atividades rotineiras e apresenta excelentes resultados, bom grau de satisfação pelos pacientes e tempo de duração relativamente bom. Em geral, não existe hiperidrose compensatória porque não se trata de todo o membro superior, como na simpatectomia, e sim uma área menor.

As glândulas sudoríparas écrinas estão localizadas na derme reticular profunda, para onde deverá ser direcionada a aplicação da toxina. Sugere-se o uso de agulhas menores, como as de mesoterapia, 30G (0,30 × 4mm), para evitar maior aprofundamento com más consequências, como enfraquecimento muscular em áreas não desejadas, como, por exemplo, as mãos.

Inicialmente, realiza-se o teste do iodo/amido, conforme já descrito, seguido de antissepsia da área e demarcação dos pontos de aplicação, detectando também as áreas de maior sudorese, onde a distância entre os pontos de aplicação deverá ser menor.

Diluição da TB e doses por áreas

Existe uma diversidade de condutas de vários profissionais quanto à diluição, variando de 2 a 5mL de soro fisiológico estéril a 0,9% (Quadro 48.1).

As doses podem variar de acordo com o tamanho da área acometida, a intensidade da hiperidrose e a disponibilidade financeira. Obviamente, se as doses forem menores, o efeito será de uma hipoidrose/ou um tempo menor da supressão do suor.

A dor à aplicação, principalmente na região palmar, e a dificuldade de bloqueio dos nervos ulnar radial e mediano dificultam muito a aplicação. O bloqueio, por si só, é muito doloroso, nem sempre anestesia toda a área desejada e pode causar neuralgia residual. Como as pomadas anestésicas, mesmo com oclusão, não são suficientes para tirar a dor e, passou-se a associar a crioanestesia ao procedimento.

Quadro 48.1 Doses por área

Axilas	100 a 150U
Mãos	100 a 200U
Pés	100 a 200U
Craniofacial	50 a 75U

O uso de gelo ou *coolers* (aparelho de resfriamento encontrado no mercado) imediatamente antes da aplicação em cada ponto leva à diminuição das queixas dolorosas. Há o relato de uma paciente adolescente que estava fazendo uso de toxina nas mãos pela quarta vez (as três anteriores com bloqueio) e revelou aceitação muito melhor da anestesia com a técnica do gelo.

A hiperidrose da região palmar é mais frequentemente submetida a tratamentos com a TB do que a da plantar. Uma particularidade da região palmar é a fraqueza muscular transitória que pode ocorrer por aplicação no plano mais profundo ou difusão por grandes quantidades. O procedimento pode ser realizado com anestesia troncular, anestesia endovenosa, uso de sedativos, pomadas anestésicas e/ou gelo.

A dose necessária é, em média, de 50 a 100U de TB tipo A por cada mão, o que limita a execução do procedimento em razão do custo financeiro. Um efeito secundário pode ser a perda transitória da força muscular das mãos.

A quantidade de pontos a serem aplicados em cada mão é em torno de 50, lembrando de incluir os dedos com dois a três pontos em cada falange. Estudos demonstram ausência de hiperidrose compensatória nas áreas tratadas.

O tratamento da hiperidrose axilar é menos doloroso e a dose é de 50 a 75U por axila. Após teste do iodo/amido e antissepsia, a área é marcada, mantendo uma distância média de 1,5cm entre cada ponto, até um total de 20 a 25 pontos. Os pelos devem ser raspados previamente para uma melhor marcação.

Na hiperidrose craniofacial, as glândulas sudoríparas localizadas na derme profunda estão muito próximas do músculo frontal e qualquer injeção local de toxina irá atingir a musculatura subjacente, independentemente de as injeções serem intradérmicas ou intramusculares. Portanto, sempre haverá efeito muscular quando se tratar da sudorese frontal com a toxina botulínica. Para reduzir o efeito na posição das sobrancelhas, recomenda-se tratar também os depressores do supercílio (corrugadores, prócerus e orbicular dos olhos) e, assim, equilibrar a ação sobre o frontal. Se necessário, e desejável, associa-se a aplicação da toxina ao tratamento estético das rugas do terço superior da face.

As injeções intradérmicas só deverão ser aplicadas 1 ou 2cm acima das sobrancelhas, para evitar queda dos supercílios.

A aplicação deve incluir sempre a primeira linha do couro cabeludo e toda a área acometida pela sudorese excessiva (teste do iodo/amido). Se houver queixa de hiperidrose no couro cabeludo, deve-se aplicar a toxina também nessa área.

A diluição é de 2 a 5mL, utilizando 2U por ponto com uma distância de 2cm, até um total, em média, de 40 a 50U.

CONSIDERAÇÕES FINAIS

A hiperidrose é uma doença frequente que causa problemas funcionais e psicossociais, se refletindo na forma de viver do portador.

A toxina botulínica bloqueia a liberação do neurotransmissor acetilcolina, ou seja, a transmissão sináptica, produzindo a denervação química e cessando temporariamente a sudorese excessiva. É considerada a melhor opção, quando se levam em conta os riscos/benefícios.

O tratamento deve ser oferecido pelo médico, visto que muitos desconhecem essa possibilidade.

Trata-se de um tratamento de fácil realização, podendo ser aplicado com anestesia local, bloqueio, crioanestesia ou sedação.

Tem como desvantagens o alto custo, o efeito temporário (4 a 12 meses) e o desconforto das injeções múltiplas, sendo as duas últimas bem aceitas pelos pacientes quando veem os resultados. Portanto, é um tratamento seguro, eficaz, pouco invasivo e que apresenta alto índice de satisfação.

Referências

Bherta MT et al. Tratamento da hiperidrose plantar. Surgical & Cosmetic Dermatology 2011; 3(1).

Braune C, Erbguth F, Birklein F. Dose thresholds and duration of the local anhidrotic effect of botulinum toxin injections: measured by sudometry. Brit J Dermatol 2008; 144.

Campanati A, Lagalla G, Penna L, Gesuita R, Offidani A. Local neural block at the wrist for treatment of palmar hyperhidrosis with botulinum toxin: technical improvements. J Am Acad Dermatol 2004; 3:345-8.

Cobo P et al. Toxina botulínica na prática clínica: atlas de pontos musculares. Porto Alegre: Artmed, 2009:171-2.

Dias L et al. Eficácia da toxina botulínica no tratamento de hiperidrose. RevistaNeurociências 2001;9.

Halpern GM. Letter: severe anaphylactic reaction to intravenous cephaloridine in a pregnant patient. Med J Australia 1975; 11:366.

Kinkelin I, Hund M, Naumann M, Hamm H. Effective treatment of frontal hyperhidrosis with botulinum toxin A. Br J Dermatol 2000.

Krasna MJ. Thoracoscopic sympathectomy. Thoracic Surgery Clinics 2010; 2:323-30.

Krogstad AL et al. No compensatory sweating after botulinum toxin treatment of palmar hyperhidrosis. Brit J Dermatol 2005; 2:329-33.

_____ et al. Evaluation of objective methods to diagnose palmar hyperhidrosis and monitor effects of botulinum toxin treatment. Clinical neurophysiology (official journal of the International Federation of Clinical Neurophysiology) 2004; 8:1909-16.

Lessa LR, Fontenelle LF. Toxina botulínica como tratamento para fobia social generalizada com hiperidrose. Revista de Psiquiatria Clínica. São Paulo, 2011; 38(2).

Lowe N et al. The place of botulinum toxin type A in the treatment of focal hyperhidrosis. Brit J Dermatol 2004; 6:1115-22.

Reis G, Guerra ACS, Ferreira JPA. Estudo de pacientes com hiperidrose tratados com toxina botulínica: análise retrospectiva de 10 anos. Revista Brasileira de Cirurgia Plástica São Paulo Oct./Nov./Dec. 2011; 26(4).

Rosa SC, Magalhães AV, Macedo JLS. An experimental study of tissue reaction to polymethyl methacrylate (PMMA) microspheres (Artecoll) and dimethylsiloxane (DMS) in the mouse. Am J Dermatopathol 2008; 3:222-7.

Stolman LP. Treatment of excess sweating of the palms by iontophoresis. Archives of Dermatology 1987; 7:893-6.

Swartling C, Naver H, Lindberg M. Botulinum A toxin improves life quality in severe primary focal hyperhidrosis. European Journal of Neurology (the official journal of the European Federation of neurological Societies), 2001; 3:247-52.

Vorkamp T et al. Hyperhidrosis: evolving concepts and a comprehensive review. The Surgeon (journal of the Royal Colleges of Surgeons of Edinburgh and Ireland), 2010; 5:287-92.

Wollina U et al. Tumescent suction curettage versus minimal skin resection with subcutaneous curettage of sweat glands in axillary hyperhidrosis. Dermatologic surgery (official publication for American Society for Dermatologic Surgery), 2008; 5:709-16.

PARTE XV

PREENCHIMENTO CUTÂNEO

49

Classificação dos Preenchedores

Debora Cristina Campozan

Há muito tempo substâncias preenchedoras são utilizadas na prática clínica diária com finalidades tanto médicas como estéticas. Entretanto, com a evolução e a popularização da dermatologia estética, seu uso tem aumentado muito, graças aos resultados previsíveis, satisfatórios e seguros aliados a uma intervenção mínima.

Observa-se aumento considerável nesses produtos para preenchimentos, o que oferece inúmeras possibilidades de abordagens na pele. Ácidos hialurônicos estão disponíveis em várias concentrações e níveis de reticulação, promovendo resultados muito bons em alterações cutâneas e subcutâneas. Os volumizadores tornam possível a realização de lipoesculturas, com frequência complementares ao tratamento de rugas e depressões na pele.[1]

Por suas características muito peculiares entre si, os preenchedores podem ser classificados com base em diferentes aspectos.[2-6]

ABSORÇÃO PELO ORGANISMO

Esta classificação pode oferecer importantes informações sobre o uso apropriado de cada produto específico, norteando a indicação.

Biodegradáveis

Os preencheadores classificados como biodegradáveis são absorvidos pelo próprio organismo, por mecanismos fagocitários. A duração de seus efeitos é mais curta e eles comumente se associam a efeitos adversos mínimos.[7]

Não biodegradáveis

Os preenchedores não biodegradáveis têm componentes que não se degradam, ou seja, não são eliminados pelos fagócitos e permanecem indefinidamente no organismo.

Têm excelente durabilidade a longo prazo, porém estão associados a incidência aumentada de efeitos adversos, como a formação de granuloma e extrusão.[7]

DURABILIDADE

Esta classificação se baseia no tempo de permanência do preenchedor desde a implantação no tecido até sua absorção.

Permanentes

Também chamados de longa duração por alguns autores,[8] abrangem as substâncias cuja durabilidade no tecido é maior que 5 anos, sendo representrados por PMMA,[9] Metacrill® (Nutricel Laboratories, Rio de Janeiro, Brasil), constituído por microesferas de polimetilmetaclilato suspensas em gel de carboxigluconato, poliacrilamida e silicone (dimetilsiloxana) (os dois últimos não disponíveis no Brasil).

Semipermanentes

Com durabilidade entre 18 meses e 5 anos,[3,10,11] são representados por:
- **Hidroxiapatita de cálcio** – Radiesse® (Bioform Medical, San Mateo, CA, EUA):[12] composto por cristais sintéticos de hidroxiapatita de cálcio, idênticos aos do dente e dos ossos, formulado em microesferas suspensas em gel

aquoso de carboximetilcelulose com superfície regular e tamanho variável entre 25 e 45μ.[2]

Além do potencial de preenchimento, em fase tardia, após o aporte de macrófagos para a degradação do mesmo, gera um estímulo para a produção endógena de colágeno.[12-14]

O uso de hidroxiapatita demonstra baixa incidência de efeitos colaterais e não foi detectada a presença de calcificações ou osteogênese nas zonas de injeção.[2]

- **Ácido polilático (PLA)** – Sculptra®/New Fill® (EUA e Europa, respectivamente – Dermik Laboratories, Berwyn, PA; Sanofi Aventis, Paris, França): constituído de polímero sintético de natureza biocompatível e biodegradável, pertence a uma categoria de preenchedores que exercem seus efeitos a partir do estímulo à neocolagênese e, consequentemente, dos fibroblastos e colágeno tipo 1.[16,17]

O PLA se degrada entre 9 e 24 meses após sua introdução por uma via enzimática dependente de água e dióxido de carbono, mas o colágeno induzido pode ser constatado em até 24 meses.[17,18]

Apresenta resultados cosméticos satisfatórios,[17,19] inclusive em pacientes com lipoatrofia pelo vírus da imunodeficiência addquirida (HIV).[20]

Temporários

São os mais empregados para fins estéticos, tendo em vista que o processo de envelhecimento é dinâmico e, por isso, nem sempre é recomendada a correção permanente de um defeito, mas sim a aplicação das correções à medida que vão aparecendo os sinais do envelhecimento. De acordo com a Sociedade Americana de Cirurgia Plástica Estética, mais de 85% dos procedimentos de preenchimento são feitos com os derivados de ácido hialurônico. Espera-se aumento dessa porcentagem no futuro, pois não há outra classe rival que desfrute da mesma popularidade do ácido hialurônico, popularidade esta que advém da efetividade, reprodutibilidade, facilidade de aplicação e segurança.[1,21]

Dependentes de diversos fatores, como densidade do produto, volume aplicado e local de aplicação, dentre outros, os preenchedores temporários podem durar de 6 a 9 meses ou mais.[2]

Ácido hialurônico

O ácido hialurônico (AH) está presente em condições normais na matriz extracelular. Trata-se de um polissacarídeo (glicosaminoglicano dissacarídeo, composto por unidades alternadas repetidas de ácido D-glucurônico e N-acetil-D-glucosamina) com propriedades hidrofílicas, ou seja, uma afinidade muito grande pelas moléculas de água,[22] que tem a capacidade de absorver até 1.000 vezes sua massa em água.[23]

Aproximadamente 50% do AH corporal encontra-se na pele.[24]

O efeito preenchedor se deve, principalmente, ao volume gerado pelo produto injetado, mas foi demonstrado que há ativação e depósito de fibroblastos na derme, com consequente síntese de colágeno, restabelecendo os componentes perdidos da matriz da pele.[2,25]

Agente reticulador

Os preenchedores à base de AH são quimicamente modificados por agentes de reticulação ou *cross linking*, com intuito de melhorar suas propriedades mecânicas e duração *in vivo*. Sem a reticulação, o AH apresenta meia-vida de aproximadamente 24 horas.[23]

Os agentes de reticulação são substâncias responsáveis pela formação de pontes entre as moléculas, aumentando o tamanho, a densidade e, consequentemente, seu poder de preenchimento, suas propriedades mecânicas e duração *in vivo*.[26]

A reticulação altera a solubilidade do AH, mas os agentes reticuladores não raramente são considerados os responsáveis por reações alérgicas descritas com o procedimento.[27]

Há, portanto, um balanço ideal, em que o *cross linking* melhora a duração dos resultados, mantendo a biocompatibilidade e a fluidez durante a aplicação.[23]

Agentes reticuladores de cross linking
- DVS – divinilsulfona.
- BBBE – butanediol-diglicidil-éter.
- DEO – diepoxyoctane.

Anestésicos

- **Ácido hialurônico:** alguns preenchedores à base de AH são adicionados de anestésicos locais com a finalidade de diminuir a dor durante a aplicação, proporcionando mais conforto ao paciente. A adição de lidocaína não altera as propriedades do ácido hialurônico.[28]
- **Hidroxiapatita de cálcio:** apesar de não estar comercialmente disponível associada à lidocaína, alguns estudos mostram melhora da fluidez e diminuição significativa da dor quando o produto é prediluído em lidocaína.[29] Esta técnica recebeu aprovação da FDA em 2009. Apesar de um estudo ter demonstrado alterações nas características físicas da hidroxiapatita de cálcio quando a lidocaína é adicionada, essas mudanças parecem não ter relevância clínica.[30] Vale ressaltar que essa manipulação do produto pode se associar a maior risco de contaminação.

INDICAÇÕES

A indicação clássica dos preenchimentos é para o rejuvenescimento da face em todas as situações em que é necessária melhora do contorno, da relação côncavo:convexo e do efeito de luz e sombra. Seu uso isolado, e muitas vezes combinado com a injeção de toxina botulínica, promove resultados muito satisfatórios e com incidência baixa de efeitos secundários.[31,32]

As novas metas propostas para os preenchedores são alisar rugas, sulcos e, até mesmo, cicatrizes, volumizar depressões, amenizar irregularidades, flacidez e esculpir a face de maneira tridimensional.[23]

Os preenchedores estão contraindicados em casos de gravidez e lactação, e também não se recomenda seu uso em casos de atividade autoimune, imunossupressão e tratamentos com interferon.[33]

Também se recomenda que os pacientes evitem fármacos que induzam sangramentos, anti-inflamatórios não esteroides (AINE) e complexos vitamínicos que contenham vitamina E[34] antes da aplicação, em um esforço para prevenir sangramentos e evitar hematomas e equimoses.

Contribui também para sua popularidade o fato de os preenchedores, ao contrário de *lasers* e até mesmo de alguns *peelings* químicos, não serem contraindicados em fototipos altos (IV-V).[35]

PRINCIPAIS SÍTIOS DE APLICAÇÃO

Sulco nasogeniano

Graças às aplicações no sulco nasogeniano, os preenchedores se popularizaram. Para isso são descritas múltiplas técnicas (a mais comum é a de tunelização usando um volume de 0,5 a 2mL),[36,37] sendo possível desde o uso de ácido hialurônico e cristais de hidroxiapatita de cálcio, até o uso do ácido polilático, mas sem dúvida o sucesso se dá pela indicação correta e criteriosa do paciente e a aplicação precisa da técnica (Figuras 49.1 e 49.2).

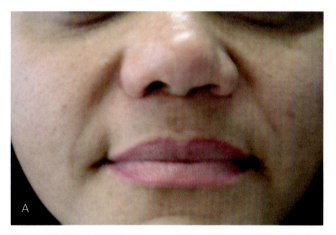
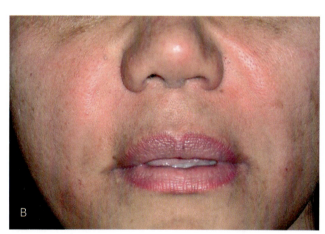

Figura 49.1A e B Aplicação em sulco nasogeniano, realizada em dois planos: 1mL de AH superficial de cada lado e 0,5mL de AH profundo de cada lado. (*Fonte*: acervo da autora.)

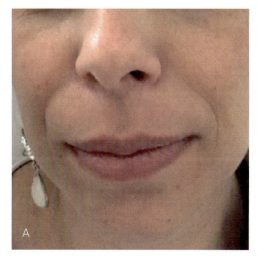
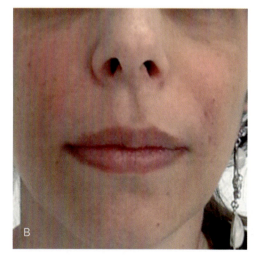

Figura 49.2A e B Aplicação em sulco nasogeniano de 0,5mL de ácido hialurônico de cada lado. (*Fonte*: acervo da autora.)

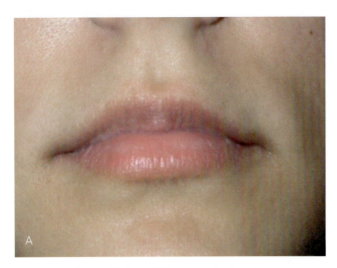 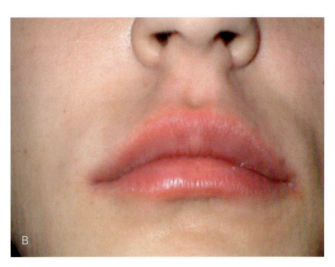

Figura 49.3A e B Restauração de volume e contorno dos lábios, totalizando 2mL. (*Fonte*: acervo da autora.)

Perilabial, contorno de lábios[38]

Nessa região, os preenchedores podem ser aplicados tanto para aumento e remodelação dos lábios como para correção de imperfeições, assimetrias e rítides perilabiais, chamadas de código de barras (nesta região geralmente associados à toxina botulínica) (Figura 49.3).

Por se tratar de uma região muito dinâmica e sujeita a degradação rápida, há apresentações específicas de ácidos hialurônicos para essa região, com maior número de reticulação, melhorando a durabilidade e promovendo aspecto mais natural ao preenchedor.

É indispensável bom senso no momento da aplicação labial. Não se deve promover aumento exagerado e caricato e nem mesmo buscar uma alteração muito drástica na arquitetura inicial, sob pena de provocar desarmonia facial.

Não se deve esquecer de avaliar e, se necessário, corrigir o filtro, pois este pode servir de sustentação e embelezar o lábio. Além disso, quando a pessoa envelhece, a distância nasolabial aumenta à custa da retração do filtro.

Cristais de hidroxiapatita[12,38] e PMMA não estão bem indicados nessa região.

Restauração do volume e contorno facial[2,20,38]

Técnica popularizada recentemente, com o advento dos volumizadores, é aplicada em múltiplas situações, sobretudo nas lipoatrofias e distrofias faciais, como as causadas pelo vírus da imunodeficiência humana (HIV). Podem ser usados os preenchedores de AH mais densos, com maior *cross linking*, PMMA e os cristais de hidroxiapatita de cálcio.

Olheiras e depressão do canal lacrimal[39]

Nessa região, evidencia-se a perda da convexidade natural entre a pálpebra inferior e a região malar, resultando em face cansada e sombra inestética. Isso se dá, normalmente, por herniação das bolsas de gordura infraorbitárias e aplanamento e queda das bolsas de gordura malares.

A injeção deve ser feita próximo ao periósteo, ou seja, por baixo da muculatura na zona de transição entre a pálpebra inferior e a região malar.

O procedimento é feito conforme as técnicas de tunelização ou mesmo de injeções em *bolus*.

Evitam-se preenchedores densos e permanentes, para que não ocorram irregularidades. Atualmente, têm sido preferido os polidensificados de AH, por serem considerados os que mais se ajustam ao local, promovendo aparência mais natural.

O volume pode variar entre 0,5 e 2,0mL em cada lado (Figura 49.4).

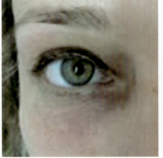 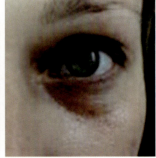

Figura 49.4 Preenchimento de olheira. À direita, já preenchido e, à esquerda, o pré-procedimento. Usou-se 0,3mL de AH de baixa densidade de cada lado. (*Fonte*: acervo da autora.)

Aumento malar[38,40,41]

Para promover uma aparência mais convexa, aplica-se o volume necessário, em região subperióstea, em leque ou *bolus*, e simulando o reposicionamento das bolsas de gordura. Alguns autores descrevem que a aplicação em *bolus* está associada a maior durabilidade do resultado.

Linhas de marionete[2,12,38]

Pregas que se desenvolvem nas laterais da comissura bucal geralmente estão associadas às pregas do sulco nasogeniano. De difícil manejo, devem ser corrigidas aos poucos para manutenção do aspecto natural (Figura 49.5). Planeja-se com a paciente o tratamento em duas ou mais sessões, para a correção gradual.

Rejuvenescimento das mãos

Seguindo a tendência facial, os pacientes têm aumentado a busca por rejuvenescimento de mãos. O envelhecimento intrínseco das mãos é caracterizado pela perda da elasticidade da derme e atrofia do tecido celular subcutâneo. Assim, veias, tendões e estruturas ósseas tornam-se aparentes; portanto, o rejuvenescimento das mãos é atingido com mais eficiência mediante a restauração do volume dos tecidos (Figura 49.6).[9]

Respeitando as particularidades técnicas de cada substância, pode-se indicar tanto o AH[2,42] como cristais de hidroxiapatita de cálcio.[2,9,43]

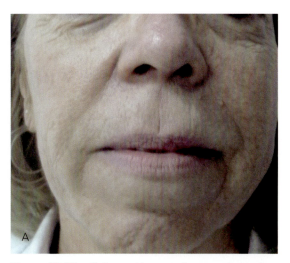 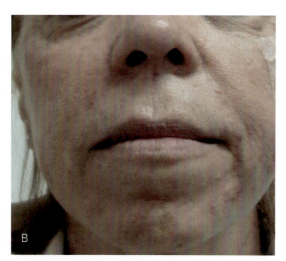

Figura 49.5A e B Preenchimento de rugas de marionete e sulco nasogeniano com AH. (*Fonte*: acervo da autora.)

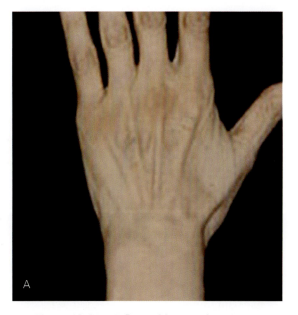 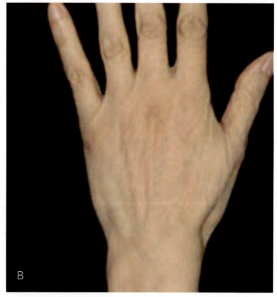

Figura 49.6A e B Preenchimento de mãos com uso de AH volumizador 1,5mL. (*Fonte*: acervo da autora.)

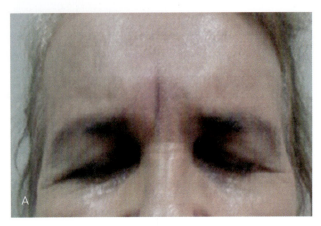
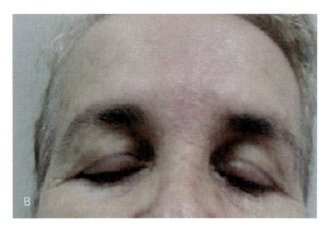

Figura 49.7A e B Preenchimento de glabela. (*Fonte*: acervo da autora.)

Glabela

Em geral, o procedimento de preenchimento é associado ao uso de toxina botulínica.[5] Uma vez obtida a paralisação muscular, usam-se os preenchedores para corrigir as depressões persistentes (Figura 49.7). Devem ser usados sempre os que podem ser injetados muito superficialmente. Não se aconselha o uso de preenchedores de derme profunda, pela possibilidade de atingirem a artéria angular e produzirem complicações graves de necrose cutânea.[34]

Remodelação nasal

A remodelação nasal mostra-se uma alternativa muito atraente em relação à cirurgia convencional, especialmente quando se deseja aproveitar a ocasião para elevar a ponta do nariz.

Recomenda-se plicar a pele durante o procedimento, para evitar a difusão lateral. São suficientes volumes pequenos, 0,5 a 1mL, para a obtenção do efeito desejado.[2,44] Pode ser indicada tanto para correções em dorso nasal como para induzir levantamento na ponta nasal.

Periorbital

A região periorbital é o local preferido para o surgimento de rugas hipercinéticas e de expressão, sendo, portanto, mais indicado o uso de toxina botulínica. Em algumas situações, os preenchedores podem ser aplicados, geralmete para correção de uma linha residual.

Trata-se de uma das áreas mais delicadas e complicadas de se tratar. Por isso, recomenda-se certa experiência. Alguns casos relatados de complicações provavelmente se relacionam com má técnica.[45] Esse tipo de complicação pode ser minimizado mediante o bloqueio nervoso com anestésico com vasoconstritor, com o uso de agulhas 30G, injetando pouca quantidade e depositando lentamente.[2]

Alguns autores recomendam sempre o uso de preenchedores de AH de menor viscosidade, o que torna possível um controle melhor da dose e do lugar onde se deposita; além disso, observa-se menos inflamação ou edema.[46]

Elevação das sobrancelhas

A elevação da sobrancelha por meio do uso de preenchedores, com o objetivo de aumentar a definição da órbita, promove, em alguns casos, uma aparência melhor que a cirurgia tradicional.[46]

Restabelecimento do volume das têmporas

A perda de volume nas têmporas é um sinal precoce do envelhecimento com frequência negligenciado tanto pelo médico como pelo paciente. A projeção da têmpora melhora o contorno do terço superior da face, com o efeito secundário de alongamento e *lifting* da lateral da sobrancelha.[48]

Cicatrizes atróficas de acne

De difícil manuseio, as cicatrizes atróficas de acne apresentam-se como um desafio na prática diária. Estudos mostram que a injeção de pequenos volumes em múltiplas sessões pode melhorar a aparência e dar regularidade ao tecido implantado.[5]

Nesses casos, também tem sido descrito o uso de ácido polilático com bons resultados a longo prazo.[49]

Lóbulo da orelha

Com a flacidez oriunda do envelhecimento, essa região é atingida e forma pregas, apresentando-se inestética. A injeção de preenchedor melhora esse aspecto e, com doses mínimas, restabelece a arquitetura local. É interessante observar que, nessa região, o procedimento tende a ser mais duradouro que o habitual, por se tratar de ser um local de pouca atividade metabólica.[5]

Referências

1. Beasley KL, Weiss MA, Weiss RA. Hyaluronic acid fillers: a comprehensive review. Facial Plastic Surg 2009; 25:86-94.
2. Sanchez-Carpintero A, Candelas D, Ruiz-Rodriguez R. Materiales de relleno: tipos, indicaciones e complicaciones. Unidad de Dermatología, Clínica Rúber, Madrid, España.
3. Ogden A, Griffiths TW. A review of minimally invasive cosmetic procedures. Br J Dermatol 2008; 159:1036-50.
4. Buck DW, Alam M, Kim JYS. Injectable fillers for facial rejuvenation: a review. J Plast Reconstr Aesthet Surg 2009; 62:11-8.
5. Carruthers JDA, Glogau RG, Blitzer A et al., and the Facial Aesthetics Consensus Group Faculty. Advances in facial rejuvenation: toxin botulinum type a, hyaluronic acid dermal fillers, and combination therapies – consensus recommendations. Plast Reconstr Surg 2008; 121(Suppl):5-30.
6. Thioly-Bensoussan D. Non-hyaluronic acid flillers. Clin Dermatol 2008 Mar-Apr; 26(2):160-76.
7. Weinkle S. The science of dermal fillers: Classification of dermal fillers.
8. Jones DH. Semipermanent and permanent injectable fillers. Dermatol Clin 2009; 27(4):433-44.
9. Kühne U, Imhof M. Treatment of the ageing hand with dermal fillers. J Cutan Aesthet Surg 2012 Jul; 5(3):163-9.
10. Busso M, Karlsberg PL. Cheek augmentation and rejuvenation using injectable calcium hydroxylapatite (Radiesse). Cosmetic Dermatol 2006; 19:583-8.
11. Golberg DJ. Calcium hydroxylapatite. In: Fillers in cosmetic dermatology. Abingdon, England: Informa UK Ltd., 2006:81-109.
12. Radiesse [package insert]. San Mateo, CA: BioForm Medical, Inc; 2009.
13. Marmur ES, Phelps R, Goldberg D.J. Clinical, histologic and electron microscopic findings after injections of a calcium hydroxiapatite filler. J Cosmet Laser Ther 2004; 6:223-6.
14. Coleman KM, Voigts R, De Vore DP, Termin P, Coleman WP III. Neocollagenesis after injection of calcium hydroxylapatite composition in a canine model. Dermatol Surg 2008; 34(suppl1):S53-S55.
15. Berlin AL, Hussain M, Goldberg DJ. Calcium hydroxylapatite filler for facial rejuvenation: a histologic and immunohistochemical analysis. Dermatol Surg 2008; 34(suppl1):S64-S67.
16. Gogolewski S, Jovanovic M, Perren SM, Dillon JG, Hughes MK. Tissue response and in vivo degradation of selected polyhydroxyacids: polilactides (PLA), poly (3-hydroxibutyrate) (PHB), and poly (3-hydroxybutyrate-co-3-hydroxyvalerate) (PHB/VA). J Biomed Mater Res 1993; 27:1135-48.
17. Vleggaar D. Soft tissue augmentation and the role of poly-L-lactic acid. Plast Reconstr Surg 2006; 118(Suppl):46S-54.
18. Bauer U. Improvement of facial aesthetics at 40 months with injectable poly-L-lactic acid (PLLA). Huston: Society of Aesthetic Plastic Surgery, 2004.
19. Salles AG, Lotierzo PH, Giménez R, Camargo CP, Ferreira M.C. Evaluation of the poly-L-lactic acid implant for the treatment of the nasolabial fold: 3 year follow-up evaluation. Aesth Plast Surg 2008; 108:496-504.
20. Moyle GJ, Brown S, Lysakova L, Barton SE. Long term safety and efficacy of poly-L-lactic acid in the treatment of HIV-related facial lipoatrophy. HIV Med 2006; 7:181-5.
21. Pons-Guiraud A. Classification of the fillers available in France. Ann Dermatol Venereol 2008 Jan; 135(1 Pt 2):1S27-34.
22. Kablik J, Monheit GD, Yu L, Chang G, Gershkovich J. Comparative physical properties of hyaluronic acid dermal fillers. Dermatol Surg 2009; 35:302-12.
23. Baumann L, Blyumin M, Saghari S. Cosmetic dermatology: principles and practice 2009:191-211.
24. Hascall V, Laurent T. Hyaluronan: structure and physical properties. Hyaluronan Today. 1997. Disponível em: http://www.glycoforum.gr.jp/science/hyaluronan/hyaluronanE.html Acesso em: 28 de jun de 2010.
25. Wang F, Garza LA, Kang S et al. In vivo stimulation of the novo collagen production cause by cross-linked hyaluronic acid dermal filler injection in photodamaged human skin. Arch Dermatol 2007; 143:155-63.
26. Edsman K, Nord LI, Ohrlund A, Lärkner H, Kenne AH. Gel properties of hyaluronic acid dermal fillers. Dermatol Surg 2012 Jul; 38(7 Pt 2):1170-9.
27. Clark CP. Animal-based hyaluronic acid fillers: scientific and technical considerations. Plastic Reconstr Surg 2007; 120(Suppl):27S--32S.
28. Segura S, Anthonioz L, Fuchez F, Herbage B. A complete range of hyaluronic acid filler with distinctive physical properties specifically designes for optimal tissue adaptations. J Drugs Dermatol 2012 Jan; 11(1 Suppl):s5-8.
29. Marmur E, Green L, Busso M. Controlled, randomized study of pain levels in subjects treated with calcium hydroxylapatite premixed with lidocaine for correction of nasolabial folds. Dermatol Surg 2010; 36:309-15.
30. Busso M, Voigts R. An investigation of changes in physical properties of injectable calcium hydroxylapatite in a carrier gel when mixed with lidocaine and with lidocaine/epinephrine. Dermatol Surg 2008; 34(suppl1):S16-S23.
31. Klein AW, Fagien S. Hyaluronic acid fillers and botulinum toxin type A: a rationale for their individual and combined use for injectable facial rejuvenation. Plast Reconstr Surg 2007; 120 (6 Suppl):81S-88S.
32. Michaels J, Michaels B. Coupling advanced injection techniques for cosmetic enhancement. Cosmetic Journal 2008; 21:3 1.
33. Descamps V, Landry J, Francès C, Marinho E, Ratziu V, Chosidow O. Facial cosmetic filler injections as possible target for systemic sarcoidosis in patients treated with interferon for chronic hepatitis C: two cases. Dermatology 2008; 217:81-4.
34. Cohen JL. Understanding, avoiding, and managing dermal filler complications. Dermatol Surg 2008; 34(Suppl 1):S92-9.
35. Grimes PE, Thomas JA, Murphy DK. Safety and effectiveness of hyaluronic acid fillers in skin of color. J Cosmet Dermatol 2009; 8:162-8.
36. Arlette JP, Trotter MJ. Anatomic location of hyaluronic acid filler material injected into nasolabial fold: a histologic study. Dermatol Surg 2008; 34(Suppl 1):S56-63.
37. Rubin MG. Treatment of nasolabial folds with fillers. Aesthet Surg J 2004; 24:489-93.
38. Hilinski JM, Cohen SR. Volumetric use of injectable fillers in the face 2008:77-92.
39. Lambros VS. Hyaluronic acid injections for correction of tear trough deformity. Plast Reconstr Surg 2007; 120(Suppl): 74-80.
40. Mills DC, Camp S, Mosser S, Sayeg A, Hurwitz D, Ronel D. Malar augmentation with a polymethylmethacrylate-enhanced filler: assessment of a 12-month open-label pilot study. Aesthet Surg J 2013 Mar; 33(3):421-30.
41. Sadick NS, Manhas-Bhutani S, Krueger N. A novel approach to structural facial volume replacement. Aesth Plast Surg 2013 Jan 29 [Epub ahead of print].
42. Williams S, Tamburic S, Stensvick H, Weber M. Changes in skin physiology and clinical appearance after microdroplet placement of hyaluronic acid in aging hands. J Cosmet Dermatol 2009; 8:216-25.
43. Marmur ES, Al Quran H, De Sa Earp AP, Yoo J.Y. A five-patient satisfaction pilot study of calcium hydroxylapatite injection for treatment of aging hands. Dermatol Surg 2009; 35:1978-84.

44. Gladstone HB, Cohen JL. Adverse effects when injecting facial fillers. Sem Cutan Med Surg 2007; 26:34-9.
45. Colleman SR. Avoidance of arterial occlusion from injection of soft tissue fillers. Aesth Surg J 2002; 22:555-7.
46. Wu WTL. Periorbital rejuvenation with injectable fillers. In: Cohen SR. Born TM (eds.). Facial rejuvenation with fillers. Spain: Saunders Elsevier; 2009:93-105.
47. Lambros V. Volumizing the brow with hyaluronic acid fillers. Aesth Surg J 2009 May-Jun; 29(3):174-9.
48. Rose AE, Day D. Esthetic rejuvenation of the temple. Clin Plast Surg 2013 Jan; 40(1):77-89.
49. Sadove R. Injectable poly-L-lactic acid: a novel sculpting agent for the treatment of dermal fat atrophy after severe acne. Aesth Plast Surg 2009; 33:113-6.

50

Ácido Hialurônico

Rozana Castorina da Silva

As técnicas de preenchimento cutâneo constituem procedimentos cirúrgicos minimamente invasivos por meio do uso de materiais de preenchimento, os quais produzem aumento ou reposição de volume local.

Entre os preenchedores cutâneos, o ácido hialurônico (AH) se destaca por suas características clínicas, promovendo procedimentos muito eficazes e relativamente seguros no rejuvenescimento facial.

HISTÓRICO

O AH surgiu na medicina como material preenchedor intra-articular em casos de osteoartrite, o gel de ácido hialurônico,[1] obtido a partir de moléculas de polissacarídeo interligadas entre si, não servindo para implante cutâneo.[2]

O AH utilizado para implante cutâneo é obtido por meio de cultura de bactérias.

CARACTERÍSTICAS

O AH é um polissacarídeo encontrado naturalmente na derme.

O AH polimerizado é obtido por meio da fermentação de bactérias ou a partir da extração animal e apresenta algumas diferenças quanto às características de plasticidade. É característica a perda de volume com o tempo, sem produzir fibrose. Ocorre reabsorção gradativa e total do material cerca de 6 meses a 1 ano a partir de sua aplicação.[3,4]

INDICAÇÕES

As indicações de preenchimento com AH são: rugas superficiais, rugas de média profundidade, sulcos mento-labiais, sulcos nasogenianos, modificações dos contornos faciais e cicatrizes deprimidas da face.[3]

APRESENTAÇÕES COMERCIAIS

O AH é encontrado nas seguintes apresentações: Restylane®, Perlane®, Hylaform®, Juvederm®, Teosyal® e Renova®. O Dermalive® e o Dermadeep® são preenchedores bifásicos que também apresentam AH em sua composição.

O Restylane® contém uma concentração maior de AH que o Hylaform®.[5,6]

CARACTERÍSTICAS

Após o implante, o AH localiza-se entre os feixes de colágeno. Ocorre a expansão do AH por absorção de água. A injeção do AH é feita na derme média. O Restylane® e o Hylaform® são aplicados utilizando-se agulhas 30G e o Perlane®, 27½.[5]

A agulha é acoplada à seringa por meio de um suporte rosqueado, para que não se desconecte. A técnica para rugas superficiais é linear-traçante-retrógrada ou ponto a ponto.[7]

VANTAGENS

O AH apresenta algumas vantagens como preenchedor, como, por exemplo, maior duração do efeito, baixo risco de processos alérgicos e o fato de ser facilmente implantado.

CONSIDERAÇÕES FINAIS

As técnicas de preenchimento cutâneo com AH constituem procedimentos bastantes seguros. Não apresentam efeitos adversos e, quando ocorre alguma complicação, esta é decorrente da técnica inadequada. Essas complicações têm caráter transitório. Os prenchimentos com AH são bastantes eficazes no rejuvenescimento e na recuperação funcional e estética da face.

Referências

1. Wright KE, Maurer SG, Di Cesare PE. Viscossupplementation for osteoarthritis. Am J Orthop 2000; 29:80-8.
2. Balazs EA, Denlinger JL. Viscossupplementation: a new concept in the treatment of osteoarthritis. J Rheumatol 1993; (suppl. 39):3-9.
3. Isaac C. Substâncias biodegradáveis. In: Maio M. Tratado de medicina estética. Vol. II. São Paulo: Roca, 2004.
4. Hexsel D, Dal'Forno T. Técnicas de preenchimento cutâneo. In: Ramos-e-Silva M, Castro MCR. Fundamentos de dermatologia. São Paulo: Atheneu, 2010.
5. Klein AW. Temporary fillers. In: Nouri K, Leal-Khouri S. Techniques in dermatology surgery. Miami: Mosby, 2003:281-92.
6. Benedetto A, Karam P. Facial rejuvenation. In: Parish LC, Brenner S, Ramos-e-Silva M. Women's dermatology. London: Parthenon, 2001: 547-76.
7. Duranti F, Salti G, Bovani B, Calandra M, Rosati ML. Injectable hyaluronic acid gel for soft tissue augmentation. A clinical and histologycal study. Dermatol Surg 1998; 24(12):1317-25.

51

Ácido Poli-L-lático: Melhores Indicações

Lúcia Helena Sampaio de Miranda

A área médica, em especial a dermatologia, vem se beneficiando nas últimas décadas das muitas técnicas e produtos utilizados para preenchimento e volumização. O objetivo maior é tentar minimizar os sinais do envelhecimento, como rugas e a perda do volume por redução do tecido celular subcutâneo, além do fotoenvelhecimento, sendo o ácido poli-L-lático uma das melhores opções e a vedete do momento.

O ácido poli-L-lático é um polímero biocompatível, inerte e totalmente reabsorvível, biodegradável e imunologicamente inativo. Sua forma cristalina e seu alto peso molecular (140.000 dáltons) asseguram lenta reabsorção e prolongada duração de preenchimento tecidual. Além disso, observa-se ausência de reações de imunogenicidade.

No Brasil, foi aprovado para uso em lipoatrofia relacionada ao HIV, o que já é rotina nos EUA, e vem sendo usado *off label* para fins cosméticos.

Quando injetado, sempre em um plano profundo, na junção da derme-hipoderme, tem a função de estimular os fibroblastos a produzirem um novo colágeno para restauração do volume perdido da pele.

O efeito de volume ou *lifting*, expresso por espessamento na derme, geralmente é observado após a segunda aplicação, com intervalo de cerca de 2 meses, com resposta que dura até 2 anos.

O importante é ressaltar que pode ser dada vida longa a esse procedimento, orientando os pacientes a fazerem, após o tratamento inicial, uma ou duas aplicações anuais.

A principal via de eliminação do ácido poli-L-lático é por degradação, conversão em monômeros de ácido lático com eliminação pulmonar sob a forma de gás carbônico.

O produto é de fácil aplicação, porém se faz necessário treinamento adequado para utilização segura.

As principais indicações do ácido poli-L-lático são:
- Pacientes com lipoatrofia em qualquer estágio.
- Sulcos nasogenianos.
- Rugas de moderadas a profundas.
- Deficiência de contorno.
- Celulite e flacidez nas mais diversas áreas, especialmente glúteos, coxas e abdome.
- Faces envelhecidas e pele afinada.
- Flacidez dérmica tricipital.

RECONSTITUIÇÃO

O produto deve ser diluído ou reconstituído em água destilada (flaconetes de 10mL) e ficar em repouso dentro da embalagem de 24 a 72 horas para posterior aplicação, porém não há consenso quanto ao volume utilizado, variando, segundo as publicações, de 4,5 a 8mL (média de 6mL), associados a anestésicos com vasoconstritor no momento da aplicação.

Na prática, é preferível manter a diluição padrão de 6mL para a face e 20mL para o corpo. O produto deve ser mantido em temperatura ambiente e agitado imediatamente antes do procedimento.

TÉCNICA DE APLICAÇÃO

Várias técnicas podem ser usadas, porém a mais utilizada é a retrógrada cruzada, com introdução da agulha na junção derme-hipoderme ou no tecido subcutâneo e aplicação de 0,05 a 0,1mL por ponto, dependendo do objetivo do médico, *lifting* ou volume (Figura 51.1).

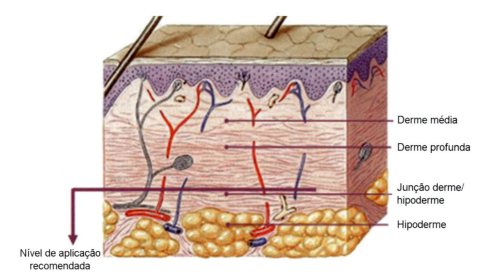

Figura 51.1 Técnica de aplicação – nível de aplicação do produto.

Além da técnica com agulha, o uso de microcânulas permite o acesso a planos mais profundos, com maior conforto e menor incidência de hematomas.

Para o sucesso do procedimento são necessárias de uma a nove sessões (em média três sessões) com intervalos de 4 a 6 semanas, para evitar sobrecorreção.

É fundamental a massagem realizada pelo médico após a aplicação, até mesmo para orientar o(a) paciente quanto à pressão a ser imposta e aos movimentos corretos, um dos principais pilares do tratamento.

PLANO DE APLICAÇÃO EM DERME PROFUNDA OU TECIDO SUBCUTÂNEO

Efeitos colaterais

Raramente ocorrem efeitos colaterais. Quando ocorrem, principalmente por aplicação em planos errados, o mais comum é a presença de pápulas ou nódulos subcutâneos. Sua incidência, porém, pode ser reduzida por meio de maior diluição, aplicação no tecido subcutâneo, massagem após a aplicação e orientações para massagens posteriores em domicílio.

O conhecimento técnico e anatômico do profissional, bem como treinamento adequado e uso em áreas corporais apropriadas ao tratamento, garante a eficácia e o sucesso terapêutico.

Grande parte das publicações refere-se à utilização do ácido poli-L-lático no rejuvenescimento facial e cervical, sendo escassos os estudos que mencionam outras áreas corporais, como mãos e colo.

Tratamentos para melhora dos sinais do envelhecimento na pele dos braços, como flacidez, têm sido descritos e abordados: radiofrequência, infravermelho, preenchimentos e técnicas cirúrgicas, o que, além de ser extremamente invasivo, sempre deixa uma cicatriz. Após comprovados resultados no tratamento facial e do dorso das mãos, em outubro de 2009, Daniel Coimbra iniciou um tratamento revolucionário com a aplicação do ácido poli-L-lático em outras áreas extrafacias, como as regiões medial e anterior dos braços, faces anterior e medial das coxas e abdome. O sucesso foi absoluto, pois os resultados são promissores e comprováveis logo após a primeira aplicação, com franca retração do colágeno nas regiões tratadas.

Técnica descrita

Uso corporal

O produto deve ser reconstituído, 24 a 72 horas antes do procedimento, com 8mL de água destilada estéril (flaconetes de 10mL) e preservado em temperatura ambiente. No momento da aplicação, o frasco deve ser agitado vigorosamente até a homogeneização do produto, adicionando 2mL de lidocaína com vasoconstritor.

Paralelamente, prepara-se solução de 10mL, utilizando 8mL de água destilada e 2mL de lidocaína a 2%, com ou sem vasoconstritor (dado o grande volume obtido). Assim, somando-se os volumes do frasco e da solução, a diluição final utilizada por frasco de ácido poli-L-lático é de 20mL.

A região do braço a ser tratada é demarcada e dividida em quatro quadrantes. Utilizando seringas Luer-lock de 1mL, aspira-se 0,4mL do produto e 0,6mL da solução.

A aplicação é realizada com técnica retrógrada linear ou cruzada, como habitualmente, depositando-se aproximadamente 0,05mL do produto na derme profunda em cilindros paralelos ou cruzados.

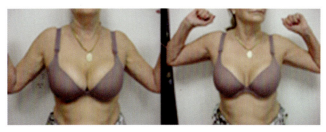

Figura 51.2 Aplicação do ácido poli-L-lático nos braços: antes e imediatamente após. (*Fonte*: acervo da autora.)

Em cada quadrante utiliza-se, aproximadamente, 1,25mL do produto, totalizando 5mL por braço. Após a aplicação, é realizada massagem vigorosa no local tratado durante 10 a 15 minutos, e o(a) paciente é orientado(a) a realizar o mesmo procedimento em casa, duas vezes ao dia, durante 10 a 20 dias.

Em cada sessão são utilizados 10mL do produto para os dois braços; na face, 6mL. O número de sessões varia de duas a quatro com intervalos de, aproximadamente, 4 semanas (Figura 51.2).

Uso facial

O produto é reconstituído com 4 a 6mL de água destilada estéril (flaconetes de 10mL) e preservado em temperatura ambiente por 24 a 72 horas. No momento da aplicação, adicionam-se 2mL de lidocaína com vasoconstritor.

A aplicação é realizada com técnica retrógrada linear ou cruzada, como habitualmente, depositando-se aproximadamente 0,05 a 0,1mL do produto na derme profunda.

Após a aplicação, é realizada massagem vigorosa no local tratado durante 10 minutos, e o(a) paciente é orientado(a) a realizar o mesmo em casa, duas vezes ao dia, durante 10 dias.

O resultado obtido pela paciente mostrado na Figura 51.3 se mantém e apresenta melhora cada vez maior, haja vista que são feitas duas aplicações anuais do ácido poli-L--lático.

Deve ser ressaltado que o médico que atua nesse ramo da dermatologia deve ter um olhar visagista, respeitando aspectos individuais do(a) paciente, bem como mantendo a harmonia e a naturalidade, evitando exageros e desfigurações do(a) paciente.

Uso no pescoço e nas mãos

Usa-se a diluição preconizada para tratamento corporal, tanto com técnica linear como retrógrada.

CONSIDERAÇÕES FINAIS

Os resultados efetivos são claros 4 semanas após a primeira aplicação, notadamente pela melhora da textura da pele no local tratado e a diminuição da flacidez, porém os resultados são mais evidentes a partir da segunda aplicação.

A dermatologia vem evoluindo em determinadas áreas, especialmente no tratamento do envelhecimento cutâneo por meio do rejuvenescimento com o uso de técnicas menos invasivas, não cirúrgicas. Nesse contexto, vem ganhando maior número de adeptos ao longo dos anos. Uma estratégia importante para reverter os sinais de envelhecimento consiste na reposição de volume no tecido fibroconjuntivo. A técnica de aplicação de ácido poli-L-lático estimula a reposição desse volume por neocolagênese e proporciona à face envelhecida uma aparência natural. As áreas de maior indicação são o terço inferior da face, a região malar e os sulcos nasolabiais e labiomentonianos.

Dentre as indicações do ácido poli-L-lático ressalta-se seu uso no tratamento de pescoço, colo e dorso das mãos.

Vale ressaltar que a profundidade da aplicação interfere no resultado obtido pelo tratamento.

O local indicado é a derme profunda ou o subcutâneo, diminuindo assim a possibilidade de formação de nódulos, porém mantendo o produto em contato com os fibroblastos, o que provavelmente leva a maior produção de colágeno e melhores resultados.

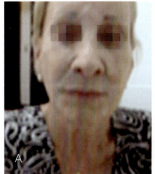
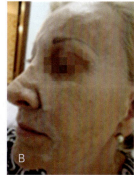
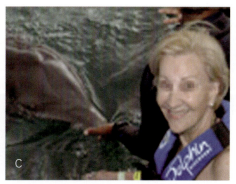
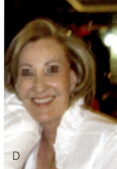

Figura 51.3A e B Agosto de 2010. C Janeiro de 2011. D Outubro de 2011.

Mostra-se muito satisfatório o uso de ácido poli-L-lático em combinação com toxina botulínica, hidroxiapatita de cálcio e ácido hialurônico, em procedimentos combinados e complementares para o rejuvenescimento da face.

Neste momento, é cada vez maior a busca por procedimentos mais seguros, eficazes e minimamente invasivos e, obviamente, com comprovação científica. Com a nova indicação do ácido poli-L-lático corporal estão sendo proporcionados resultados efetivos e duráveis, possibilitando a resolução de problemas que há bem pouco tempo só era possível por meio de cirurgia plástica. O ácido poli-L-lático pode, sem dúvida, ser considerado "cirurgia plástica sem cortes".

Referências

Apikian M, Roberts S, Goodman GJ. Adverse reactions to polylactic acid injections in the periorbital area. J Cosmet Dermatol 2007; 6(2):95-101.

Distante F, Pagani V, Bonfigli A. Stabilized hyaluronic acid of non-animal origin for rejuvenating the skin of the upper arm. Dermatol Surg 2009; 35(Suppl 1):389-93.

Garcia RC, Garcia AC. Uso de microcânulas em tratamento de restauração do volume facial com ácido poli-L-láctico. Surg Cosmet Dermatol 2011; 3(1)74-6.

Lowe NJ, Maxwell CA, Lowe P, Shah A, Patnaik R. Adverse reactions to dermal fillers: Review. Dermatol Surg 2005; 31(11 pt 2):1616-25.

Lowe NJ, Maxwell CA, Lowe P, Shah A, Patnaik R. Injectable Poly-l-lactic acid: 3 years of aesthetic experience. Dermatol Surg 2009; 35 (Suppl 1):344-9.

Mazzuco R, Hexsel D. Poly-L-lactic acid for neck and chest rejuvenation. Dermatol Surg 2009; 35(8):1228-37.

Murad A, Hayes G, Edward MK et al. ASDS guideines of care: injectable fillers. Dermatol Surg 2008; 34(Suppl 1):115-48.

Palm MD, Woodhall KE, Butterwick KJ, Goldman MP. Cosmetic use of Poly-l-lactic acid: a retrospective study of 130 patients. Dermatol Surg 2010; 36(2):161-70.

Peterson JD, Goldman MP. Rejuvenation of the aging chest: a review and our experience. Dermatol Surg 2011; 37(5):555-71.

Redaelli A, Forte R. Cosmetic use of polylactic acid: report of 568 patients. J Cosmet Dermatol 2009; 8(4):239-48.

Redaelli A. Cosmetic use of polylactoc acid for hand rejuvenation: report on 27 patients. J Cosmet Dermatol 2006; 5(3):233-8.

Reed LS, Hyman JB. Minimal incision brachioplasty: refining transaxillary arm rejuvenation. Aesthet Surg J 2007; 27(4):433-41.

Sukal SA, Geronemus RG. Thermage: the nonablative radiofrequency for rejuvenation. Clin Dermatol 2008; 26(6):602-7.

Teimourian B, Malekzadeh S. Rejuvenation of the upper arm. Plast Reconstr Surg 1998; 102(2):545-51; discussion 552-3.

52

Hidroxiapatita de Cálcio: Melhores Indicações

Lúcia Helena Sampaio de Miranda

A PELE

Fonte de prazer como nenhuma outra região do corpo, a pele é o lócus da individualidade, autoestima e autoimagem, e sempre provoca a primeira impressão. É um tema que transcende.

Afinal, o que caracteriza uma pele jovem? Na verdade, não é um conceito tão simples como parece. Uma pele sã ou eudérmica compreende fatores fundamentais, como flexibilidade e elasticidade, ausência de discromias, aspecto liso e aveludado, relevo fino e não brilhante, ausência de sinais ou lesões, bem como queratinização, descamação, secreção sebácea, manto hidrolipídico e suor em equilíbrio.

Mesmo sã, a pele envelhece, e é impossível falar sobre pele sã sem pensar na pele envelhecida. Nesse contexto, os principais sinais do envelhecimento são as alterações na textura (queratoses actínicas, queratoses seborreicas, melanodermias), xerose, rugas, sulcos ou ptoses e flacidez.

A radiação solar (UVA, UVB e luz visível) é considerada o fator principal na gênese do envelhecimento.

O envelhecimento pode ser classificado de duas formas. Por um lado, o envelhecimento intrínseco ou cronológico se inicia a partir da quarta década de vida e é natural, relacionado com a genética, déficits hormonais e diminuição de melanócitos e da produção de colágeno, e de certa maneira esperado. Por outro lado, o envelhecimento extrínseco está mais relacionado com o estilo de vida e os cuidados básicos, como fotoproteção, alimentação saudável, controle do estresse, tabagismo e alcoolismo, dentre outros.

O envelhecimento intrínseco, ou cronescência, manifesta-se por alterações na textura da pele, na elasticidade, perda de volume ou flacidez, sulcos ou rugas.

A maior parte do envelhecimento extrínseco, ou fotoenvelhecimento ou dermato-heliose, se deve à radiação solar, que tem efeito acumulativo, e cuja maior gravidade depende do fototipo, da frequência e do tempo de exposição ao longo da vida. As principais alterações da pele relacionadas com o sol são elastose solar, leucodermia solar, poiquilodermia solar, queilite actínica e queratose actínica.

O que existe hoje para atenuar os sinais do tempo e, por outro lado, postergar e prevenir os efeitos indesejáveis do fotoenvelhecimento?

Diversos procedimentos são realizados no sentido de melhorar o aspecto da face ou do corpo, dentre os quais se destacam os preenchedores cutâneos.

PREENCHEDORES CUTÂNEOS

Atualmente, um dos grandes desafios da dermatologia moderna consiste na utilização de materiais disponíveis no mercado para rejuvenescimento facial e corporal dos mais diferentes tipos e características. Nos últimos 20 anos surgiram métodos, procedimentos e materiais ofertados no campo da dermatologia estética. Duas categorias de implantes estão disponíveis para utilização: implantes biodegradáveis, de origem animal, biológicos ou sintéticos, que têm como característica a absorção pelo organismo, e os implantes não biodegradáveis ou permanentes, de origem sintética.

Alguns critérios são pré-requisitos para a escolha e são importantes para o conhecimento médico e sua decisão terapêutica:

- **Biocompatibilidade:**
  - Polímero.
  - Oligômero, monômero residual, produtos de degradação.

- Forma.
- Propriedades de superfície.
- Características de degradação.
• **Biofuncionalidade:**
  - Propriedades físicas.
  - Propriedades mecânicas.
  - Propriedades biológicas.
• **Estabilidade:**
  - Tratamento.
  - Esterilização.

Os critérios descritos, assim como as características físico-químicas de cada material, certamente influenciarão a estabilidade, a biocompatibilidade e o tempo de duração no tecido, bem como se apresenta ou não características de estímulo à neocolagênese, o grande diferencial do momento.

HIDROXIAPATITA DE CÁLCIO

A hidroxiapatita de cálcio (Radiesse®, BioForm Medical, San Mateo, Califórnia) é um preenchedor cutâneo injetável sintético composto por microesferas de hidroxiapatita de cálcio (30%) suspensas por um gel carreador de caboximetilcelulose (70%). A uniformidade das micropartículas, que variam de 25 a 45µ, garante a segurança em relação à forma de degradação no organismo, fagocitose e à migração para outros sítios que não foram tratados. Os componentes da hidroxiapatita de cálcio são naturalmente produzidos no organismo humano, corroborando com uma condição fundamental para esse tipo de procedimento, a biocompatibilidade.

A hidroxiapatita de cálcio apresenta-se com um duplo efeito imediatamente após a aplicação:
• Preenchimento imediato.
• Efeito duradouro, por cerca de 18 a 24 meses.

Características da hidroxiapatita

Dentre as várias características apresentadas pelo produto, chamam a atenção as de maior relevância:
• **Biocompatibilidade:** as micropartículas contêm superfície lisa e formas regulares, proporcionando um aumento maior do tecido sob a forma de fibroblastos e fibras colágenas neoformadas. Uma monocamada de macrófagos circunda a superfície das micropartículas, comprovando a biocompatibilidade, ao passo que micropartículas com superfície rugosa e tamanho e forma irregulares promovem a formação de granuloma de corpo estranho como característica predominante da resposta biológica a longo prazo nos preenchedores definitivos (Figura 52.2).

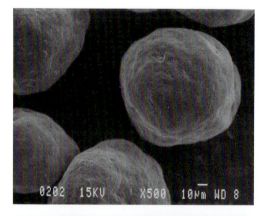
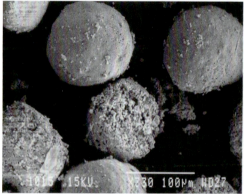
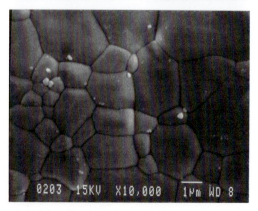

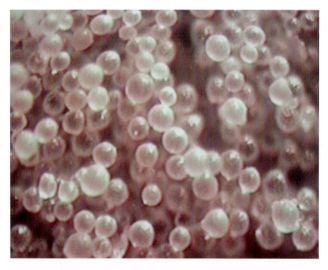

Figura 52.1 Partículas de hidroxiapatita de cálcio (CaHA) esféricas e uniformes. (*Fonte*: acervo da autora.)

Figura 52.2 Superfície das micropartículas de hidroxiapatita de cálcio. (*Fonte*: acervo da autora.)

- **Segurança:** diretamente relacionada com a biocompatibilidade, consiste na reação que o produto desencadeia na pele. Trata-se do grau de resposta inflamatória que vai ocorrer e, nesse contexto, ressalte-se que são as características de superfície lisa e tamanho regular das micropartículas que determinarão a segurança.
- **Maior duração:** o gel injetado na composição do produto é reabsorvido em um intervalo de 1 a 3 meses, gerando resposta de indução de colágeno, com melhora visível e comprovada por exames histopatológicos 6 meses após a aplicação. Devem ser considerados fatores relacionados com respostas individuais, como metabolismo, pacientes atletas ou com comorbidades preexistentes.
- **Biodegrabilidade:** trata-se do modo como o produto é eliminado pelo organismo, ou seja, fagocitose por macrófagos e eliminação de íons de cálcio e fosfato na urina e provável ação enzimática do tecido adjacente (Figura 52.4).

Na Figura 52.5 observam-se partículas de hidroxiapatita de cálcio (CaHA), macrófagos entremeados no gel, fibroblastos formando colágeno e novo tecido circundante fixando as partículas. Em 6 meses ocorre a deposição de novo colágeno. O colágeno tipo I é o mais expresso em 6 meses, e pequenas quantidades do colágeno tipo III também estão presentes no estroma neoformado.

- **Viscosidade:** é a medida da capacidade de um material resistir a uma força a ele aplicada. Refere-se ao movimento do material em resposta à força a ele imposta. Quanto maior a viscosidade de um material de preenchimento dérmico, mais provavelmente esse produto permanecerá no local preenchido. Em estudo realizado com hidroxiapatita de cálcio, comparando as substâncias Restylane® e Juvederm®, a hidroxiapatita demonstrou ter maior viscosidade. Clinicamente, os resultados obtidos pelo estudo mostraram que a hidroxiapatita de cálcio permaneceu no local após a injeção, reduzindo os temores de migração do produto.

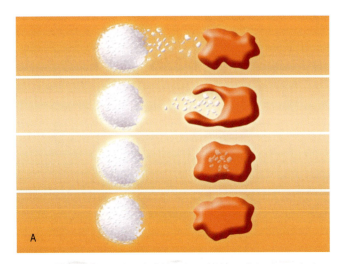
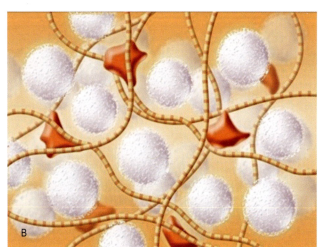

Figura 52.3A. Partículas de hidroxiapatita de cálcio degradadas e microcristais de cálcio e fosfato sendo fagocitados por macrófagos. **B.** Partículas da hidroxiapatita de cálcio entremeadas por fibroblastos e neocolágeno. (*Fonte*: Coleman, 2008.)

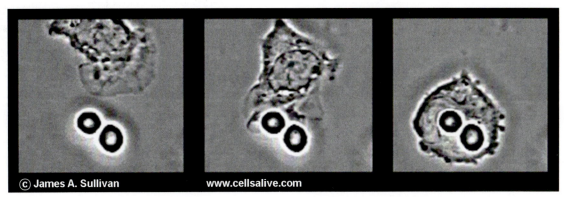

Figura 52.4 Forma de degradação da hidroxiapatita de cálcio. (*Fonte*: Marmur, 2004.)

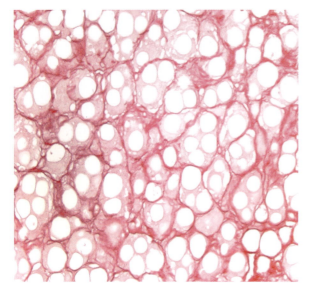

Figura 52.5 Histopalogia com 16 semanas. Presença de hidroxiapatita de cálcio (CaHA) e fibroblástos formando colágeno. Matriz combinado CaHA e tecido colágeno. (*Fonte*: Coleman, 2008.)

Plano de aplicação

Grande parte das complicações com preenchedores cutâneos se deve à má técnica, uma vez que até mesmo preenchedores "inofensivos" como o ácido hialurônico podem vir a formar um granuloma de corpo estranho, se aplicados em plano errado. Isso se aplica a todos os preenchedores cutâneos, sendo indispensável, além do conhecimento médico em anatomia, o conhecimento das características do produto, bem como treinamento adequado.

O plano de aplicação da hidroxiapatita de cálcio é na junção derme-hipoderme ou derme profunda, para que o estímulo do colágeno seja eficiente.

Técnica de aplicação

O produto deve ser aplicado na junção derme-hipoderme mediante técnica com o uso de cânula ou agulha 26G1/2 ou 27G1/2, dependendo do treinamento e da preferência individual, como mostra a Figura 52.7.

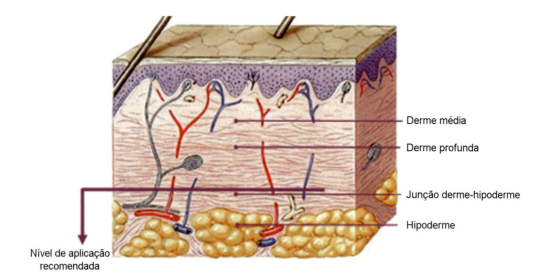

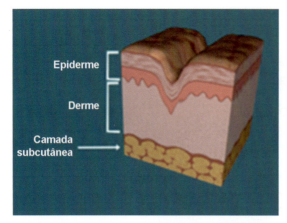
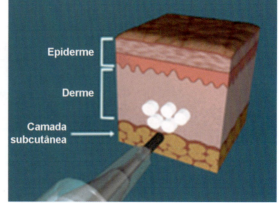

Junção derme-hipoderme-subcutâneo-supraperiostal

Figura 52.6 Plano de aplicação do produto. (*Fonte*: Recomendações do Laboratório Merz-Biolab.)

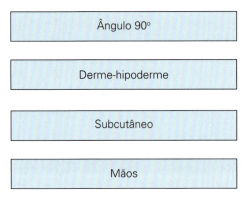

Figura 52.7 Técnicas de injeção. (*Fonte*: Recomendações do Laboratório Merz Biolab.)

Marcações para aplicação do produto

Seguindo as marcações clássicas para aplicação com agulha ou cânula, o produto deve ser depositado nos locais desejados com técnicas de retroinjeção, em *bolus* ou em leque.

No que se refere à indicação para as mãos, revela-se como em procedimento com excelentes resultados tanto nos aspectos referentes ao rejuvenescimento como naqueles relacionados com a hidratação. Por ser um produto radiopaco, vale lembrar que o paciente deve ser informado dessa característica, pois é visível aos exames de imagem (radiografia, tomografia computadorizada), porém não compromete nenhuma imagem de partes moles ou ósseas. As mãos envelhecidas evidenciam uma pele áspera e xerótica e depressões (esqueletização) e tendões aparentes, e a hidroxiapatita de cálcio auxilia a recuperação do aspecto saudável da pele, além de ser um procedimento seguro.

Assepsia e antissepsia

- Os cuidados com assepsia e antissepsia são fundamentais, haja vista que inúmeros trabalhos demonstram que casos de necroses ou inflamações estão relacionados com o biofilme, e preenchedores cutâneos não absorvíveis estariam mais diretamente relacionados (Figura 52.8). No entanto, problemas semelhantes podem ser encontrados com o uso de preenchedores absorvíveis, em razão da inoculação com agulha na pele não devidamente limpa, pela própria flora residente da pele. Os biofilmes são comunidades biológicas cujas bactérias se formam de modo estruturado, coordenado e funcional.
- Essas comunidades biológicas encontram-se embebidas em matrizes poliméricas produzidas pelas próprias bactérias.
- Os biofilmes podem desenvolver-se em qualquer superfície úmida, seja ela biótica ou abiótica.
- Formam-se em qualquer superfície e em qualquer ambiente (p. ex., condutos de água, permutadores de calor, cascos de navio, na pele e mucosas de animais, incluindo o homem, nos dentes e no tecido subcutâneo).

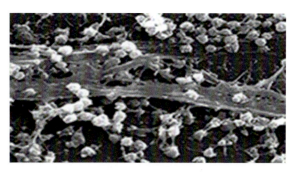

Figura 52.8 Biofilme de *Staphylococcus aureus* intracateter.
- Para a formação do biofilme, o material injetado deve ser permanente.
- Bactérias da flora natural da epiderme ou contaminantes podem ser introduzidas com a agulha no momento do implante.
- O biofilme permanence "dormente" na superfície do implante e pode ser ativado com a aplicação de um novo preenchedor.
- *Staphylococcus epidermidis*, *S. aureus*, *Candida* sp., enterococo e outros.

(*Fonte*: Anvisa Módulo 4: Gram-positivos. Disponível em http://www.anvisa.gov.br/servicosaude/controle/rede_rm/cursos/boas_praticas/modulos/intr_sta.htm. Acesso em 18/05/2013.)

Quanto ao procedimento com o preenchedor escolhido, seja qual for, são destacados algumas opções seguras:
- A clorexidina a 2% mostra-se superior ao polivinilpirrolidona-iodo PVP-I a 10% e ao álcool a 70%.
- A clorexidina alcoólica tem a vantagem de combinar os benefícios da rápida ação germicida do álcool com a excelente ação residual da clorexidina.
- Gluconato de clorexidina a 2% em alcóol isopropílico a 70%.

Anestésicos

Anestesia local

- Tópica.
- Bloqueio infraorbital, mental, supratroclear ou supraorbital.
- Infiltração local.
- Lidocaína a 1% ou 2% com ou sem adrenalina.
- O efeito anestésico tópico é limitado à epiderme e derme superficial.
- Derme profunda e hipoderme não se beneficiam da anestesia.
- Utilizada apenas para diminuir o desconforto da puntura.
- Sugestão de formulação a ser manipulada na prática atual – uso tópico:

Lidocaína	20%	
Benzocaína	10%	
Tetracaína	7%	
Creme	qsp	xg

É importante destacar que, dependendo do local de tratamento, o bloqueio pode ocasionar distorção transitória da área tratada (p. ex., região malar e canal lacrimal com bloqueio do nervo infraorbital). Além disso, deve ser ressaltado a necessidade de conhecimento anatômico para evitar transtornos desnecessários.

Apesar de transitórios, esses efeitos temporários de paralisia ou distorções são extremamente desconfortáveis para o paciente e desnecessários.

Homogeneização com lidocaína

A homogeneização se faz de acordo com a apresentação do produto:

- **Radiesse® 1,5mL:** homogeneização para face: 0,3cc de lidocaína a 2% com adrenalina em uma seringa comum de 1 ou 3mL; para as mãos, 0,6cc acoplado ao misturador trifásico (que acompanha o produto) em uma das saídas. Para as mãos, a diluição é de 6cc **sem adrenalina**, por se tratar de extremidade e haver risco de necrose.
- **Radiesse® 0,8mL:** usar 0,15cc de lidocaína com adrenalina para a face e 0,3cc de lidocaína **sem adrenalina** para as mãos.

Vale ressaltar que a seringa deve ser cuidadosamente encaixada no misturador trifásico, lembrando de posicionar as vias de saída para que não haja perda de material. A saída maior deve estar fechada, de modo que a estrutura vermelha que direciona a saída esteja horizontalmente direcionada para ela. As outras duas saídas devem estar acopladas à seringa do Radiesse® e à seringa comum com a lidocaína, para realizar a homogeneização (Figura 52.9).

Principais indicações

A hidroxiapatita de cálcio (Radiesse®) tem como principais indicações criar volume e preencher locais que necessitem de reparo. Para evitar a supercorreção, sugere-se que o bom senso seja respeitado, bem como as características individuais do paciente, para evitar exageros (Figura 52.10).

Efeito preenchedor

- Correção nasal.
- Sulco nasogeniano.
- Comissura labial.

Efeito volumizador

- Região temporal.
- Malar/zigomático.
- Lóbulo de orelha.
- Lipoatrofias.
- Contorno de mandíbula.
- Prega mentoniana.
- Mento.
- Mãos.

CARACTERÍSTICAS DO PRODUTO

A hidroxiapatita de cálcio vem pronta para uso e recomenda-se que seja aberta diante do paciente e não seja guardada após aberta a embalagem (Figura 52.11).

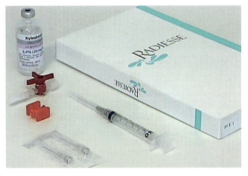

Figura 52.9 *Kit* para homogeneização. (Fonte: Laboratório Merz-Biolab.)

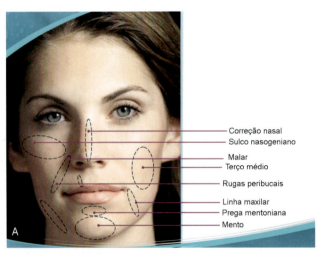
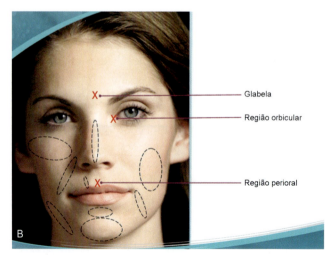

Figura 52.10A Locais de aplicação. **B** Locais desaconselháveis para aplicação. (*Fonte*: Laboratório Merz-Biolab.)

Capítulo 52 • Hidroxiapatita de Cálcio: Melhores Indicações

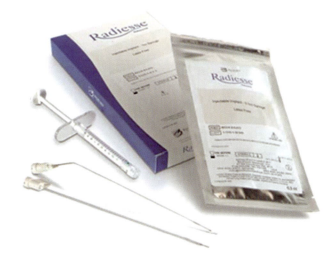

Figura 52.11 Características do produto: seringas estéreis de 1,5 e 0,8mL previamente preenchidas e embaladas em bolsas laminadas; uso único; sem necessidade de manuseio especial; guardar em temperatura ambiente; período de validade de 2 anos quando armazenado; pronto para uso, porém homogeneização indicada.

Resultados

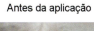

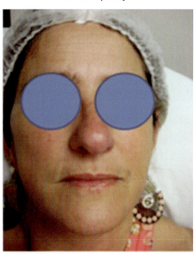
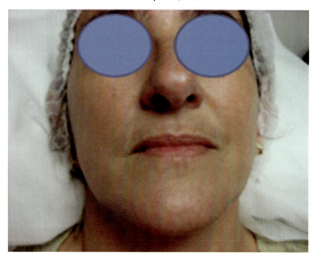

Figura 52.12 Antes e depois da aplicação – correção de região malar e sulco nasogeniano. (*Fonte*: acervo de Lúcia Helena Sampaio de Miranda.)

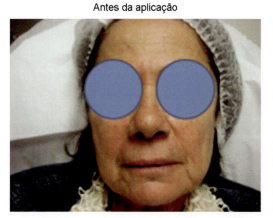
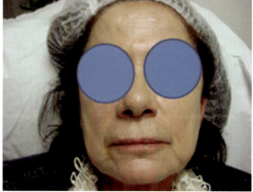

Figura 52.13 Antes e depois da aplicação – correção de região malar, zona periorbitária, sulco nasogeniano e ruga de marionete. (*Fonte*: acervo de Lúcia Helena Sampaio de Miranda.)

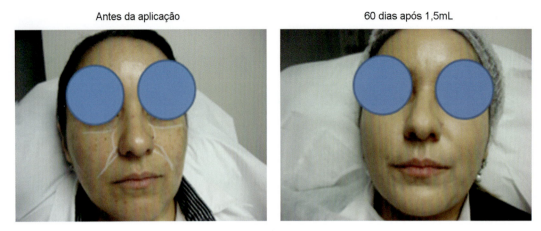

Figura 52.14 Antes e depois da aplicação – correção de região malar. (*Fonte*: acervo de Lúcia Helena Sampaio de Miranda.)

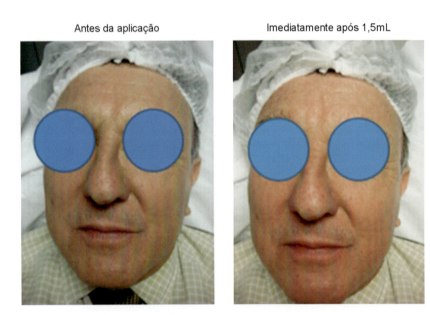

Figura 52.15 Antes e depois da aplicação – correção de região malar. (*Fonte*: acervo de Lúcia Helena Sampaio de Miranda.)

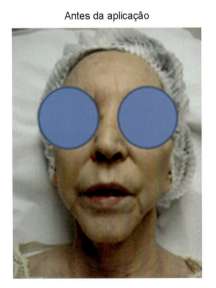
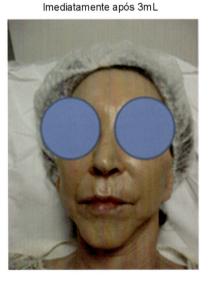

Figura 52.16 Antes e depois da aplicação – correção de região malar, zona periorbitária, sulco nasogeniano e ruga de marionete. (*Fonte*: acervo de Lúcia Helena Sampaio de Miranda.)

Antes da aplicação

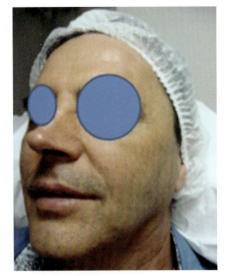

Imediatamente após 1,5mL

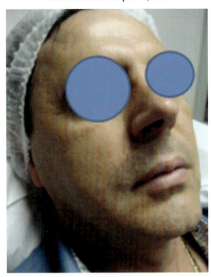

Figura 52.17 Antes e depois da aplicação – correção de região malar e sulco nasogeniano. (*Fonte*: acervo de Lúcia Helena Sampaio de Miranda.)

Antes da aplicação

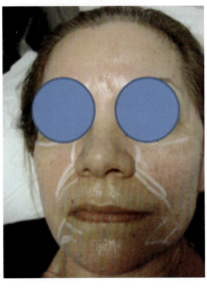

Imediatamente após 1,5mL

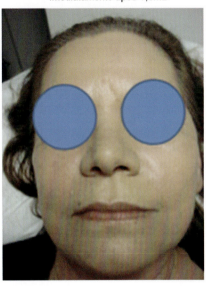

Figura 52.18 Antes e depois da aplicação – correção de região malar, sulco nasogeniano e ruga de marionete. (*Fonte*: acervo de Lúcia Helena Sampaio de Miranda.)

Antes

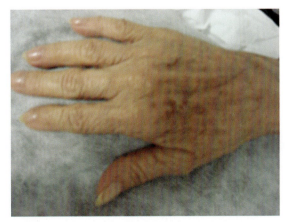

Aplicação de 1,5mL para as duas mãos, diluídos em 0,06mL de lidocaína

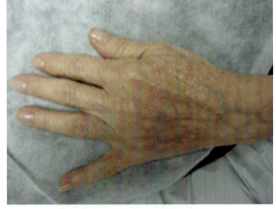

Figura 52.19 Antes e depois da aplicação – preenchimento de mão. (*Fonte*: acervo Lúcia Helena Sampaio.)

Antes

Após 90 dias 1,5mL para as duas mãos, diluído em 0,06mL de lidocaína

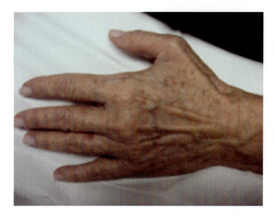
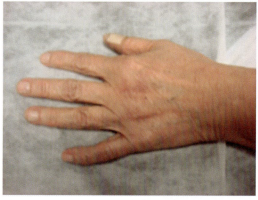

Figura 52.20 Antes e depois da aplicação – preenchimento de mão. (*Fonte*: acervo Lúcia Helena Sampaio.)

CONSIDERAÇÕES FINAIS

A escolha de um preenchedor depende de muitas variáveis. Em caso de preenchimento com o objetivo de restaurar o volume dos lábios e preencher rugas mais delicadas e as olheiras, a escolha recai sobre o ácido hialurônico, que apresenta menor viscoelasticidade. Em casos de preenchimento para levantar e apoiar as zonas do rosto que apresentam altos níveis de atividade motora muscular e são suscetíveis a forças gravitacionais e flacidez da pele associada ao envelhecimento, como sulco nasolabial, torna-se necessário um produto de altas viscosidade e elasticidade, como a hidroxiapatita de cálcio.

Referências

Athre RS. Facial filler agents. Operative Techniques Otolaryngology 2007; 18:243-7.

Badin AZD. Cirurgia da face e procedimentos ancilares. In: Cirurgia plástica. São Paulo: Atheneu, 2005:521-33.

Broder KM, Cohen SR. An overview of permanent and semipermanent fillers. Plast Reconstr Surg 2006; 118(3 Suppl.):7S-14S.

Christensen L, Breiting V, Janssen M, Vuust J, Hogdall E. Adverse reactions to injectable soft tissue permanent fillers. Aesthetic Plast Surg 2005; 29(10):34-48.

Coleman SR. Structural fat grafting. In: Nahai F (ed.) The art of aesthetic surgery: principles and techniques. St. Louis: Quality Medical, 2005:289-363.

Coleman SR. Structural fat grafting: more than a permanent filler. Plast Reconstr Surg 2006; 118(3 Suppl):108S-20S.

De Boulle K. Management of complications after implantation of fillers. J Cosmet Dermatol 2004; 3(1):2-15.

Donofrio LM. Preenchimento com gordura autóloga. In: Carruthers J, Carruthers A (eds.) Técnicas de preenchimentos. Série procedimentos em dermatologia cosmética. Rio de Janeiro: Elsevier, 2005:57-78.

Duffy D. Complications of fillers: overview. Dermatol Surg 2005; 31(11 pt 2):1626-33.

Ersek RA, Gregory SR, Salisbury AV. Bioplastique at 6 years: clinical outcome studies. Plast Reconstr Surg 1997; 100(6):1570-4.

Ezzedine K, Vadoud-Sayedi J, Heenen M. Nicolau syndrome following diclofenac administration. Br J Dermatol 2004; 150(2): 385-7.

Fischer A, Fischer GM. Revised technique for cellulitis fat: reduction in riding breeches deformity. Bulletin International Academy of Cosmetic Surgery 1977; 2:40.

Gladstone HB, Wu P, Carruthers J. Informações básicas no uso de preenchedores estéticos. In: Carruthers J, Carruthers A (eds.) Técnicas de preenchimentos. Série procedimentos em dermatologia cosmética. Rio de Janeiro: Elsevier, 2005:1-10.

Gladstone HB, Wu P, Garruthers A. Materiais combinados. In: Carruthers J, Carruthers A (eds.) Técnicas de preenchimentos. Série procedimentos em dermatologia cosmética. Rio de Janeiro: Elsevier, 2005:95-111.

Graivier M, Cohen SR. The semipermanent and permanent dermal/subdermal fillers supplement. Plast Reconstr Surg 2006; 118(3 Suppl):6S.

Haneke E. Polymethyl methacrylate microspheres in collagen. Semin Cutan Med Surg. 2004; 23(4):227-32.

Illouz YG. The fat cell "graft": a new technique to fill depressions. Plast Reconstr Surg 1986; 78(1):122-3.

Klein AW, Elson ML. The history of substances for soft tissue augmentation. Dermatol Surg 2000; 26(12):1096-105.

Klein JA. The tumescent technique for liposuction surgery. Am J Cosmetic Surg 1987; 4:236.

Köhler L, Schwedler S, Worret W. Embolia cutis medicamentosa. Int J Dermatol 1997; 36(3):197.

Lam SM, Azizzadeh B, Graivier M. Injectable poly-L-lactic acid (Sculptra): technical considerations in soft-tissue contouring. Plast Reconstr Surg 2006; 118(Suppl.):55S-63S.

Lemperle G, Morhenn V, Charrier U. Human histology and persistence of various injectable filler substances for soft tissue augmentation. Aesth Plast Surg 2003; 27(5):354-66.

Lemperle G, Rullan PP, Gauthier-Hazan N. Avoiding and treating dermal filler complications. Plast Reconstr Surg 2006; 118(3 Suppl):92S-107S.

Nácul AM, Nácul AP, Greca de Born A. Bioplastique as a complement in conventional plastic surgery. Aesth Plast Surg 1998; 22(6):444-50.

Nácul AM. Contour of the lower third of the face using an intramusculary injectable implant. Aesth Plast Surg 2005; 29(4):222-9.

Nagore E, Torrelo A, González-Mediero I, Zambrano A. Livedoid skin necrosis (Nicolau syndrome) due to triple vaccine (DPT) injection. Br J Dermatol 1997; 137(6):1030-1.

Narins RS, Beer K. Liquid injectable silicone: a review of its history, immunology, technical considerations, complications, and potential. Plast Reconstr Surg 2006; 118(3 Suppl):77S-84S.

Nicolau PJ. Long-lasting and permanent fillers: biomaterial influence over host tissue response. Plast Reconstr Surg 2007; 119(7):2271-86.

Orentreich DS, Jones DH. Silicone líquido injetável. In: Carruthers J, Carruthers A (eds.) Técnicas de preenchimentos. Série procedimentos em dermatologia cosmética. Rio de Janeiro: Elsevier; 2005:79-94.

Passy S. Procedimentos estéticos ancilares: Parte II Metacrill. In: Rejuvenescimento facial: cirurgia videoendoscópica e procedimentos ancilares. Rio de Janeiro: Revinter, 2003:280-91.

Pereyra JM. Implantes faciais injetáveis. 2005 [Monografia para obtenção de Título de Especialista em Cirurgia Plástica]. Rio de Janeiro: Instituto de Pós-graduação Médica Carlos Chagas, Curso de Pós-graduação em Cirurgia Plástica Serviço Professor Ivo Pitanguy, Instituto Ivo Pitanguy, 2005. 46p.

Reiff ABM, Diaz NY, Mélega JM. Rejuvenescimento facial: métodos auxiliares. Procedimentos de preenchimento: implantes inabsorvíveis. In: Cirurgia plástica – Fundamentos e arte: cirurgia estética. Rio de Janeiro: Medsi 2003:232-9.

Salles AG, Lotierzo PH, Gemperli R et al. Complications after polymethylmethacrylate injections: report of 32 cases. Plast Reconstr Surg 2008; 121(5):1811-20.

Tan SR, Glogau RG. A estética dos preenchedores. In: Carruthers J, Carruthers A (eds.) Técnicas de preenchimentos. Série procedimentos em dermatologia cosmética. Rio de Janeiro: Elsevier; 2005:11-9.

Zimmermann US, Clerici TJ. The histological aspects of fillers complications. Semin Cutan Med Surg 2004; 23(4):241-50.

53

Complicações dos Preenchimentos

Louraneide Maciel Tavares

A demanda por preenchimentos dérmicos para restituição volumétrica, tratamento de rugas e inestetismo tem aumentado. Os preenchimentos injetáveis devem ser seguros, efetivos, de longa duração e com baixo índice de complicações. A cada dia novos produtos são apresentados com novas especificações, alguns deles com pouca evidência em estudos controlados.

Todos esses preenchedores são passíveis de complicações nas mais diversas frequências e intensidades. Novos produtos, principalmente os derivados do ácido hialurônico, vêm apresentando renovações e aperfeiçoamento, com ampliação de suas indicações e durabilidade do efeito. Contudo, o produto ideal ainda não foi descoberto, e todos eles podem induzir reações adversas.

São muitos os agentes disponíveis, alguns dos quais são menos arriscados que outros. Às vezes o paciente não é informado sobre o procedimento e o material usado, mas os achados histopatológicos tornam possíveis a identificação precisa do agente preenchedor específico e a determinação do tipo do efeito adverso. Em casos de litígio, as avaliações patológicas de biópsias de pele são utilizadas como prova de associação entre um preenchimento e as reações subsequentes. Isso é importante porque, às vezes, produtos diferentes foram injetados no mesmo local. A melhor maneira de evitar complicações consiste na prevenção, e o médico deve estar familiarizado com o produto e conhecer sua origem, suas indicações, riscos e benefícios. Ter sido adequadamente capacitado, saber o plano de aplicação de acordo com o produto escolhido e, após identificação correta da imperfeição e queixa do paciente, o médico deve escolher o produto ideal para aquele caso.

Em geral, os implantes são realizados de acordo com a substância utilizada.

TIPOS DE PREENCHEDORES

Os preenchedores podem ser classificados como temporários, semipermanentes e permanentes, sendo caracterizados também de acordo com a substância utilizada. São aprovados para fins estéticos: ácido hialurônico, colágeno, ácido poli-L-lático, hidroxiapatita de cálcio, gordura autóloga e polimetilmetacrilato (PMMA).

Apesar de não ser aprovado no Brasil, o silicone ainda é usado de maneira irregular e velada. Assim, surgem muitas complicações.

Agentes biodegradáveis ou reabsorvíveis

São implantes temporários que podem induzir complicações graves, mas que costumam desaparecer espontaneamente em alguns meses. Sua durabilidade é, em média, de 6 meses. Os semipermanentes devem durar, no mínimo, 18 meses nos tecidos.

Agentes não reabsorvíveis

Os preenchedores não reabsorvíveis ou definitivos, como o silicone líquido e o PMMA, são os que causam mais complicações em virtude do fato de originarem reações graves, por mecanismos diversos, que mostram pouca ou nenhuma tendência à melhora espontânea. Essas complicações podem aparecer até vários anos após a injeção, quando o paciente não se lembra de qual foi o produto injetado. Há casos em que a complicação surge 10 anos após a intervenção.

É importante uma boa relação médico/paciente e a identificação daqueles pacientes com problemas emocionais. Alguns pacientes acreditam que tudo poderá ser resolvido com um simples procedimento, tornando-se mais belos e, quem sabe, salvando seu casamento.

O paciente deverá ser informado sobre o procedimento, a técnica, as complicações, prováveis e improváveis, por meio de uma abordagem sutil, para não assustá-lo e provocar sua desistência. Também é importante esclarecer sobre as quantidades necessárias para o inestetismo com os devidos valores financeiros. O paciente não deverá ter expectativas irreais, o que poderá causar frustração e terminar em litígio.

O paciente costuma acreditar que o preenchimento do sulco nasogeniano (SNG) corrigirá toda a flacidez da face, devendo ser esclarecido a respeito da volumização e de outros procedimentos que possam ser associados, como o uso de toxina botulínica, radiofrequência a *laser*, luz intensa pulsada (LIP) e *peeling*.

Deve ser solicitada a assinatura do termo de consentimento e o paciente deve ser fotografado antes e depois do procedimento. Não é raro que um paciente não visual retorne dizendo que não percebeu diferenças. Também por esse motivo a fotografia é de suma importância.

COMPLICAÇÕES INERENTES AO PROCEDIMENTO

Complicações podem acontecer com todos os preenchedores em virtude da própria técnica de aplicação de um produto injetável ou por reações do organismo ao agente, por diferentes mecanismos.

Complicações imediatas

Dor local, equimose, prurido, eritema e edema (passíveis de ocorrer em qualquer procedimento injetável); hipocromia, assimetria, alergia, infecção bacteriana, viral ou fúngica sobre e subcorreção e, a mais temida, necrose, que ocorre por oclusão arterial.

A dor no ato da aplicação pode ser minimizada com pomadas anestésicas, bloqueios ou, dependendo da região, pode-se ainda optar por uma apresentação do preenchedor que já venha com o anestésico, e a técnica a ser utilizada é a de anteroinjeção.

Como os lábios são a região mais dolorida, opta-se pelo bloqueio anestésico. As pomadas anestésicas usadas pelos odontólogos têm boa absorção e um tempo rápido de ação, por se tratar de uma área semimucosa.

Em contrapartida, essas pomadas, principalmente as manipuladas com altas concentrações de xilocaína (até 25%), podem provocar reações alérgicas urticariformes com angioedema.

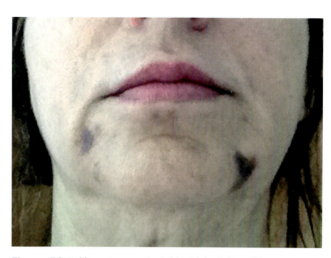

Figura 53.1 Hematoma pós-ácido hialurônico. (*Fonte*: acervo da autora.)

Também nos lábios, deve-se ter cuidado especial com o preenchimento, em razão da possível reativação do herpes simples. Esta complicação é facilmente evitável se o profissional lembrar, na anamnese, de pesquisar o histórico de herpes e tratar preventivamente com anti-herpético, iniciado 1 dia antes do procedimento.

Equimoses/hematomas ocorrem por perfusão de pequenos vasos. Deve-se fazer compressão local e uso imediato de gelo. Se o preenchedor for associado à lidocaína, pode aumentar o risco de sangramento por vasodilatação (Figura 53.1). As infecções bacterianas podem ocorrer por contaminação no local, má higienização da pele ou contaminação do próprio produto.

Complicações tardias

Podem ocorrer granulomas por corpo estranho que podem ser infectados ou não. Têm sido descritos casos de erupção acneiforme, necrose e amaurose.

Os hematomas são mais frequentes nas regiões orbital, nasojugal e mentoniana, além de nos lábios.

As reações alérgicas tardias são de mais difícil controle, principalmente em caso de uso de produto não biodegradável, isto é, implante definitivo.

Reações alérgicas não são tão raras mesmo com produtos aprovados pela Agência de Vigilância Sanitária (Anvisa), sendo algumas vezes provocadas pelo diluente.

Nódulos e granulomas

Os nódulos palpáveis, doloridos ou não, geralmente apresentam-se no trajeto da aplicação dos preenchedores.

Há dois tipos de complicações granulomatosas: as produzidas por falta de técnica do aplicador e as promovidas pelo produto propriamente dito.

Injeções superficiais ou excesso de volume podem produzir nódulos azulados pelo efeito Tyndall, ou porque a escolha do produto foi inadequada para uma pele mais fina, ocorrendo com maior frequência na região periorbital. Os nódulos ocorrem, também, por excesso de volume, quando o profissional não retrocede com a agulha, deixando grumos com formação desses nódulos.

Deve-se solicitar ultrassonografia de partes moles da área afetada, que pode revelar placas ecogênicas esparsas pelo tecido celular subcutâneo.

Necroses

Raras, ocorrem por injeção intra-arterial acidental ou por compressão (inflamação ou supercorreção). Em geral, estas últimas ocorrem por compressão de artérias terminais, mais frequentemente na glabela (artéria supratroclear) e asa do nariz (artéria angular, que é um ramo da artéria facial) (Figura 53.2). A necrose é facilmente identificável pela dor no momento da embolia, seguida por embranquecimento da isquemia e, posteriormente, por uma coloração vinhosa-arroxeada e enegrecida, evoluindo para ulceração.

Para evitar essas complicações, devem ser tomados cuidados locais de higiene. Uma vez instaladas, devem ser usadas compressas mornas e massageado o local, visando dissolver o êmbolo ou, ainda, deve ser usada pasta de nitroglicerina a 10%. Se o preenchedor for ácido hialurônico, usa-se a hialuronidase. Em caso de embolização, pode-se realizar heparinização. As oclusões venosas costumam ser mais tardias com evolução lenta. A pele adquire uma coloração azulada e a dor local é menor.

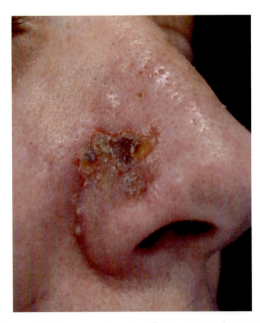

Figura 53.2 Necrose de nariz. (*Fonte*: acervo da autora.)

A síndrome de Nicolau, ou embolia cutaneomedicamentosa, foi descrita pela primeira vez por Freudenthal & Nicolau, em 1924, após a injeção de sais de bismuto para tratamento da sífilis, embora possa ocorrer com qualquer medicamento injetável.

A síndrome caracteriza-se pelo desenvolvimento de dor aguda e grave, acompanhada de *rash* eritematoso localizado, durante uma injeção, levando a necroses cutânea, subcutânea e até muscular.

Erros de técnica

Se o profissional não faz uma boa escolha do produto, ou se o produto escolhido não é adequado para a imperfeição em questão, se ele não tem conhecimento do produto ou, ainda, se não conhece bem a anatomia da região, esse tipo de complicação se torna mais frequente.

A colocação do implante no plano correto, de acordo com a viscosidade do produto, é de fundamental importância para evitar esse tipo de complicação, devendo o preenchimento ser feito na derme superficial, profunda ou supraperiosteal.

CUIDADOS NA REALIZAÇÃO DO PROCEDIMENTO

Realiza-se uma boa anamnese, identificando o uso de anti-inflamatórios não esteroides, vitamina E, gingko biloba ou anticoagulantes, entre outros. Alguns pacientes acreditam que medicamentos comuns, do tipo ácido acetilsalicílico e vitaminas, não são remédios.

Quando possível, esses medicamentos devem ser suspensos 7 dias antes do procedimento, para evitar aumento do sangramento.

As agulhas devem ser substituídas por cânulas em pacientes que fazem uso de algum dos produtos citados e também nos idosos, os quais já apresentam fragilidade vascular devido ao processo normal do envelhecimento.

Após aplicação, é aconselhável o uso de compressas geladas, assim como orientação sobre corretivos, *cover maker*, porque a resolução de uma equimose e/ou hematoma pode demorar de 8 a 15 dias.

Devem ser tomados todos os cuidados de antissepsia, e o procedimento não deve ser nunca realizado se houver algum processo infeccioso próximo à área a ser implantada. É recomendável o uso de antibiótico preventivo nos pacientes com imunodeficiência.

Em pacientes com história de herpes simples recidivante, deve ser usado o antiviral preventivamente, em especial se os procedimentos forem realizados na região peribucal.

No caso de granuloma infeccioso e abscessos, torna-se necessário o uso de antibióticos sistêmicos. Em outras ocasiões, usa-se somente corticoide sistêmico ou intralesional. Quanto mais precoce for o tratamento das complicações, menores serão as sequelas.

A necrose pode ocorrer por injeção intravascular do produto ou por compressão externa, geralmente por grande quantidade ou por desconhecimento anatômico da região.

UTILIZAÇÃO DOS DIFERENTES AGENTES E CUIDADOS PARA EVITAR COMPLICAÇÕES

Ácido hialurônico

O ácido hialurônico, um dos componentes da pele normal, faz parte da matriz extracelular da derme, fornecendo suporte para os tecidos.

É, sem dúvida, o preferido dos médicos por produzir menos efeitos adversos que, quando ocorrem, são transitórios e de fácil reversão.

Utilizado há mais de duas décadas, seu comportamento biológico é bem conhecido, sendo absorvido gradativamente ao longo dos meses. Vários estudos estão disponíveis, incluindo o histológico, demonstrando maior segurança em relação aos outros preenchedores. Um grande número de apresentações comerciais está disponível no mercado, com várias concentrações, tamanhos e quantidades de partículas, viscosidade e *cross linked*.

Não está indicado somente para preenchimento de rugas, sulcos e depressões, mas também para aumento do volume, restaurando o contorno da face. Para preenchimentos de áreas corporais, foram desenvolvidos produtos com partículas maiores e maior durabilidade, variando de 6 a 24 meses.

Conduta

As complicações são consideradas de baixo risco e são geralmente reversíveis com hialuronidase, anti-inflamatórios e corticosteroides. Deve-se massagear vigorosamente o local e ter sempre hialuronidase à disposição no consultório, a qual deve ser usada nas primeiras 24 horas. Deve-se discutir com o paciente sobre o resultado esperado para o tratamento proposto, a natureza do implante utilizado e os eventos adversos inerentes à própria técnica de aplicação de um produto injetável.

Para os nódulos visíveis e/ou palpáveis, usam-se injeções superficiais de hialuronidase, 75U com 1,5mL de lidocaína. No caso de necrose, quanto mais rápido o tratamento, menores as sequelas.

Silicone

O silicone é um composto hidrofóbico, polimérico, de dimetilsiloxanos, que pode ser injetado como óleo e que há muitos anos é usado na medicina como volumizador para correção de rugas e cicatrizes.

O silicone com indicações médicas é um produto estéril e puro. O mau uso de material adulterado, realizado por pessoas não qualificadas, e a colocação de grandes quantidades elevaram o índice de complicações, o que culminou com sua proibição no Brasil a partir do ano 2000.

Mesmo com essa proibição, muitos pacientes têm apresentado complicações decorrentes da aplicação por pessoas não habilitadas (Figura 53.3).

Nas formas de gel e líquido, o silicone é um preenchedor amplamente estudado e utilizado em várias regiões do mundo para fins estéticos.

Mais recentemente, tem indicação para pacientes HIV-positivos que fazem tratamento e apresentam lipodistrofia facial.

O silicone é um composto de elevada afinidade com as membranas celulares, entrando no citoplasma de células inflamatórias circulantes, principalmente macrófagos, e migrando por essa via ao longo do sistema reticuloendotelial para os nódulos linfáticos regionais, fígado e baço.

Orentreich, talvez o profissional que mais tenha experiência com preenchimento usando silicone injetável, relata que nas injeções de silicone realizadas nos últimos 50 anos têm sido usado produto adulterado, que nunca foi destinado para o uso com fins estéticos.

As reações locais imediatas incluem dor, eritema, equimose, hematoma, hiperpigmentação e hipopigmentação da pele sobrejacente.

As reações tardias são: induração e nódulos inflamatórios, que podem desenvolver-se até muitos anos depois.

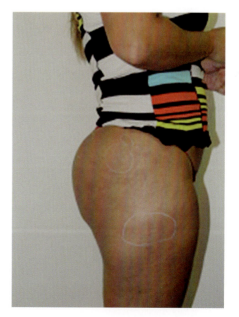

Figura 53.3 Granulomas e migração após uso de silicone adulterado. (*Fonte*: acervo da autora.)

Complicações sistêmicas de implantes de silicone em tecidos mais profundos são raras, mas a literatura descreve infecção, seroma e extrusão do implante, embolia pulmonar aguda e hepatite granulomatosa.

Siliconoma é a denominação dada aos granulomas após injeção de silicone, os quais são frequentes com o uso de produto adulterado ou por uso de grandes quantidades. Às vezes, vêm acompanhados de dor. O tratamento consiste no uso de antibióticos, corticosteroides intralesionais ou intramusculares e, se necessário, retirada cirúrgica.

A migração do produto acontece por grandes quantidades e por baixa viscosidade, fato que pode ocorrer com qualquer produto de preenchimento, mas quando ocorre com implante definitivo, como silicone, é mais temeroso.

Supercorreções podem ocorrer quando o silicone é aplicado em planos superficiais ou, também, quando usado em quantidades excessivas.

Conduta

Apesar de proibido, ainda são registrados casos que apresentam complicações, para os quais está indicada corticoterapia com doses de acordo com a gravidade de cada caso.

Ácido poli-L-lático

O ácido poli-L-lático (PLLA) não é propriamente um preenchedor, e sim uma substância usada para estimular a neocolagênese. Trata-se de um material reabsorvível com durabilidade de 2 anos, usado como volumizador. Nódulos no local das injeções são a complicação mais frequente, embora com as técnicas atuais as reações adversas tenham reduzido muito. O produto é biocompatível e não contém proteína animal, não sendo esperadas reações alérgicas.

Como reduzir essa reação adversa?

- O tempo de diluição deve ser mais longo do que o que se praticava anteriormente, de 36 a 48 horas.
- As injeções devem ser dadas sempre no tecido celular subcutâneo.
- Deve-se aumentar o volume de reconstituição, diluindo em água estéril com 5 a 8mL e adicionando 2mL de lidocaína.
- Após a aplicação, massagens vigorosas devem ser realizadas pelo médico durante 5 minutos, o qual deve orientar o paciente a fazer o mesmo duas vezes ao dia por 7 dias.

Conduta

Às vezes, os nódulos presentes involuem espontaneamente em torno de 2 a 3 meses. Quando isso não ocorre, devem ser aplicadas injeções intralesionais de corticoide,

o qual pode ser associado ao 5-fluorouracil. Outra opção consiste no uso de imiquimod tópico.

A infiltração de solução salina ou água estéril facilita a diluição do PLLA dissolvendo o nódulo.

Também são considerados efeitos adversos: dor, eritema, edema, hematomas, prurido e inflamação, geralmente com resolução espontânea em poucos dias.

Reações sistêmicas são raras. O PLLA está indicado, também, para lipodistrofia facial em portadores HIV-positivos em tratamento, com excelentes resultados.

Hidroxiapatita de cálcio

Trata-se de um preenchimento temporário de longa duração, reabsorvível, que também estimula a produção de colágeno. Está indicado para preenchimento de rugas, melhora da flacidez facial e para volumização. Apresenta durabilidade de 18 a 24 meses. Por ser um componente natural dos ossos dos dentes, implante com hidroxiapatita de cálcio não causa reação inflamatória crônica ou imune.

Conduta

A dor local pode ser minimizada quando se adapta a seringa com o produto usando um misturador e faz-se a adição do anestésico. Eritema e edema aparecem muito pouco. Hematoma e nódulos são também reações adversas raras.

Não é recomendada nos lábios e na região periorbicular, em virtude do risco de aparecimento de nódulos que, quando presentes, devem ser retirados cirurgicamente.

Em caso de eritema e edema persistentes, está indicado o uso de corticoide tópico. Em caso de inflamação, está indicado o uso de corticoide sistêmico.

Gordura autógena

Usada para enxertia de gordura autóloga em tecidos moles, a gordura pode ser usada como preenchimento nas regiões malares, lábios, no sulco nasogeniano, nas mãos e também para preencher e/ou corrigir deformidades pós-lipoaspiração.

A retirada e o transplante de gordura é um procedimento demorado, invasivo e, em alguns casos, não é duradouro. A técnica com a infiltração tumescente de Klein facilitou o transplante de gordura e está indicada para grandes áreas, sendo realizada com maior segurança. Consiste na diluição de lidocaína a 2% em soro fisiológico, possibilitando uma anestesia mais prolongada.

Conduta

As intercorrências mais comuns após enxerto de gordura na face são edema e equimose, que podem durar de

2 a 14 dias. Além disso, podem ocorrer irregularidades na enxertia.

Pequenos nódulos ou edema podem persistir na área periorbital e, muitas vezes, necessitam de tratamento para melhorar irregularidades locais. Essas complicações são pouco comuns em mãos experientes. Nódulos duros persistentes, representando cistos de gordura estéril, requerem injeções de esteroides diluídos ou, ainda, incisões e ressecções parciais para sua resolução. Pigmentação pós-inflamatória ou pigmentação por hemossiderina é encontrada em alguns casos e pode ser tratada com a aplicação de agentes químicos (ácido tioglicólico), luz intensa pulsada ou *laser*.

Polimetilmetacrilato

O polimetilmetacrilato (PMMA) é um polímero utilizado como preenchedor, que se apresenta na forma de microesferas sintéticas com diâmetro entre 40 e 60µ, veiculadas em um meio a uma suspensão coloidal.

Surgiu com a intenção de uma plástica sem cortes e ganhou a denominação de bioplastia. Ao longo do tempo, verificou-se que poderia causar complicações e deformações de graus variáveis, às vezes definitivas. Seu uso é aprovado no Brasil, mas recomenda-se cautela.

Encontra-se disponível em concentrações diversas, de 2%, 10% e 30%.

Está indicado nas lipodistrofias causadas por uso de antirretrovirais, empregados na AIDS, visto que o uso de silicone líquido não é permitido no país. Além disso, os pacientes com imunodeficiência tendem a apresentar menos complicações tardias.

É o preenchedor que mais apresenta reações adversas, as quais podem aparecer anos depois e ter efeitos duradouros ou definitivos (Figura 53.4).

O uso indiscriminado por pessoas incompetentes e a colocação de grandes quantidades aumentaram esses efeitos adversos. São citadas as seguintes reações: reação imunológica alérgica, deslocamento, deformação, eritema, edema, equimose/hematomas, discromia, cegueira, expulsão, implante palpável, infecções, necrose, nódulos, granulomas de corpo estranho.

Bringel et al. (2012) relataram o caso de uma paciente com hepatite C em tratamento com interferon na qual ocorreu o aparecimento de granulomas 5 anos após o preenchimento por PMMA. O interferon (imunoestimulante) causou a exacerbação de uma inflamação crônica preexistente.

Com uso do PMMA as alterações imunológicas e infecciosas são mais frequentes, recorrentes e resistentes aos tratamentos (Figura 53.5).

Alguns casos de abscessos e infecções sistêmicas ou celulite resistentes aos tratamentos convencionais têm sido imputados como biofilme, uma infecção latente com alta resistência a antibióticos e baixa positividade em culturas.

Naris et al. (2009) concluíram, em excelente trabalho, que "muitas complicações que eram assumidas como granulomas de corpo estranho ou reações alérgicas são provavelmente decorrentes da formação de biofilmes". A migração consiste no movimento do preenchedor tecidual até um local distante de onde foi originalmente implantado (Figura 53.6).

Segundo parecer do Conselho Federal de Medicina (CFM) 1.836/2008, e após estudo realizado com esse agente por um representante da cirurgia plástica na Câmara Técnica do CFM, o conselheiro Dr. Cláudio Cardoso de Castro concluiu que "O PMMA (...) pode ser absorvido pelas células e provocar inflamações ou mudar de lugar no organismo, gerando deformidade e até mutilações (...)"

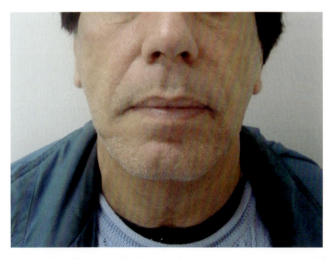 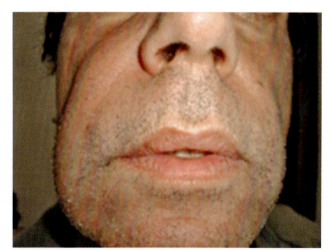

Figura 53.4 Reação alérgica com formação de granulomas e deformidade por deslocamento, com surtos recorrentes. (*Fonte*: acervo da autora.)

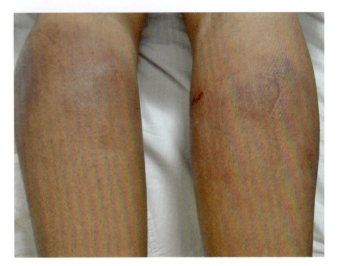

Figura 53.5 Reação alérgica após uso de PMMA. (*Fonte*: acervo da autora.)

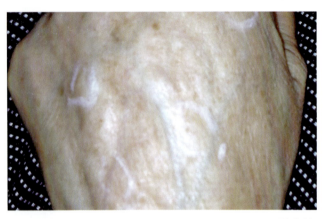

Figura 53.6 Granuloma 4 anos após preenchimento com PMMA. (*Fonte*: acervo da autora.)

Conduta

Para o tratamento inicial, devem ser aplicadas injeções intralesionais de cortisona, adequando a dose de acordo com a gravidade dos casos. Existem casos resistentes e recidivantes de difícil controle. Pode-se usar uma associação com o 5-fluorouracil, triancinolona e xilitol, obtendo bons resultados em alguns casos. O xilitol é um poliálcool com importante ação bacteriostática sobre as bactérias gram-positivas. Se os nódulos forem dolorosos e inflamatórios, também é recomendável o uso de antibióticos. Em caso de suspeita de biofilme, os corticoides intralesionais não estão recomendados, para evitar o trauma.

A retirada com *laser* de CO_2 ablativo pode ser uma boa opção. Dependendo do caso, o acesso pode ser feito pela cavidade oral, evitando cicatriz. A substância pode não formar um granuloma e difundir-se em determinada área, impossibilitando sua retirada com *laser*.

O tratamento é muitas vezes ineficaz. Algumas vezes, a excisão cirúrgica do agente injetado é a única possibilidade terapêutica, lembrando que deixará sequela (cicatriz e assimetria), apresentando um resultado cosmético pior do que o inestetismo inicial (Figura 53.7).

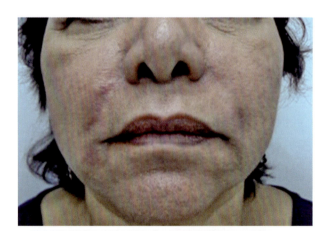

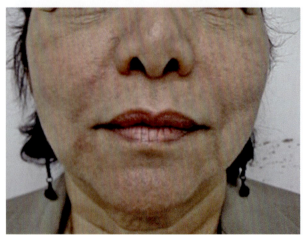

Figura 53.7 Retirada do granuloma com *laser* de CO_2. (*Fonte*: acervo da autora.)

e que os problemas ocorridos podem ser decorrentes da própria substância e não, como dizem os fabricantes, da má colocação.

Outros representantes de conselhos e especialidades e muitos autores têm se manifestado a favor da restrição de seu uso a pequenas quantidades e contra seu uso em grandes quantidades.

Em 2006, por recomendação do CFM, a Anvisa lançou um alerta sobre procedimentos de preenchimento, fazendo referência ao PMMA e recomendando cautela e preocupação com seu uso por não médicos. Em 2007, a Anvisa proibiu sua manipulação e, em 2012, ratificou o alerta anterior, recomendando que seja difundido ao máximo.

Neste contexto, o uso do produto estaria liberado somente para pacientes portadores do HIV em tratamento com antirretrovirais com a devida orientação, uma vez que, se ocorrer melhora das defesas imunológicas, essas reações também poderão ocorrer.

CONSIDERAÇÕES FINAIS

Uma grande variedade de preenchedores está disponível no mundo inteiro, e novos provavelmente aparecerão em futuro imediato. Há sempre a necessidade de cautela e de novos estudos científicos O implante ideal ainda é inexistente, pois todas as substâncias conhecidas podem causar reações adversas. Os efeitos secundários são menos graves após a injeção de implantes biodegradáveis, a maioria dos quais irá desaparecer espontaneamente dentro de alguns meses. Mesmo assim, podem surgir reações adversas que necessitam de tratamento. Às vezes, a retirada cirúrgica do material é a única possibilidade, principalmente se as reações estiverem relacionadas com infecção bacteriana e se houve o desenvolvimento de resistência bacteriana (biofilme), ou se consistem em granulomas de corpo estranho, de aparecimento recorrente.

O conhecimento do preenchedor e o treinamento adequado são os pontos básicos para um bom resultado. Ao médico, cabe avaliar qual o preenchedor mais indicado para cada caso, escolhendo entre o temporário e o definitivo. Nessa escolha, não se deve pensar apenas no melhor resultado, mas sempre lembrar das reações adversas. Preenchimentos definitivos podem significar problemas definitivos.

É imprescindível a clareza nas explicações das particularidades de cada produto, sem deixar de considerar os riscos, as complicações e os efeitos colaterais permanentes ou temporários de cada tratamento. É importante compreender as motivações e as expectativas dos pacientes antes da escolha da opção terapêutica, orientando e explicando as possíveis complicações e limitações de cada tratamento.

Os pacientes não estão livres de efeitos colaterais, complicações e necessidades de novas intervenções. Dependendo do produto escolhido, é indispensável a avaliação criteriosa de cada caso.

A identificação das complicações precocemente diminui o índice de morbidade e sequelas.

Referências

Alam M et al. ASDS guidelines of care: injectable fillers. In: Dermatologic surgery: official publication for American Society for Dermatologic Surgery. Chicago, 2008:115-48.

Alijotas-Reig J. Recurrent urticarial vasculitis related to nonanimal hyaluronic acid skin filler injection. Dermatologic surgery: official publication for American Society for Dermatologic Surgery [et al.] 35 Suppl 1 (February 2009):395-7; discussion 397-8.

Alijotas-Reig J, Garcia-Gimenez V. Delayed immune-mediated adverse effects related to hyaluronic acid and acrylic hydrogel dermal fillers: clinical findings, long-term follow-up and review of the literature. Journal of the European Academy of Dermatology and Venereology Feb 2008; 22(2):150-61.

Berlin AL, Hussain M, Goldberg DJ. Calcium hydroxylapatite filler for facial rejuvenation: a histologic and immunohistochemical analysis. Dermatologic surgery: official publication for American Society for Dermatologic Surgery [et al.] June 2008; 34 (Suppl 1):S64-67.

Brasil. Anvisa. Comissão para a Ética nos Serviços de Apoio aos Profissionais Médicos: Resolução CFM 1.836/2008. Disponível em: http://comissaoparaaetica.blogspot.com.br/2008/03/resoluo-18362008.html.

Bringel DM et al. Complicação de preenchimento cutâneo após tratamento de hepatite C com interferon e ribavirina. Surgical & Cosmetic Dermatology, jul-set. 2012; 4(3):271-3.

Brody HJ. Peeling químico e resurfacing. 2. ed. Rio de Janeiro: Reichmann & Affonso Editores. 2000.

Coimbra DD. Preenchimento dos sulcos orbital inferior e naso-jugal com ácido hialurônico de baixa concentração: uma nova técnica de aplicação. Surgical & Cosmetic Dermatology 2010; 2(1). Disponível em: http://www.surgicalcosmetic.org.br/public/artigo.aspx?id=59

Costa Miguel MC, Nonaka CF, Santos JN, Germano AR, Souza LB. Oral foreign body granuloma: unusual presentation of a rare adverse reaction to permanent injectable cosmetic filler. International Journal of Oral and Maxillofacial Surgery 2009; 4:385-7.

Garner CW, Behal FJ. Effect of pH on substrate and inhibitor kinetic constants of human liver alanine aminopeptidase. Evidence for two ionizable active center groups. Biochemistry 1975; 23:5084-8. Disponível em: http://pubs.acs.org/doi/abs/10.1021/bi00694a009.

Goldman MP. Pressure-induced migration of a permanent soft tissue filler. In: Dermatologic surgery. Official Publication for American Society for Dermatologic Surgery, 2009:403-5.

Hirsch RJ, Stier M. Complications of soft tissue augmentation. Journal of Drugs in Dermatology (JDD) 2008; 7(9):841-5.

Kalantar-Hormozi A, Mozafari N, Rasti M. Adverse effects after use of polyacrylamide gel as a facial soft tissue filler. Aesthetic Surgery Journal/the American Society for Aesthetic Plastic Surgery 2008; 2:139-42.

Lee MJ, Sung MS, Kim NJ, Choung HK, Khwarg SI. Eyelid mass secondary to injection of calcium hydroxylapatite facial filler. Ophthalmic Plastic and Reconstructive Surgery 2008; 5:421-3.

Litton C. Chemical face lifting. Plastic & Reconstructive Surgery 1962:29.

Mendelson BC, Hartley W, Scott M, McNab A, Granzow JW. Age-related changes of the orbit and midcheek and the implications for facial rejuvenation. Aesthetic Plastic Surgery 2007; 5: 419-23.

Narins RS. Minimizing adverse events associated with poly-L-lactic acid injection. Dermatologic surgery: official publication for American Society for Dermatologic Surgery, 2008:100-4.

Narins RS, Coleman WP, Glogau RG. Recommendations and treatment options for nodules and other filler complications. Dermatologic surgery: official publication for American Society for Dermatologic Surgery, 2009:1667-71.

Odo MEY, Chichierchio AL. Práticas em cosmiatria e medicina estética. 2. ed. São Paulo: Tecnopress, 1999.

Onduze M. The difference between different types of facial fillers. About.com Plastic Surgery, disponível em: http://plasticsurgery. about.com/od/ minimallyinvasive/tp/The-Difference-Between-Different-Types-Of-Facial-Fillers.htm.

Orentreich DS, Jones DH. Silicone líquido injetável. In: Carruthers J, Carruthers A (eds.) Técnicas de preenchimentos. Série procedimentos em dermatologia cosmética. Rio de Janeiro: Elsevier, 2005:79-94.

Piacquadio D, Smith S, Anderson R. A comparison of commercially available polymethylmethacrylate-based soft tissue fillers. Dermatologic surgery: official publication for American Society for Dermatologic Surgery, 2008:S48-52.

Requena L et al. As reações adversas aos preenchimentos faciais injetáveis. J Am Acad Dermatol 2011; 64(1).

Rosa SC et al. An experimental study of tissue reaction to polymethyl methacrylate (PMMA) microspheres (Artecoll) and dimethylsiloxane (DMS) in the mouse. Am J Dermatopathol 2008; 30(3):222-7.

Rossner F et al. Decrease of reported adverse events to injectable polylactic acid after recommending an increased dilution: 8-year results from the Injectable Filler Safety study. Journal of Cosmeticdermatology 2009; 1:14-8.

Rubin MG. Manual de peeling químico: superficial e média profundidade. Rio de Janeiro: Affonso & Reichmann Editores, 1998.

Sadick NS, Katz BE, Roy D. A multicenter, 47-month study of safety and efficacy of calcium hydroxylapatite for soft tissue augmentation of nasolabial folds and other areas of the face. Dermatologic surgery: official publication for American Society for Dermatologic Surgery, 2007:122-6.

Salles AG et al. Complications after polymethylmethacrylate injections: Report of 32 cases. Plastic and Reconstructive Surgery 2008;5:1811-20.

Schwabbauer ML. Use of the latent image technique to develop and evaluate problem-solving skills. The American Journal of Medical Technology 1975; 12:457-62.

Tamura B. Manejo e prevenção de complicações de preenchedores. In: Mateus A, Palermo, E. Cosmiatria e laser: prática no consultório médico. São Paulo: AC Farmacêutica, 2012:315-24.

Teixeira M. Peelings químicos profundos (fenol). In: Kede MPV, Sabatovich O. Dermatologia estética. São Paulo: Atheneu, 2003:451-8.

Valente D. Técnicas de tratamento para complicações com implantes injetáveis. Centro Mundial de Bioplastia – Serviço de Cirurgia Plástica do Hospital Mãe de Deus Center Instituto Universitário Camargo Pedroso, 2010. Disponível em: http://www.victalab.com.br/artigos/tecnicas-de-tratamento-complicacoes-implantes-injetaveis.php.

Vargas AF, Amorim NG, Pintagui I. Complicações tardias dos preenchimentos permanentes. Rev Bras Cir Plast 2009; 24(1):71-81.

54

Preenchimento em Pacientes com HIV

Sandra Lyon

Com a utilização da chamada terapêutica antirretroviral altamente potente (*Hightly Active Anti-Retroviral Therapy – HAART*) para a síndrome da imunodeficiência adquirida (AIDS), têm sido descritas alterações anatômicas e metabólicas, isoladas ou associadas, naqueles pacientes em uso de HAART, conhecidas como lipodistrofia ou síndrome da distribuição de gordura.[1]

Nesse contexto, diversas alterações metabólicas têm sido observadas, como aumento sérico de colesterol e triglicerídeos, diabetes melito, intolerância à glicose, aumento da resistência periférica à insulina, hiperlactatemia e acidose lática, que aumentam o risco de distúrbios hidroeletrolíticos e eventos cardiovasculares graves.[2]

Entre as alterações anatômicas, ocorrem perda de gordura facial, aumento do perímetro abdominal, adiposidade cervical, perda da gordura da região glútea, ginecomastia e afilamento dos membros.[3]

O rosto adquire aspecto cadavérico em razão da perda da gordura de Bichat, das regiões temporais, pré-auriculares e mentonianas.[2]

Ocorre a denominada giba, ou *buffalo-hump*, que é a gibosidade dorsocervical. O aumento do tecido gorduroso e mamário acarreta, consequentemente, aumento das mamas.[4]

Existe acúmulo de gordura intervisceral e não subcutânea no abdome, formando o abdome de aspecto globoso (*Crixy-belly*).

Observa-se, ainda, a retificação da silhueta em virtude da perda da gordura da região glútea.[5]

Os braços e as pernas apresentam diminuição do coxim gorduroso, ressaltando a trama vascular e evidenciando um quadro de pseudovarizes.

Com o objetivo de minimizar esse quadro, tem sido proposto o preenchimento autólogo ou heterólogo das áreas lipoatróficas, sobretudo na face.[1]

PREENCHEDORES NA LIPODISTROFIA

Os preenchedores cutâneos à base de polimetilmetacrilato (PMMA) não são absorvidos pelo organismo, sendo de longa duração. São compostos de micropartículas de tamanhos variados, sendo preferíveis partículas maiores, pois partículas menores que 20μ são mais propensas à fagocitose.[6]

Os preenchedores temporários mostram-se ineficazes em caso de lipodistrofia.

Recomenda-se a utilização de solução coloidal de PMMA, que é um preenchedor permanente e, por isso, a duração do resultado do preenchimento e a necessidade ou não de um novo tratamento vão depender da progressão ou não do processo de lipodistrofia.[7]

O PMMA é apresentado em forma de solução coloidal, na concentração usual de 30%, podendo ser utilizado em concentrações menores, como 10%, para o tratamento de áreas mais superficiais, como têmporas e regiões pré-auriculares, e 2%, para depressões na região frontal e região palpebral inferior.[8,9]

O nível de implantação do PMMA é profundo, no subcutâneo, e a técnica empregada consiste em retroinjeções formando cilindros paralelos, em leque ou cruzadas em rede ou X. Acompanhando as linhas de expressão da face, não se deve hipercorrigir; quando necessário, faz-se um preenchimento complementar.[10,11]

Os efeitos adversos são edema, hematoma e febre baixa, os quais regridem espontaneamente.

Os cuidados na realização dos procedimentos incluem as práticas de biossegurança, devendo ser evitados sangramentos.[11]

CONSIDERAÇÕES FINAIS

A lipodistrofia em pacientes portadores da síndrome da imunodeficiência adquirida tem grande impacto social, e para minimizar as alterações anatômicas e metabólicas causadas pelo esquema antirretroviral recomendam-se exercícios físicos aeróbicos, estimuladores de apetite, testosterona e preenchimentos das áreas lipoatróficas, sobretudo da face. O preenchimento com PMMA tem se mostrado eficaz; no entanto, vem sendo preconizada uma combinação de diversos preenchedores, como o PMMA associado ao ácido polilático e ao ácido hialurônico, para a obtenção de resultados mais satisfatórios e homogêneos.

Referências

1. Lypodystrophy is a concern with HIV protease inhibitor therapy. Drug And Therapy Perspectives 1998; 12(9):11-3.
2. Trop BM, Lenzi MER. Infecção pelo HIV. In: Ramos-e-Silva M, Castro MCR. Fundamentos de dermatologia. Vol. 1. Rio de Janeiro: Atheneu, 2010.
3. Carr A, Samaras K, Chisholm DJ, Cooper DA. Pathogenesis of HIV-1 protease inhibitor-associated peripheral lipodystrophy, liperlipedaemia, and insulin resistance. Lancet 1998; 351:1881-3.
4. Lo JC, Mulligan K, Tai VW, Algren H, Schambelan M. Buffalo hump in men with HIV infection. Lancet 1998; 351:867-70.
5. Miller KD, Jones E, Yonavski JA, Shankar R, Feuerstein I, Fallon J. Visceral abdominal fat accumulation associated with use of infinavir. Lancet 1998; 351:871-5.
6. Sommer Neto M, Passy S. Preenchimento cutâneo e correção de deformidades da face com uso de microsferas de PMMA – uma nova abordagem. Rev. Nutricel Rio de Janeiro, Brasil, 1998.
7. Morhenn VB, Lemperle G, Gallo RL. Phagocytosis of different particulate dermal filler substances by human macrophages and skin cells. Dermatol Surg 2002; 28:484-90.
8. Serra M. Facial implants with polymethylmethacrylate for lipodystrophy correction: 30 months follow-up. Antiviral Therapy 2001; 6(4):75.
9. Pereira SBB, Poralla F. Correção de lipodistrofias faciais com uso de polimetilmetacrilato coloidal (PMMA) em pacientes HIV-positivos sob terapia anti-retroviral. 8º Congresso Brasileiro de Medicina Estética. Salvador, 2001. Comunicação Livre.
10. Serra M. Facial implants with polymethylmetacrylate (PMMA) for lipodystrophy corretion: 36 months follow up. XIV International AIDS Conference Barcelona, 2002, Abstract THPEB 7378.
11. Sena MS. Preenchimento em paciente HIV. In: Ramos-e-Silva M, Castro MCR. Fundamentos de dermatologia. Vol. 2. Rio de Janeiro: Atheneu, 2010.

55

Combinação das Técnicas de Preenchimento e Toxina Botulínica

Leonardo Oliveira Ferreira
Roberta Patez Figueiredo

É aceitável que o envelhecimento facial seja resultado da deterioração e queda de importantes estruturas cutâneas devido a uma "força gravitacional para baixo". Sabe-se ainda que as alterações hormonais, a exposição solar e o tabagismo, entre outros fatores, também contribuem para o envelhecimento extrínseco.[1] Esses fatores contribuem para a diminuição na produção do colágeno, que é a principal proteína que confere sustentação à pele, assim como à quebra das fibras de elastina, que impede a flexibilidade cutânea.[2] Mudanças na arquitetura facial, incluindo perda muscular e do tecido adiposo, são percebidas por volta dos 30 anos de idade. A combinação de redistribuição de gordura e diminuição da elasticidade e da espessura dérmica resulta na formação de rugas, que podem ser dinâmicas ou estáticas, as quais caracterizam o processo de envelhecimento.[3] A gordura facial subcutânea é dividida em múltiplos compartimentos anatômicos. Com o avançar da idade, a face experimenta mudanças bruscas em seu contorno, as quais podem ocorrer em graus variados, incluindo as regiões periorbital, malar, frontal, temporal, glabelar, mandibular, mentoniana e zona perioral.[1]

A abordagem de tratamento para essas mudanças incluem o uso de fotoprotetores, ácidos, hidratantes e aparelhos como lasers, fontes de luz e radiofrequência. Nota-se que, a cada ano, surge um número cada vez maior de aparelhos com promessas de combater o envelhecimento cutâneo, e a sensação que se tem é a de que, antes mesmo de o profissional "pagar" pelo aparelho, um novo já surgiu. Entretanto, nada, até hoje, conseguiu substituir com eficácia semelhante essas duas técnicas que desempenham um papel muito importante na correção das alterações do envelhecimento e, de fato, promovem um resultado impac-

tante positivo para o paciente: o preenchimento e a toxina botulínica.[4]

A incorporação de novas técnicas de reposição de volume e de toxina botulínica ao arsenal não cirúrgico representou um avanço significativo na abordagem rejuvenescedora. Anteriormente, o foco inicial era bidimensional, com ênfase nas linhas e rugas. No entanto, com a transição para uma abordagem tridimensional, é possível a realização de um tratamento mais avançado da perda de volume nos tecidos moles e ósseos. Especialistas estão mais bem equipados para tratar tanto a causa como o efeito.[1] Por razões de custo e comodidade, o preenchimento facial deve ser, razoavelmente, de longa duração. Não está preconizado nenhum preenchimento ou implante "definitivo", mesmo porque a anatomia do rosto muda com o tempo. Assim, é preciso adaptar, modificar ou fazer desaparecer para não criar um aspecto indesejável e artificial.[1] Não se trata simplesmente da adição de volume, mas do bom posicionamento estético do produto em quantidades apropriadas que vão criar excelentes resultados na restauração de uma aparência natural e jovem.[1]

Quimicamente, os produtos disponíveis podem ser classificados em duas categorias diferentes: substâncias biológicas e sintéticas. As biológicas incluem o colágeno bovino, o ácido hialurônico de origem animal e a gordura autóloga. Os preenchimentos sintéticos de origem não animal incluem o ácido hialurônico, o polimetilmetacrilato, a hidroxiapatita de cálcio, a poliamida e o PEG (polietilenoglicol). A durabilidade dos agentes preenchedores pode ser classificada em curta duração (até 6 meses), longa duração (até 3 anos) e permanente (mais de 3 anos).[5]

ÁCIDO HIALURÔNICO

De todos os agentes de preenchimento disponíveis, o ácido hialurônico (AH) é o mais comumente usado, em virtude de sua baixa imunogenicidade, alta segurança e fácil remoção mediante o uso da hialuronidase.6 O AH é, por definição, um glicosaminoglicano, um componente essencial da matriz extracelular de todos os tecidos dos animais.[4] Formado por uma cadeia longa polissacarídica, subdividida em unidades dissacarídeas repetidas de ácido urônico e N-acetil-glicosamina,[7] é altamente hidrofílico, isto é, demonstra capacidade elevada de atrair água. Assim, verifica-se que o AH é útil no tratamento de alguns dos sinais de envelhecimento devido a seu elevado poder de hidratação local.[4]

Alguns dos materiais de preenchimento são originados da crista de galo, mas geralmente são extraídos da fermentação de bactérias.[8] O AH foi desenvolvido pela primeira vez como um implante dérmico, em 1989, por Balazs. Embora o produto não tenha sido de longa duração, representou o começo de uma revolução. Tanto as técnicas de preenchimento como as de toxina botulínica podem ser utilizadas no terço inferior da face, incluindo o sulco nasogeniano, rugas marionetes da boca, linhas verticais dos lábios ("código de barras"), afinamento dos lábios, contorno da mandíbula e realce do volume das bochechas.[4]

Os tipos de AH escolhidos mais frequentemente para o preenchimento de linhas finas superficiais e reposição de volume são os de baixo peso molecular. Para o apoio estrutural, como sulcos profundos e contornos, são preferíveis os produtos de alto peso molecular.1 Quanto maior a concentração (> 20mg/mL), mais duradouro será o efeito.[8]

O efeito do tratamento geralmente dura de 6 a 12 meses, podendo chegar a 18 meses, dependendo do tipo de AH injetado. A duração do efeito pode ser ainda mais prolongada, com o tratamento simultâneo com a toxina botulínica. A forma não reticulada de AH é usada para promover hidratação do terço superior da face. A técnica escolhida para tratar essa região são as micropápulas, cujo efeito se inicia, em média, de 21 a 26 dias após as aplicações. Dor, hematomas, edema e eritema são os fatores limitantes desse procedimento.

Na região da glabela, é necessário cuidado especial, devendo ser evitado ao máximo o uso de agentes preenchedores, mesmo do AH em concentrações inferiores a 20mg/mL pois, embora o comprometimento vascular possa ocorrer em qualquer lugar, a glabela é a área em que mais comumente pode ocorrer necrose após a aplicação. Como o suprimento sanguíneo na glabela é limitado, ela tem sido rotulada como uma zona de perigo na face, em virtude das chances de comprometimento vascular.

Oclusão venosa pode ocorrer caso uma quantidade excessiva de preenchimento seja implantada em uma pequena área, levando a uma dor maçante, edema brutal e coloração violácea da área afetada. A dor em maior proporção deve ser investigada. Pasta de nitroglicerina, compressas quentes e injeção de hialuronidase podem ser úteis.[6] Por esse motivo, recomendam-se doses elevadas de toxina botulínica em pacientes com corrugadores muito fortes. A dose mínima de toxina botulínica nos corrugadores é de 15 a 30U, distribuídas em ambos os lados, ou seja 7,5 a 30U em cada múscuclo. No entanto, com 9U em cada músculo, 18U no total, verifica-se um bom resultado na maioria dos pacientes. Em casos de "rugas graves", deve-se iniciar com 15U em cada músculo corrugador.

HIDROXIAPATITA DE CÁLCIO

A hidroxiapatita de cálcio é um implante aprovado para o tratamento estético das rugas profundas.9 Trata-se de um componente inorgânico dos dentes e ossos, sendo usado como um material de preenchimento inerte e com biocompatibilidade dérmica. Apresenta altas viscosidade e elasticidade. Pode ser injetado sozinho ou misturado com anestésico local, como a lidocaína a 2%, com ou sem vasoconstritor. Seu uso para reposição de volume da mão apresenta excelentes resultados e tem duração de 6 a 18 meses. A aplicação da hidroxiapatita de cálcio nas mãos deve ser realizada, preferencialmente, com microcânula de 70mm × 0,9mm. Após assepsia das mãos, realiza-se um único botão anestésico na região carpometacarpiana com lidocaína a 2%, com ou sem vasoconstritor. Nesse botão, aplica-se somente o bisel de uma agulha hipodérmica de 40 × 12 – 18G × 1$^{1/2}$" 1,25mm × 38mm para a realização de um pertuito onde a microcânula deverá ser inserida. O preenchimento das mãos com a microcânula evita a laceração dos vasos, minimizando o risco de hematoma que, na maioria das vezes, se restringe à região do pertuito. Desse modo, é possível transitar no subcutâneo da mão e ir preenchendo os espaços vazios com bastante segurança. O tratamento com hidroxiapatita pode apresentar apenas os efeitos adversos habituais, incluindo hematomas e edema.10 Em virtude do risco de contaminação, mesmo com a adoção de todas as medidas de assepsia, é necessária a utilização profilática de antibioticoterapia por via oral, como azitromicina, em razão de sua comodidade posológica, na dose de 500mg, um comprimido uma vez ao dia por 3 dias (começar a tomar no dia da aplicação do preenchimento).

A hidroxiapatita de cálcio é mais uma opção de tratamento para os que buscam o rejuvenescimento das mãos, demonstrando ter um perfil de segurança e durabilidade favorável.[11]

A hidroxiapatita de cálcio pode ser considerada um material de longa duração ou semipermanente. Oferece propriedades desejáveis, particularmente em caso de defeitos dérmicos profundos e para aumento dérmico não cirúrgico. As indicações devem ser discutidas com o médico, já que alguns sinais de envelhecimento atenuado não vão desaparecer.[5] É preciso deixar claro para o paciente que alguns defeitos são incoercíveis com a utilização de toxina botulínica e preenchimento (de qualquer tipo). O paciente e o médico devem entender o momento certo para o encaminhamento do paciente ao cirurgião plástico.

Todos os tipos de tratamento devem ser avaliados de modo a tratar melhor cada caso. Por exemplo, a flacidez de pele quase sempre sugere uma solução cirúrgica. As rítides malares causadas pela exposição solar podem ser tratadas, de preferência, com a combinação de laser ou peelings químicos associados a uma boa quantidade de toxina botulínica no orbicular dos olhos, alguns pontos soltos sobre as rugas malares e uma aplicação de preenchimento na região da flacidez, para conferir sustentação ao tecido. Os pacientes com sulcos nasogenianos, sulcos nasolacrimais e cicatrizes de acne podem ser tratados com ácido hialurônico. Em caso de sulcos nasogenianos profundos e de pobreza do malar (baixa densidade de gordura na região do osso zigomático), especialmente em pacientes com tendência à flacidez, o uso da hidroxiapatita de cálcio é uma boa opção.[5]

Referências

1. Muhn C, Rosen N, Solish N et al. The evolving role of hyaluronic acid fillers for facial volume restoration and contouring: a Canadian overview. Clin Cosmet Investig Dermatol 2012; 5:147-58.
2. Raspaldo H. Volumizing effect of a new hyaluronic acid sub-dermal facial filler: a retrospective analysis based on 102 cases. J Cosmet Laser Ther 2008 Sep; 10(3):134-42.
3. Goodman GJ, Bekhor P, Rich M, Rosen RH, Halstead MB, Rogers JD. A comparison of the efficacy, safety, and longevity of two different hyaluronic acid dermal fillers in the treatment of severe nasolabial folds: a multicenter, prospective, randomized, controlled, single-blind, within-subject study. Clin Cosmet Investig Dermatol 2011; 4:197-205.
4. Gold MH. Use of hyaluronic acid fillers for the treatment of the aging face. Clin Interv Aging Sep 2007; 2(3):369-76. Published online 2007 September.
5. Jacovella PF. Use of calcium hydroxylapatite (Radiesse) for facial augmentation. Clin Interv Aging 2008; 3(1):161-74. Review.
6. Nanda S, Bansal S. Upper face rejuvenation using botulinum toxin and hyaluronic acid fillers. Indian J Dermatol Venereol Leprol. 2013 Jan-Feb; 79(1):32-40.
7. Viana GAP et al. Tratamento dos sulcos palpebromalar e nasojugal com ácido hialurônico. Arq Bras Oftalmol, São Paulo, Feb. 2011; 74(1). Disponível em: <http://www.scielo.br/scielo.php?script=sci_arttext&pid=S000427492011000100010&lng=en&nrm=iso>. Acesso em: 05 Apr. 2013.
8. Gold MH. What's new in fillers in 2010? J Clin Aesthet Dermatol 2010; 3(8):36-45.
9. Berlin AL, Hussain M, Goldberg DJ. Calcium hydroxylapatite filler for facial rejuvenation: a histologic and immunohistochemical analysis. Dermatol Surg. 2008 Jun; 34(Suppl 1):S64-7.
10. Kühne U, Imhof M. Treatment of the ageing hand with dermal fillers. J Cutan Aesthet Surg 2012 Jul; 5(3):163-9.
11. Sadick NS. A 52-week study of safety and efficacy of calcium hydroxylapatite for rejuvenation of the aging hand. J Drugs Dermatol 2011 Jan; 10(1):47-51.

56

Rejuvenescimento de Lábios, Colo e Mãos

Helena Lyon Moreira
Maísa Neiva Santos Hernandez

O envelhecimento é um fenômeno deletério que afeta o ser humano acompanhado de várias alterações na pele decorrentes de fatores intrínsecos e extrínsecos.

Lábios, colo e mãos refletem as marcas do envelhecimento, mostrando o declínio da beleza e da juventude.

TRATAMENTO DOS LÁBIOS

O processo de envelhecimento da boca está associado ao desenvolvimento de sulcos radiais peribucais e à perda do aspecto tridimensional dos lábios.[1]

Relacionado com o envelhecimento e também com o tabagismo, o tratamento dos lábios visa melhorar o contorno e promover o aumento volumétrico no tamanho dos lábios, além de minimizar os sulcos radiais peribucais, conhecidos como "códigos de barras".[2-4]

Os procedimentos utilizados consistem em:
- Técnicas de demoabrasão e *laser* de CO_2, para rugas peribucais.
- Preenchedores: utilizados para aumentar o volume dos lábios, alteração do comprimento do lábio superior, promoção da definição do vermelho e do *filtrum*.
- *Peeling* de fenol para rugas periorais.

Preenchimento de lábios

Utiliza-se o implante de gel de ácido hialurônico, estéril, biodegradável, viscoelástico límpido, transparente, isotônico e homogeneizado. O ácido hialurônico reticulado em tampão fisiológico encontra-se acondicionado em seringa de 1mL acompanhada de agulha 27G-½.

É indicado o bloqueio anestésico do nervo infraorbital. O produto é injetado na derme média e profunda.

Para o procedimento devem ser consideradas as seguintes estruturas labiais: transição cutaneomucosa, arco do cupido, tubérculo medial, comissura dos lábios, vermelhão e *filtrum*.

O procedimento inicia-se no canto direito do lábio inferior com a agulha posicionada com inclinação de 75 graus da superfície do lábio e a seringa paralela ao lábio inferior.

Deve-se inclinar a agulha a 45 graus para o início do procedimento. Procede-se à retroinjeção, liberando o preenchedor em quantidades uniformes.

Na região do vermelhão, deve-se iniciar nos cantos em direção ao centro. O preenchimento da comissura do lábio inferior promove elevação do ângulo da boca.

No lábio superior, faz-se a aplicação de W invertido a partir do arco do cupido. O *filtrum* é tratado a partir do ápice de cada arco em direção à base da columela. A seguir, procede-se ao tratamento da transição cutaneomucosa, a qual sofre apagamento com a idade. Com a aplicação do preenchedor ao longo da transição cutaneomucosa, produz-se uma nova linha de transição entre pele e mucosa, com reestruturação do contorno bucal e atenuação das rugas peribucais.

Os sulcos radiais peribucais têm bons resultados com o tratamento de *laser* de CO_2, fazendo-se laserabrasão parcial regional, o que irá promover a renovação da pele fotoenvelhecida, o encolhimento das fibras de colágeno e a formação de neocolágeno, levando a uma melhora significativa e duradoura.

No *peeling* de fenol perioral utiliza-se o fenol a 88% no contorno da boca, o que produz bons resultados.

TRATAMENTO DO COLO

A região pré-esternal sofre um processo de envelhecimento decorrente de fatores diversos, como envelhecimento intrínseco, hipercinese muscular (peitoral maior) e envelhecimento extrínseco.

A poiquilodermia de Civatte, descrita em 1923, manifesta-se clinicamente com áreas de pele róseo-acastanhada, entremeadas por telangiectasias, áreas de atrofia e hiperpigmentação mosqueada.

Ocorre nas áreas fotoexpostas do pescoço, na porção superior do tronco e na lateral da face, de maneira diméticas caracteristicamente, poupando a área submentoniana, anatomicamente protegida da exposição solar.[5-7]

Sua patogênese é, sobretudo, pela ação dos raios ultravioleta. Além da exposição crônica ao sol, existem outros fatores associados, como fotossensibilização química a perfumes e cosméticos, possibilidade de alterações hormonais relacionadas com a menopausa, e baixos níveis de estrógenos e predisposição genética.[8]

O rejuvenescimento do colo baseia-se em:

- Uso tópico de retinoides, com destaque para o ácido retinoico, que proporciona o rejuvenescimento da pele por meio da capacidade de acelerar o *turnover* celular e estimular a neocolagênese.[9]
- Uso tópico de alfa-hidroxiácidos, que proporcionam a redução da espessura do estrato córneo, aumento da espessura da epiderme com dispersão da melanina na camada basal e espessamento de derme papilar. Há renovação celular e estímulo à síntese de colágeno e glicosaminoglicanos, levando à melhora da maciez da pele, diminuição de rítides, melhora da pigmentação e maior firmeza da pele.[10]
- Despigmentantes: os agentes despigmentantes podem ser utilizados no combate às hipercromias, entre os quais estão o ácido retinoico, a hidroquinona, o ácido azelaico e outros agentes despigmentantes de origem botânica.[11]
- Antioxidantes são utilizados para prevenir o envelhecimento e os danos cutâneos causados pela radiação ultravioleta (RUV), como, por exemplo, a vitamina C, que desempenha papel importante na síntese de colágeno e elastina, podendo anular os efeitos negativos da RUV na pele.[12,13]
- Hidratantes: são importantes adjuvantes para aliviar a xerose e a irritação cutânea, sobretudo os reparadores proteicos e os restauradores de barreira.[14,15]
- *Peelings* químicos: os *peelings* não devem ser muito profundos porque, como não há tantas unidades pilossebáceas nessa área quanto na face, a capacidade de regeneração tecidual torna-se limitada.[16]
- *Peelings* físicos: podem ser utilizados a dermoabrasão, a microdermoabrasão e o *laserpeeling*, evitando-se abrasão profunda.[17]

- A toxina botulínica atua na hipercinese muscular, promovendo paralisia parcial e programada das fibras mediais do músculo peitoral maior e da porção caudal do platisma. A toxina botulínica promove tanto a suavização das rugas estáticas como a diminuição das rugas dinâmicas.[2]
- Fotoproteção: a exposição à RUV é uma das principais indutoras da aceleração do envelhecimento da região do colo. O uso de protetor solar é uma estratégia efetiva para reduzir a quantidade e a exposição à RUV e minimizar os sinais de envelhecimento cutâneo.[18]

TRATAMENTO DAS MÃOS

O envelhecimento das mãos envolve uma série de fatores que, associados ao envelhecimento intrínseco, contribuem para o envelhecimento extrínseco, levando a manifestações clínicas diversas. São fatores de envelhecimento: exposição solar, carência de estrógeno na mulher, tabagismo, frio, poeira, vento, carência vitamínica, fatores mecânicos, produtos químicos e sabões.

As melanoses solares localizadas no dorso das mãos são extremamente frequentes e caracterizam-se por máculas acastanhadas ou castanho-escuras, geralmente múltiplas, de contornos irregulares, podendo medir de alguns milímetros até 1,5cm de diâmetro.

Podem vir acompanhadas por queratose actínica, seborreica e outras manifestações de degeneração actínica crônica da pele.

Clinicamente, observa-se redução na qualidade da elasticidade da pele no dorso das mãos devido às alterações das fibras de colágeno e elastina.

Ocorre diminuição do tecido adiposo, com maior visualização da vascularização. O ressecamento da pele e as rugas finas são sinais clínicos comuns na mão envelhecida.[19]

O tratamento das mãos consiste nas seguintes medidas:

- **Fotoproteção:** a fotoproteção faz parte dos cuidados diários com as mãos. Os fotoprotetores devem ser fotoestáveis, de amplo espectro e resistentes à água.[20]
- **Hidratação:** os hidratantes têm a capacidade de bloquear a perda transepidérmica de água mediante a oclusão e a restauração da barreira lipídica.[21]
- **Regeneradores cutâneos:** a utilização de produtos que possam estimular a síntese de colágeno pelos fibroblastos constitui um processo-chave nos cuidados com a pele.[22]
- ***Peelings* químicos:** os *peelings* químicos promovem o rejuvenescimento da pele com desaparecimento das discromias pigmentares, alterações actínicas e queratósicas e rugas finas.[23] A pasta de ácido tricloroacético (ATA) a 11%, 16,9% e 20% foi desenvolvida em veículo creme e contém em sua composição substâncias calmantes, neutralizantes e umectantes. A pasta é aplicada com espátu-

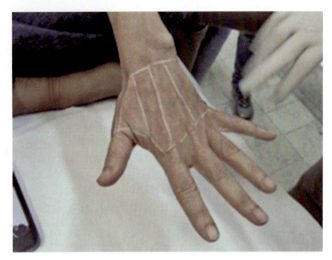

Figura 56.1 Marcação para preenchimento de mãos. (*Fonte*: acervo da Dra. Rozana Castorina da Silva.)

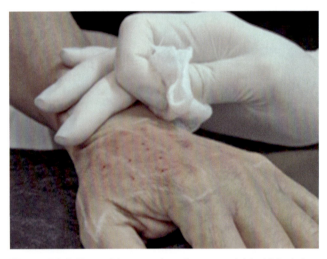

Figura 56.2 Preenchimento de mãos com ácido hialurônico. (*Fonte*: acervo da Dra. Rozana Castorina da Silva.)

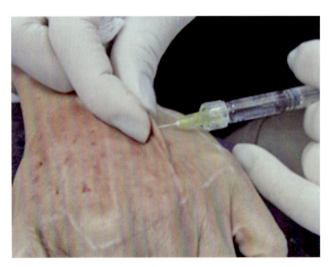

Figura 56.3 Aplicação de ácido hialurônico em preenchimento de mãos. (*Fonte*: acervo da Dra. Rozana Castorina da Silva.)

la no dorso das mãos e, após 5 minutos, é removida com álcool. Observa-se o aparecimento de *frost* discreto e, a seguir, de eritema, com escamação 2 dias depois. Deve-se recomendar o uso de fotoprotetores após o procedimento, além de, creme calmante, se necessário.[24] Esses produtos promovem suavidade na pele e mantêm um efeito antirrugas, com melhora da textura da pele nas mãos.[22]

- **Despigmentantes:** os despigmentantes podem ser utilizados no dorso das mãos para tratamento de melanoses, levando ao clareamento gradativo, associado à fotoproteção.[9]
- **Crioterapia com nitrogênio líquido:** técnica extremamente efetiva para tratamento de melanoses solares e actínicas.[25]
- **Preenchedores:** são utilizados para melhorar o aspecto senil das mãos por alterações das fibras de colágeno e elastina e diminuição do coxim gorduroso (Figuras 56.1 a 56.3).[19] Os preenchedores ácido hialurônico e hidroxiapatita de cálcio apresentam excelentes resultados.
- ***Lasers*:** o *laser* de CO_2 é utilizado para o rejuvenescimento das mãos.[26] A luz intensa pulsada constitui excelente opção para tratamento de melanoses solares.[27]

CONSIDERAÇÕES FINAIS

Os lábios, o colo e as mãos constituem estruturas fundamentais que compõem a beleza e a definição estética das pessoas. Torna-se fundamental atenuar as marcas do envelhecimento e, assim, melhorar o aspecto psicossocial das pessoas.

Referências

1. Fanous N. Correction of thin lips: lip lift. Plast Reconst Surg 1984; 74:33.
2. Maio M. Lábios, colo e mãos. Tratado de medicina estética, v III. São Paulo: Roca, 2004.
3. Alster TS. Manual of cutaneous laser techniques. Philadelphia: Lippincott-Raven, 1997.
4. Kadunce DP, Burr R, Gress R et al. Cigarette smoking: risk factor for premature wringkling. Ann Intern Med 1991;114:840-4.
5. Katoulis C, Stavrianeas NG, Panayotides JG et al. Poikiloderma of Civatte: a histopathological and ultrastructural study. Dermatology 2007; 214:177-82.
6. Lautenschlager S, Itin PH. Reticulate, patchy and mottled pigmentation of the neck. Adquired forms. Dermatology 1998; 197(3):291-6.
7. Graham R. What is poikiloderma of Civatte? Practitioner 1989; 233(1475):1210.
8. Kotouis AC, Stavrianeas NG, Georgala S et al. Familial cases of poikiloderma of Civatte: genetic implications in its pathogenesis? Clin Exp Dermatol 1999; 24(5):385-7.
9. Kligman AM, Grove GL, Hirose R, Leyden JJ. Topical tretinoin for photoaged skin. J Am Acad Dermatol 1986; 15(4 Pt 2):836-59.

10. Denda S, Denda M, Inome K et al Glycolic acid induces keratinocyte proliferation in a skin equivalent model via TRPV1 activation. J Derm Sci 2010; 57:108-3.

11. Briganti S, Camera E, Picardo M. Chemical and instrumental approaches to treat hyperpigmentation. Pigment Cells Res 2003; 16:101-10.

12. Baumann L, Allemann IB. Antioxidantes. In: Cosmetic Dermatologia. McGraw-Hill Co 2009: 292-305.

13. Darr D, Combs S, Dunston S et al. Topical vitamin C protects porcine skin from ultraviolet radiation-induced damage. Br J Dermatol 1992; 127(3):247-53.

14. Hara-Chikuma M, Verkman AS. Aquaporin-3 functions as a glycerol transporter in mammalian skin. Biol Cell 2005; 97:479-86.

15. Flynn TC. Petros J, Clark RE et al. Dry skin and moisturiezes clin Dermatol 2001; 19(4):387-92.

16. Glogau RG. Chemical peeling and aging skin. J Geriatr Dermatol 1994; 2(1):30-5.

17. Wheeland RG, Applebaun J. Flash lamp-pumped pulsed dye laser tehrapy for poikiloderma of Civatte. J Dermatol Surg Oncol 1990; 16(1):12-6.

18. Rosen CF. Topical and systemic photo protection. Dermatol Ther 2003; 16(1):8-15.

19. Ortone JP, Marks R. Photodamaged skin-clinical signs causes and management. United Kingdom: Martin Dunitz, 1999.

20. Lim H, Naylor M, Hoingsmann H et al. American Academy of Dermatology Consensus Conference on UVA Protection of Sunscreens Summary and Recommendations. J Am Acad Dermatol 2001; 44(3):505-8.

21. Lynde CW. Moisturizers: what they are and how they work. Skin Therapy Let 2001; 6(13):3-5.

22. Rabe JH, Mamelak AJ, McElgunn PJS, Morison WL, Sauder DN. Photoaging: mechanisms and repair. J Am Acad Dermatol 2006; 55(1):1-19.

23. Colleman WP, Hanke W, Alt T, Asken S. Cosmetic surgery of the skin. 2ed., St Louis: Mosby, 1997.

24. Chiarello SE, Resnik BI, Resnik SS. The TCA masque: a new cream formulation used alone and in combination with Jessner's solution. Dermatol Surg 1996; 22:687-90.

25. Sinclair RD, Tzemias C, Dawber R. Cosmetic cryosurgery. In: Baran R, Mibach H. Cosmetic dermatology. Martin Dunitz/Waverly, 1994:541-50.

26. Alster T, Preston L, Macedo OR. Benefícios da cirurgia cosmética a laser. São Paulo: SENAC, 1997:11-17.

27. Babilas P et al. Intense pulsed light (IPL): a review. Lasers Surg Med 2010; 42(2):93-104.

PARTE XVI

ALTERAÇÕES HORMONAIS

57

Síndrome Metabólica

Sandra Lyon

Síndrome metabólica (SM) constitui um conjunto de fatores de risco metabólicos e fisiológicos relacionados com a doença cardiovascular (DCV): obesidade abdominal, hipertrigliceridemia, níveis de HDL-c reduzidos hipertensão arterial e resistência à insulina (RI).

CRITÉRIOS DIAGNÓSTICOS

Constituem critérios diagnósticos da síndrome metabólica:
- **Obesidade abdominal:** a medida em centímetros da circunferência abdominal: > 102cm em homens e > 88cm em mulheres.
- **Triglicérides:** níveis ≥ 150mg/dL.
- **HDL-c:** < 40mg/dL em homens e < 50mg/dL em mulheres.
- **Pressão arterial:** níveis tensionais ≥ 130/85mmHg.
- **Glicemia de jejum:** ≥ 110mg/dL.

Esses critérios foram propostos pelo National Cholesterol Education Program (NCEP) para definição de síndrome metabólica em pacientes com risco elevado de doença cardiovascular, não necessitando da medida de resistência à insulina nem de marcadores inflamatórios.

Os critérios propostos pelo NCEP foram adotados pela I Diretriz Brasileira de Diagnóstico e Tratamento da Síndrome Metabólica. A presença de três desses componentes constitui diagnóstico de síndrome metabólica.[1,2]

OBESIDADE

Atualmente, a obesidade representa uma das prioridades em saúde pública, uma vez que está associada ao aumento do risco de doenças cardiovasculares, diabetes tipo 2, hipertensão e dislipidemia, entre outras doenças.

A obesidade é resultado do controle inadequado do balanço energético por ingestão alimentar e/ou por sedentarismo.[3]

O índice de massa corpórea (IMC) é calculado por meio do peso ajustado para a altura: peso (em kg) e altura (em m²).

O excesso de gordura pode estar mais concentrado na região abdominal ou no tronco. A obesidade tipo androide, mais frequente no homem, pode ser de dois tipos: superior (de *upper*), central, abdominal, ou em maçã (*apple*).

A obesidade tipo ginoide, inferior, periférica ou subcutânea, no glúteo ou na região femoral, ou em pera, é mais frequente em mulheres.

A obesidade androide está mais correlacionada com complicações cardiovasculares e metabólicas, enquanto a obesidade ginoide está mais associada a complicações vasculares periféricas.

A gordura visceral é medida por meio da circunferência da cintura (menor circunferência entre a última costela e a crista ilíaca, horizontalmente, com o indivíduo em pé) e da circunferência do quadril (na altura do trocanter do fêmur), a partir da qual pode ser calculada a relação cintura-quadril ou razão abdome-quadril. Desse modo, quanto maior a relação ou a medida da cintura, maior o risco de doenças cardiovasculares e diabetes melito. Relação quadril > 0,8 em mulheres e > 0,9 em homens define distribuição central de gordura.

Aqueles indivíduos com IMC normal e aumento da gordura visceral também apresentam risco de componentes da síndrome metabólica e doença cardiovascular.[4]

A síndrome metabólica não retrata a obesidade por si, mas características de distribuição de gordura corpórea

303

que, provavelmente, modulam a resistência à insulina e o metabolismo local dos ácidos graxos.[5]

DISLIPIDEMIA

Os lipídios são representados, principalmente, pelos triglicerídeos (TG), fosfolipídios (FL) e colesterol. Essas substâncias são insolúveis no meio aquoso e, consequentemente, seu transporte só é possível pela formação de lipoproteínas (LP), agregando macromoléculas de lipídios e proteínas. As LP são classificadas em cinco grandes grupos:

- **Alfalipoproteínas ou lipoproteínas de alta densidade (HDL):** compostas de uma alfaglobulina, colesterol (30%), fosfolipídios (60%) e pequena quantidade de triglicerídeos (10%).
- **Betalipoproteínas ou lipoproteínas de baixa densidade (LDL):** compostas de uma betaglobulina e de quantidades relativamente maiores de colesterol (57%) e fosfolipídios (30%) do que de triglicerídeos (13%).
- **Pré-betalipoproteínas ou lipoproteínas de densidade de muito baixa (VLDL):** são compostas por alfa e betaglobulinas, triglicerídeos (50% a 80%) e menores quantidades de colesterol (9% a 24%) e fosfolipídios (10% a 25%).
- **Lipoproteínas de densidade intermediária (IDL):** têm densidade e tamanho semelhantes aos das pré-betalipoproteínas. São compostas de colesterol (50%) e triglicerídeos (50%).
- **Quilomícrons:** são grandes partículas formadas na mucosa intestinal a partir de glicerídeos ingeridos. São compostos de triglicerídeos (80% a 95%) com pequenas quantidades de fosfolipídios (3% a 15%), colesterol (2% a 12%) e proteína.[6]

A elevação da concentração dos ácidos graxos livres (AGL) no plasma precede as alterações de LP e constitui marcador da síndrome metabólica.

A elevação das partículas ricas em triglicerídeos proporciona maior aporte dessas partículas ao fígado, com estímulo à produção de lipase lipoproteica hepática (LLH). O aumento da enzima LLH contribui para a formação de LDL-c e HDL-c.[7]

O suprimento elevado de ácidos graxos ao tecido muscular leva ao acúmulo de triglicerídeos inter e intramiocelulares, que constitui o mecanismo primário na gênese e perpetuação da resistência à insulina e das alterações no metabolismo das LP.[8]

A hipetrigliceridemia pode ser corrigida por meio da diminuição do excesso de peso corpóreo, o que leva à redução da produção hepática de VLDL-c. Nesses casos, no entanto, pode ocorrer elevação do LDL-c, possivelmente em decorrência da diminuição dos receptores para essa LP.[9]

HIPERTENSÃO ARTERIAL

O controle da hipertensão arterial deve ser rigoroso de modo a retardar a perda da função renal e reduzir o risco cardiovascular. Os níveis de pressão arterial devem ser < 130/80mmHg. Se houver presença de proteinúria > 1g/24 horas, esse alvo deve ser reduzido para 125/75mmHg.[10]

A hipertensão arterial é mais prevalente em indivíduos com resistência à insulina ou obesidade. Aumento de peso pode precipitar o aparecimento de hipertensão arterial. Por outro lado, em obesos, redução do peso leva a decréscimos significativos nos níveis tensionais.

A hipertensão arterial na obesidade se deve à hiperinsulinemia compensatória ou à resistência à insulina. A hiperinsulinemia pode aumentar a reabsorção tubular de sódio, ativar o sistema nervo simpático e induzir fatores de crescimento, levando à proliferação da parede da musculatura lisa.[11]

A hipertensão arterial é uma doença complexa, com múltiplos fatores etiológicos, sendo a resistência à insulina apenas um desses fatores. É importante lembrar que muitos pacientes hipertensos não apresentam resistência à insulina, assim como nem todos aqueles que têm resistência à insulina e hiperinsulinemia são hipertensos.[12]

DIABETES MELITO

O diabetes melito (DM) é um fator de risco da maior importância para a morbidade e a mortalidade por doença cardiovascular.

O DM consiste em um grupo de doenças que têm em comum a hiperglicemia e suas consequentes complicações vasculares. De modo convencional, o DM é classificado em DM1 (diabetes juvenil ou insulino-dependente – DMID) e DM2 (diabetes do adulto ou DM não insulino-dependente – NIDDM).

A insulina é um hormônio polipeptídico anabólico produzido pelas células beta do pâncreas, cuja síntese é ativada pelo aumento dos níveis circulantes de glicose e aminoácidos após as refeições. A insulina age em vários tecidos periféricos, incluindo músculo, fígado e tecido adiposo.

Seus efeitos metabólicos imediatos incluem: aumento da captação de glicose, principalmente nos tecidos muscular e adiposo, aumento da síntese de proteínas, ácidos graxos e glicogênio, bem como bloqueios da produção hepática de glicose, da lipólise e da proteólise.[13]

A sensibilidade para a utilização da glicose varia muito entre os indivíduos.

Aqueles que apresentam resistência à insulina não conseguem manter a hiperinsulinemia para vencer a resistência, levando, então, ao desenvolvimento de DM2. A maioria dos indivíduos insulinorresistentes secreta insulina suficiente para não desenvolver o DM2, mas têm risco elevado de apresentar uma concentração das anormalidades que se constituem na síndrome metabólica e um risco elevado de doença cardiovascular. Dessa maneira, aqueles que se tornarão diabéticos em razão da falência insular também vão apresentar risco significativo de infarto agudo do miocárdio e acidente vascular encefálico (AVE) antes do diagnóstico clínico de DM2.[13,14]

Nesse contexto, a resistência à insulina pode levar a duas situações:
- Hiperinsulinemia compensatória.
- Resposta insulínica inadequada, que constitui o pré-diabetes.

Na síndrome metabólica, a resistência à insulina pode acarretar:
- Desenvolvimento do DM2 com suas complicações: retinopatia diabética, nefropatia e neuropatia diabética.
- Doença cardiovascular.
- Hipertensão, AVE, ovários policísticos e outras consequências da resistência à insulina/hiperinsulinemia.[15]

A síndrome dos ovários policísticos (SOP) é a alteração endócrina mais comum em mulheres na pré-menopausa, nas quais é significativamente maior a prevalência de resistência à insulina/hiperinsulinemia. A SOP é outro exemplo em que parece que a hiperinsulinemia compensatória (secundária à resistência à insulina em músculo e tecido adiposo) agiria normalmente em outros tecidos, incluindo o ovário. No entanto, deve ser lembrado que nem todas as pacientes com resistência à insulina desenvolvem ovários policísticos e nem todas as pacientes com SOP irão apresentar resistência à insulina.[12,16]

A obesidade é mais prevalente em pacientes com psoríase, uma doença inflamatória de evolução crônica e recorrente, do que na população geral. A produção elevada de citocinas proinflamatórias, como TNF-α, IL-1, IL-6 e IL-8, pelo tecido adiposo é característica de obesidade, podendo gerar quadros de hiperglicemia, resistência à insulina e hipertensão, favorecendo o surgimento da síndrome metabólica.[17]

Os fatores de risco para doença cardiovascular podem ser divididos em maiores e menores e em mutáveis e imutáveis.

Os fatores de risco maiores e mutáveis são: diabetes melito, hipertensão arterial, hábito de fumar e hipercolesterolemia; o HDL-c baixo é em parte mutável.

Os fatores de risco maiores e imutáveis são: idade, gênero masculino e existência de doenças cardiovascular prévia ou na família.

Constituem fatores de risco menores e mutáveis: obesidade, inatividade física e fatores psicossociais, alterações bioquímicas, como hiperfibrinogenemia, aumento da proteína C reativa e das lipoproteínas, Lpa ou Lp "little a", uma LDL-cl sintetizada no fígado e que se une à apo-B da LDL na membrana externa do hepatócito ou no plasma.[8,18]

CONSIDERAÇÕES FINAIS

O conjunto de fatores de risco metabólicos e fisiológicos relacionados com a síndrome metabólica deve ser bem compreendido e os critérios diagnósticos da síndrome metabólica bem estabelecidos para identificação correta e tratamento daqueles pacientes com risco subsequente de doença cardiovascular.

Referências

1. Klein BEK, Klein, R., Lee, KE. Components of the metabolic syndrome and risk of cardiovascular disease and diabetes. In: Beaver Dam. Diabetes Care 2002; 25:1790-4.
2. Lakka, HM, Laaksonen DE, Lakka TA et al. The metabolic syndrome and total and cardiovascular disease mortality in middle-aged men. JAMA 2002; 288:2709-16.
3. WHO. Consultation on obesity. Preventing and managing the global epidemic. Geneva: World Health Organization, 1998.
4. Villares SM, Mancini MC. Obesidade. In: Saad MJA, Maciel RMB, Mendonça BB. Endocrinologia. São Paulo: Atheneu, 2007.
5. Snijder MB, Dekker JM, Visser M et al. Associations of hip and thigh circumferences independent of waist circumference with the incidence of type 2 diabetes: the Hoorn study. Am J Clin Nutr 2003; 77(5):1192-7.
6. Sampaio SAP, Rivitti EV. Dermatologia. São Paulo: Artes Médica, 2007.
7. Zambon A, Deeb SS, Pauletto P, Crepaldi G, Brunzell JD. Hepatic lipase: a marker for cardiovascular disease risk and response to therapy. Curr Opin Lipidol 2003; 14:179-89.
8. Passarelli M, Nakadakare ER, Quintão ECR. Dislipidemias. In: Saad MJA, Maciel RMB, Mendonça BB. Endocrinologia. São Paulo: Atheneu, 2007.
9. Dixon JL, Ginsberg HN. Regulation of the production and catabolism of plasma low density lipoproteins in hypertriglyceridemic: information obtained from cultured liver cells. J Lipid Res 1993; 34:167-79.
10. IV Diretrizes Brasileiras de Hipertensão Arterial. Sociedade Brasileira de Cardiologia, 2002:1-40.
11. Eckel RH, Grundy SM, Zimmet PZ. The metabolic syndrome. Lancet 2005; 365:1415-28.
12. Saad MJA, Carvalheira JBC, Tambascia MA. Resistência à insulina e doenças associadas. In: Saad MJA, Maciel RMB, Mendonça BB. Endocrinologia. São Paulo: Atheneu, 2007.
13. Zecchin HG, Saad MJA. Bases moleculares do diabetes melito tipo 2. In: Saad MJA, Maciel RMB, Mendonça BB. Endocrinologia. São Paulo: Atheneu, 2007.
14. Hu FB, Stampfer MJ, Haffner SM et al. Elevated risk of cardiovascular disease prior to the clinical diagnosis of type 2 diabetes. Diabetes Care 2002; 25:1129-34.
15. American College of Endocrinology Position Statement on Insulin Resistance Syndrome. Endocr Practice 2003; 9:36-252.
16. Dunaif A. Insulin resistance and the polycystic ovary syndrome: mechanism and implications for the pathogenesis. Endocr Rev 1997; 18:774-800.
17. Setty AR, Curhan G, Choi HK. Obesity, waist circumference, weight change and risk of psoriasis in women: Nurses' Health Study II. Arch of Intern Med 2007; 167(15):1670-5.
18. Kannel WB. Bood pressure as a cardiovascular risk factor: prevention and treatment. JAMA 1996; 275:1571-6.

58

Manejo Hormonal da Acne

Lígia Almeida Bezerra

Alterações hormonais da puberdade estão quase sempre relacionadas com o início da acne vulgar típica, e os adolescentes do sexo masculino são os mais frequente e intensamente afetados. Maturação suprarrenal e desenvolvimento gonadal levam à produção de andrógenos e ao aumento subseqüente das glândulas sebáceas, culminando com a erupção de acne nessa faixa etária. Acredita-se que a intensidade da acne esteja mais relacionada com o estágio puberal do que com a idade cronológica; mesmo assim, a maioria dos pacientes masculinos espera a regressão da acne entre os 20 e os 25 anos de idade. Em contraste, mulheres podem continuar com o problema durante a vida adulta, mesmo após os 40 anos de idade.

A acne feminina pós-adolescência pode ser dividida em persistente, a qual representa uma continuidade do quadro relacionado com a puberdade, e acne de início tardio, que se inicia após os 25 anos de idade. Acne do mento é uma forma intrigante que ocorre no período pré--menstrual em mulheres maduras, enquanto na acne esporádica há o súbito desenvolvimento das lesões na vida adulta, sem razão aparente. Clinicamente, essas formas de acne podem diferir da dos adolescentes porque tendem a ser mais inflamatórias, com menos comedões. Além disso, as lesões são mais comumente localizadas ao redor da boca, mento e linha da mandíbula.[1]

O aumento da secreção sebácea, bastante relevante, decorre da estimulação hormonal androgênica, que é função de maior produção glandular hormonal ou de maior ligação desses hormônios aos receptores intracelulares cutâneos. Na fase adulta, esses fatores tendem a ser atenuados, com consequente redução da ocorrência da acne. No entanto, alguns autores têm estudado a influência de outros fatores, como

a ação de neuromediadores e hiperandrogenia, na persistência dos quadros de acne além do período de adolescência, bem como no surgimento tardio da doença.

A associação entre hormônios e acne é estudada há vários anos. Em 1969, foram correlacionados os níveis aumentados de testosterona com a acne. Existem evidências da relação entre aumento de andrógenos e acne, hirsutismo e distúrbios menstruais. Foram avaliados os níveis séricos de testosterona livre em mulheres entre 18 e 21 anos de idade e foi constatado aumento dos andrógenos em um terço das pacientes. Outro estudo que comparou dois grupos de mulheres – um deles com acne isolada e o outro com acne associada a hirsutismo e/ou alopecia – documentou a ocorrência de hiperandrogenismo em um terço das mulheres. Ao ser estudado o metabolismo androgênico nas glândulas sebáceas de homens e mulheres com acne, foram flagrados, em relação aos controles, aumento dos níveis de sulfato de deidroepiandrosterona, diidroepiandrosterona e testosterona nos indivíduos com acne.

HORMÔNIOS

Relatos prévios enfatizaram que os principais hormônios envolvidos no processo acneico são: hormônio luteinizante (LH), hormônio foliculoestimulante (FSH), prolactina, testosterona, testosterona livre (TL), sulfato de diidroepiandrosterona (DHEA-S), diidroepiandrosterona (DHEA) e androstenediona (A).

Na mulher, a maior produção de andrógenos ocorre na glândula suprarrenal e nos ovários.

Os hormônios hipofisários – LH e FSH – são controladores da síntese ovariana de andrógenos e estrógenos.

Quadro 58.1 Indicações para avaliação dos níveis séricos de andrógenos

Hirsutismo de moderado a grave
Hirsutismo (qualquer grau) de inicio súbito e progressivo
Hirsutismo (qualquer grau) associado a qualquer dos achados abaixo:
Irregularidade menstrual ou infertilidade
Obesidade central
Acne, seborreia, alopecia
Acantose nigricante
Progressão rápida
Clitoromegalia

Fonte: An Bras Dermatol 2011; 86(1):111-9.[6]

A prolactina estimula a secreção de DHEA-S. A testosterona, um importante andrógeno circulante, é proveniente das glândulas suprarrenais (30%), dos ovários (20%) e da conversão periférica (50%) a partir de outros hormônios, como DHEA, na pele.

A DHEA e o DHEA-S são precursores importantes da testosterona e da diidrotestosterona (DHT). Foi constatado aumento de testosterona e DHEA-S em mulheres com acne grave. No entanto, foram encontrados níveis séricos normais de testosterona e DHEA-S nas formas leves e moderadas de acne.

Os níveis séricos de andrógenos na mulher adulta com acne podem estar normais ou aumentados. Nesse segundo caso, estão relacionados com surgimento tardio, persistência da acne ou, mesmo, com quadros mais acentuados, podendo vir acompanhados de alterações ovarianas, como ovários policísticos, ou suprarrenais, que são mais bem avaliadas por meio do estudo ultrassonográfico (Quadro 58.1).[2]

PATOGÊNESE

A patogênese da acne vulgar é multifatorial e envolve quatro etapas principais: (1) hipersecreção sebácea por estimulação da glândula sebácea andrógeno-mediada; (2) queratinização anormal, obstruindo os folículos com formação de comedão; (3) colonização do *Propionibacterium acnes*; e (4) inflamação folicular e dérmica. Estudos *in vivo* mostraram que glândulas sebáceas podem agir como órgão endócrino independente, respondendo a alterações nos andrógenos de modo semelhante ao eixo hipotálamo-hipófise-suprarrenal.

Uma porção significativa dos andrógenos circulantes é produzida pela glândula suprarrenal e pelos testículos ou ovários. Como referido previamente, uma grande porção dos andrógenos é também sintetizada na pele a partir de precursores suprarrenais inativos, incluindo DHEA, DHEA-S e androstenediona.[3]

DHT e testosterona são os principais andrógenos que interagem com os receptores de andrógenos nas glândulas sebáceas, com DHT sendo cinco a 10 vezes mais potente do que a testosterona. Essa conversão de precursores suprarrenais inativos a andrógenos potentes ocorre em glândulas sebáceas na presença de diversas enzimas-chave esteroidogênicas: 3β-hidroxiesteroide-desidrogenase (3β-HSD), 17β-hidroxiesteroide desidrogenase (17β-HSD) e 5α-redutase (Figura 58.1).

O primeiro passo na síntese de testosterona e DHT consiste na conversão de DHEA a androstenediona, que envolve 3β-HSD. Existem duas formas de 3β-HSD: a do tipo I é exclusiva da pele e placenta, enquanto a do tipo II predomina na suprarrenal e nas gônadas. A próxima etapa envolve a conversão de androstenediona em testosterona. A 17β-HSD é responsável por essa conversão reversível. Há múltiplas formas de 17β-HSD, mas a do tipo 2 – isoenzima 12 – e a do tipo 5 – isoenzima 10 – parecem ser as mais ativas nas glândulas sebáceas. Em virtude de suas ações reversíveis, a 17β-HSD pode funcionar como uma enzima de porta de manutenção, regulando o ambiente hormonal da glândula sebácea. Finalmente, a testosterona pode tomar dois caminhos: pode ser convertida a um potente andrógeno DHT pela atividade da 5α-redutase ou a estrógenos menos potentes via atividade da aromatase.

A 5α-redutase é uma enzima importante nas desordens andrógeno-dependentes, como acne, calvície de padrão masculino e hirsutismo. Existem duas formas: os tipos 1 e 2. O tipo 1 é a forma predominante na pele, com altas concentrações observadas nas glândulas sebáceas e na pele da face e do couro cabeludo.

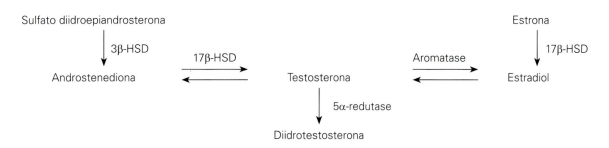

Figura 58.1 Metabolismo androgênico. (An Bras Dermatol 2008; 83[5]:451-9.)

Enquanto a testosterona e a DHT têm papéis claros na patogênese da acne, a investigação continua sobre o papel do estrógeno. O estrógeno é conhecido por suprimir a produção de sebo, quando administrado em quantidades suficientes. Outros mecanismos para o efeito do estrógeno incluem efeito direto de oposição à testosterona e inibição da secreção de testosterona. Além disso, mediante a metabolização do estrógeno no fígado, o estrógeno aumenta a globulina carreadora de hormônio sexual (SHBG). A SHBG tem elevada afinidade pela testosterona e vai ligar-se a ela preferencialmente sobre estrógeno. Como a testosterona e sua conversão a DHT são os principais andrógenos na acne, o aumento da SHBG leva à melhoria da acne.[4]

DIAGNÓSTICO DIFERENCIAL

Os diagnósticos diferenciais mais comuns na acne da mulher adulta mais comumente incluem: rosácea, dermatite seborreica, acne cosmética, acne pomada, acne induzida por medicação (danazol, testosterona, progestinas, glicocorticoides, lítio, inibidores seletivos da recaptação da serotonina, isoniazida, fenitoína, vitaminas B_2, B_6 e B_{12}, halogênios, inibidores do receptor do fator de crescimento epidérmico [quimioterapia]) e hiperandrogenismo (incluindo SOP). Uma boa anamnese pode questionar sobre essas considerações específicas no diagnóstico diferencial.

Uma desordem endócrina subjacente, especialmente hiperandrogenismo, é uma importante consideração no diagnóstico de qualquer paciente do sexo feminino com acne, e uma pista histórica sugestiva consiste na rápida recorrência de acne após terapia com isotretinoína.

Sinais ou sintomas de hiperandrogenismo devem levar a uma investigação diagnóstica para distúrbio hormonal subjacente. A causa mais comum de hiperandrogenismo é SOP (80%), mas o diagnóstico diferencial inclui neoplasia andrógeno-secretora (glândula suprarrenal ou ovário), hiperplasia suprarrenal congênita não clássica, síndrome de hiperandrogenismo, resistência à insulina, acantose nigricante (HAIR-AN), seborreia, acne, hirsutismo e alopecia (SAHA) e andrógenos exógenos (testosterona, DHEA).[5]

DIAGNÓSTICO LABORATORIAL

Em caso de suspeita de anormalidade endócrina, são recomendados testes de triagem para ajudar no diagnóstico de excesso de andrógenos circulantes. Esses testes incluem DHEA-S, testosterona total, testosterona livre e a relação LH:FSH. Se os níveis de DHEA-S aumentaram acentuadamente (> 8.000ng/dL), um tumor suprarrenal é uma importante consideração para o diagnóstico, e um endocrinologista deve ser consultado para maiores investigações. Níveis na faixa de 4.000 a 8.000ng/dL podem indicar hiperplasia suprarrenal congênita (HSRC). Se 17-hidro-xiprogesterona está acima de 200ng/dL, HSRC de início tardio pode ser a causa. A causa mais comum de HSRC, observada em 95% dos casos, é a deficiência da enzima 21-hidroxilase. Outras deficiências enzimáticas incluem 17α-hidroxilase, 11β-hidroxilase, e 3β-hidroxiesteroide desidrogenase. Se o nível de testosterona está acima de 200ng/dL, a fonte pode ser um tumor de ovário secretor de andrógeno. Elevação do nível de testosterona acima de 150ng/dL, associada a relação LH:FSH > 2:3, é sugestiva de SOP. O momento ideal para verificação destes valores laboratoriais é durante a fase lútea do ciclo menstrual.[7]

TRATAMENTO

Anticoncepcionais orais

Três contraceptivos orais receberam aprovação da US Food and Drug Administration (FDA) para o tratamento da acne. Esses produtos com baixa dose de estrógeno (EE < 50μg) apresentam diferentes progestágenos:

- Etinilestradiol (EE) 20/30/35μg + noretindrona 1mg (Estrostep®) está indicado para o tratamento de acne vulgar moderada em mulheres que têm ao menos 15 anos de idade, alcançaram a menarca e necessitam de contraceptivo oral.
- EE 35μg + norgestimata 180/215/250μg (Ortho Tri-Cyclen®) está indicado para o tratamento de acne vulgar moderada em mulheres com pelo menos 15 anos de idade que alcançaram a menarca e necessitam de contraceptivo oral.
- EE 20μg + drospirenona 3mg (Yaz®) está indicado para o tratamento de acne vulgar moderada em mulheres com pelo menos 15 anos de idade, alcançaram a menarca e necessitam de contraceptivo oral.

Estudos têm demonstrado benefícios na acne com o uso de outros contraceptivos orais, como EE 30μg + drospirenona 3mg (Yasmin®) e EE 20μg + levonorgestrel 100μg (Alesse®). Apesar de somente três contraceptivos orais estarem indicados para acne, muitos outros semelhantes seriam benéficos. EE 35μg + ciproterona 2mg (Diane-35®), que não está disponível nos EUA. Sua primeira indicação não foi como contraceptivo oral, mas como um produto para acne, seguida da indicação para contracepção.

Para o início do tratamento da acne com contraceptivo oral, recomenda o uso de um contraceptivo oral indicado pela FDA (Quadro 58.2). Para pacientes que já se beneficiam com o tratamento contraceptivo oral para acne, não é necessário mudar o contraceptivo oral; quando um contraceptivo oral é ineficaz para acne, entretanto, é recomendada a escolha de uma fórmula de tratamento aprovada.

A maioria dos progestágenos deriva da testosterona e apresenta atividade androgênica. Assim, para o tratamento

Quadro 58.2 Contraceptivos orais com benefícios contra acne

	Etinilestradiol, µg	Progestina
Aprovados pela FDA para acne*		
Estrostep	20/30/35	Noretindrona 1mg
Ortho Tri-Cyclen	35	Norgestimata 180/215/250µ
Yaz	20	Drospirenona 3mg
Benefícios contra acne cientificamente comprovados		
Alesse	20	Levonorgestrel 100µg
Yasmin	30	Drospirenona 3mg
Microgynon	30	Levonorgestrel 150µg
Nordette	30	Levonorgestrel 150µg
Levien	30	Gestodeno 75µg
Femovan	30	Gestodeno 75µg
Ortho-Capt	30	Desogestrel 150µg
Indisponível nos EUA		
Diane-35	35	Ciproterona 2mg

*FDA: US Food and Drug Administration.
Fonte: Cútis 2008; 81(suppl 1):8-12.

da acne é necessária a escolha de um contraceptivo oral que contenha uma progestina com baixas propriedades androgênicas, como as de terceira geração (norgestimato e desogestrel).[5] A drospirenona e o acetato de ciproterona não são estruturalmente relacionados com a testosterona e funcionam como antagonistas do receptor de andrógenos.[6]

A drospirenona é um análogo da espironolactona com efeito equivalente na dose de 25mg. Atua como antimineralocorticoide, porém com ação antiandrogênica mais fraca.[6]

Acetato de ciproterona

A ciproterona (CPA) é um derivado da 17-hidroxiprogesterona usada no Canadá, na Europa e na Ásia, o acetato de ciprotirona (CPA) é um dos primeiros agentes bloqueadores dos receptores de andrógenos a serem estudados. Tem dupla atividade, a de inibir diretamente os receptores de andrógenos e a de poder servir, como a progesterona, em contraceptivos orais combinados. Funciona inibindo a conversão de DHEA em androstenediona, pelo bloqueio da atividade da 3b-HSD. Isso leva a uma diminuição global de testosterona com consequente diminuição da produção de sebo.3 O CPA, além de agir nos receptores andrógenos, tem pequeno efeito inibitório sobre a 5a-redutase e diminui a secreção de andrógeno mediante sua ação antigonadotrofina.[6]

O uso da CPA, 50 a 100mg/dia, como agente único registrou taxas de melhora da acne tão altas quanto 75% a 90%. Como medicamento não contraceptivo, a CPA é administrada do 1º ao 10º dia do ciclo menstrual (tendo início no 1º primeiro dia da menstruação).[5]

Em geral, quando combinado em doses de 2mg com 35µg de etinilestradiol (Diane-35®, Bayer Schering Pharma, Berlim, Alemanha),[3] é eficaz para o tratamento do hirsutismo e da acne em mulheres e, em um estudo, reduziu as contagens de lesões de acne em torno de 75% a 90%. Um ensaio que avaliou a eficácia da drospirenona + EE (Yasmin®) vs. CPA + EE (Diane®) e encontrou eficácia equivalente desses tratamentos (62% vs. 59%) na redução da contagem de lesões de acne.[5]

Os efeitos colaterais mais comuns são dores nas mamas, dor de cabeça, náuseas e hemorragias, os quais são resolvidos no segundo ciclo. Os efeitos colaterais graves incluem hepatotoxicidade fatal, que é dependente da dose, e em mulheres em idade fértil existe o risco de feminização do feto masculino.[3]

Embora a manipulação hormonal ajude muitos pacientes com acne, é imperativo que os dermatologistas também estejam à procura de endocrinopatias, como a SOP. Pacientes com SOP costumam apresentar menstruações irregulares, hirsutismo, acne, infertilidade e obesidade. A identificação precoce dessas pacientes pode trazer benefícios

Quadro 58.3 Condições que impedem a utilização de contracepção hormonal

Aterosclerose
Doença biliar
Câncer de mama
Trombose venosa profunda ou tromboembolismo pulmonar (história)
Diabetes melito com doença em órgão-alvo
Doença cardíaca, principalmente infarto agudo do miocárdio
Hipertensão (sem controle)
Imobilização (prolongada)
Doença hepática
Enxaqueca com sintomas neurológicos focais
Gravidez
Fumantes, especialmente mulheres com mais de 35 anos de idade

Fonte: Cutis 2008; 81(suppl 1):19-22.

a longo prazo para a saúde, uma vez que elas são mais propensas a desenvolver resistência à insulina e doença cardiovascular do que as mulheres sem SOP. Para pacientes com SOP e acne, a pílula combinada de etinilestradiol/drosperinona pode ajudar ambas as condições. Além disso, a pílula combinada (Yaz®) foi aprovada para transtorno dismórfico pré-menstrual (PMDD), um diagnóstico psiquiátrico associado a sintomas graves antes da menstruação.[8]

Os efeitos colaterais mais comuns dos contraceptivos orais são: sangramento fora do ciclo, náuseas e sensibilidade mamária. Todos esses sintomas, à exceção do sangramento, são atenuados com a diminuição da dose de estrógeno no contraceptivo oral. Uma preocupação comum de muitas mulheres é o ganho de peso, mas as pacientes devem ser informadas de que o ganho de peso médio com uso de contraceptivo oral é de 1 a 2kg, o que ocorre em 30% das pacientes e mais frequentemente se deve à retenção de líquidos (Quadro 58.3).[5]

Espironolactona

A espironolactona, um esteroide sintético bloqueador do receptor de andrógenos, tem sido utilizada há mais de 30 anos para o tratamento de acne e hirsutismo.3 Os efeitos antiandrógenos da espironolactona foram descobertos quando ela estava sendo usada para tratar a hipertensão em mulheres com SOP e hirsutismo. Esse medicamento tem sido usado com frequência na clínica dermatológica em mulheres com padrão de acne vulgar hormonal, definida clinicamente como pápulas inflamatórias muitos profundas, localizadas predominantemente na metade inferior do rosto e na região anterolateral do pescoço.[7]

Além disso, é utilizada para tratar distúrbios não cutâneos, como hipertensão e insuficiência cardíaca congestiva. Nesses distúrbios, atua como antagonista da aldosterona e compete com os receptores da aldosterona no rim para produzir diurese, redução da pressão arterial e retenção de potássio.

Os efeitos antiandrógenos são alcançados por meio de vários mecanismos, como: (1) competição com testosterona e DHT por receptores andrógenos, diminuindo, assim, a produção de sebo andrógeno-estimulada; (2) inibição da síntese de andrógeno, diminuindo 17β-HSD tipo 2 e impedindo, assim, a conversão de androstenediona em testosterona; (3) inibição da 5α-redutase, impedindo, assim, a conversão da testosterona em DHT; e (4) aumento do nível de SHBG. Após administração oral, o metabolismo da espironolactona ocorre no fígado, onde é convertida em seu principal metabólito, a canrenona, que tem meia-vida sérica de 4 a 8 horas.[3]

A espironolactona diminui a 5a-redutase via aumento da depuração de testosterona, secundário ao aumento da atividade da hidroxilase no fígado. Além disso, aumenta o nível da SHBG, proporcionando, assim, um escape que reduz a testosterona livre circulante à medida que aumenta a quantidade de SHBG. O efeito resultante da redução da testosterona livre em circulação é um estado estrogênico aumentado, o que pode conduzir a ginecomastia ou diminuição da libido, especialmente quando são utilizadas doses mais altas de espironolactona por via oral. A espironolactona também atua localmente, competindo com a DHT pelos receptores de andrógenos cutâneos, inibindo, assim, a ligação de testosterona e DHT.

A capacidade de a espironolactona inibir andrógenos em diferentes níveis fisiológicos levou a sua utilização em mulheres com alopecia androgenética, hirsutismo e excesso de produção de sebo, com relatos de sucesso em algumas pacientes.

A espironolactona é utilizada nas doses de 25 a 200mg/dia para o tratamento de mulheres com acne vulgar (AV); no entanto, é importante começar com uma dose mais baixa e aumentar de modo escalonado, se necessário, dependendo da situação clínica. A maioria dos efeitos adversos associados à espironolactona é dependente da dose. Terapia com dose baixa, utilizando 25 a 50mg/dia, é geralmente bem tolerada, e a dose de até 100mg/dia não é problemática, na maioria dos casos. Com a terapia com dose mais elevada (> 100mg/dia) é maior a probabilidade de hiperpotassemia, particularmente quando há comprometimento renal ou cardíaco. Outros efeitos secundários dose-dependentes incluem irregularidades menstruais (metrorragia, amenorreia, sangramento irregular), sensibilidade mamária e ginecomastia, hipotensão ortostática e diminuição da libido.[7]

Flutamida

A flutamida é um bloqueador do receptor não esteroide de andrógeno aprovado pela FDA para o tratamento de câncer da próstata. Tem se mostrado eficaz no tratamento de acne, alopecia androgenética e hirsutismo. Após a administração oral, é convertida no potente metabólito 2-hidroxiflutamida, que inibe seletivamente a ligação de DHT ao receptor andrógeno. Também pode aumentar o metabolismo de andrógeno a metabólitos inativos. As doses variam de 62,5 a 500mg/dia. Um estudo relatou melhora da acne em 80% das pacientes que usavam 250mg de flutamida/dia.[3]

Adalatkhah et al. concluíram que a flutamida é pelo menos tão eficaz quanto a ciproterona no tratamento de acne moderada, mas esta precisa ser testada em estudos maiores. A associação de flutamida a contraceptivos orais poderia ajudar a reduzir a dose de flutamida em estudos futuros.[12]

Para acne associada à SOP, a combinação de flutamida e pílula contraceptiva oral pareceu ser benéfica em estudo controlado randomizado de 119 mulheres, com um seguimento de 12 meses.[13]

Os efeitos colaterais incluem sensibilidade mamária, desconforto gastrointestinal, ondas de calor e diminuição da libido. Efeitos colaterais mais graves incluem hepatite fatal, relacionada com a dose e a idade. Por isso, são necessários testes de função hepática regulares. Uma vez que se trata de um antiandrógeno, os riscos de gravidez constituem outra preocupação.[3] O efeito colateral mais comum é pele seca, devido à redução da produção de sebo. O uso da flutamida não é liberado no Brasil.[6]

A Agência Nacional de Vigilância Sanitária (Anvisa) determinou a atualização na bula do produto comercializado, enfatizando a toxicidade hepática do medicamento, e divulgou alerta técnico sobre os casos notificados de hepatite fulminante associada a seu uso. Além disso, realizou um estudo, sob a forma de questionário aplicado a médicos, a respeito da prescrição da flutamida a pacientes que apresentavam condições dermatológicas, além de ter emitido alerta de farmacovigilância sobre os riscos de seu uso em mulheres com condições para as quais não há aprovação.[11]

Finasterida

A finasterida, um inibidor da 5α-redutase do tipo 2, é bem conhecida por sua utilização na calvície de padrão masculino.[3] Atua bloqueando a conversão da testosterona em DHT. Apesar de a unidade pilossebácea conter predominantemente a enzima tipo 1, estudos demonstram efeito benéfico no tratamento do hirsutismo, assim como da alopecia androgenética em mulheres, com poucos efeitos colaterais. No entanto, a finasterida parece não ser efetiva no tratamento da acne. A dose utilizada é de 1mg/dia, embora tenha sido descrita segurança com o uso de doses maiores.[6]

Dutasterida

A dutasterida atua sobre as duas isoenzimas 5α-redutase e induz redução ainda maior nos níveis séricos de DHT, com evidências de benefício no tratamento da alopecia androgenética feminina, na dose de 0,5mg/dia.[6] Estudos deverão ser realizados para estabelecer a eficácia de seu uso na acne.

Sensibilizadores de insulina

Os sensibilizadores de insulina diminuem tanto a hiperinsulinemia como a hiperandrogenemia, além de apresentar benefícios sobre o perfil lipídico, a pressão arterial e a ovulação. A redução dos andrógenos se deve à influência direta na esteroidogênese nos ovários pela diminuição dos níveis de insulina e aumento da SHBG. O tratamento do hirsutismo com esses medicamentos ainda é controverso, embora estudos demonstrem redução no crescimento e na espessura dos pelos, além de melhora da acne e da acantose nigricante.

A metformina tem sido sugerida como primeira escolha no tratamento do hirsutismo em mulheres com SOP e distúrbios metabólicos e reprodutivos. A dose inicial é de 500mg no jantar, que poderá ser aumentada a cada semana até a dose máxima de 2.000mg/dia, dividida em duas tomadas. O efeito desaparece 3 meses após a suspensão do medicamento. Os efeitos colaterais mais frequentes são dose-dependentes, como náuseas e diarreia. A acidose lática é rara, sendo desprezível quando avaliada a população jovem com SOP.

Esses efeitos também podem ocorrer com a pioglitazona e a rosiglitazona, podendo ser superiores com a associação de anticoncepcionais orais ou flutamida. Contudo, a segurança do tratamento com esses medicamentos ainda necessita ser mais bem avaliada.[6]

Zileuton

O zileuton – (±)-1-(1-benzo[b]tien-2-il-etil)-1-hidroxi-ureia – é um ativo oral e inibidor seletivo da 5-lipoxigenase aprovado nos EUA para o tratamento da asma (Zyflo™).[14]

O zileuton inibe a síntese de sebo até um nível similar ao da isotretinoína em baixa dose.[15]

O receptor de ativação de proliferação peroxissomal (PPAR) demonstrou regular o metabolismo de lipídios e lipoproteínas, a resposta inflamatória, a proliferação celular e a diferenciação e apoptose de vários tipos de células, incluindo células das glândulas sebáceas, promovendo uma compreensão global em relação à introdução de zileuton no tratamento de doenças das glândulas sebáceas, especialmente da acne, uma vez que o zileuton é um inibidor da 5-lipoxigenase que, por sua vez, é ligante natural do PPAR.[16]

TERAPIA TÓPICA
Cortexolona

O uso de antiandrógeno é, portanto, potencialmente eficaz; no entanto, antiandrógenos para uso tópico não estão disponíveis no mercado. Cortexolona 17α-propionato (CB-03-01; Cosmo SpA, Lainate, Itália) é um novo e potente antiandrógeno tópico potencialmente útil na acne vulgar. Setenta e sete homens com acne facial escores graus 2 e 3, de acordo com a Avaliação Global do Investigador (IGA), foram randomizados para receber o creme placebo (n = 15) ou CB-03-01 creme a 1% (n = 30), ou tretinoína creme a 0,05% (n = 32), uma vez por dia, ao deitar, durante 8 semanas. A eficácia clínica foi avaliada a cada 2 semanas, incluindo número total de lesões (TLC, do inglês *total acne lesion counting*), contagem de lesão inflamatória (ILC, do inglês *inflammatory lesion count*), índice de gravidade da acne (ASI) e IGA. A avaliação de segurança incluiu pontuação para irritação local, exames laboratoriais, exame físico, sinais vitais e anotação de eventos adversos. CB-03-01 creme a 1% foi muito bem tolerado e mostrou ser significativamente melhor do que o placebo em relação ao TLC (p = 0,0017), à ILC (p = 0,0134) e ao ASI (p = 0,0090), e também clinicamente mais eficaz do que o comparador. O produto também induziu rápida melhoria de 50% em todos os parâmetros citados. Esse estudo piloto apoia a base racional para o uso de antiandrógenos tópicos para o tratamento de acne vulgar. CB-03-01 creme a 1% parece se encaixar no perfil de um antiandrógeno ideal para uso tópico.[17]

Espironolactona gel

Foi realizado um ensaio clínico duplo-cego, de maneira aleatória, em dois grupos demograficamente equivalentes. Nesse estudo, participaram 78 pacientes com acne vulgar de leve a moderada. Os pacientes, como grupos de casos (38 pacientes) e controles (40 pacientes), usaram 5% de gel de espironolactona e placebo, respectivamente. A resposta ao tratamento foi avaliada pelo total de lesões de acne (TLC) e índice de gravidade da acne (ASI). A idade média dos pacientes casos foi 21,5 ± 4,2 anos e a dos pacientes controles, 22,2 ± 4,06 anos. A diferença no TLC foi estatisticamente significativa entre os dois grupos (p = 0,007), mas não houve diferença estatisticamente significativa entre os dois grupos para ASI (p = 0,052). O gel de espironolactona tópica a 5% resultou em diminuição no TLC na acne vulgar, ao mesmo tempo que apresentou eficácia significativa no ASI.[18]

CONSIDERAÇÕES FINAIS

O tratamento hormonal antiandrógeno é limitado a pacientes do sexo feminino que apresentam sinais adicionais de hiperandrogenismo periférico ou hiperandrogenemia. Além disso, as mulheres com acne tarda, acne persistente recalcitrante ao tratamento, com o desejo paralelo de contracepção, e com indicação de tratamento sistêmico, podem ser tratadas com antiandrógenos hormonais. O tratamento hormonal antiandrogênico não é uma primeira escolha de monoterapia para acne descomplicada.[19]

Referências

1. Schmitt JV, Masuda PY, Miot HA. Padrões clínicos de acne em mulheres de diferentes faixas etárias. An Bras Dermatol 2009; 84(4):349-54.
2. Teixeira MAG, França ER. Mulheres adultas com acne: aspectos comportamentais, perfis hormonal e ultrassonográfico ovariano. Rev Bras Saúde Matern Infant, 2007; 7(1):39-44.
3. Costa A, Alchorne MMA, Goldschmidt MCB. Fatores etiopatogênicos da acne vulgar. An Bras Dermatol 2008; 83(5):451-9.
4. Ebede TL, Arch EL, Berson D. Hormonal treatment of acne in women. J Clin Aesth Dermatol 2009; 2(12):16-22.
5. Kamangar F, Shinkai K. Acne in the adult female patient: a practical approach. Intern J Dermatol 2012; 51:1162-74.
6. Moura HHG, Costa DLM, Bagatin E, Sodré CT. Síndrome do ovário policístico: abordagem dermatológica. An Bras Dermatol 2011; 86(1):111-9.
7. Kim GK, Del Rosso JQ. Oral spironolactone in post-teenage female patients with acne vulgaris. Clinical and Aesthetic Dermatology, March 2012(3).
8. Keri J, Shiman M. An update on the management of acne vulgaris. Clinical, Cosmetic and Investigational Dermatology 2009; 2:105-10.
9. O'Connell K, Westhoff C. Pharmacology of hormonal contraceptives and acne. Cutis. 2008; 81(suppl 1):8-12.
10. Sondheimer SJ. Oral contraceptives: mechanism of action, dosing, safety, and efficacy. Cutis 2008; 81(suppl 1):19-22.
11. Amorim MF, Amorim WPD, Duques P, Amorim PD, Vasconcelos JR. Hepatotoxicidade pela flutamida em paciente sob tratamento para acne – Relato de caso. An Bras Dermatol 2005; 80(4):381-4.
12. Adalatkhah et al. Flutamide versus a cyproterone acetate-ethinyl estradiol combination in moderate acne: a pilot randomized clinical trial Clinical, Cosmetic and Investigational Dermatology 2011; 4:117-21.
13. Calaf J, Lopez E, Millet A et al. Long-term efficacy and tolerability of flutamide combined with oral contraception in moderate to severe hirsutism: a 12-month, double-blind, parallel clinical trial. J Clin Endocrinol Metab 2007; 92(9):3446-52.
14. Carter GW, Young PR, Albert DH et al. 5-lipoxygenase inhibitory activity of zileuton. J Pharm Exp Ther 1990; 256:929-37.
15. Zouboulis CC, Saborowski A, Boschnakow A. Zileuton, an oral 5 lipoxygenase inhibitor, directly reduces sebum production. Dermatology 2005; 210:36-8.
16. Zouboulis CC. Zileuton, a new efficient and safe systemic anti-acne drug Dermato-Endocrinology 2009; 1(3):188-92.
17. Trifu V, Tiplica GS, Naumescu E, Zalupca L, Moro L, Celasco G. Cortexolone 17 -propionate 1% cream, a new potent antiandrogen for topical treatment of acne vulgaris. A pilot randomized, double-blind comparative study vs. placebo and tretinoin 0·05% cream. Br J Dermatol 2011 Jul; 165(1):177-83.
18. Afzali BM, Yaghoobi E, Yaghoobi R, Bagherani N, Dabbagh MA. Comparison of the efficacy of 5% topical spironolactone gel and placebo in the treatment of mild and moderate acne vulgaris: a randomized controlled trial. J Dermatol Treat 2012; 23(1):21-5.
19. Zouboulis CC, Rabe T. Hormonal antiandrogens in acne treatment. J Dtsch Dermatol Ges 2010 Mar; 8(Suppl):1:S60-74.

59

Reposição Hormonal

Sandra Lyon

O envelhecimento é um fenômeno deletério progressivo que afeta o ser humano e é acompanhado de inúmeras mudanças hormonais. Ocorrem alterações de secreção, metabolismo e capacidade de resposta de diferentes hormônios.

Os hormônios relacionados com o envelhecimento são: hormônios do crescimento (GH), fator de crescimento semelhante à insulina (IGF-1), testosterona (andropausa) diidroepiandrosterona (DHEA – andropausa) e estrógenos (menopausa).[1]

A terapia de reposição hormonal (TRH) promove múltiplos benefícios sobre sintomas agudos, alterações a médio prazo e prevenção de patologias óssea e cardiovascular.[2]

DECLÍNIO HORMONAL

A andrenopausa é o fenômeno do envelhecimento que afeta o córtex da suprarrenal. A máxima produção de DHEA ocorre entre os 25 e 35 anos de idade, e sua secreção é reduzida a partir dos 35 anos no homem e entre os 40 e os 45 anos na mulher. A diminuição da DHEA é mais acentuada quando aumenta o cortisol, como em situações de estresse. A DHEA é precursora tanto dos andrógenos como dos estrógenos e mantém a eficácia do sistema imunológico mediante o aumento do número e da efetividade dos linfócitos.[3]

A somatopausa leva progressivamente ao declínio do GH a partir dos 65 anos de idade. O tratamento com hormônios GH pode aumentar a massa muscular, diminuir a quantidade de gordura corporal e reduzir os níveis de colesterol. No entanto, provoca efeitos adversos a longo prazo, como ginecomastia e síndrome do túnel do carpo.[4]

Na andropausa, os níveis de testosterona decrescem progressivamente em homens idosos, declínio este que não é abrupto, podendo a fertilidade estar preservada até a idade mais avançada. No entanto, há influência limitada na qualidade dos espermatozoides e em sua capacidade de fertilização. Ocorrem declínio da testosterona livre e aumento das concentrações de SHBG (globulina ligada ao hormônio sexual), enquanto a testosterona sérica total permanece relativamente estável nos homens até os 55 anos de idade. Existem evidências de que o aumento das concentrações de SHGB em idosos possa estar relacionado com o declínio dos níveis do hormônio de crescimento e IGF-1.

O envelhecimento no homem é acompanhado do declínio da libido e da atividade sexual.

O envelhecimento também está relacionado com declínio da massa corporal magra, aumento do tecido adiposo e perda óssea progressiva.[5]

Na mulher, o hipoestrogenismo leva ao declínio da função ovariana, com envelhecimento da pele e anexos, uma vez que a atividade dos fibroblastos, células produtoras de colágeno, está intimamente relacionada com os estrógenos. O colágeno está associado a turgor, elasticidade e resistência da superfície cutânea.

A sexualidade está comprometida em alterações de dispareunia, diminuição da libido, desconforto, ardor e infecções vaginais recidivantes, que podem decorrer da atrofia genital. Ocorrem alterações neuropsíquicas, como depressão, insônia e irritabilidade.

As mulheres na pós-menopausa estão expostas a consequências silenciosas da deficiência estrogênica, como doenças cardiovasculares, alterações do metabolismo ósseo e distúrbios cognitivos.

Há perda de massa óssea, determinando osteopenia ou osteoporose com risco de fraturas.[6]

As propriedades neurossecretoras são influenciadas por vários hormônios. Durante o envelhecimento, além da deterioração motora, sensorial e cognitiva, ocorrem também alterações morfológicas e bioquímicas, que caracterizam a neuroendocrinopausa. Há redução da intensidade secretora dos neurônios.

O desequilíbrio dos neurotransmissores e neuro-hormônios é uma manifestação do fenômeno de envelhecimento. Observa-se diminuição da dopamina nos sistemas negro-estriado, mesolímbico, mesocortical e hipotalâmico. Relacionada com a sincronização do ciclo sono-vigília e com ritmo circadiano e sazonal sensível a numerosos medicamentos e condições patológicas, a melatonina sofre redução com o envelhecimento.

TERAPIA DE REPOSIÇÃO HORMONAL

Reposição hormonal em homens

A reposição andrógena deve ser considerada na presença de níveis de andrógenos séricos abaixo do limite mínimo (11n mol/L de testosterona total ou 0,25n mol/L de testosterona livre). Associado ao declínio hormonal, deve ser considerada a sintomatologia da deficiência andrógena: diminuição de massa e força musculares, aumento da gordura corporal central e osteoporose. A sintomatologia subjetiva também deve ser considerada, como queda da libido, perda de memória, dificuldade de concentração, esquecimento, insônia, irritabilidade, depressão e perda da autoestima.

A principal contraindicação à terapia com testosterona consiste na presença de carcinoma prostático, que deve ser excluído antes de ser iniciada a terapia. O paciente deve ser acompanhado regularmente com exploração digital, antígeno prostático específico, ultrassonografia transretal e biópsia, se necessário.

A terapia de reposição hormonal no homem é realizada com testosterona por via oral, injetável e transdérmica:
- Enantato de testosterona IM: 200 a 250mg a cada 2 ou 3 semanas.
- Cipionato de testosterona IM: 200mg a cada 2 semanas.
- Undecanoato de testosterona – pele escrotal: um adesivo por dia.
- Adesivo de testosterona não escrotal: um a dois adesivos por dia.
- Implantes de testosterona – subcutâneo abdominal: três a seis implantes de 200mg a cada 6 meses.
- Testosterona ciclodextrina sublingual: 2,5 a 5mg duas vezes por dia.
- Undecanoato de testosterona IM: 1g a cada 8 a 10 semanas.
- Buciclato de testosterona IM: 1g a cada 12 a 16 semanas.
- Microesferas de testosterona IM: 315mg a cada 11 semanas.

Reposição hormonal em mulheres

A terapia de reposição hormonal utiliza-se de estrógenos, progestágenos e andrógenos, usados isoladamente ou em associação.

Os hormônios mais usados são:
- **Estrógenos:** 17β-estradiol em adesivo (Ginedisc®, Extraderm TTS®, Estraderm Matrix®, Menorest®, System®, Climaderm®, Lyndisc®) e gel (Estreva®, Hormonodose®, Sandrena®, Oestrogel®); estrógenos conjugados (Premarin®), Estriol (Ovestrion®), promestriene (Colpotrofine®), benzoato de estradiol (Benzofynoestril®, Dimeformon®), drospirenona + etinilestradiol (Iumi®, Yasmin®, Yaz®).
- **Progestágenos:** acetato de medroxiprogesterona (Farlutal®, Cycrin®, Provera®, Depoprovera®), noretindrona (Micronor®), acetato de noretisterona (Primolut Nor®), nomegestrol (Lutenyl®) e levonorgestrel (Nortrel®).
- **Associações estrógeno-progestágenos:** 17β-estriol + noretisterona (Ginedisc Plus®, Estracomb®, Lindisc Duo®, System sequi®, Estragest®, Sustem conti®); estrógenos conjugados + acetato de medroxiprogesterona (Premarim MPA®, Premelle®); valerato de estradiol + acetato de medroxiprogesterona (Dilena®); valerato de estradiol + acetato de ciproterona (Climene®); estradiol + acetato de noretisterona (Cliane®).
- **Outros hormônios:** tibolona (Livial®); decanoato de nandrolona (Decadura-bolin®).[9]

A tibolona é um progestágeno derivado de noretinodrel que, ao ser metabolizado, dá origem a um composto com ações estrógenas, progestágenas e andrógenas. É empregada na dose de 2,5mg/dia.[10]

Os vegetais constituem as fontes mais ricas em fito-hormônios, substâncias que agem como moduladores seletivos de receptores estrógenos.

São alimentos ricos em fito-hormônios: grãos de soja, semente de linho, nozes, grãos integrais, maçã, alfafa, salsão, aipo e couve.[11,12]

A soja tem em sua composição duas substâncias: a ginesteína e a daidzeína (isoflavonas), que produzem leve efeito estrogênico. Uma xícara de soja contém 300mg de isoflavona, cujo efeito biológico equivale a 0,45mg de estrógenos conjugados. A dose de isoflavona preconizada é de 750mg/dia.[8]

No reino vegetal são encontradas outras fontes naturais com ação estrógeno-símile, como *Angelica sinensis* (Dong Quai), alcaçuz (*Glycyrrhiza glabra*), semente de uva casta (*Vitex agnus castus*), cimicífuga racemosa e Ginkgo biloba.[13-17]

Vias de administração

As principais vias de administração são a oral e a parenteral.

Através da administração oral, os estrógenos passam pelo fígado e são excretados pela urina e pela bile. Ocorre aumento da produção do HDL no colesterol e o fígado é estimulado a produzir quantidades excessivas de proteínas, como o angiotensinogênio, um substrato de renina que eleva a pressão arterial.

Podem ser usadas por via parenteral: adesivos ou gel transdérmicos, implantes subcutâneos, injeção, *spray* nasal ou vaginal e dispositivos intra-uterinos com progesterona.

As vantagens da via transdérmica são: reduz os níveis de triglicerídeos, causa menor interação no metabolismo glicídico e apresenta processo de absorção mais uniforme, mas ocorre aumento menor nos níveis de HDL.

Esquemas terapêuticos

Os esquemas terapêuticos mais utilizados para reposição hormonal são:
- **Contínuo simples:** utiliza-se de maneira contínua estrógeno ou progestágeno.
- **Combinado contínuo:** utilizam-se doses fixas de progestágeno e estrógeno associados de modo contínuo.
- **Ciclo simples:** utiliza-se estrógeno ou progestágeno de modo cíclico.
- **Combinado cíclico contínuo:** utiliza-se estrogênio de maneira contínua e progestágenos de modo cíclico.
- **Combinado cíclico sequencial:** administra-se estrógeno durante 21 a 25 dias e nos últimos 10 a 12 dias associam-se progestágenos.[9]

Devem ser observados os seguintes pontos referentes ao esquema terapêutico de reposição hormonal:
- **Mulheres histerectomizadas:** deve ser utilizado o esquema contínuo simples ou cíclico simples com estrógeno.
- **Mulheres com útero:** iniciar com esquema cíclico simples de progestágeno por 10 a 12 dias a cada mês.
- **Mulheres que desejam menstruar:** indicar o esquema combinado cíclico contínuo ou o combinado cíclico sequencial.
- **Mulheres que não desejam menstruar:** esquema combinado contínuo por via oral ou transdérmica.[9]

Terapia de reposição hormonal em situações especiais

- **Doenças metabólicas:** as alterações metabólicas do climatério estão relacionadas com o metabolismo hidroe-letrolítico, lipídico e de hidratos de carbono, podendo levar a diabetes melito, porfiria e gota. Na menopausa, a mulher tem tendência a ganhar peso, com aumento da gordura abdominal ou central, o que acarreta alterações no metabolismo lipídico ou glicídico. Há aumento da resistência à insulina com consequente aumento do risco cardiovascular e aumento concomitante dos níveis circulantes de triglicerídeos, diminuição dos níveis de HDL-c e aumento da gordura central. Não há, nesses casos, contraindicação para reposição hormonal, devendo, no entanto, ser feita monitorização bastante rígida.[18]
- **Doenças autoimunes:** nas doenças autoimunes, a indicação da TRH vai depender da particularidade de cada doença. Os estrógenos e a prolactina estimulam o sistema imunológico e a progesterona, enquanto os andrógenos os suprimem. No lúpus eritematoso sistêmico, o uso de estrógeno deve ser evitado. Na miastenia grave, estrógenos podem ser administrados, mas não a progesterona. Na artrite reumatoide e na esclerose múltipla, não há contraindicação. Em caso de tireoidite de Hashimoto, doença de Addison, menopausa precoce ou cirrose biliar, os estrógenos e progestágenos podem ser usados.[19,20]
- **Hipertensão arterial:** a hipertensão arterial tem como principal fator de risco as alterações lipídicas. A administração de estrógenos diminui o LDL-c e aumenta a fração protetora do HDL-2, reduzindo o risco cardiovascular. Já os progestágenos têm efeitos desfavoráveis sobre o padrão lipídico e devem ser sempre utilizados em dosagens menores. Além dos anti-hipertensivos e da utilização de diuréticos, essas pacientes devem ser aconselhadas a emagrecer, reduzir a ingestão de sal na dieta, suprimir o fumo e o álcool, a fazer exercícios físicos e a adotar medidas antiestresse.[21]
- **Cardiopatas:** mulheres cardiopatas têm risco aumentado de apresentar fenômenos tromboembólicos. O tratamento hormonal da menopausa tem sido reconhecido como redutor dos índices de risco cardiovascular e de mortalidade por cardiopatia. Os estrógenos não têm ação decisiva sobre a coagulação sanguínea.[22-25]
- **Câncer de endométrio:** os fatores de risco para câncer de endométrio estão relacionados com o estado de hiperestrogenismo relativo: menopausa precoce, menopausa tardia e nuliparidade. Na obesidade, o tecido adiposo transforma os andrógenos, produzidos pelas suprarrenais e ovários, em estrógenos; diminui a menor taxa de SHBG e ocorre aumento da fração livre, ativa, dos estrógenos.

A estrogenoterapia sem oposição leva ao aumento do risco de câncer endometrial de forma, dose e tempo-dependentes.

Em caso de câncer do endométrio tratado, pode-se empregar a terapia combinada de estrógenos com progestágenos. Em mulheres com hiperplasia endometrial, deve-se associar progestágeno em doses e tempos maiores. Nas mulheres histerectomizadas, emprega-se apenas estrógeno.[26,27]

- **Mioma uterino:** a presença de leiomioma uterino não constitui fator impeditivo para a TRH. Utilizam-se doses reduzidas de estrógenos e doses maiores de progestágenos.[28]

- **Câncer de mama:** a TRH constitui o tópico mais controverso no que diz respeito ao aumento do risco de câncer de mama. Os fatores de risco conhecidos para câncer de mama são nuliparidade, história familiar de câncer mamário, usuárias de altas doses de estrógenos e consumo excessivo de álcool concomitantemente aos estrógenos. O tratamento da mulher climatérica com história de câncer de mama deve ser reservado àquelas mulheres curadas, com bom prognóstico e que possam ser acompanhadas rigorosamente, com o objetivo de melhorar sua qualidade de vida.[18,29,30]

- **Tabagismo:** a nicotina atua nocivamente no aparelho reprodutor feminino, aumentando a incidência de recém-nascidos de baixo peso, natimortos, abortos espontâneos e placenta prévia. A nicotina provoca hipoxia placentária, causada pelo monóxido de carbono, levando à hipoxia fetal. As mulheres tabagistas podem e devem usar TRH. A via preferencial é a transdérmica, que mantém níveis mais constantes de estrógenos na corrente sanguínea, interferindo de maneira menos desfavorável nos fenômenos cardiocirculatórios.[31,32]

- **Endometriose:** a TRH não está contraindicada para mulheres tratadas de endometriose. É recomendada no primeiro ano a administração de progestágenos e, a seguir, esquemas de estrógenos e progestágenos combinados e contínuos.[18,33]

- **Doenças vasculares:** as principais alterações anatômicas causadas pela carência estrogênica são a aterosclerose e a formação de trombos em virtude de modificações no metabolismo lipoproteico e na coagulação.

Algumas situações devem ser consideradas:

- **Tromobose venosa:**
  - Os andrógenos têm efeitos benéficos em mulheres com antecedentes ou risco de trombose venosa periférica (TVP).
  - São considerados progestágenos sem riscos: medroxiprogesterona, levonorgestrel e noretisterona. São considerados de risco em mulheres com antecedentes de TVP: gestodene, desogestrel, linestrenol e ciproterona.
  - Os estrógenos sintéticos apresentam risco elevado em casos de TVP, devendo ser utilizados estrógenos naturais por via transdérmica.

- **Varizes:** os estrógenos e progestágenos podem levar ao desenvolvimento ou exacerbar o quadro de varizes. Opção: medroxiprogesterona ou 17β-estradiol transdérmico.

- **Aterosclerose:** utilizar terapia estroprogestogênica de modo preventivo. Não utilizar em doenças coronarianas estabelecidas as terapias estrogênica progestogênica ou estroprogestogênica.

- **Vasculite:** podem ser utilizados progestágenos e andrógenos. Evitar a estrogenoterapia.[34]

- **Doenças hepáticas:** o fígado é o órgão que metaboliza a maior parte dos medicamentos. Em mulheres com doença hepática crônica deve-se utilizar o 17β-estradiol por via transdérmica, por meio de adesivo ou gel, para não sobrecarregar o fígado, uma vez que evita a primeira metabolização por esse órgão. Deve-se fazer controle rigoroso da função hepática.[35]

- **Dislipidemias:** em caso de lipidemias, a reposição estrogênica tem efeito favorável por reduzir as concentrações do LDL-c e aumentar as de HDL-c, tornando o perfil lipídico menos aterogênico. No entanto, os estrógenos aumentam os triglicerídeos e, em caso de hipertrigliceridemia, a TRH com estrógenos está contraindicada em virtude do risco de pancreatite aguda.[36]

- **Melanoma:** para as mulheres climatéricas portadoras de melanoma, os SERM (*selective estrogen receptor modulator*) e os estimuladores seletivos dos receptores estrogênicos, particularmente o tamoxifeno, não estão indicados.[37]

- **Mulheres idosas:** mulheres idosas que necessitam de reposição hormonal devem utilizar estrógenos e progestágenos em doses baixas. Para mulheres idosas com útero intacto utilizam-se estrógenos conjugados, 0,3mg, associados a medroxiprogesterona, 2,5mg, continuamente. As mulheres histerectomizadas não necessitam da progesterona associada aos estrógenos conjugados contínuos. Mulheres idosas com osteoporose devem utilizar o 17-decanoato de nandrolona, 50mg, uma ampola IM a cada 3 semanas, associado a estrógenos conjugados, 0,3mg, e medroxiprogesterona, 2,5mg, contínuos.[38] Para mulheres com contraindicação para a TRH pode-se preconizar terapia alternativa:
  - Cinarizina, 25 a 75mg/dia para mulheres com sintomas vasomotores.
  - Carbonato de cálcio, 400mg duas a três vezes ao dia.
  - Bifosfonatos: alendronato de sódio, 10mg/dia, em jejum, meia hora antes do café da manhã, ou 70mg uma vez por semana.
  - Calcitonina de salmão, 200UI, um jato em *spray* na narina em dias alternados.[39]
  - A absorção do cálcio é mais efetiva quando associada à administração de magnésio quelado (Quadro 59.1).[40]

Capítulo 59 • Reposição Hormonal

Quadro 59.1 Esquemas terapêuticos

Paciente jovem	
Cálcio quelado	800mg
Magnésio quelado	400mg
Vitamina D$_3$	400UI
Cápsulas/doses	90 cápsulas/doses

Paciente idoso	
Gluconato de cálcio	1g
Magnésio quelado	300mg
Vitamina D$_3$	400UI
Boro quelado	2mg
Cápsulas/doses	90 cápsulas/doses

Paciente mais idoso	
Cálcio quelado	1.200mg
Manganês quelado	2mg
Cobre quelado	2mg
Zinco quelado	30mg
Magnésio quelado	350mg
Boro	3mg
Vitamina D$_3$	1.200UI
Cápsulas/doses	90 cápsulas/doses

CONSIDERAÇÕES FINAIS

A TRH visa prevenir e tratar a perda mineral óssea, melhorar o trofismo genital e da pele, diminuir os riscos de doenças cardiovasculares e de doença de Alzheimer e melhorar a qualidade de vida.

Referências

1. Lamberts SW, van den Beld AW, van der Lely AJ. The endocrinology of aging. Science 1997; 278:419-24.
2. Okhura T, Isse K, Akazawa K, Iwasaki N. Estrógenos y función cerebral: memória, flujo sanguíneo cerebral y enfermedade de Alzheimer. In: Pérez-López FR. Climatério y envejecimiento. Zaragoza: Seisge, 1999:555-72.
3. Katz S, Morales AJ. Dehydroepiandrosterone (DHEA) and DHEA--sulfate (DS) as therapeutic options in menopause. Semin Reprod Endocrinol 1998; 16:161-70.
4. Gill MS, Too Good A, Jones J, Clayton PE, Shalet SM. Serum leptin response to the acute and chronic administration of growth hormone (GH) to elderly subejects with GH deficiency. J Clin Endocrinol Metab 1999; 84:1288-95.
5. Kaufman JM, Vermeulen A. Declining gonodal function in elderly man. Bailliers Clin Endocrinol Metab 1997; 11:289-309.
6. Bagnoli VR, Fonseca AM, Ramos LO. Climatério: manifestações clínicas. In: Pinotti JA, Halbe HW, Hegg R. Menopausa. São Paulo: Roca, 1995; 21:170-6.
7. Pang SF, Pang CS, Poon AM, Lee PP, Liu ZM, Shiu SY. Melatonin: a chemical photoperiodic signal with clinical significance in humans. Clin Med J 1998; 111:197-203.
8. Pereira DHM. Reposição hormonal masculina e feminina. In: Maio M. Tratado de medicina estética. Vol. III. São Paulo: Roca, 2004.
9. Fonseca AM, Bagnoli VR, Halbe HW, Pinotti JA. Terapia de reposição hormonal e situações especiais. Rio de Janeiro: Revinter, 2001.
10. Gizenieswski et al. Effects of tibolone on BMD values in post menopausal osteopenia and osteoporosis. World Congress on Osteoporis (Abstract), Amsterdan, 1996:4.
11. Messina M, Barnes S. The roles of soy products in reducing risk of cancer. J Nath Cancer Inst 1991; 83:541-6.
12. Aldercreutz H, Mazur W. Phyto-estrogens and western diseases. Ann Med 1997; 29:95-120.
13. Harada M, Suzuki M, Ozaki Y. Effect of Japanese Angelica Root and peony root on uterine contraction in the rabbit in situ. J Pharm Dyn 1984; 7:304-11.
14. Costello CH, Lynn EV. Estrogenic substances from plants: glycyrrhiza. J Am Pharm Soc 1950; 39:177-80.
15. Stoll W. Phytopharmacon influences atrophic vaginal epithelium. Double-blind study: cimicifuga versus estrogenic substances. Therapeuticum 1987; 1:23-31.
16. Nesselhut T, Borth S, Kuhn W. Influence of Cimicifuga racemosa extracts with estrogen like activity on the vitro proliferation of mamma carcinoma cells. Arch Gynecol Obstetr 1993; 254:817-8.
17. Subhan Z, Hindmarch I. The psychopharmacological effects of Gingko biloba extract in normal healthy volunteers. Int J Clin Pharmacol Res 1984; 4(2):89-93.
18. Fonseca AM, Sauerbronn AVD, Arie WMY, Gabnoli VR, Halbe HW, Pinotti JA. Terapia de reposição hormonal em situações especiais. Doenças Metabolicas. Revista de Ginecologia e Obstetrícia 1996; 7:51.
19. Acolla RS, Aldorini S, Sartoris S, Gingaglia F, Guardiola JMHC. Orchestrating the immune response. Immunol Today 1995; 16:8-11.
20. Ahmed EA, Penhale WJ, Talal N. Sex hormones, immune responses and auto immune diseases. Am J Pathol 1985; 121:531-55.
21. Lacriz RL, Navano AM, Calatayud JMG. Hipertension y factores de coagulação em el climatério y menopausia. In: Palacios S. Climatério y menopausia. Madri: Editora Mirpal Fasc, 1993:166-71.
22. Atallah AN. Doença coronariana e reposição hormonal pós-menopausa: o ônus da evidência. Diagnóstico e Tratamento 1999; 4(3):5-6.
23. Legato MJ. Coronary disease in women. Int J Fertil Menopausal Stud 1996; 41(2):94-100.
24. Peral JH, Muñoz EV. Climaterio: modificiones lipídicas y riesgo cardiovascular. In: Palacios S. Climaterio y menopausis. Madrid: Editora Mirpal, 1998:147-65.
25. Melo NR, Fernandes CE, Wehba S, Pompei LM. Terapêutica de reposição hormonal e doença cardiovascular. In: Fernandes CE, Melo NR, Wehba S. Climatério feminino. São Paulo: Lemos Editorial, 1999:75-92.
26. Beresford SA, Wess NS, Voigt LF, McKhnight BM. Risk of endometrial cancer in relation to use of estrogen combined with progestagen therapy in postmenopausal women. Lancet 1997; 349:458-61.
27. Guimarães A, Novik PR, Podgaec S. Contra-indicações da terapia de reposição hormonal. Revista Ginecologia e Obstetrícia 1995; 6:162-5.
28. Wilson EA, Yang F, Rees D. Estradiol and progesterone binding in uterine leiomyomata and in normal uterine tissues. Obstet Gynecol 1980; 55-60.
29. Diasia PJ, Grosen EA, Odicino F. Replacement therapy in breast cancer survivors: a pilot study. Cancer 1995; 76:2075-80.
30. Diasia PJ. Estrogen replacement therapy for the breast cancer survivor: a reppraisal. J Surg Oncol 1997; 64:175-80.
31. Boyle P. Cancer, cigarette smoking and premature death in Europe: a review including the recommendations of European

Cancer Experts. Consensus Meeting, Heklsinki, October, 1996. Lung Cancer 1997; 17(1):1-60.

32. Adena MA, Gallangher HG. Cigarette smoking and the age at menopause. Ann Hum Biol 1982; 9:121-30.

33. Bonduki CE, Haidar MA, Baracat EC. Indicações e contra-indicações da reposição hormonal em mulheres na pós-menopausa. In: Fernandes CE, Melo NR, Wehba S. Climatério feminino. São Paulo: Lemos Editorial, 199:251-64.

34. Margarido PFR, Arie WMY, Chuery AC, Chnee LH. Terapia de reposição hormonal: doenças vasculares. In: Fonseca AM, Bagnoli VR, Halbe HW, Pinotti JA. Terapia de reposição homonal em situações especiais. Rio de Janeiro: Revinter, 2001.

35. O'Donohue J, Willians R. Hormone replacement therapy in women with liver disease. Br J Obstet Gynecol 1997; 104:1-3.

36. Barros MAV, Martinez TLR. Dislipidemias nas mulheres. Aspectos fisiopatológicos e terapêuticos. Arq Bras Cardiol 1995; 65:283-8.

37. Saida T. Treatment of malignamt melanoma: recent advances and perpectives. Jpn J Cancer Chemother 1997; 24(1):10-5.

38. Fonseca AM, Bagnoli VR, Vergolin RVD, Parellada CI, Pinotti JA. Terapia de reposição hormonal. Doenças auto-imunes. In: Fonseca AM, Bagnoli VR, Halbe HW, Pinotti JA. Terapia de reposição hormonal em situações especiais. Rio de Janeiro: Revinter, 2001.

39. Manolio TA, Furberg CD, Shemanski L. Associations of postmenopausal estrogen use with cardiovascular disease and its risk factors in older women. Circulation 1993; 88:2163-71.

40. Formulações do receituário da Dra. Maria do Carmo Santos Wandeck, CRMMG 14.989, Belo Horizonte – MG.

60

Modulação Hormonal

Cor-Jesus Luzia Heleno

Hormônios bioidênticos consistem em estruturas moleculares idênticas aos hormônios endógenos, como 17β-estradiol, estrona, estriol, progesterona e testosterona.[1]

Os hormônios bioidênticos e os não bioidênticos diferenciam-se em sua estrutura molecular, do ponto de vista farmacodinâmico, havendo distinção em termos de eficácia e segurança.[2]

O Quadro 60.1 mostra a classificação dos hormônios.

HORMÔNIOS

Testosterona

A testosterona é um hormônio imprescindível no metabolismo de carboidratos, lipídios e proteínas. Esse hormônio tem grande influência na composição da gordura corporal e na massa muscular nos homens. A deficiência desse hormônio está associada a aumento da massa de gordura, redução de sensibilidade à insulina, diminuição da tolerância à glicose, elevação de triglicerídeos e colesterol e baixo HDL-c. Todos esses fatores são encontrados na síndrome metabólica e no diabetes tipo 2.[3]

No homem, o hipogonadismo é frequentemente associado à sintomatologia de libido reduzida, disfunção erétil, redução da massa muscular e da força, aumento da adiposidade, osteoporose, massa óssea reduzida, depressão e fadiga.[4,5]

Na mulher, as mudanças hormonais associadas à perimenopausa e à menopausa provocam sintomas de fogachos, sudorese noturna, fragilidade emocional e transtorno do sono. Concomitantemente, ocorrem atrofia vaginal e diminuição das secreções glandulares cervicais, resultantes da depleção de estrógeno pós-menopausa. O declínio do estrógeno leva à disfunção sexual.[6]

Quadro 60.1 Tipos de hormônios

Fisiológicos	Bioidênticos	Não bioidênticos
Testosterona	Testosterona base	Metiltestosterona Undecanoato de testosterona Propionato de testosterona Fenilpropionato de testosterona Isocaproato de testosterona Caproato de testosterona Hexaidrobenzoato de testosterona
Estradiol	Estradiol base	Enantoato de estradiol Etinilestradiol Valerato de estradiol Dietilestilbestrol
Estriol	Estriol base	–
Estrona	Estrona base	Sulfato de estrona
Progesterona	Progesterona base	Acetato de medroxiprogesterona Caproato de hidroxiprogesterona Enantato de 17α-hidroxiprogesterona 19-nortestosterona Levonorgestrel Noretisterona Alilestrenol Androstanolona

Dosagens laboratoriais

A testosterona é secretada pelos testículos do homem e pelas suprarrenais e ovários na mulher. A testosterona é tanto um hormônio como um pró-hormônio que pode ser convertido em outro andrógeno (diidrotestosterona) e em estrógeno (estradiol).

Valores de referência da testosterona total

- Mulheres: 0,025 a 0,46ng/mL.
- Homens:
  - de 20 a 49 anos: 2,18 a 9,6ng/mL.
  - superior a 50 anos: 1,32 e 8,92ng/mL.

Estrógenos

O 17β-estradiol é o estrógeno mais ativo e importante na mulher em idade reprodutiva. Em mulheres na menopausa, a estrona, mais do que o estradiol, é o estrógeno circulante predominante. Nas mulheres grávidas, o estriol é o que predomina.

- Dosagem de 17β-estradiol
  - Homens: 7,63 a 42,6pg/mL.
  - Mulheres:
    - Fase folicular: 12,5 a 166 pg/mL.
    - Fase ovulatória: 85,8 a 498pg/mL.
    - Fase lútea: 43,8 a 211pg/mL.
    - Pós-menopausa: < 5,0 a 54,7pg/mL.
- Dosagem de estrona
  - Fase folicular: 37,2 a 137,7pg/mL.
  - Fase ovulatória: 59,9 a 229,2pg/mL.
  - Fase luteínica: 49,8 a 114,1pg/mL.
  - Menopausa: 14,1 a 102,6pg/mL.

TERAPIA DE REPOSIÇÃO HORMONAL

A terapia de reposição hormonal (TRH) está recomendada para melhorar a qualidade de vida. Utilizam-se formulações compostas de hormônios denominados idênticos aos humanos em formulações prescritas sob a forma oral, transdérmica ou em preparações vaginais.[6]

Tem sido preconizada a terapia de hormônios bioidênticos combinados em uma única prescrição, denominada terapia combinada personalizada.[1]

A terapia de combinação fitoterapêutica em mulheres na menopausa para sintomas vasomotores utiliza *Ferula hermonis*, *Angelica sinensis* e *Gingko biloba*. As plantas podem ser um adjuvante no tratamento dos déficits hormonais.[7]

Modulação hormonal: uma mudança de paradigma – a medicina do presente e do futuro

Os hormônios mantêm os seres humanos vivos. O envelhecimento ocorre em razão da diminuição de sua produção pelas glândulas do corpo. Esta é a fisiologia hormonal que dirige todas as ações, seja a tomada de atitudes, seja a de ser mais dócil, seja a de ser mais viril, seja a de dormir melhor, e assim por diante. Isso quer dizer que em tudo que se faz e reage está implícita a questão hormonal. Pode-se pensar também que com uma boa modulação hormonal preserva-se, e automaticamente cuida-se, da saúde.

A população mundial está cada vez vivendo mais, e a proporção das pessoas que nascem está cada dia menor. As famílias estão cada vez menores, em razão de vários fatores, entre os quais o estilo de vida moderno e a longevidade, que se torna um fenômeno cada vez mais presente.

Apesar dos avanços da medicina moderna, aumenta assustadoramente o número de doentes crônicos: câncer, doenças cardíacas, doenças articulares e doenças neurológicas são manchetes que aparecem estampadas quase que diariamente em jornais de todo o mundo.

Quando se fala em longevidade, em viver mais, não se pode deixar de pensar em qualidade de vida, o que inclui a saúde como o principal bem que se pode almejar.

Quando se fala em modulação hormonal, não se está falando em um hormônio isolado: é como se fosse um relógio analógico, daqueles dos tempos antigos, em que cada elemento tem seu papel e o desgaste de qualquer parte de sua delicada engrenagem levaria a uma desregulação da hora. Assim são os hormônios. Cada um que não esteja sendo bem produzido, armazenado ou bem usado levará a um distúrbio corporal ou mental.

Quando se fala nessas falhas hormonais, fala-se nas pausas humanas, que podem ser divididas em primárias (adrenopausa, andropausa, menopausa, eletropausa, tireopausa, melatopausa, somatopausa) e secundárias (pinealpausa, paratireopausa, nefropausa, entre outras). Nessas pausas estão envolvidos vários fatores, como estresse, sedentarismo, carência nutricional, desequilíbrio hormonal e radicais livres em excesso, tudo isso levando a um processo de inflamação crônica e, consequentemente, provocando várias doenças, que cada qual desenvolverá conforme sua herança genética e seu estilo de vida.

Quando se fala em modulação hormonal nos dias de hoje, é natural que haja uma certa resistência, porque todos os profissionais são resistentes a mudanças, inclusive quando existem interesses de várias correntes que defendem o modelo de medicina praticado hoje e que, às vezes, têm dificuldade em acolher o novo, mesmo porque está cientificamente provado que a modulação hormonal propicia uma vida melhor.

É importante lembrar que a reposição hormonal difere da modulação hormonal, a qual se faz com hormônios idênticos aos produzidos pelo próprio organismo, enquanto na primeira nem sempre os hormônios usados são idênticos aos produzidos naturalmente pelo corpo.

Quando se pensa em reposição hormonal feminina, por exemplo, pensa-se em uma única pausa gênero-específica (p. ex., menopausa), o que não ocorre na modulação hormonal.

Na modulação hormonal é importante adotar como parâmetro a melhora do paciente. Importante também é adequar a quantidade de hormônio necessária para ocupar os receptores existentes referentes à patologia que se quer tratar.

São consideradas pessoas saudáveis aquelas que apresentam ótimos níveis e hormônio do crescimento (GH), testosterona, diidroepiandrosterona (DHEA), hormônios tireoidianos e melatonina, enquanto as pessoas envelhecidas apresentam alto nível de cortisol e insulina.

Os hormônios derivam primariamente do colesterol e da pregnenolona e, a partir daí, irão originar vários outros hormônios necessários à vida.

Sabe-se que no hipotálamo está o comando da produção e liberação dos hormônios. Tudo não passa de um controle rigoroso feito pelo sistema endócrino, encarregado de regular músculos, ossos, imunidade, humor, composição corporal, metabolismo, peso, bem-estar físico, imunidade, atividade sexual, sono e deposição de gordura.

Dentre as pausas primárias, ressaltam-se a andropausa e a menopausa, que são pausas de grande importância clínica no dia a dia.

Quando se fala em andropausa, se pensa logo em um parente ou vizinho ranzinza. Um homem na andropausa tem exatamente esse comportamento implicante, para o qual nada está bom. Os níveis de testosterona geralmente começam a declinar em torno dos 40 anos de idade, e essa queda se acentuar, caindo para cerca de um terço a produção de testosterona aos 70 anos de idade. Poucos homens sabem da possibilidade de reposição da testosterona, cabendo aos profissionais médicos orientar seus pacientes sobre os benefícios e a necessidade da reposição hormonal masculina.

Na consulta clínica, às vezes percebe-se, de acordo com a postura tomada pelo paciente, a queda dos níveis de testosterona. Normalmente, ele se queixa de irritabilidade, disfunção erétil, libido diminuída, diminuição da massa muscular, aumento da depressão, diminuição da memória ou comportamento antissocial.

O climatério e a menopausa, por sua vez, são um terreno mais acessível, que as pessoas aceitam melhor. Não há tanto tabu. Quando se fala em climatério e menopausa, pensa-se naquela mulher que se queixa de muito calor e que não dorme direito, e todos os profissionais médicos já ouviram essas queixas de um paciente, parente ou vizinho.

Os sintomas mais comuns são: fadiga, dispareunia, alterações do sono, ondas de calor, flacidez mamária, menstruações irregulares e alterações psíquicas.

O tratamento para os pacientes em andropausa consiste no uso de testosterona, 50mg a 100mg, de acordo com o perfil do paciente, via oral ou intradérmica (usando o veículo gel transdérmico):

- Testosterona bi idêntica: 50mg.
- Gel transdérmico qsp 1g = 1 dose.

Modo de usar: aplicar uma dose na região interna do braço, à noite.

O tratamento para a menopausa ou climatério depende da sintomatologia e das dosagens hormonais:

- Climatério: progesterona bioidêntica, de 30 a 60mg.
- Gel transdérmico qsp.
- Dose diária: 1mL/dose.
- Modo de usar: aplicar 1mL no braço ao deitar.

Seguem dois exemplos de terapêutica, mas é importante lembrar que cada dosagem deverá ser estipulada de acordo com a necessidade do paciente:

- Estriol bioidêntico: 1,2mg.
- Estradiol bioidêntico: 0,3mg.
- Gel transdérmico (qsp): 1mL/dose.
- Mande 30 doses.
- Modo de usar: aplicar 1mL no braço antes de deitar.

Referências

1. Pattimakiel L, Thacker HL. Bioidentical hormone therapy: clarifying the misconceptions. Cleve Clin J Med 2011; 78(12): 828-36.
2. Holtor FK. The bioidentical hormone debate: are bioidentical hormones: estradiol, estriol and progesterone safer or more efficacious than commonly used synthetic versions in hormone replacement therapy? Postgrad Med 2009; 121(1):73-85.
3. Informe Científico do Centro de Pesquisa e Tecnologia Farmacêutico Farmácia Artesanal. Disponível em: pesquisa.artesanal-bh.com.br.
4. Brand JS et al. Testosterone, sex hormone, binding globulin and the metabolic syndrome: a systematic review and meta analysis of observational studies. Int J Epidemiol 2010; 40(1):189-207.
5. Corona G, Monami M, Rastrelli G, Aversa A, Tishova Y et al. Testosterone and metabolic syndrome: a meta-analysis study. J Sex Med 2011; 8(1):272-83.
6. Files JA, Ko MG, Pruthi S. Bioidentical hormone therapy. Mayo Clin Proc 2011; 56(7):673-80.
7. Mazaro-Costa R et al. Medicinal plants as alternative treatments for female sexual dysfunction: utopian vision or possible treatment in climateric women? J Sex Med 2010; 7(11):3695-714.

PARTE XVII

CONDIÇÕES INESTÉTICAS

61

Escleroterapia

Luís Fernando Piacitelli Lyon

Escleroterapia consiste em uma técnica de injeção de substâncias esclerosantes para o tratamento de telangiectasias e veias varicosas. As veias varicosas são manifestações de hipertensão venosa. Os processos crônicos levam a manifestações cutâneas como edema, pigmentação hemossiderótica, eczema de estase, atrofia branca, tromboflebite, dor e úlceras.

HISTÓRICO

As varizes, por serem uma afecção visível, já despertavam interesse médico na Antiguidade. Ebers, em seu papiro de 1.500 a.C., alertava sobre dilatações serpentiformes nos membros inferiores, enroladas, endurecidas, nodulares e cheias de ar.[1] Hipócrates (460 a.C.) observou a associação entre veias varicosas e ulceração na perna.[2] Plutarco (105 a.C.) realizou cirurgia de varizes em Caio Marius, sem anestesia. Celsius (30 a.C.) realizava extração e cauterização de veias. Galeno (século 2 d.C.) recomendava arrancar as veias por meio de ganchos.

William Harvey, em 1628, evidenciou a natureza da circulação sanguínea, demonstrando os perigos das intervenções até então realizadas.

Em 1682, Zollikofer, na Suíça, relata a injeção endovenosa de ácido para criar um trombo.[3] A esclerose de veias varicosas foi realizada por meio de solução de cloreto férrico.[4]

Em 1904, Scharf utilizou sublimato para produzir trombose.

Linser, em 1916, preconizou o uso de percloreto de mercúrio, o que levava ao desenvolvimento de quadros de intoxicação.

Inúmeros agentes esclerosantes foram utilizados, como biiodeto de mercúrio, citrato de sódio, cloreto de sódio e solução hipertônica de açúcar. Posteriormente passaram a ser usados esclerosantes sintéticos, mais seguros.[5]

A partir da década de 1960 foi criada, na Europa, a angiologia, subespecialidade da medicina interna.

ANATOMIA DO SISTEMA VENOSO

As veias são vasos de parede fina e luz ampla, nos quais a distinção entre íntima, média e adventícia é menos nítida do que nas artérias. A íntima é formada por endotélio que repousa sobre fina camada de tecido conjuntivo; a lâmina elástica é encontrada somente nas grandes veias. A média é mal delimitada a partir da adventícia e formada predominantemente por tecido conjuntivo denso e ineslático.

As veias contêm válvulas formadas por dobras semilunares da íntima, as quais impedem o retorno do sangue e facilitam a progressão da coluna sanguínea em direção ao coração.

Nos membros inferiores, o bombeamento da coluna de sangue se faz pela contração dos músculos esqueléticos.

O sistema venoso das extremidades inferiores é composto de dois compartimentos: um dentro do sistema muscular e outro superficial a este, ao longo do trajeto, as veias estão associadas a artérias e aos nervos. A veia mais superficial e proeminente da perna é a safena, que se divide em safena magna (interna) e safena parva (externa) e perfurantes da safena. As principais veias profundas são a femoral e a poplítea tibial fibular (Figuras 61.1 e 61.2).

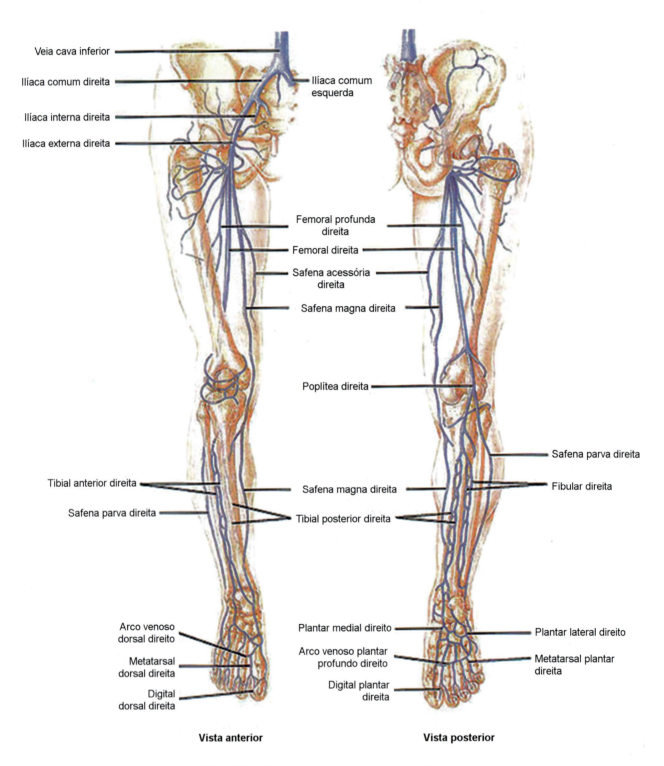

Figura 61.1 Sistema venoso dos membros inferiores.

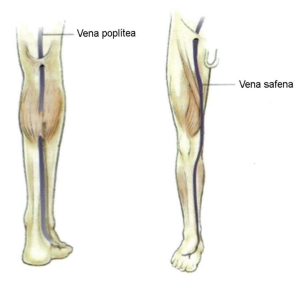

Figura 61.2 Veias safena e poplítea.

VEIAS DOS MEMBROS INFERIORES

No sistema venoso, independente das safenas, existem as veias superficiais, que não fazem parte do sistema das veias safenas: glútea, ilíaca interna, femoral profunda ou superficial, perfurante posterolateral da coxa, vulvares, veia do nervo ciático, veia posterior e inferior da coxa, veia da fossa poplítea, veia perfurante do joelho, veia femoropoplítea, veias ilíacas internas e plexo pélvico (Quadro 61.1).

Varizes são dilatações e tortuosidades das veias produzidas por anormalidade na parede venosa e/ou aumento prolongado da pressão intraluminal. As varizes de membros inferiores são muito comuns.

Em condições normais, através das veias perfurantes, as veias superficiais subcutâneas (veia safena magna e veia safena parva e suas tributárias) drenam para as veias profundas, que por sua vez, com a ajuda da bomba muscular e da integridade das válvulas, transportam o sangue para o átrio direito.

Qualquer fator que leve à dilatação das veias profundas contribui para a formação de varizes. As ectasias vasculares são dilatações de vasos preformados. Denomina-se telangiectasia a dilatação de arteríolas, capilares ou vênulas, que adquirem aspecto circunscrito e avermelhado à macroscopia.[6]

FISIOPATOLOGIA DA VENODILATAÇÃO

Em repouso e na posição ereta, a pressão na veia safena é proporcional à coluna sanguínea que vai do átrio direito ao maléolo, medindo cerca de 120mmHg. Em movimento, a pressão cai para 50mmHg. O fluxo sanguíneo do sistema superficial e do sistema profundo dirige-se para o coração através da capilaridade e pelos movimentos respiratórios nas veias torácicas e abdominais.

Quando as veias se dilatam, as válvulas remanescentes tornam-se insuficientes.

A insuficiência valvar acaba invertendo o fluxo venoso nas veias subcutâneas.

A função contrátil das veias varicosas está comprometida.[7]

FATORES DE RISCO PARA DOENÇAS VENOSAS

Constituem fatores para doença venosa: número de gestações, uso e tempo de uso de anticoncepcionais, ortostatismo profissional, idade, hereditariedade, prática de esportes, sexo e fototipo.

CLASSIFICAÇÃO DAS VARIZES
Classificação de Francischelli
- Tipo I – IVIPE (insuficiência venosa de importância predominantemente estética – (varizes estéticas): telangiectasias e veias reticulares assintomáticas e sem risco

Quadro 61.1 Veias dos membros inferiores

Situação	Veia	Região drenada
Superficiais	Safena magna	Face medial da perna e coxa, virilha, genitália externa e parede abdominal
	Safena parva	Pés e face posterior das pernas
	Tibial posterior	Pés e músculos do compartimento posterior
	Tibial anterior	Tornozelos, joelhos e face anterior da perna
	Poplítea	Joelhos e músculos e ossos das pernas e das coxas
	Femoral	Músculos da coxa, fêmur e genitália externa
Profundas (idem artérias)	Ilíaca externa	Membros inferiores e parede abdominal
	Ilíaca interna	Coxas, nádegas, genitália externa e pelve
	Ilíaca comum	Pelve, genitália externa e membros inferiores
	Cava inferior	Membros inferiores, pelve e abdome

Fonte: Tortora, 2002.

potencial de complicações a curto prazo, que causam desconforto psíquico e abalam a autoestima do paciente sem que haja presença concomitante de varizes de maior calibre.

- Tipo II – IVIFE (insuficiência venosa de importância funcional e estética): varizes sem a presença de sintomas e complicações, com desconforto importante na esfera psíquica e que atinge a autoestima do paciente, associadas ou não a telangiectasias e veias reticulares. O paciente tem a doença varicosa.
- Tipo III – IVFA (insuficiência venosa funcional assintomática): varizes sem a presença de complicações e sintomas e sem desconforto na esfera psíquica. Atingem homens e pessoas idosas.
- Tipo IV – IVFS (insuficiência venosa funcional sintomática): varizes com a presença de um ou mais sintomas ou complicações: dor, edema, dermatite ocre, úlceras, trombofletite, eczema venoso, varicorragias. Constitui doença varicosa complicada.

Classificação de Weiis – estética

- Tipo I – telangiectasia vermelha.
- Tipo II – telangiectasia azul.
- Tipo III – veias reticulares (microvarizes).
- Tipo IV – colaterais.
- Tipo V – dilatações da safena.

Classificação de Dulty-Goldman (classificação por tamanho)

- Tipo I – vermelhas: varizes < 1mm com preocupação estética.
- Tipo II – azuis: varizes de 1 a 2mm com preocupação estética.
- Tipo III – veias reticulares: varizes de 2 a 4mm sem preocupação estética.
- Tipo IV – veias tributárias das safenas: varizes de 3 a 8mm, complicadas.
- Tipo V – veias safenas: varizes > 8mm, complicadas.

TELANGIECTASIAS

As telangiectasias correspondem à dilatação de pequenos vasos da pele, apresentando nuances de cor. As telangiectasias podem ser classificadas:

- De acordo com a cor:
  - **Telangiectasias vermelhas:** plexo horizontal superior pré-vascular. Têm maior risco de trombose e úlcera caso o agente esclerosante seja aplicado com muita pressão. Há o risco de o esclerosante refluir para o sistema arterial, já que a pré-vênula está muito próxima do capilar venoso e do capilar arterial.

  - **Telangiectasias:** derme profunda, arteríolas e vênulas; as telangiectasias são azuis.
- De acordo com a origem:
  - **Telangiectasias de refluxo (drenagem):** refluxo de sangue venoso do território de maior pressão para o de menor pressão através da circulação colateral. São comuns nos membros inferiores.
  - **Telangiectasias de oferta:** ocorre oferta de sangue arterial através de fístulas arteriovenosas. São comuns na face, podendo também ocorrer nos membros inferiores.
- De acordo com a via de drenagem:
  - **Telangiectasia simples:** quando não é observada uma fonte de refluxo.
  - **Telangiectasia combinada:** quando não se observa uma fonte de refluxo.

Tipos de telangiectasias

As telangiectasias podem ter múltiplas apresentações: em aranha/estrela, arborizada, sinuosa, em chuveiro, puntiforme ou em manchas equimóticas.

AGENTES ESCLEROSANTES

São substâncias capazes de causar dano ao endotélio da veia. O mecanismo de produção desse dano varia de acordo com o tipo de esclerosante utilizado.

O esclerosante ideal é aquele que apresenta as seguintes características: ausência de toxicidade sistêmica, não alergênico, indolor, não causa danos quando extravasado, potente em sua ação de lesão endotelial, ação seletiva para o sistema venoso superficial, baixo risco de complicações e baixo custo.

A escleroterapia tem indicação exclusiva para telangiectasias azuis e vermelhas (padrão-ouro).

Tipos de esclerosantes

- **Agentes osmóticos:** provocam desidratação do endotélio das telangiectasias por gradiente osmótico ("secar vasos"). Em vasos de maior calibre, se diluem e perdem sua ação osmolar. Ação local.
  - Solução salina hipertônica (cloreto de sódio a 23,4%).
  - Glicose hipertônica a 50% (associada), 66% ou 75% oferecem menos risco.
  - Solução salina hipertônica e dextrose.
- **Agentes detergentes:** provocam lesão da membrana lipoproteica vascular, com ação local e a distância:
  - Polidocanol (oxipolietoxidodecano).
  - Ethamolin (oleato de monoetanolamina).
  - Tetradecil (sulfato de sódio).
  - Scleromate (momuato de sódio).

- **Agentes irritantes:** substâncias tóxicas que lesionam e irritam diretamente a parede vascular – ação local e a distância:
  - Glicerina cromada a 72%; soluções iodadas. Detergentes e irritantes, uma vez injetados, mantêm sua ação a distância.
  - Cada esclerosante tem um potencial.
  - Associação de esclerosantes:
  - Glicose + ethamolin
  - Salicilato de sódio + glicerina
  - Glicose + polidocanol
  - Esclerodex®

O Esclerodex® é uma solução de glicose em solução salina hipertônica (dextrose, 250mg/mL, cloreto de sódio 200mg/mL, e fenetil álcool, 8mg/mL). A glicose usada em associação é a menos concentrada e a mais fluida (50%, 66%). A glicose a 75% é mais viscosa e, portanto, tem menor risco de fluir para o sistema arterial e causar trombose e úlcera isquêmica. Além disso, sua viscosidade promove maior tempo de contato com a veia.

TÉCNICA DE APLICAÇÃO

São utilizadas seringas de 3 ou 1mL e agulha. A agulha deve ser posicionada dentro do lúmen do vaso com bisel voltado para cima. Na aplicação, a mão livre deve manter a pele esticada.[7]

Contraindicações

Constituem contraindicações para a escleroterapia:
- Gravidez: devido ao risco de absorção do esclerosante e em razão do estado de vasodilatação venosa generalizada.
- Antecedentes de tromboflebite e de trombose venosa profunda.
- Pacientes acamados, em virtude do risco de potencializar a trombose de veias profundas.
- História de alergia a esclerosante.[7]

COMPLICAÇÕES

- **Hipergimentação pós-escleroterapia:** devido ao depósito de hemossiderina, sobretudo na derme superior, por extravasamento de sangue.
- **Coágulo pós-escleroterapia:** os trombos ocorrem no processo de esclerose das veias.
- **Edema temporário:** ocorre predominantemente próximo aos tornozelos, por se tratar de uma região sem

fáscia, o que favorece o extravasamento vascular e a inflamação tecidual.
- **Dor:** as áreas mais dolorosas são os tornozelos e a fáscia interna da coxa. As agulhas devem ser finas e a injeção lenta, para minimizar a dor.
- **Necrose cutânea:** ocorre por extravasamento do agente esclerosante.
- **Tromboflebite superficial:** pode surgir como cordão eritematoso no trajeto do vaso tratado.
- **Injeção arterial:** pode ocorrer na região do maléolo interno.
- **Mapa telangiectásico:** podem surgir inúmeras telangiectasias, sobretudo na face interna do tornozelo e na face lateral das panturrilhas.
- **Embolia gasosa:** pequenas quantidades do gás injetado dentro do vaso podem ser absorvidas pela corrente sanguínea sem maiores consequências.
- **Trombose profunda:** constitui uma complicação rara.[8,9]

CONSIDERAÇÕES FINAIS

A escleroterapia consiste em uma técnica de injeção de substâncias esclerosantes usadas no tratamento de telangiectasias e veias varicosas. A exteriorização inestética de telangiectasias na superfície cutânea tem incidência muito elevada e necessita de correção por meio de técnica simples e efetiva.

Referências

1. Godman MP. Escleroterapia: tratamento das veias varicosas e telangiectasias dos membros inferiores. Rio de Janeiro: Interlivros, 1998:1.
2. Benton W. Hippocratic writtings on ulcers. Chicago: Brittanica Great Books, 1970.
3. Kwaan JHM, Jones RN, Connolly JE. Simplified technique for the management of refractory varicose ulcers. Surgery 1976; 80:743.
4. Desgranges: Injections lido-tenacious dans las varices. Mem Soc Chir, 1985:4.
5. Kern HM, Angle LW. The chemical obliteration of varicose veins: a clinical and experimental study. JAMA 1929; 93:595.
6. Brasileiro Filho G. Bogliolo – Patologia. Rio de Janeiro: Guanabara Koogan, 2010.
7. Machado Filho CAS. Escleroterapia. In: Ramos-e-Silva M, Castro MCR. Fundamentos de dermatologia. Rio de Janeiro: Atheneu, 2010.
8. Aldeman DB. Surgery and sclerotherapy in the treatment of varicose veins. Conn Med 1975; 39:467.
9. Shields JL, Jansen GT. Therapy for superficial telangiectasias of the lower extremities. J Dermatol Surg Oncol 1982; 8:857.

62

Estrias

Sandra Lyon
Clara Santos

Estrias são lesões cutâneas inestéticas lineares, atróficas, inicialmente eritematovioláceas e, meses após, branco-nacaradas. São resultantes da ruptura das fibras elásticas da derme causando uma cicatriz cutânea (Figura 62.1). As estrias foram descritas pela primeira vez por Roederer, em 1773.

EPIDEMIOLOGIA

Mais frequentes no sexo feminino, as estrias têm maior prevalência na faixa etária correspondente à puberdade e ao período gestacional. Na mulher, acometem mais a região glútea, o abdome, as mamas, a face lateral dos quadris e as coxas.

Em homens, predominam em ombros, na região lombossacra e na parte externa das coxas. Existem outras condições às quais o aparecimento de estrias está associado, como obesidade, implantes de próteses mamárias, síndrome de Marfan e pseudoxantoma elástico. As estrias podem se manifestar com tratamento sistêmico com corticosteroides e uso de corticoides tópicos de alta potência, sobretudo em áreas intertriginosas.[1,2]

PATOGÊNESE

A patogênese das estrias é multifatorial. Os fatores desencadeantes são: predisposição genética, fatores bioquímicos (hormonais) e fatores mecânicos.

A predisposição genética, associada a um ou mais fatores, pode desencadear as estrias.

Entre os fatores mecânicos estão o estiramento crônico e progressivo da pele, que pode levar à formação de estrias, o crescimento corporal na puberdade, gestação, sobretudo no último trimestre, desenvolvimento muscular localizado, colocação de prótese, principalmente prótese mamária, e desenvolvimento muscular localizado em razão da prática de exercício físico.

Os seguintes fatores hormonais podem ser desencadeadores de estrias:
- Mudanças fisiológicas na puberdade, associadas ao crescimento corporal.
- Reposição hormonal na menopausa.
- Na corticoterapia tópica ou sistêmica, podem surgir estrias largas e difusas (Figuras 62.2 a 62.4).

Na patogênese das estrias devem ser consideradas propensão familiar e racial e a associação de fatores desencadeantes.[1-3]

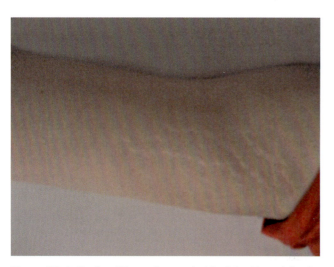

Figura 62.1 Estrias. (*Fonte*: Centro de Medicina Especializada, Pesquisa e Ensino – CEMEPE.)

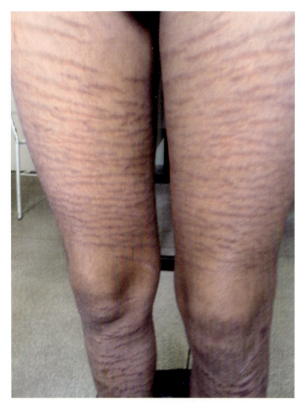

Figura 62.2 Estrias após uso de corticoide tópico (*Fonte*: Centro de Medicina Especializada, Pesquisa e Ensino – CEMEPE.)

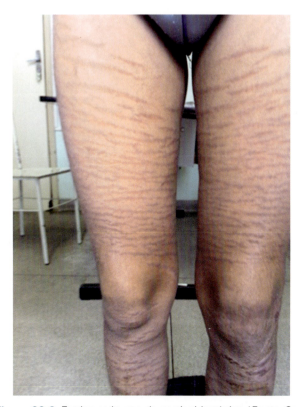

Figura 62.3 Estrias após uso de corticoide tópico (*Fonte*: Centro de Medicina Especializada, Pesquisa e Ensino – CEMEPE.)

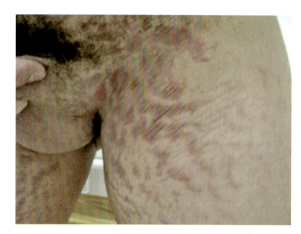

Figura 62.4 Estrias após uso de corticoide tópico (*Fonte*: Centro de Medicina Especializada, Pesquisa e Ensino – CEMEPE.)

MANIFESTAÇÕES CLÍNICAS

Nas fases iniciais, as estrias apresentam-se planas e de tom róseo, podendo, algumas vezes, ser acompanhadas de prurido. Aumentam gradualmente de comprimento e largura e assumem coloração avermelhada, recebendo o nome de estria rubra, até se tornarem esbranquiçadas. A superfície pode estar enrugada. Em geral, são retilíneas e medem de alguns milímetros até 30cm de comprimento, com largura variando de 2 a 5mm, podendo chegar a 3cm.[1,4]

DIAGNÓSTICO

O diagnóstico é clínico. O diagnóstico diferencial é feito com elastose facial linear e atrofia maculosa idiopática (anetodermia).[5]

HISTOPATOLOGIA

Em 1884, Unna descreveu os achados histopatológicos das estrias.

A epiderme pode ser normal nas estrias recentes, mas apresenta-se atrófica nas antigas. Essa atrofia acomete todas as camadas, sendo mais evidente na camada espinhosa. A derme apresenta-se reduzida em sua espessura. O conteúdo de fibras elásticas está reduzido, e elas se apresentam retilíneas, retraídas e fragmentadas.

O grau de comprometimento é maior com o envelhecimento da estria, podendo ser ausente nas lesões tardias. Há redução das fibras de colágeno. Os fibroblastos apresentam-se quiescentes e arredondados.[6]

TRATAMENTO

A abordagem terapêutica deve abranger as formulações com:

- **Ácido retinoico tópico**: promove melhora de estrias recentes por estimular a neoformação do colágeno, inibir a produção de colagenase e aumentar na epiderme a proliferação das camadas granulosa e espinhosa e, ainda, a compactação do estrato córneo. A aplicação deve ser noturna, devido à fotossensibilidade. Está contraindicado em gestantes.[7] Pode-se utilizar a apresentação em bastão por sua comodidade de aplicação.

- **Alfa-hidroxiácidos (AHA):** promovem diminuição da adesão dos corneócitos com compactação do estrato córneo, impedindo o espessamento da epiderme e aumentando a deposição de colágeno e mucina na derme.
- **Vitamina C tópica:** estimula os fibroblastos da derme a produzirem colágeno, melhorando a textura e promovendo elasticidade e suavização das cicatrizes.
- ***Peelings*** **químicos de ácido retinoico a 8%, ácido glicólico a 70%, ácido mandélico a 50% e ácido tricloroacético de 15% a 25%.**
- **Subcisão:** utilizada, sobretudo, para estrias antigas. A derme é seccionada logo abaixo da lesão, utilizando-se agulha com extremidade microlancetada. São necessárias várias sessões para a obtenção de bons resultados.
- **Microdermoabrasão:** utilizam-se cristais de hidróxido de alumínio em movimentos contínuos e repetitivos através de aparelho a vácuo e ponteira *handpiece*.
- **Intradermoterapia:** nesse procedimento, a recuperação tecidual é obtida pela ação física da puntura e pela ação farmacológica da mescla utilizada. A aplicação pode ser multipuntual ou por meio de retroinjeção com agulha 30G½.
- **Carboxiterapia:** utiliza-se a aplicação terapêutica de anidro carbônico, não embólico, por via subcutânea através de um aparelho que permite a aplicação desse gás com fluxo e volume injetados e seguramente monitorizados.[2]
- **Corrente galvânica:** promove a regeneração do tecido conjuntivo rompido, levando a contratura e estreitamento das estrias.[2]
- **Radiofrequência:** emite calor simultaneamente ao resfriamento da epiderme, protegendo a superfície cutânea e atuando sobre as fibras colágenas.
- **Microagulhamento:** a superfície cutânea é submetida a múltiplas punturas, levando a reação inflamatória, granulação e proliferação de colágeno.
- ***Laser:*** pode ser utilizado o *laser* de CO_2 fracionado ou *flash-lamp pulsed dye laser* (585nm), o *laser* vascular baseado em fototermólise seletiva.[8-11]

PREVENÇÃO

Para a prevenção de estrias devem ser usados hidratantes que ajudem a manter a elasticidade, auxiliando a prevenção de danos à pele. O paciente deve ser orientado a evitar ganho excessivo de peso, sobretudo as gestantes. Após instaladas as estrias, é importante instituir tratamento precoce.

CONSIDERAÇÕES FINAIS

As estrias são condições inestéticas para as quais não há, até o momento, tratamento que possa recuperar totalmente as fibras elásticas rompidas. No entanto, a combinação de diversos métodos promove melhora da qualidade tecidual com uniformização da aparência da pele.

Referências

1. Kede MPV, Sabatovich O. Dermatologia estética. Rio de Janeiro: Atheneu, 2003:363-8; 397-403.
2. Sênos EM, Castelo Branco KSG. Estrias. In: Ramos-e-Silva M, Castro MCR. Fundamentos de dermatologia. Vol. 2. Rio de Janeiro: Atheneu, 2010.
3. Hexsel DM. Body repair. In: Parish LC, Brenner S, Ramos-e-Silva M. Woman's dermatology from infancy to maturity. UK: Parthenon, 2001:586-90.
4. Sheu HM, Yu HS, Chang CHJ. Mast cell degranulation and elastolysis in the early stage of striae distensae. J Cutan Pathol 1991; 18(6):410-6.
5. Cavalcante FH, Talhari S, Ferreira LCL, Rosilene V. Elastose focal linear. An Bras Dermatol 2000; 75(4):475-8.
6. Lever WF. Histopatologia da pele. Rio de Janeiro: Guanabara Koogan, 2011.
7. Rangel O, Arias I, Garcia E, Lopez-Padilha S. Topical tretinoine 0,1% for pregnancy-related abdominal estriae: an open-label, multicenter, prospective study. Adv Ther 2001; 18(4):181-6.
8. McDaniel DH, Ash K, Zurowsji M. Treatment of stretch marks with the 585-nm. Flash lamp-pumped pulsed dye laser. Dermatol Surg 1996; 22(4):332-7.
9. Alster TS. Laser treatment of hypertrophic scars, keloids and striae. Dermatol Clin 1997; 15(3):419-29.
10. Nouri K, Romagosa R, Chartier T, Bowes L, Spencer JM. Comparison of the 585nm pulse dye laser and the short pulsed CO2 laser in the treatment of striae distensae in skin types IV and VI-Dermatol Surg 1999; 25(5):368-70.
11. Karsai S, Roos S, Hammes S, Raulin C. Pulsed dye laser: what's new in vascular lesions. J Eur Acad Dermatol Venereol 2007; 21(7):877-90.

63

Celulite

Tatiana Amora Cruz

Celulite ou lipodistrofia ginoide constitui uma condição inestética em que ocorre alteração da topografia da pele, caracterizada pela presença de depressão e elevação alternadas, deixando nas áreas acometidas o aspecto característico de "casca de laranja ou acolchoado".[1]

HISTÓRICO

A celulite foi descrita em 1920, por Alquier & Paviotque, como distrofia não inflamatória do tecido mesenquimal causada por desordem do metabolismo da água, resultante de estímulos traumáticos, tópicos, infecciosos ou glandulares.

A denominação celulite é imprópria por não se tratar de processo inflamatório.

Desde então, diversas denominações têm sido propostas com o objetivo de ajustar-se às alterações histomorfológicas, como lipodistrofia, lipoedemia, hidrolipodistrofia, paniculopatia fibro-edematofibroesclerótica, paniculose, lipoesclerose nodular, dermo-hipodermose celulítica e lipodistrofia ginoide.

ETIOPATOGENIA

A etiopatogenia da celulite não está bem estabelecida. Trata-se de uma condição multifatorial, em que estão envolvidos fatores genéticos, emocionais, metabólicos e hormonais.

Devem ser levados em conta sexo, idade, hipertensão arterial, obesidade, tabagismo, sedentarismo, roupas apertadas e alimentação inadequada.

A maior frequência de celulite é observada em mulheres, o que ressalta o fator hormonal. As mulheres apresentam padrão difuso de extrusão da camada superior do teci-do subcutâneo na derme reticular, enquanto nos homens essa camada apresenta-se lisa e contínua.[3-5]

A celulite constitui distrofia celular complexa, acompanhada de metabolismo hídrico, resultando em saturação do tecido conjuntivo.

Algumas hipóteses tentam explicar a gênese do processo:
- Edema do tecido conjuntivo por acúmulo significativo de água, proteoglicanos na matriz extracelular, gerando edema crônico, que resulta em fibrose.
- Alteração na microcirculação, envolvendo compressão dos sistemas venoso e linfático, sobretudo relacionada com a obesidade.
- Padrão de septo fibroso, uso de contraceptivos, disfunções hormonais e gravidez.

Pacientes portadores de celulite têm gordura corporal total ou regional aumentada.[5]

FATORES PREDISPONENTES, DESENCADEANTES E CONDIÇÕES AGRAVANTES

- Hormonais: predomina no sexo feminino, acomete com mais freqüência após a puberdade e piora com a gravidez e com o uso de anticonceptivos. O estrógeno é considerado o principal fator etiológico.
- O estrógeno estimula a proliferação dos fibroblastos, altera o *turnover* das macromoléculas, leva à hiperpolimerização do ácido hialurônico e estimula a lipogênese.
- Outros hormônios: insulina, adrenalina e noradrenalina, prolactina e hormônios tireoidianos.
- Outros fatores: dieta, predisposição genética, obesidade, distúrbios circulatórios, gravidez, disfunção intestinal, com-

pressões externas, tabagismo e uso de medicações como anticoncepcionais, anti-histamínicos e betabloqueadores.[1,2]

MANIFESTAÇÕES CLÍNICAS

A celulite é caracterizada por irregularidades na superfície da pele das áreas afetadas com alternância de lesões deprimidas e elevadas, conferindo aspecto de casca de laranja e acolchoado.[6]

As lesões deprimidas da celulite constituem retrações da pele devido à tração dos septos conjuntivos subcutâneos.

As lesões de celulite ocorrem, predominantemente, nas coxas e nádegas, podendo ser únicas ou múltiplas.[7]

O paciente deve ser examinado em posição ortostática, com musculatura relaxada.

CLASSIFICAÇÃO

A celulite pode ser classificada clinicamente em graus de 0 a III ou de acordo com a escala de gravidade.

Classificação clássica (de Nurnberger & Muller)[1]

- **Grau 0:** não há alterações na superfície cutânea.
- **Grau I:** a pele da área afetada não apresenta alterações de relevo. As alterações podem ser vistas por meio do teste de pinçamento ou de compressão da pele, ou, ainda, contração muscular.
- **Grau II:** o aspecto de casca de laranja ou acolchoamento é bem evidente.
- **Grau III:** além do aspecto de casca de laranja, há áreas elevadas e nódulos.

Classificação em escala de gravidade[8]

Devem ser levados em considerações os tópicos seguintes:
- **Número de lesões deprimidas evidentes:**
  - 0: ausência de lesões deprimidas
  - 1: poucas: uma a quatro lesões deprimidas
  - 2: moderada: cinco a nove lesões deprimidas
  - 3: muitas: 10 ou mais lesões deprimidas
- **Profundidade das depressões:**
  - 0: ausência de lesões deprimidas
  - 1: superficial
  - 2: média profundidade
  - 3: profunda
- **Aparência morfológica das alterações da superfície:**
  - 0: ausência de áreas elevadas
  - 1: aspecto de casca de laranja
  - 2: aspecto de queijo *cottage*
  - 3: aspecto acolchoado
- **Grau de flacidez cutânea:**
  - 0: ausência de flacidez

  - 1: leve aspecto pregueado
  - 2: moderado aspecto pregueado
  - 3: grave aspecto pregueado
- **Grau de celulite da classificação clássica descrita por Nurnberger & Muller:**
  - 0: grau 0
  - 1: grau I
  - 2: grau II
  - 3 grau III
- **Pontuação da escala de gravidade de celulite de acordo com Hexsel & Dal Forno[8]**
  - 1 a 5: grau leve
  - 6 a 10: grau moderado
  - 11 a 15: grau grave.

TRATAMENTO

O tratamento baseia-se sobretudo em dieta alimentar e atividade física. Podem ser utilizados medicamentos com ação lipolítica, como os agonistas beta-adrenérgicos (metilxantinas) e alfa-adrenérgicos, ou substâncias eutróficas, como o silício, com ação nos fibroblastos, como o extrato de *Centella asiatica* ou os extratos vegetais de *Ginkgo biloba*, o picnogenol.

Constituem ainda tratamentos preconizados: drenagem linfática, endermologia, ultrassom, hidrolipoclasia eletroporação, carboxiterapia, subcisão e radiofrequência.[9]

CONSIDERAÇÕES FINAIS

A celulite é uma condição inestética que acomete, principalmente, mulheres. São múltiplos os fatores desencadeadores, os tratamentos apresentados são bastante variados, e os resultados nem sempre são satisfatórios.

Referências

1. Nurnberger F, Muller G. So called cellulite: an invented disease. J Dermatol Surg Oncol 1978; 4:221-9.
2. Scherwitz C, Braum-Falco O. So called cellulite. J Dermatol Surg Oncol 1978; 4:230-4.
3. Godoy JM, Godoy MF. Physiopathological hipothesis of cellulite. Open Cardiovasc Med J 2009; 3:96-7.
4. Terra Nova F, Berardesca E, Maibach H. Cellulite: nature and aetiopathogenesis. Int J Cosmet Sci 2006; 28(3):157-67.
5. Rosenbaun M, Prieto V, Hellmer J et al. An exploratory investigation of the morphology and biochemistry of cellulite. Plast Reconst Surg 1998; 101(7):1934-9.
6. Bacci PA, Libaschoff G. La cellulite. Gasgón: Medical Books, 2000:19-196.
7. Hexsel DM. Body repair. In: Parish LC et al. Women's dermatology. New York: Parthenon, 2001:586-95.
8. Hexsel D, Dal Forno T, Hexsel CL. Severity scale of cellulite. J Eur Acad Dermatol Venerol 2009; 23(5):523-8.
9. Hexsel D, Dal Forno T, Prado DZ. Celulite. In: Ramos-e-Silva M, Castro MCR. Fundamentos em dermatologia. Vol. 2. Rio de Janeiro: Atheneu, 2010.

64

Cicatriz de Acne

Daniel Seixas Dourado

A acne vulgar é uma doença da pele que afeta a unidade pilossebácea, constituindo uma das principais causas de consulta dermatológica. Geralmente começa na adolescência e, muitas vezes, tem resolução espontânea quando atingida a idade adulta, persistindo em cerca de 12% a 14% dos adultos.[1,2] Nas faixas etárias dos 20 e dos 30 anos, a acne é prevalente em torno de 64% e 43% dos indivíduos, respectivamente. A hereditariedade é de quase 80% em parentes de primeiro grau, sendo a gravidade da doença maior quanto mais cedo ocorrer em casos de história familiar positiva. A ideação suicida é mais comum em pessoas com acne grave em comparação com a leve.[3] Caracteriza-se por comedões, pápulas, pústulas, nódulos e cistos, principalmente na face e no tronco. Pacientes com pele mais escura têm maior tendência à despigmentação ou à hiperpigmentação pós-inflamatória. Fotoproteção constitui a base do tratamento.[4,5]

As lesões inflamatórias da acne podem resultar em cicatrizes permanentes e, muitas vezes, de difícil tratamento. A prevalência e a gravidade de cicatrizes de acne na população não têm sido bem estudadas, embora a gravidade da acne seja bem relatada. A cicatriz de acne afeta igualmente ambos os sexos e ocorre em algum grau em 95% dos casos. Nos homens, há maior frequência de cicatrizes no tronco, as quais geralmente são hipertróficas ou queloidianas.[6] A gravidade da acne está diretamente relacionada com a evolução desfavorável para formação de cicatrizes de difícil tratamento. Isso enfatiza a necessidade de uma terapia anterior adequada a fim de minimizar o aparecimento de lesões cicatriciais (Figura 64.1).

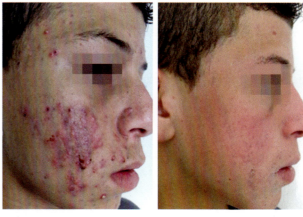

Figura 64.1 Paciente tratado com isotretinoína. O paciente apresentava acne grave e foi tratado com isotretinoína por 20 semanas. Se não fosse instituída a terapêutica, fatalmente as lesões de acne evoluiriam para a formação de cicatrizes de diversas morfologias. (*Fonte*: acervo do autor.)

PATOGÊNESE

A patogênese da acne é atualmente considerada multifatorial: aumento da produção e alteração na qualidade do sebo, atividade androgênica, proliferação do *Propionibacterium acnes* (*P. acnes*) intrafolicular e hiperqueratinização folicular.[7]

Hormônios andrógenos controlam o tamanho das glândulas sebáceas e sua secreção. A excreção de sebo aumentada contribui para o desenvolvimento da acne. Por outro lado, o *P. acnes* contém esterases com capacidade de hidrolisar os triglicerídeos das glândulas sebáceas, promovendo a liberação de ácidos graxos livres, cuja difusão pelos folículos pilossebáceos provoca irritação e inflamação. A hiperqueratinização com obstrução dos condutos pilossebáceos é o mecanismo principal para a formação dos comedões. Todos esses eventos estimulam o processo inflamatório intrainfundibular, ruptura folicular e formação de abscesso perifolicular, que estimulam o processo de cicatrização de feridas. Este progride por meio de três etapas: inflamação, formação de tecido de granulação e remodelação.[8,9]

Inflamação

Uma variedade de células do sangue, incluindo granulócitos, macrófagos, linfócitos, fibroblastos, neutrófilos e plaquetas são ativadas e liberam mediadores inflamatórios que propiciam a formação de tecido de granulação. Nessa etapa, a melanogênese pode ser estimulada, desempenhando importante papel no desenvolvimento da hiperpigmentação pós-acne. Holland et al. mostraram forte relação entre a gravidade e a duração da inflamação para o desenvolvimento de cicatrizes, o que sugere que o tratamento da inflamação no início das lesões pode ser a melhor abordagem para prevenir cicatrizes de acne.[10]

Formação de tecido de granulação

Ocorre a liberação de vários fatores de crescimento por polimorfonucleares e mononucleares, incluindo fator de crescimento derivado de plaquetas, fator de crescimento derivado de fibroblastos e fator de crescimento tumoral alfa e beta, que estimulam a proliferação e a migração de fibroblastos.[10] Cerca de 3 a 5 dias após o aparecimento da lesão, inicia-se uma nova produção de colágeno.

Remodelação da matriz

Fibroblastos e queratinócitos produzem enzimas como metaloproteinases (MTP) e proteínas inibidoras das metaloproteinases (iMTP). As MTP atuam degradando a matriz extracelular, enquanto as iMTP inibem essas enzimas, preservando a matriz. O desequilíbrio entre a produção das MTP e iMTP é crucial para o desenvolvimento de cicatrizes hipertróficas ou atróficas. Absorção inadequada e baixa deposição de colágeno resultam em formação de cicatriz atrófica, enquanto inibição e depósito excessivo acarretam a formação de cicatrizes hipertróficas.[11]

CLASSIFICAÇÃO

Existem dois tipos básicos de cicatriz de acne, dependendo da presença de perda ou ganho de colágeno: atrófica e hipertrófica, que apresentam suas subclassificações. A grande maioria das pessoas apresenta cicatrizes do tipo atróficas, ao passo que uma minoria se apresenta com lesões hipertróficas e queloidianas.

Cicatrizes atróficas

São classificadas em distensíveis e não distensíveis.

As distensíveis, quando tracionadas, desaparecem completamente, evidenciando uma pele de aspecto normal (Figura 64.2). Podem ser subclassificadas como *onduladas* (sem aderência fibrosa) e *retráteis* (com formação de feixes fibrosos na porção central da cicatriz). Correspondem de 15% a 20% do total das cicatrizes. Basicamente, têm formato de "m" e medem cerca de 4 a 5mm.

As não distensíveis não desaparecem após tração da pele, podendo ser *rasas*, *médias* (crateriformes), *profundas* (*icepicks*) ou distróficas. As do tipo *crateriforme* apresentam-se como um "U", são redondas ou ovais e têm bordas verticais bem estabelecidas. O tipo *icepick* apresenta-se como um "V" e é estreita (cerca de 2mm) e profunda, atravessando toda a derme até atingir o subcutâneo (Figura 64.3). As distróficas têm formato irregular, às vezes estrelado, com fundo branco e atrófico (Figura 64.4).

Às vezes, os diferentes tipos de cicatrizes atróficas podem ser observados em um mesmo paciente, tornando difícil a diferenciação entre eles.

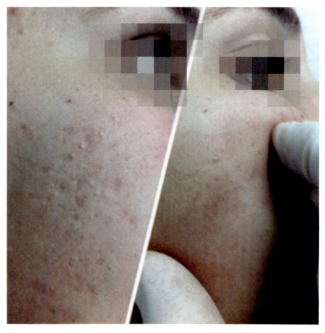

Figura 64.2 Cicatrizes atróficas distensíveis. Paciente apresentando cicatrizes atróficas do tipo distensíveis onduladas e retráteis. Sinal característico após a distensão bidigital da pele do paciente, as cicatrizes desaparecem. (*Fonte*: acervo do autor.)

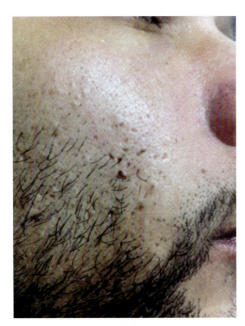

Figura 64.3 Cicatrizes não distensíveis. Paciente apresentando cicatrizes atróficas não distensíveis dos tipos rasas, médias (crateriformes) e profundas (*icepicks*). (*Fonte*: acervo do autor.)

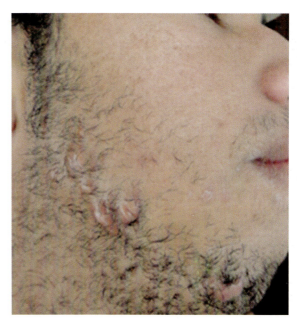

Figura 64.5 Cicatriz queloidiana. Duas grandes cicatrizes queloidianas em regiões mandibular e mentual de paciente do sexo masculino. (*Fonte*: acervo do autor.)

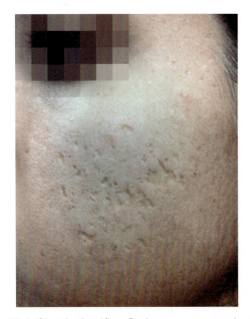

Figura 64.4 Cicatriz distrófica. Paciente apresentando diferentes tipos de cicatrizes atróficas, dentre as quais uma grande cicatriz distrófica de formato estrelado central. (*Fonte*: acervo do autor.)

Cicatrizes hipertróficas e queloidianas

Elevadasyyy, são associadas à deposição de colágeno em excesso e à diminuição da atividade das colagenases. Cicatrizes hipertróficas são tipicamente rosadas, elevadas e firmes, com limites que permanecem dentro da fronteira do sítio original da lesão. São frequentes nas regiões mandibular, maxilar e glabelar. Em contraste, as queloidianas se apresentam como nódulos avermelhados ou violáceos que proliferam além dos limites da ferida original. Histologicamente, são caracterizadas por feixes espessos de colágeno hialinizado dispostos em espiral. São mais comuns em pessoas de pele mais escura, geneticamente predispostas, e ocorrem predominantemente na mandíbula e no tronco (Figura 64.5).

TÉCNICAS PARA TRATAMENTO

Dermoabrasão

Dermoabrasão é uma técnica de *resurfacing* facial que consiste em extirpar mecanicamente a pele danificada a fim de promover reepitelização e planificação da pele para o nível desejado. A dermoabrasão remove completamente a epiderme e penetra até o nível da derme papilar ou reticular, induzindo a remodelação das proteínas estruturais da pele. O paciente está apto a submeter-se ao procedimento após aconselhamento adequado, avaliação física, consentimento informado e realizado condicionamento da pele com clareadores.

A técnica deve ser realizada sob anestesia tópica, infiltrativa ou geral. Após a assepsia, a área a ser tratada é demarcada, a pele é tracionada e, então, é realizado o procedimento com o dermoabrasor elétrico. O nível máximo de dermoabrasão na pele, para evitar a formação de cicatrizes, é até a derme reticular. Isso é observado com o sangramento na forma de "orvalho". A hemostasia é conseguida com uma pressão de gaze embebida em soro fisiológico sobre a área dermoabrasada. A aplicação de curativo oclusivo tipo Biofilm® é preconizada por

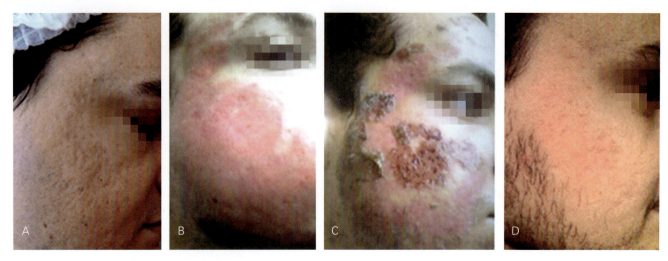

Figura 64.6 Paciente submetido a dermoabrasão. **A** Pré-operatório. **B** Imediatamente após o procedimento. **C** Quarenta e oito horas depois, percebe-se a formação de grande crosta na face. **D** Redução no número de cicatrizes da acne e superficialização das cicatrizes restantes. (*Fonte*: acervo do autor.)

alguns autores. Nas 24 horas seguintes forma-se uma crosta que demora de 5 a 10 dias para ser removida, dependendo da profundidade da dermoabrasão (Figura 64.6).

Como complicações, podem ocorrer infecções, discromias persistentes, eritema e cicatriz. A seleção adequada do paciente e a habilidade cirúrgica do médico são pré-requisitos importantes para um resultado estético bem-sucedido.

Subcisão

Técnica cirúrgica utilizada, principalmente, para o manejo de cicatrizes deprimidas, a subcisão visa romper as ligações fibróticas abaixo da cicatriz no nível do subcutâneo a fim de elevá-la e induzir a formação de tecido conjuntivo no local da lesão através da cicatrização normal fisiológica. É útil, principalmente, para cicatrizes distensíveis-retráteis.[12]

A técnica é executada sob anestesia local (tópica ou infiltração). Insere-se agulha número 18 ou 20G ou uma agulha Nokor (1,5 polegada, de calibre 18 – Figura 64.7) adjacente à cicatriz, com o bisel para cima e paralelo à superfície da pele. Após a introdução, realiza-se movimentação laterolateral para liberar a pele. Um estalo é ouvido quando as bandas fibrosas são rompidas. A agulha é removida e comprime-se manualmente em torno do ponto de saída para evacuar o excesso de sangue e evitar a formação de hematoma grande. É permitida a formação de um pequeno hematoma. A hemostasia é mantida pela pressão manual e pela aplicação de gelo.[13] A utilização de agulha 24G é menos dolorosa e há a formação de um hematoma menor, em comparação com o uso de agulhas 18G e 20G, diminuindo a possibilidade de formação de nódulos fibróticos decorrente do procedimento.[14]

A lesão aplicada com a técnica ao tecido leva à formação de tecido conjuntivo e colagenização, melhorando ainda mais o aspecto deprimido da cicatriz. Deve-se ter cautela ao executar a técnica próximo de nervos superficiais, como na região pré-auricular e nas têmporas (Figura 64.8). As

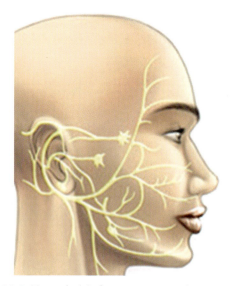

Figura 64.8 Nervo facial. Como os ramos do nervo facial são superficiais, estão sujeitos a lesão por ferimento penetrante ou cortes. A lesão do nervo facial frequentemente resulta em paralisia da musculatura facial. Os ramos mais suscetíveis a lesão estão localizados na região onde os nervos cruzam o arco zigomático (ramo temporal do nervo facial). Se o nervo é seccionado, as chances de recuperação completa ou parcial são remotas.

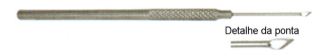

Figura 64.7 Agulha de Nokor. Agulha de calibre 18G e borda chanfrada em relação ao suporte do instrumento.

complicações mais comuns dessa técnica incluem: hematoma pós-operatório, dor, formação de nódulos fibróticos indesejáveis e hiperpigmentação residual. Subcisão não é 100% eficaz, e deve-se ter em mente a possibilidade de hematoma persistente ou nódulo fibroso subcutâneo como efeitos colaterais.

Levantamento com *punch*

Essa técnica é a ideal para cicatrizes deprimidas médias ou crateriformes. De acordo com o diâmetro da cicatriz, é utilizado um *punch* cilíndrico cortante de tamanho apropriado. São incisadas epiderme e derme e preservado o pedículo subcutâneo. Após elevada a base da cicatriz, por meio de pinças, é feito curativo com fita Micropore®, o qual é retirado após 3 dias (Figura 64.9).

Em cicatrizes com mais de 3,5mm de tamanho, deve-se excisar a lesão, elevá-la e suturar, respeitando as linhas de tensão da pele relaxada. Em cicatrizes profundas do tipo *icepicks* de até 4mm de diâmetro, pode-se retirar a cicatriz completamente e substituir por enxerto autólogo de diâmetro pouco maior que a área receptora. A área doadora é, geralmente, a região pós-auricular ou nádega.

Peeling químico

Peeling químico é um processo de aplicação de produtos químicos na pele para destruição das camadas exteriores danificadas e aceleramento do processo de reparação. O *peeling* químico é usado para reverter os sinais de envelhecimento e para o tratamento de lesões de pele, como as cicatrizes. Discromias, rugas e cicatrizes de acne são as principais indicações clínicas para descamação química facial.[9] Essa descamação também leva à redução de comedões e da pigmentação pós-inflamatória da acne. No que se refere às sequelas de acne, os melhores resultados são obtidos em cicatrizes superficiais. Cicatrizes profundas podem não desaparecer completamente e precisam de *peelings* sequenciais, juntamente com o uso de retinoides tópicos e alfa-hidroxiácidos.[15] O nível de melhora esperada é extremamente variável em diferentes doenças e pacientes. A seguir, são descritas algumas técnicas de *peeling* com diferentes agentes químicos.

Ácido tricloroacético

A aplicação de ácido tricloroacético (ATA) na pele faz com que haja desnaturação proteica, denominada queratocoagulação, resultando no branqueamento da pele conhecido como *frost*.[16] O grau de penetração nos tecidos e lesões por uma solução de ATA é dependente de vários fatores, incluindo a porcentagem de ATA usada, a localização anatômica e a preparação da pele. De acordo com diferentes concentrações do ácido, são atingidas diferentes camadas da pele: ATA em uma porcentagem de 10% a 20% resulta em *peeling* superficial muito leve, sem penetração abaixo do estrato granuloso; concentração de 25% a 35% produz um *peeling* superficial leve, englobando toda a extensão da epiderme; de 40% a 50%, pode produzir lesão até a derme papilar; quando superior a 50%, estende-se além da derme reticular. O uso de concentrações superiores a 35% do ATA pode produzir resultados imprevisíveis, como cicatrização ou hiperpigmentação pós-inflamatória.[16] O uso de ATA em concentrações superiores a 35% deve ser evitado. Contudo, pode ser preferido em alguns casos de lesões isoladas ou para o tratamento de cicatrizes atróficas médias ou profundas (ATA CROSS). Não é indicado para fototipos altos, em virtude do alto risco de hiperpigmentação pós-inflamatória.

Técnica de CROSS

Essa técnica é bastante eficaz em cicatrizes isoladas sobre a pele saudável. Não é necessária anestesia local ou sedação para executá-la. Além disso, apresenta como vantagem a diminuição das complicações de um ATA de altas concentrações em toda a face, otimizando os efeitos desejados.[17] Promove, assim, o nivelamento das cicatrizes deprimidas sem o pós-operatório de um *peeling* químico médio ou profundo ou de uma dermoabrasão.

O ATA é aplicado pontualmente na cicatriz durante alguns segundos, até apresentar uma cobertura branca (Figura 64.10). Prescrevem-se emolientes por cerca de 7 dias, além de alta fotoproteção. O procedimento deve ser repetido pelo intervalo de 4 semanas, e cada paciente recebe um total de três sessões. Normalmente, recomenda-se utilizar ATA de 65% a 100%, porém, ao contrário dos

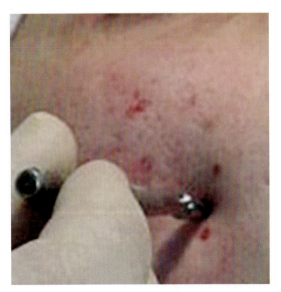

Figura 64.9 Uso do *punch* para elevação de cicatrizes deprimidas e remoção das profundas. (*Fonte*: acervo do autor.)

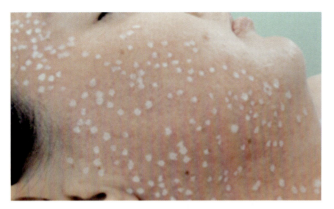

Figura 64.10 Técnica de CROSS. Aplicação pontual do ATA sobre as cicatrizes de acne. Observe o branqueamento superficial e o eritema reflexo nas margens. (*Fonte*: acervo do autor.)

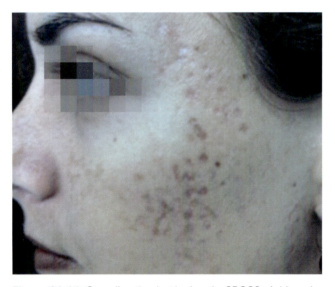

Figura 64.11 Complicação da técnica de CROSS. A hiperpigmentação pós-inflamatória como complicação da técnica de CROSS. (*Fonte*: do acervo do autor.)

relatos na literatura, Fabbrocini et al. demonstraram que ATA em menor concentração (50%) mostrou resultados semelhantes e muito menos reações adversas.[16] Como complicação mais indesejada é citada a hiperpigmentação pós-inflamatória (Figura 64.11).

Ácido salicílico (20% a 30%)

Dentre os *peelings*, é o agente de escolha no tratamento da acne, uma vez que apresenta propriedades comedolíticas e anti-inflamatórias. Por ser lipofílico, penetra facilmente na estrutura pilossebácea. Trata-se de um agente de *peeling* seguro, autoneutralizado e de penetração cutânea mínima. Forma um pseudo-*frost* que é de fácil visualização, garantindo uma aplicação uniforme. Pode causar salicilismo se aplicado em grandes áreas, como em região anteroposterior do tórax devido à absorção sistêmica. Está contraindicado na gravidez e em pacientes alérgicos ao ácido salicílico.

Solução de Jessner

Combinação de ácido salicílico, resorcinol, ácido lático e etanol a 95%. Trata-se de um excelente agente de descamação superficial.

Ácido glicólico

O ácido glicólico é um alfa-hidroxiácido, solúvel em álcool, derivado de açúcares de frutas e leite. O ácido glicólico age diluindo o estrato córneo, promovendo epidermólise e dispersando a melanina da camada basal. Aumenta a produção de ácido hialurônico dérmico e a expressão gênica de colágeno via estímulo de IL-6.[18] O procedimento é bem tolerado e a adesão do paciente é excelente. O *peeling* é contraindicado em pacientes com dermatite de contato, gravidez e hipersensibilidade ao glicolato.[18] Os efeitos colaterais, como hiperpigmentação ou irritação, não são muito significativos. Os melhores resultados obtidos para cicatrizes de acne são observados depois de cerca de cinco sessões sequenciais de ácido glicólico a 70% a cada 3 semanas.

Ácido pirúvico

Um alfacetoácido efetivo para *peeling*, o ácido pirúvico apresenta propriedades antimicrobianas, queratolíticas e seborreguladoras, bem como a capacidade de estimular a produção de colágeno e a formação de fibras elásticas.[19] Foi proposto o uso de ácido pirúvico (40% a 70%) para o tratamento de cicatrizes de acne moderada.[19] Os efeitos colaterais incluem descamação, crostas em áreas de pele mais fina, intenso ardor e sensação de queimação durante o tratamento. O ácido pirúvico é volátil e pode irritar a mucosa da via respiratória superior. Por isso, é aconselhável assegurar uma ventilação adequada durante a aplicação.

Laser

Todos os pacientes com cicatrizes atróficas distensíveis (rasas e médias) são candidatos para tratamento com *laser*. Diferentes tipos de *lasers*, incluindo os ablativos e não ablativos, são muito úteis no tratamento de cicatrizes de acne.

Os *lasers* ablativos atuam removendo o tecido cicatricial por meio de vaporização. *Laser* de CO_2 e *erbium* YAG são os ablativos mais utilizados para o tratamento de cicatrizes de acne. Promovem remoção da superfície e também remodelação das fibras de colágeno na derme.

Lasers não ablativos não removem o tecido, mas estimulam a formação de colágeno. Entre os *lasers* não ablativos, os mais comumente utilizados são os *lasers* Nd:YAG e de diodo.

Os *lasers* ablativos (*erbium laser* e *laser* de CO_2) são tecnologias com alta seletividade para a água intra e extracelular. O *laser* de CO_2 (10.600nm) promove *resurfacing* cutâneo profundo e, durante o processo de cura da ferida, ocorrem a estimulação de células e a produção de proteínas da matriz, como o ácido hialurônico.[20] Os *lasers* ablativos tradicionais agridem toda a superfície da pele, o que determina um período de recuperação mais longo e torna o tecido mais vulnerável a infecção no local do tratamento.

Um conceito de terapia a *laser*, denominado fototermólise fracionada (FtF), foi projetado para criar feridas térmicas microscópicas a fim de alcançar dano térmico mais homogêneo. Essa tecnologia foi desenvolvida como alternativa aos tratamentos com *lasers* ablativos, que são efetivos, mas apresentam alto risco de complicações, e aos *lasers* não ablativos, cuja eficácia é relativamente limitada. Estudos anteriores usando fototermólise fracionada demonstraram sua eficácia no tratamento de cicatrizes de acne, com atenção especial para a pele escura, por diminuir os riscos de hiperpigmentação pós-inflamatória.

Os *lasers* que realizam a FtF são denominados *lasers fracionados* como os de CO_2 (10.600nm), *erbium* (1.550nm) e *erbium* YAG (2.940nm). Esses aparelhos emitem pequenos feixes que provocam pequenas zonas tridimensionais de dano térmico, chamadas microzonas termais (Figura 64.12). O tecido circunjacente não é envolvido, permitindo a migração de queratinócitos viáveis e a rápida cicatrização dos tecidos coagulados, com homogeneização da matriz dérmica e extrusão de restos necróticos epidérmicos microscópicos. A camada córnea mantém-se funcionalmente intacta sobre a coluna de lesão. Esse mecanismo de reparo tecidual diminui o desconforto, o risco de infecção e o tempo de recuperação do paciente.[21] A profundidade e a largura das microzonas termais aumentam com energias crescentes.

Laser *fracionado de CO_2*

O *laser* dióxido de carbono fracionado (fCO_2) emite luz no comprimento de onda de 10.600nm, correspondendo à faixa infravermelha do espectro eletromagnético, sendo altamente absorvido por água (cromóforo). A profundidade de penetração do *laser* depende da quantidade de água no tecido-alvo e não é influenciada pela presença de melanina ou hemoglobina. A ablação epidérmica após uma passada de *laser* fCO_2 nos parâmetros padrões promove uma vaporização de tecido até a profundidade de 26 a 60μm, com efeito térmico residual de até 100 a 150μm. O *laser* coagula pequenos vasos sanguíneos e linfáticos e estimula os fibroblastos a promoverem remodelação do colágeno.

Antes da aplicação do *laser*, a pele deve ser condicionada com uso de clareadores e uso de filtro solar regular. Recomenda-se o uso de anestesia tópica e ar gelado sobre a pele durante a aplicação do *laser*. Realiza-se uma passada de forma condensada sobre as cicatrizes e, em seguida, faz-se uma passada geral sobre toda a face, a fim de obter uniformidade da textura e da cor da pele (Figura 64.13).

É importante respeitar o tempo de relaxamento térmico da pele humana, que é em torno de 695ms, o tempo necessário para que determinada área de pele sujeita a elevadas temperaturas, variando entre 60°C e 100°C, perca pelo menos 50% desse calor através de difusão para os tecidos vizinhos. Os fCO_2 apresentam bons resultados mesmo quando utilizados como técnica isolada para cicatrizes distensíveis rasas (Figuras 64.14 a 64.16).

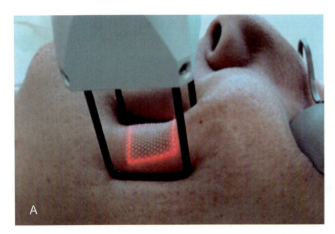 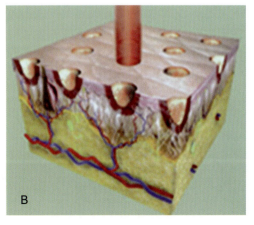

Figura 64.12A Paciente em tratamento com *laser* de CO_2 fracionado para cicatrizes de acne facial. Os pontos brancos delimitados pelo quadrado vermelho são as microzonas térmicas (MZT) que o *laser* produziu. As MZT estão entremeadas por regiões de pele não atingidas pelo *laser*. Em **B**, o desenho esquemático destaca o efeito tridimensional das MZT. (*Fonte*: acervo do autor.)

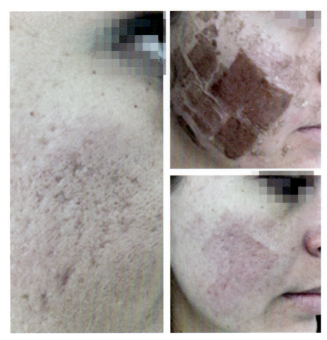

Figura 64.13 Crostas na face de paciente após aplicação de *laser* fracionado de CO_2. As regiões com crostas mais espessas correspondem às áreas de maior número de cicatrizes nas quais o *laser* foi passado mais condensado, porém uma passada mais suave foi aplicada em toda a face da paciente. Nota-se uma melhora no aspecto das cicatrizes como resultado final no último quadro, 15 dias após. As cicatrizes distróficas desapareceram em menor grau, se comparadas com as distensíveis. (*Fonte*: acervo do autor.)

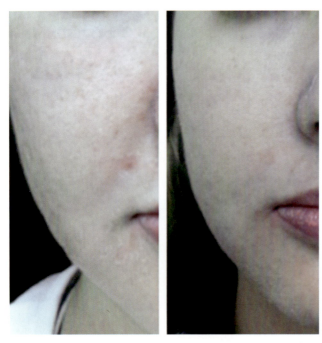

Figura 64.14 Paciente tratada com *laser* fracionado de CO_2 (fCO_2). Suavização das cicatrizes atróficas distensíveis rasas após utilização de fCO_2. (*Fonte*: acervo do autor.)

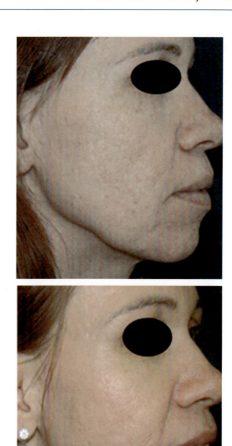

Figura 64.15 Paciente tratada com *laser* fracionado de CO_2 (fCO_2). Suavização das cicatrizes atróficas distensíveis rasas após utilização de fCO_2. (*Fonte*: acervo do autor.)

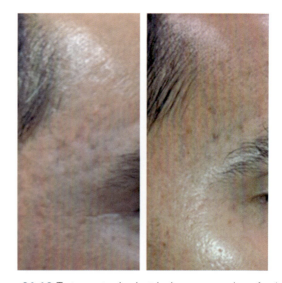

Figura 64.16 Tratamento de cicatriz de acne com *laser* fracionado de CO_2. Observe a melhora no aspecto das cicatrizes após o tratamento com fCO_2. (*Fonte*: acervo do autor.)

Os efeitos colaterais mais comuns do *laser* fCO₂ são eritema e edema da pele tratada. São contraindicações absolutas para o uso de fCO₂: infecções ativas da pele, como herpes simples, lesões cutâneas com suspeita de malignidade e paciente em tratamento com isotretinoína, já que esse fármaco promove atrofia dos anexos cutâneos que atuam na reepitelização. Pode-se realizar profilaxia para herpes simples em paciente com histórico positivo, uma vez que as lesões podem recidivar após a agressão da pele com o *laser*. Constituem contraindicações relativas: pacientes com histórico de queloide, labilidade emocional, dificuldade de cicatrização, uso de corticosteroide sistêmico, gestação e colagenoses.

Um estudo[22] que avaliou a eficácia do plasma rico em plaquetas autólogas combinado com terapia de *laser erbium YAG* fracionado para acne facial e cicatrizes de acne observou que, após receberem o tratamento três vezes, 90% dos pacientes mostraram melhora de mais de 50% e 91% dos pacientes ficaram satisfeitos. Os efeitos colaterais foram mínimos e houve melhor recuperação da pele danificada pelo *laser*.

Outros sistemas fracionados

Recentemente foi apresentado um aparelho que utiliza radiofrequência fracionada aplicada diretamente sobre a pele, com resultados semelhantes aos dos *lasers* fracionados, porém com custo menor.

Técnicas de preenchimento

As cicatrizes atróficas distensíveis são as mais beneficiadas com o uso dos preenchedores. Essas técnicas visam à introdução de substâncias abaixo das cicatrizes deprimidas a fim de nivelá-las com a pele circundante. O ácido hialurônico consiste no preenchedor mais utilizado em todo o mundo em virtude de sua segurança e por propiciar resultados mais naturais (Figura 64.17).

O enxerto de gordura autóloga tem sido utilizado com muita frequência para a correção de diversas patologias e imperfeições. Considerando a gordura um excelente preenchedor subdérmico, sem riscos de rejeição, apresenta resultados excelentes e duradouros para as cicatrizes atróficas extensas em planos profundos.

Cicatrizes hipertróficas

Gel de silicone

Produtos à base de silicone representam uma das soluções mais comuns e eficazes na prevenção e também no tratamento de cicatrizes hipertróficas de acne. O gel de silicone apresenta várias vantagens: é transparente, de secagem rápida, não irritante e pode ser usado para tratar grandes cicatrizes e áreas irregulares da pele. O mecanismo de ação não é totalmente compreendido, mas várias hipóteses[23] têm sido levantadas, como: (1) aumento da hidratação, (2) aumento da temperatura, (3) proteção da cicatriz, (4) aumento

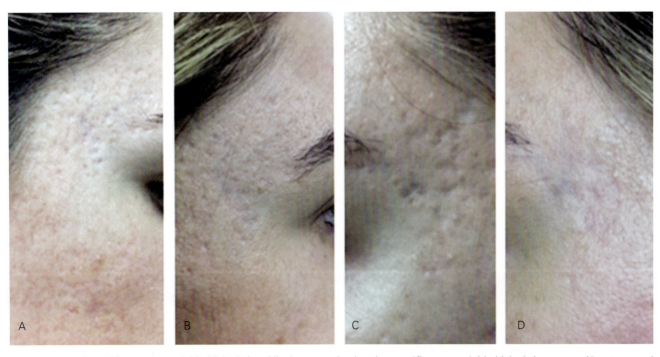

Figura 64.17 Preenhimento com ácido hialurônico. Nivelamento de cicatrizes atróficas com ácido hialurônico nas regiões temporal direita (**A** e **B**) e esquerda (**B** e **C**). (*Fonte*: acervo do autor.)

da tensão de O_2, (5) ação sobre o sistema imunológico. Em um estudo aberto observacional, realizado em 57 pacientes, o gel foi aplicado sobre as cicatrizes duas vezes ao dia, durante 8 semanas, com uma média de melhora na espessura estimada entre 40% e 50% em relação ao valor basal.

No que diz respeito ao tratamento de cicatrizes hipertróficas já formadas, o gel deve ser aplicado em pequena quantidade, duas vezes ao dia, durante pelo menos 8 semanas, para obter um resultado estético satisfatório, considerando que para fins de prevenção a mesma dose é recomendada por 12 a 16 semanas. O tratamento com gel de silicone pode ser usado em pacientes de qualquer idade e em mulheres em idade fértil.

Shaving

Este é um método simples que consiste em uma excisão tangencial da cicatriz elevada a fim de nivelar com a pele. Pode ser realizada com lâmina de barbear ou bisturi elétrico.

Corticoterapia intralesional

A injeção intralesional de esteroides é um dos tratamentos mais comuns para queloides e cicatrizes hipertróficas. Pode ser usada isoladamente ou como parte de várias abordagens terapêuticas. Os corticosteroides podem reduzir o volume, a espessura e a textura de cicatrizes e podem aliviar os sintomas, como prurido e desconforto.[23] O mecanismo de ação ainda não foi completamente esclarecido: além de suas propriedades anti-inflamatórias, tem sido sugerido que os esteroides promovem efeito vasoconstritor e atividade antimitótica. Acredita-se que os esteroides diminuam a produção de colágeno patológica por meio de dois mecanismos distintos: (1) redução de oxigênio e de nutrientes para a cicatriz com a inibição da proliferação de queratinócitos e fibroblastos; (2) estímulo da degradação de colágeno via alfa-2-microglobulina.[24]

O esteroide mais utilizado atualmente no tratamento de cicatrizes hipertróficas ou queloides é a acetonida de triancinolona (10 a 40mg/mL). As reações adversas mais comuns são hipopigmentação, atrofia da pele, telangiectasia e infecções.[25]

MANEJO DO PACIENTE

Foram expostos no presente capítulo vários métodos específicos para tratamento de cicatriz de acne, porém, isoladamente, nenhum deles mostrou-se altamente eficaz para extinguir esse tipo de lesão decorrente da acne. Isso se deve à variada morfologia que essas cicatrizes apresentam, o que nos leva à necessidade do emprego de múltiplas técnicas complementares para garantir resultados mais satisfatórios. Assim, a abordagem do paciente deve ser individualizada e as técnicas devem ser direcionadas de acordo com os tipos de cicatriz encontrados.

O primeiro passo consiste em anamnese e exame físico para identificação, junto ao paciente, das cicatrizes que mais o incomodam e instituição de um programa de tratamento direcionado. De modo geral, é importante o preparo adequado da pele do paciente, especialmente em caso de fototipos mais altos. O método consiste na aplicação de cremes clareadores por cerca de 4 semanas antes.

Em uma segunda etapa, de acordo com as cicatrizes encontradas, utilizam-se técnicas cirúrgicas a fim de promover nivelamento mais grosseiro da pele: excisão tangencial com lâmina de barbear (*shaving*) nas cicatrizes hipertróficas e em ponte; excisão em bloco nas distróficas; infiltração com corticoide nas queloidianas; eletrocauterização em elevadas; subcisão nas distensíveis retráteis; técnicas de preenchimento nas distensíveis onduladas; e uso do *punch* nas não distensíveis (Figura 64.18).

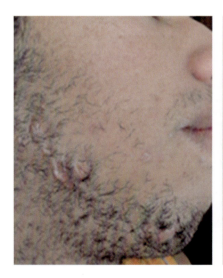
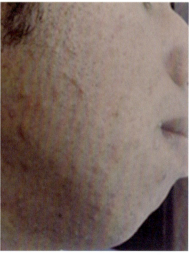

Figura 64.18 Tratamento com *shaving* com lâmina de barbear e injeção de corticoide intralesional. Regressão no tamanho da cicatriz queloidiana após injeção intralesional de triancinolona, 40mg/mL – 1 ano de seguimento. (*Fonte:* acervo do autor.)

Em uma segunda etapa, podem ser empregadas as técnicas de esfoliação química (*peeling*) ou dermoabrasão. A técnica de CROSS proporciona melhores resultados, principalmente, em fototipos baixos e em cicatrizes médias, profundas. O melhor grau de nivelamento é conseguido com o *resurfacing* fracionado com o *laser* de CO_2 em três a quatro sessões, em média. Atualmente, está disponível no mercado uma nova máquina que combina a emissão simultânea do *laser* de fCO_2 e ondas de radiofrequência, gerando coagulação da epiderme para um efeito de *resurfacing* e desnaturação dérmica para remodelação mais profunda. Esse aparelho demonstrou ser mais eficaz para o acabamento final das cicatrizes de acne.[26]

Em uma etapa final, podem ser empregadas as técnicas de preenchimento dérmico nas cicatrizes atróficas residuais. Pacientes com extensa área de cicatriz deprimida em regiões malar e bucinadora são fortes candidatos a preenchimento com tecido adiposo autólogo.

Bons resultados podem ser alcançados com esse tipo de conduta, principalmente quando existe aderência do paciente ao programa de tratamento, que pode durar meses.

Referências

1. Ghodsi SZ, Orawa H, Zouboulis CC. Prevalence, severity, and severity risk factors of acne in high school pupils: a community--based study. J Invest Dermatol 2009; 129(9):2136-41.
2. Capitanio B, Sinagra JL, Bordignon V, Cordiali Fei P, Picardo M, Zouboulis CC. Underestimated clinical features of postadolescent acne. J Am Acad Dermatol 2010; 63(5):782-8.
3. Bhate K, Williams HC. Epidemiology of acne vulgaris. Br J Dermatol 2013; 168(3):474-85.
4. Woolery-Lloyd H, Kammer JN. Treatment of hyperpigmentation. Semin Cutan Med Surg 2011; 30(3):171-5.
5. Godse K, Sakhia J. Triple combination and glycolic peels in post--acne hyperpigmentation. J Cutan Aesthet Surg 2012; 5(1):60-1.
6. Layton AM, Henderson CA, Cunliffe WJ. A clinical evaluation of acne scarring and its incidence. Clin Exp Dermatol 1994; 19(4):303-8.
7. Kurokawa I, Danby FW, Ju Q et al. New developments in our understanding of acne pathogenesis and treatment. Exp Dermatol 2009; 18(10):821-32.
8. Wolfram D, Tzankov A, Pülzl P, Piza-Katzer H. Hypertrophic scars and keloids – a review of their pathophysiology, risk factors, and therapeutic management. Dermatol Surg 2009; 35(2):171-81.
9. Fabbrocini G, Annunziata MC, D'Arco V et al. Acne scars: pathogenesis, classification and treatment. Dermatol Res Pract 2010; 2010:893080.

10. Holland DB, Jeremy AH, Roberts SG, Seukeran DC, Layton AM, Cunliffe WJ. Inflammation in acne scarring: a comparison of the responses in lesions from patients prone and not prone to scar. Br J Dermatol 2004; 150(1):72-81.
11. Chivot M, Pawin H, Beylot C et al. Acne scars: epidemiology, physiopathology, clinical features and treatment. Ann Dermatol Venereol 2006; 133(10):813-24.
12. Alam M, Omura N, Kaminer MS. Subcision for acne scarring: technique and outcomes in 40 patients. Dermatol Surg 2005; 31(3):310-7; discussion 7.
13. Chandrashekar B, Nandini A. Acne scar subcision. J Cutan Aesthet Surg 2010; 3(2):125-6.
14. Vaishnani JB. Subcision in rolling acne scars with 24G needle. Indian J Dermatol Venereol Leprol 2008; 74(6):677-9.
15. Handog EB, Datuin MS, Singzon IA. Chemical peels for acne and acne scars in asians: evidence based review. J Cutan Aesthet Surg 2012; 5(4):239-46.
16. Fabbrocini G, Cacciapuoti S, Fardella N, Pastore F, Monfrecola G. CROSS technique: chemical reconstruction of skin scars method. Dermatol Ther 2008; 21(Suppl 3):S29-32.
17. Khunger N, Bhardwaj D, Khunger M. Evaluation of CROSS technique with 100% TCA in the management of ice pick acne scars in darker skin types. J Cosmet Dermatol 2011; 10(1):51-7.
18. Grover C, Reddu BS. The therapeutic value of glycolic acid peels in dermatology. Indian J Dermatol Venereol Leprol 2003; 69(2):148-50.
19. Berardesca E, Cameli N, Primavera G, Carrera M. Clinical and instrumental evaluation of skin improvement after treatment with a new 50% pyruvic acid peel. Dermatol Surg 2006; 32(4):526-31.
20. Smith KJ, Skelton HG, Graham JS, Hurst CG, Hackley BE. Increased smooth muscle actin, factor XIIIa, and vimentin-positive cells in the papillary dermis of carbon dioxide laser-debrided porcine skin. Dermatol Surg 1997; 23(10):891-5.
21. Sardana K, Garg VK, Arora P, Khurana N. Histological validity and clinical evidence for use of fractional lasers for acne scars. J Cutan Aesthet Surg 2012; 5(2):75-90.
22. Zhu JT, Xuan M, Zhang YN et al. The efficacy of autologous platelet-rich plasma combined with erbium fractional laser therapy for facial acne scars or acne. Mol Med Rep 2013; 8(1):233-7.
23. Berman B, Perez OA, Konda S et al. A review of the biologic effects, clinical efficacy, and safety of silicone elastomer sheeting for hypertrophic and keloid scar treatment and management. Dermatol Surg 2007; 33(11):1291-302; discussion 302-3.
24. Atiyeh BS. Nonsurgical management of hypertrophic scars: evidence-based therapies, standard practices, and emerging methods. Aesthetic Plast Surg 2007; 31(5):468-92; discussion 93-4.
25. Levy LL, Zeichner JA. Management of acne scarring, part II: a comparative review of non-laser-based, minimally invasive approaches. Am J Clin Dermatol. 2012; 13(5):331-40.
26. Tenna S, Cogliandro A, Piombino L, Filoni A, Persichetti P. Combined use of fractional CO2 laser and radiofrequency waves to treat acne scars: a pilot study on 15 patients. J Cosmet Laser Ther 2012; 14(4):166-71.

PARTE XVIII

NUTROLOGIA

65

Nutracêuticos

Sandra Lyon

Nutracêuticos constituem uma categoria de alimentos que promovem benefícios tanto para a prevenção como para o tratamento de doenças.

Os nutracêuticos abrangem os alimentos com efeitos medicinais, os alimentos funcionais e os suplementos nutricionais ou dietéticos.

A saúde da pele, pelos e unhas depende da ingestão de vitaminas, minerais, antioxidantes e ácidos graxos.

VITAMINAS

Vitaminas constituem um grupo de micronutrientes essenciais que preenchem os seguintes critérios:
- Compostos orgânicos distintos de lipídios, carboidratos e proteínas, denominados macronutrientes.
- Componentes naturais dos alimentos, normalmente presentes em quantidades mínimas e que não são sintetizados pelo organismo de maneira adequada para suprir as necessidades fisiológicas normais.
- Essenciais, em quantidades mínimas, para a função fisiológica normal, isto é, manutenção, crescimento, desenvolvimento e reprodução.
- Causam a síndrome de deficiência específica por sua ausência ou insuficiência.

Vitâmeros são formas múltiplas, isômeros e análogos ativos das vitaminas com algumas similaridades químicas importantes e com as seguintes funções metabólicas:
- Estabilizadores de membranas.
- Doadores e receptores de hidrogênio e elétrons.
- Hormônios.
- Coenzimas.

Suas funções na saúde humana são amplas e têm papel na expressão gênica.

As vitaminas são classificadas de acordo com sua solubilidade: vitaminas lipossolúveis (A, D, E e K) e vitaminas hidrossolúveis (ácido ascórbico, tiamina, riboflavina, niacina, piridoxina, biotina, ácido pantotênico, folato e cobalamina).[1]

Vitaminas lipossolúveis

As vitaminas lipossolúveis são absorvidas passivamente e devem ser transportadas com os lipídios dietéticos, necessitando de gordura para absorção adequada.

Vitamina A

A vitamina A (retinoides) refere-se aos vitâmeros álcool (retinol), aldeído (retinal ou retinaldeído) e ácido (ácido retinoico). As provitaminas são o betacaroteno e a criptoxantina.

O betacaroteno é o carotenoide mais importante. Os carotenoides constituem grupos de compostos de vegetais capazes de produzir retinoides quando metabolizados no organismo.

A vitamina A preformada é encontrada em produtos de origem animal.

Funções fisiológicas

A vitamina A desempenha papéis essenciais: pigmentos visuais, diferenciação celular e regulação genética.

Fontes

A vitamina A preformada é encontrada em alimentos de origem animal, como fígado, gordura de leite, ovos, óleo de fígado de bacalhau e de linguado-gigante.

349

Os carotenoides provitamina A são encontrados em vegetais folhosos, verde-escuros, e em vegetais e frutas amarelo-alaranjados.

Deficiência

As deficiências primárias de vitamina A resultam da ingestão inadequada de vitamina A preformada ou de carotenoides provitamina A.

As deficiências secundárias podem resultar de má absorção causada pela gordura dietética insuficiente, insuficiência biliar ou pancreática, transporte prejudicado por abetalipoproteinemia, hepatopatia, desnutrição proteicocalórica ou deficiência de zinco.

Um dos primeiros sinais de deficiência de vitamina A é a visão prejudicada pela perda dos pigmentos visuais (nictalopia). Clinicamente, ocorre a cegueira noturna ou nictalapia, isto é, o prejuízo da adaptação ao escuro (capacidade de se adaptar à luz brilhante ou da claridade para escuro), devido à falha da retina em regenerar a rodopsina.

A xeroftalmia envolve atrofia das glândulas perioculares, hiperqueratose da conjuntiva e envolvimento da córnea, levando a queratomalacia (amolecimento da córnea) e cegueira.

Na pele, a deficiência de vitamina A manifesta-se com hiperqueratose folicular por bloqueio dos folículos pilosos com tampões de queratina, constituindo o quadro de frinoderma com alterações de textura da pele, que se torna seca, áspera e escamosa.[2,3]

Toxicidade

A hipervitaminose A causa alterações na pele e mucosas, lábios secos com queilite, secura da mucosa nasal e dos olhos, xerodermia, eritema, descamação e esfoliação da pele.

Ocorrem queda de cabelos, unhas quebradiças, gengivite, queilose, dor e fragilidade óssea, acompanhadas de anorexia, irritabilidade, fadiga, hepatomegalia, função hepática anormal, ascite e hipertensão porta.

Em lactentes e crianças, podem ser detectados vômitos e hidrocefalia.

A toxicidade dos carotenoides é baixa, e a ingestão diária de 30mg de betacaroteno não provoca efeitos adversos além do acúmulo de carotenoide na pele e o consequente amarelamento. A hipercarotenodermia pode ser diferenciada da icterícia por acometer apenas a pele.[1]

Necessidades básicas de vitamina A para adultos

- Mulheres: 800µg (2.675UI) por dia.
- Homens 1.000µg (3.330UI) por dia = 6mg de betacaroteno.
- Suplementação: 4.000 a 5.000UI/dia.

Tratamento da deficiência de vitamina A

Adultos

- 50.000 a 100.000UI de retinol/dia por 14 dias.
- 30 a 300mg de betacaroteno/dia.

Equivalente de retinol → 1µg de retinol ou 6mg de betacaroteno.

1µg de retinol = 3,33UI de retinol ou 0,33µg = 1UI

1mg = 3.333UI

- **Deficiências graves ou lesão ocular:** 500.000UI/dia/ por 3 dias; a seguir, 50.000 a 100.000UI/dia por 14 dias; depois, 10.000 a 20.000UI/dia por 2 meses.

Crianças

- **Necessidades básicas:**
  - Lactentes: 375µg (1250UI)/dia.
  - Crianças: 400 a 700µg (1.330 a 2.330UI)/dia.
- **Dose profilática e suplementação na má absorção:**
  - Lactentes: 1.400 a 2.000UI/dia.
  - Crianças: 1.500 a 3.500UI/dia.
- **Tratamento da deficiência:**
  - < 1 ano: 5.000 a 10.000UI/dia por 10 dias.
  - 1 a 8 anos: 5.000 a 15.000UI/ dia de 10 a 30 dias.
  Ou em betacaroteno: 30 a 150mg/dia
  - > 8 anos: dose de adulto.
- **Deficiências graves ou lesão ocular:**
  - Lactente: 5.000-10.000U/dia por 10 dias, IM.[4]

Vitamina D

A vitamina D (calciferol) é produzida a partir dos dois esteroides lipídios: de animais (7-de-hidroxicolesterol) e de vegetais (ergosterol).

Quando exposto à radiação ultravioleta, o 7-de-hidroxicolesterol irá produzir uma provitamina, a 7-de-hidrocolesterol, que formará o colecalciferol ou vitamina D.

O ergosterol, por sua vez, produzirá o ergocalciferol ou vitamina D_2. As vitaminas D_2 e D_3 necessitam de um metabolismo adicional para produzir a forma metabolizante ativa de 1,25-diidroxivitamina D (calcitriol). Além do cálcio e do fósforo, a vitamina D desempenha importante papel na manutenção da homeostase do cálcio e na saúde dos ossos e dos dentes.

O colecalciferol (D_3) e o ergocalciferol (D_2) constituem vitâmeros.[1]

Funções

A vitamina D_3 (colecalciferol) transforma-se em suas formas biologicamente ativas: 25-(OH)D_3 e 1,25-(OH)$_2D_3$ (calcitriol).

O calcitriol aumenta a absorção de cálcio e fosfato no intestino, aumenta a reabsorção de cálcio e fosfato no osso e atua sobre o rim para diminuir a perda de cálcio na urina.

Fontes

A vitamina D_3 existe naturalmente nos produtos de origem animal e as fontes mais ricas são os óleos de fígado de peixes. É encontrada apenas em quantidades pequenas e altamente variáveis na manteiga, nata, gema de ovo e fígado.

O leite materno e o leite de vaca não fortificado tendem a ser fontes mais pobres de vitamina D_3, fornecendo apenas 0,4 a 1µg/L. A vitamina D é muito estável e não se deteriora quando os alimentos são aquecidos ou armazenados por longos períodos.

Deficiência

A deficiência de vitamina D manifesta-se como raquitismo no período de crescimento e como osteomalacia em adultos. A concentração de 30ng/mL é considerada a concentração sérica mínima de 25-hidroxivitamina D indicativa de deficiência.

Raquitismo é a doença que envolve a mineralização prejudicada dos ossos em crescimento, sendo o resultado não apenas de privação de vitamina D, como também da deficiência de cálcio e fósforo.

O raquitismo é caracterizado por anormalidades estruturais dos ossos que suportam o peso, como tíbia, costelas, úmero, rádio e ulna, e está associado a dor óssea, sensibilidade muscular e tetania hipocalcêmica. Os ossos moles, frágeis e raquíticos não podem suportar os esforços e tensões comuns, o que resulta em pernas arqueadas, joelhos batendo, costelas com contas (o rosário raquítico), peito de pombo e protuberância frontal do crânio.

Os pacientes têm concentrações plasmática e sérica aumentadas de fosfatase alcalina, que é liberada pelos osteoblastos afetados.

A osteomalacia desenvolve-se em adultos cujos fechamentos epifisários tornam aquela porção do osso mais resistente à deficiência de vitamina D.

A doença envolve redução generalizada na densidade óssea e a presença de pseudofraturas, especialmente da coluna vertebral, fêmur e úmero. Os pacientes apresentam maior risco de fraturas, em especial do punho e da pelve.

A osteoporose é frequentemente confundida com a osteomalacia, a qual, no entanto, envolve massa óssea diminuída com aparência histológica normal, enquanto a osteoporose é doença multifatorial que envolve massa óssea diminuída, mas com aparência histológica.

O metabolismo e a função da vitamina D estão prejudicados e há associação a concentrações reduzidas de estrógenos. Ocorre em mulheres na pós-menopausa e também em homens idosos. Os suplementos de cálcio em vitamina D somente são eficazes quando utilizados em conjunto com a terapia de reposição hormonal em mulheres no início da menopausa.[5,6]

Toxicidade

A ingestão excessiva de vitamina D pode produzir intoxicação caracterizada pelo aumento das concentrações séricas de cálcio (hipercalcemia) e fósforo (hiperfosfatemia) e, ainda, calcificação dos tecidos moles (calcinose), incluindo rim, pulmão, coração e membrana timpânica, o que resulta em surdez.

Constituem sinais de toxicidade: calcificação excessiva do osso, cálculos renais, calcificação metastática de rim, coração, pulmão e membrana timpânica, hipercalcemia, cefaleia, fraqueza, náusea, vômito, obstipação intestinal, policínicie e polidipsia.[1,5,6]

Tratamento

Equivalência: 1µg de calcitriol = 40UI de vitamina D.
- Necessidades básicas: bastam 10µg/dia.
- Profilaxia de crianças e adultos: 400UI/dia.
- Osteodistrofia da insuficiência renal crônica: iniciar com 0,25 a 1,0µg/dia (0,014 a 0,04µg/kg) de calciferol e ajustar a cada 4 a 8 semanas até o máximo de 2µg/dia, para manter calcemia entre 9 e 10mg/dL. Raquitismo dependente: 1µg/dia.
- Hipofosfatemia familiar (raquitismo resistente): 0,015 a 0,02µg/kg/dia de calcitriol (máximo de 2µg/dia). Dose ajustada para manter calcemia entre 9 e 10mg/dL.
- Hipoparatireoidismo: 0,5 a 2µg/dia.
- Raquitismo carencial: 50 a 150µg/dia de D_3 por 2 a 4 semanas (ou 0,5 a 2µg/dia de calcitriol) ou megadose única IM de 15.000µg de calciferol.
- Osteodistrofia de insuficiência renal crônica: 0,01 a 0,05µg/kg/dose de calcitriol três vezes por semana com ajuste da dose para manter calcemia entre 9 e 10mg/dL.
- Hipocalcemia do prematuro: 1µg de calcitriol oral uma vez ao dia por 5 dias ou 0,05µg/kg/EV, uma vez ao dia por 5 a 12 dias.
- Hipoparatireoidismo em crianças:
  - Lactentes: 0,04 a 0,08µg/kg/dia.
  - Crianças até 5 anos: 0,25 a 0,75µg /dia.[4]

Vitamina E

A vitamina E abrange duas classes de substâncias biologicamente ativas: tocoferois e tricotrienos. Os vitâmeros são: alfatocoferol, gamatocoferol e tocotrienóis.

O mais importante é o alfa-tocoferol na forma natural D-isômero.

A vitamina E é absorvida na porção superior do intestino delgado e seu uso depende da presença de gordura dietética e de funções biliar e pancreática adequadas.

Funções

A vitamina E é o antioxidante lipossolúvel mais importante na célula, atuando como varredor de radicais livres. Protege o organismo de condições relacionadas com o estresse, como envelhecimento, câncer, doença cardiovascular, catarata, diabetes, infecção e, em alguns casos, da doença de Alzheimer.[1]

Fontes

A vitamina E tem fontes unicamente vegetais: óleos vegetais, grãos, nozes e amêndoas.

Deficiência

Os alvos da deficiência de vitamina E são os sistemas neuromuscular, vascular e reprodutor. A sintomatologia está presente naqueles indivíduos com má absorção de lipídios, como, por exemplo, atresia biliar e insuficiência pancreática exócrina, ou anormalidade de transporte de lipídios, como abetalipoproteinemia.[7]

A deficiência leva a fraqueza muscular, anemia hemolítica, edema em prematuros, ataxia cerebral, encefalopatia degenerativa e neuropatia periférica.

O nível sérico normal de vitamina E é de 6 a 14μg/mL.[7]

Toxicidade

Doses altas de vitamina E podem diminuir a capacidade do organismo de se utilizar de outras vitaminas lipossolúveis. Por exemplo, doses excessivas de vitamina E causam mineralização óssea prejudicada, armazenamento hepático da vitamina A prejudicado e coagulação sanguínea prejudicada, resultando em sangramento nasal.[1,7,8]

O uso crônico de altas doses de vitamina E pode causar fadiga, distúrbio visual, fraqueza muscular, cefaleia, náusea, diarreia, flatulência, dermatite, ginecomastia, disfunção gonadal, erupção cutânea, aumento de lipídios séricos e redução nos níveis dos hormônios tireoidianos.

Atrapalha a resposta ao ferro na anemia ferropriva.

Tratamento

- Necessidades diárias: 10mg/dia.
- Profilaxia: 15 a 30mg/dia.
- Má absorção intestinal e colestase crônica:
- 100mg/dia (mínimo 1mg/kg/dia).
- Drepanocitose: 450mg/dia.
- Deficiência nutricional: 60 a 75mg/dia.
- Alzheimer: 1.000mg a cada 8 horas.
- Discinesia tardia: 800mg a cada 12 horas.

Em crianças, as necessidades básicas são:
- Prematuros até 3 meses: 25mg/dia.
- Lactentes:
  - < 6 meses: 3mg/dia;
  - 6 a 12 meses: 4mg/dia;
  - 1 a 3 anos: 6mg/dia;
  - 4 a 10 anos: 7mg/dia.

- Deficiência nutricional:
  - Recém-nascido prematuro e a termo: 25 a 50mg/dia por 1 semana.
  - Crianças: 3mg/kg/dia por 1 mês.
- Fibrose cística: 100 a 400mg/dia.
- Betatalassemia: 700mg/dia.[4]

Vitamina K

A vitamina K desempenha papel essencial na coagulação sanguínea, na formação óssea e na regulação dos sistemas de múltiplas enzimas.

Os vitâmeros são: filoquinonas (K_1), menaquinonas (K_2) e menadiona (K_3).

A menadiona é duas vezes mais potente biologicamente do que as formas K_1 e K_2, que ocorrem naturalmente.

As filoquinonas (K_1) são absorvidas por um processo dependente de energia no intestino delgado e as menaquinonas (K_2) e a menadiona (K_3) são absorvidas no intestino delgado e no cólon por difusão passiva. Essa absorção depende de uma quantidade mínima de gordura dietética e dos sais biliares e sucos pancreáticos. Os vitâmeros K absorvidos são incorporados aos quilomícrons na linfa e levados para o fígado.

Funções

A vitamina K é essencial nos processos de coagulação sanguínea e metabolismo do cálcio.[1]

Fontes

A vitamina K é encontrada em grande quantidade nos vegetais de folhas verde-escuras, especialmente brócolis, repolho, alface e espinafre, normalmente em quantidades maiores que 100μg/100g. A quantidade de vitamina nos laticínios, carnes e ovos tende a variar de 0 a 50μg/g. O leite materno é pobre em vitamina K.

Deficiência

O sinal de deficiência de vitamina K é a hemorragia que, em casos graves, pode causar anemia fatal. A condição fundamental é a hipoprotrombinemia, caracterizada pelo tempo de coagulação prolongado.

A baixa ingestão de vitamina K tem sido associada a incidência aumentada de fraturas em idosos.

Toxicidade

Somente a menadiona apresenta toxicidade: anemia hemolítica em ratos e icterícia severa em lactentes.[1]

A administração em excesso causa dor e edema no local da injeção, vasodilatação, cianose, hipotensão, náusea, hiperbilirrubinemia, hemólise, anafilaxia, dispneia, flebite e risco de hematoma muscular, quando há discrasia sanguínea.

Tratamento

- Necessidades diárias: 1 a 5µg/kg/dia.
- Profilaxia da doença hemorrágica do recém-nascido: 0,5 a 1,0mg/kg, IM, SC ou EV, dose única; em prematuros pequenos, usar 0,4mg/kg.
- A apresentação mm do Kanakion® pediátrico pode ser dada por via oral, na dose de 2mg (seringa sem agulha, diretamente na boca do bebê). Repetir entre o quarto e o sétimo dia.
- Distúrbio hemorrágico e hipovitaminose: 1 a 5mg a cada 12 horas EV, até a normalização do tempo de protrombina.
- Antagonista de cumarínicos:
  - Crianças: 2,5 a 5mg/dia VO; 1 a 2mg/dia.
  - Adultos: via oral 2,5-25mg/dia - intramuscular/endovenoso: 10mg/dia.
  - Nos distúrbios hemorrágicos de causa indeteminada e com hemorragia significativa, administrar também plasma fresco, congelado ou crioprecipitado e plaquetas, em caso de plaquetopenia.
  - Não misturar na parenteral, mas pode ser injetada diretamente na linha do equipo.
  - Evitar o uso IM em caso de discrasia sanguínea e administrar SC ou EV. Para uso EV diluir em 10mL de soro fisiológico e correr em 15 a 30 minutos.[4]

Vitaminas hidrossolúveis

São vitaminas hidrossolúveis: tiamina, riboflavina, niacina, vitamina B_6, ácido pantotênico, biotina, ácido fólico e vitamina B_{12}.

As vitaminas hidrossolúveis são absorvidas por difusão simples.

Vitamina B_1

A vitamina B_1 tem como vitâmero a tiamina, que desempenha importante papel no metabolismo dos carboidratos e na função neural.

A tiamina é absorvida no intestino delgado proximal por transporte ativo, em doses baixas, e por difusão passiva, quando em doses elevadas (75mg/dia). O transporte ativo é inibido pelo consumo de álcool, que interfere no transporte da vitamina, e pela deficiência de folato, que interfere na replicação dos enterócitos.[10,11]

Funções

É coenzima para descarboxilação de 2-cetoácidos e transcetolação.

Fontes

Levedo, fígado e grãos integrais são as principais fontes.

Deficiência

A deficiência de tiamina pode se manifestar como:
- **Estágio inicial:** anorexia, constipação intestinal, diminuição de peso, fraqueza nas pernas, hipersensibilidade dos músculos da panturrilha, sensação de formigamento e adormecimento das pernas, frequência cardíaca aumentada e palpitações.
- **Beribéri úmido:** edema de pernas, face, tronco e cavidades serosas, tensão dos músculos das panturrilhas, pulso acelerado, pressão arterial elevada e volume urinário diminuído.
- **Beribéri seco:** agravamento da polineurite do estágio inicial, dificuldade para caminhar, pode ocorrer a síndrome de Wernicke-Korsakoff, e encefalopatia (perda de memória recente, desorientação, nistagmo e ataxia).
- **Beribéri infantil (de 2 a 5 meses de idade):**
  - **Agudo:** débito urinário diminuído, choro excessivo, gemido fraco e insuficiência cardíaca.
  - **Crônico:** irritabilidade, perda do tônus muscular, palidez, cianose, vômitos e constipação intestinal.[1]

As manifestações cutâneas, como dermatite seborreica, queilite angular, queratodermia palmoplantar com fissuras, onicosquizia e hemorragias ungueais, são secundárias à deficiência de tiamina.

A determinação da deficiência de vitamina B_1 pode ser feita pelo teste da transcetolase.[10,11]

Toxicidade

Doses excessivas de tiamina podem provocar cefaleia, convulsões, fraqueza muscular, arritmia cardíaca, reações alérgicas, urina amarela, parestesias e angioedema.

O uso excessivo por via EV leva a risco de colapso vascular, choque e óbito.

A vitamina B_1 deve ser administrada EV bem lentamente, somente em casos graves.

Tratamento

- Necessidades básicas: 1,0 a 1,5mg/dia.
- Profilática: 1 a 2mg/dia.
- Beribéri VO/IM/EV: 5 a 30mg/dose, três vezes.
- Encefalopatia de Wernicke: 50 a 100mg/dia EV ou IM (até dieta adequada).
- Distúrbios metabólicos: 20mg/dia.
- Lactentes: 0,3 a 0,4mg/dia.
- Crianças: 0,7 a 1,0mg/dia.
- Dose profilática em crianças: 0,3 a 1mg/dia.
- Beribéri em crianças: EV, IM, se grave: 10 a 25mg/dia + 1 VO: 10 a 50mg/dia por 2 semanas e, depois, 5 a 10mg/dia por 30 dias.
- Acidose lática pirúvica grave: 600mg/dia.
- Anemia megaloblástica: 20mg/dia.[4]

Vitamina B₂

A vitamina B_2 tem como vitâmero a riboflavina, que é essencial para o metabolismo de carboidratos, aminoácidos e lipídios e assegura proteção antioxidante.

Funções

A vitamina B_2 é fosforilada na parede intestinal e percorre a corrente sanguínea como flavina adenina dinucleotídeo. Age no ciclo respiratório mitocondrial e no ciclo de Krebs. É indispensável na degradação de aminoácidos, no metabolismo de purinas e na síntese de ácidos graxos de cadeias longas.

Fontes

Vegetais verdes folhosos, carnes, laticínios, grãos integrais, ovos e leite.[1,11]

Deficiência

A deficiência de vitamina B_2 ocorre em pacientes com dietas não balanceadas, pobres em cereais, ou associada a doenças gastrointestinais, cirrose alcoólica, hipotireoidismo, fototerapia neonatal, síndrome de Plummer-Vinson, clorpromazina e intoxicações por boratos.

A deficiência de riboflavina produz a síndrome oro-oculogenital. Na boca, ocorrem glossite, despapilação da língua e estomatite angular. Nos lábios, surge queilose. Na face, observa-se um quadro clínico semelhante à dermatite seborreica com descamação fina nas asas nasais, sulcos nasolabiais e nasogenianos, região malar e mento. Na região ocular, ocorrem edema conjuntival, lacrimejamento, queratite, fotofobia, hipervascularização da córnea e borramento visual. Na região genital são observadas lesões eritematodescamativas ou liquenificadas.

Ocorre ainda anemia microcítica.

Diagnóstico

Os níveis de detecção de riboflavina de excreção urinária nas 24 horas estão abaixo de 30mg. Pode-se também fazer o teste de atividade de glutationa redutase eritrocitária. Esta enzima necessita de flavina adenina dinucleotídeo (FAD) e converte a glutationa oxidada em glutationa reduzida.[1,11]

Tratamento

- Necessidades básicas: 1,0 a 1,6mg/dia.
- Profilaxia em adultos: 1,8mg/dia.
- Tratamento: 5 a 30mg/dia, divididos em 2 a 3 vezes.
- Hemólise por deficiência de piruvato quinase – crianças e adultos: 10mg/dia.

Em crianças as necessidades básicas são as seguintes:
- Lactentes: 0,4 a 0,5mg/dia.

- Crianças: 0,8 a 1,8mg/dia.
- Profilaxia em lactentes: 1,8mg/dia.
- Tratamento de crianças: 5 a 10mg/dia.
- Acidemia glutárica com hipoglicemia: 100 a 300mg/dia.
- Melhor ingerir a vitamina B_2 junto com alimentos.[4]

Vitamina B₃

A vitamina B_3 (niacina) apresenta os vitâmeros ácido nicotínico e nicotinamida.

A niacina pode ser sintetizada a partir do aminoácido essencial triptofano.

Em muitos alimentos, sobretudo naqueles de origem animal, a niacina apresenta-se na forma de coenzimas do nucleotídeo de piridina e nicotinamida adenina dinucleotídeo e nicotinamida adenina dinucleotídeo fosfato oxidase (NAD e NADPH), que devem ser digeridas para a liberação das formas absorvidas de nicotinamida e ácido nicotínico.[1]

Funções

Parte integrante do sistema de enzimas, a niacina auxilia a transferência de hidrogênio e atua no metabolismo de carboidratos e aminoácidos. Está envolvida na glicólise, na síntese de gorduras e na respiração tecidual.

Fontes

Carnes, peixes, amendoim, levedo, leite e ovos contêm pequenas quantidades de niacina, mas são fontes ricas de triptofano.

Deficiência

A deficiência de vitamina B_3 leva à pelagra, que ocorre em casos de alcoolismo, dieta inadequada, pacientes psiquiátricos, usuários de drogas, defeitos de absorção intestinal, como portadores de doença de Crohn, e retocolite ulcerativa, em pacientes que se submeteram a cirurgias do trato gastrointestinal.[12,13]

A doença de Hartnup, autossômica recessiva, leva a um defeito na absorção intestinal de aminoácidos, como o triptofano.

Os pacientes apresentam lesões cutâneas pelagroides, alterações neurológicas, como ataxia cerebelar, e retardo mental.[12,13]

Pelagra

A pelagra se desenvolve por carência de niacina, triptofano e outros elementos proteicos, lipídios e minerais. A fotossensibilidade se deve à deficiência de ácido urocânico, que exerce ação protetora da pele contra os raios ultravioleta. O ácido quinurênico, que, acumulado na deficiência de nicotinamida, promove efeitos fototóxicos.

A síndrome de pelagra inicia-se com fraqueza muscular, anorexia e erupções cutâneas. A deficiência grave de niacina na pelagra, caracterizada por dermatite, demência e diarreia (doenças dos 3D), quando não tratada, pode causar a morte (*death* 4D).

A manifestação cutânea inicial consiste em eritema vivo nas áreas fotoexpostas, como face, pescoço, antebraços, mãos e pés. Posteriormente, a pele se torna edematosa e pode formar vesículas e bolhas, que se rompem, formando crostas. A pele torna-se espessada, descamativa e hiperpigmentada. A distribuição das lesões é simétrica, com nítida demarcação com a pele normal. Na face, forma máscara até próximo ao couro cabeludo. No pescoço, adquire o aspecto de colar de Casal, estendendo-se em "V" na porção anterior do tórax. As lesões da mucosa são representadas por estomatite angular e edema doloroso da mucosa oral, e a língua mostra-se vermelha, brilhante, lisa e despapilada, podendo tornar-se atrófica e enegrecida.[12,13]

Os sintomas gastrointestinais são: língua dolorida, perda de apetite e dor abdominal. Ocorrem náuseas, vômitos e diarreia, levando ao quadro clínico de má absorção.

As manifestações neurológicas e psiquiátricas são tardias. Ocorrem insônia, fadiga, irritabilidade, depressão, apatia e perda de memória. Desenvolve-se neuropatia motora e sensitiva, retinite e atrofia do nervo óptico. Pode ocorrer mielinólise pontina central, que leva à morte súbita.[1,12,13]

O diagnóstico diferencial da pelagra é feito com porfirias, síndrome de Hartnup, reações pelagroides induzidas por medicamentos, erupção polimórfica à luz, lúpus eritematoso subagudo e reações fotoalérgicas.[1,4,12,13]

Toxicidade

A toxicidade da niacina é baixa.

O principal efeito adverso é a liberação de histamina, que causa rubor e pode ser prejudicial a portadores de asma e úlcera péptica.

O excesso de vitamina B_3 pode causar: tonteira, cefaleia, insônia, calafrio, astenia, mialgia, visão borrada, sudorese, hipertensão, arritmia, edema, sensação de calor, rubor, vasodilatação, náusea, vômito, diarreia, anorexia, úlcera péptica e irritação gastrointestinal.

Tratamento

- Necessidades básicas: 15 a 20mg/dia.
- Profilaxia: 20mg/dia.
- Tratamento da pelagra: 150 a 300mg/dia em três doses.
- Casos graves de pelagra: 100mg EV. Dose máxima: 500mg/dia.
- Hiperlipidemia em adultos: iniciar com 10mg/kg/dia, divididos em três doses e aumentar cerca de 100mg/dia de cada vez a intervalos de 2 a 3 semanas, conforme tolerância e resposta. Dose máxima: 2.000mg/dia, divididos em três doses.

Em crianças, as necessidades básicas são:
- Lactentes: 5 a 6mg/dia.
- Crianças: 9 a 13mg/dia.
- Tratamento da pelagra: 150 a 300mg/dia, divididos em três doses.[4]

Vitamina B_5

A vitamina B_5 (ácido pantotênico), parte integrante da coenzima A, funciona na síntese e quebra de muitos compostos vitais do organismo e é essencial no metabolismo intermediário de carboidratos, lipídios e proteínas.

Fontes

Todos os alimentos de origem vegetal e animal: ovos, fígado, salmão e levedo, brócolis, cogumelo e amendoim.

Além disso, é sintetizada pelas bactérias intestinais.

Deficiência

A deficiência de ácido pantotênico resulta em prejuízo na síntese dos lipídios e na produção de energia.

As manifestações da deficiência de ácido pantotênico são: emagrecimento, distúrbios do crescimento, cefaleia, irritabilidade, insônia ou sonolência. Provoca parestesias nas mãos e pés, hiper-reflexia, fraqueza muscular, instabilidade cardiovascular, distúrbios gastrointestinais, aumento da suscetibilidade a infecções, infertilidade, aborto espontâneo e disfunção. Apresenta ainda quadro de descamação da pele e mucosas.[1,10]

Toxicidade

A toxicidade do ácido pantotênico é insignificante e doses maciças podem causar desconforto intestinal e diarreia.[1,4]

As necessidades básicas de vitamina B_5 são de 5 a 10mg/dia. É rara como deficiência isolada.[4]

Vitamina B_6

A vitamina B_6 (piridoxina) apresenta os vitâmeros: piridoxol, piridoxal e piridoxamina.

Atua como uma coenzima, auxiliando a síntese e a quebra de aminoácidos e de ácidos graxos insaturados a partir de ácidos graxos essenciais. É essencial para conversão de triptofano em niacina.

Fontes

Carne de porco, vísceras, farelo e cereais, leite, gema de ovo, farinha de aveia e leguminosas.

Deficiência

A deficiência de vitamina B_6 provoca anormalidades metabólicas que se manifestam como alterações dermatológicas e neurológicas com sintomas de fraqueza muscular, insônia, neuropatia periférica, queilose, glossite, estomatite e conjuntivite. São descritos, ainda, anemia, linfopenia, náuseas, vômitos, quadros convulsivos, hiperestesia, parestesia ascendente e diminuição dos reflexos tendinosos.

A deficiência de vitamina B_6 pode levar a quadro semelhante a dermatite seborreica na face, couro cabeludo, pescoço, ombros, nádegas e períneo.

Existem casos secundários à intoxicação por medicamentos (hidralazina, isoniazida, penicilamina, ciclocerina) e por cogumelos que são tratados com altas doses de piridoxina.

Lactentes podem apresentar convulsões por mioclonias com padrão de ipsarritmia quando a mãe recebeu excesso de piridoxina na gestação.

Toxicidade

A toxicidade da vitamina B_6 é relativamente baixa, levando a fotossensibilidade e fototoxicidade.[1,14]

Tratamento

- Necessidades básicas: 1,4 a 2,1mg/dia.
- Anemia hipocrômica ou megaloblástica: 10 a 200mg/dia VO ou IM.
- Neurite por drogas (tratamento): 50 a 200mg/dia.
- Profilaxia da neurite: 1 a 2mg/kg/dia.
- Cegueira com atrofia coroide: 100mg/dia.
- Oxalúria: 100mg/dia.
- Tensão pré-menstrual ou por anticoncepcionais: 50 a 200mg/dia.
- Coma e convulsões por intoxicação por isoniazida: mesma dose (em mg) em que foi ingerida a isoniazida. Se não souber a dose, usar até 5g de piridoxina EV.
- Necessidades básicas em lactentes: 0,3 a 0,6mg/dia.
- Necessidades básicas em crianças: 1 a 1,4mg/dia.
- Profilaxia em lactentes: 2,1mg/dia.
- Deficiência nutricional em crianças: 25mg/dia por 3 semanas; depois, 2,5mg/dia.
- Convulsão (teste 100mg IM) 200 a 100mg/dia.
- Convulsões por dependência de piridoxina:
  - Recém-nascidos: 50 a 100mg/dia VO (até 600mg/dia); EV/IM/SC: 10 a 100mg.
  - Acidúria xanturênica (retardo mental): 10mg/dia.[4]

Vitamina B_7

A vitamina B_7 (biotina ou vitamina H ou coenzima R) é um ácido carboxílico solúvel em água que funciona como coenzima de quatro carboxilases, enzimas que fixam O_2, participando de vários processos metabólicos importantes, como na síntese de ácidos graxos e RNA e no metabolismo de proteínas e glicídeos.[1]

Deficiência

A deficiência de biotina é rara, uma vez que ela se encontra largamente distribuída em muitos alimentos em razão do metabolismo de microrganismos intestinais. A alimentação com clara de ovo crua pode induzir deficiência de biotina. A avidina, componente ativo da clara de ovo, é uma proteína ligante de biotina, termolábil, que prejudica a absorção da biotina.

A deficiência de biotina pode ocorrer em casos de eliminação da biotina intestinal, em pacientes com má absorção e em nutrição parenteral prolongada ou em lactentes que se alimentam com formulações pobres em biotina.

Os sintomas da deficiência de biotina são: alopecia, conjuntivite, eczema na face, hiperestesia, parestesia e dores musculares.[1,10,15]

Erros de metabolismo por doença autossômica recessiva podem provocar deficiência de biotina, tais como deficiência genética da holocarboxilase, que se manifesta com sinais de acidemia ao nascimento, vômitos, taquipneia, desmaios, hipotonia e hipertonia. As manifestações cutâneas são de erupção cutânea eritematosa, descamativas.[16]

A deficiência de biotinidase leva à diminuição da absorção de biotina com lesões semelhantes à acrodermatite enteropática e sintomas neurológicos de convulsões mioclônicas e ataxia. A sintomatologia manifesta-se por volta dos 3 meses de vida.[17]

Fontes

Amendoins, amêndoas, soja, ovos, iogurte, batata-doce, vísceras e leite.

Toxicidade

- Necessidades básicas: 100 a 200μg/dia.
- Deficiência de biotinidase e de biotina (qualquer idade): 5 a 20mg/dia.
- Retardo por acidemia propiônica: 10mg/dia.
- Coma com glicinúria: 10mg/dia.
- Hipotonia com deficiência de halocarboxilase: 10mg/dia.[4]

Vitamina B_9

A vitamina B_9 (ácido fólico) compreende um grupo de compostos formado por ácido glutâmico, ácido para-aminobenzoico e pteridina.

Os vitâmeros dos folatos são ácido fólico, pteroicmonoglutamato e poliglutamil folacinas.

No organismo, o ácido fólico é convertido em ácido folínico (leucovorina), que é a forma biologicamente ativa. Para a conversão é necessária a presença de vitamina C.

O ácido fólico participa da síntese de DNA, RNA e proteínas.

Fontes

Vegetais de folhas verdes, vísceras, carne, trigo, ovos, feijão, brócolis, couve, levedo, queijos e frutas.[1,18]

Deficiência

A deficiência resulta de ingestão inadequada, deficiência na absorção, como na doença celíaca, aumento das necessidades, como na gravidez e no período de lactação, hipertireoidismo e neoplasias, ou da ação de antagonistas, como metrotrexato, trimetoprima, pirimetamina e etanol. Pode ocorrer, também, nas deficiências congênitas.

A sintomatologia da deficiência de ácido fólico consiste em anemia, fraqueza, anorexia, glossite, taquicardia e esplenomegalia.

Podem ser observadas alterações neurológicas, como déficit de memória, irritabilidade, distúrbios do sono e ataxia. Mães com deficiência de folato podem ter recém-nascidos com malformação do tubo neural, como espinha bífida.

As manifestações cutâneas da deficiência de ácido fólico são hiperpigmentação em áreas fotoexpostas, manchas escuras nas palmas e plantas, pigmentação na genitália e na língua, queilite, glossite e lesões erosivas na mucosa oral.[1,10,18]

Toxicidade

Doses altas podem mascarar anemia perniciosa por deficiência de vitamina B_{12}, sem prevenir os efeitos sobre o sistema nervoso central.

Tratamento

- Necessidades básicas em adultos: 200 a 400µg/dia.
- Anemia megaloblástica: 5 a 10mg/dia VO.
- Profilaxia em gestantes de defeitos do tubo neural no feto (suplementação na amamentação): no início da gestação (ou mesmo antes da concepção), pelo menos 4 a 8mg/dia.
- Necessidades básicas em prematuros: 50µg/dia.
- Necessidades básicas em lactentes: 25 a 50µg/dia.
- Necessidades básicas em crianças: 100 a 300µg/dia.
- Profilaxia em lactentes: 280µg/dia.
- Retardo mental por deficiência de formimino transferase: 5mg/dia.
- Retardo (hemocistinúria): 10mg/dia.
- Retardo (acidemia metilmalônica): 1mg/dia.
- Deficiência de folato redutase: 5mg/dia.[4]

O ácido folínico (leucovorina), a forma ativa do ácido fólico, é utilizado no tratamento da anemia megaloblástica, no resgate do metotrexato em quimioterapia e como antídoto para doses tóxicas de pirimetamina ou trimetoprima e anticonvulsivantes.

- Anemia megaloblástica: até 1mg/kg/dia VO; 0,2 a 1mg/dia IM por semana.
- Anemia por deficiência de diidrofolato redutase: 3 a 6mg/dia IM.
- Resgate de metotrexato: a dose varia com a dosagem de metotrexato usada e com seu nível sérico e o tempo transcorrido desde a infusão do metotrexato (máximo 1.000mg/m^2/dose a cada 6 horas).
- Dose básica: 10mg/m^2 VO da dose inicial EV e mais 10mg/m^2 a cada 6 horas.
- Associado à pirimetamina: 25mg/dose uma vez por semana VO ou IM. Preferir sempre a via parenteral se o paciente estiver com náusea ou vômitos e para doses > 25mg. Por via EV, diluir para 0,1mg/mL.[4]

Doses elevadas de ácido folínico podem neutralizar efeitos adversos de hidantal, barbitúricos e primidona.[4]

Vitamina B$_{12}$

A vitamina B_{12} (cianocobalamina) contém o vitâmero cobalamina, que apresenta atividade vitamínica a cianocobalamina e a hidroxicolamina.

A vitamina B_{12} desempenha papel importante na síntese de DNA.

A absorção da vitamina B_{12} ocorre no íleo terminal, após ligação com um fator intrínseco gástrico, em pH ácido.

A vitamina B_{12} é transportada no sangue em três proteínas: transcobalaminas I, II e III.[10]

Deficiência

A deficiência pode ocorrer, principalmente, quando há má absorção: em doenças gástricas com defeito na secreção do ácido clorídrico e/ou fator intrínseco; em doenças intestinais, como cirurgias ou doenças cilíacas, que alteram a absorção no íleo terminal; e em doenças congênitas com deficiências genéticas do fator intrínseco ou das transcobalaminas. A deficiência de vitamina B_{12} pode ocorrer, ainda, em pacientes com dieta vegetariana restrita e em recém-nascidos de mães com deficiência de vitamina B_{12}.

O organismo apresenta um estoque de vitamina B_{12}, assim as manifestações ocorrem de 3 a 6 meses após o início das anormalidades gastrointestinais.[19,20]

A deficiência de vitamina B_{12} leva a manifestações cutâneas, da medula óssea e do sistema nervoso central. As anormalidades neurológicas se desenvolvem muito tempo depois do quadro de anemia e envolvem neuropatia progressiva com desmielinização nervosa, que começa perifericamente e progride para o centro.

Os sintomas incluem entorpecimento, formigamento e queimação dos pés, rigidez e fraqueza generalizada dos membros inferiores.[19,20]

Ocorrem, ainda, sintomas associados a alterações do nervo óptico com escotomas.

A deficiência de vitamina B_{12} causa manifestações hematológicas: sangue e medula apresentam alterações megaloblásticas com anemia, neutropenia e trombocitopenia.

As manifestações cutâneas consistem em hiperpigmentação, glossite, estomatite angular, alterações ungueais e canície.

A hiperpigmentação pode ser generalizada e simétrica, podendo acometer mucosa oral, gengiva e língua. A língua pode apresentar-se atrófica, vermelho-brilhante e dolorida. As alterações ungueais manifestam-se como melanoníquia linear longitudinal.[10,21]

A privação completa de vitamina B_{12} leva a degeneração neurológica irreversível.[4]

Fontes

A vitamina B_{12} está presente apenas em alimentos de origem animal. A vitamina B_{12} sintetizada pelas bactérias na microflora do cólon não é absorvida.

Constituem fontes de vitamina B_{12}: carnes, vísceras, leite, ovos, peixes e queijos.

Toxicidade

O excesso de vitamina B_{12} pode causar urticária, prurido, exantema, diarreia e rinite, com o uso intranasal em gel.

Tratamento

- Necessidades básicas em adultos: 2,0 a 2,6µg/dia; adultos vegetarianos: 6µg/dia.
- As necessidades aumentam na gravidez e em caso de tireotoxicose, hemorragia, câncer, hepatopatias e nefropatias graves.
- Anemia perniciosa: 100µg/dia/IM, diária na primeira semana, semanal no primeiro mês e mensal por toda a vida; SC ou IM: 100µg/mês; VO: 1.000 a 2.000µg/dia (não recomendável em caso de gastropatia ou enteropatia); nasal (gel): 500µg uma vez por semana.
- Anemia perniciosa com manifestações neurológicas: 100µg IM, uma vez por semana durante meses e, depois, manutenção de 1.000µg IM, uma vez por mês.
- Necessidades básicas em lactentes: 0,3 a 0,5µg/dia.
- Necessidades básicas em crianças: 0,7 a 2µg/dia.
- Anemia megaloblástica em neonatos: 1.000µg/dia por 14 dias; depois, passar para manutenção de 50µg/mês. Em crianças: 100µg/dia até acumular 1.000 a 5.000µg, depois, manutenção de 100µg/mês.[14]

Vitamina C

A vitamina C apresenta os vitâmeros ácido ascórbico e ácido deidroascórbico. O organismo não é capaz de transformar ácido D-glucurônico em L-ascórbico, forma levógera que é biologicamente ativa.

A vitamina C apresenta propriedades redutoras e oxida-se facilmente em ácido deidroascórbico, o qual tem ação vitamínica.

A vitamina C é agente antioxidante e participa da síntese de colágeno, elastina, noradrenalina, carnitina e neurotransmissores, aumentando a biodisponibilidade do ferro.

Fontes

A vitamina C é encontrada em frutas cítricas, hortaliças de folhas verdes, tomate e acerola (muito rica em vitamina C).

Deficiência

A deficiência de vitamina C pode causar escorbuto em pacientes idosos, em casos de distúrbios psiquiátricos, portadores de neoplasias, má absorção, portadores de periodondites crônicas e crianças que se alimentam exclusivamente de leite materno, cujas mães têm deficiência vitamínica.

Em adultos, as manifestações do escorbuto são petéquias, hemorragias, fraqueza, edema nas pernas, gengivas esponjosas, perda dos dentes, halitose e hiperqueratose folicular petequial.[1,10]

Em crianças, as manifestações incluem irritabilidade, astenia, anorexia, taquipneia, artralgia, dor ao movimentar a perna da criança para trocar fraldas, pseudoparalisia em posição de batráquio e fácies de medo. Pode haver formação de um rosário costal clínico e radiológico.

A radiografia dos joelhos mostra perda de trabeculação intraóssea, promovendo o aspecto de vidro moído, com linhas brancas no final das metáfises e esporão lateral e anel branco nos centros de ossificação epifisários, além de hemorragia subperiosteal.

As manifestações cutâneas são decorrentes da fragilidade vascular e púrpuras estão presentes, sobretudo nos membros inferiores. As petéquias têm distribuição folicular e acometem grandes áreas. Os pelos tornam-se quebradiços e encurvados. Ocorre edema, principalmente, nos membros inferiores.[22,23]

Toxicidade

O excesso de vitamina C pode causar precipitação de oxalato nas vias urinárias, litíase renal, diarreia, rubor, cefaleia, disúria e dor epigástrica.

Aplicação EV rápida de vitamina C pode provocar tontura e síncope.

Tratamento

- Necessidades básicas: 50 a 90mg/dia.
- Escorbuto: 300 a 1.000mg/dia VO, IM ou EV por 2 semanas.

- Acidificação da urina: até 12g/dia.
- Prevenção e tratamento do resfriado (indicação muito controversa): 1 a 3g/dia.
- Melhorar a excreção do ferro durante o uso de desferroxamina: 100 a 200mg/dia.
- Necessidades básicas em lactentes: 30 a 40mg/dia.
- Necessidades básicas em crianças: 40 a 50mg/dia.
- Profilaxia em lactentes: 90mg/dia equivalem a 100mL de suco de laranja por dia.
- Acidificação da urina: 500mg, em três a quatro doses.

POLIFENÓIS

Os polifenóis constituem um grupo de nutracêuticos derivados de plantas que podem promover benefícios preventivos em órgãos específicos.

Resveratrol

O resveratrol (3,5,4'-tri-hidroxiestilbeno) é um polifenol natural encontrado em uvas, frutas vermelhas, nozes e romã.
- **Indicações:** envelhecimento intrínseco e extrínseco da pele, prevenção de fotodano e prevenção de melanoma e câncer de mama, próstata, colorretal, intestino delgado, esôfago e pulmão.
- **Dose:** 500 a 2.000mg/dia.
- **Precauções:** deve ser evitado em mulheres com câncer estrógeno-dependente.

Altera a biodisponibilidade da atorvastatina, sinvastatina e lovastatina.[24,25]

Epigalocatequina 3-galato

Consiste no polifenol mais abundante do chá-verde (*Camellia sinensis*).
- **Indicações:** prevenção e tratamento do fotodano, prevenção das doenças de Alzheimer e Parkinson.
- **Dose:** 200 a 800mg/dia.
- **Efeitos adversos:** inibe a agregação plaquetária e a ação da adenosina.[24]

Isoflavona

A isoflavona de soja é um antioxidante. Os isoflavonoides mais conhecidos são genisteína, daidzeína e gliciteína. A genisteína é indicada para as mulheres na pré-menopausa, para prevenir o risco de câncer associado a estrógeno, além de prevenir osteoporose.

As indicações da isoflavona de soja são: prevenção de osteoporose, menopausa e seus sintomas, prevenção de doenças cardiovasculares e tratamento da esclerose amiotrófica lateral.
- **Dose:** 25 a 100mg/dia.[26]

Picnogenol

O picnogenol é uma proantocianidina extraída da casca de uma variedade de pinheiro da espécie *Pinus maritima*, encontrada na costa atlântica da Europa.
- **Indicações:** prevenção de eritema solar, doença inflamatória gengival, melasma e hiperpigmentação inflamatória.
- **Dose:** 60 a 300mg/dia.
- **Efeitos adversos:** diminuição da agregação plaquetária provoca distúrbios gastrointestinais. Interage com bloqueadores dos canais de cálcio, antiagregadores plaquetários, tetraciclinas, antimaláricos, ferro e suplementos à base de cálcio.[24]

Polypodium leucotomos

Extraído de espécies de samambaias das Américas, o *Polypodium leucotomos* tem propriedades anti-inflamatórias, antioxidantes e fotoprotetoras.
- **Indicações:** reação polimorfa à luz, fotossensibilidade, lúpus eritematoso, psoríase e vitiligo.
- **Dose:** 240mg/dia.[27]

OUTROS NUTRACÊUTICOS

Probióticos

Os probióticos constituem categorias de microrganismos vivos que podem promover benefícios similares aos encontrados fisiologicamente no intestino.
- **Indicações:** acne, dematite seborreica, dermatite atópica, diarreia associada à antibioticoterapia e candidíase vaginal.
- **Dose:** 5 a 10 milhões de unidades formadoras de colônias em crianças e 10 a 20 milhões em adultos.
- **Efeitos adversos:** os probióticos são seguros e apresentam poucos efeitos adversos. Devem ser evitados em pacientes imunossuprimidos ou em uso de medicação imunossupressora.

Ubiquinona

A ubiquinona, ou coenzima Q10, é um antioxidante essencial que atua no estresse oxidativo e reduz as metaloproteinases que destroem o colágeno.
- **Indicações:** envelhecimento intrínseco e extrínseco, na doença periodontal.
- **Dose:** 30 a 200mg/dia.
- **Efeitos adversos:** diminui a atividade dos antiplaquetários, como a varfarina. Por outro lado, estatinas, betabloqueadores e antidepressivos tricíclicos diminuem a concentração da ubiquinona no organismo.[28]

Melatonina

A melatonina é um hormônio liberado pela glândula pineal que consiste em um antioxidante lipofílico e hidrofílico que previne a formação de radicais livres.

Formada a partir do aminoácido triptofano, é liberada à noite, durante o sono, e é ativada pela escuridão e inibida pela luz. A quantidade de melatonina liberada diminui com a idade, o que interfere na regularidade do sono.

- **Indicações:** menopausa, insônia.
- **Dose:** a dose deve ser próxima da fisiológica: 0,3mg/dia; para insônia utiliza-se a dose de 1 a 3mg ao deitar.
- **Efeitos adversos:** alteração do ciclo circadiano, enxaqueca, diminuição da libido e ginecomastia.[24]

Ácidos graxos poli-insaturados

Os ácidos graxos são raramente encontrados livres na natureza e quase sempre estão ligados a outras moléculas por seu grupo principal de ácido carboxílico hidrofílico.

Existem os ácidos graxos saturados, monossaturados e poli-insaturados, de acordo com a cadeia de carbono e as ligações duplas.

Os seres humanos não são capazes de sintetizar os ácidos ômega-3 e ômega-6, embora possam dessaturar e alongar o ácido linoleico em ácido araquidônico e o ácido alfalinoleico. O ácido graxo mais poli-insaturado nos animais terrestres é o ácido graxo ômega-6. O ácido eicosapentaenoico é encontrado no ácido graxo ômega-3. Apenas os vegetais podem sintetizar os ácidos graxos ômega-6 e ômega-3.

Os ácidos graxos ômega-3 e ômega-6 são essenciais na dieta. O cérebro, o sistema nervoso central e as membranas de todo o corpo dos seres humanos necessitam de ácidos graxos ômega-3 para um bom funcionamento, especialmente o ácido eicosapentaenoico e o ácido docosa-hexaenoico. A deficiência de ácidos graxos ômega-6 leva a implicações clínicas de retardo de crescimento, lesões cutâneas, insuficiência reprodutiva e polidipsia.

O ácido graxo ômega-3 tem impacto em casos de doenças cardiovasculares, artrite, câncer e estados imunológicos e mentais, como hiperatividade e déficit de atenção.

- **Dose:** ácido linoleico, 1 a 2g/dia de ômega-3 na forma de óleo de peixe: 1 a 3g ao dia.
- **Precauções:** doses > 3g podem ter implicações no retardo do tempo de coagulação.[29]

MICRONUTRIENTES MINERAIS

Os nutrientes minerais são divididos em macrominerais (necessidade ≥ 100mg/dia) e microminerais ou elementos traços (necessidade < 15mg/dia) e elementos ultratraços (em quantidades de microgramas por dia).

Ferro

O ferro está presente no organismo sob três formas: estoque, transporte e funcional. O estoque corresponde à ferritina e à hemosserina e é medido pela ferritina sérica. O ferro é transportado para o tecido por meio da transferrina é medido pela capacidade de ligação e saturação da transferrina. O ferro funcional é medido pela concentração de hemoglobina e hematócrito.

O conteúdo total do ferro no organismo de um adulto é de 4 a 5g, 70% dos quais estão ligados à hemoglobina.

A deficiência de ferro leva a anemia ferropriva com sinais clínicos de fadiga, anorexia, apatia, irritabilidade, cefaleia, taquicardia, hipotensão e palidez cutânea. As manifestações cutâneas são alopecia difusa por eflúvio telógeno, queilite angular, atrofia das papilas filiformes da língua e coiloníquia.

A hemocromatose é uma síndrome caracterizada por hiperpigmentação da pele, diabetes melito e cirrose hepática, associada a aumento de depósito de ferro em órgãos internos, o que pode estar associado ao hipogonadismo.

A hemocromatose pode ser primária, por defeito genético, ou pode ocorrer de maneira secundária em alcoolistas e em pacientes com anemia hemolítica ou eritropoese.

Na hemocromatose observa-se pigmentação cinza-acastanhada na face, flexuras e mucosa oral. Há queda de cabelos, pelos axilares e genitais, coiloníquia e xeroderma.[30]

A determinação do ferro sérico é usada para o diagnóstico diferencial de anemias, hemocromatose e hemossiderose.

Níveis baixos ocorrem em casos de anemia ferropriva, glomerulopatias, menstruação e nas fases iniciais de remissão da anemia perniciosa.

Os valores de referências do ferro sérico são: 59 a 158μg/dL (homens) e 37 a 145μg/dL (mulheres).

O teste de ferritina é utilizado no diagnóstico de anemias e hemocromatose.

A dosagem de ferritina reflete o nível de estoque celular do ferro. Pode estar aumentada em etilistas ativos e em indivíduos com outras doenças hepáticas, como hepatite autoimune e hepatite C. Níveis de ferritina < 70ng/mL, constituem marcadores de fase aguda exigindo suplementação de ferro em casos de alopecia difusa.

Os valores de referência da ferritina são 30 a 400ng/mL (homens) e 13 a 150ng/mL (mulheres).[31]

Cálcio

O cálcio é o mineral mais abundante no organismo: 99% encontram-se nos ossos e dentes e o restante (1%) no sangue e nos fluidos extracelulares e dentro das células de todos os tecidos, nos quais regula muitas funções metabólicas importantes. O osso é um tecido dinâmico que, quando necessário, devolve o cálcio e outros minerais para os fluidos extracelulares e o sangue.

O cálcio dos dentes não pode ser mobilizado de volta para o sangue, pois os minerais dos dentes estão fixados para toda a vida.

O osso pode captar cálcio e outros minerais do sangue quando estes são consumidos; no entanto, a retenção óssea de cálcio derivada dos alimentos e suplementos é limitada, a menos que o cálcio seja consumido juntamente com vitamina D.[1]

Avaliação laboratorial

O cálcio iônico representa, aproximadamente, metade do cálcio total. É útil no diagnóstico e no seguimento de distúrbios do metabolismo de cálcio e fósforo, incluindo doenças ósseas, nefrológicas e neoplásicas. Está aumentado nos casos de hiperparatireoidismo primário, neoplasias e excesso de vitamina D e diminuído nos de hipoparatireoidismo e deficiência de vitamina D.

Valores de referência: 4,50 a 5,30mg/dL (homens), 1,12 a 1,32mmol/L (mulheres).

A dosagem do cálcio total é útil no diagnóstico e no seguimento de distúrbios de metabolismo de cálcio e fósforo, especialmente na avaliação de pacientes com cálculo renal.

Hipercalcemia é encontrada em casos de hiperparatireoidismo, cálculo renal, neoplasias com ou sem metástases ósseas, mieloma, desidratação, hipervitaminose D, síndrome de imobilidade, hipertireoidismo, hepatopatias, insuficiência renal, sarcoidose, linfoma e uso de diuréticos estrógenos.

Níveis baixos de cálcio são encontrados em casos de osteomalacia, pancreatite, deficiência de vitamina D, albumina diminuída, fósforo elevado, insuficiência renal e hipoparatireoidismo (valores de referência: 8,6 a 10,2mg/dL).

Zinco

O zinco é distribuído abundantemente em todo o organismo, estando em segundo lugar em relação ao ferro e aos elementos traços. O organismo apresenta 2 a 3g de zinco. Está ligado a proteínas. O zinco é encontrado nas carnes.

O leite é uma fonte rica em zinco, mas a alta ingestão de cálcio proveniente do leite pode interferir na absorção de ferro e zinco. Os fitatos, provenientes de grãos integrais dos pães não fermentados, podem limitar a absorção de zinco.

A deficiência de zinco pode ser dividida em duas categorias: hereditária e adquirida.

A acrodermatite enteropática consiste na deficiência de zinco por herança autossômica recessiva e caracteriza-se por dermatite de localização acral, alopecia e diarreia.

Nas crianças que recebem amamentação materna, as manifestações clínicas iniciam-se quando cessa a amamentação e o leite materno é substituído pelo leite de vaca.

O leite humano apresenta maiores quantidades de ácido picolínico, que aumenta a absorção do zinco no tubo digestivo.

O ácido picolínico é um metabólito do triptofano, como também se encontram nos doentes níveis de quinurenina, outro metabólito do triptofano, há evidências de que a alteração genética ocorra no metabolismo desse aminoácido.

As lesões cutâneas constituem-se de placas eritematosas, escamativas, erosivas e crostosas periorificiais. Há diarreia com fezes espumosas e volumosas, alopecia, blefarite, conjuntivite, fotofobia e depressão mental.

A deficiência adquirida de zinco pode ocorrer em prematuros com baixos níveis de zinco ao nascimento, filhos de mães com deficiência carencial de zinco, pacientes com perdas por episódios diarreicos, pacientes com dietas vegetarianas restritas, alcoolistas e desnutridos.

Os níveis de zinco podem estar diminuídos na presença de quadros inflamatórios.

A fosfatase alcalina pode estar diminuída em caso de deficiência de zinco.

O tratamento é feito com 3mg/kg/dia de zinco elementar, considerando que há 50mg de zinco elementar em 220mg de sulfato de zinco.

Concomitantemente à suplementação do zinco, pode haver redução de cobre, a qual pode ser controlada pelo hemograma. A deficiência de cobre pode levar a anemia microcítica e neutropenia.[32]

Fósforo

O fósforo é um micromineral importante em todas as células do organismo como componente dos ossos e faz parte da composição das membranas celulares, como fosfolipídios. Menos de 1% de fósforo corporal encontra-se no plasma. Causas de fósforo elevado: exercício, hipovolemia, acromegalia, hipoparatireoidismo, metástases ósseas, hipervitaminose D, sarcoidose, hepatopatias, embolia pulmonar, insuficiência renal e trombocitose. Hipofosfatemia pode ocorrer com o uso de antiácidos, diuréticos, corticoides, glicose endovenosa, hiperalimentação, diálise, sepse, deficiência de vitamina D e desordens tubulares renais. Outros fármacos podem interferir na determinação do fósforo, como acetazolamida, salbutamol, alendronato, azatioprina, isoniazida, lítio, prometazina e anticoncepcionais.

- **Avaliação laboratorial:**
  - **Fósforo sérico:** 2,7 a 4,5mg/dL.
  - **Fósforo urinário:** na urina de 24 horas: 400 a 1.300mg/24 horas; na urina recente: 40 a 136mg/dL.

A dosagem de fósforo urinário é útil na avaliação do balanço cálcio/fósforo. Valores aumentados de fósforo na urina ocorrem em caso de hiperparatireoidismo primário, deficiência de vitamina D, acidose tubular renal e uso de diurético.

Valores baixos são encontrados na desnutrição hipoparatireoidismo, no pseudo-hipoparatireoidismo e em caso de intoxicação com vitamina D.[31]

Cobre

O cobre faz parte de uma estrutura molecular de várias enzimas e tem papel importante na síntese da hemoglobina e de outras proteínas que contêm ferro como componente de ceruloplasmina.

O cobre é necessário para a respiração celular, a formação óssea, a mineralização do sistema nervoso central, a pigmentação da pele, a manutenção da integridade dos vasos sanguíneos e a formação de colágeno.

A deficiência de cobre pode causar defeitos de pigmentação, nos sistemas cardíaco e vascular e no esqueleto.

Pode estar diminuído na doença de Wilson, na síndrome de Menkes e em caso de queimaduras.

A intoxicação por cobre pode acontecer com o uso de dispositivo intrauterino (DIU) de cobre, ingestão de soluções e alimentos contaminados pela exposição a fungicidas que contenham o metal.

A doença de Wilson é uma desordem genética autossômica recessiva do metabolismo do cobre por deficiência da produção de ceruloplasmina e deposição de cobre, principalmente no cérebro, no fígado, nos rins e na córnea, onde pode ser evidenciado o sinal de Kayser-Fleischer sob a forma de anel periférico amarelo-esverdeado.

A síndrome de Menkes, ou tricopoliodistrofia, é uma desordem genética autossômica recessiva ligada ao cromossomo X, causada por absorção deficiente de cobre com baixos níveis no fígado, no sangue e nos cabelos.

A criança apresenta letargia, hipotermia, hipotonia, convulsões intratáveis com retardo mental, alterações ósseas semelhantes ao escorbuto, anemia e interrupção do crescimento.

Os cabelos apresentam-se retorcidos, finos, hipopigmentados e quebradiços.[10]

A dosagem de cobre sérico vai variar conforme a idade: até 6 meses, 20 a 70µg/dL, de 6 meses a 6 anos, 90 a 190µg/dL, e de 6 a 12 anos, 80 a 160µg/dL. Em homens, a dosagem é de 70 a 140µg/dL, e em mulheres, 80 a 155µg/dL (mulheres > 60 anos: 85 a 190µg/dL; grávidas: 118 a 302µg/dL).

O cobre urinário tem os seguintes valores de referência: urina aleatória: 12 a 80µg/L; urina de 24 horas: 15 a 60µg/24 horas.[31]

Flúor

A principal fonte de flúor é a água. O flúor deposita-se nos ossos e dentes, incorporando-se à hidroxiapatita. Tem a função de proteger contra a desmineralização patológica de tecidos calcificados. Atua na prevenção de cáries dentárias. A ingestão de mais de 4mg de flúor leva à fluorose, que provoca manchas brancas nos dentes, as quais gradativamente se tornam escuras. A ingestão crônica elevada de flúor pode levar a alterações nos ossos.[10]

MINERAIS ULTRATRAÇOS

Iodo

O iodo é um micronutriente ultratraço presente no solo e na água do mar. O corpo humano contém, normalmente, de 20 a 30mg de iodo, mais de 75% do total localizados na glândula tireoide e o restante distribuído, particularmente, pela glândula mamária lactante, a mucosa gástrica e o sangue. O iodo dietético é necessário para a síntese de hormônios tireoidianos.

O iodo é absorvido como iodeto e é armazenado na glândula tireoide, na qual é utilizado na síntese de tri-iodotironina (T_3) e tiroxina (T_4). A captação dos íons iodo pode ser inibida pelos bociogênicos, que são substâncias encontradas naturalmente nos alimentos.[10]

O iodo é encontrado em quantidades variáveis nos alimentos e na água potável.

As fontes mais ricas de iodo são: peixes de água salgada, sardinhas, ostras, lagostas e moluscos. O conteúdo de iodo no leite de vaca e nos ovos é determinado pelos iodetos disponíveis na dieta do animal; assim, o conteúdo de iodo nas hortaliças depende do conteúdo de iodo no sal. Os bociogênicos podem causar bócio por bloquearem a captação de iodo do sangue pelas células da tireoide. Os alimentos que contêm bociogênicos são inativados pelo cozimento.

O uso do sal iodado é a melhor forma de garantir uma ingestão adequada de iodo: 60µg de iodo por grama de sal.

A dosagem urinária do iodo avalia a excreção urinária de iodo com base no conceito de que o organismo conta com mecanismos saturáveis de captação do iodo. Os valores de referência da excreção urinária são: 25 a 450µg/24 horas.[1]

Manganês

O manganês é um componente de muitas enzimas, inclusive glutamina sintetase, piruvato carboxilase e superóxido dismutase mitocondrial. O manganês está associado à formação de tecidos conjuntivo e esquelético.

O manganês é absorvido por todo o intestino delgado. O ferro e o cobalto competem pelos locais de ligação comuns para absorção. A absorção do manganês está significativamente associada à ferritina plasmática.[1]

As fontes ricas em manganês são os grãos integrais, leguminosas, nozes e chá, enquanto as fontes animais, laticínios e frutos do mar são fontes pobres.

A absorção do manganês ocorre pelas vias respiratórias e gastrointestinal. A absorção intestinal está relacionada com o teor de ferro na dieta: indivíduos anêmicos absorvem maior quantidade do metal. A inalação de vapores do manganês produz deterioração progressiva do sistema nervoso central. O manganês concentra-se no cérebro, osso, fígado, pâncreas e rins.

É eliminado lentamente pela urina, bile e fezes. O manganês urinário tem valores de referência, na urina aleatória, vão de até 10μg/L.[31]

Selênio

O selênio é um micronutriente não metálico, presente na natureza na forma inorgânica (selenita), ligado à cisteína (selenocisteína) e à metionina (selenometionina), em alimentos de origem animal e vegetal.

O selênio atua na proteção das células contra dano oxidativo, regulação do hormônio tireoidiano, modulação da resposta imunológica, contraposição aos efeitos tóxicos dos metais pesados, carcinógenos químicos e luz ultravioleta.

Os alimentos ricos em selênio são: castanha-do-pará, aipo, alho, brócolis, cebola, pepino, repolho, cereais integrais, cogumelos, farelo de trigo, atum, frango, gema de ovo e leite.

A deficiência de selênio pode ocorrer em pacientes renais crônicos, submetidos à hemodiálise, com nutrição parenteral prolongada, recém-nascidos de baixo peso e lactentes alimentados com fórmulas lácteas à base de soja.

A deficiência de selênio pode causar discromotriquia e alterações ungueais, além de dor muscular, fraqueza, macrocitose e elevação do colesterol plasmático.

A ingestão excessiva provoca alopecia, paroníquia e pigmentação avermelhada das unhas, cabelos e dentes.[33]

Molibdênio

O molibdênio é considerado micronutriente essencial devido à necessidade na enzima xantina oxidase.

Encontrado em quantidades mínimas no organismo, é absorvido no estômago e no intestino delgado e excretado na urina e na bile.

Fontes alimentares: leguminosas, cereais de grãos integrais, leite e derivados e vegetais de folhas verde-escuras.[1]

A deficiência de molibdênio provoca alterações mentais e anormalidades do metabolismo de enxofre e purina.

A ingestão excessiva, de 10 a 15mg/dia, está associada a uma síndrome semelhante à gota.

A dosagem laboratorial do metabolismo é < 3μg/L.[31]

Boro

O boro é um elemento ultratraço que influencia a atividade de muitas enzimas metabólicas e o metabolismo de nutrientes como cálcio, magnésio e vitamina D. As maiores concentrações de boro são encontradas nos ossos, no baço e na tireoide, embora esteja presente em todos os outros tecidos.

Fontes alimentares: frutas não cítricas, hortaliças, nozes, leguminosas e vinho.[1]

Cromo

O cromo constitui um micronutriente que potencializa a ação da insulina e influencia o metabolismo de carboidratos, lipídios e proteínas.

Fontes: levedo de cerveja, fígado, batatas, queijo, carnes e farelos.

A ingestão do cromo varia de 25 a 35μg/dia.

A deficiência do cromo resulta em resistência à insulina e anormalidades lipídicas.[1]

COBALTO

O cobalto cumpre um papel essencial como componente da vitamina B_{12} (cobalamina), sendo imprescindível para a maturação dos glóbulos vermelhos e a normalização das funções de todas as células. A necessidade dietética de cobalto é expressa em termos de vitamina B_{12}, cujos valores são de 2 a 3μg diariamente. O plasma sanguíneo tem 1μg de cobalto por 100mL.

Fontes: fígado, rins, ostras, carnes de aves e leite.

A deficiência de cobalto leva à deficiência de vitamina B_{12} com consequente anemia macrocítica.

A ingestão excessiva de cobalto inorgânico, que existe livre da cobalamina, leva à policitemia, que consiste em produção excessiva de glóbulos vermelhos, hiperplasia da medula óssea, reticulocitose e aumento do volume sanguíneo.[1]

A toxicidade do cromo está relacionada com o picolinato de cromo, consumido como suplemento em altas doses por atletas e levantadores de peso e que provoca dermatoses.[1]

Magnésio

Cerca de 49% do magnésio estão presentes no osso, enquanto os 50% restantes estão nas células corporais e apenas 1% está localizado nos fluidos corporais.

Há correlação entre a deficiência de magnésio e as alterações da hemostase de cálcio, potássio e fosfato associados a perturbações cardíacas, como é o caso das arritmias ventriculares, que não podem ser tratadas com terapêuticas convencionais em razão da sensibilidade aumentada à digoxina, e dos espasmos da artéria coronária.

Podem ocorrer perturbações neuromusculares e neuropsiquiátricas. A hipermagnesemia é observada na insuficiência renal aguda e crônica. Os valores de referência do magnésio sérico são de 1,68 a 2,55mg/dL.

O controle do balanço de magnésio é feito pela absorção intestinal e a excreção renal. O magnésio urinário diminui antes do magnésio sérico, e pode ser a indicação precoce da deficiência de magnésio.

Valor de referência: 72,9 a 121,5mg/24 horas.[1,31]

Fontes: cereais em grãos integrais, nozes, carnes, leite, leguminosas e chocolate.

Enxofre

A maior parte do enxofre dietético está presente nos aminoácidos que contêm enxofre necessário para a síntese de metabólitos. O enxofre atua nas reações de oxirredução como parte da tiamina e da biotina.

Fontes: alimentos proteicos como carne, peixes, aves, ovos, leite e queijo, leguminosas e nozes.

A necessidade de enxofre é suprida pelos aminoácidos essenciais que contêm enxofre.[1]

ELETRÓLITOS

Sódio, cloreto e potássio

O sódio, o cloreto e o potássio são essenciais para manter o equilíbrio osmótico hidroeletrolítico e ácido-básico do organismo e, ainda, as atividades enzimáticas.

O sódio é o principal cátion extracelular. Os sais de sódio são os principais determinantes da osmolaridade celular. Alguns fatores regulam a homeostasia do balanço de sódio, como aldosterona e hormônio antidiurético.

Os valores de referência do sódio sérico são de 136 a 145mmol/L.

As principais causas de aumento do sódio urinário são: uso de diuréticos, dieta rica em sal, secreção inadequada de ADH e doença de Addison. São causas de diminuição: síndrome nefrótica, necrose tubular, dieta pobre em sódio e síndrome de Cushing.

A excreção urinária de sódio está relacionada com o aporte diário. Valores de referência do sódio: 40 a 220µg/24 horas.

O cloro é o principal ânion extracelular, responsável pela manutenção da pressão osmótica e do equilíbrio hidroeletrolítico. Representa 66% dos ânions do plasma.

Níveis elevados são encontrados em caso de deficiência de minelanocorticoides, acidose metabólica, infusão salina excessiva, perdas gastrointestinais, acidose tubular renal, fístula pancreática e hiperparatireoidismo.

Níveis baixos ocorrem em caso de hipervolemia, insuficiência cardíaca, secreção inapropriada de ADH, vômitos, acidose respiratória crônica, doença de Addison, alcalose metabólica, cetoacidose diabética e uso de diuréticos.

Valores de referência:
- Cloro sérico: 98 a 107mmol/L.
- Cloro urinário: 110 a 250mEq/L (urina de 24 horas).

O potássio é o principal cátion intracelular, com concentração de 150mEq/L, enquanto no nível sérico encontra-se em torno de 4mEq/L.

Na urina ou no soro, sua aplicação está relacionada com os níveis de aldosterona, a reabsorção de sódio e o equilíbrio ácido-básico.

Valores de referência do potássio sérico: 3,5 a 5,1mmol/L.

A avaliação do potássio na urina contribui para a investigação das alterações de potássio sérico. Perdas aumentadas de potássio urinário podem ser encontradas em caso de hiperaldosteronismo primário, hiperplasia suprarrenal congênita, tumores secretores de renina, síndrome de Cushing e hipertensão renovascular. Na avaliação da hipocalcemia, a dosagem de potássio urinário contribui para separar as perdas renais das não renais.

Valores de referências do potássio na urina de 24 horas: 25 a 125mEq/24 horas.[1,10,31]

CONSIDERAÇÕES FINAIS

Nutracêuticos constituem quaisquer substâncias consideradas alimento ou parte de alimento que possam proporcionar benefícios à saúde no sentido de prevenção e tratamento das doenças.

O conhecimento nutrológico é vasto, sendo necessário que o médico enfoque os nutrientes em todos os seus aspectos para poder fazer prescrições adequadas com o objetivo de assegurar dietas saudáveis.

Referências

1. Mahan LK, Escott-Stump S, Raymond JL. Kause: Alimentos, nutrição e dietoterapia. Rio de Janeiro: Elsevier, 2010.
2. Souza WA, Vilas Boas OMGC. A deficiência de vitamina A no Brasil: um panorama. Rev Panam Salud Pública. Pan Am J Public Health 2002; 12(3):173-9.
3. West Jr KP. Vitamin A deficiency disorders in children and women. Food Nutr Bull 2003; 24(4):S78-90.
4. Pedroso ERP, Oliveira RG. Blackbook clínica médica. Belo Horizonte: BlackBook Editora, 2007.

5. Premaor MO, Furlanetto TW. Hipovitaminose D em adultos: entendendo melhor a apresentação de uma velha doença. Arq Bras Endocrinol Metab 2006; 50:25-37.
6. Lehmann B, Querins K, Reichrath J. Vitamin D and skin: new aspects for dermatology. Exp Dermatol 2004; 13(4):11-5.
7. Clarke MW, Burnett JR, Croft KD. Vitamin E in human health and disease. Crit Rev Clin Lab Sci 2008; 45(5):417-50.
8. Friedrich MJ. To E or not to E. Vitamin E's role in health and disease is the question. JAMA 2008; 11(292):671-3.
9. Kenaki M, Hosoi T, Ouchi Y, Orimo H. Pleiotropic actions of vitamin K: protector of bone and beyond? Nutrition. 2006; 22: 845-52.
10. Mattos AP, Kochi C, Figueiredo Filho PP, Welfort VRS. Carências de micronutrientes. In: Lopez FA, Campos Jr D. Tratado de pediatria. Barueri: Manole, 2007:1503-6.
11. Bartheleny H, Chouvet B, Cambazard F. Skin and mucosal manifestations in vitamin deficiency. J Am Acad Dermatol 1986; 15:1263-74.
12. Karthikeyan K, Thappa DM. Pellagra and skin. Int J Dermatol 2002; 41:476-81.
13. Hegyi J, Schwartz RA, Hegyi V. Pellagra dermatitis, dementia and diarrhea. Int J Dermatol 2004; 43:1-5.
14. Coburn SP, Slominski A, Mahuren JD, Wortsman J, Hassle L, Millan JL. Cutaneous metabolism of vitamin B6. J Invest Dermatol 2003; 120:229-300.
15. Fujimoto W, Inaoki M, Fukui T, Inoue Y, Kuhara T. Biotin deficiency in na infant fed with aminoacid formula. J Dermatol 2005; 32:256-61.
16. Seymons K, De Moor A, De Raeve H, Lambert J. Dermatologic sign of biotin deficiency leading to the diagnosis of multiple carboxylase deficiency. Pediatr Dermatol 2004; 21(3): 231-5.
17. Navarro PC, Guerra A, Alvarez JG, Ortiz FJ. Cutaneous and neurologic manifestations of biotinidase deficiency. Int J Dermatol 2.000; 39:363-82.
18. Cohn B. Sunlight, skin color, and folic acid. J Am Acad Dermatol 2002; 46:317-8.
19. Kannan R, Ming MJ. Cutaneous lesions and vitamin B12 deficiency. Can Fam Physician 2008; 54:529-32.
20. Simsek OP, Gonç N, Gumruk F, Cetin M. A child with vitamin B12 deficiency presenting with pancytopenia and hyperpigmentation. J Pediatr Hematol Oncol 2004; 26(12):834-6.
21. Niiyama S, Mukai H. Reversible cutaneous hyperpigmentation and nails with white hair due to vitamina B12 deficiency. Eur J Dermatol 2007; 17(6):551-2.
22. Burk CJ, Molodow R. Infantile scurvy. Am J Clin Dermatol 2007; 8(2):103-6.
23. Nguyen RTD, Cowley DM, Muir JB. Scurvy: a cutaneous clinical diagnosis. Australas J Dermatol 2003; 44:48-51.
24. Bruera A. Nutracêuticos. In: Costa, A. Tratado internacional de cosmecêuticos. Rio de Janeiro: Guanabara Koogan, 2012.
25. Kennedy D, Wightman E, Reay J et al. Effects of revesteratol on cerebral blood flow variables and cognitive performance in humans: a double-blind, placebo-controlled, crossover investigation. Am J Clin Nutr 2010; 91:1590-7.
26. Pop E, Fischer L, Coan A, Gitzinger M, Nakamura J, Zeisel S. Effects of a high dose of soy isoflavones on DNA damage apoptosis and estrogenic outcomes in healthy, postmenopausal women – a place I clinical trial. Menopause 2008; 15:684-92.
27. Middelkamp-Hup MA, Pathak MA, Parrado C et al. Orally administrated polypodium leucotomos extract decreases psoralen UVA-induced phototoxicity, pigmentation and damage of human skin. J Am Acad Dermatol 2004; 50:41-9.
28. Bhagan H, Chopra R. Coenzyme Q10: absorption, tissue uptake, metabolism and pharmacokinetics. Free Radic Res 2006; 40:445-53.
29. Ziboh V, Miller C, Cho Y. Metabolism of polyunsaturated fatty acids by skin epidermal enzymes: generation anti-inflammatory and antiproliferative metabolites. Am J Clin Nutr 2000; 71:3615-65.
30. Trost LB, Bergfield WF, Calogeras E. The diagnosis and treatment of iron deficiency and its potential relationship to hair loss. J Am Acad Dermatol 2006; 54:824-44.
31. Cerqueira CMM, Cerqueira MC. Manual de exames. Belo Horizonte: Laboratório São Marcos, 2012.
32. Maverakis E, Fung MA, Lynch PJ et al. Acrodermatitis enteropathica and an overview of zinc metabolism. J Am Acad Dermatol 2007; 56:116-24.
33. Kanekura T, Yotsumoto S, Maeno N et al. Selenium deficiency: report of a case. Clin Dermatol 2005; 30:346-8.

66

Vitamina D: Mitos e Verdades

Tatiana Amora Cruz

A vitamina D é um micronutriente cuja biodisponibilidade é essencial aos processos metabólicos e fisiológicos normais do organismo.

FISIOLOGIA

Considerada um pró-hormônio, a vitamina D pode ser obtida de duas maneiras: pela dieta ou pela síntese na pele através da radiação ultravioleta no espectro ultravioleta de 290 a 320nm, a partir de seu precursor 7-deidrocolesterol, que é a provitamina D_3. Então, sofre a isomerização para vitamina D_3, que corresponde ao colecalciferol e entra nos capilares dérmicos.

A vitamina D_2 (ergocalciferol) é obtida por meio da dieta e, juntamente com o colecalciferol, sofre hidroxilação no fígado, sendo transformada em 25-hidroxivitamina D. Esta molécula vai até os rins, onde se hidroxila novamente para formar a vitamina D madura, que é a 1,25-hidroxivitamina D ou calcitriol.[1]

FUNÇÕES

A vitamina D participa, juntamente com os hormônios da paratireoide e a calcitonina, na regulação do metabolismo do cálcio e do fósforo, mantendo níveis séricos adequados desses elementos para a formação dos ossos.

O calcitriol aumenta a absorção de cálcio e fosfato no intestino, aumenta a reabsorção de cálcio e fosfato no osso e atua sobre o rim, de modo a diminuir a perda de cálcio na urina.

No osso, o paratormônio (PTH), isolado ou associado ao calcitriol, ao estrógeno ou a ambos, mobiliza cálcio e fósforo do osso para manter as concentrações sanguíneas normais. No rim, o calcitriol aumenta a reabsorção tubular renal de cálcio e fosfato. A calcitonina, segregada pela tireoide, opõe-se à atividade do calcitriol e do PTH, suprimindo a mobilização óssea e aumentando a excreção renal de cálcio e fosfato.[2]

A vitamina D age como modulador do sistema imune, prevenindo a expressão excessiva de citocinas inflamatórias e aumentando a capacidade oxidativa dos macrófagos.[3]

A PELE E A SÍNTESE DE VITAMINA D

A vitamina D_3 é formada nas camadas de Malpighi e basal da epiderme a partir de seu precursor 7-diidrocolesterol. É necessária a presença da radiação ultravioleta B para que 15% da pré-vitamina D_3 se converta em vitamina ativa.

O nível da pré-vitamina D_3 não é afetado pela quantidade de melanina presente na pele, mas pela dose da radiação que penetra a pele. As pessoas negras têm necessidade de mais exposição solar do que as brancas para produção do mesmo nível da vitamina D_3.[4]

A quantidade de radiação ultravioleta para manter níveis adequados de vitamina D é mínima.[5,6]

MENSURAÇÃO DA VITAMINA D SÉRICA

A 25-OH-vitamina D é a medida preconizada para avaliação da carência nutricional de vitamina D. Valores diminuídos estão associados a insuficiência dietética de vitamina D, doença hepática, má absorção, absorção, exposição solar inadequada e síndrome nefrótica. Por estar relacionada com o metabolismo ósseo, a insuficiência de vitamina D pode causar aumento de paratormônio (hiperparatireoidismo secundário) e desmineralização óssea. Valores aumentados são associados à intoxicação por vitamina D, quando também se pode encontrar hipercalcemia.

Pode apresentar-se em baixas concentrações, mas dentro dos valores de referência, nos quadros de obesidade, sarcoidose, calcinose tumoral hiperfosfatêmica, tuberculose, hiperparatireoidismo primário e no raquitismo tipo II vitamina D-dependente.

Os valores de referência são:[7]

- **Deficiência:** < 10ng/mL.
- **Insuficiência:** 10 a 29,9ng/mL.
- **Suficiência:** 30 a 100ng/mL.
- **Elevado:** > 100ng/mL.

O PTH, um hormônio polipeptídico segregado pelas paratireoides, atua na regulação da concentração de cálcio plasmático e no metabolismo ósseo. O PTH pode sofrer alteração nos distúrbios de vitamina D. A elevação do PTH constitui biomarcador que reflete baixos níveis fisiológicos de vitamina D. A deficiência deve ser definida como concentração sérica < 32ng/mL (80nmol/L). Os valores de referência do PTH estão entre 7 e 53ng/mL

FONTES DE VITAMINA D

A principal fonte de vitamina D é a pele. Acredita-se que a exposição breve e casual da face, braços e mãos à luz equivalha a cerca de 5μg (200UI) de vitamina D e que exposições prolongadas com eritema aumentem as concentrações plasmáticas de 25-OH-vitamina D tanto quanto a ingestão a longo prazo de 250μg (10.000UI) de vitamina D diariamente.[8,9]

A penetração da luz ultravioleta depende da quantidade de melanina na pele, do tipo de roupas e do bloqueio dos raios solares por meio de fotoproterores.

A exposição de face, mãos, braços ou pernas aos raios solares por 5 a 10 minutos, duas a três vezes por semana, é suficiente para fornecer níveis adequados de vitamina D.[10]

Quanto mais claro o tom da pele, menor o tempo necessário de exposição aos raios ultravioleta B (UVB).

As fontes naturais de vitamina D são produtos de origem animal, como óleo de fígado de peixe e os peixes de água salgada, tais como sardinha, arenque, salmão e a sarda.

Ovos, carne, leite e manteiga contêm vitamina D em pequena quantidade.

O leite materno e o leite de vaca são fontes pobres de vitamina D.

A deficiência de vitamina D na infância leva ao raquitismo em virtude da deficiência na mineralização da placa de crescimento endocondral dos ossos longos, com prejuízo à osteogênese normal.

O raquitismo não consiste apenas na privação da vitamina D, mas também na deficiência de cálcio e fósforo.[11] Na vida adulta, leva a osteomalacia, que é o defeito de mineralização óssea fora da placa de crescimento.[12] A osteomalacia é confundida com a osteoporose, que consiste na diminuição da massa óssea associada ao envelhecimento e constitui doença multifatorial, a qual envolve o metabolismo e a função prejudicados de vitamina D, associados a baixas concentrações de estrógeno. Suplementos de cálcio e vitamina D são insuficientes no tratamento ou prevenção da osteoporose, sendo necessária a reposição de estrógenos.[13]

A vitamina D exerce ainda ações biológicas que continuam obscuras, como reguladora e moduladora nas doenças autoimunes, doenças cardiovasculares, síndrome metabólica e na capacidade cognitiva dos indivíduos.[14,15]

CONSIDERAÇÕES FINAIS

Essencial para a função fisiológica normal do organismo, a vitamina D é conhecida como vitamina da luz solar, pois a exposição solar normal é suficiente para a maioria das pessoas produzirem sua própria vitamina D através da pele.

Ademais, existem muitos mitos e verdades em relação à vitamina D.

Referências

1. Oumeish YO, Oumeishs I. Nutritional skin problems in children. Clin Dermatol 2003; 21:260-3.
2. Brown AJ et al. Differential effects of 19-nor-1,25-dihydroxyvitamin D2 and 1,25-dihydroxyvitamin D3 on intestinal calcium and phosphate transport. J Lab Clin Med 2002; 139:279.
3. Maggini S, Wintergerst ES, Beveridge S, Horning DH. Selected vitamins and trace elements support immune function by strengthening epithelial barriers and cellular and humoral immune responses. Br J Nutr 2007; 98(1):S 29-35.
4. Archer CB. Functions of the skin. In: Rook A, Wilsinson DS, Ebling FJC, Champion RH, Burton JL. Textbook of dermatology. 5. ed. Oxford: Blackwell, 1992:125-55.
5. Marks R, Foley PA, Jolley D, Knight KR, Harrison J, Thompson SC. The effect or regular sunscreen use on vitamin D levels in an Australian population. Results of randomized controlled trial. Arch Dermatol 1995; 131:115-21.
6. Moloney FJ, Collins S, Murphy GM. Sunscreens: safety, efficacy and appropriate use. Am J Clin Dermatol 2002; 3(3):185-91.
7. Manual de exames de laboratório. Belo Horizonte: São Marcos, 2013.
8. Haddad J. Vitamina D: solar rays, the milk way, or both? N Engl J Med 1992; 326:1213.
9. Hatchcock JN et al. Risk assessment for vitamin D. Am J Clin Nutr 2007; 85:86.

10. Holick MF. Sunlight and vitamin D for bore health and prevention of autoimmune diseases, cancers and cardiovascular disease. Am J Clin Nutr 2004; 80(6):1678.
11. Mahan LK, Escott-Stump S, Krause M. Alimentos, nutrição e dietoterapia. Rio de Janeiro: Elsevier, 2010.
12. Premaor MO, Furlkanetto TW. Hipovitaminose D em adultos: entendendo melhor a apresentação de uma velha doença. Arq Bras Endocrinol Metab 2006; 50:25-37.
13. Delmas PD. Treatment of postmenopausal osteoporosis. Lancet 2002; 359:2018.
14. Dorini A, Penna G. Control of autoimmune diseases by the vitamin D endocrine system. Nat Clin Pract Rheumatol 2008; 4:404-12.
15. Cutolo M, Otsa K. Review: vitamin D, immunity and lupus. Lupus 2008; 17:6-10.

67

O Significado da Obesidade e da Imagem Corporal no Estilo de Vida

José Otávio Penido Fonseca
Fernanda Lyon Freire

O termo obesidade refere-se a uma doença crônica, multifatorial, caracterizada pelo excesso de tecido adiposo no corpo. Difere do termo sobrepeso, que pode ser definido como peso corpóreo aumentado em relação ao peso ideal. Operacionalmente, ambos podem ser definidos, em termos de índice de massa corporal.

Fórmula para o cálculo do índice de massa corporal (IMC):

IMC = peso (kg)/quadrado da estatura (m)

O IMC é a forma mais prática para avaliação do grau de excesso de peso. É calculado a partir da altura e do peso com a fórmula apresentada. São considerados com sobrepeso, indivíduos com IMC > 25kg/m^2 e < 30kg/m^2 enquanto indivíduos com IMC ≥ 30kg/m^2 são considerados obesos. O grau I de obesidade engloba indivíduos com IMC entre 30 e 34,9kg/m^2. Denomina-se obesidade grau II o IMC entre 35 e 39,9kg/m^2 e grau III o IMC ≥ 40 kg/m^2.

Um novo IMC foi desenvolvido por Nick Trefethen, matemático da Universidade de Oxford. Esse novo cálculo demonstra que há uma distorção na avaliação do peso, que não correlaciona de maneira precisa o ganho de peso com o aumento da estatura, registrando um resultado excessivo para pessoas com maior estatura e pequeno demais para pessoas de menor estatura, e propõe como ajuste a seguinte equação:

1,3 × peso (em kg)/altura (em m) elevado a 2,5.

Mantendo a mesma categorização de obesidade e peso, pode haver uma alteração na classificação. Todavia, o IMC tradicional continua sendo a fórmula mais empregada na prática clínica.

Todos os pacientes adultos devem ser rastreados para sobrepeso e obesidade mediante a medição do IMC e da circunferência abdominal. A medida do perímetro abdominal é desnecessária em pacientes com IMC ≥ 35kg/m^2. Indivíduos com IMC ≥ 25kg/m^2 ou com perímetro abdominal > 88cm (mulheres) ou 102cm (homens) devem ser submetidos a uma avaliação mais aprofundada dos fatores de risco cardiovasculares e comorbidades, avaliando-se, além do IMC e da circunferência abdominal, os níveis de pressão arterial, triglicerídeos, colesterol total e frações e glicemia em jejum. Deve-se interrogar sobre sintomas da síndrome de apneia e hipopneia obstrutiva do sono e uso de medicações associadas ao aumento de peso, bem como investigar outros fatores etiológicos.

Além do IMC, a circunferência do braço, as pregas cutâneas, a circunferência da cintura, e a razão cintura-quadril também são utilizadas para mensuração do estado nutricional. A bioimpedância baseia-se na condutividade elétrica para medir o cálculo de massa magra e gordura, e percentuais de água, além de questionários retrospectivos e prospectivos sobre a ingestão de alimentos e bebidas por 24 horas, são também utilizados no controle da obesidade.

A prevenção da obesidade passa pela conscientização da importância da atividade física e da alimentação adequada.

EPIDEMIOLOGIA

Há aumento significativo da prevalência de obesidade em diversas populações do mundo, incluindo o Brasil.

Nos EUA mais de 33% dos adultos são obesos, e 64% dos americanos têm sobrepeso. Os brasileiros consomem em excesso carne gordurosa, leite integral, refrigerantes, salgadinhos e doces, comendo poucas frutas e verduras, além de não praticarem atividades físicas regularmente. Um importante trabalho realizado pelo Ministério da Saúde – Vigilância de fatores de risco e proteção para doenças crônicas por inquérito telefônico (VIGITEL) – demonstra que a obesidade no Brasil aumenta a cada ano, em ambos os sexos, sendo o sobrepeso maior entre os homens (52,6%) do que entre as mulheres (44,7%).

ETIOLOGIA

A etiologia da obesidade é complexa e multifatorial, resultando da interação de genes, ambiente, estilos de vida e fatores emocionais. Entre as várias etiologias, dieta e estilo de vida são os mais importantes. Um estilo de vida sedentário reduz o gasto de energia e promove o ganho de peso. O excesso de ingestão de calorias de qualquer fonte aumenta o aporte de energia e também promove o ganho de peso. As dietas ricas em gorduras parcialmente hidrogenadas, carnes vermelhas ou processadas, carboidratos refinados e açúcar estão associadas a ganho de peso, enquanto a ingestão de vegetais, grãos integrais, iogurte, frutas e nozes não.

Alguns medicamentos podem causar ganho de peso, inclusive medicamentos psicoativos, agentes antiepilépticos, hipoglicemiantes e hormônios. Os fatores genéticos influenciam a obesidade de duas maneiras: em primeiro lugar, existem genes que são importantes no desenvolvimento da obesidade; em segundo lugar, há genes suscetíveis a fatores ambientais que agem para causar obesidade.

PATOGÊNESE

Três componentes primários no sistema neuroendócrino estão envolvidos com a obesidade: o sistema aferente, que envolve a leptina e outros sinais de saciedade e de apetite a curto prazo; a unidade de processamento do sistema nervoso central; e o sistema eferente, um complexo de apetite, saciedade, efetores autonômicos termogênicos que leva ao estoque energético. O balanço energético pode ser alterado por aumento do consumo calórico, pela diminuição do gasto energético, ou por ambos. O aumento do consumo calórico pode ser avaliado a partir dos hábitos alimentares, usando diários alimentares ou listas de checagem de alimentos, mas a interpretação das informações precisa ser cuidadosamente analisada devido a uma subestimação regular. O gasto energético diário é determinado pela taxa metabólica basal (60% a 70%), pelo efeito térmico dos alimentos (10%) e pelo gasto de energia com

atividade física. A atividade física é o mais importante componente variável, representando cerca de 20% a 30% do gasto energético total em adultos.

A obesidade está associada a excesso significativo de morbidade e mortalidade. As estimativas para a mortalidade associada à obesidade anual são extremamente variáveis.

Obesidade e aumento da gordura central estão associados a aumento da morbidade, incluindo hipertensão, diabetes melito, hipertrigliceridemia, hipercolesterolemia, doenças cardíacas e derrame, apneia do sono, entre muitos outros.

TRATAMENTO

O tratamento da obesidade é complexo e multidisciplinar. Não existe nenhum tratamento farmacológico a longo prazo que não envolva mudanças no estilo de vida. Fatores importantes no controle da obesidade são a imagem corporal, a vaidade e a disposição de cuidar do corpo. Sem o desejo do paciente de melhorar a imagem e a saúde, o tratamento se torna impossível.

Há várias opções de tratamento para a obesidade e o sobrepeso. A escolha do tratamento deve ser baseada na gravidade do problema e na presença de complicações associadas. O sucesso a longo prazo depende de uma constante vigilância na adequação do nível de atividade física e de ingestão de alimento, além de outros fatores, como apoio social e familiar e automonitorização. A obesidade é uma doença crônica que tende a recorrer após a perda de peso, e pessoas obesas devem ter contato e contar com o apoio a longo prazo dos profissionais de saúde.

Todos os pacientes com sobrepeso (IMC $\geq 25kg/m^2$) ou obesidade (IMC $\geq 30kg/m^2$) devem receber aconselhamento sobre dieta, estilo de vida e metas para o controle de peso.

Os profissionais da área da saúde consideram as necessidades energéticas em função do metabolismo das proteínas, carboidratos, termorregulação, aminoácidos, além do gasto energético em diferentes idades, e entendem da fisiologia do metabolismo, do olfato, da degustação, do sistema sensitivo e da atividade reflexa, levando em conta as atividades diárias do paciente. As gorduras representam de 20% a 25% e os carboidratos de 60% a 70% das calorias totais, sendo a necessidade de proteína de 1g/kg de peso. É preciso ajustar a ingestão de alimentos durante a gravidez, a amamentação, a adolescência e às alterações emocionais e do meio ambiente. A prescrição de dietas inadequadas à história de vida do paciente, seu contexto emocional e sua inserção social, sociolaboral e familiar é um equívoco frequente, tendo como resultado a ineficiência e o abandono do tratamento.

Para os indivíduos com IMC > 30kg/m^2 ou entre 27 e 29,9kg/m^2 com comorbidades e que não conseguiram atingir as metas de perda de peso por meio de dieta e exercício, terapia farmacológica pode ser associada à dieta e aos exercícios. No Brasil, atualmente, há cinco medicamentos registrados para o tratamento da obesidade: anfepramona (dietilpropiona), femproporex, mazindol, sibutramina e orlistat. O orlistat deve ser considerado a primeira linha de terapia farmacológica em virtude de seu excelente perfil de segurança cardiovascular e efeitos benéficos sobre as concentrações de colesterol LDL. Nos casos de pacientes com IMC ≥ 40kg/m^2 que não conseguiram perder peso com dieta, exercício e terapia medicamentosa, pode-se considerar a cirurgia bariátrica. Indivíduos com IMC > 35kg/m^2 com comorbidades relacionadas com a obesidade (hipertensão arterial, intolerância à glicose, diabetes melito, dislipidemia, apneia do sono) e que falharam com a tríade dieta-exercício--terapia medicamentosa também são potenciais candidatos à cirurgia, assumindo que os benefícios esperados superam os custos, os riscos e os efeitos colaterais do procedimento.

As cirurgias bariátricas estão contraindicadas em diversas situações, entre elas doenças cardíacas graves, coagulopatias graves, pacientes jovens, menores de 18 anos e com idade superior a 65 anos, depressão ou psicose e pacientes que abusam de substâncias ilícitas e de álcool. Uma revisão da literatura revela que a cirurgia gástrica em Y de Roux, técnica de Fobi-Capella, é uma das técnicas mais utilizadas. Podem ocorrer transtornos psicológicos, sendo necessários a avaliação e o acompanhamento psicológico de pacientes obesos no pré e no pós-operatório. Os pacientes com obesidade grau 4, com IMC entre 25 e 35kg/m^2, se beneficiam do tratamento cirúrgico, apresentando melhora dos níveis glicêmicos, redução ou eliminação da necessidade de insulina e melhora da hipertensão, da displidemia e da síndrome metabólica.

Referências

Cherao AAS, Navarro ES, Fortunato E, Martinez T. Visão geral sobre tratamento cirúrgico da obesidade: revisão da literatura. Centro Universitário São Camilo.

Fayh APT, Lopes AL, Silva AMV, Oliveira AR, Friedman R. Redução de 5% do peso inicial reduz resistência à insulina e inflamação, mas não melhora a função endotelial, em indivíduos obesos. Universidade Federal do Rio Grande do Norte.

Guedes EP, Carraro L, Godoy-Matos A, Lopes AC. Obesidade: etiologia. In: Projeto Diretrizes. 27 de setembro de 2005.

Katashima CK, Cintra DE, Pimentel GD et al. S-nitrosação de proteínas envolvidas nas vias de sinalização da insulina e leptina em hipotálamo de roedores obesos: um novo mecanismo na gênese da obesidade. Universidade Estadual de Campinas.

National Health and Nutrition Examination Study III, International Day of the Evaluation of Abdominal Obesity, Framingham Heart Study, Women's Heatlh Study, Health Follow-up Study, Behavioral Risk Factor Surveliinec System, The National Edpidemiologic Survey, American Cancer Prevention Study II, Papers. Acesso: 09/05/2013.

Santos LGD, Souza EA, Sousa APS, Garay LC. Relação entre idade e taxa metabólica de repouso em mulheres obesas praticantes de exercícios físicos.

Souza LR, Prá M, Damiani AP, Dajori ALF, Leffa DD, Andrade VM, Rezin GT. Avaliação de parâmetros de dano ao DNA no sangue de ratos adultos após administração de liraglutida. Universidade do Sul de Santa Catarina, S121.

Tratamento cirúrgico do diabetes em pacientes com IMC entre 25 e 35 kg/m^2.

Vecina JF, Calgarotto AK, Rocha MC et al. Chlorella vulgaris previne a mielossupressão observada em animais submetidos a diferentes períodos de dieta hiperlipídica. Universidade Estadual de Campinas.

XV Congresso Brasileiro de Obesidade e Síndrome Metabólica – 30 de maio a 01 de junho de 2013 – Curitiba-PR – Número 57, Suplemento 03 – Maio 2013. Universidade Federal do Rio de Janeiro et al.

68

Fitoterápicos em Nutrologia

Leonardo Oliveira Ferreira

A obesidade, nediez, ou pimelose (do grego *pimelē* = gordura e *ose* = processo mórbido), é uma doença crônica multifatorial (CID-10: E.66), na qual a reserva natural de gordura aumenta até o ponto em que passa a estar associada a certos problemas de saúde ou ao aumento da taxa de mortalidade.[1]

O peso dos brasileiros vem aumentando nos últimos anos. A constatação faz parte dos dados da Pesquisa de Orçamentos Familiares (POF) 2008-2009, realizada pelo IBGE em parceria com o Ministério da Saúde e divulgada em 2010. O trabalho revela que 49% da população adulta (> 20 anos) estão acima do peso, enquanto 14,8% dessa amostragem já se encontram obesos.[2]

Globalmente, um em cada três adultos no mundo têm excesso de peso e uma em cada dez pessoas é obesa. Para 2015, a Organização Mundial de Saúde (OMS) estima que o número de adultos obesos vai aumentar para 2,3 bilhões de pessoas – igual à soma da população da China, Europa e EUA. A descoberta de compostos bioativos de ervas é um caminho possível para controle da obesidade e para prevenção ou redução dos riscos de desenvolvimento de várias doenças relacionadas com a obesidade.[3]

Medicamentos obtidos a partir de plantas medicinais, os fitoterápicos, são obtidos mediante o emprego exclusivo de derivados de droga vegetal (extrato, tintura, óleo, cera, exsudato, suco e outros). Os fitoterápicos, assim como todos os medicamentos, devem oferecer garantia de qualidade, ter efeitos terapêuticos comprovados, composição padronizada e segurança de uso para a população. A eficácia e a segurança devem ser validadas por meio de levantamentos etnofarmacológicos, documentações tecnocientíficas em bibliografia e/ou publicações indexadas e/ou estudos farmacológicos e toxicológicos pré-clínicos.[4]

A crescente demanda do público para a medicina alternativa, o interesse global observado pelos fitoterápicos e ervas terapêuticas, o aumento do custo dos medicamentos convencionais e uma "perda de fé" na medicina ocidental têm levado a um rápido aumento no uso de suplementos de ervas e terapias ainda não regulamentados. Estima-se que 80% da população mundial se utilizem de plantas medicinais, principalmente fora dos EUA. A FDA descreve suplementos dietéticos como um produto tomado por via oral que contém um "ingrediente dietético" destinado a complementar a dieta. A maioria desses produtos não foi rigorosamente avaliada por meio de estudos controlados por placebo, cegos e randomizados.[5]

Por isso, é preciso que o médico esteja atento aos princípios básicos da prescrição de fitoterápicos, como verificar comprovação científica e legislação, evitar formulações extensas e respeitar doses e horários.[6]

Neste capítulo, será discutido o uso de alguns agentes coadjuvantes no tratamento da obesidade, como fitoterápicos do tipo anorexígenos, termogênicos, reguladores enzimáticos, fibras, mucilagens, algas e diuréticos.

Com a Resolução RDC 52, de 10 de outubro de 2011, houve importantes mudanças na prescrição de anorexígenos para o tratamento da obesidade no país. As substâncias anfepramona cloridrato, fenproporex e mazindol, classificadas como anorexígenas, e medicamentos que as contenham tiveram proibida sua aquisição, distribuição, fabricação, manipulação e dispensação após 9 de dezembro de 2011; o uso da substância sibutramina só pode ser prescrito em doses diárias inferiores a 15mg/dia, sendo obrigado o uso do termo de responsabilidade, que deverá ser preenchido pelo médico, pelo paciente e pela farmácia. O medicamento deve ser utilizado em pacientes obesos com índice de massa corporal (IMC) $\geq$ 30kg/m^2 em um prazo máximo de 2 anos, e o uso deve ser acompanhado por um programa de reeducação alimentar e atividade física.[7]

A obesidade é reconhecida como um problema social associado a sérios riscos de saúde e aumento da mortalidade. Inúmeros estudos têm sido realizados para o encontro e o desenvolvimento de novas substâncias antiobesidade por meio de fontes de ervas, de modo a minimizar reações adversas associadas aos atuais medicamentos antiobesidade. A utilização de produtos naturais pela medicina tem sido documentada por centenas de anos em vários sistemas tradicionais de medicamentos em todo o mundo.[8]

FITOTERÁPICOS ANTIOBESIDADE

- Anorexígenos.
- Termogênicos.
- Reguladores enzimáticos.

Fibras, mucilagens e algas

- *Garcinia cambogia.*
- *Gymnema sylvestre.*
- *Pinus koraiensis.*

Garcinia cambogia

Sua substância ativa é o ácido hidroxicítrico, que tem como função inibir a citrato liase, tornando possível acelerar a gliconeogênese, promovendo um efeito termogênico e, consequentemente, reduzindo a síntese lipídica, aumentando a saciedade e reduzindo a formação de corpos cetônicos.[9]

- **Posologia:** 300 a 1.500mg/dia.

Gymnema sylvestre

Sua substância ativa é o ácido gimnêmico. Atua no organismo diminuindo o apetite e a compulsão por doces – gurmarinas. Promove redução dos níveis de glicose plasmática, ao aumentar a atividade da insulina. Exerce atividade regenerativa das células beta no pâncreas.[10]

- **Posologia:** 250 a 1.200mg/dia.

Pinus koraiensis

Sua substância ativa é o ácido pinolênico – ômega 6. A hiperlipidemia é um fator importante na indução da síndrome metabólica, como obesidade, diabetes e doenças cardiovasculares. Recentemente, alguns agentes anti-

-hiperlipêmicos de medicamentos fitoterápicos têm sido o centro das atenções no campo da ciência médica. As folhas de *Pinus koraiensis* (EOPK – *essential oil of Pinus koraiensis*) têm sido usadas como um remédio popular para doenças cardíacas. A reação em cadeia da polimerase de transcrição reversa (RT-PCR) demonstrou que EOPK inibe significativamente o nível de ACAT (*acyl coenzyme A: cholesterol acyl transferase*) 1 e 2 e reduz a lipoproteína de baixa densidade (LDL) e a atividade de oxidação. Globalmente, os resultados sugerem que EOPK pode ser um potente agente farmacêutico para prevenção e tratamento de hiperlipidemia.[11]

- **Posologia:** 500mg a 5g/dia, 1 hora antes das refeições.

Termogênicos

Fazem parte desse grupo os seguintes extratos:
- *Citrus aurantium.*
- *Coleus forskolii.*
- *Ilex paraguariensis.*
- *Camellia sinensis.*

Citrus aurantium

Obtido da laranja-amarga, acelera o metabolismo, promove maior gasto de calorias e queima os estoques de gordura. O *Citrus aurantium* L. (CAL) produz muitos compostos, como os flavonoides, limonoides e polifenóis. Os principais flavonoides isolados de CAL incluem hesperidina, naringenina e nobiletin, os quais têm sido usados para o tratamento de doenças cardiovasculares. Além disso, outros estudos demonstraram que os extratos de *Citrus aurantium* promovem atividade lipolítica em adipócitos humanos e têm sido usados para reduzir a massa corporal de gordura em obesos. No entanto, os efeitos do *Citrus aurantium* na adipogênese ainda não estão completamente compreendidos.[12]

O *Citrus aurantium* contém aminas adrenérgicas (sinefrina e tiramina). Sua ação seletiva não causa efeitos colaterais no sistema cardiovascular. Atua de maneira específica em receptores beta-3-adrenérgicos (sítios específicos reguladores da perda de gordura), promovendo ativação da lipólise e aumento do desempenho físico.[13]

- **Posologia:** 500mg, duas vezes ao dia (o extrato é padronizado para conter 6,0% de sinefrina).

Coleus forskolii

Seu principal modo de ação consiste em aumentar o monofosfato cíclico de adenosina (AMP cíclico ou cAMP) e suas funções mediadas, mediante a ativação da enzima adenilato ciclase. A forscolina demonstrou aumentar a formação de cAMP em todas as células eucarióticas, exceto esperma, sem ativação hormonal da adenilato ciclase. A potencialização do cAMP pela *Coleus forskolii* inibe a degranulação dos basófilos e mastócitos e a liberação de histamina, reduz a pressão arterial e a pressão intraocular, inibe a agregação plaquetária, a vasodilatação, a broncodilatação e a secreção do hormônio da tireoide e estimula a lipólise em células de gordura.[14]

Trata-se de um agonista da adenilato ciclase. Promove elevação do AMPc intracelular, induzindo a lipólise. Além disso, estimula diferenciação de queratinócitos, modula a produção de melanina e promove a vasodilatação.[15]
- **Posologia:** 100 a 900mg/dia.

Ilex paraguariensis

O *Ilex paraguariensis* (erva-mate) é uma árvore da família das aquifoliáceas, originária da região subtropical da América do Sul e presente no Sul, e Centro-Oeste (Mato Grosso do Sul) do Brasil, Norte da Argentina, Paraguai e Uruguai. O *Ilex paraguariensis* tem sido tradicionalmente usado em vários países da América do Sul para o preparo de bebidas como o com efeitos estimulantes sobre o sistema nervoso central e o apetite. Nos últimos anos, no entanto, tem sido recomendado como remédio supressor do apetite e utilizado no tratamento coadjuvante do emagrecimento.[16]

Contém em sua composição metilxantinas, flavonoides, polifenóis, saponina e outros compostos aromáticos. Contribui para a termogênese ao aumentar a expressão de UCP e a fosforilação de AMPk. Reduz os níveis de colesterol e triglicerídeos e melhora o desempenho da insulina ao inibir o fator de necrose tumoral alfa (TNF-α) hepática.[17]
- **Posologia:** 100 a 200mg/dia.

Camellia sinensis

O chá-verde é o extrato seco da planta *Camellia sinensis*. Por ser rico em compostos polifenólicos, como os flavonoides, o uso do chá-verde é sugerido como potencial candidato para o tratamento de obesidade, estresse, depressão, doença de Parkinson e outros distúrbios, uma vez que a serotonina tem papel importante na fisiopatologia desses transtornos. O uso do chá-verde em ratos demonstrou efeitos ansiolíticos.[18]

Um efeito benéfico do chá-verde pode ser demonstrado com a redução significativa do colesterol total e de LDL quando usado corretamente durante 8 semanas.[19]

Preparações de chá-verde parecem induzir pequena perda de peso, estatisticamente pouco significativa, em adultos com sobrepeso ou obesos, não sendo clinicamente importante. O chá-verde não demonstrou nenhum efeito significativo sobre a manutenção da perda de peso.[20]

É preciso manter-se atento às quantidades prescritas de qualquer fitoterápico, especialmente o chá-verde, para evitar efeitos hepatotóxicos.[21]

- **Posologia:**
  - **Extrato seco:** 50 a 100mg/dia, de preferência pela manhã.
  - **Pó:** 250 a 500mg diários ou conforme orientação médica.

Reguladores enzimáticos
- *Phaseolus vulgaris.*
- *Cassia nomame.*
- *Irvingia gabonensis.*

Phaseolus vulgaris

Também conhecida como faseolamina, trata-se de uma glicoproteína derivada do feijão-branco, cuja ação biológica é a inibição da alfa-amilase salivar, duodenal e ileal. Reduz o aumento pós-prandial das concentrações plasmáticas de glicemia e insulina. Por este motivo, não é recomendada para indivíduos hipoglicêmicos e gestantes.[22]
- **Posologia:** 250 a 1.000mg/dia, imediatamente antes das duas principais refeições do dia.

Cassia nomame

Cassiolamina é o extrato do fruto da *Cassia nomame*. Por sua ação inibidora da lipase (diminui a absorção e a digestão da gordura), é indicada para auxiliar regimes de emagrecimento. Promove redução do colesterol sérico, da glicose e do ácido úrico.[23]
- **Posologia:** 200 a 600mg/dia.

Irvingia gabonensis

A *Irvingia gabonensis* consiste no extrato das sementes de uma árvore proveniente da África também conhecida pelo nome popular de *Wild mango*, *African mango* ou *Bush mango*.[24]

Reduz a atividade enzimática da glicerol-3-fosfato desidrogenase ao promover uma absorção gradual de açúcar alimentar. Promove o restabelecimento da sensibilidade à leptina e estimula a expressão de adiponectina.[25]
- **Posologia:** 150 a 500mg, duas vezes ao dia, meia hora antes de cada refeição, administrada com um copo de água.

Fibras e mucilagens
- *Amorphophallus konjac.*
- *Chlorella pyrenoidosa.*
- *Cyamopsis tetragonolobus.*
- *Fucus vesiculosus.*
- *Linum usitatissimum.*
- *Plantago psyllium.*
- *Spirulina maxima.*

Amorphophallus konjac

Gel viscoso que atua ao sequestrar os lipídios, tem ação sacietógena e laxativa.[26] Fora do país, é comercializado com o nome de Lipozene®.

- **Posologia:** 1.500 a 2.000mg (1 hora antes das principais refeições, com dois copos de água). Pode reduzir a absorção de medicamentos.[27]

Chlorella pyrenoidosa

A parede celular da alga unicelular *Chlorella* é composta de microfibras de celulose e por polímeros carotenoides. Contém em sua composição ácidos graxos essenciais, minerais e antioxidantes. Reduz a absorção de gordura e açúcar e aumenta a plenitude gástrica, melhorando o trânsito intestinal.[28]

- **Posologia:** 250mg, três a cinco vezes ao dia.

Cyamopsis tetragonolobus

A goma de guar, endosperma pulverizado das sementes da leguminosa *Cyamopsis tetragonolobus*, é um galactomanano que contém 2,5% a 4,5% de um componente proteico. Os dados apresentados para 11 amostras comerciais a granel mostram que os aminoácidos mais abundantes são glicina, ácido glutâmico, ácido aspártico, serina e alanina, mas que suas proporções relativas variam consideravelmente. As proporções dos outros aminoácidos (p. ex., histidina, isoleucina, fenilalanina, treonina, tirosina e valina) são notavelmente constantes.[29]

Quando ingerida com líquidos, proporciona sensação de plenitude gástrica, inibindo naturalmente a fome.[30]

- **Posologia:** 1.000 a 2.500mg/dia (1 hora antes das refeições, com dois copos de água).

Fucus vesiculosus

Fucus vesiculosus L., conhecida pelos nomes comuns de bodelha e fava-do-mar, é uma espécie de macroalga castanha (*Phaeophyta*) com distribuição natural nas costas das regiões temperadas e frias dos oceanos Pacífico e Atlântico, incluindo o oeste do Mar Báltico. Foi a partir de um extrato dessa alga que, em 1811, foi descoberto o elemento químico iodo, razão pela qual foi extensivamente usada em tratamentos para o bócio, uma hipertrofia da glândula tireoide relacionada com uma deficiência crônica metabólica em iodo. Apresenta propriedades laxativas devido à presença de mucilágenos e ácido algínico em sua composição.[31]

Tem sido indicada como coadjuvante no tratamento da obesidade relacionada com a deficiência de iodo e hipotireoidismo. Em virtude do conteúdo em iodo, supõe-se que estimule a glândula tireoide, aumentando o metabolismo basal. A sobredosagem pode levar a hipertireoidismo, taquicardia e hipertensão.[32]

Há relatos de interação medicamentosa entre a erva *F. vesiculosus* e a amiodarona em testes realizados em ratos, o que resultou em diminuição considerável da biodisponibilidade da amiodarona. Portanto, a eficácia terapêutica da amiodarona pode ser comprometida pela administração concomitante de ervas medicinais para emagrecimento e suplementos dietéticos que contêm *F. vesiculosus*, não sendo recomendado seu uso concomitante.[33]

- **Posologia:** 200 a 500mg/dia.

Linum usitatissimum

Representa o extrato seco extraído da linhaça. Os antioxidantes têm sido usados para atenuar a resposta inflamatória, a resistência à insulina e o desenvolvimento de diabetes. Um antioxidante promissor é a linhaça. O ingrediente ativo da semente de linhaça (lignana, secoisolariciresinol diglucoside [SDG]) tem efeitos antioxidantes significativos por inibição de cisões de DNA e peroxidação lipídica. A linhaça também tem efeitos anti-inflamatórios importantes. A suplementação de linhaça diminuiu significativamente no soro a presença de TNF-α, IL-1β, IL-6, proteína C reativa (PCR) e glicose com aumento da sensibilidade à insulina em humanos. Os estudos têm demonstrado que a adição de linhaça à dieta, na forma de óleo ou semente, diminui a inflamação, os danos oxidativos pulmonares, a peroxidação lipídica e a hiperinsulinemia em animais.[34]

A linhaça é segura e prontamente disponível para o consumo alimentar, agindo positivamente sobre os processos de inflamação, o controle glicêmico e o estresse oxidativo.[35]

- **Posologia:**
  - **Sementes recém-trituradas:** 20 a 30g/dia.
  - **Farinha:** 15 a 30g/dia.
  - **Óleo:** 1 a 10g/dia.

Plantago psyllium

O *psyllium* ou *psillium* é uma fibra solúvel em água derivada da casca de sementes maduras de *Plantago ovata*. Em um estudo duplo-cego, que incluiu pacientes com diabetes tipo 2 e IMC médio de 29, não houve mudanças significativas no peso corporal dos pacientes tratados com a fibra. Quanto à tolerância, os autores relataram ser excelente com o uso do *psillium*.[36]

Segundo a Anvisa, o *Plantago psyllium* auxilia a redução da absorção de gordura. Seu consumo deve estar associado a uma alimentação equilibrada e a hábitos de vida saudáveis; entretanto, para que sejam alcançados os resultados esperados, recomenda-se que a porção diária do produto pronto para consumo deva fornecer no mínimo 3g de *psillium*, se o alimento for sólido, ou 1,5g, se o alimento for líquido.[37]

- **Posologia:** 1.000 a 1.500mg/dia, diluídos em um copo cheio de água.

COADJUVANTES NO TRATAMENTO DA OBESIDADE

- Ansiolíticos e antidepressivos.
- Diuréticos.
- Laxativos.

Ansiolíticos e antidepressivos

- *Passiflora incarnata*.
- *Valeriana officinalis*.
- *Piper methysticum*.
- *Hipericum perforatum*.
- *Griffonia simplicifolia*.

Passiflora incarnata

Passiflora incarnata é uma erva popular usada tradicionalmente como sedativo, ansiolítico e indutor do sono. Vários experimentos controlados demonstraram aumento do sono em animais de laboratório, mas os ensaios clínicos em humanos são escassos.[38] Demonstra afinidade por receptores GABA-A (ácido gama-aminobutírico) sem ação miorrelaxante.[39]

- **Posologia:**
  - **Ansiedade:** 100mg, duas a três vezes ao dia.
  - **Insônia:** 200 a 500mg ao deitar.

Valeriana officinalis

O extrato da *Valeriana officinalis* L. é obtido a partir dos rizomas e raízes da planta. É um extrato amplamente utilizado para o tratamento de ansiedade e insônia, dois problemas de saúde mental comuns na população em geral e em ambientes de cuidados primários. Sua atividade sedativa foi atribuída ao extrato do ácido valerênico, sendo as substâncias geralmente utilizadas como um indicador de qualidade.[40]

Pode potencializar o efeito de outros depressores do SNC. Estudos em animais mostraram que a *Valeriana officinalis* exerce efeito adicional quando utilizada em combinação com barbitúricos, anestésicos ou benzodiazepínicos e outros fármacos depressores do SNC. O ácido valerênico aumentou o tempo de sono induzido pelo pentobarbital (intraperitoneal em camundongo), enquanto o extrato aquoso seco alcalino aumentou o tempo de sono com o tiopental (via oral em camundongo) e o extrato etanólico prolongou a anestesia promovida por tiopental (intraperitoneal em camundongo) em razão de sua afinidade pelos receptores barbitúricos.[41]

Em virtude da afinidade do extrato de *Valeriana officinalis* e valepotriatos pelos receptores de GABA e benzodiazepínicos (*in vitro*) e da diminuição nos efeitos causados pela retirada do diazepam por uma dose suficien-temente alta de valepotriatos (intraperitoneal em ratos), extratos de *Valeriana officinalis* contendo valepotriatos podem auxiliar a síndrome de abstinência pela retirada do uso do diazepam.[42]

- **Posologia:**
  - **Ansiedade:** 100 a 500mg/dia.
  - **Insônia:** 400 a 900mg ao deitar.

Piper methysticum

Kava é o nome dado pelos nativos das ilhas do Pacífico tanto ao arbusto da espécie *Piper methysticum* como à bebida psicoativa feita com o rizoma dessa planta. Trata-se de um medicamento à base de plantas que demonstrou capacidade de reduzir a ansiedade.[43]

Segundo a Anvisa, o medicamento está indicado para o tratamento da insônia e da ansiedade.[37] Funciona como um ansiolítico por atuar no sistema límbico e tem ação semelhante à dos antidepressivos inibidores da recaptação de serotonina e noradrenalina. Em doses elevadas, pode ser hepatotóxico. Os profissionais de saúde precisam estar cientes da possibilidade de hepatotoxicidade induzida por kava.

A toxicidade desses medicamentos alternativos enfatiza a importância de programas de vigilância e controle de qualidade na fabricação desses produtos. Os médicos devem estar conscientes do efeito tóxico potencial de produtos fitoterápicos e sempre perguntar sobre sua ingestão em casos de lesão hepática inexplicada.[44]

- **Posologia:**
  - **Ansiedade:** 200 a 400mg/dia.
  - **Insônia:** 250mg ao deitar.

Hypericum perforatum

O extrato de *Hypericum perforatum*, ou erva-de-são-joão, demonstrou ser mais eficaz do que o placebo no tratamento da depressão de leve e moderada[45] e tão eficaz quanto vários antidepressivos tricíclicos[46] ou fluoxetina.[47] Em pacientes com depressão grave, contudo, a eficácia do antidepressivo derivado do extrato de *Hypericum* é contestável.[48]

O extrato de *Hypericum perforatum* ganhou popularidade como uma alternativa aos antidepressivos sintéticos ou terapia comportamental no tratamento de formas leves a moderadas de transtornos depressivos.

No entanto, os resultados dos experimentos realizados com os extratos ou compostos puros nem sempre se assemelham às características do perfil bioquímico e farmacológico dos antidepressivos sintéticos. Por este motivo, seu uso deve ser analisado criteriosamente, de acordo com cada paciente, avaliando a relação custo-benefício de cada caso.[49]

Está indicado no tratamento da ansiedade, depressão leve e moderada, insônia em idosos, transtornos associados ao climatério, enurese, dispepsia e cólicas gastrointestinais. Interações medicamentosas: inibe os contraceptivos, imunossupressores, cardiotônicos e hipolipemiantes. Potencializa os antidepressivos e antiestrógenos.[50]

- **Posologia:** 300 a 900mg de extrato seco padronizado, divididos em três tomadas ao dia.

Griffonia simplicifolia

As sementes de *Griffonia simplicifolia Baill*, um arbusto tropical nativo da África Ocidental, são ricas em 5-hidróxi-L--triptofano (5-HTP), um precursor direto na síntese de serotonina (5-HT). Apesar da aplicação terapêutica moderna do extrato da semente de *Griffonia simplicifolia* nos transtornos do humor, nenhuma evidência científica foi fornecida até agora, mas resultados indicam que exerce um efeito do tipo ansiolítico em ratazanas e sugerem sua utilidade potencial no tratamento da ansiedade em seres humanos.[51]

- **Posologia:** 50 a 100mg, duas vezes ao dia.

Diuréticos

- *Cordia* sp.
- *Equisetum arvense*.
- *Hibiscus sabdariffa*.

Cordia ecalyculata Vell

O extrato fluido de *Cordia ecalyculata Vell*, planta medicinal conhecida vulgarmente por "chá-de-bugre" e "porangaba", tem o nome comercial de *Pholia Magra*. Trata-se de uma planta nativa do Brasil, pertencente à família das Boraginaceae.[52]

Entre os constituintes químicos presentes na *Cordia ecalyculata Vell*, destacam-se os alcaloides como a cafeína (ação estimulante no SNC e termogênica), a alantoína e o ácido alantoico (com propriedades cicatrizantes), os glicosídeos, como a consolidina, os taninos e os pigmentos, além de compostos inorgânicos, como o potássio.[53]

Cordia ecalyculata Vell é amplamente utilizada no Brasil nas preparações terapêuticas para grupos indígenas e a população em geral. Essa planta tem sido usada na medicina popular como tônico, diurético, anti-inflamatório, supressor do apetite, no tratamento de picadas de serpente e na perda de peso. Os resultados de um estudo realizado em ratos tornou possível inferir que os extratos de *Cordia ecalyculata* não tem atividade citotóxica ou genotóxica. Segundo esse mesmo estudo, os extratos não foram eficazes para o tratamento da obesidade.[54]

- **Posologia:** 200 a 500mg, duas vezes ao dia.

Equisetum arvense

Também conhecido como cavalinha, ou *horse tail*, sua composição é rica em potássio, equisetonina e flavonoides e promove atividade diurética, anticelulite e depurativa.

Contém um quarto de silício em sua composição, o qual estimula a síntese de colágeno, ossos, tendões, unhas, pelos, cartilagens e córneas.

Equisetum arvense tem sido muito utilizado na medicina tradicional para o tratamento de diferentes doenças, incluindo patologias ósseas. Como parece ter efeito negativo sobre a osteoclastogênese humana, pode ser cogitada sua utilidade no tratamento coadjuvante de regeneração óssea, por demonstrar ação benéfica em condições fisiopatológicas associadas ao aumento da atividade dos osteoclastos.[55]

- **Posologia:** 100 a 500mg/dia.

Hibiscus sabdariffa

Seus efeitos hipotensores são bem documentados, e recomenda-se sua utilização em indivíduos com dislipidemia associada à síndrome metabólica.[56]

Em ratos obesos, a administração de *Hibiscus sabdariffa* reduziu significativamente o ganho de peso e aumentou a ingestão de líquidos.[57]

- **Composição:**
  - Antocianidina, de ação vasodilatadora periférica e angioprotetora.
  - *Flavona gosipetina*, inibidor das angiotensinas I e II.
  - Inibidor do sistema nervoso simpático, de ação anti--hipertensiva.
  - Fitosterois, favonoides, de ação hipolipemiante.
  - **Posologia:** 100 a 300mg/dia.

Laxativos

- *Rhamnus purshiana*.
- *Cassia angustifolia*.

Rhamnus purshiana

Popularmente conhecida como cáscara sagrada (*Rhamnus purshiana*) a *Rhamnus purshiana* é uma planta utilizada, principalmente, na correção habitual da constipação intestinal. Usada como laxante, é comercialmente difundida no mercado brasileiro.[58] Contém em sua composição antraquinonas com a capacidade de gerar metabólitos irritantes e estimulantes do trato gastrointestinal, aumentando o tônus do intestino grosso.[59]

- **Posologia:** 50 a 100mg, uma ou duas vezes ao dia.

Cassia angustifolia

Popularmente conhecida como sene, a *Cassia angustifolia* pertence ao grupo dos glicosídeos antraquinônicos. Contém enzimas da flora intestinal que liberam gliconas, as quais irritam as terminações nervosas, aumentando a excreção de água e o peristaltismo intestinal.[60]

- **Posologia:** 100 a 1.000mg/dia.

Referências

1. Shils ME, Olson JA, Shike M, Ross AC. Tratado de nutrição moderna na saúde e na doença. 10. ed. São Paulo: Manole, 2009.
2. POF 2008-2009 – Desnutrição cai e peso das crianças brasileiras ultrapassa padrão internacional. Disponível em: http://www.anvisa.gov.br/medicamentos/fitoterapicos/definicao.htm. Acesso em: 05/05/2013.
3. Roh C, Jung U, Jo SK. Screening of anti-obesity agent from herbal mixtures. Molecules. 2012 Mar 23; 17(4):3630-8.
4. Medicamentos fitoterápicos: definição. Disponível em: http://www.anvisa.gov.br/medicamentos/fitoterapicos/definicao.htm. Acesso em: 05/05/2013.
5. Farnsworth NR, Akerele O, Bingel AS, Soejarto DD, Guo Z. Medicinal plants in therapy. Bull World Health Organ 1985; 63(6):965-81.
6. Resolução – RDC 48, de 16 de março de 2004. Disponível em: http://portal.saude.gov.br/portal/arquivos/pdf/rdc_48_16_03_04_registro_fitoterapicos%20.pdf. Acesso em: 05/05/2013.
7. Resolução – RDC 52, de 6 de outubro de 2011. Disponível em: http://www.anvisa.gov.br/hotsite/anorexigenos/pdf/RDC%2052-2011%20DOU%2010%20de%20outubro%20de%202011.pdf Acesso em: 05/05/2013.
8. Vasudeva N, Yadav N, Sharma SK. Natural products: a safest approach for obesity. Chin J Integr Med 2012; 18(6):473-80.
9. Márquez F, Babio N, Bulló M, Salas-Salvadó J. Evaluation of the safety and efficacy of hydroxycitric acid or Garcinia cambogia extracts in humans. Crit Rev Food Sci Nutr 2012; 52(7):585-94.
10. Sigoillot M, Brockhoff A, Meyerhof W, Briand L. Sweet-taste-suppressing compounds: current knowledge and perspectives of application. Appl Microbiol Biotechnol 2012; 96(3):619-30.
11. Kim JH, Lee HJ, Jeong SJ, Lee MH, Kim SH. Essential oil of Pinus koraiensis leaves exerts antihyperlipidemic effects via up-regulation of low-density lipoprotein receptor and inhibition of acyl-coenzyme A: cholesterol acyltransferase. Phytother Res 2012; 26(9):1314-9.
12. Kim GS, Park HJ, Woo JH et al. Citrus aurantium flavonoids inhibit adipogenesis through the Akt signaling pathway in 3T3-L1 cells. BMC Complement Altern Med 2012; 12:31.
13. Gougeon R, Harrigan K, Tremblay JF, Hedrei P, Lamarche M, Morais JA. Increase in the thermic effect of food in women by adrenergic amines extracted from citrus aurantium. Obes Res 2005; 13(7):1187-94.
14. Coleus forskohlii. Monograph. Altern Med Rev 2006; 11(1):47-51.
15. Henderson S, Magu B, Rasmussen C et al. Effects of Coleus forskohlii supplementation on body composition and hematological profiles in mildly overweight women. J Int Soc Sports Nutr 2005; 2:54-62.
16. Resende PE, Verza SG, Kaiser S, Gomes LF, Kucharski LC, Ortega GG. The activity of mate saponins (Ilex paraguariensis) in intra-abdominal and epididymal fat, and glucose oxidation in male Wistar rats. J Ethnopharmacol 2012; 144(3):735-40.
17. Arçari DP, Bartchewsky W, dos Santos TW et al. Antiobesity effects of yerba maté extract (Ilex paraguariensis) in high-fat diet-induced obese mice. Obesity (Silver Spring) 2009; 17(12):2127-33.
18. Mirza B, Ikram H, Bilgrami S, Haleem DJ, Haleem MA. Neurochemical and behavioral effects of green tea (Camellia sinensis): a model study. Pak J Pharm Sci 2013; 26(3):511-6.
19. Batista Gde A, Cunha CL, Scartezini M, von der Heyde R, Bitencourt MG, Melo SF. Prospective double-blind crossover study of Camellia sinensis (green tea) in dyslipidemias. Arq Bras Cardiol 2009; 93(2):128-34.
20. Jurgens TM, Whelan AM, Killian L, Doucette S, Kirk S, Foy E. Green tea for weight loss and weight maintenance in overweight or obese adults. Cochrane Database Syst Rev. 2012; 12:CD008650.
21. Dara L, Hewett J, Lim JK. Hydroxycut hepatotoxicity: a case series and review of liver toxicity from herbal weight loss supplements. World J Gastroenterol 2008; 14(45):6999-7004. Review.
22. Celleno L, Tolaini MV, D'Amore A, Perricone NV, Preuss HG. A Dietary supplement containing standardized Phaseolus vulgaris extract influences body composition of overweight men and women. Int J Med Sci 2007; 4(1):45-52.
23. Yamamoto M, Shimura S, Itoh Y, Ohsaka T, Egawa M, Inoue S. Anti-obesity effects of lipase inhibitor CT-II, an extract from edible herbs, Nomame Herba, on rats fed a high-fat diet. Int J Obes Relat Metab Disord 2000; 24(6):758-64.
24. Ogaji IJ, Nan A, Hoag SW. A novel extraction method and some physicochemical properties of extractives of irvingia gabonensis seeds. J Young Pharm 2012; 4(2):66-72.
25. Oben JE, Ngondi JL, Blum K. Inhibition of Irvingia gabonensis seed extract (OB131) on adipogenesis as mediated via down regulation of the PPARgamma and leptin genes and up-regulation of the adiponectin gene. Lipids Health Dis 2008; 7:44.
26. Kraemer WJ, Vingren JL, Silvestre R et al. Effect of adding exercise to a diet containing glucomannan. Metabolism 2007; 56(8):1149-58.
27. Dey YN, Ota S, Srikanth N, Jamal M, Wanjari M. A phytopharmacological review on an important medicinal plant – Amorphophallus paeoniifolius. Ayu 2012; 33(1):27-32.
28. Hidaka S, Okamoto Y, Arita M. A hot water extract of Chlorella pyrenoidosa reduces body weight and serum lipids in ovariectomized rats. Phytother Res 2004; 18(2):164-8.
29. Anderson DM, Howlett JF, McNab CG. The amino acid composition of the proteinaceous component of guar gum (Cyamopsis tetragonolobus). Food Addit Contam 1985; 2(4):225-30.
30. Fernandes LR et al. Efeito da goma guar parcialmente hidrolisada no metabolismo de lipídeos e na aterogênese de camundongos. Rev Nutr [online] 2006; 19(5):563-71.
31. Leite-Silva C, Gusmão CLS, Takahashi CS. Efeitos genotóxicos e antigenotóxico de Fucus vesiculosus extrato em linfócitos humanos cultivados utilizando a aberração cromossômica e ensaios cometa. Genet Mol Biol, São Paulo, 2007; 30(1). Disponível em: <http://www.scielo.br/scielo.php?script=sci_arttext&pid=S1415-47572007000100019&lng=en&nrm=iso>. Acesso em: 05/05/2013.
32. Balbino EE, Dias MF. Farmacovigilância: um passo em direção ao uso racional de plantas medicinais e fitoterápicos. Brazilian Journal of Pharmacognosy Dez. 2010; 20(6):992-1000. Disponível em: http://portal.anvisa.gov.br/wps/wcm/connect/659d46804ad58b02a36bafa337abae9d/Farmacovigilancia_um_passo_em_direcao_ao_uso_racional_de_plantas_medicinais_e_fitoterapicos_Farmacovigilancia.pdf?MOD=AJPERES. Acesso em: 05/05/2013.
33. Rodrigues M, Alves G, Abrantes J, Falcão A. Herb-drug interaction of Fucus vesiculosus extract and amiodarone in rats: a potential risk for reduced bioavailability of amiodarone in clinical practice. Food Chem Toxicol 2013; 52:121-8.
34. Rhee Y, Brunt A. Flaxseed supplementation improved insulin resistance in obese glucose intolerant people: a randomized crossover design. Nutr J 2011; 10:44.
35. Ward WE, Yuan YV, Cheung AM, Thompson LU. Exposure to purified lignan from flaxseed (Linum usitatissimum) alters bone development in female rats. Br J Nutr 2001; 86(4):499-505.
36. Khossousi A, Binns CW, Dhaliwal SS, Pal S. The acute effects of psyllium on postprandial lipaemia and thermogenesis in overweight and obese men. Br J Nutr 2008; 99(5):1068-75.

37. Alimentos com alegações de propriedades funcionais e/ou de saúde, novos alimentos/ingredientes, substâncias bioativas e probióticos. IX – Lista de alegações de propriedade funcional aprovadas. Atualizado em julho/2008. Acesso em: 05/05/2013. Disponível em: http://www.anvisa.gov.br/alimentos/comissoes/tecno_lista_alega.htm>.

38. Ngan A, Conduit R. A double-blind, placebo-controlled investigation of the effects of Passiflora incarnata (passionflower) herbal tea on subjective sleep quality. Phytother Res 2011; 25(8):1153-9.

39. Lolli LF, Sato CM, Romanini CV, Villas-Boas LB, Santos CA, de Oliveira RM. Possible involvement of GABA A-benzodiazepine receptor in the anxiolytic-like effect induced by Passiflora actinia extracts in mice. J Ethnopharmacol 2007; 111(2):308-14.

40. Gallo L, Ramírez-Rigo MV, Piña J, Palma S, Allemandi D, Bucalá V. Valeriana officinalis dry plant extract for direct compression: preparation and characterization. Sci Pharm 2012; 80(4):1013-26.

41. Benke D, Barberis A, Kopp S et al. GABA A receptors as in vivo substrate for the anxiolytic action of valerenic acid, a major constituent of valerian root extracts. Neuropharmacology 2009; 56(1):174-81.

42. Lopez-Peig C, Mundet X, Casabella B, del Val JL, Lacasta D, Diogene E. Analysis of benzodiazepine withdrawal program managed by primary care nurses in Spain. BMC Res Notes 2012; 5:684.

43. Sarris J, Stough C, Bousman CA et al. Kava in the treatment of generalized anxiety disorder: a double-blind, randomized, placebo-controlled. J Clin Psychopharmacol 30 de abril de 2012. [Epub ahead of print].

44. Humberston CL, Akhtar J, Krenzelok EP. Acute hepatitis induced by kava kava. J Toxicol Clin Toxicol 2003; 41(2):109-13.

45. Linde K, Berner MM, Kriston L. St John's wort for major depression. Cochrane Database Syst Rev 2008 Oct 8; (4):CD000448.

46. Harrer G, Hübner WD, Podzuweit H. Effectiveness and tolerance of the hypericum extract LI 160 compared to maprotiline: a multicenter double-blind study. J Geriatr Psychiatry Neurol 1994; 7(Suppl 1):S24-8.

47. Harrer G, Schmidt U, Kuhn U, Biller A. Comparison of equivalence between the St. John's wort extract LoHyp-57 and fluoxetine. Arzneimittelforschung 1999; 49(4):289-96.

48. Vorbach EU, Hübner WD, Arnoldt KH. Effectiveness and tolerance of the hypericum extract LI 160 in comparison with imipramine: randomized double-blind study with 135 outpatients. J Geriatr Psychiatry Neurol 1994; 7(Suppl 1):S19-23.

49. Crupi R, Kareem Abusamra YA, Spina E, Calapai G. Preclinical data supporting/refuting the use of hypericum perforatum in the treatment of depression. CNS Neurol Disord Drug Targets 2013 Apr 4. [Epub ahead of print].

50. Szegedi A, Kohnen R, Dienel A, Kieser M. Acute treatment of moderate to severe depression with hypericum extract WS 5570 (St John's wort): randomised controlled double blind non-inferiority trial versus paroxetine. BMJ 2005; 330(7490):503. Erratum in: BMJ 2005 2; 330(7494):759. Dosage error in article text.

51. Carnevale G, Di Viesti V, Zavatti M, Zanoli P. Anxiolytic-like effect of Griffonia simplicifolia Baill. seed extract in rats. Phytomedicine 2011; 18(10):848-51.

52. Saito ML, Oliveira F. Características Físicas de e químicas fazer extrato fluido de Cordia ecalyoulata Vell – Boraginaceae. Rev Bras Farmacogn, São Paulo, 1986; 1(1). http://dx.doi.org/10.1590/S0102-695X1986000100002.

53. Assonuma MM. Determinação de alantoína e avaliação farmacológica de Cordia ecalyculata vell. (chá-de-bugre). Universidade Estadual Paulista, Araraquara-SP, 2009. Disponível em: <http://www.athena.biblioteca.unesp.br/exlibris/bd/biq/33004030072P8/ 2009/assonuma_mm_me_araiq.pdf>. Acesso em: 05/05/2013.

54. da Silva CJ, Bastos JK, Takahashi CS. Evaluation of the genotoxic and cytotoxic effects of crude extracts of Cordia ecalyculata and Echinodorus grandiflorus. J Ethnopharmacol 2010; 127(2):445-50.

55. Costa-Rodrigues J, Carmo SC, Silva JC, Fernandes MH. Inhibition of human in vitro osteoclastogenesis by Equisetum arvense. Cell Prolif 2012; 45(6):566-76.

56. Gurrola-Díaz CM, García-López PM, Sánchez-Enríquez S, Troyo-Sanromán R, Andrade-González I, Gómez-Leyva JF. Effects of Hibiscus sabdariffa extract powder and preventive treatment (diet) on the lipid profiles of patients with metabolic syndrome (MeSy). Phytomedicine 2010; 17(7):500-5.

57. Alarcon-Aguilar FJ, Zamilpa A, Perez-Garcia MD et al. Effect of Hibiscus sabdariffa on obesity in MSG mice. J Ethnopharmacol 2007; 114(1):66-71. Epub 2007 Jul 27.

58. I R, E V, G V, M H, H F, C C. Mycotoxicological control on raw material and tablets of cascara sagrada (Rhamnus purshiana). Mycotoxin Res 1999; 15(2):91-5.

59. Muregi FW, Ishih A, Miyase T et al. Antimalarial activity of methanolic extracts from plants used in Kenyan ethnomedicine and their interactions with chloroquine (CQ) against a CQ-tolerant rodent parasite, in mice. J Ethnopharmacol 2007; 111(1):190-5. Epub 2006 Nov 15.

60. Guarize L, Costa JC, Dutra LB, Mendes RF, Lima IV, Scio E. Anti-inflammatory, laxative and intestinal motility effects of Senna macranthera leaves. Nat Prod Res 2012; 26(4):331-43.

69

Obesidade, Nutrição e Atividade Física

José Adalberto Leal

Fabiano Kenji Haraguchi

A obesidade é uma doença crônica, multifatorial, de grande prevalência e impacto sobre a saúde. Definida como acúmulo excessivo de tecido adiposo, capaz de prejudicar a saúde,[1] tem seu desenvolvimento associado, em última instância, a fatores genéticos e ambientais, responsáveis pelo controle do peso corporal e o armazenamento de energia na forma de gordura, ocasionado pela ingestão dietética e o consumo de energia.[2]

A prevalência de sobrepeso e obesidade tem aumentado nas últimas décadas em todo o mundo. No Brasil, a população adulta com sobrepeso saltou de 32% em 1989 para 48,5% em 2011. Os grupos mais atingidos pelo sobrepeso, em 2011, foram as mulheres de menor escolaridade (49,5%) e os homens (57,5%) de maior escolaridade. Já a obesidade saltou de 12% em 1989 para 15,8% em 2011 e, à semelhança do sobrepeso, mulheres de menor escolaridade (19,7%) e os homens de maior escolaridade (15,1%) apresentaram maiores prevalências.[3]

A obesidade vem sendo associada a uma crescente quantidade de comorbidades, que incluem diabetes, hipertensão, doenças isquêmicas do coração, acidente vascular encefálico e câncer, e a maiores custos na área da saúde.[4]

No diagnóstico da obesidade é indispensável o uso de outros métodos além do índice de massa corporal (IMC). O uso do IMC, definido como peso corporal (kg) dividido pela altura (m) ao quadrado (peso/altura^2), tem sido amplamente utilizado para a classificação do estado nutricional (Quadro 69.1).[5] O IMC pode ser influenciado por fatores que alteram a composição corporal, como sexo, idade e raça, podendo não refletir alterações no tecido adiposo, além de não informar sobre a distribuição do tecido adiposo no corpo. Uma elevação do tecido adiposo, mesmo

Quadro 69.1 Classificação do estado nutricional (OMS, 1995)[5]

Classificação	IMC (kg/m²)
Baixo peso	< 18,5
Normal	18,5 a 24,9
Sobrepeso	25,0 a 29,9
Obesidade grau I	30,0 a 34,9
Obesidade grau II	35,0 a 39,9
Obesidade grau III	≥ 40

que insuficiente para caracterizar a obesidade, pode estar associada a maior risco de comorbidades, particularmente entre os indivíduos com acúmulo de tecido adiposo na região central, que é fortemente associado a risco maior de resistência à insulina e à síndrome metabólica.[6,7]

Entre os métodos indiretos de avaliação da composição corporal, do excesso e distribuição do tecido adiposo, o uso das medidas das circunferências corporais e dobras cutâneas, como a circunferência abdominal e das dobras cutâneas tricipital, bicipital, suprailíaca e subescapular, pode auxiliar a confirmação do excesso de tecido adiposo e da distribuição da gordura corporal. Em geral, homens com circunferência abdominal ≥ 94cm e mulheres ≥ 80cm são considerados em risco para desenvolvimento de doenças cardiovasculares.[8]

FATORES DE RISCO

A inadequação entre a constituição genética e o estilo de vida, decorrente da dieta inadequada e da atividade física reduzida, é fortemente apontada como principal fator de risco para o ganho de peso e a obesidade.[9] A alimentação sofreu intensas mudanças ao longo dos anos, tornando-se mais acessível e de menor custo, especialmente os alimentos industrializados ricos em açúcar, gorduras e sal.[10] Entre outros fatores associados ao ganho de peso estão o acesso dificultado a pontos de compra de frutas e vegetais, alimentação fora de casa e a preferência por porções grandes.[11]

No Brasil, o consumo de alimentos considerados protetores de uma boa saúde precisa ser incentivado. Alimentos como frutas, legumes e hortaliças, ou seja, alimentos ricos em fibras, vitaminas, minerais e de baixa densidade calórica, são consumidos regularmente por apenas 30,9% da população adulta. Já o consumo adequado, cinco ou mais porções diárias, não ultrapassou os 20,2% da população brasileira, segundo avaliação do Ministério da Saúde em 2011.[3]

O consumo de alimentos que dificultam a manutenção do peso e da saúde no Brasil é elevado. Carnes com excesso de gordura (carne vermelha gordurosa e de frango com pele) são consumidas por 34,6% da população adulta, com frequência duas vezes maior entre homens (45,9%) do que entre mulheres (24,9%). Já o leite integral, rico em gordura saturada, principal responsável pelo aumento dos níveis séricos de colesterol, é consumido por 56,9% da população. O consumo de refrigerantes ou sucos artificiais (fontes de açúcar e sódio) é alto, uma vez que 80% da população adulta relataram ingerir refrigerantes pelo menos uma vez por semana e 30%, cinco ou mais vezes por semana.[3]

No Brasil, a população adulta considerada na condição de inatividade física, ou seja, que não pratica qualquer atividade física no lazer e que não realiza esforços intensos no trabalho, não ultrapassa 14%. Por sua vez, a frequência de indivíduos adultos que praticam um volume adequado de atividade física no tempo livre, 150 minutos semanais de atividade leve ou moderada (caminhada, caminhada em esteira, musculação, hidroginástica, natação, artes marciais, ciclismo e voleibol) ou 75 minutos semanais de atividades vigorosas (corrida, corrida em esteira, ginástica aeróbica, futebol, basquetebol e tênis), alcançou apenas 30,3%.[3]

CONTROLE DO PESO CORPORAL

O principal objetivo no tratamento da obesidade é o controle do peso corporal. A expectativa de que a perda de peso pode ser suficientemente sustentada à custa de uma dieta restritiva em energia deve ser abandonada, dando espaço para uma compreensão mais ampla, em que não apenas a perda de peso é objetivada, mas também sua manutenção, tendo em vista a redução das comorbidades associadas e a busca de um estilo de vida mais saudável.

O peso corporal ideal pode ser dificilmente alcançado por grande parte dos indivíduos com obesidade, particularmente entre aqueles com graus de obesidade mais elevados, mais velhos e com estilo de vida inadequado.[4] De modo geral, a dificuldade em perder o peso corporal e mantê-lo é percebida antes de os indivíduos serem considerados obesos. Por outro lado, uma perda de peso de 5% a 10% leva à redução do risco de comorbidades, sendo benéfico e possível para a maioria dos indivíduos, embora esses valores sejam bem inferiores aos desejados pelos indivíduos com obesidade.

O controle do peso pode ser obtido por meio da alimentação equilibrada e da prática de exercícios físicos. Um estilo de vida saudável, que inclua uma dieta equilibrada e a prática de exercícios físicos, pode levar à redução do peso e dificultar sua recuperação, devendo ser incentivado pela sociedade e os profissionais de saúde, apoiados por terapias comportamentais, farmacológicas e cirúrgicas criteriosas.

A perda de peso considerada ideal deve acontecer lentamente e à custa da redução do tecido adiposo e da manutenção da massa corporal magra. Entretanto, observa-se um comprometimento da massa corporal magra na maioria dos indivíduos obesos, dependendo do nível de restrição de energia e da prática de atividade física. Melhores resultados são observados em indivíduos com velocidade de perda de peso mais constante e por maiores períodos de tempo, uma vez que, nestes, pode ser verificada maior perda de tecido adiposo e a aquisição de melhores hábitos alimentares é facilitada.

NUTRIÇÃO

A alimentação é responsável pelo fornecimento de energia ao organismo, além de substratos para a síntese de tecidos, incluindo o tecido adiposo e o muscular (proteínas, minerais, ácidos graxos), entre outros nutrientes, como as vitaminas e os minerais, particularmente importantes na regulação de diversas reações químicas.

A dieta pode levar a um déficit de energia no organismo, na medida em que forem restritas fontes de energia, como carboidratos, lipídios, proteínas e álcool. Esse déficit pode levar à perda de peso em diferentes magnitudes e velocidades, e essa perda de peso pode alterar bastante a composição corporal. O déficit de energia pode ser obtido pela contagem de calorias e a modificação de composição de macronutrientes na dieta e/ou densidade de calorias, podendo incluir substitutos de refeições.[12]

Uma dieta com alta densidade de energia pode levar ao ganho de peso. Por outro lado, uma redução dietética de 500 a 1.000kcal/dia pode levar a uma perda de 0,5 a 1,0kg/semana em indivíduos obesos,[11] o que pode ser obtido de diferentes maneiras, com dietas planejadas ou, até mesmo, pela redução do tamanho das porções dos alimentos consumidos e/ou escolha de alimentos com menor densidade calórica.

Observa-se especial interesse na literatura pelos carboidratos, uma vez que esses nutrientes se encontram distribuídos em uma variedade de alimentos presentes na natureza, principalmente nos alimentos de origem vegetal, e são uma excelente e rápida fonte de energia (4kcal/g) para o organismo, mas também são eficientemente armazenados como gordura quando ingeridos em excesso. A industrialização dos alimentos tem colaborado com seu fornecimento em excesso na alimentação, uma vez que teores maiores de carboidratos, especialmente de açúcar, podem ser encontrados nos alimentos nas últimas décadas.

A ingestão dietética com mais de 50% da energia total oriunda de alimentos contendo amidos e fibras, como cereais, leguminosas, legumes e frutas, está associada a menor IMC.[11] Por sua vez, a restrição dietética de açúcar parece estar associada à redução do peso corporal e o aumento de seu consumo, à elevação do peso corporal, porém sua substituição por outros carboidratos não alterou o peso corporal, quando mantida uma mesma ingestão de energia. A redução do consumo de refrigerantes pode reduzir o consumo de açúcar e ajudar no controle do peso corporal.[11]

A ingestão dietética de lipídios está associada a ganho de peso apenas na presença de superávit de energia. Apesar de sua alta capacidade de fornecer energia (9kcal/g), os diferentes ácidos graxos, saturados, monossaturados, polissaturados, trans e ômega-3 influenciam de modo semelhante o ganho de peso corporal.[13]

Investigações sobre a ingestão de proteínas e o ganho de peso não são suficientes para confirmação de sua associação ao ganho de peso. Os estudos têm caracterizado diferentes fontes dietéticas, como animal, vegetal ou soja, mas nenhuma conclusão pôde ser tirada. As proteínas do soro do leite, comercializadas como *whey protein*, têm sido associadas à perda de peso e à manutenção da massa magra em animais e humanos, este efeito pode ter sido causado pelo aumento da saciedade, via aumento do neuropeptídeo anorexígeno, redução do neuropeptídeo yy no hipotálamo e colecistoquinina (CCK) e do peptídeo similar ao glucagon (GLP-1).[14] Entretanto, a ingestão dietética de carnes e processados à base de carne, fontes de proteínas, gorduras e sal, é associada a ganho de peso.[11]

O consumo de fibras está inversamente relacionado com a obesidade. As fibras estão presentes de diversas formas nos alimentos e são constituídas de compostos polissacarídeos não digeríveis ou parcialmente digeridos pelo tubo digestivo, sendo encontradas em alimentos vegetais, como grãos, leguminosas, frutas e legumes. As fibras podem ser divididas em solúveis e insolúveis em água. As fibras solúveis são as gomas, pectinas, beta-glucanas, oligossacarídeos, amido se dextrinas resistentes, e as insolúveis são a celulose, a hemicelulose e as ligninas.[15]

Os mecanismos propostos para redução do peso ainda não foram totalmente esclarecidos, mas incluem estímulo à produção de hormônios associados à saciedade (GLP-1 e neuropeptídeo y) pela fermentação de fibras solúveis no intestino e redução do consumo de energia, uma vez que se observa que indivíduos com dietas ricas em fibras tiveram menor ingestão de gorduras, assim como menor digestão e absorção de carboidratos e lipídios no tubo digestivo.[16]

A recomendação atual de fibras é de 25 a 35g, sendo 6g de fibras solúveis.[17] Pode ser difícil atingir uma ingestão de fibras suficiente para levar à perda de peso. O uso de suplementos pode ajudar, mas estes precisam ser mais bem avaliados.[18]

O uso de adoçantes nas últimas décadas, com intuito de redução da ingestão de energia e açúcar, está fracamente associado à manutenção do peso corporal. Nesse mesmo período, observou-se aumento progressivo da prevalência de sobrepeso e obesidade entre os norte-americanos. No entanto, esse crescimento não parece estar associado ao uso de adoçantes, como se chegou a pensar anteriormente.[19]

As necessidades de vitaminas e minerais não diferem entre indivíduos com peso saudável e aqueles com obesidade, e o uso de suplementação de vitaminas e minerais não pôde ser associado a ganho de peso.[11]

DIETAS

O modelo dietético mais adequado para a perda de peso é a dieta hipocalórica. A longo prazo (mais de 12 meses), a obtenção de déficit calórico mediante a redução de carboidratos parece ser mais benéfica para a redução das gorduras, uma vez que se observam elevação do HDL e redução dos triglicerídeos.[11,20] Dietas com muito poucas calorias (< 800kcal/dia) podem levar a grande perda de peso a curto prazo (< 3 meses), mas nenhuma vantagem pôde ser observada a longo prazo. Essas dietas podem ajudar no pré-operatório de cirurgia bariátrica, mas não devem ser utilizadas por períodos prolongados, a despeito das deficiências nutricionais descritas.[11,20]

Embora demonstre grande capacidade de perda de peso a curto prazo, a dieta hiperproteica não supera a dieta hipoglicídica e pode estar associada a maior risco cardiovascular a longo prazo. Especialistas apontam benefícios da dieta mediterrânea na prevenção do ganho de peso e da obesidade, notadamente no aumento da circunferência da cintura, mas os resultados ainda são inconclusivos. O uso de suplemento alimentar como substituto de uma refeição parece estar associado a perda de peso, especialmente quando associado a uma dieta hipocalórica.[11]

ATIVIDADE FÍSICA

Antes de uma discussão mais profunda sobre os efeitos do exercício físico no tratamento da obesidade, o exercício físico deve ser conceituado como uma atividade física planejada e estruturada com o propósito de melhorar ou manter o condicionamento físico. Esporte é uma atividade física que envolve competição, enquanto a atividade física consiste em qualquer movimento corporal produzido pelo músculo esquelético que resulte em aumento do gasto energético.[21]

O exercício é considerado um dos fatores que determinam a manutenção do peso corporal perdido nos programas de perda de peso.[22] Entretanto, como ação isolada, resulta em perda mínima de peso (< 1%), embora possa melhorar a saúde do indivíduo.[23,24] Mudanças dietéticas podem melhorar esses resultados e promover perdas de 10% do peso corporal em 6 meses,[25] embora se deva destacar que a redução do peso é diretamente dependente do grau de restrição calórica e dos fatores associados ao exercício físico, como volume (tempo) e intensidade, em uma relação do tipo dose-resposta. Por exemplo, Hagan et al.[23] observaram perdas de peso em torno de 35% quando o tratamento combinou exercício físico (30min/dia cinco vezes por semana) e restrição calórica (1.200kcal/dia) após 12 semanas de intervenção. Já Wing et al.[24] encontraram incrementos mais modestos na perda de peso (cerca de 15%) após 6 meses de intervenção. Entretanto, o exercício físico do estudo de Wing et al. consistiu basicamente em caminhadas. Além disso, a restrição energética foi menos grave, com dietas que variaram entre 1.200 e 2.100kcal/dia, de acordo com o peso corporal dos voluntários.

Ao longo das últimas décadas, observou-se aumento das recomendações de volume de exercício físico para perda e manutenção do peso corporal. O Centro de Controle e Prevenção de Doenças (CDC/EUA) e o Colégio Americano de Medicina Esportiva (ACSM/EUA) inicialmente recomendavam 30 minutos diários, cinco vezes por semana. O Instituto de Medicina (IOM/EUA) recomenda de 45 a 60 minutos diários, enquanto a Associação Internacional para o Estudo da Obesidade (IASO/EUA) incentiva a prática de 60 a 90 minutos diários para que o controle do peso corporal a longo prazo seja efetivo.[22] Mais recentemente, o ACSM alterou suas recomendações para valores maiores que 150/250 minutos semanais de atividades progressivas e de intensidade moderada.[25-27]

O exercício físico apresenta-se como fator mais significativo para perda e manutenção do peso a longo prazo. Unick et al.[28] observaram que o exercício físico foi capaz de manter por 24 meses o peso perdido com a restrição energética durante 6 meses em voluntários. Com base em revisões da literatura, essa posição também é defendida por instituições como o ACSM.[26]

No entanto, é mais conhecido o efeito dos exercícios aeróbios na redução do peso e gordura corporais. Entretanto, outros tipos de exercícios também podem ser utilizados, como os exercícios de resistência, assim como mudanças no estilo de vida como forma de atividade física.

Exercícios aeróbios e obesidade

Tradicionalmente, o exercício aeróbio (EA) é descrito como o tipo de exercício mais eficiente para o tratamento da obesidade e comorbidades associadas, principalmente o diabetes tipo 2, assim como para a redução de seus fatores de risco, como as alterações no perfil lipídico e a resistência a insulina.[29]

Os efeitos do EA sobre a redução do peso e gordura corporais estão pautados na alteração do balanço energético, ocasionada pela energia gasta durante o exercício, como também após o exercício, e pela alteração na taxa metabólica de repouso.[30] O mecanismo mais óbvio pelo qual o exercício pode alterar o balanço energético é mediante gasto energético produzido durante sua prática. Uma única sessão de exercício pode alterar, também, o gasto energético do indivíduo após o exercício, frequentemente chamado de consumo de oxigênio pós-exercício (EPOC). Embora em teoria o EPOC possa aumentar o gasto energético diário e desse modo ajudar a criar um balanço energético negativo, não há evidências conclusivas a respeito do efeito EPOC sobre a perda de peso e gordura corporais.

Exercícios de resistência e obesidade

O exercício de resistência (ER) é aquele que normalmente envolve levantamento de pesos (p. ex., musculação), executado em máquinas ou com pesos livres, com cargas geralmente maiores do que 65% de uma repetição máxima (1RM).[31] Entre as formas citadas para que o ER possa influenciar a perda de gordura e peso corporais, estão o aumento do gasto energético ocasionado pelo próprio exercício e o aumento da taxa metabólica de repouso, atribuído ao aumento da massa muscular magra. Outro importante aspecto está na possibilidade de que o ER poderia reduzir a gordura corporal subcutânea, assim como os fatores de risco associados à obesidade, como a dislipidemia e a resistência à insulina.[32-35]

Recentes evidências apontam que a combinação de EA e ER podem fornecer benefícios extras para a redução e manutenção do peso corporal, sendo ambos os tipos de exercícios descritos como necessários para a melhora dos resultados.[31] O ER pode ser um componente fundamental para o início dos exercícios, principalmente em indivíduos que apresentam má condição cardiorrespiratória, sendo um trampolim para um posterior engajamento em atividades aeróbias.

A combinação de ER e EA parece ser mais eficaz em reduzir a gordura intra-abdominal, intrinsecamente associada às concentrações plasmáticas de triglicerídeos, a pressão arterial diastólica e a diminuição da sensibilidade à insulina,[36,37] e também em aumentar a massa magra, quando comparado com o exercício aeróbio isoladamente.[38,39]

Uma gama de fatores físicos, psicológicos e psicossociais pode reduzir a adoção da prática de exercícios físicos por indivíduos obesos em qualquer população. Especificamente ao ER em relação, as principais barreiras são o medo de lesões, conceito errôneo de baixa eficiência desse tipo de exercício, e o medo de que um possível ganho de massa muscular possa ocasionar ganho de peso corporal. Embora esta última barreira possa ser em parte verdadeira, pode favorecer a manutenção do peso corporal a longo prazo, por aumentar a taxa metabólica de repouso, como descrito anteriormente. Além disso, se forem seguidas as recomendações apropriadas para exercícios dessa natureza, a adaptação do músculo esquelético pode ser melhorada, reduzindo, assim, o risco de lesões. ER muito intensos, com cargas excessivas, podem diminuir também a vontade e o prazer da execução por indivíduos obesos.[40] Este fato pode ser superado pela adoção de variações no ER de intensidades moderadas, facilitando a execução por maiores períodos de tempo. Quando aplicado corretamente, com supervisão apropriada, o ER é uma alternativa útil aos exercícios aeróbios, uma vez que fornece benefícios metabólicos e fisiológicos para o indivíduo obeso.

A falta de tempo é outra alegação bastante comum para que indivíduos abandonem a prática regular de exercícios físicos. O CDC e o ACSM propõem que um mínimo de 30 minutos de exercícios físicos poderia ser acumulado ao longo do dia, em vez de o indivíduo realizar uma série contínua. Múltiplas séries de exercícios de 10 a 15 minutos/dia podem promover melhoras significativas na condição cardiorrespiratória,[41] tornando-se uma forma alternativa para encorajar indivíduos com sobrepeso ou obesidade a praticarem exercícios físicos de maneira regular.[42]

Em conclusão, o exercício físico é um importante componente do controle de peso, devendo ser enfatizado que sua ação isolada para a redução do peso e gordura corporais é limitada, independente do tipo de exercício, e que a combinação de ER e EA pode resultar em benefícios extras na manutenção do peso corporal.

Referências

1. World Health Organization. Obesity: preventing and managing the total epidemic. Reportof a WHO ConsultationGroup. Geneva: WHO, 1997.
2. Diretrizes Brasileiras de Obesidade. Associação Brasileira para Estudo da Obesidade e da Síndrome Metabólica. 3. ed. Itapevi, SP: AC Farmacêutica, 2009.
3. Brasil. Vigitel Brasil 2011: Vigilância de Fatores de Risco e Proteção para Doenças Crônicas por Inquérito Telefônico. Brasília: Ministério da Saúde, 2011.
4. Mathus-Vliegen EM et al. Prevalence, pathophisiology, health consequences and treatment options of obesity in the elderly: a guideline. Obesity Facts 2012; 5:460-83.
5. Physical status: the use and interpretation of anthropometry. Report of a WHO Expert Committee. World Health Organ Tech Rep Ser 1995; 854:1-452.
6. Lakka TA, Lakka HM, Salonen R, Kaplan GA, Salonen JT. Abdominal obesity is associated with acelerated progression of carotid atherosclerosis in men. Atherosclerosis 2001; 154:504.
7. Arimura ST, Moura BM, Pimentel GD, Silva MER, Souza MV. Waist circumference is better associated with high densitity lipoprotein (HDL-c) than with body mass índex (BMI) in adults with metabolic syndrome. Nutr Hosp 2011; 26(6):1238-332.
8. Projeto Diretrizes: Sobrepeso e Obesidade: Diagnóstico. Associação Brasileira de Medicina e Conselho Federal de Medicina. Agosto, 2004.
9. Samaras K, Kelly PJ, Chiano MN, Spector TD, Campbell LV. Genetic and environmental influences on total-body and central abdominal fat: the effect of physical activity in female twins. Ann Intern Med 1999; 130:873-82.
10. Drewnowski A, Specter SE. Poverty and obesity: the role of energy density and energy costs. Am J ClinNutr 2004; 79:6-16.
11. Fernandez MG, Izquierdo JQ, Marset B, Lesmes IB, Sala XF, Sallas-Salvadó J. Evidence-based nutritional recommendations for the prevention ant treatment of overweight and obesity in adults (FESNAD-SEEDO consensus document). The role of diet in obesity prevention (II/III). Nutr Hosp, 2012; 27(3):800-64.
12. Champagne CM, Broyles S, Moran LD et al. Dietary intakes associated with successful weight loss and maintenance during the Weight Maintenance Trial. J Am Diet Assoc 2011; 111(12):1826-35.
13. Avenell A, Broom J, Broom TJ, Poobalan A, Aucott L, Stearms SC. Sistematic review of the long-term effects and economics consequences of treatment for obesity and implications for health improvement. Health Technol Assess 2004; 8(21).
14. Souza GTD, Lira FS, Rosa JC et al. Dietary whey protein lessens several risk factors for metabolic disease: a review . Lipids in Health and Disease 2012; 11:67.
15. Brauchla M, Juan W, Stoary J, Kranz S. Sources of dietary and the association of fiber intake with childhood obesity risk (in 2-18 year olds) and diabetes risk of adolescents 12-18 year olds: NHANES 2003-2006. Journal of Nutrition and Metabolism 2012.
16. Lattimer JM, Haub MD. Effects of dietary fiber and its components on metabolic health. Nutrients 2010; 1266-89.
17. Institute of Medicine. Dietary reference intakes for energy, carbohydrates, fiber, fat, protein and amino acids (macronutrients): a report of the Panel on Macronutrients, Subcommittees on Upper Reference Levels of Nutrients and Interpretation and Uses of Dietary Reference Intakes, and the Standing Committee on the Scientific Evaluation of Dietary Reference Intakes. Washington (DC): The National Academies Press, 2002.
18. Lyon MR, Kacinik V. Is there a place for dietary fiber supplements in weight management? Curr Obes Rep 2012; 1:59-67.
19. Anderson GH, Foreyt J, Sigman-Grant M, Allison DB. The use of low-calorie sweeteners by adults: impact on weight management. J Nutr 2012; 142:1163s-1169s.
20. Hooper L, Abdelhamid A, Moore HJ, Douthwaite W, Skealf CM. Effects of reducing total fat intake on body weight: systematic review and mata-analysis of randomized controlled trials and cohort studies. BMJ 2012; 45:1-15.
21. Barbanti VJ. Dicionário de educação física e esporte. 2. ed. Barueri, SP: Manole, 2003.

22. Saris WHM, Blair SN, van Baak MA et al. How much physical activity is enough to prevent unhealthy weight gain? Outcome of the IASO 1st Stock Conference and consensus statement. Obes Rev 2003; 4:101-14.

23. Hagan RD, Upton SJ, Wong L, Whittam J. The effects of aerobic conditioning and/or calorie restriction in overweight men and women. Med Sci Sports Exerc 1986; 18:87-94.

24. Wing RR, Venditti EM, Jakicic JM, Polley BA, Lang W. Lifestyle intervention in overweight individuals with a family history of diabetes. Diabetes Care 1998; 21:350-9.

25. Jakicic JM, Davis KK. Obesity and physical activity. Psychiatr Clin N Am 2011; 34:829-40.

26. Jakicic JM, Otto AD. Physical activity considerations for the treatment and prevention of obesity. Am J Clin Nutr 2005; 82(1 suppl):2265-95.

27. American College of Sports Medicine position stand. Progression models in resistance training for healthy adults. Med Sci Sports Exerc 2009; 41:687-708.

28. Unick JL, Jakicic JM, Marcus BH. Contribution of behavior intervention components to 24 month weight loss. Med Sci Sports Exerc 2010; 42:745-53.

29. Cauza E, Hanusch-Enserer U, Strasser B et al. The relative benefits of endurance and strength training on the metabolic factors and muscle function of people with type 2 diabetes mellitus. Arch Phys Med Rehabil 2005; 86:1527-33.

30. Donnelly JE, Jakicic JM, Pronk NP et al. Is resistance exercise effective for weight management? Evidenced Based Preventive Medicine 2004; 1:21-9.

31. Hills AP, Shultz SP, Soares MJ et al. Resistance training for obese, type 2 diabetic adults: a review of the evidence. Obes Rev 2010 Oct; 11(10):740-9.

32. Hurley BF, Hanson ED, Sheaff AK. Strength training as a counter measure to aging muscle and chronic disease. Sports Med 2011; 41:289-306.

33. Braith RW, Stewart KJ. Resistance exercise training. Its role inthe prevention of cardiovascular disease. Circulation 2006; 113:2642-50.

34. Williams MA, Haskell WL, Ades PA et al. American Heart Association Council on Clinical Cardiology, American Heart Association Council on Nutrition, Physical Activity, and Metabolism. Resistance exercise in individuals with and without cardiovascular disease: 2007 update: a scientific statement from the American Heart Association Council on clinical cardiology and council on nutrition, physical activity, and metabolism. Circulation 2007; 166:572-84.

35. Janssen I, Ross R. Effects of sex on the change in visceral, subcutaneous adipose tissue and skeletal muscle in response to weight loss. Int J ObesRelat Meta Disord 1999; 23:1035-46.

36. Peiris AN, Sothmann MS, Hoffmann RG et al. Adiposity, fat distribution, and cardiovascular risk. Ann Intern Med 1989 Jun 1; 110(11):867-72.

37. Nieves DJ, Cnop M, Retzlaff B et al. The atherogenic lipoprotein profile associated with obesity and insulin resistance is largely attributable to intra-abdominal fat. Diabetes 2003 Jan; 52(1):172-9.

38. Balducci S, Zanuso S, Nicolucci A et al. Anti-inflammatory effect of exercise training in subjects with type 2 diabetes and the metabolic syndrome is dependent on exercise modalities and independent of weight loss. Nutr Metab Cardiovasc Dis 2010; 20:608-17.

39. Cuff DJ, Meneilly GS, Martin A, Ignaszewski A, Tildesley HD, Frohlich JJ. Effective exercise modality to reduce insulin resistance in women with type 2 diabetes. Diabetes Care 2003; 26:2977-82.

40. Ekkekakis P, Lind E. Exercise does not feel the same when you are overweight: the impact of self-selected and imposed intensity on affect and exertion. Int J Obes (Lond) 2006; 30:652-60.

41. DeBusk R, Stenestrand U, Sheehan M, Haskell W. Training effects of long versus short bouts of exercise in healthy subjects. Am J Cardiol 1990;65:1010.

42. Ebisu T. Splitting the distances of endurance running: on cardiovascular endurance and blood lipids. Jap J Phys Educ 1985; 30:37-43.

70

Avaliação do Consumo Alimentar e Terapia Nutricional na Obesidade

Joana Ferreira do Amaral

O consumo alimentar e, consequentemente, a situação nutricional da população brasileira apresentaram profundas mudanças a partir dos anos 1980. O declínio das taxas de desnutrição e o aumento da prevalência da obesidade definem uma das características marcantes do processo de transição nutricional do país.[1]

A obesidade pode ser definida como um agravo de caráter multifatorial envolvendo desde questões biológicas até as econômicas, sociais, culturais e políticas.[2] O determinante mais imediato do acúmulo excessivo de gordura, e por consequência da obesidade, é o balanço energético positivo. O balanço energético pode ser definido como a diferença entre a quantidade de energia consumida e a quantidade de energia gasta na realização das funções vitais e de atividades em geral. O balanço energético positivo acontece quando a quantidade de energia consumida é maior do que a quantidade gasta. Os fatores que levam um indivíduo ao balanço energético positivo variam de pessoa para pessoa.[3]

Os principais responsáveis pelo aumento acelerado da obesidade no mundo, e no Brasil, estão relacionados com o ambiente e as mudanças de modo de vida, sendo, portanto, passíveis de intervenção, demandando ações no âmbito individual e coletivo.[4]

AVALIAÇÃO DO ESTADO NUTRICIONAL E DO HÁBITO ALIMENTAR DO INDIVÍDUO OBESO

O estado nutricional expressa a relação entre os alimentos ingeridos, a capacidade do organismo de aproveitá-los e o gasto de energia ante as necessidades nutricionais em cada fase do curso de vida. Ele estabelece "a síntese orgânica das relações entre homem-natureza-alimento que se estabelecem numa determinada sociedade".[5,6]

Para a avaliação nutricional na prática clínica, utilizam-se a análise da história clínica, dietética e psicossocial e os dados antropométricos e bioquímicos, além da interação entre medicamentos e nutrientes, de modo a estabelecer o diagnóstico nutricional e servir de base para o planejamento e a orientação dietética.[7]

A avaliação nutricional do indivíduo obeso é peça fundamental para o direcionamento do tratamento. Mais especificamente, a avaliação da história e dos hábitos alimentares do paciente é importante para a elaboração de metas para a mudança do hábito alimentar.[8] A análise do consumo alimentar tem papel decisivo e não se restringe à mera quantificação dos nutrientes consumidos. Ao contrário, a identificação de fatores de diversas ordens que apresentem interferência no padrão de consumo alimentar deve ser construída em conjunto com o paciente. Desse modo, podem ser estabelecidos planos alimentares mais adequados à realidade, o que resultará em melhor adesão ao tratamento nutricional.[9]

No entanto, muitas vezes essa etapa é negligenciada pelo profissional que atende o paciente obeso. Essa negligência parte do princípio de que a informação alimentar fornecida pelo paciente é subestimada propositalmente. Assim, se partimos do pressuposto apresentado, toda a relação profissional-paciente pode ficar comprometida, o que se refletirá de maneira direta na adesão do paciente ao tratamento dietético.[8]

As ferramentas para avaliação do consumo alimentar podem ser divididas em três categorias: avaliação quantitativa, avaliação qualitativa e avaliação do padrão de con-

AVALIAÇÃO QUANTITATIVA DA INGESTÃO DE NUTRIENTES

A avaliação quantitativa do consumo de nutrientes é baseada na coleta de dados referentes ao consumo alimentar e sua posterior correlação com as necessidades individuais, tendo como referência as recomendações de ingestão diária preconizadas pelo Institute of Medicine (IOM, 2000).[11] Em relação à ingestão, os dados devem refletir a dieta habitual, uma vez que os efeitos da ingestão inadequada surgem somente após exposição prolongada a uma situação de risco alimentar.

sumo alimentar. Todos os métodos de avaliação apresentam vantagens e desvantagens, além de possibilidades de interferências capazes de ocasionar erros significativos na avaliação do consumo alimentar.[10]

Recordatório de 24 horas

O recordatório de 24 horas (Quadro 70.1) consiste em definir e quantificar todos os alimentos e bebidas ingeridos no período anterior à entrevista, que podem refletir o consumo nas 24 horas precedentes ou, mais comumente, no dia anterior.[11,12] O questionamento sobre o dia anterior geralmente facilita a recordação, pois o sujeito pode usar vários parâmetros durante a entrevista como, por exemplo, o horário em que acordou ou foi dormir ou a rotina de trabalho.

O alimento deve ser registrado em unidades específicas, preferencialmente em medidas usualmente utilizadas no cotidiano, como, por exemplo, uma fatia, uma banana média, uma bala, um pacote de biscoito. Materiais didáticos de apoio podem ser úteis para que o paciente se sinta seguro na indicação das medidas. Assim, há disponibilidade de *softwares* e tabelas de composição de alimentos[14,15] e

Quadro 70.1 Modelo de formulário para recordatório de 24 horas

Refeição (horário e local)	Alimentos/ preparações	Quantidade (medida usual)

Fonte: Aquino & Philppi, 2009.[13]

álbuns fotográficos[16,17] que apresentam diferentes formas de porcionamento e marcas comerciais de alimentos tradicionais, apresentados em listas ou fotografias ilustrativas.

Diário ou registro alimentar

O diário alimentar também é um instrumento útil na coleta de informações sobre a ingestão atual de um indivíduo. O método, também conhecido como registro alimentar, baseia-se no preenchimento de formulários especialmente desenhados para o registro de todos os alimentos e bebidas consumidos ao longo de um ou mais dias, devendo ser anotados, também, os alimentos consumidos fora do lar. Normalmente, o método pode ser aplicado durante 3, 5 ou 7 dias – períodos maiores que 7 dias podem comprometer a aderência e a fidedignidade dos dados. Para maior fidedignidade do método ao hábito alimentar do indivíduo, deve-se orientar a coleta de pelo menos 3 dias de informação em dias alternados e incluindo um dia do fim de semana.[18]

AVALIAÇÃO DO CONSUMO DE ALIMENTOS OU GRUPOS ALIMENTARES

A avaliação qualitativa da dieta pretende avaliar a frequência de consumo de alimentos e grupos alimentares. Essa análise complementa o diagnóstico nutricional e a identificação de pontos críticos do consumo alimentar que podem contribuir com o quadro da obesidade e de suas comorbidades. Pela análise qualitativa da dieta podem ser identificados também, o consumo de nutrientes e compostos bioativos relacionados com a manutenção e promoção da saúde. A análise da frequência do consumo de alimentos pode ser avaliada pelo Questionário de Frequência Alimentar (QFA). Na maioria das vezes, para essa avaliação, a partir de uma lista de alimentos, solicita-se ao paciente que informe a frequência de consumo de cada item e, a partir dessa informação, utilizada de maneira qualitativa, avalia-se a necessidade de modificações na dieta, indicando a inclusão ou exclusão de alimentos na etapa de orientação dietética.[14] O Quadro 70.2 apresenta um modelo de QFA.

AVALIAÇÃO DO PADRÃO ALIMENTAR

O comportamento alimentar é um dos principais componentes do estilo de vida e abrange não apenas a escolha dos alimentos em si, mas tudo que esteja relacionado com a alimentação cotidiana. É determinado por diversas influências, que incluem aspectos nutricionais, demográficos, econômicos, sociais, culturais, ambientais e psicológicos do paciente.[9]

Quadro 70.2 Modelo de formulário para QFA

Alimentos		Consumo						Tipo (p. ex.: pão francês ou de forma)	Modo de preparo (assado, frito, grelhado, cozido)
		D	Semanal			E	N		
			1 a 2 vezes	3 a 4 vezes	5 a 6 vezes				
Cereais	Pães								
	Arroz								
	Massa								
	Biscoito recheado								
	Biscoito doce								
	Biscoito salgado								
	Bolos								
	Batata/mandioca								
Hortaliças	Verduras								
	Frutas								
	Legumes								
Frutas	Mamão								
	Laranja								
	Banana								
	Abacate								
	Outras								
Leite e derivados	Leite								
	Iogurte								
	Queijo								
	Requeijão								
Carnes e ovos	Bovina								
	Suína								
	Aves								
	Peixes								
	Presunto								
	Miúdos								
	Embutidos								
	Ovos								
Óleos e gorduras	Óleo de soja								
	Azeite								
	Frituras								
	Maionese								
	Manteiga/margarina								
	Creme de leite								
Açúcares e doces	Açúcar								
	Doces (chocolate, sobremesas, picolés, sorvetes, bolos confeitados)								
	Açúcar (adicionado a preparações como café e sucos)								
	Adoçantes								
Bebidas	Café								
	Sucos naturais								
	Sucos de polpa								
	Sucos pasteurizados (caixinha)								
	Sucos artificiais								
	Refrigerantes								
Outros	Lanches								
	Salgados								
	Salgadinhos (*chips*)								

D: consumo diário (anotar o número de vezes/dia); E: consumo eventual; S: consumo semanal.
Fonte: adaptado de Aquino & Philppi, 2009.[13]

História alimentar

O método de história alimentar consiste em uma extensa entrevista com o propósito de produzir informações sobre os hábitos alimentares atuais e passados. São coletadas informações sobre número de refeições diárias, local das refeições, apetite, preferências e aversões alimentares, uso de suplementos nutricionais e informações adicionais sobre tabagismo e prática de exercícios físicos, entre outras.[19] A história alimentar inclui o comportamento do indivíduo perante o alimento. Mudanças nesses comportamentos são fundamentais para o sucesso da terapia nutricional na obesidade. Nesse sentido, Lang et al. (2006) sugerem intervenções para identificação e monitoramento de padrões de comportamento em relação ao hábito alimentar, a saber:

- **Automonitoramento:** manter a prática de registro diário da alimentação e da prática de atividade física para identificação de pontos críticos e situações que deflagram perda do controle da ingestão alimentar.

- **Controle do estresse:** promove auxílio no controle de padrões errôneos de alimentação, normalmente presentes em pacientes estressados.

- **Controle de estímulos:** após a identificação dos estímulos provocadores do consumo alimentar descontrolado, promover mudanças em seu ambiente que reduzam esses estímulos potenciais.

- **Estabelecimento de objetivos:** o paciente deve ser parte ativa do estabelecimento de objetivos claros e desafiadores da mudança do comportamento alimentar. Os objetivos devem ser traçados ao longo do tratamento, dentro das condições do paciente em cumpri-los. Muitas metas de uma só vez dificultam o cumprimento e levam à frustração.

O Quadro 70.3 apresenta, de modo resumido, vantagens e desvantagens dos métodos de avaliação do consumo alimentar.

Quadro 70.3 Vantagens e desvantagens dos métodos de inquérito alimentar

Avaliação quantitativa da ingestão de nutrientes		
	Vantagens	**Desvantagens**
Recordatório de 24 horas	Aplicação rápida Não altera a ingestão alimentar Pode ser usado em qualquer faixa etária e nível de cognição e alfabetização Baixo custo	Depende da memória do entrevistado Depende da capacidade do entrevistador em estabelecer uma boa comunicação e evitar a indução de respostas Um único recordatório não estima a dieta habitual A ingestão relatada pode ser atípica
Diário (registro) alimentar	Os alimentos são anotados no momento do consumo Não depende da memória Menor erro quando há orientação detalhada para o registro Mede o consumo atual Identifica tipos de alimentos e preparações consumidos e horários das refeições	O consumo pode ser alterado, pois o indivíduo sabe que está sendo avaliado Exige que o indivíduo saiba ler e escrever Há dificuldade para estimar porções Exige comprometimento, motivação e colaboração do paciente As sobras são computadas como alimento consumido
Avaliação do consumo de alimentos e grupos alimentares		
	Vantagens	**Desvantagens**
QFA	Estima a ingestão habitual Não altera o padrão de consumo Baixo custo Elimina as variações do dia a dia A digitação e a análise do inquérito são simples quando comparadas às de outros métodos	Depende da memória dos hábitos passados e da habilidade cognitiva para estimar o consumo médio em longo período de tempo pregresso O desenho do instrumento exige esforço e tempo Dificuldade de aplicação conforme o número e a complexidade da lista de alimentos Quantificação pouco exata Nem todos os alimentos consumidos pelos indivíduos podem constar na lista
Avaliação do padrão alimentar		
	Vantagens	**Desvantagens**
História alimentar	Elimina variações do consumo do dia a dia Leva em consideração a variação sazonal Fornece a descrição da ingestão habitual	Exige aplicador treinado Depende da memória do entrevistado Tempo de aplicação longo

Fonte: adaptado de Fisberg, 2002.[9]

RECOMENDAÇÕES NUTRICIONAIS NA OBESIDADE

Independentemente do grau de obesidade inicial quando do tratamento dietoterápico, o objetivo não deve ser alcançar o peso ideal, mas sim a perda gradual e sustentada de peso, se reflitindo não apenas em alterações do peso em si, mas também de parâmetros bioquímicos e metabólicos, como circunferência da cintura e pressão arterial. Desse modo, o objetivo principal do tratamento dietoterápico na obesidade é reduzir o risco de comorbidades associadas.[20,21]

A adesão é o principal desafio. Nesse aspecto, a individualização do tratamento e a relação profissional de saúde-paciente são fundamentais, pois podem garantir o sucesso a longo prazo.

A conduta nutricional individualizada preconiza mudanças graduais nos hábitos alimentares, de acordo com o cotidiano do paciente. Por este motivo, deve ser dinâmica e sofrer adaptações de acordo com a resposta e a aceitação do plano dietético pelo paciente.[22]

As bases do tratamento dietético na obesidade são estabelecidas de maneira clara pelo Consenso Latino-americano de Obesidade (1998) e também pela Sociedade Brasileira de Cardiologia (SBC).[23] A SBC preconiza recomendações para a síndrome metabólica. No entanto, a obesidade é componente importante dessa síndrome, e as recomendações são semelhantes tanto para a obesidade de maneira isolada como para a associada a outros fatores de risco cardiovasculares.

Energia

As recomendações de energia, segundo esses consensos, consistem em restrição energética moderada, preservando a distribuição normal de macronutrientes dentro dos percentuais recomendados para indivíduos saudáveis de acordo com diferentes organizações e institutos.[10,22,24]

Para o cálculo do gasto energético diário total, podem ser aplicadas fórmulas de estimativa de taxa metabólica basal, acrescidas de fatores de atividade, ou podem ser usadas tabelas de recomendação energética por quilograma de peso corporal, conforme indicado no Quadro 70.4. Nesse caso, utiliza-se o peso atual do paciente e, após o cálculo, aplica-se a redução de 500 a 100kcal/dia. Nessa etapa, é importante considerar a avaliação quantitativa da dieta habitual do paciente. Quando bem aplicada, os valores obtidos podem ser utilizados como ponto de referência para a redução energética proposta.[25] As fórmulas para cálculo do gasto energético preconizadas pelo Institute of Medicine[11] levam em consideração o sexo, a idade, o peso, a altura e o nível de atividade física do paciente. Para a classificação do nível de atividade física, o IOM recomenda a utilzação de quatro níveis de classificação. A estimativa do requerimento energético e os fatores de atividade, segundo esse Instituto, são dados por:

Homens: GET = 864 – (9,72 × idade [anos]) + FA × (14,2 × peso [kg] + 503 × altura [m])

Onde FA é o fator de atividade, correspondente a:

FA = 1,00 (sedentário)

FA = 1,12 (atividade leve)

FA = 1,27 (atividade moderada)

FA = 1,54 (atividade intensa)

Mulheres: GET = 387 – (7,031 × idade [anos]) + FA × (10,9 × peso [kg] + 660,7 × altura [m])

Onde FA é o fator de atividade, correspondente a:

FA = 1,00 (sedentário)

FA = 1,14 (atividade leve)

FA = 1,27 (atividade moderada)

FA = 1,45 (atividade intensa)

Pode-se também estimar o gasto energético por meio de indicações de gasto energético por quilograma de peso corporal. Para perda de peso, recomenda-se a utilização de 20kcal/kg de peso/dia, considerando-se o peso atual do paciente.[23]

Proteína

As recomendações de proteínas devem atingir o mínimo de 0,8g de proteína/dia/kg de peso desejável. O percentual de proteínas no valor calórico oferecido pelo plano alimentar não deve ultrapassar 20%.[21]

Outros nutrientes

As vitaminas e minerais devem atingir as recomendações dietéticas de referência (DRI) para a faixa etária e o sexo do paciente. Dietas balanceadas, mesmo com restrição energética, normalmente fornecem esses nutrientes de maneira satisfatória, não exigindo suplementação. No entanto, dietas com valor energético muito reduzido não conseguem fornecer micronutrientes de modo adequado. Nesses casos, a suplementação se faz necessária, devendo ser feita com base nas deficiências apresentadas pelo paciente, após avaliações clínica e laboratorial indicativas de deficiência orgânica.[21]

As recomendações nutricionais para o tratamento da obesidade, de acordo com o Consenso Latino-americano para a Obesidade, estão resumidas no Quadro 70.5.

Quadro 70.5 Recomendações dietéticas para tratamento da obesidade

Nutriente	Recomendação
Carboidratos	55% a 60% do GET (máximo de 20% de CHO de absorção rápida)
Proteínas	15% a 20% do GET (não menos que 0,8g PTN/kg de peso desejável)
Gorduras	20% a 25% do GET (máximo de 7% saturadas; mínimo de 10% de poli-insaturadas e 13% de monoinsaturadas)
Fibras	20 a 30g/dia
Álcool	Desaconselhar o consumo
Colesterol	Até 300mg/dia
Vitaminas e minerais	De acordo com recomendações para a faixa etária. Suplementar se houver deficiência ou em dietas muito restritivas
Cloreto de sódio	Adequar individualmente
Líquidos	1.500mL para cada 1.000kcal ofertados
Fracionamento	Desejável 6 refeições/dia

CHO, carboidrato; GET, gasto energético total; PTN, proteína.
Fonte: Consenso Latino-americano de Obesidade, 1998.[21]

CONSIDERAÇÕES FINAIS

A obesidade representa hoje um fator de risco importante para o desenvolvimento de doenças crônicas, como o diabetes, a hipertensão e as doenças cardiovasculares. Esses agravos figuram entre os responsáveis pela maior parte das mortes ocorridas no Brasil e em outros países. A doença apresenta etiologia complexa, o que se reflete em seu tratamento, muitas vezes longo e penoso para o paciente. Por esses motivos, a obesidade deve ser encarada como um problema de saúde a ser abordado por diferentes profissionais, interagindo com o paciente de modo a buscar o equilíbrio, a redução dos riscos e a melhor qualidade de vida a médio e longo prazos.

Referências

1. Batista-Filho M, Rissin A. A transição nutricional no Brasil: tendências regionais e temporais. Cadernos de Saúde Pública, Rio de Janeiro, 2003; 19(Sup. 1):S181-S191.
2. Bleicher L. Saúde para todos já. 2. ed. Fortaleza: Expressão Gráfica, 2004. 110p.
3. Francischi RPP et al. Obesidade: atualização sobre sua etiologia, morbidade e tratamento. Revista de Nutrição, Campinas, 2000; 13:17-28.
4. Kopelman PG. Obesity as a medical problem. Nature 2000; 404: 635-43.
5. ABESO – Associação Brasileira para o Estudo da Obesidade e da Síndrome Metabólica. Diretrizes brasileiras de obesidade 2009/2010. ABESO – Associação Brasileira para o Estudo da Obesidade e da Síndrome Metabólica. 3. ed. Itapevi, SP: AC Farmacêutica, 2009.
6. Vasconcelos FAG. Avaliação nutricional de coletividades: textos de apoio didático. Florianópolis: Ed. UFSC, 1995.
7. Ypiranga L. Delimitação do objeto de trabalho do nutricionista: subsídios para uma discussão. Revista Saúde em Debate [S.l.] 1989; 29:62-6.
8. Marchioni DLM, Slater B, Fisberg RM. O estudo da dieta: considerações metodológicas. Cadernos de Debates, Campinas, set 2003; X:62-76.
9. Duarte ACG, Leão LSCS, Wady MT, Santos RO. Avaliação nutricional na obesidade. In: Duarte ACG. Avaliação nutricional: aspectos clínicos e laboratoriais. São Paulo: Ed. Atheneu, 2007:177-84.
10. Fisberg RM, Villar BS. Manual de receitas e medidas caseiras para cálculo de inquéritos alimentares. São Paulo: Signus, 2002.
11. Institute of Medicine. Energy. In: Dietary Reference Intakes for energy, carbohydrate, fiber, fatty acids, cholesterol, protein, and amino acids. Washington, D.C.: The National Academy Press, 2002. Disponível em: <http://www.nap.edu>.
12. Gibson RS. Principles of nutritional assessment. Oxford: Oxford University Press, 1990:37-54.
13. Buzzard M. 24-hours dietary recall and food record methods. In: Willett WC. Nutritional epidemiology. 2 ed. Oxford: Oxford University Press 1998:50-73.
14. Aquino RC, Philippi ST. Nutrição clínica: estudos de caso comentados. Barueri, SP: Manole, 2009, 371p.
15. Fisberg RM, Martini LA, Slater B. Métodos de inquéritos alimentares. In: Fisberg RM, Slater B, Marchioni DML, Martini LA. Inquéritos alimentares: métodos e bases científicas. São Paulo: Manole, 2005:1-31.
16. Pinheiro ABV, Lacerda EM, Benzecry EH, Gomes MCS, Costa VM. Tabela para avaliação de consumo alimentar em medidas caseiras. São Paulo: Atheneu, 2002.
17. Zabotto CB, VIANNA RP, GIL MF. Registro fotográfico para inquéritos dietéticos – utensílios e porções. Campinas: RTN, 1996.
18. Lopes RPS, Botelho RBA. Álbum fotográfico de porções alimentares. São Paulo: Metha, 2008.
19. Willett WC. Nutritional epidemiology. 2 ed. Oxford: Oxford University Press, 1998.
20. Tapsell LC, Brenninger V, Barnard J. Applying conversation analysis to foster accurate reporting in the diet history interview. J Am Diet Assoc 2000; 100(7):818-24.
21. Cuppari L. Nutrição nas doenças crônicas não transmissíveis. Barueri, SP: Manole, 2009, 515p.
22. Consenso Latino-americano de Obesidade. Federação Latino-americana de Obesidade. Rio de Janeiro, 1998.
23. Brasil. Ministério da Saúde. Secretaria de Atenção à Saúde. Coordenação Geral da Política de Alimentação e Nutrição. Guia Alimentar para a população brasileira: promovendo a alimentação saudável. Série A. Normas e anuais técnicos. Brasília: MS, 2006.
24. I Diretriz Brasileira de diagnóstico e tratamento da síndrome metabólica. Hipertensão, 2004; 7:123-59.
25. OMS. Global strategy on diet, physical activity, and health. Fifty-seventh World Health Assembly, WHA57.17. Geneva: WHO, 2004.
26. Pi-Sunyer FX. Obesidade. In: Shills ME: Tratado de nutrição moderna na saúde e na doença. Barueri, SP: Manole, 2003, 2106p.

71

Suplementos Nutricionais

Ângelo Silvestre de Sá

Atualmente, observa-se um consumo crescente de suplementos nutricionais, seja por atletas, seja por praticantes de atividade física. E esse uso é muitas vezes abusivo, principalmente em ambientes de prática de atividades físicas.

De maneira geral, apenas as modificações dietéticas têm o potencial de melhorar o desempenho físico. O uso de suplementos nutricionais deve ficar restrito a situações especiais. Apenas médicos e nutricionistas são profissionais capacitados para prescrever dietas e suplementos nutricionais.

A avaliação nutricional deve preceder a prescrição da dieta. Deve-se realizar anamnese completa, descrição detalhada dos hábitos alimentares e exame físico. Exames complementares laboratoriais ou de imagem podem ser úteis. Passada essa fase, pode-se fazer a prescrição da dieta de acordo com os diagnósticos estabelecidos.

CLASSIFICAÇÃO DOS NUTRIENTES

Os nutrientes podem ser classificados em macro e micronutrientes. O grupo dos macronutrientes é composto por carboidratos, proteínas e gorduras, enquanto o dos micronutrientes é representado por vitaminas, minerais e oligoelementos.

MACRONUTRIENTES
Proteínas

As proteínas são as fontes de aminoácidos essenciais, os quais não podem ser sintetizados pelo corpo humano, e são compostas de átomos de oxigênio, carbono, nitrogênio e hidrogênio.

Para os praticantes de atividade física, o aporte adequado de proteínas é muito benéfico. No entanto, para quantificação adequadamente do consumo de proteínas devem ser levadas em consideração as características físicas e de saúde do indivíduo, bem como o nível de atividade física praticado.

De modo geral, considera-se o seguinte:
- 0,8g/kg de peso/dia para indivíduos sedentários;
- 1,2 a 1,4g/kg de peso/dia para indivíduos ativos;
- 1,8g/kg de peso/dia para atletas e pacientes com objetivo de hipertrofia muscular.

Os suplementos proteicos devem estar inseridos nessa quantidade total. Quantidades adicionais não demonstram mais benefícios. Há hipertrofia quando se associam carboidratos e proteínas após a prática da atividade física.

A substituição da alimentação por suplementos fontes de aminoácidos pode acarretar carências nutricionais de componentes presentes nos alimentos proteicos, como o ferro.

Não se recomenda a utilização de aminoácidos de cadeia ramificada (leucina, isoleucina e valina), bem como de ornitina, glutamina e arginina, uma vez que os estudos ainda não são consistentes.

Estão bem-documentados os efeitos ergogênicos da suplementação de creatina em atividades físicas de altos desempenho e rendimento. Já para os praticantes de atividades físicas, os benefícios não foram bem estabelecidos.

Com frequência, a suplementação diária de creatina pode ser feita com 285 a 300mg de creatina/kg de peso/dia. Entretanto, a ingestão de 30 a 50mg de creatina/kg de peso/dia também é benéfica.

O beta-hidroxi-beta-metilbutirato (HMB) pode ser um bom suplemento ergogênico apenas para idosos que praticam atividade física.

Carboidratos

Principais componentes dos alimentos, os carboidratos são compostos de carbono, hidrogênio e oxigênio e são classificados em:

- **Monossacarídeos:** são a glicose, a frutose e a galactose. Possuem grau de polimerização 1.
- **Dissacarídeos:** são formados pela polimerização de dois monossacarídeos.
- **Oligossacarídeos:** são formados pela polimerização de três a 10 monossacarídeos.
- **Polissacarídeos:** são formados pela polimerização de 11 ou mais monossacarídeos.

A ingesta de carboidratos durante a atividade física tem efeitos ergogênicos bem-documentados. O glicogênio muscular é consumido em exercícios prolongados.

O consumo de carboidratos pelo organismo é proporcional à intensidade do exercício.

Deve-se considerar o tempo de ingestão necessário para refeições pré-treino, pois, quando rica em fibras e gordura, a fonte de carboidratos pode retardar o esvaziamento gástrico. Isso pode acarretar desconforto gástrico durante a atividade física. Assim, a refeição pré-treino ideal deve ser rica em carboidratos e pobre em gorduras e fibras.

Os valores de ingestão diária ideal são:

- 5 a 8g/kg de peso/dia para recuperação muscular;
- 10g/kg de peso/dia para atividades de longa duração e/ou treino intenso;
- 0,7 a 1,5g/kg/dia de peso pós-treino de exercícios exaustivos.

Gorduras

As gorduras ou lipídios constituem um grupo heterogênio de compostos com a característica comum de insolubilidade em água.

Podem ser classificados em:

- **Simples:** ácidos graxos e triglicerídeos;
- **Compostos:** quando se ligam a compostos não lipídicos – lipoproteínas, glicolipídios e fosfolipídios;
- **Derivados:** colesterol e hormônios esteroides.

Os triglicerídeos correspondem a 90% dos lipídios da dieta, sendo seguidos pelos ácidos graxos.

Exercem inúmeras funções dentro do organismo, como transporte de vitaminas, composição da membrana celular e síntese de hormônios esteroides.

Para atletas e a população geral são recomendados de 8 a 10g/dia, e as proporções de ácidos graxos essenciais são as seguintes: 10% de saturados, 10% de insaturados e 10% de poli-insaturados.

A suplementação de ácidos graxos ômega-3, representados pelos ácidos eicosapentanoico (EPA) e docosaexanoico (DHA), em uso crônico, parece promover inúmeros benefícios. Pode ser usada como prevenção ou redução de respostas inflamatórias, prevenção ou redução do dano muscular e aumento do consumo de oxigênio.

MICRONUTRIENTES

Vitaminas

A função básica das vitaminas é servir de fator para a produção de outros tipos de compostos orgânicos. São classificadas em hidrossolúveis e lipossolúveis. As hidrossolúveis são as vitaminas do complexo B e a vitamina C, e as lipossolúveis estão representadas pelas vitaminas A, D, E e K.

O efeito terapêutico das vitaminas retiradas dos alimentos por meio da dieta é bem maior do que o das sintetizadas pela indústria.

Atualmente, as carências de vitaminas são raras. Frequência maior é encontrada em alcoolistas, em casos de má absorção intestinal e após cirurgia bariátrica.

Na medicina ortomolecular, vitaminas são usadas para o tratamento de doenças em doses bem maiores do que o recomendado.

O uso de vitaminas C e E pode ser recomendado para atletas, uma vez que elas podem melhorar a resposta imunológica e a atividade antioxidante.

A vitamina D participa da homeostase de cálcio e fósforo no plasma. Além disso, participa de processos de síntese de proteínas, funções neuromusculares e secreção hormonal.

Minerais

O corpo humano é incapaz de produzir minerais, os quais devem ser, portanto, totalmente adquiridos por meio da alimentação. De maneira geral, sua aquisição é fácil. São divididos em dois grupos:

- **Macrominerais** (requerimento > 100mg/dia): fósforo, magnésio, cálcio, sódio, potássio, cloro e enxofre.
- **Microminerais** (requerimento < 100mg/dia): ferro, zinco, cobre, selênio, cromo, iodo, molibdênio, vanádio, cobalto, manganês e flúor.

O zinco participa da respiração celular. Sua deficiência em atletas pode promover anorexia, perda de peso, fadiga e risco de osteoporose. Recomendam-se de 10 a 40mg/dia.

O ferro está deficiente em parte considerável da população mundial e sua diminuição promove fadiga e deficiência do sistema imunológico. Recomendam-se 15mg/dia para a população feminina e 10mg/dia para a masculina.

A deficiência de cálcio pode se dar pela má absorção, por déficit na alimentação ou por deficiência de vitamina D. O cálcio é indispensável para a formação dos ossos, coagulação sanguínea, neurotransmissão e contração muscular. Recomendam-se 1.000mg de cálcio/dia.

Referências

Butterfield G. Amino acids and high protein diets. In: Lamb DR, Williams MH, eds. Perspectives in exercise science and sports medicine: ergogenics-enhancement of performance in exercise and sport. Miami: Cooper Publishing, 2001.

Chrusch MJ, Chilibeck PD, Chad KE, Davison KS, Burke DG. Creatine supplementation combined with resistance training in older men. Med Sci Sports Exerc 2001; 33:2111-7.

Diretriz da Sociedade Brasileira de Medicina do Esporte. Modificações dietéticas, reposição hídrica, suplementos alimentares e drogas: comprovação de ação ergogênica e potenciais riscos para a saúde. Rev Bras Med Esporte Mar/Abr, 2003; 9(2).

Micheletti A, Rossi A, Rufini S. Zinc status in athletes: relation to diet and exercise. Eur J Physiol 2002; 443:791-7.

Persky AM, Brazeau GA. Clinical pharmacology of the dietary supplement creatine monohydrate. Pharmacol Rev 2001; 53:161-76.

Sacheck JM, Decker EA, Clarkson PM. The effect of dieton vitamin E intake and oxidative stress in response to acute exercise in female athletes. Eur J Appl Physiol 2000; 83:40-6.

Tarnopolsky MA. Protein and physical performance. Curr Opin Clin Nutr Metab Care 1999;2:533-7.

Tauler P, Aguilo A, Fuentespina E, Tur JA, Pons A. Diet supplementation with vitamin E, vitamin C and beta-carotene cocktail enhances basal neutrophil antioxidant enzymes in athletes. Eur J Physiol 2002; 443:791-7.

Tipton KD, Wolfe RR. Exercise, protein metabolism, and muscle growth. Int J Sport Nutr Exerc Metab 2001; 11:109-32.

72

Nutrição nas Feridas da Pele

José Adalberto Leal
Priscilla Cecy Lages

Em um ambiente hospitalar, podem ser observadas feridas crônicas e agudas. Segundo Wild et al.[1] as feridas crônicas são definidas como defeitos recorrentes na pele ou que persistem por mais de 6 semanas. Podem ser representadas por úlceras de vários tipos, como diabética, arterial, venosa, de pressão, e também por deiscência de feridas operatórias. As feridas agudas mais comuns são exemplificadas por feridas operatórias, queimaduras e traumas.[1,2]

O desenvolvimento de feridas crônicas na pele sofre influência direta do estado nutricional. Alterações do hábito alimentar e do peso corporal, bem como redução da capacidade funcional e da hidratação, são fatores de risco para o desenvolvimento das úlceras, os quais também podem ser observados na desnutrição.[3,4]

A alta prevalência de desnutrição em pacientes hospitalizados pode justificar, em parte, as altas incidências de úlceras de pressão nesse ambiente. A desnutrição hospitalar, embora muito frequente, é pouco reconhecida e pode ser influenciada pela presença de infecções que, quando associadas, aumentam o tempo de internação e favorecem o desenvolvimento de úlceras.[3,5,6]

O desenvolvimento de úlceras é uma grande preocupação para o sistema de saúde em todo o mundo, podendo atingir até 65% dos pacientes com desnutrição grave.[3] Seu tratamento está entre os três mais caros em alguns países, juntamente com o tratamento de doenças cardiovasculares e do câncer, provocando um alto impacto financeiro, o qual pode ser estimado em, aproximadamente, 16.000 a 20.000 dólares para cada 2 semanas de internação.[4,7]

Em geral, o processo de cura de feridas passa por eventos sequenciais que se dividem em três fases clássicas: inflamação, proliferação e remodelação.[1,2,8,9] O sucesso da cicatrização é condicionado pelo bom resultado dessas três fases, as quais são dependentes da disponibilidade de nutrientes específicos. Circunstâncias de privação de substrato, como a que ocorre na desnutrição, provocam alterações na regeneração tecidual, prejudicando a fibroplasia e a síntese de colágeno. Tudo isso resulta em maior tempo da fase de inflamação, interferindo negativamente na melhora das feridas e prolongando a cura.[2-4,8,10]

O investimento em estratégias que visem à melhora do estado nutricional, e em especial à ingestão alimentar e ao atendimento das necessidades nutricionais, está fortemente indicado para prevenção e tratamento de feridas.[3,6,11,12] Entre os nutrientes utilizados na prevenção e tratamento das úlceras, destacam-se as proteínas, alguns aminoácidos, zinco, vitamina A, vitamina C e ácidos graxos poli-insaturados.[9,12]

TRATAMENTO NUTRICIONAL DAS FERIDAS

A primeira preocupação no tratamento nutricional das feridas é com o aporte energético, visto que as recomendações normais para indivíduos hospitalizados podem ser hipoestimadas quando aplicadas àqueles que apresentam feridas.[3,8] Os desnutridos se tornam a maior preocupação nesse caso, por apresentarem ingestão alimentar reduzida, mesmo quando são oferecidos alimentos que se somam às suas necessidades nutricionais.[3] Em estudo de Liang et al.[6] foi observado que os pacientes que apresentavam feridas na pele estavam consumindo nutrientes em menor quantidade do que o recomendado, comprovando a baixa ingestão alimentar por esse grupo.

O método considerado padrão-ouro para o cálculo das necessidades energéticas é a calorimetria indireta, porém, na ausência desse recurso, existem fórmulas como a de Harris-Benedict ou a de Mifflin-St. Jeor, que podem predizer o gasto energético total com resultados bem próximos do real.[8] Um consenso de especialistas determinou que a faixa de ingestão calórica para pacientes em processo de cura de feridas na pele deveria permanecer entre 30 e 35kcal/kg/dia (calorias por quilo em 24 horas). Já para os desnutridos, segundo o National Pressure Ulcer Advisory Panel (NPUAP),[13] as recomendações energéticas deveriam aumentar para 35 a 40kcal/kg/dia, com o objetivo de otimizar o processo de melhora da ferida.[2,4,13]

Uma vez garantido o aporte de energia, a proteína é mais importante para prevenção e tratamento nutricional de feridas, pois trata-se de um nutriente muito requisitado no processo de cura e há fortes evidências de que seu consumo adequado pode auxiliar a prevenção de úlceras. Cabe reforçar que esse macronutriente, além de ser fonte de energia, é necessário para o início do processo inflamatório, a síntese de enzimas envolvidas nesse processo, a proliferação celular (principalmente das células do sistema imunológico), a produção de colágeno e a formação de tecido conjuntivo.[1,2]

A ingestão de proteínas visa à obtenção de um balanço nitrogenado neutro ou positivo, ou seja, uma situação em que a quantidade de proteínas fornecida ao organismo seja igual ou superior à quantidade de proteínas utilizada. Entre as diferentes fontes de recomendação de proteínas, destacam-se a do NPUAP, por concentrar as melhores evidências na prevenção e tratamento de feridas. A recomendação visa ao aporte de 1,2 a 1,5g/kg/dia e que sejam feitas avaliações rotineiras, tendo em vista situações que aumentem as necessidades nutricionais, como número de feridas, comorbidades, exsudação da ferida e sarcopenia.[1,4,6,8,12]

O controle infeccioso e metabólico é essencial para a obtenção de um balanço nitrogenado neutro ou positivo. Isso se deve ao processo de resposta ao estresse ativado pela infecção, que libera mediadores inflamatórios (como interleucinas e fator de necrose tumoral [TNF]) e desencadeia o processo de proteólise muscular para síntese de glicose. Esse processo de gliconeogênese também é mediado por hormônios contrarreguladores, como cortisol e glucagon, presentes no processo inflamatório, o que também dificulta o controle glicêmico, ajudando a entender por que o estado nutricional, ou mais especificamente as reservas corporais e o controle glicêmico, é apontado como fator de risco para o desenvolvimento de úlceras e reforçando o papel de uma nutrição adequada no fornecimento de todos os nutrientes necessários, em quantidades suficientes,

para atender todas as necessidades do organismo, como a produção de energia, manutenção dos tecidos corporais e controle da glicemia.[11]

A arginina é um aminoácido condicionalmente necessário que se torna essencial em situações de estresse e que é necessário para a deposição de colágeno durante a cicatrização de feridas e a proliferação linfocitária. Por ser precursora da enzima óxido nítrico sintetase e de ornitina, a arginina intensifica a força no tecido formado durante o processo de cura das feridas. A arginina exerce ação antioxidante que, via óxido nítrico, contribui para evitar que as espécies reativas de oxigênio (ROS) danifiquem o tecido formado, inibindo assim a agregação plaquetária.[14,15] Trabalhos têm sugerido uma dosagem oral de 17 a 30g/dia,[2,4,8] embora não exista consenso quanto à utilização da suplementação desse aminoácido, em razão da ausência de trabalhos que o tenham utilizado isoladamente na intervenção.

O zinco exerce várias funções que contribuem para a cicatrização de feridas: é necessário para a síntese de tecido de granulação, sendo cofator da DNA polimerase, bem como da superóxido dismutase, e está envolvido na biossíntese de DNA e na proteção celular contra ROS.[1,2,4,11] A suplementação de zinco pode durar de 10 a 14 dias, atingindo doses de 40mg/dia via parenteral. Em virtude de sua baixa biodisponibilidade via oral – cerca de 20% de absorção efetiva – a suplementação oral pode ser de 200 a 220mg/dia.[1,2,5]

A vitamina C desempenha papel importante para a maturação de fibroblastos e a migração de monócitos, além de ser necessária para a hidroxilação de prolina e lisina, aminoácidos essenciais para a estabilização da estrutura tridimensional do colágeno. Para a suplementação oral de vitamina C são utilizados de 100 a 200mg/dia em casos de feridas em estágios menos avançados e críticos. Para feridas de traumas graves e úlceras de pressão em estágios III e IV, são usadas dosagens de 1.000 a 2.000mg/dia até a melhora completa.[1,4,12]

A vitamina A está relacionada com o aumento do número de macrófagos e monócitos durante a inflamação e com a estimulação da epitelização, por aumentar a deposição de colágeno, sendo capaz de manter a integridade epitelial. Recomenda-se a suplementação com, no mínimo, 3.000µg retinol equivalente (RE) ou 10.000UI/dia, durante 7 a 10 dias.[2,4]

Apesar da ação antioxidante e dos benefícios no processo de cicatrização das feridas atribuídos ao zinco e às vitaminas A e C, a suplementação deve ser realizada apenas quando identificada deficiência desses micronutrientes.[1,2,4,8]

Os lipídios participam da estrutura de membranas celulares e são um importante componente no processo inflamatório. Estudos com a suplementação do ácido graxo poli-insaturado ômega-3 mostraram benefício no tratamento de feridas. Os ácidos graxos ômega-3 via ácido eicosapentaenoico (EPA) alteram a produção de citocinas proinflamatórias. Em estudo com humanos, McDaniel et al. mostraram que por meio de estímulos da própria ferida ocorre liberação de EPA da membrana celular, o qual estimula a produção de fator de necrose tumoral alfa e interleucinas beta e 6. Contudo, a maioria dos trabalhos desenvolvidos com ômega-3 foi realizada em animais, sendo inconclusiva sua suplementação em humanos.[8-10]

FOCO NA PREVENÇÃO

Os resultados do uso da alimentação como terapia nutricional são mais eficazes na prevenção das úlceras e menos eficientes em seu tratamento. Nesse contexto, torna-se primordial o cuidado com o planejamento das atividades que visam identificar os pacientes desnutridos e em risco nutricional, além de estabelecer ações de intervenção, monitoramento e avaliação dos resultados das atividades implementadas.

Com a atenção da prevenção voltada para o tratamento de pacientes desnutridos e em risco nutricional, os que apresentam excesso de peso ficam deslocados das recomendações. Ainda não existe consenso a respeito da propensão para o desenvolvimento de úlceras de pressão em pacientes com sobrepeso e obesidade. Os pontos mais discutíveis se referem ao fato de o excesso de peso ser protetor ou exercer uma pressão aumentada na pele, e também referentes à questão da mobilidade reduzida, um forte argumento para que o excesso de peso seja considerado fator de risco para o desenvolvimento de úlceras de pressão.[4]

As ferramentas mais indicadas para identificação de pacientes em risco nutricional e com maior tempo de internação são o NRS 2002, a avaliação global subjetiva (AGS) e, para indivíduos idosos, o MAN.[16] As estratégias de prevenção e tratamento da desnutrição, e consequentemente das úlceras, devem incluir a triagem nutricional de todos os pacientes nas primeiras 72 horas de internação.[17]

No planejamento da intervenção nutricional é fundamental a avaliação cuidadosa do aporte nutricional energético, uma vez que a hipoalimentação pode afetar desfavoravelmente o desenvolvimento e o tratamento das úlceras.[3,8] Torna-se essencial o acompanhamento da diferença entre a quantidade oferecida e a consumida de alimentos, energia e nutrientes, uma vez que são observadas

diferenças importantes entre o que é ofertado e o que é ingerido até mesmo em pacientes em uso de nutrição via sonda.[6]

Entre os métodos de avaliação da ingestão alimentar que podem ser utilizados para o atendimento das necessidades nutricionais, destaca-se o registro alimentar de 24 horas. Esse método consiste em registrar a ingestão de todos os alimentos e preparações de todas as refeições servidas, incluindo líquidos e suplementos alimentares. O registro também permite a anotação dos sinais e sintomas que possam ter relação com a alimentação, como náuseas, vômitos, saciedade, tosse e gases.

É importante ressaltar que métodos de avaliação da ingestão alimentar exigem um profissional nutricionista treinado e capaz de avaliar criticamente as diferenças entre o consumido e as necessidades estipuladas com o objetivo de estabelecer, conjuntamente com a equipe multidisciplinar, as melhores estratégias para superar as dificuldades encontradas.[18]

A Organização Mundial da Saúde (OMS) sugere um aumento de 1,5 vez das necessidades energéticas em desnutridos. A faixa de necessidades energéticas pode variar de 25 a 40kcal/kg/dia e as necessidades proteicas estão na faixa de 1 a 2g/kg/dia.

ESTRATÉGIAS PARA AUMENTO DA DENSIDADE CALÓRICA E PROTEICA

Um amplo conjunto de medidas dietéticas pode ser utilizado para adequar a alimentação na prevenção e tratamento de pacientes com feridas. Podem ser utilizadas alternativas para aumentar tanto a ingestão de energia como a de proteínas, vitaminas e minerais. O aumento da densidade calórica ou proteica pode ser atingido com a adição às preparações de alimentos *in natura* e/ou suplementos em pó, como também com a associação de suplementos líquidos a suplementos em pó e/ou alimentos *in natura*. Alimentos e preparações comumente consumidos, como feijão e sopas, podem ser enriquecidos com outros alimentos, como a proteína texturizada de soja e a farinha de arroz, aumentando o teor de proteínas e energia, respectivamente (Quadro 72.1).

Cabe ressaltar que os melhores resultados são esperados quando os hábitos alimentares, culturais e financeiros são considerados e quando o aporte de energia, proteínas e outros nutrientes é simultaneamente atendido, devendo ser considerada a necessidade de individualização dessas orientações dietéticas ante sua aceitação, presença de comorbidades e evolução do tratamento.

Quadro 72.1 Medidas dietéticas para aumento do aporte de energia e proteína

Preparação	Ingrediente adicionado	Quantidade adicionada (g) (medidas caseiras)	Energia adicionada (kcal)	Proteínas adicionadas (g)
Vitaminas	Leite em pó	26g (2 colheres de sopa)	130	6,8
	Leite de soja em pó	30g (3 colheres de sopa)	146	7,5
	Albumina	10g (2 colheres de sobremesa)	38,5	7,8
	Amido de milho	20g (1 colher de sopa)	70	0,06
	Farinha láctea	30g (3 colheres de sopa)	119	3,8
	Farinha de arroz	15g (3 colheres de sobremesa)	58,5	0,9
	Maltodextrina	25g (3 colheres de sopa)	96	0
	Proteína hidrolisada em pó	31g (1 medida)	100	23
Feijão cozido	Azeite	8mL (1 colher de sopa)	72	0
	Proteína texturizada de soja triturada	25g (colher de sopa)	88	14,5
	Proteína hidrolisada em pó	31g (1 medida)	100	23
Sopas	Batata-inglesa	140g (1 unidade)	119	2,8
	Azeite	8mL (1 colher de sopa)	72	0
	Farinha de arroz	15g (3 colheres de sobremesa)	58,5	0,9
	Suplemento de carboidrato sem sabor em pó	6g (1 medida)	6	0

Referências

1. Wild T, Rahbarnia A, Kelliner M, Sobotka L, Eberlein T. Basics in nutrition and wound healing. Nutrition 2010; 26:862-6.
2. Stechmiller JK. Understanding the role of nutrition and wound healing. Nutrition in Clinical Practice 2010; 25(1):61-8.
3. Thomas D. Improving outcome of pressure ulcers with nutritional interventions: a review of the evidence. Nutrition 2001; 17(2):121-5.
4. Doley J. Nutrition management of pressure ulcers. Nutrition in Clinical Practice 2010; 25(1):50-60.
5. Waitzberg DL, Caiaffa WT, Correia MITD. Hospital malnutrition: the brasilian national survey (IBRANUTRI): a study of 4000 patients. Nutrition 2001; 17:573-80.
6. Liang L, Thomas J, Miller M, Puckridge P. Nutritional issues in older adults with wounds in a clinical setting. Journal of Multidisciplinary Healthcare 2008; 1:63-71.
7. Reddy M, Gill SS, Rochon PA. Preventing pressure ulcers: a systematic review. Journal of American Medical Association 2006; 296(8):974-84.
8. Little M. Nutrition and skin ulcers. Current Opinion 2013; 16(1): 39-49.
9. McDaniel JC, Belury M, Ahijevych K, Blakely W. W-3 fatty acids effect on wound healing. National Institutes of Health: Wound Repair and Regeneration 2008; 16(3):337-45.
10. Russell L. The importance of patients' nutritional status in wound healing. British Journal of Community Nursing 2001; 10(6 Suppl):S42, 44-9.
11. Demling RH. Nutrition, anabolism, and the wound healing process: an overview. Open Acess Journal of Plastic Surgery 2009; 9:65-94.
12. Ayello EA, Thomas DR, Litchford MA. Nutritional aspects of wound healing. Home Healthcare Nurse 1999; 17(11):719-29.

Capítulo 72 • Nutrição nas Feridas da Pele

13. Dorner B, Posthauer ME, Thomas D. The role of nutrition in pressure ulcer prevention and treatment: National Pressure Ulcer Advisory Panel white paper. Advances in Skin and Wound Care 2009; 22(5):212-21.

14. Kurpad AV. The requirements of protein and amino acid during acute and chronic infections. Indian Journal Med Res 2006; 124:129-48.

15. Wu G, Bazer FW, Davis TA et al. Arginine metabolism and nutrition in growth, health and disease. National Institutes of Health: Amino Acids 2009; 37(1):153-68.

16. Projeto Diretrizes: Triagem e Avaliação do Estado Nutricional. Associação Brasileira de Medicina e Conselho Federal de Medicina. Agosto, 2004.

17. Organização Nacional de Acreditação (2000). Manual da Organização Nacional de Acreditação – Normas Orientadoras. Brasília: ONA.

18. Protocolos de Assistência aos Portadores de Feridas. Prefeitura Municipal de Belo Horizonte. Secretaria Municipal de Políticas Sociais, Secretaria Municipal de Saúde, Gerência de Assistência – Coordenação de Atenção à Saúde do Adulto e do Idoso, Belo Horizonte, 2006.

PARTE XIX

ESTÉTICA FACIAL

73

A Odontologia na Estética Facial

Ronaldo Rettore Júnior

O equilíbrio e a harmonia da face, assim como de suas ações, determinam a personalidade e a aparência de uma pessoa, além de promover melhor qualidade de vida. Os traumatismos e as deformidades faciais podem alterar essa harmonia. Fratura dos ossos da face, ausência de dentes, dentes desalinhados dentro das arcadas ou dentes retidos, lesões tumorais e alterações congênitas (queixo grande ou pequeno) são exemplos de problemas que podem quebrar o equilíbrio facial e alterar a identidade pessoal.

A odontologia estética atual visa contribuir para a recuperação e/ou manutenção da saúde oral, fornecendo recursos e soluções viáveis para que se possa reconstruir a estética, associando-a aos aspectos funcionais e biológicos. Para que se obtenha êxito no tratamento, são necessários um diagnóstico correto, um planejamento ordenado e racional e uma tática operatória precisa. Sendo assim, um sorriso é considerado esteticamente agradável quando os dentes estão adequadamente posicionados e alinhados em suas arcadas ósseas, as quais devem estar também corretamente relacionadas. As anomalias dentais mais comuns que podem interferir na harmonia do sorriso estão relacionadas com alterações na forma, tamanho, posição, cor e textura em dentes anterossuperiores. As anomalias ósseas que mais comumente podem promover desequilíbrio estético facial estão relacionadas com o hipo e o hipercrescimento das maxilas e da mandíbula no sentido anteroposterior, assim como no sentido vertical e transversal (Figuras 73.1 e 73.2).

A odontologia estética vem ganhando cada vez mais destaque dentro do contexto geral da odontologia. Uma das mais importantes tarefas da cosmética dentária é criar uma proporção harmoniosa na largura dos dentes maxilares anteriores quando restaurados ou substituídos.[1]

Os modernos conceitos de estética estão voltados para o equilíbrio entre a beleza e a harmonia e se referem à restauração da forma e da função dos dentes, tendo capacidade de criar um novo sorriso que se adapte ao estilo de vida do paciente e a seu trabalho e posição social. A busca pelos padrões de beleza e perfeição das formas e dimensões tem levado a uma supervalorizacão da aparência de cada indivíduo dentro da sociedade (Figuras 73.3 e 73.4).

A estética dos dentes está relacionada com cor, textura e forma. Esta última talvez envolva a parte mais crítica do trabalho, pois não depende das propriedades dos materiais, e sim do bom senso do profissional. Um método bastante citado pelos autores e aplicado por muitos clínicos para realizar esse trabalho é baseado na teoria da proporção áurea.[2]

PROPORÇÃO ÁUREA

A proporção áurea constitui uma fórmula matemática descrita na natureza, também encontrada nas artes e no corpo humano, que expressa a proporcionalidade entre as partes. Essa relação matemática faz com que partes desiguais pareçam proporcionais e harmônicas.

Proporção áurea, número de ouro, número áureo ou proporção de ouro é uma constante real algébrica irracional denotada pela letra grega (Phi), em homenagem ao escultor Phidias (Fídias), que a teria utilizado para conceber o Parthenon, e com o valor arredondado para três casas decimais de 1,618. Também é chamada de seção áurea (do latim sectio aurea), razão áurea, razão de ouro, média e extrema razão (Euclides), divina proporção, divina seção (do latim sectio divina), proporção em extrema

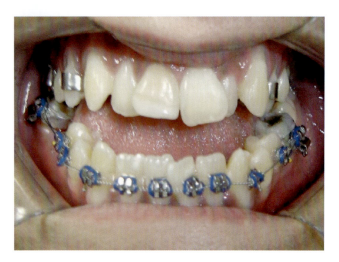

Figura 73.1 Vista clínica frontal intraoral. (*Fonte:* acervo do autor.)

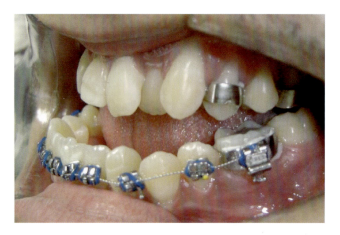

Figura 73.2 Vista clínica de perfil esquerdo intraoral. (*Fonte:* acervo do autor.)

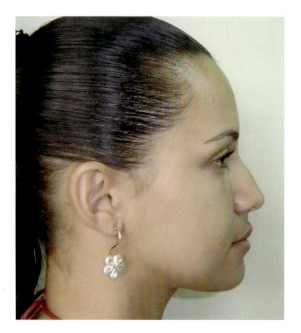

Figura 73.3 Vista de perfil da face. (*Fonte:* acervo do autor.)

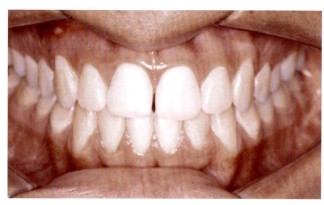

Figura 73.4 Vista clínica frontal intraoral. (*Fonte:* acervo do autor.)

razão, divisão de extrema razão ou áurea excelência. O número de ouro é ainda frequentemente chamado razão de Phidias.[3-5]

Desde a Antiguidade a proporção áurea é empregada na arte. É frequente sua utilização em pinturas renascentistas, como as do mestre Giotto. Esse número está envolvido com a natureza do crescimento. Phi (não confundir com o número Pi), como é chamado o número de ouro, pode ser encontrado na proporção das conchas (p. ex., o náutilus), dos seres humanos (p. ex., o tamanho das falanges, os ossos dos dedos) e nas colmeias, entre inúmeros outros exemplos que envolvem a ordem do crescimento (Figura 73.5).

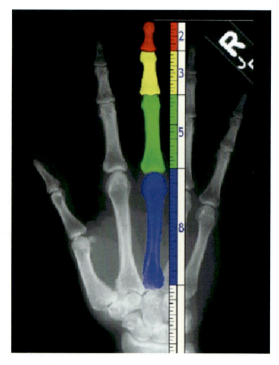

Figura 73.5 Vista da proporção áurea nas falanges.

Por estar envolvido no crescimento, esse número é tão frequente. E em virtude dessa frequência, o número de ouro ganhou o *status* de "quase mágico", sendo alvo de pesquisadores, artistas e escritores.

A partir da Antiguidade, vários filósofos, artistas, arquitetos e outros estudiosos se interessaram pelo estudo das relações entre as proporções e a natureza.[6] O filósofo Pitágoras descreveu a proporção áurea para explicar a essência da beleza na natureza e sua relação com as proporções matemáticas.[7] Essa proporção foi usada na arquitetura da Grécia, na construção do Parthenon (Figura 73.6), e também nos desenhos clássicos de Leonardo da Vinci, em 1509, na representação da Mona Lisa e do Homem Vitruviano (Figura 73.7A e B).

PROPORÇÃO ÁUREA E SEQUÊNCIA DE FIBONACCI

Uma série de números que têm uma característica especial de regressão foi exposta, no ano de 1202, no livro denominado *Líber Abacci* (o livro do ábaco), onde também se encontra descrita grande quantidade de temas relacionados com a aritmética e a álgebra da época, desenvolvidos por Leonardo de Pisa (1175-1250), posteriormente identificado como Leonardo Fibonacci (filho de Guiliermo Bonacci) e mais recentemente identificado em suas obras apenas pela palavra Fibonacci. Com esse e outros trabalhos, como *Practica Geometriae* (1220), *Líber Quadratorum* (1225) e *Flos* (1225), Fibonacci cooperou de maneira importante para o desenvolvimento matemático da Europa nos séculos seguintes. Posteriormente, esses números em série ficaram conhecidos como sequência de Fibonacci e deles foram extraídas conclusões até então inimagináveis.[8]

Nessa sucessão matemática, cada número é obtido pela soma dos dois últimos dígitos, ou seja, 1, 1 (1 + 1) 2, (2 + 1) 3, (3 + 2) 5, (5 + 3) 8, (8 + 5) 13, (13 + 8) 21... , continuando em uma sequência infinita.

Em todo o Universo está presente "a marca", ou a presença de Deus, responsável pelo fenômeno simétrico da natureza. Ela é constatada por meio da proporção áurea proveniente da sequência de Fibonacci, que se mostra presente como "o sinal divino" em toda a natureza.[9] Nas flores, árvores, ondas, conchas, furacões, no rosto simétrico do ser humano, em suas articulações, batimentos cardíacos e em seu DNA, assim como na refração da luz proporcionada pelos elétrons dos átomos, nas vibrações e em outras

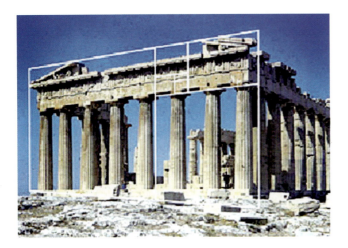

Figura 73.6 Proporções áureas no Parthenon (Grécia).

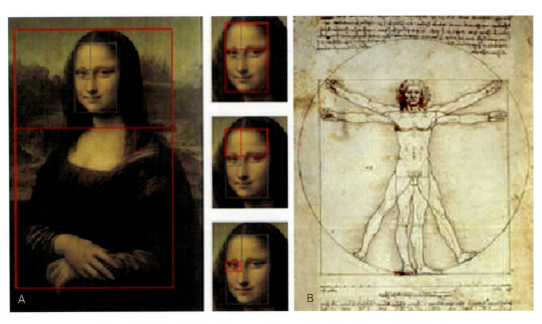

Figura 73.7A e B Mona Lisa e o Homem Vitruviano (Leonardo da Vinci).

manifestações da Criação, como nas galáxias do Universo imensurável, esse sinal está presente. A relação da série de Fibonacci com o número de ouro em sequência numérica e geométrica parece ser "a marca" de um *designer* – a "impressão digital" da Criação. Construindo esse quadrado e desenhando um arco, esse padrão começa a construir as formas denominadas a espiral de Fibonacci (Figura 73.8).

Em todo o Universo, a proporção áurea encontra-se presente, tanto na propagação dos átomos, na forma da espiral de Fibonacci, como na refração da luz, nas correntes magnéticas geradas pelos buracos negros e nas formas de muitas galáxias (Figura 73.9).

A utilização desse sistema numérico para construção de um retângulo com dois números interligados dessa sequência forma o chamado retângulo de ouro, considerado o formato retangular mais belo e apropriado de todos. O retângulo de ouro, quando dividido por quadrados proporcionais à sequência de Fibonacci, alarga seu conjunto consoante a sucessão de Fibonacci (Figura 73.10).

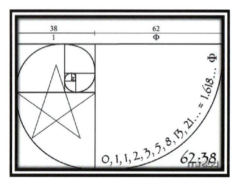

Figura 73.8 Espiral de Fibonacci.

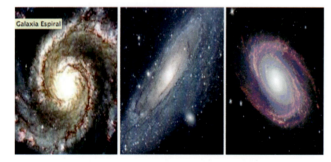

Figura 73.9 Espiral de Fibonacci na representação das galáxias.

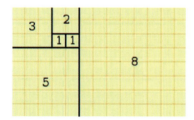

Figura 73.10 Retângulo de ouro de Fibonacci.

PROPORÇÃO ÁUREA E A ODONTOLOGIA

A aplicação da proporção áurea na estética dental foi descrita inicialmente por Lombardi, em 1973,[10] e depois, por Levin, em 1978,[11] que a usou para relatar as sucessivas larguras dos dentes anteriores com o objetivo de auxiliar a seleção e a montagem desses dentes.

A aplicação dessa proporção é baseada na largura mesiodistal aparente dos dentes anteriores, quando analisados em uma vista frontal. A proporção divina ocorre quando a largura do incisivo central está em proporção áurea com a largura do incisivo lateral e este em proporção com a largura do canino. Para se encontrar a razão ideal, a largura do incisivo central deve ser multiplicada por um valor definido como proporção áurea, que é de 0,61803, ou aproximadamente 62% – em outras palavras, para a proporção divina o incisivo central deve ser 62% maior que o lateral e este 62% maior que a visão mesial do canino. Sendo assim, a proporção entre os dentes é notada a partir dos incisivos centrais, em direção aos elementos dentários posteriores.[12] Existe algo na proporção áurea que age poderosamente de maneira subliminar no senso estético do apreciador[13] (Figuras 73.11 e 73.12A a D).

Em 2003, Mondelli[14] escreveu um capítulo sobre proporção áurea no livro *Estética & Cosmética em Clínica Integrada* que, sem dúvida, é o relato mais completo disponível na literatura odontológica sobre o tema, tendo como finalidade seu entendimento e sua aplicação nas reabilitações estéticas, desde as unitárias até as totais, independente do material ou das técnicas adotadas. Além disso, descreve de maneira pormenorizada algumas regras elaboradas por diversos autores que relacionam a proporção áurea encontrada nos dentes e como aplicá-las nos procedimentos. O próprio Mondelli explica suas regras e fórmulas para encontrar a proporcio-

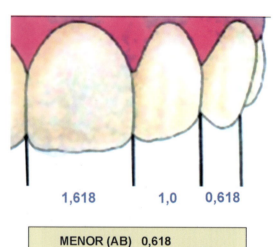

Figura 73.11 Análise matemática da proporção áurea. (*Fonte*: Soares et al., 2006.)

Capítulo 73 • A Odontologia na Estética Facial 407

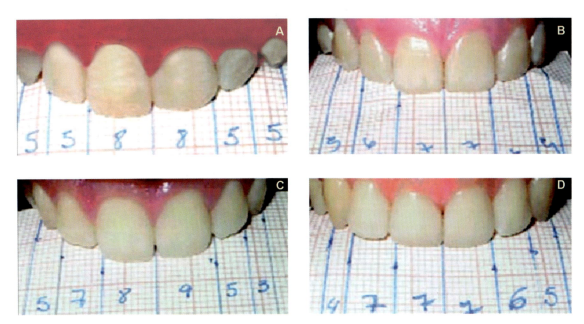

Figura 73.12A Presença da proporção áurea entre os incisivos centrais e laterais. **B** Ausência da proporção áurea entre os incisivos centrais e laterais. **C** Presença da proporção áurea entre o incisivo lateral e o canino (lado esquerdo). **D** Ausência de proporção áurea entre os incisivos laterais e caninos. (*Fonte*: Soares et al., 2006.)

nalidade que deve existir entre os dentes naturais anteriores superiores e como aplicá-las nas reabilitações dentárias. Mediante a medida da largura e do comprimento dos incisivos centrais superiores, aplicando sobre ambos duas fórmulas por ele elaboradas, é possível encontrar a largura e a altura dos incisivos laterais e caninos superiores em proporção áurea com os incisivos centrais.

A fórmula mais simples desenvolvida por Mondelli é: LC = 0,155 × LS, onde LC é a largura do incisivo central, 0,155 é uma constante e LS é a largura do sorriso. Assim, por meio dessa fórmula é possível encontrar a largura do incisivo central. A partir daí, obtêm-se a largura e a altura dos dentes anteriores superiores, bastando aplicar os valores da proporção áurea (Figura 73.13).

Multiplicando-se a metade da largura do sorriso por 0,618, obtém-se o valor aparente do segmento dentário anterior do incisivo central até o canino; o valor do segmento dentário anterior multiplicado por 0,618 estabelece a largura do corredor bucal (Figura 73.14A e B).

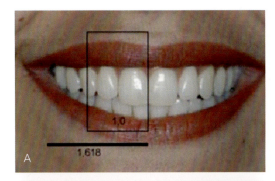

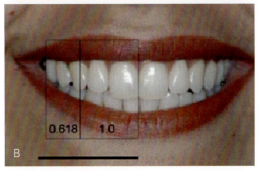

Figura 73.14A e B. Proporção áurea entre os incisivos central e lateral associados à mesial do canino e sua relação proporcional com o corredor bucal. (*Fonte*: acervo do autor.)

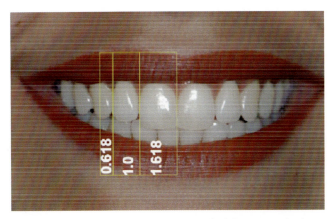

Figura 73.13 Proporção áurea entre os incisivos central e lateral e a mesial do canino. (*Fonte*: acervo do autor.)

Na odontologia, a estética deve também seguir certos parâmetros matemáticos e geométricos que, quando empregados pelo clínico ou técnico de laboratório, possam proporcionar restaurações com aparência agradável e harmônica. No entanto, essas leis não devem ser vistas como imutáveis, mas apenas como um auxílio aos profissionais. A análise científica cuidadosa de sorrisos harmônicos mostrou que essa proporção regressiva de aparecimento, juntamente com a simetria, a gradação e a dominância, pode ser sistematicamente aplicada para avaliação e melhora da estética dentária de modo previsível.[12,15]

AUSÊNCIAS DENTÁRIAS E RELAÇÃO COM A ESTÉTICA

A perda de elementos dentais provoca alterações significativas nos maxilares, as quais acontecem tanto no plano vertical como no horizontal. Esse processo é contínuo e se manifesta por meio de mudanças anatômicas e funcionais ao paciente. Apesar do grande progresso científico e tecnológico da odontologia, milhões de pessoas em todo o mundo sofrem com a perda parcial ou total de dentes (Figuras 73.15 e 73.16).

Após a perda dos dentes naturais, observa-se o rápido início de alterações ósseas nos maxilares, uma vez que o osso alveolar não recebe mais os estímulos locais fornecidos pelos dentes e ligamentos periodontais, iniciando a reabsorção óssea. O padrão específico de reabsorção é imprevisível para cada paciente e ocorre grande variação entre os indivíduos.[16]

Fatores sistêmicos gerais e locais são responsáveis pela grande variação na quantidade e no padrão de reabsorção do osso alveolar. Fatores gerais incluem a presença de anormalidades nutricionais e doenças ósseas sistêmicas que afetam o metabolismo ósseo, como osteoporose e disfunção endócrina. Os fatores locais que podem afetar a reabsorção óssea incluem técnicas de alveoloplastia usadas na época das extrações e traumatismo localizado ou associado à perda da crista óssea alveolar.[17]

Em muitos pacientes, essa reabsorção tende a se estabilizar após certo período, enquanto, em outros, há continuação ininterrupta do processo, podendo resultar na perda total do osso alveolar e do osso basal subjacente. Os resultados dessa reabsorção são acelerados pelo uso de próteses totais removíveis (dentaduras) desadaptadas ou pela distribuição imprópria das forças oclusais, afetando a mandíbula mais gravemente do que a maxila, em razão da diminuída área de suporte e de distribuições menos favoráveis das forças oclusais[16] (Figuras 73.17 e 73.18).

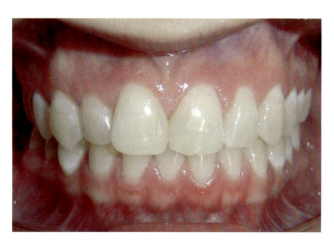

Figura 73.15 Vista intraoral com dentes. (*Fonte*: acervo do autor.)

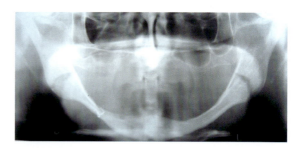

Figura 73.17 Radiografia panorâmica de paciente edêntulo total. Note a grave reabsorção óssea alveolar, incluindo fratura do corpo mandibular. (*Fonte*: acervo do autor.)

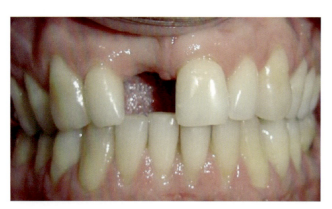

Figura 73.16 Vista intraoral: ausência dentária. (*Fonte*: acervo do autor.)

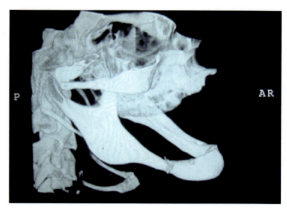

Figura 73.18 Tomografia do caso apresentado na Figura 73.17. (*Fonte*: acervo do autor.)

Processo de reabsorção óssea alveolar pós-exodontia

A perda dos elementos dentais se dá por:
- Decorrência de traumatismos alveolodentais.
- Processos patológicos que ocorrem em consequência de alterações infecciosas.
- Utilização de substâncias tóxicas que podem acelerar a eliminação do dente do interior de seu alvéolo.

Os fatores constitucionais e ambientais podem influir na maior ou menor permanência dos dentes em suas arcadas. Essas perdas dentárias podem variar segundo o indivíduo e também segundo a raça.[18]

O osso alveolar apresenta um comportamento de total independência em relação aos ossos maxilares (maxila e mandíbula). Essa característica ímpar está relacionada com o fato de que o osso alveolar forma-se às expensas do desenvolvimento do germe dentário. Entretanto, após a perda do elemento dental, inicia-se o processo de cicatrização primária do alvéolo. Primeiramente, fibras colágenas se organizam em uma matriz reticular, que é gradualmente mineralizada por afluxo de cálcio e fosfato; surge assim uma pequena espícula, que cresce pela deposição óssea em uma superfície. Progressivamente, espículas adjacentes irão se fundir e formar as trabéculas ósseas. Esse osso, chamado esponjoso, pode tornar-se compacto em razão da maior deposição óssea no rebordo alveolar residual. Entretanto, ao mesmo tempo que ocorre esse processo de reparação óssea, ocorre paralelamente a reabsorção das paredes do alvéolo, devido à perda da função mastigatória. O resultado final é a cicatrização com perda óssea[19] (Figuras 73.19 e 73.20).

A involução do processo alveolar corresponde ao adelgaçamento e à reabsorção das paredes do alvéolo, e o rebordo residual poderá vir a ser uniforme, se as extrações dentais forem realizadas na mesma época, ou com vários desníveis, se feitas em épocas diferentes.[20]

Em detalhado estudo longitudinal, Talgren (1972) pôde verificar que, embora a maior proporção da perda de osso ocorra no primeiro ano após a perda do dente, o processo continua lentamente, fato este verificado até mesmo após o controle de 25 anos. Pela interpretação do gráfico apresentado na Figura 73.21, nota-se que, em geral, a quantidade de osso reabsorvido na mandíbula é quatro vezes maior do que na maxila.[21]

Alterações ósseas e musculares da face após extrações dentárias

Ao mesmo tempo que a crista alveolar da mandíbula inicia seu processo de reabsorção, ocorre a superficialização das estruturas neuromusculares nela inseridas.[22]

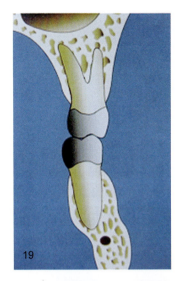
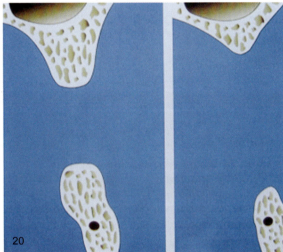

Figuras 73.19 e 73.20 Relação intermaxilar preservada com a presença dos dentes e diminuição da dimensão vertical após a perda dos dentes.

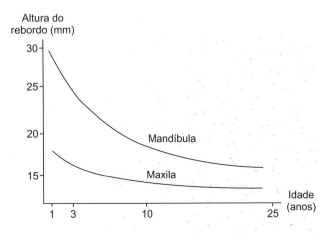

Figura 73.21 Gráfico demonstrando a variação da altura da crista alveolar 25 anos após extração dentária. (*Fonte*: com base em Talgren, 1972.)

As principais alterações nos músculos mastigatórios e faciais ocorrem em seu posicionamento e também na ação, tornando-se mais flácidos em razão da diminuição do tônus muscular. Isso traz consequências desagradáveis ao paciente do ponto de vista estético e funcional, sobretudo quanto à estabilidade das próteses.

O sulco vestibular e lingual tem sua profundidade determinada pelas fixações dos músculos da mímica e do assoalho bucal. Com a contínua perda do osso alveolar, após a perda dentária, os músculos vão progressivamente se tornando mais superficiais (Figuras 73.22 a 73.25).

Alterações estéticas da face após extrações dentárias

As alterações intrabucais provocadas pela perda dos dentes se refletem, também, na morfologia facial. Watt & MacGregor[23] compararam a musculatura peribucal e facial a uma cortina sobre a maxila e a mandíbula. A perda dos dentes anteriores remove a sustentação dessa cortina, provocando um colapso da musculatura peribucal, encurtando o músculo bucinador e, consequentemente, alterando o contorno dos lábios. O contorno dos lábios pode fornecer uma boa orientação para o posicionamento dos dentes anteriores durante o planejamento de uma prótese, pois

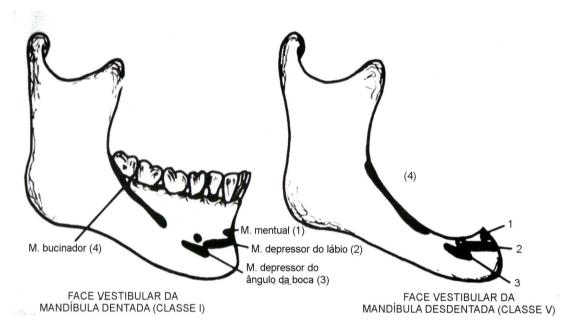

Figura 73.22 Ilustração demonstrando as alterações musculares na mandíbula após exodontias e reabsorção óssea alveolar. (*Fonte*: Rettore, 2008.)

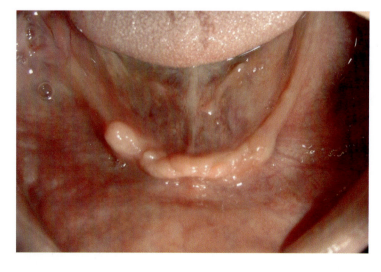

Figura 73.23 Vista clínica intrabucal confirmando as alterações musculares na mandíbula após exodontias e reabsorção óssea alveolar. (*Fonte*: acervo do autor.)

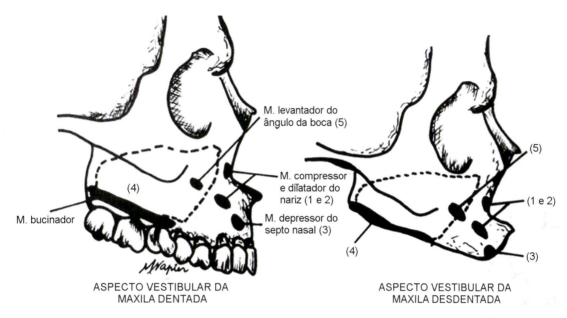

Figura 73.24 Ilustração demonstrando as alterações musculares na maxila após exodontias e reabsorção óssea alveolar. (*Fonte*: Rettore, 2008.)

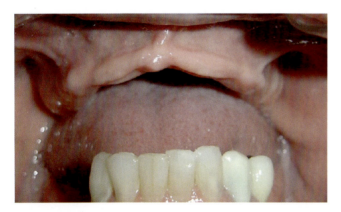

Figura 73.25 Vista clínica intrabucal demonstrando as alterações musculares na maxila após exodontias e reabsorção óssea alveolar. (*Fonte*: acervo do autor.)

o colapso após a perda dos dentes é facilmente reconhecido (Figura 73.26). Os principais contornos de valor são o ângulo nasolabial e a relação de contato entre os lábios superior e inferior.

Efeitos psicológicos da perda dentária

Os efeitos psicológicos da perda total dos dentes são complexos e variados, em uma gama que vai da condição de mínima alteração ao estado neurótico. As necessidades psicológicas dos pacientes desdentados são expressas de várias maneiras. Nos EUA, o gasto de milhões de dólares com adesivos para dentaduras, no intuito de aumentar a retenção das próteses removíveis, é um exemplo disso. Claramente, a falta de retenção e o risco psicológico de

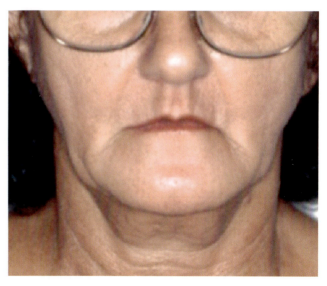

Figura 73.26 Vista clínica frontal demonstrando as alterações estéticas da face após exodontias e reabsorção óssea alveolar. Note a depressão do lábio superior. (*Fonte*: acervo do autor.)

embaraço social para o portador de prótese total removível constituem a preocupação à qual se deve endereçar o profissional de Odontologia.[16]

O objetivo da odontologia moderna é devolver a saúde bucal aos pacientes de modo previsível. O paciente total ou parcialmente desdentado pode estar impossibilitado de recuperar suas funções mastigatórias normais ao usar uma prótese convencional, assim como a fonação, a estética e o conforto produzido por essas próteses podem estar comprometidos. As funções mastigatórias de um paciente portador de prótese removível convencional podem estar diminuídas em até 60%, em relação à dentição normal. No entanto, uma prótese suportada por implantes pode devolver as funções mastigatórias a limites quase normais.[22]

Implantodontia: uma alternativa terapêutica

A odontologia precisava empregar esforços e habilidades clínicas consideráveis para ajudar os pacientes que sofriam dos efeitos da perda parcial ou total dos elementos dentais. Os implantes dentais começaram a ser feitos em torno da metade do século XX. Os primeiros tipos de implantes passaram a ter um uso relativamente comum durante os anos 1960, devido à grande demanda dos pacientes desdentados.

Em maio de 1982, na Conferência de Toronto, a odontologia tomou conhecimento dos trabalhos científicos desenvolvidos na Suécia sobre a interface osso-implante, a qual foi denominada osseointegração. Esse novo conceito baseou-se na inserção atraumática do implante no osso remanescente e no retardo da sobrecarga funcional sobre ele. Esses dois fatores contribuíram para um grau de predição muito maior do que o previamente possível. A equipe de pesquisa da Suécia, liderada por P. I. Branemark, comunicou 91% de sucesso nos implantes colocados na mandíbula, em um período de 15 anos. Em 1985, o Conselho de Terapêutica em Odontologia da American Dental Association (ADA), que ainda não havia aprovado nenhum tipo de implante, cedeu aceitação provisória ao sistema Branemark (Figura 73.27), o que possibilitou o desenvolvimento de outros sistemas.[24]

A reabilitação com implantes osseointegrados oferece aos pacientes, além da recomposição estética (restaurando contorno ósseo, gengival e muscular), a devolução da função mastigatória, mantendo todo o sistema estomatognático estável e com altas previsibilidade e longevidade, à diferença de outras técnicas reabilitadoras (Figuras 73.28A e B a 73.31).

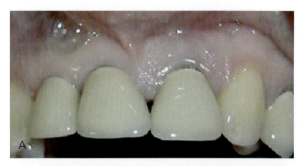
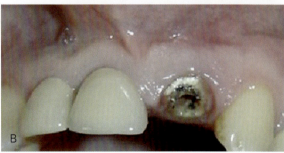

Figura 73.28A Vista clínica frontal intra-oral. **B** Dente 21 com fratura radicular e prognóstico desfavorável. (*Fonte*: acervo do autor.)

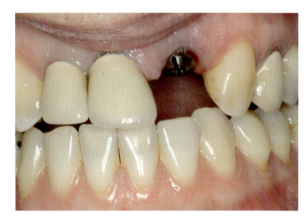

Figura 73.29 Vista clínica frontal intraoral: extração do dente 21 e instalação de implante imediato ao ato cirúrgico. (*Fonte*: acervo do autor.)

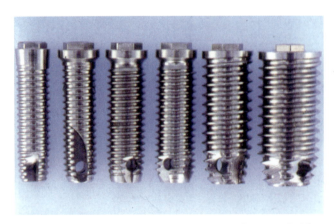

Figura 73.27 Diversos modelos de implantes Branemark. (*Fonte*: acervo do autor.)

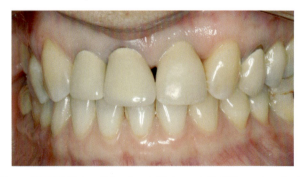

Figura 73.30 Vista clínica frontal intraoral. Estética e função foram restauradas. Todos os procedimentos foram realizados em uma única sessão: extração dentária + enxerto ósseo + implante + prótese provisória imediata. (*Fonte*: acervo do autor.)

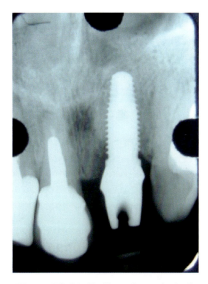

Figura 73.31 Radiografia periapical.

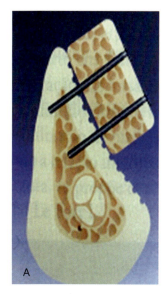 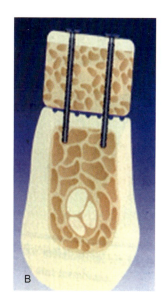

Figura 73.32A Enxerto horizontal. **B** Enxerto vertical.

Reconstruções ósseas da face (enxertos ósseos) associadas à implantodontia

A reabilitação com implantes osseointegrados é uma realidade odontológica com alto índice de sucesso e previsibilidade. Entretanto, o grande desafio atual dessa especialidade odontológica consiste em tratar dos pacientes que, além de terem perdido os dentes, também tiveram perdas ósseas associadas a consequentes alterações estéticas do contorno facial.

Há, desse modo, a necessidade de cirurgias reconstrutivas do arcabouço ósseo que foi reabsorvido para que a área das arcadas dentárias envolvidas possa ser reabilitada com implantes e próteses fixas.

Os procedimentos reconstrutivos ósseos são realizados com o objetivo de restaurar a anatomia da maxila e mandíbula, devolvendo o contorno tanto no sentido horizontal como no sentido vertical da crista óssea alveolar. Esses enxertos ósseos têm diversas origens: autógeno (do próprio paciente), homógeno (de indivíduo da mesma espécie) ou heterógeno (oriundo de outra espécie).

ENXERTOS ÓSSEOS E ESTÉTICA FACIAL

A reparação e a reconstrução de defeitos ósseos têm uma longa história. Os cirurgiões do período pré-incaico, em 3000 a.C., já usavam conchas e placas de ouro e prata para o fechamento de orifícios de trepanação craniana. A trepanação – remoção de uma secção óssea circular da calota craniana – consiste na intervenção cirúrgica mais antiga de que se tem conhecimento. Em 1821, Philip Walter utilizou enxertos ósseos autógenos (do próprio paciente) para reconstrução de defeitos ósseos, sendo considerado o primeiro cirurgião a empregar essa técnica. O termo autoenxerto define transplante de tecido ósseo de determinada área para outra em um mesmo indivíduo. O transplante ósseo é um procedimento cirúrgico de rotina desde o início da década de 1920.

Na concepção moderna dos implantes dentários, estes são inseridos juntos ao osso alveolar, na chamada osseointegração. Desse modo, é importante ter osso para a instalação do implante. Na maioria das perdas dentárias, ocorre algum tipo de perda óssea associada (Figura 73.32A e B). Para reposição dessa perda existem as cirurgias de reposição óssea ou cirurgia dos enxertos ósseos. A reposição poderá ocorrer tanto no sentido horizontal como no sentido vertical, pois a atrofia (perda) óssea ocorre em ambos os sentidos.

O osso a ser enxertado pode ter, basicamente, três origens diferentes:
- **Osso autógeno (autólogo):** osso originado do osso do próprio paciente, o que quer dizer que será retirado de outras partes do organismo, as denominadas áreas doadoras. Existem áreas doadoras intrabucais e extrabucais. O que irá definir se o osso será retirado de dentro ou de fora da boca é a quantidade exigida para reposição óssea. Uma área referente até quatro dentes ausentes pode ser recomposta com osso autógeno de área doadora intrabucal.

  Áreas maiores do que quatro elementos dentários ausentes exigem zonas de doação localizadas em outra parte do corpo. Em geral, as áreas de eleição são crista ilíaca (Figura 73.33) ou calota craniana (cabeça).
- **Osso homógeno (homólogo):** osso originado do osso de outra pessoa, o que quer dizer que o osso é de um doador não vivo (cadáver). Em geral, os bancos de ossos (osso homógeno) devem ser credenciados junto à

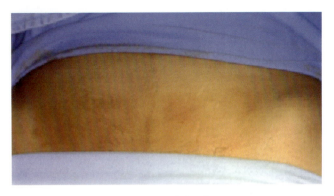

Figura 73.33 Crista ilíaca.

Anvisa e não podem vender, uma vez que é proibida a venda de órgãos no Brasil. O Ministério da Saúde e a Anvisa, por meio da RDC 220, de 27 de dezembro de 2006, regulamentam a utilização do banco de tecidos para o cirurgião-dentista. Testes imunológicos irão definir a ausência de contaminação bacteriana, virótica ou de qualquer outro microrganismo.

- **Osso heterógeno (heterólogo):** osso originado do osso de doador de outra espécie (não humana). Normalmente, a origem é bovina (boi). Vários fragmentos de osso bovino, tanto na área externa como na interna (cortical e medular), são esterilizados e processados para uso odontológico, sendo comercializados tanto como blocos porosos como particulados.

Os três modelos disponíveis apresentam vantagens e desvantagens. Entretanto, com base em revisão da literatura recente, as pesquisas são unânimes em afirmar que o osso autógeno é considerado o padrão-ouro, não sendo superado por nenhum outro tipo de biomaterial (material usado no organismo).

Desse modo, apesar de apresentar como única desvantagem a necessidade de outra área cirúrgica, chamada área doadora, o osso autógeno é o melhor material de escolha para recomposição das perdas ósseas alveolares, principalmente se a intenção é preparar o leito para recebimento de implantes dentários.

Como o osso autógeno é considerado a melhor estratégia para recomposição óssea, a cirurgia envolve duas áreas operatórias: uma receptora e uma doadora. Dessa maneira, quando a quantidade de reposição óssea sugere a escolha de uma área doadora intrabucal, o procedimento deve ser realizado sob anestesia local, associada a sedação endovenosa, o que promove conforto ao paciente com ausência completa da sensação de dor. Em caso de escolha de uma área doadora extrabucal, a cirurgia será realizada em ambiente hospitalar, sob anestesia geral. Em casos especiais, poderá ser utilizada apenas a anestesia local, a qual é capaz de evitar a sensação dolorosa.

Como em todo procedimento cirúrgico, é necessário que o cirurgião faça uma pesquisa completa do estado geral de saúde do paciente à cirurgia de enxerto ósseo. Ele deve apresentar boa saúde e passar por uma revisão dos exames laboratoriais e avaliação de risco cirúrgico (realizado pelo cardiologista). Além da revisão da saúde geral, será importante avaliar a saúde bucal. A recomposição óssea alveolar por meio da cirurgia de enxerto ósseo somente deverá ser realizada nos casos em que houver ausência de cáries, dentes fraturados, inflamações ou infecções gengivais, ou seja, o paciente deve apresentar-se com boas condições de saúde geral e bucal.

Há limite mínimo de idade, mas não há limite máximo, ou seja, a idade avançada não é contraindicação para a cirurgia de enxerto ósseo. O paciente com boa saúde poderá se submeter a essa cirurgia. Entretanto, a cirurgia não deverá ser realizada em crianças em fase de crescimento, pois poderá alterar o padrão de desenvolvimento ósseo (Figura 73.35). Em geral, a idade mínima é de 17

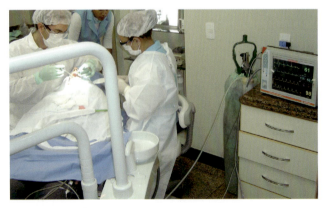

Figura 73.34 Área intrabucal: anestesia local associada à sedação endovenosa. (*Fonte*: acervo do autor.)

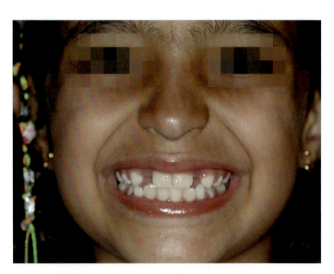

Figura 73.35 Criança em fase de crescimento e desenvolvimento ósseo: contraindicação para cirurgia de enxerto ósseo. (*Fonte*: acervo do autor.)

anos para as mulheres e de 18 anos para os homens. Na modalidade cirúrgica que se utiliza de osso autógeno (do próprio paciente), são mínimas as chances de reação imunológica, uma vez que se trata do osso do mesmo organismo. Entretanto, poderá ocorrer a perda do enxerto por processos inflamatórios ou infecciosos. Para minimizar as possibilidades de insucesso, deve ser escolhido um bom profissional, obter o máximo de informações antes da cirurgia, seguir as orientações do cirurgião e manter acompanhamento durante todo o processo de cicatrização (em torno de 6 meses).

Reabilitação estética e funcional com enxertos e implantes

A partir de um bom planejamento, é possível a reconstrução completa das arcadas superior e inferior dos pacientes utilizando-se de enxertos ósseos associados aos implantes dentários. O planejamento inicia-se pelo perfil de prótese que o paciente deseja ou possa utilizar. A partir do estudo protético, definem-se quantos implantes e em qual distribuição geométrica na arcada eles deverão ser instalados. De posse do modelo protético, realizam-se tomadas radiográficas e tomográficas para avaliação da arquitetura óssea alveolar, com o objetivo de verificar a existência de remanescente ósseo nas áreas onde se deseja instalar os futuros implantes.

Caso não exista quantidade óssea suficiente, deve se realizar o planejamento prévio de enxertos ósseos nas áreas de interesse. Após período de remodelação óssea dos enxertos realizados, procede-se à instalação dos implantes nos locais previamente planejados. Após novo período de cicatrização, realiza-se a confecção das próteses finais, que poderão ser removíveis ou fixas, dependendo do planejamento inicial (Figuras 73.36 a 73.51).

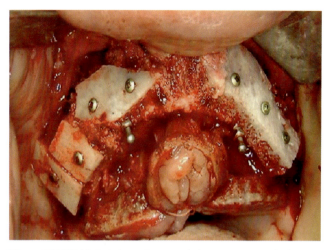

Figura 73.37 Vista intraoral: enxerto ósseo reconstruindo o arcabouço alveolar. (*Fonte*: acervo do autor.)

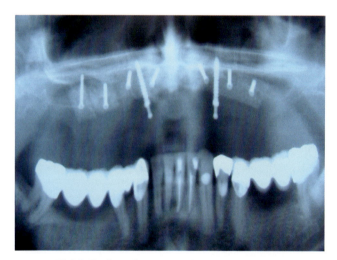

Figura 73.38 Radiografia panorâmica com o enxerto. (*Fonte*: acervo do autor.)

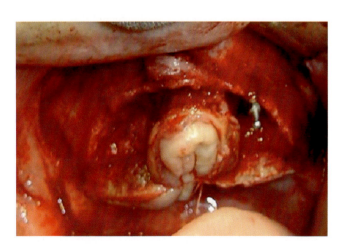

Figura 73.36 Vista intraoral: atrofia óssea. (*Fonte*: acervo do autor.)

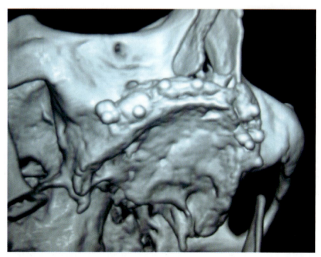

Figura 73.39 TC com o enxerto ósseo. (*Fonte*: acervo do autor.)

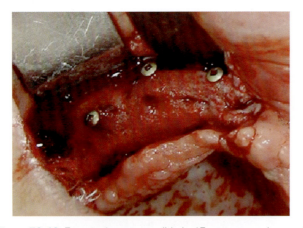

Figura 73.40 Enxerto ósseo consolidado. (*Fonte*: acervo do autor.)

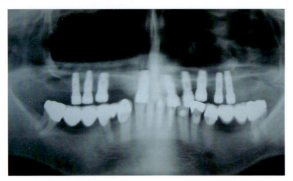

Figura 73.41 Radiografia panorâmica: implantes instalados. (*Fonte*: acervo do autor.)

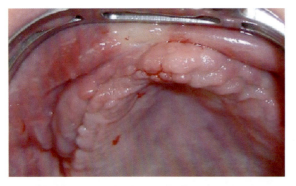

Figura 73.42 Vista clínica intraoral. (*Fonte*: acervo do autor.)

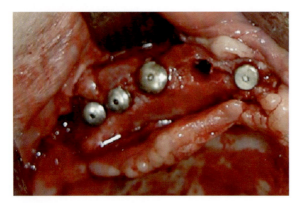

Figura 73.43 Implantes instalados no rebordo alveolar reconstruído. (*Fonte*: acervo do autor.)

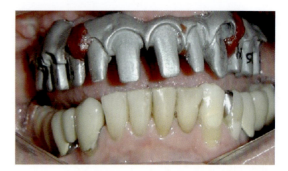

Figura 73.44 Prova da estrutura metálica. (*Fonte*: acervo do autor.)

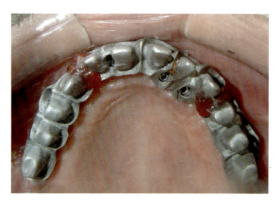

Figura 73.45 Vista oclusal da estrutura. (*Fonte*: acervo do autor.)

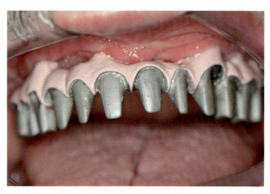

Figura 73.46 Prova da estrutura metálica, com dentes individualizados e porcelana gengival. (*Fonte*: acervo do autor.)

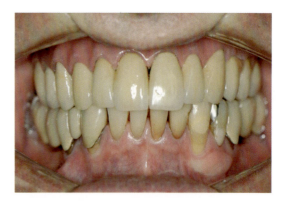

Figura 73.47 Instalação da prótese final em porcelana no arco superior reconstruído com enxerto ósseo e implantes osseointegrados. (*Fonte*: acervo do autor.)

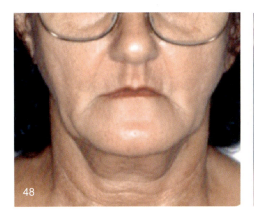
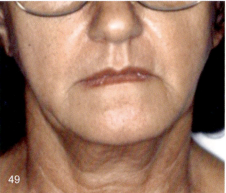

Figuras 73.48 e 73.49 Vista clínica frontal após as perdas dentárias e reabsorção óssea alveolar e ao lado após reconstrução óssea e instalação dos implantes e próteses dentais. Note a alteração estética da musculatura peribucal após o tratamento restaurador. (*Fonte*: acervo do autor.)

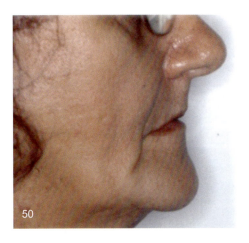
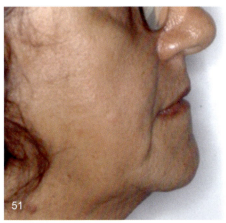

Figuras 73.50 e 73.51 Vista clínica de perfil após as perdas dentárias e reabsorção óssea alveolar e ao lado após reconstrução óssea e instalação dos implantes e próteses dentais. Note a alteração estética da musculatura peribucal após o tratamento restaurador. (*Fonte*: acervo do autor.)

DEFORMIDADE DENTOESQUELÉTICA E ESTÉTICA FACIAL

Deformidades faciais ou deformidades dentoesqueléticas são alterações nas proporções dos ossos da face – maxila (superior) e mandíbula (inferior) – acarretando desoclusão (falta de encaixe entre os dentes superiores e inferiores). Quando o crescimento dos ossos da face ocorre fora dos padrões anatômicos ideais, em virtude de fatores etiológicos diversos, em que se destaca o genético, haverá desarmonia do sistema mastigatório e da estética facial.

Classificação das deformidades esqueléticas da face

As deformidades dentofaciais apresentam-se em dois tipos de classes principais descritas na literatura científica.

Micrognatismo ou retrognatismo

A mandíbula (*parte inferior*) é menor do que a maxila (*parte superior*). Nesse caso, tanto pode ter havido um pequeno crescimento horizontal da mandíbula (sentido anteroposterior), como um grande crescimento da maxila no mesmo sentido. Ambas as situações geram uma deformidade classificada como Classe II de Angle (Figura 73.52).

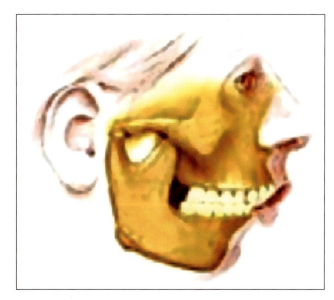

Figura 73.52 Micrognatismo ou retrognatismo.

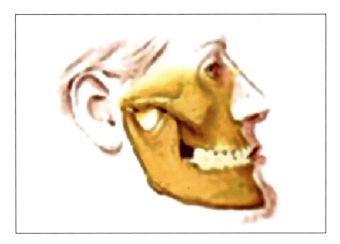

Figura 73.53 Macrognatismo ou prognatismo.

Macrognatismo ou prognatismo

A mandíbula (parte inferior) é maiorque do que a maxila (parte superior). Nesse caso, tanto pode ter havido um grande crescimento horizontal da mandíbula (sentido anteroposterior), como um pequeno crescimento da maxila no mesmo sentido. Ambas as situações geram uma deformidade classificada como Classe III de Angle (Figura 73.53).

Esses defeitos de crescimento dos ossos da face são também conhecidos como deformidades dentoesqueléticas ou dentofaciais e apresentam características fundamentalmente hereditárias. Entretanto, comportamentos como o hábito de chupar o bico ou o dedo na infância podem contribuir para o agravamento da deformidade naqueles pacientes que têm herança genética.

No momento em que se inicia a definição da dentição permanente (entre os 11 e os 13 anos de idade), aliada a uma avaliação detalhada e uma investigação clínica eficiente, é possível saber se o paciente é candidato a se submeter à cirurgia ortognática no futuro.

Após o final do crescimento ósseo (por volta dos 17 anos de idade), a deformidade está completamente instalada. A partir daí, somente uma proposta de tratamento que envolva a correção ortodôntica associada à correção cirúrgica será capaz de solucionar definitivamente a causa da deformidade, cuja solução não poderá ser propiciada apenas pelo tratamento ortodôntico.

Complicações das deformidades esqueléticas da face

O paciente que apresenta esse tipo de deformidade não consegue articular os dentes corretamente. Portanto, ocorre deficiência da oclusão, alterando a função mastigatória e de todo o sistema estomatognático:

- **Deficiência na mastigação:** a falta de oclusão promove grande diminuição do potencial mastigatório, pois os dentes não conseguem triturar os alimentos corretamente (complicação direta).
- **Problemas no sistema digestivo:** como não consegue triturar bem os alimentos na boca, o paciente transmite o bolo alimentar para o estômago e o intestino em condições inadequadas, o que causa dores de estômago e incapacidade de absorver as proteínas e vitaminas dos alimentos (complicação indireta).
- **Dores musculares:** essa deformidade causa alterações nas bases ósseas; no entanto, os músculos que estão inseridos nesses ossos também sofrem danos, resultando em dores musculares (mialgias) e estiramento ou contração de toda a musculatura da face.
- **Dores de cabeça:** a articulação da mandíbula como parte integrante desse conjunto (dentes, ossos e músculos) também irá apresentar-se deslocada, provocando como complicações os famosos *clicks* e estalidos na articulação. As principais consequências dessa má posição da articulação da mandíbula são as dores de cabeça, distribuídas pelas partes frontal e lateral da cabeça.
- **Perda dos dentes:** essa deformidade óssea provoca alteração de posicionamento dos dentes e, como consequência, falta de oclusão dentária. Os dentes começam a se movimentar (inclinações dentárias para compensar o defeito ósseo) e, com isso, surgem as inflamações gengivais e perdas ósseas em consequência dessas inclinações, que podem culminar com mobilidade dentária intensa até a perda daqueles elementos dentários mais afetados. Obviamente, essas complicações ocorrem com o tempo, mas o paciente deve ser informado de que o bom relacionamento entre os dentes superiores e inferiores pode levar a sua manutenção.
- **Defeito estético:** na ausência de um bom relacionamento entre o maxilar superior e o inferior, também se espera que o resultado dessa desarmonia seja transportado para o lado externo da face, trazendo como complicação um dano estético que será tão mais evidente quanto mais grave for a deformidade (Figuras 73.54 a 73.57).

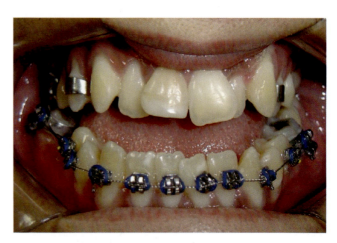

Figura 73.54 Vista clínica intraoral. (*Fonte*: acervo do autor.)

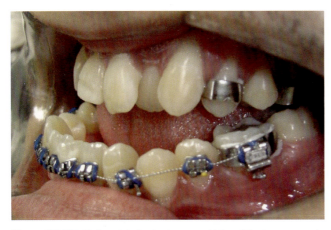

Figura 73.55 Deformidade dentoesquelética. (*Fonte*: acervo do autor.)

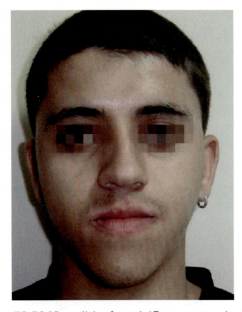

Figura 73.56 Vista clínica frontal. (*Fonte*: acervo do autor.)

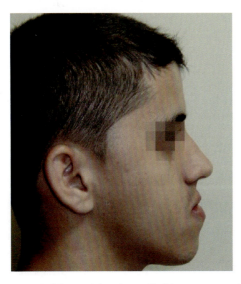

Figura 73.57 Defeito estético de perfil. (*Fonte*: acervo do autor.)

Planejamento da cirurgia ortognática

Pode-se dizer que não existe idade máxima, mas há uma idade mínima para que o paciente se submeta a essa cirurgia, a qual é determinada pela fase que coincide com o período final de crescimento de cada indivíduo. Generalizando, pode-se dizer que seria aos 16 anos nas mulheres e aos 17 anos de idade nos homens.

Nos pacientes muito idosos, os procedimentos cirúrgicos devem ser bem avaliados, levando em consideração cada caso. De modo ideal, os procedimentos cirúrgicos devem ser realizados tão logo o paciente atinja a idade mínima, para que sua recuperação seja a mais rápida possível.

Um dos pré-requisitos para essa cirurgia, após o correto diagnóstico ortodôntico-cirúrgico, consiste em programar a remoção da "camuflagem" que o corpo produziu naturalmente. Como mencionado, os dentes sofrem inclinações compensatórias com a finalidade de mascarar o defeito ósseo. Desse modo, torna-se imperativo o emprego de medidas que visem remover essa "camuflagem dentária" por meio das técnicas ortodônticas. Em seguida, a sequência dos passos descritos irá definir o sucesso de todo o procedimento cirúrgico, assim como a qualidade dos resultados obtidos:

- **Aparelho ortodôntico:** portanto, a montagem de aparelho ortodôntico fixo é imprescindível para a preparação dessa cirurgia. A montagem deve ser precedida de um planejamento conjunto entre ortodontista e cirurgião, para que ambos possam propor um plano de metas a ser atingido. A partir daí, o ortodontista inicia a montagem da aparelhagem ortodôntica. Denomina-se ortodontia pré-operatória.
- **Planejamento cirúrgico:** o cirurgião deve estar de posse da documentação do paciente e também estar acompanhando de perto essa fase da ortodontia pré-operatória, para discutir com o ortodontista os movimentos dentários que podem proporcionar melhor posição dos dentes nos arcos maxilares e, consequentemente, uma técnica cirúrgica adequada e com menor margem de riscos para o paciente.
- **Dentes sisos:** os terceiros molares ou dentes sisos, quando presentes e não aproveitados pela ortodontia, devem ser removidos, no mínimo, 4 meses antes da cirurgia. Não se deve realizar sua remoção com a cirurgia ortognática, o que pode aumentar os riscos da técnica e causar complicações durante a cirurgia ortognática. A remoção dos dentes sisos deve, preferencialmente, ser realizada pelo cirurgião que executará a cirurgia ortognática. A área da remoção dos dentes sisos é a mesma da realização da cirurgia ortognática; portanto, o compromisso de manter a região adequadamente preparada deve ser do mesmo profissional.
- **Encaminhamento do ortodontista ao cirurgião:** quando o ortodontista define que o preparo ortodôntico está em condições ideais, uma nova moldagem dos dentes

superiores e inferiores deve ser realizada e encaminhada para o cirurgião, juntamente com o paciente. Essa avaliação dos modelos pelo cirurgião é fundamental para a definição final da cirurgia.
- **Harmonia entre profissionais:** esta cirurgia é uma das raras cirurgias realizadas no organismo que depende de muitos passos preparatórios, além de envolver diretamente dois profissionais nesse preparo. Desse modo, é imprescindível a harmonia entre os profissionais para o bem do paciente, que irá obter um resultado dentro desse planejamento conjunto.
- **Preparo psicológico:** este aspecto é um dos passos preparatórios que, somado aos anteriores, podem definir o sucesso da cirurgia. O sistema orgânico sofre grandes influências do sistema emocional. O paciente candidato a essa cirurgia deve estar preparado também sob o ponto de vista psicológico, ciente de todas as mudanças que irão ocorrer em sua vida durante o período preparatório e também na fase cirúrgica propriamente dita. O paciente não deve sofrer pressões de familiares ou amigos.

Tratamento das deformidades esqueléticas da face

Uma vez diagnosticadas corretamente, mediante avaliação dos profissionais das áreas envolvidas (ortodontista e cirurgião bucomaxilofacial), as deformidades são tratadas por meio de intervenção ortodôntica prévia, para promover o alinhamento dos dentes nas arcadas, removendo a "camuflagem" do organismo. Esse preparo ortodôntico visa oferecer ao cirurgião a noção exata da discrepância óssea das arcadas (Figuras 73.58 e 73.59).

A cirurgia ortognática está indicada naqueles pacientes que apresentam alterações nas proporções do esqueleto facial. Sempre que ocorrer muito ou pouco crescimento dos ossos maxilares, a harmonia desejada entre

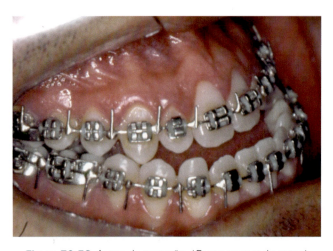

Figura 73.58 Antes da correção. (*Fonte*: acervo do autor.)

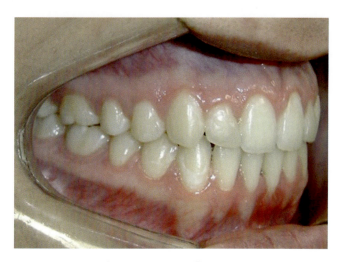

Figura 73.59 Após a correção. (*Fonte*: acervo do autor.)

o maxilar superior e o inferior não será a ideal, sendo, portanto, indicada a cirurgia ortognática. É fácil entender o motivo: os ossos maxilares são aqueles que alojam tanto os dentes superiores como os inferiores. Caso o crescimento do osso maxilar seja intenso ou ele não se desenvolva o suficiente, será inevitável a falta de encaixe entre os dentes superiores e inferiores. Dessa maneira, o paciente não apresentará mastigação adequada (alteração funcional) e também ocorrerá desarmonia na aparência da face (alteração estética).

Pode-se decidir alongar a mandíbula ou encurtar a maxila, ou executar ambos os procedimentos simultaneamente, dependendo da gravidade do caso. Cabe ressaltar que qualquer que seja a decisão, a abordagem cirúrgica é intraoral, ou seja, será realizada dentro da boca, não deixando cicatrizes na pele.

Na análise e planejamento do tratamento estético-funcional, segundo as necessidades e os anseios individuais, é importante uma boa comunicação entre o cirurgião-dentista e o paciente. É graças a ela que o profissional perceberá as expectativas do paciente quanto aos resultados estéticos do tratamento e poderá esclarecê-lo, inclusive, sobre as limitações da intervenção. Os efeitos psicológicos positivos da melhora da aparência frequentemente contribuem para aguçar a autoestima do paciente, tornando os procedimentos estéticos conservadores particularmente recompensadores (Figuras 73.60 a 73.63).

No caso apresentado nas Figuras 73.60 a 73.63, foi realizada cirurgia combinada – avanço de maxila associada a recuo de mandíbula – no mesmo ato cirúrgico. Foi executada a fixação interna rígida na maxila e mandíbula por meio de miniplacas de titânio. O resultado final proporcionou à paciente a reabilitação estético-funcional, objetivo principal dessa modalidade de tratamento (Figuras 73.64 a 73.67).

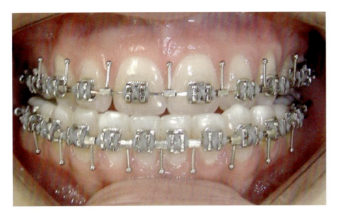

Figura 73.60 Vista intraoral frontal no pré-operatório. (*Fonte*: acervo do autor.)

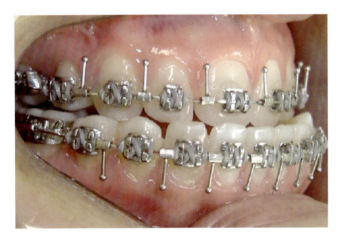

Figura 73.61 Vista intraoral – perfil direito. (*Fonte*: acervo do autor.)

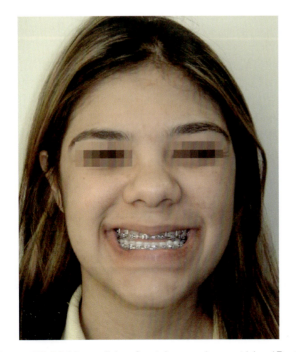

Figura 73.62 Vista clínica frontal no pré-operatório. (*Fonte*: acervo do autor.)

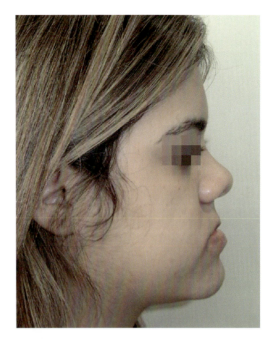

Figura 73.63 Vista clínica – perfil direito. (*Fonte*: acervo do autor.)

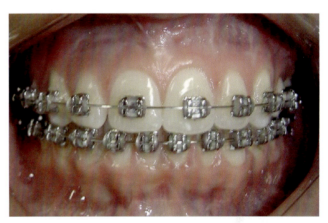

Figura 73.64 Vista clínica frontal após a cirurgia. (*Fonte*: acervo do autor.)

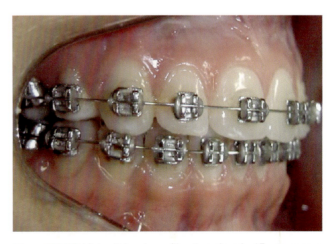

Figura 73.65 Vista clínica de perfil após a cirurgia. (*Fonte*: acervo do autor.)

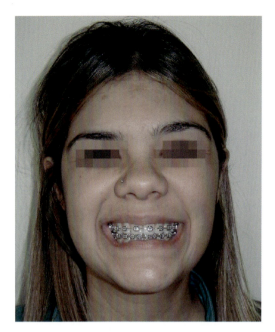

Figura 73.66 Vista clínica frontal após a cirurgia. (*Fonte*: acervo do autor.)

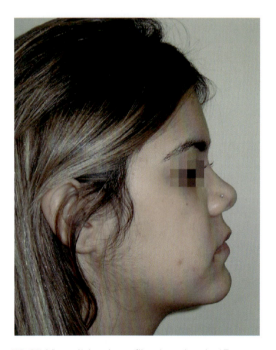

Figura 73.67 Vista clínica de perfil após a cirurgia. (*Fonte*: acervo do autor.)

CONSIDERAÇÕES FINAIS

A estética em odontologia é definida como a arte de criar, reproduzir, copiar e harmonizar restaurações com estruturas dentais e anatômicas circunvizinhas, de modo que o trabalho se torne belo, expressivo e imperceptível. Entretanto, as expectativas do paciente devem ser consideradas, já que o conceito de estética é bastante pessoal e varia de acordo com a região, a época e a cultura em que as pessoas vivem.[25]

Considerações específicas devem ser destacadas ao tratar de um paciente que se apresenta com necessidades e características particulares, e esses fatores devem ser relacionados com o dente restaurado, os dentes vizinhos, o esqueleto facial, os músculos da mastigação e da mímica facial, além de fatores genéricos, como forma e espessura do lábio, linha de sorriso e relação da linha média da face com os lábios.[26]

O conceito de estética é subjetivo e varia de acordo com a cultura da população. Assim, o que é considerado bonito para determinado grupo de pessoas pode não ser para outro. Em nossa sociedade, dentes brancos, bem-contornados e bem-alinhados estabelecem o padrão estético.[27]

Alguns pacientes, apesar de saudáveis do ponto de vista biológico, podem apresentar comprometimento da aparência do sorriso, o que, muitas vezes, acarreta variações em seu comportamento psicológico, desde uma leve timidez até a introversão total. Portanto, qualquer fator estético que interfira em suas relações pessoais ou sociais deve, sempre que possível, ser corrigido.[28]

Para um sorriso ser considerado harmônico e estético são necessários dentes com proporção estética (relação altura/largura da coroa), simetria, proporção áurea, bordas incisais dos dentes anterossuperiores seguindo a curvatura do lábio inferior e presença de corredor bucal. A aparência estética é governada pela simetria, proporcionalidade e localização da linha média, que pode ser calculada e medida em relação à largura da boca.[29]

Sabe-se que três elementos de composição são simultaneamente necessários para se obter a estética ideal em um sorriso: simetria da linha média (correspondência de forma, cor, textura e posicionamento entre os elementos dentários dos hemiarcos superiores), dominância anterior (os incisivos centrais superiores, em virtude de sua posição no arco, devem aparecer 100% como os mais largos e brancos e os mais vistos no aspecto frontal) e progressão regressiva (diminuição gradativa de 62% e na mesma proporção em direção aos posteriores), criada pela curvatura dentoalveolar do arco dentário.[30]

A proporção áurea nem sempre é encontrada na composição dentária da população. Por isso, não deve ser empregada sistematicamente em todos os casos, mas serve como guia de diagnóstico e deve ser adaptada para cada caso em particular. O uso dessa grade ajuda a detectar o que está "errado" na relação proporcional do segmento anterior e serve para auxiliar durante as fases do planejamento.[31]

As soluções para as alterações estéticas podem ser por meio de clareamento dental, microabrasão, procedimentos adesivos, tratamento ortodôntico, tratamento periodontal,

Referências

remodelação cosmética, enxertos ósseos alveolares e maxilares, implantes dentários, reabilitações protéticas (fixas ou removíveis), além das corrreções cirúrgicas (cirurgia ortognática) das deformidades dentoesqueléticas. Na busca pela boa impressão, todos os recursos são válidos. No entanto, a opinião e a vontade do paciente devem ser consideradas.

No entanto, cabe ao profissional estabelecer a indicação precisa de cada caso. O conhecimento científico adequado, aliado a uma boa noção de harmonia estética, confere ao profissional grandes possibilidades de devolver ao paciente sua estética facial, além da adequada função mastigatória.

Existem normas, princípios ou parâmetros que são necessários para auxiliar os profissionais a tornarem mais agradável e harmonioso o sorriso dos pacientes. Esses devem ser fundamentados em investigações científicas.

A odontologia busca recursos que visam restituir as alterações dentárias, ósseas e musculares com o objetivo de devolver uma relação mais adequada dos dentes com as arcadas dentárias e com o perfil facial do paciente, além de melhorar seu aspecto social.

Referências

1. Mahshid M, Khoshvaghti A, Varshohaz M, Vallaci N et al. Evaluation of "golden proportion" in individuals with an esthetic smile. J Esthet Rest Dent. 2004; 16(3):185-92.
2. Faria IR, Reges RV, Adabo GL, Cruz CAS et al. Prevalência da proporção áurea na dentição natural. 2003; 11(4):239-42.
3. Hambidge J. Dynamic symmetry: the Greek vase. New Haven CT: Yale University Press, 1920.
4. Lidwell W, Holden K, Butler J. Universal principles of design: a cross-disciplinary reference. Gloucester MA: Rockport Publishers, 2003.
5. Pacioli L. De divina proportione, Luca Paganinem de Paganinus de Brescia (Antonio Capella) 1509, Venice.
6. Mendes WB, Bonfante G. Fundamentos de estética em odontologia. 6. ed. São Paulo: Santos; 1994.
7. Huntley HE. The divine proportion: a study in mathematical beauty. New York: Dover Publication, Inc. 1970.
8. Rufenacht C. Fundamentos de estética. São Paulo: Ed. Santos, 1998.
9. Gil, CTLA. Proporção áurea em craniofacial. São Paulo: Ed. Santos, 2001.
10. Lombardi RE. The principles of visual perception and their clinical application to denture esthetics. J Prosthet Dent 1973; 29:358-81.
11. Levin EI. Dental esthetics and the golden proportion. J Prosthet Dent 1978; 40(3):244-52.
12. Mondelli J. Estética e cosmética em clínica integrada restauradora. São Paulo: Quintessence Editora, 2003.
13. Soares GP, Silva SAP, LIma DANL, Paullilo LAMS, Lavadino JR et al. Revista Odonto Ciência – Fac. Odonto/PUCRS (21 a 54), out./dez. 2006.
14. Mondelli J. Estética e cosmética em clínica integrada restauradora. São Paulo: Ed. Santos, 2003.
15. Lombardi RE. A method for the classification of errors in dental esthetics. J Prosth Dent. Nov. 1974; 32(5):501-13.
16. Rettore R Jr. Anatomia dos desdentados. In: Lucília T. Anatomia aplicada a odontologia. 2. ed. Belo Horizonte: Guanabara Koogan, 2008: 299-330.
17. Tucker MR. Cirurgia pré-protética avançada. In: Peterson LJ et.al. Cirurgia oral e maxilofacial contemporânea. 2. ed. Rio de Janeiro: Guanabara Koogan, 1996; 702:299-330.
18. Picosse M. Anatomia dentária. 4. ed. São Paulo: Sarvier, 1983. 216p.
19. Madeira MC. Anatomia da face. 2. ed. São Paulo: Sarvier, 1997. 240p.
20. Cawood JI, Howell RA. A classification of the edentulous jaws. Int J Oral Maxillofac Surg 1988; 17:23-236.
21. Talgren A. The continuing reduction of the residual alveolar ridges in complete denture wearers: a mixed longitudinal study covering 25 years. J Prosthet Dent 1972; 1(120).
22. Misch CE. Implante odontológico contemporâneo. São Paulo: Pancast, 1996. 795p.
23. Watt DM, MacGregor AR. Designing complete dentures. Philadelphia: W.B. Saunders, 1976. 280p.
24. Branemark PI, Zarb G, Albrektsson T. Tissue-integrated prostheses. In: Osseointegration in clinical dentistry. Berlin: Quintessence, 1985.
25. Plaza CAS, Pimenta IC, Serra MC. Transformação de dente comprometido esteticamente conoide utilizando resina composta. RBO 1998; 55(4):222-5.
26. Backman B, Wahlin YB. Variations in number and morphology of permanent teeth in 7 year old Swedish children. Int Pediatr Dent 2001; 11(1):11-7.
27. Mondelli J et al. Estética e cosmética em dentística restauradora: atualização na clínica odontológica: a prática na clínica geral. São Paulo: Artes Médicas, 2006.
28. Castello RR, Freitas VCN, Cunha WF. Tratamento ortodôntico-restaurador combinado: um recurso nas alterações de forma dentária (relato de caso). RBO 2002; 59(6):386-9.
29. Arte S, Nieminem P, Apajalahti S. Characteristics of incisor: premolar hypodontia in families. J Dent Res 2001; 80(5):1445-50.
30. Kreia TB, Guariza Filho O, Tanaka O. Nova visão em ortodontia e ortopedia funcional dos maxilares: o dilema dos diastemas inter-incisivos superiores em ortodontia. São Paulo: Ed. Santos, 2002.
31. Francischone AC. Prevalência das proporções áurea e estética dos dentes ântero-superiores e respectivos segmentos dentários relacionadas com a largura do sorriso em indivíduos com oclusão normal. Bauru, 2005. 81p. Dissertação (Mestrado) – Faculdade de Odontologia de Bauru, Universidade de São Paulo.

PARTE XX

CIRURGIA DERMATOLÓGICA

74

Pele: Aspectos Funcionais e Anatômicos e a Importância do Conhecimento da Cicatrização no Manejo das Feridas

Guilherme de Castro Greco Guimarães

O indivíduo adulto é revestido por aproximadamente $2m^2$ de pele, com aproximadamente 2mm de espessura, fazendo da pele o maior órgão do corpo, constituindo cerca de 16% do peso corporal. Sua espessura varia de 0,5 a 3mm, sendo mais espessa nas superfícies dorsais e extensoras do corpo, do que nas ventrais e flexoras.

A pele desempenha várias funções importantes, como isolar o ambiente interno do corpo do ambiente externo agressivo, agindo como barreira física contra microrganismos, traumas, luz ultravioleta e parasitas. Tem importante papel na termorregulação e no metabolismo da vitamina D, além de contar com componentes celulares e humorais do sistema imunológico e diversos sistemas moleculares de defesa contra microrganismos. Tem importância também na recepção de sensações contínuas, pois contém terminações nervosas sensitivas, de tato, temperatura e dor.

ESTRUTURA E FUNÇÃO DA PELE

A pele é formada por duas camadas primárias fundidas, a epiderme e a derme, com o tecido subcutâneo subjacente, aumentando o isolamento térmico da pele e protegendo de lesões por pressão ou estiramento entre as protuberâncias ósseas sobre as quais o indivíduo repousa (Figura 74.1).

Epiderme

Consiste em uma camada de espessura média de 75 a 150μ, mas pode alcançar de 400 a 600μ nas palmas das mãos e plantas dos pés. Corresponde à camada mais externa da pele.

Os queratinócitos são as principais células da epiderme, cerca de 80% do total, recebendo este nome em virtude de sua produção de filamentos de queratina (além de outras proteínas) e constituindo a barreira física de impermeabilização da pele. De origem ectodérmica, os queratinócitos são distribuídos em camadas na epiderme, formando um epitélio estratificado com diferentes características, e que serão descritas a seguir, da camada mais profunda para a superfície:

Camada basal ou germinativa

Uma única camada de queratinócitos cuboides, com atividade mitótica intensa. Forma uma camada ondulada, estendendo-se por toda a superfície da derme, aumentando, assim, o contato derme-epiderme e oferecendo resistência maior ao estiramento.

Camada espinhosa

À medida que as células amadurecem, elas migram para a superfície. Formam, então, a camada espinhosa, a mais espessa da epiderme, com cerca de cinco a 12 camadas de queratinócitos poliédricos e pavimentosos, formando feixes de queratina ou tonofilamentos, e começam a produzir grânulos intracelulares. É a última camada com atividade mitótica.

Camada granulosa

As células ficam mais achatadas, com a extrusão dos grânulos para o espaço intercelular. Esses grânulos contêm componentes lipídicos que agem como uma barreira impermeável entre as células, semelhante a uma argamassa.

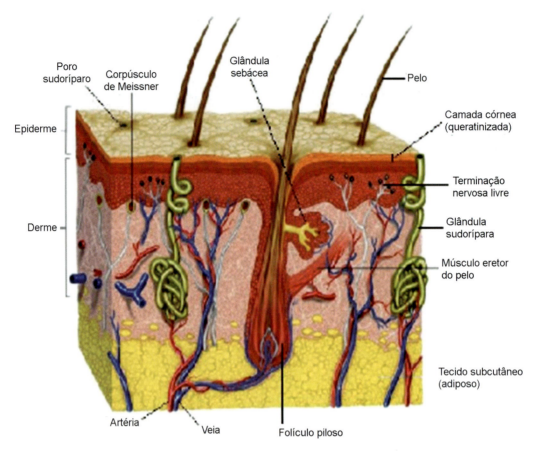

Figura 74.1 Desenho esquemático da anatomia da pele.

Contém de três a cinco camadas de células, sendo a última a possuir núcleo celular.

Camada lúcida

Contém células achatadas e enucleadas, com eleidina. Observada nas palmas das mãos e solas dos pés, dá origem a uma epiderme mais espessa.

Camada córnea

Formada por queratinócitos achatados, em cerca de 15 a 20 camadas, contém filamentos querato-hialinos. As camadas mais baixas de células mostram deposição de lipídios e desmossomas, ao contrário das camadas mais superiores.

São necessários 14 dias, em média, para que uma célula migre do estrato germinativo para a camada córnea, e cada célula permanece cerca de 14 dias nesta última, para depois sofrer descamação. Uma diminuição de 30% a 50% na renovação da epiderme tem sido descrita entre a terceira e oitava décadas de vida, tornando a capacidade de reparação cada vez mais comprometida.

Os lipídios no interior da epiderme formam uma barreira impermeável entre os queratinócitos. As fontes de lipídios incluem as glândulas sebáceas, as membranas celulares e os grânulos lamelares, eliminados no estrato granuloso. A falta de ácidos graxos essenciais é responsável pela pele seca e escamosa e pelo aumento da permeabilidade cutânea. Há diminuição de cerca de 23% da oleosidade por década.

Melanócitos

Correspondem a 3% das células da epiderme, com origem na crista neural e com características comuns às células do sistema nervoso, inclusive dendritos. Localizam-se na camada basal, na matriz dos pelos e em porções superficiais da derme. Produzem a melanina, em forma de grânulos (melanossomas), distribuindo melanina, em média, para 30 queratinócitos por intermédio dos dendritos. A melanina é o pigmento que colore a pele e os cabelos e confere proteção contra a radiação ultravioleta. A exposição a esta última estimula a produção de melanina e dá origem ao fenômeno conhecido como bronzeamento.

A produção de melanina é, logicamente, maior nos seres selecionados naturalmente para a vida em regiões ensolaradas, o que lhes confere a marca racial típica. A quantidade total de melanócitos parece ser uma constante de cada espécie e não varia racialmente, o que difere é a quantidade de pigmento produzida pelas diferentes raças. O número médio de melanócitos em brancos, negros, mulatos e amarelos é semelhante. Mesmo o albino, que se caracteriza pela incapacidade de produzir melanina, teria o mesmo número de melanócitos, improdutivos, porém, por defeito transmitido geneticamente.

A produção de melanina pelo melanócito tem sido muito pesquisada, principalmente objetivando qualquer proveito a favor de uma quimioterapia dirigida para o melanoma. Um dos elos essenciais é a presença da tirosinase, enzima sempre encontrada nos melanossomas, organelas do melanócito onde se encontra o pigmento. Nos mamíferos, assim como nas aves, a tirosinase seria encarregada de catalisar a oxidação de um precursor solúvel, a tirosina, em melanina, congregado proteico estável de cor escura.

A presença maior ou menor do pigmento melânico é diretamente relacionada com a necessidade de proteção do tegumento ante as radiações ultravioleta. Já há muito é noção corrente que os indivíduos negros têm incidência menor de câncer de pele em geral e de melanoma em particular, se comparados aos brancos. Também é observação corrente que os indivíduos melanodermos apresentam maior incidência de melanoma nas zonas onde têm pouca melanina, como as plantas dos pés, mucosas e palmas das mãos. Por ser mais raro nesta última localização, atribui-se a patogenia do melanoma plantar ao trauma constante que as tribos africanas sofrem por andar descalças. Atribuem-se também ao trauma melanomas que ocorrem em regiões de atrito, como pescoço, cintura, órgãos genitais e pés.

Células de Langerhans

São células de origem mesodérmica que exercem atividade mitótica restrita e que se localizam, principalmente, no estrato espinhoso da epiderme. Também conhecidas como células dendríticas, desempenham funções geralmente atribuídas aos macrófagos, fagocitando e processando antígenos e os apresentando às células T. Alguns indivíduos desenvolvem reações imunológicas de hipersensibilidade aos antígenos apresentados pelas células de Langerhans, como ocorre no caso do látex, levando à dermatite de contato.

Células de Merkel

Localizam-se no estrato basal, entre os queratinócitos, e são abundantes nas polpas digitais. Pertencem ao sistema apud. São receptores responsáveis pela sensibilidade tátil.

Outros receptores sensoriais presentes na pele:
- **Corpúsculos táteis de Meissner:** respondem a vibrações de baixa frequência e são usados para detectar movimentos na pele (tato). Estão presentes em áreas de pele glabra (nas áreas com pelos, os receptores de Merkel são responsáveis pelo tato e as placas de Ruffini respondem à pressão em profundidade e ao estiramento). Encontram-se junto aos bulbos de Krause, que apresentam também termorreceptores sensíveis ao calor e ao frio.
- **Corpúsculos de Vater-Pacini:** receptores de pressão, são encontrados nas porções mais profundas da pele e respondem à vibração e à pressão em profundidade.
- **Termorreceptores:** existem terminações nervosas livres com receptores de dor, prurido e temperatura encontradas tanto na periferia como em camadas mais profundas da pele, responsáveis pela regulação de temperatura corporal, informações da temperatura ambiente, além de sensibilidade protetora (temperaturas < 5ºC e > 45ºC estimulam os receptores de dor) (Figura 74.2).

Derme

Situada imediatamente abaixo da epiderme, é derivada do mesoderma. Sua espessura varia de 0,6mm, nas pálpebras, a 3mm, nas palmas e plantas dos pés. Corresponde a 90% da espessura total da pele. Os fibroblastos são as principais células da derme, embora na pele estável não se apresentem ativos ou numerosos, mas são fundamentais no processo de cicatrização, como será visto a seguir:

Funções da derme

- Providenciar a matriz colágena para sustentar a pele.
- Fazer a manutenção dos componentes dérmicos.
- Providenciar e distribuir os nutrientes para a pele.

A derme é dividida em duas camadas:
- **Camada papilar:** camada mais superficial, frouxa, em contato com os sulcos da epiderme, apresenta as papilas dérmicas. Formada por fibras de colágeno menores, de modo menos compacto que a derme profunda, é rica em fibras de colágeno tipo III e IV e também em plexos sanguíneos e linfáticos.
- **Camada reticular:** camada mais profunda e espessa, é relativamente acelular e avascular, com fibras de colágeno tipo I mais densas e resistentes, com organização semelhante a uma malha com direção preferencial, o que determina as linhas de Langer, importantes para identificação das linhas de força e direção da contração cutânea após uma lesão (Figura 74.3).

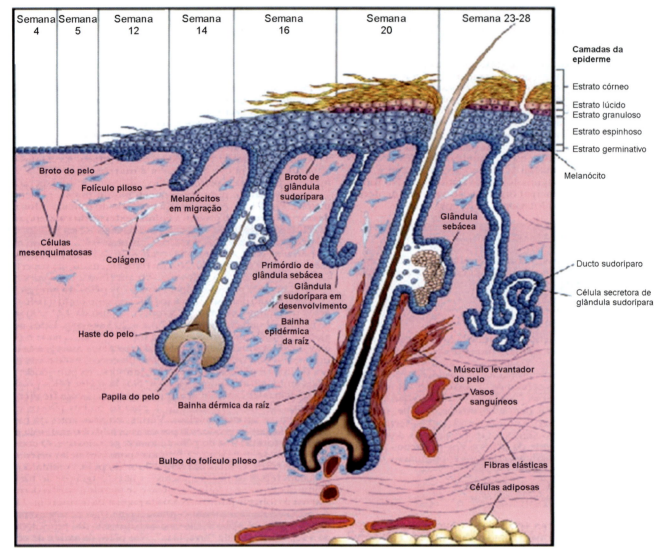

Figura 74.2 Camadas da pele e anexos cutâneos.

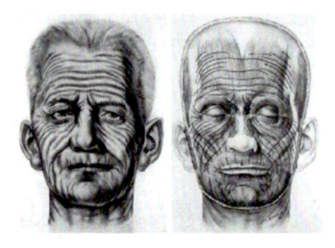

Figura 74.3 Linhas de tensão da pele. (*Fonte*: Int J Legal Med 2005; 119:226-30.)

Componentes da derme

- **Colágeno:** constitui 75% do peso seco da derme e é a proteína mais abundante do corpo. No início da vida fetal, a derme contém, principalmente, fibras do tipo III, a qual é substituída por fibras do tipo I, mais resistentes. O tipo I encontra-se, principalmente, na derme reticular e o tipo III, na derme papilar. O tipo IV encontra-se na derme papilar, junto à membrana basal da epiderme, dos anexos e dos vasos.
- **Fibras elásticas:** constituídas por um componente fibrilar (fibrilina) e um componente amorfo (elastina), com natureza ondulada e qualidade elástica, correspondem a 2% do peso seco da derme, sendo produzidos pelos fibroblastos. Podem ser reversivelmente tracionadas duas

vezes seu comprimento natural, quando, então, atuam no retorno a sua conformação inicial, conferindo elasticidade à pele.

- **Substância fundamental (ou matriz extracelular):** funciona como um espaço aquoso para migração e integração de células e síntese de colágeno, além de movimentação das fibras da derme. Seus mucopolissacarídeos são capazes de reter água 1.000 vezes seu volume, como ocorre na insuficiência cardíaca. Também é sintetizada pelos fibroblastos e é composta primariamente por glicosaminoglicanos: ácido hialurônico, sulfato de condroitina, dermatan sulfato e heparan sulfato. Confere resistência à compressão. No tecido cicatricial, o ácido hialurônico diminui dramaticamente e o sulfato de condroitina alcança proporções semelhantes àquelas dos tendões e ossos.

ANEXOS CUTÂNEOS

Glândulas sudoríparas

Podem ser clasificadas como:

- **Écrinas:** localizam-se em quase todo o corpo, em número de 3 a 4 milhões, concentrando-se nas palmas, regiões plantares, axilas e região frontal. Não estão presentes no vermelhão dos lábios, pequenos lábios, glande peniana e prepúcio. Começam a funcionar após o nascimento e exercem função termorreguladora, produzindo suor de acordo com estímulos térmicos, excretando-o por meio de um ducto secretor enovelado através da derme ou hipoderme até um poro. Recebem inervação colinérgica. O suor é hipotônico em uma taxa de secreção baixa, mas aumenta de tonicidade à medida que a sudorese aumenta.

- **Apócrinas:** são maiores que as écrinas, mas em menor número, sendo encontradas, preferencialmente, em axilas, períneo, aréolas, região anal, meato acústico externo (glândulas ceruminosas) e pálpebras (glandulas de Moll). Estão, portanto, associadas a folículos pilosos, com seus ductos situados acima da entrada dos ductos das glândulas sebáceas. Sua secreção está sob influência hormonal e não começa até a puberdade. Em mamíferos inferiores, funcionam como ferormônio (não comprovado em humanos). Têm inervação adrenérgica, aumentando sua produção durante estresse e ansiedade. Produzem secreção sem nenhum odor, mas, quando metabolizadas por bactérias, apresentam odor característico.

Glândulas sebáceas

Localizam-se em todo o corpo, exceto nas regiões palmares e plantares e no dorso dos pés. São mais abundantes na face (nariz e bochecha e frontal) e no couro cabeludo. Desenvolvem-se na parede dos folículos pilosos, produzindo o sebo, que flui para o canal folicular e, em seguida, para a pele. Trata-se de uma glândula holócrina (a própria célula se torna produto de excreção). Exercem as funções de lubrificar os pelos e recobrir a pele como uma película adicional impermeável à água. Além disso, segregam ácidos graxos. Estão sob controle dos hormônios sexuais, tornando-se ativas na puberdade. Os andrógenos aumentam e os estrógenos diminuem a produção de sebo. O aumento rápido na produção de andrógeno na puberdade predispõe essas glândulas à oclusão e à infecção, promovendo o aparecimento da acne.

Pelos e folículo piloso

Os folículos pilosos são invaginações tubulares dinâmicas da epiderme revestidas com células epiteliais. Têm as funções de proteção, regulação da temperatura corporal e facilitar a evaporação, além de se tratar de um órgão sensorial. Crescem sobre a maior parte do corpo, exceto vermelhão dos lábios, palma e as laterais das mãos, plantas e laterais dos pés, dorso das falanges distais dos dedos e artelhos, glande, clitóris e pequenos lábios. O folículo piloso contém três segmentos: istmo, infundíbulo e segmento inferior, onde se localiza o bulbo piloso com as células germinativas. Os pelos crescem ciclicamente em ciclos aleatórios, de modo que, em um conjunto de pelos, vários deles se encontram em diferentes fases de crescimento em um determinado instante. Os pelos terminais crescem cerca de 0,5mm/dia na cabeça e 0,4mm/dia no corpo. Os pelos são constituídos, principalmente, por queratina, mas os pigmentados contêm, também, melanina em seu interior.

Unhas

Protegem os dedos das mãos e pés, preservando sua função sensorial. Exercem a função de arranhar. São formadas por placas de células epiteliais altamente queratinizadas e fortemente compactadas, a chamada placa ungueal, localizada no leito ungueal. Contém uma porção proximal oculta, a raiz, recoberta por uma prega da epiderme constituída de queratina mole, denominada eponíquio. Distalmente ao eponíquio situa-se a lúnula (meia-lua), parte da zona córnea opaca aos capilares subjacentes. A unha cresce cerca de 0,01mm/dia ou cerca de 2 a 4,5mm/mês, mas seu crescimento pode ser afetado pela nutrição, hormônios e doenças (Figura 74.4).

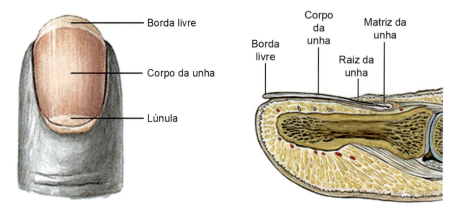

Figura 74.4 Desenho esquemático da unha.

CICATRIZAÇÃO

Processo de cicatrização normal e patológico e sua importância no manejo de feridas

O reparo de feridas, uma solução de continuidade dos tecidos decorrente da lesão por agentes mecânicos, térmicos, químicos e bacterianos, consiste no esforço dos tecidos para restaurar a função e as estruturas normais.

O conhecimento dos complexos eventos fisiológicos da cicatrização de feridas é de grande importância para o cirurgião e todos os profissionais envolvidos nos cuidados com feridas.

A regeneração consiste na restauração perfeita da arquitetura do tecido preexistente, na ausência de formação de cicatriz, e embora seja o tipo ideal no universo de cicatrização de feridas, só é observada no desenvolvimento embrionário, em organismos inferiores ou em determinados tecidos, como ossos e fígado. Na pele há predomínio do reparo cicatricial, com formação de tecido fibroso.

Após uma lesão ocorre uma sequência determinada de eventos que levam à correção do defeito e à restauração da superfície da pele. A profundidade da lesão determina a sequência de eventos. As feridas podem lesionar apenas a epiderme (superficiais), apenas uma parte da derme (espessura parcial) ou toda a espessura da derme (espessura total), ou até mesmo estender-se ao tecido subcutâneo e a estruturas mais profundas. O tempo de cicatrização também influi na qualidade do reparo.

Classificação de feridas

Segundo o agente causal

- **Incisas ou cirúrgicas:** são produzidas por um instrumento cortante. As feridas são limpas e geralmente fechadas por suturas. Agentes: faca, bisturi, lâmina.
- **Contusas:** são produzidas por objeto rombo, com alta força de impacto, e caracterizadas por traumatismo das partes moles, hemorragia e edema, sem ruptura de pele (quando isso ocorre, são denominadas cortocontusas).
- **Lacerantes:** são ferimentos com margens irregulares e com mais de um ângulo. O mecanismo da lesão é por tração com alta energia, sendo ferida de etiologia traumática: rasgo ou arrancamento tecidual. Um exemplo clássico é a mordedura de cão. Têm maiores chances de infecção.
- **Perfurantes:** são caracterizadas por pequenas aberturas na pele. Há um predomínio da profundidade sobre o comprimento (p. ex., ponta de faca).
- **Puntiformes:** causadas por agentes pontiagudos e finos, como pregos.
- **Abrasivas:** ocorrem por atrito da pele com superfícies ásperas, como lixas e asfalto.
- **Ulcerativas:** lesões escavadas, circunscritas, com profundidade variável, podendo atingir desde camadas superficiais da pele até músculos. As úlceras são classificadas conforme as camadas de tecido atingido (Figura 74.5):
  - Estágio I: pele avermelhada, não rompida, mácula eritematosa bem delimitada, atingindo a epiderme.
  - Estágio II: pequenas erosões na epiderme ou ulcerações na derme. Apresenta-se normalmente com abrasão ou bolha.
  - Estágio III: afeta derme e tecido subcutâneo.
  - Estágio IV: perda total da pele, atingindo músculos, tendões e exposição óssea.

Segundo o grau de contaminação

- **Limpas:** são as que não apresentam sinais de infecção e em que não são atingidos os tratos respiratório, digestivo, genital ou urinário. A probabilidade de infecção é baixa, em torno de 1% a 5% (p. ex., feridas produzidas em ambiente cirúrgico).

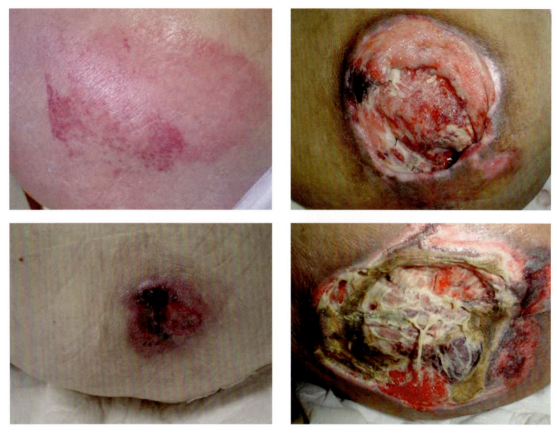

Figura 74.5 Graus de I a IV de feridas em região sacral. (*Fonte*: acervo do autor.)

- **Limpas-contaminadas:** são os ferimentos que apresentam contaminação grosseira, em acidente doméstico ou em situações cirúrgicas em que houve contato com os tratos respiratório, digestivo, urinário e genital, porém em situações controladas. Também incluem as feridas com tempo inferior a 6 horas entre o trauma e o atendimento e sem contaminação expressiva. O risco de infecção é de cerca de 10%.
- **Contaminadas:** feridas acidentais, com mais de 6 horas de trauma ou que tiveram contato com terra e fezes, por exemplo. No ambiente cirúrgico, são consideradas contaminadas aquelas em que a técnica asséptica não foi devidamente respeitada. Os níveis de infecção podem atingir de 20% a 30% (p. ex., cirurgia dos cólons).
- **Infectadas:** apresentam sinais nítidos de infecção, podendo ou não haver pus.

Segundo o tempo de cicatrização

- **Agudas:** quando há ruptura da vascularização com desencadeamento imediato do processo de hemostasia. Podem determinar manifestações localizadas no ponto de agressão ou podem estar acompanhadas de modificações sistêmicas.

- **Crônicas:** ocorrem quando há desvio na sequência do processo cicatricial fisiológico. São caracterizadas por respostas mais proliferativas (fibroblásticas) do que exsudativas. A inflamação crônica pode resultar da perpetuação de um processo agudo ou começar insidiosamente e evoluir com resposta muito diferente das manifestações clássicas da inflamação aguda.

Segundo a presença de transudato e exsudato

- **Transudato:** substância altamente fluida que passa através dos vasos com baixíssimo conteúdo de proteínas, células e derivados celulares.
- **Exsudato:** material fluido, composto por células que escapam de um vaso sanguíneo e se depositam nos tecidos ou nas superfícies teciduais, usualmente como resultado de um processo inflamatório. O exsudato é caracterizado por um alto conteúdo de proteínas, células e materiais sólidos derivados das células.
- **Exsudato seroso:** caracterizado por extensa liberação de líquido com baixo conteúdo proteico. Conforme o local da agressão, origina-se de soro sanguíneo ou das secreções serosas das células mesoteliais. Esse tipo de exsudato inflamatório é observado precocemente nas

fases de desenvolvimento da maioria das reações inflamatórias agudas encontradas nos estágios da infecção bacteriana.
- **Exsudato sanguinolento:** decorrente de lesões com ruptura de vasos ou de hemácias, não é uma forma distinta de exsudação, mas quase sempre um exsudato fibrinoso ou supurativo, acompanhado pelo extravasamento de grande quantidade de hemácias.
- **Exsudato purulento:** um líquido composto por células e proteínas e produzido por um processo inflamatório asséptico ou séptico, associado a bactérias piogênicas (produtoras de pus).
- **Exsudato fibrinoso:** consiste no extravasamento de grande quantidade de proteínas plasmáticas, incluindo fibrinogênio, com a participação de grandes massas de fibrina.

Segundo as dimensões

Extensão – Área = cm^2
- **Pequena:** < 50cm^2.
- **Média:** > 50cm^2 e < 150cm^2.
- **Grande:** > 150cm^2 e < 250cm^2.
- **Extensa:** > 250cm^2.

Segundo as características do leito da ferida

Dividem-se em tecidos viáveis e inviáveis. Os tecidos viáveis compreendem:
- **Granulação:** de aspecto vermelho-vivo, brilhante, úmido, ricamente vascularizado.
- **Epitelização:** revestimento novo, rosado e frágil.

Os tecidos inviáveis compreendem:
- **Necrose de coagulação (escara):** caracterizada pela presença de crosta preta e/ou muito escura.
- **Necrose de liquefação (amolecida):** caracterizada por tecido amarelo-esverdeado e/ou quando a lesão apresenta infecção e/ou na presença de secreção purulenta.
- **Desvitalizado ou fibrinoso:** tecido de cor amarela ou branca, que adere ao leito da ferida e se apresenta como cordões ou crostas grossas, podendo ainda ser mucinoso.

Cicatrização normal

A reparação de feridas passa pelas seguintes etapas básicas: fase inflamatória (inclui a fase de hemostasia), fase fibroproliferativa (que inclui reepitelização, síntese da matriz e neovascularização) e fase de maturação ou remodelamento. Importa salientar que as fases são dinâmicas e quase sempre se sobrepõem, e que diferentes lesões em um mesmo tecido apresentam cicatrização diferente, de acordo com as variações das condições locais (Figura 74.6).

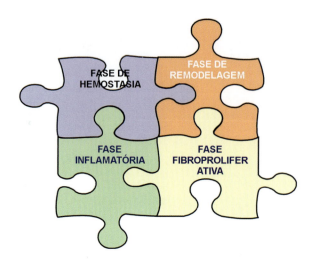

Figura 74.6 Desenho esquemático das etapas da cicatrização.

Fase inflamatória

A primeira fase, de hemostasia e inflamação, inicia-se com a ruptura de vasos sanguíneos e o extravasamento de sangue. A lesão de vasos sanguíneos é seguida rapidamente pela ativação da agregação plaquetária e da cascata de coagulação, resultando na formação de moléculas insolúveis de fibrina e hemostasia, além da formação de uma barreira impermeabilizante, que protege da contaminação. Durante esse processo, ocorre a ativação do complemento, levando à sequência de eventos da inflamação, inclusive por recrutamento de macrófagos (células mais importantes dessa fase da cicatrização) e neutrófilos. Quanto maior a lesão, mais intensa e duradoura é a resposta inflamatória.

Com a lesão tissular, as plaquetas são ativadas pelo colágeno e pela trombina. Com a ativação plaquetária ocorre a liberação do fator de crescimento derivado das plaquetas (PDGF – *platelet-derived growth factor*), que desempenha um papel importante na cicatrização. Ocorre liberação local de histamina, serotonina e bradicinina, que causam vasodilatação e aumento de fluxo sanguíneo no tecido acometido e, consequentemente, sinais inflamatórios, como calor e rubor.

A permeabilidade capilar aumenta, causando extravasamento de líquidos para o espaço extracelular com consequente edema. A resposta inflamatória, que perdura cerca de 3 a 5 dias e na qual ocorre a migração sequencial das células para a ferida, é facilitada por mediadores bioquímicos, que aumentam a permeabilidade vascular, favorecendo a exsudação plasmática e a passagem de elementos celulares para a área da ferida.

Os mediadores bioquímicos de ação curta são a histamina e a serotonina, sendo as mais duradouras a leucotaxina, a bradicinina e a prostaglandina. A prostaglandina é um dos mediadores mais importantes no processo de cicatrização, pois, além de favorecer a exsudação vascular, estimula a mitose celular e a quimiotaxia de leucócitos. Um influxo de leucócitos começa com os neutrófilos e com os macrófagos mais tarde (Figura 74.7). Os neutrófilos aumentam a permeabilidade dos vasos preservados, causando o extravasamento de plasma e proteínas e o intumescimento associado a inflamação. A sequência básica utilizada pelos neutrófilos para combater a contaminação bacteriana consiste na opsonização das bactérias pelo complemento, na produção de fatores quimiotáxicos, na adesão de leucócitos ao endotélio, na migração de leucócitos através dos vasos, na anexação das bactérias opsonizadas aos leucócitos, na fagocitose e na morte e digestão das bactérias. Levam, também, a dano tissular, causado pela liberação de enzimas e radicais livres.

A infiltração de neutrófilos cessa em alguns dias, geralmente após 48 a 72 horas. Nesse momento ocorre a morte programada dos neutrófilos (apoptose), que limita a destruição de células na área da lesão. O início da fagocitose de neutrófilos pelos macrófagos marca o fim da inflamação inicial. Entretanto, a contaminação de feridas causa a persistência da imigração de neutrófilos. Corpos estranhos estimulam a atividade do complemento e traumatismos repetidos pelo tratamento inadequado de feridas podem também causar a persistência dos neutrófilos.

A partir do segundo dia, os macrófagos predominam, até em torno do sétimo dia, desempenhando o duplo papel de destruição de material inviável e estimulação do crescimento de tecido novo. Os macrófagos são tanto "coletores de lixo" como "arquitetos". O acúmulo de macrófagos continua independentemente da atividade dos neutrófilos, devido à presença de quimiotaxia seletiva para macrófagos. Inicialmente, os macrófagos são responsáveis pela fagocitose de bactérias, neutrófilos esgotados e material desvitalizado de células. Além disso, liberam várias substâncias,

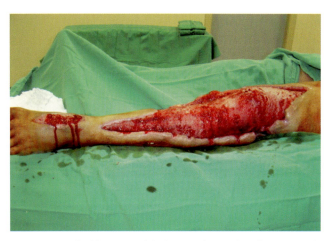

Figura 74.8 Ferida com tecido de granulação abundante em pré-operatório imediato de enxertia cutânea. (*Fonte*: acervo do autor.)

inclusive prostaglandinas e leucotrienos, uma variedade de substâncias quimiotáxicas para reparar a lesão, e provocam liberação dos fatores de crescimento PDGF e fator de crescimento fibroblástico. Os macrófagos, do mesmo modo que os neutrófilos, também liberam protease para auxiliar a degradação de tecido desvitalizado. A presença de macrófagos é necessária tanto para o início como para a propagação do tecido de granulação (Figura 74.8).

Fase proliferativa

Durante a fase proliferativa, ocorrem tanto a reepitelização como a formação de tecido de granulação. Em alguns tipos de feridas, a contração também ocorre. A reepitelização começa dentro das primeiras 24 horas. A formação do tecido de granulação começa em 3 a 5 dias. Durante esse tempo, a reepitelização e a granulação ocorrem simultaneamente. A reepitelização oferece proteção, enquanto a granulação e a contração preenchem a falha no tecido. Vários sinais para o início do crescimento do tecido novo são responsáveis pela fase proliferativa, inclusive fatores quimiotáxicos e liberação de fatores de crescimento pelo acúmulo de macrófagos e pela desgranulação dos mastócitos no tecido lesionado. Além disso, a perda das células vizinhas (perda da restrição celular ou inibição de contato) estimula a replicação das células epidérmicas. Essa fase pode perdurar por 2 a 3 semanas, iniciando o processo de formação da cicatriz propriamente dita.

Formação do tecido de granulação

A produção do tecido de granulação é dependente do acúmulo de macrófagos. Os macrófagos estimulam o crescimento interno dos fibroblastos, a deposição de tecido conjuntivo frouxo e a angiogênese (formação de novos capilares na ferida). Esses processos, chamados fibroplasia e angiogê-

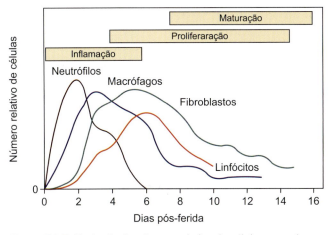

Figura 74.7 Evolução do número relativo de células sanguíneas e fibroblastos nas fases sequenciais do processo de cicatrização. (*Fonte*: Tazima, Vicente, Moriya, 2008.)

nese, são também estimulados por fatores quimiotáxicos liberados pelas plaquetas, além daqueles produzidos pelos macrófagos. A estimulação dos fibroblastos pelos fatores de crescimento produz proliferação de fibroblastos, migração de fibroblastos para a área da lesão, deposição de matriz de tecido conjuntivo e contração da ferida (principalmente pelos miofibroblastos). A formação do tecido de granulação é estimulada por níveis baixos de bactérias na ferida, mas é inibida quando o nível de contaminação é elevado.

A matriz do tecido conjuntivo depositada pelos macrófagos fornece o substrato para a migração para dentro da ferida de outros macrófagos, angioblastos (células imaturas da parede dos capilares) e fibroblastos. A angiogênese é o processo de formação de novos vasos sanguíneos, neste caso na área da ferida. Durante a angiogênese, as células endoteliais respondem à atração química e aos fatores de crescimento, e há liberação de enzimas para destruir a membrana basal de vasos sanguíneos existentes. À medida que os angioblastos são atraídos para a extremidade distal dos vasos sanguíneos, eles são estimulados a estender pseudópodos em direção aos vasos existentes, causando a migração de angioblastos. A proliferação de angioblastos para formar extensões tubulares existentes cria novos capilares. Esses novos vasos tornam possível a continuação da cicatrização, suprindo as células com nutrientes para aumentar sua taxa metabólica e com os materiais para a produção dos tecidos de granulação, além de aumento do aporte de células, como macrófagos e fibroblastos, para o local da ferida. Essa mistura de vasos e matriz produz um tecido brilhante, vermelho-vivo, com ondulações granulosas, que dá origem à expressão tecido de granulação.

Reepitalização

A reepitelização começa dentro das primeiras 24 horas, embora possa não ser percebida durante os primeiros 3 dias. A restauração da superfície de um tecido lesionado é obtida pela movimentação dos queratinócitos a partir das bordas livres, inclusive aqueles que contornam os folículos pilosos e as glândulas sudoríparas, para dentro da ferida. À medida que são formadas novas células nas bordas da ferida, elas aderem ao tecido de granulação abaixo, e as células replicadas migram por epibolia, que tem sido descrita como "pulo do sapo" ou "enchimento" de células para atingir a borda da ferida. A epitelização envolve uma sequência de alterações nos queratinócitos da ferida: separação, migração, proliferação, diferenciação e estratificação. O fim da epitelização se dá por inibição por contato, à medida que as células epiteliais cobrem todo o leito da ferida.

Fibroplasia e contração

Os fibroblastos sofrem alteração fenotípica logo após a lesão. A migração para o interior da ferida é auxiliada pela fibronectina. Os fibroblastos recolhem seu retículo endoplasmático e seus corpúsculos de Golgi e começam a sintetizar grandes quantidades de colágeno. Além disso, formam filamentos de actina, transformando-se em miofibroblastos. As moléculas depositadas pelos fibroblastos, em particular a fibronectina, promovem a produção de uma matriz extracelular frouxa. Uma amplificação do crescimento do tecido de granulação se manifesta pela produção de fibronectina e torna possível a movimentação dos fibroblastos. A fibronectina une diversos fibroblastos, formando uma rede, e quantidades maiores de moléculas de matriz são liberadas no local da ferida. O processo de contração produz um movimento radial da pele intacta em torno da ferida em direção ao centro dela. A contração de feridas, com acometimento de toda a espessura da derme, reduz a quantidade de tecido novo necessário para preencher a ferida. A função primordial dos fibroblastos é sintetizar colágeno, ainda na fase celular da inflamação. O colágeno é uma proteína de alto peso molecular, composta de glicina, prolina, hidroxiprolina, lisina e hidroxilisina, que se organiza em cadeias longas de três feixes polipeptídicos em forma de hélice, responsáveis pela força da cicatriz. A síntese de colágeno é dependente da oxigenação das células, da hidroxilação da prolina e lisina, reação esta mediada por uma enzima produzida pelo próprio fibroblasto, em presença de coenzimas (vitaminas A, C e E), ferro, testosterona, tiroxina, proteínas e zinco. O colágeno é o material responsável pela sustentação e pela força tensil da cicatriz, produzido e degradado continuamente pelos fibroblastos. Inicialmente, a síntese de colágeno novo é a principal responsável pela força da cicatriz, sendo substituída ao longo de semanas pela formação de ligações cruzadas entre os feixes de colágeno. A taxa de síntese declina por volta de 4 semanas e se equilibra com a taxa de destruição e, então, se inicia a fase de maturação do colágeno, que continua por meses, ou mesmo anos.

Fase de maturação ou remodelamento

O processo de remodelação é tipicamente entendido como uma resposta a longo prazo ao ferimento. Entretanto, a matriz extracelular modifica-se continuamente. A matriz extracelular e os fibroblastos controlam-se mutuamente, até que uma matriz estável se forme em meses a anos. Como resultado, a matriz extracelular apresenta diferenças entre a periferia e o centro da ferida. Apesar de a resistência da ferida aumentar com a deposição do colágeno, esta força sofre um aumento de magnitude superior àquela que poderia ser atribuída apenas ao acúmulo de colágeno. As razões sugeridas para esse fenômeno incluem a degradação seletiva de fibras de colágeno não submetidas a tensão, pel, a colagenase, reforço das fibras tensas e reforço das fibras de colágeno pelos glicosaminoglicanos, com realinhamento do colágeno. Em 21 dias, temos cerca de 15% da força tênsil final da cicatriz, em 6 semanas, cerca de 80%; e em 6 meses, 100% da força tênsil, mas que corresponde somente a 80% da força de uma pele normal. A alteração patológica da cicatrização nessa fase leva à formação de queloides e cicatrizes hipertróficas.

Tipos de cicatrização de feridas

Existem três formas pelas quais uma ferida pode cicatrizar, dependendo da quantidade de tecido lesionado ou danificado e da presença ou não de infecção:

- **Primeira intenção:** é o tipo de cicatrização que ocorre quando as bordas são apostas ou aproximadas, havendo perda mínima de tecido, ausência de infecção e mínimo edema. A formação de tecido de granulação não é visível (p. ex., ferimento suturado cirurgicamente).
- **Segunda intenção:** nesse tipo de cicatrização, ocorre perda excessiva de tecido com a presença ou não de infecção, necrose e contaminação elevada. A aproximação primária das bordas não é possível. As feridas são deixadas abertas e se fecharão por meio de contração e epitelização. Qualidade cicatricial é pior, com mais chances de cicatrizes patológicas (Figura 74.9).
- **Terceira intenção:** designa a aproximação das margens da ferida (pele e subcutâneo) após o tratamento aberto inicial. Isso ocorre, principalmente, quando há presença de infecção na ferida, que deve ser tratada primeiramente, para então ser suturada posteriormente.

Fatores que interferem na cicatrização

A cicatrização lenta se caracteriza pelo fechamento lento, insuficiente ou inexistente da ferida, excedendo o período fisiológico da cicatrização de 2 a 3 semanas. As razões para essa alteração são os distúrbios locais ou sistêmicos.

Distúrbios locais

- **Presença de detritos:** tipo de resíduo tissular composto de restos celulares e tecido necrótico ou desvitalizado.
- **Vasculite/angiite:** reação inflamatória que se origina na parede dos vasos sanguíneos; como regra, a inflamação está restrita à parede vascular.
- **Fatores vasculares:** são, entre outros, a congestão venosa e a isquemia arterial; isso leva a um suprimento insuficiente de oxigênio e a deterioração do metabolismo dos carboidratos, lipídios e proteínas na área da lesão.
- **Infecção da ferida:** a contaminação por bactérias usualmente ocorre em todas as feridas, principalmente as abertas, mas isso não chega a interferir no processo de cicatrização. O mesmo não acontece com a infecção clínica, que prolonga o estágio inflamatório da cicatrização e deve ser tratada em todos os casos. Os agentes etiológicos da infecção são bactérias, fungos e vírus. Aparentemente, ela também inibe a capacidade de produção do colágeno pelos fibroblastos.
- **Tratamento das feridas:** assepsia e antissepsia, técnica cirúrgica correta (diérese, hemostasia e síntese), escolha de fio cirúrgico (que cause mínima reação tecidual) e cuidados pós-operatórios adequados (curativos e retirada dos pontos) são alguns dos aspectos importantes a serem observados em relação ao tratamento das feridas.

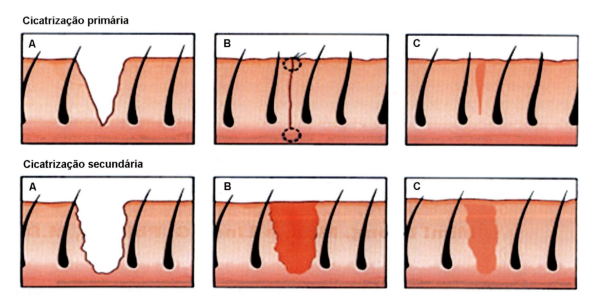

Figura 74.9 Representação esquemática da cicatrização por primeira e por segunda intenção. Biologia da ferida e cicatrização. (*Fonte*: Tazima, Vicente, Moriya, 2008.)

Distúrbios sistêmicos

- **Referentes ao estado nutricional.**
- **Deficiência proteica:** produz como efeito redução da resposta imunológica humoral e celular e redução da fagocitose e da síntese de colágeno; entre os alimentos ricos em proteínas estão: peixes, ovos, carnes e leite.
- **Deficiência de vitamina A:** apresenta os seguintes efeitos: retardo da epitelização, síntese lenta do colágeno e infecções graves e frequentes. Dentre os alimentos ricos em vitamina A, estão: gema de ovo, leite, produtos lácteos diversos, óleo de fígado de peixes, hortaliças e frutas. O uso de vitamina A está indicado para normalização da cicatrização de pacientes que fazem uso regular de esteroides.
- **Deficiência de vitamina C:** o principal efeito da vitamina C é a hidroxilação do colágeno (prolina em hidroxiprolina). Sua falta provoca distúrbio da migração de macrófagos, disfunção dos granulócitos e neutrófilos e defeito na síntese dos fatores do complemento e imunoglobulinas, além de escorbuto, doença de manifestações sistêmicas e dérmicas. Alimentos ricos em vitamina C: tomate, acerola, goiaba, kiwi, limão, maçã, pimentão e laranja.
- **Deficiência de vitamina K:** a vitamina K é necessária para síntese dos fatores de coagulação (protrombina, fatores VII, LX e X); consequentemente, sua deficiência inibe indiretamente a cicatrização, promovendo sangramento e infecções bacterianas. Entre os alimentos ricos em vitamina K, estão: alface, espinafre, brócolis, couve e hortaliças com folhas de cor verde-escuro, em geral.
- **Idade:** influencia todos os estágios da cicatrização, pois com o avançar da idade a velocidade metabólica da célula torna-se mais lenta. Na idade avançada, a contração da ferida e a proliferação celular estão reduzidas; a neoformação capilar está impedida por condições vasculares, e os mastócitos estão reduzidos; a epitelização está prejudicada e a proliferação dos queratinócitos depois da estimulação mitogênica é menos pronunciada.
- **Oxigenação:** o fornecimento adequado de oxigênio por meio de uma boa irrigação sanguínea da ferida proporciona condições favoráveis à cicatrização. Vários fatores poderão interferir nesse suprimento, como idade, doenças vasculares, pressão no local ou ao redor da ferida e o tabagismo, que acarreta vasoconstrição e afeta a atividade dos macrófagos, diminuindo a epitelização e a contração da ferida (Dealey, 1996).
- **Medicamentos sistêmicos que inibem a cicatrização:** alguns fármacos exercem efeitos colaterais catabólicos, como, por exemplo, os corticosteroides. Em geral, são utilizados em casos de poliartrite, doença reumática ou alergia. Suprimem a prolina-hidroxilase, importante na formação de colágeno.

- **Agentes tóxicos:** em geral, trata-se de medicamentos utilizados em tumores (a ciclosporina em doenças autoimunes; a colchicina na gota).
- **Doenças em geral, principalmente as metabólicas:** são processos complexos com diversos efeitos adversos sobre a cicatrização (p. ex., diabetes melito, hiperbilirrubinemia, hemofilia, desnutrição, colite ulcerativa, doenças renais, hepáticas e pancreáticas, artrite, trauma/doença cerebrovascular, queimaduras, lesões, sepse, carcinomas, dor aguda e crônica, doenças respiratórias, depressão, aflição, obesidade).
- **Tabagismo:** prejudica a oxigenação dos tecidos, diminui a resistência do organismo, deixando-o mais suscetível a infecções, e retarda a cicatrização.
- **Estresse e ansiedade:** provocam reações bioquímicas no organismo, levando a redução na mobilidade dos granulócitos e dos macrófagos e impedindo sua migração para a ferida. Isso acaba diminuindo a resposta inflamatória. Também são retardadas a síntese do colágeno e a regeneração das células endoteliais.
- **Dor:** a dor e a ansiedade estão intimamente relacionadas. O medo da dor pode provocar ansiedade no paciente. Estudos mostram que a dor crônica é mais comum em pacientes diabéticos do que nos não diabéticos. São importantes para uma boa cicatrização das feridas o monitoramento e o tratamento adequado da dor.

Cicatrização patológica

A expressão cicatrização anormal de feridas refere-se à incapacidade de uma ferida progredir pelas fases de cicatrização, inclusive com déficit potencial nas fases de inflamação, reepitelização, formação de tecido de granulação e remodelação. A cicatrização anormal pode manifestar-se conforme a cronicidade tanto da fase de inflamação como da de proliferação. Outras manifestações podem incluir granulação, reepitelização ou remodelação anormais.

Problemas típicos na cicatrização de feridas incluem inflamação crônica, infecção, hipergranulação, granulação retardada, epibolia, maceração, dessecação e proliferação crônica. A inflamação crônica geralmente resulta da falha na otimização das condições da ferida. A incapacidade de remover tecido necrótico de uma ferida, sanar uma infecção, evitar a repetição de um trauma, otimizar o teor de umidade da pele e da ferida ou a presença de corpos estranhos costumam ser os fatores responsáveis. Esses problemas ocorrem como consequência de desbridamento, oclusão ou proteção inadequados da ferida. Outros problemas incluem falhas em corrigir causas subjacentes à ferida, como insuficiência arterial, hipertensão venosa, pressão, atrito e temperatura e umidade inadequadas.

De acordo com a fase cicatricial em que os distúrbios da cicatrização ocorrem, são possíveis:
- **Alterações na fase fibroproliferativa:**
  - Contração: contraturas, cicatrizes retráteis.
  - Fibroplasia: queloides e cicatrizes hipertróficas.
  - Transtornos da pigmentação (hiper e hipocromias).
- **Alterações na fase de remodelagem:**
  - Queloides, cicatrizes instáveis.
  - Deiscências tardias.
  - Malignização das feridas (Marjolin).

Cicatrizes retráteis

São encurtamentos patológicos das cicatrizes, com restrição da mobilidade e comprometimento funcional da área acometida, como ocorre nas bridas em superfícies articulares, sinéquias, estenoses de boca e ânus e cicatrizes em alçapão (*trap door*) (Figura 74.10).

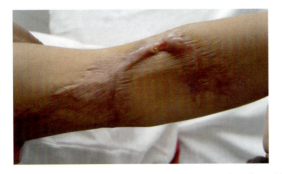

Figura 74.10 Cicatriz retrátil em cotovelo pós-queimadura. (*Fonte*: acervo do autor.)

Queloides e cicatrizes hipertróficas

Tumores benignos formados por tecidos fibrosos, têm etiologia não muito bem definida. Ocorrem por distúrbios, principalmente, na fase de maturação, com aumento da síntese do colágeno e diminuição da colagenólise. Ocorrem em 5% a 15% das feridas, principalmente entre os 10 e os 30 anos de idade (raros em idades avançadas). Patologia específica do ser humano, afetam homens e mulheres em igual número. Podem ser morfologicamente indistinguíveis.

Apesar de as causas ainda não serem totalmente bem entendidas e definidas, alguns fatores parecem favorecer o desenvolvimento dessas cicatrizes:
- **Fatores gerais:**
  - Raça: ocorre mais em negros.
  - Hereditariedade e suscetibilidade individual: ainda é controverso.
  - Idade: jovens são mais suscetíveis que idosos.
  - Fluxo hormonal e metabólico (puberdade e gravidez).
- **Fatores lesionais:**
  - Traumas com perda de substância e contaminação da ferida.
  - Lesões em sentido contra as linhas de força.
  - Laceração extensa.
  - Tensão excessiva nas bordas da ferida após sutura.
  - Queimaduras com lesão dérmica importante ou profunda.

Localização (Quadros 74.1 e 74.2)

Quadro 74.1 Suscetibilidade regional

Máxima	Acentuada	Média	Mínima	Zero
Região pré-esternal	Pavilhão auricular	Região mastoide	Couro cabeludo	Terço médio da face
Região dorsal	Tórax (exceto pré-esternal)	Barba	Frontal	Genitais
	Deltoide	Cervical	Membros superiores e inferiores	Região lombar
	Abdome	Axilar	Região glútea	Palmas e plantas
		Pubiana		
		Inguinal		

Quadro 74.2 Diferenças das cicatrizes

Cicatriz hipertrófica	Cicatriz queloidiana
Elevada, tensa, pruriginosa, avermelhada e dolorida	Elevada, forma tumoral, avermelhada, ocasiona dor e prurido
Respeita os limites da lesão	Ultrapassa os limites da lesão
Acomete sempre áreas de tensão	Pode aparecer em qualquer região
Desenvolve-se em semanas após a lesão, cresce entre 3 e 6 meses e regride	Desenvolve-se em até 1 ano após a lesão
Crescimento rápido com regressão espontânea	Crescimento rápido e progressivo; regressão rara
Recidiva rara após exérese	Recidiva frequente após exérese

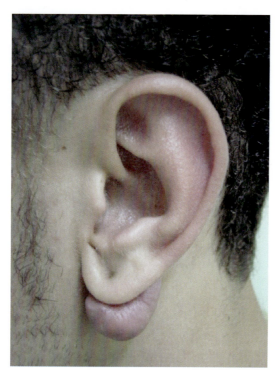

Figura 74.11 Queloide em lóbulo orelha. (*Fonte*: acervo do autor.)

Cicatrizes instáveis

Frágeis, descamativas, secas e friáveis, são comuns nas cicatrizes por segunda intenção pós-queimadura. Não há derme/anexos cutâneos. Têm grande potencial maligno.

Malignização de cicatrizes – úlceras de Marjolin

Ocorrem depois de 15 a 30 anos em cicatrizes de feridas crônicas, como nas osteomielites, queimaduras e nas feridas originadas por agentes radioativos (nesses casos, mais precocemente, em cerca de 2 anos). Na grande maioria das vezes são CEC (mas podem ser sarcomas e até melanomas), com comportamento mais agressivo e alto potencial de metástase.

O tratamento das cicatrizes patológicas constitui-se em um trabalho árduo, muitas vezes necessitando associações de técnicas cirúrgicas e corticoterapia, com radioterapia, *laser* e pressoterapia, sendo um capítulo à parte.

Fundamental é o entendimento dos processos de cicatrização e manejo com as feridas, de modo a otimizar o tratamento e buscando excelência na obtenção de melhores resultados e cicatrizes.

Referências

Araújo ID. Fisiologia da cicatrização. In: Petroiano A. Lições de cirurgia. 1. ed. Interlivros, 1997:101-14.
Azevedo MF et al. Feridas. Rio de Janeiro: Guanabara Koogan, 2005.
Brunicard FC. Schwartz's principles of surgery. 8. ed. USA: McGraw, 2007.
Candido LC. Nova abordagem no tratamento de feridas. São Paulo/SP: SENAC, 2001.
Fischer JE. Mastery of surgery. 5. ed. Philadelphia: Williams & Wilkins, 2007.
Gogia PP. Feridas: tratamento e cicatrização. Rio de Janeiro: Revinter, 2003.
Iron G. Feridas: novas abordagens, manejo clínico e atlas em cores. Rio de Janeiro: Guanabara Koogan, 2005.
Leong M, Philips LG. Cicatrização. In: Townsend Jr GM et al. Sabiston tratado de cirurgia. 17. ed. Elsevier, 2005:183-207.
Maciel E (org.) Tratado de queimaduras. Rio de Janeiro: Atheneu (no prelo).
Mélega – Princípios de cirugia plástica
Protocolo de tratamento de feridas – Prefeitura de Florianópolis.
Tazima MFGS, Vicente YAMVA, Moriya T. Wound biology and healing. Medicina (Ribeirão Preto) 2008; 41(3):259-64. Disponível em: <http://www.usp.br/reviste>

75

Pele Artificial

Izabel Cristina Sad das Chagas
Edilamar Silva de Alecrim

A pele é considerada um dos maiores órgãos do corpo humano e possibilita a interação do organismo com o meio externo. Tem como funções a proteção das estruturas internas a agentes físicos e biológicos, manutenção da homeostase por meio da regulação da temperatura e do equilíbrio hidroeletrolítico e percepção do meio externo através dos receptores neurais. Alterações orgânicas podem ser detectadas através da pele, como as características da resposta inflamatória (rubor, calor, infiltração), da anemia (palidez cutânea) e de disfunções hepáticas (icterícia).[1]

Histologicamente, esse órgão é constituído por duas camadas distintas: epiderme (mais superficial) e derme (subjacente). Os elementos celulares da epiderme são os queratinócitos, melanócitos, células de Langerhans e células de Merkel. A derme é formada por uma rede de fibras. Os principais componentes dessa rede são as fibras de colágeno e as fibras elásticas. Ela promove a sustentação dos vasos sanguíneos, linfáticos e filetes nervosos. Também estão presentes na derme os anexos cutâneos: folículo piloso, glândulas sebáceas e glândulas sudoríparas. Essas duas camadas são unidas pela membrana basal.[1]

A perda do revestimento cutâneo pode ser consequência de situações clínicas, como queimaduras, traumatismos, infecções, doenças autoimunes e feridas complexas.[2]

A cicatrização de feridas por segunda intenção pode muitas vezes ter um processo lento ou ter como resultado cicatrizes funcionais e esteticamente desfavoráveis. Uma possibilidade para esses casos seria a indicação de substitutos de pele.[3]

Campo interdisciplinar que aplica os princípios da engenharia e das ciências da vida, a bioengenharia tem avançado no desenvolvimento de substitutos biológicos, que têm a finalidade de restaurar, manter ou melhorar as funções da pele, mais especificamente a reparação cutânea.[4]

Dá-se o nome de substitutos cutâneos a um grupo heterogêneo de elementos biológicos e/ou sintéticos que possibilitam a oclusão temporária ou permanente das feridas.[1]

Os substitutos de pele são opções de tratamento para grandes perdas de pele. Alguns são utilizados para a cobertura permanente da área cruenta, enquanto os conhecidos como curativos biológicos são temporários, fornecendo uma barreira mecânica até que um substituto permanente esteja disponível ou mesmo que ocorra a cicatrização normal.[3,4] Pode-se considerar substituto dérmico desde o xeno ou aloenxerto de pele até a combinação de cultura de queratinócitos autólogos sobre matriz dérmica, em busca da maior semelhança possível com a pele do paciente.[1]

Eles podem ser provenientes de pele humana ou ter origem sintética,[1] e podem ser temporários ou permanentes.[3,4] Como exemplo temos os aloenxertos (derivados da pele de cadáver), os xenoenxertos (derivados da pele de animais) ou os sintéticos (construídos por engenharia de tecidos).[1]

Diversos materiais têm sido empregados como substitutos para epiderme ou derme separadamente, assim como combinadas.[1] Esses substitutos podem ser tanto derivados de produtos naturais como completamente sintetizados em laboratório. Por outro lado, os produtos produzidos em laboratório podem ser derivados de materiais naturais, o que causa confusão de nomenclatura.[3,4]

O substituto cutâneo considerado ideal deve apresentar propriedades comparáveis às da pele humana.[1]

- Suportar hipoxia.
- Ampla disponibilidade.

- Presença de componentes dérmicos e epidérmicos.
- Reologia comparável à da pele.
- Resistência à infecção.
- Custo/benefício adequado.
- Facilidade de preparação.
- Baixa antigenicidade.
- Facilidade de armazenamento.
- Resistência ao cisalhamento.

A decisão de qual substituto cutâneo empregar é determinada por fatores como tipo, tamanho e profundidade da ferida, comorbidades presentes, preferências do paciente e experiência do cirurgião.[1]

CLASSIFICAÇÃO

A classificação mais utilizada é a proposta por Balasubramani em 2001 e modificada por Kumar em 2008, que divide os substitutos cutâneos em classes I, II e III.[1]

A classe I contempla os materiais de curativos temporários e impermeáveis, que funcionam como barreira mecânica contra agentes biológicos e evitam a perda hídrica.

Nessa classe estão incluídas as coberturas utilizadas no tratamento de feridas, que auxiliam o reparo do tegumento em várias situações. Os curativos são utilizados para melhorar as condições do leito da ferida, podendo ser, em algumas ocasiões, o próprio tratamento definitivo. Em muitas situações, trata-se apenas da etapa intermediária para o tratamento cirúrgico.[5]

Os curativos podem ser classificados em passivos (Quadros 75.1 e 75.2), curativos com princípios ativos (Quadro 75.3), curativos inteligentes (Quadro 75.4) e curativos biológicos (Quadro 75.5). A terapia por pressão negativa, idealizada por Argenta & Morikwas em 1997 e introduzida no Brasil em 2003 por Ferreira et al., também ganha espaço no arsenal terapêutico moderno como mais uma opção no tratamento das feridas (Quadro 75.6).[5]

Na classe II estão incluídos os substitutos cutâneos duráveis de camada única, os quais podem conter substâncias similares aos componentes dérmicos ou epidérmicos.

A classe III compreende os substitutos de pele compostos, que podem ser fabricados com pele humana ou por engenharia de tecidos.[1]

Quadro 75.1 Exemplos de cobertura (curativos passivos) encontrados no mercado brasileiro[5]

	Composição	Mecanismos de ação	Indicações	Contraindicações
Curativo aderente (Rayon)	Tela de acetato de celulose com vaselina ou soro fisiológico	Livre fluxo de exsudato	Queimaduras de profundidade parcial, áreas doadoras e receptoras de enxerto e lacerações	Feridas infectadas e com grande volume de exsudato
Filme transparente	Polímero de poliuretano com adesivo de acrílico em uma das faces	Cobertura permeável a gases e impermeável à água e a microrganismos. Manutenção do leito úmido. Alívio da dor	Feridas com fechamento por primeira intenção sem exsudato e áreas doadoras de enxerto	Feridas com exsudação

Quadro 75.2 Exemplos de curativos passivos encontrados no mercado brasileiro[5]

	Composição	Mecanismos de ação	Indicações	Contraindicações
Hidrocoloide	Poliuretano semipermeável (ext.) e celulose, gelatina e pectina (int.)	Absorção de pouco exsudato; mantém meio úmido; alívio da dor; estimula tecido de granulação	Proteção de proeminência óssea (úlceras por pressão) e lesão parcial de pele	Feridas com grande exsudação e infectadas
Hidrogel	Álcool de polivinil, poliacrilamidas e polivinil	Ambiente hidrófilo; retém umidade; liquidação de necrose	Lesão parcial de pele e feridas com tecidos desvitalizados	Feridas infectadas
Alginato de cálcio	Fibras de algas marinhas impregnadas com cálcio	O cálcio induz hemostasia; absorção de exsudato; mantém o meio úmido (desbridamento autolítico)	Feridas abertas exsudativas, cavitárias e sangrantes	Lesões superficiais com pouca exsudação e limpas

Capítulo 75 • Pele Artificial

Quadro 75.3 Exemplos de curativos com princípio ativo encontrados no mercado brasileiro[5]

	Composição	Mecanismos de ação	Indicações	Contraindicações
Papaína	Enzima proteolítica do látex do *Carica papaya*	Ação de cisteína em dissolver seletivamente substratos necróticos (desbridante enzimático)	Tecido desvitalizado, necrose úmida ou seca	Hipersensibilidade à formulação ou dor, feridas limpas e secas
Colagenase	Enzima proteolítica clostridopeptidase	Degrada colágeno da ferida	Tecido desvitalizado,necrose úmida ou seca	Feridas limpas e secas

Quadro 75.4 Exemplos de curativos inteligentes encontrados no mercado brasileiro[5]

	Composição	Mecanismos de ação	Indicações	Contraindicações
Carvão ativado com prata	Fibras de carvão ativado impregnado com prata a 0,15%	Absorção de exsudato; diminuição do odor; a prata è bacteriostática	Feridas fétidas,exsudativas e infectadas	Feridas limpas e secas
Espuma com prata	Poliuretano ou silicone entremeados por bolhas de ar impregnadas com prata	Alta absorção com isolamento térmico; aderência do silicone ao leito; a prata é bacteriostática	Feridas exsudativas, colonizadas, superficiais ou profundas	Feridas limpas e secas
Placa de prata	Sais de prata	Prata lônica causa precipitação de proteínas e age na membrana citoplasmática da bactéria (bacteriostática)	Feridas com infecção superficial	Hipersensibilidade à prata

Quadro 75.5 Exemplos de curativos biológicos encontrados no mercado brasileiro[5]

	Composição	Mecanismos de ação	Indicações	Contraindicações
Matriz de colágeno	Colágeno bovino ou suíno decelularizado com celulose oxidada	Agrega sinalizadores, que coordenam a ativação de fatores de crescimento endógenos	Feridas crônicas e anérgicas (p. ex.: diabéticos, úlceras venosas)	Experiência clínica ainda limitada
Matriz de celulose	Membrana de celulose produzida por *Acinetobacter xylinum* desidratada, acrescida de poros artificialmente	Manutenção da umidade da ferida e ativação de fatores de crescimento	Área doadora de enxerto e feridas superficiais	Feridas muito exsudativas e infectadas
Pele alógena	Lâmina de pele humana de doador decelularizada	Substituto temporário da pele humana	Grande queimado, feridas complexas com perdas extensas	Limitação de bancos de tecidos em nosso meio

Quadro 75.6 Exemplos de curativo utilizando pressão subatmosférica como forma de preparação do leito da ferida[5]

	Composição	Mecanismos de ação	Indicações	Contraindicações
Terapia por pressão negativa	Esponja, tubos conectores, película adesiva, reservatório e bomba de vácuo	Pressão subatmosférica; e estímulo à vascularização e à granulação; controle do edema e da população bacteriana	Feridas extensas e de difícil resolução; feridas complexas agudas e crônicas	Feridas com suspeita de lesões malignas

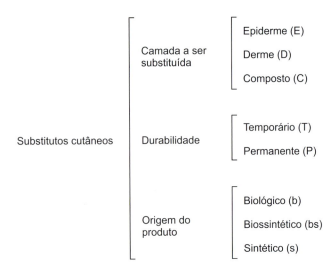

Figura 75.1 Classificação dos substitutos cutâneos proposta pela Disciplina de Cirurgia Plástica do Hospital das Clínicas da Faculdade de Medicina da Universidade de São Paulo.[1]

Em 2011, a Disciplina de Cirurgia Plástica da FMUSP elaborou uma nova proposta de classificação dos substitutos cutâneos com o objetivo de criar uma classificação mais prática e abrangente, que contemple também as inovações tecnológicas, baseada nos seguintes critérios:
- Camada da pele a ser substituída.
- Durabilidade no leito da ferida.
- Origem do material constituinte.

Nessa classificação, o critério "camada da pele a ser substituída" é dividido em epidérmicos, dérmicos e compostos dermoepidérmicos. Em relação à durabilidade, os substitutos podem ser classificados como temporários ou permanentes.

O critério "origem do material constituinte" foi subdividido em materiais biológicos (de tecidos humanos, de animais ou do cultivo de células humanas), sintéticos (produzidos em laboratório) ou biossintéticos (que contêm componentes biológicos e sintéticos) (Figura 75.1).[1]

A bioengenharia tecidual propõe, por meio de suas inovações, reproduzir a estrutura e a função da pele humana, mas ainda tem encontrado alguns entraves, como necessidade de recursos humanos qualificados, os custos relacionados com a produção dos substitutos cutâneos, riscos biológicos de materiais homólogos, manipulação complexa e o período necessário para a cultura de células autólogas.[3]

A aplicação de substitutos cutâneos é viável e contribui para a melhora das lesões refratárias e crônicas. Atualmente, contamos com arsenal terapêutico vasto capaz de auxiliar o reparo tecidual em várias situações. A utilização de substitutos cutâneos representa, sem dúvida, um importante avanço no tratamento de feridas. A bioengenharia tem promovido o desenvolvimento de materiais sofisticados que se aproximam, cada vez mais, das propriedades naturais da pele humana. Por outro lado, produtos de tecnologia mais simples e de baixo custo têm revelado sua grande utilidade como substitutos temporários de curto prazo, constituindo-se em uma boa alternativa para o tratamento dos casos de menor gravidade. Cabe aos profissionais da saúde fazer a melhor escolha, sem nunca esquecer o quadro sistêmico que está envolvido no tratamento de uma ferida.

Referências

1. Tebcherani AJ. Histologia básica cutânea. In: Malagutti W (org.) Curativo, estomias e dermatologia: uma abordagem multiprofissional. São Paulo: Martinari, 2010:25-32.
2. Ferreira MC, Paggiaro AO, Isaac C, Neto NT, Santos GB. Substitutos cutâneos: conceitos atuais e proposta de classificação. Rev Bras Cir Plást 2011; 26(4):696-702.
3. Granja PD, Filho JAL, Hurtado S, Leiros MA, Franco T, Borojevic R, Takyia CM. Substitutos biológicos de pele. Revista Brasileira de Medicina 2007; 64:306-313.
4. Granja PD et al. Pele artificial. In: Silva MR. Fundamentos da dermatologia. Vol. 2. Rio de Janeiro: Atheneu, 2010:2113-14.
5. Smaniotto PHS, Galli R, Carvalho VF, Ferreira MC. Tratamento clínico das feridas – curativos. Rev Med 2010; 89 (3/4):137-41.

76

Anestesia

Sandra Lyon
Helena Lyon Moreira

Anestésicos são substâncias que, em contato com uma fibra nervosa, têm a propriedade de interromper os influxos nervosos. Os anestésicos evitam a geração e condução do impulso nervoso, agindo na membrana celular dos axônios.[1]

HISTÓRICO

O controle da dor sempre foi uma preocupação na história da medicina. Hipócrates (460-375 a.C.) empregava vapores de bangue (erva) para promover narcose em seus pacientes. Esculápio (1200 a.C.) empregava a nepenta (erva) para obter insensibilidade em pacientes cirúrgicos. Os egípcios usavam a mandrágora para aliviar a dor e os incas mascavam a folha de coca também para o alívio das dores.[1]

Na Europa, até metade do século XIX, o único alívio para as dores de um procedimento cirúrgico era a ingestão de grande quantidade de álcool. O químico Joseph Priestley descobriu o óxido nitroso e sugeriu seu uso durante as cirurgias por seus efeitos estimulantes e analgésicos.

Em 1846, o dentista William Morton (1819-1869), por sugestão do químico Charles Jackson, aplicou a primeira anestesia com éter de que se tem relato, para que o médico John Warren, em Massachusetts, pudesse extrair um tumor no pescoço de um paciente.

Em 1847, na Escócia, o obstetra James Simpson utilizou uma alternativa com clorofórmio. Em 1853, a rainha Vitória solicitou a anestesia com clorofórmio para o parto de seu oitavo filho, o príncipe Leopoldo, realizado por John Snow. A partir de então, a anestesia passou a ser aceita pela comunidade já que, até então, a igreja se mostrava resistente.

A anestesia endovenosa foi desenvolvida por Pierre Oré, na França, em 1874. Seu uso generalizou-se, a partir de 1902, quando Emil Fischer desenvolveu o barbital, o primeiro barbitúrico.

Em 1860, Niemann observou o efeito anestésico na língua com o uso da cocaína extraída do arbusto da *Erythroxylon coca*. Em 1884, Karl Koller, preconizou o uso da cocaína como anestésico tópico para cirurgia de olhos e na prática odontológica. Em 1905, Einhorn & Braun sintetizaram a procaína, com éster do ácido paraminobenzoico e, em 1943, Lofgren sintetizou a lidocaína, um anestésico do tipo amida, derivado do ácido dietilaminoacético, com início de ação mais rápido e tempo de anestesia mais prolongado.[2,3]

DOR

A dor constitui sensação sensorial e emocional desagradável, decorrente da lesão real ou potencial dos tecidos do organismo.[1] A dor é considerada um mecanismo protetor porque é por meio dela que ocorre a percepção de qualquer alteração no meio capaz de provocar agressão aos tecidos com capacidade de resposta. Os estímulos nocivos provocam uma sensação desagradável, mediada pelas fibras nervosas do sistema nervoso autônomo até o sistema nervoso central e que é representada como dor.[1]

A percepção da dor é um processo anatomofisiológico que se dá por meio das estruturas nervosas dos órgãos ou receptores da dor, por mecanismos de condução e percepção.

Nesse contexto, a percepção da dor localiza-se no córtex cerebral e está na dependência da integridade de outras estruturas anatômicas, como as terminações nervosas livres e as fibras nervosas sensitivas aferentes, para a condução do influxo nervoso desde a sua origem até o córtex cerebral.

Na fase de reação à dor, ocorre o envolvimento do córtex cerebral, representando a integração e a avaliação da dor pelo sistema nervoso central.

A reação à dor depende do funcionamento do córtex cerebral e do tálamo. Desse modo, a depressão talâmica resulta na elevação do limiar da dor, enquanto a depressão cortical provoca maior reação à dor.

O limiar de reação à dor é interpretado como inversamente proporcional à reação à dor.

O limiar de reação à dor varia de acordo com vários fatores, como estado emocional, fadiga, idade, sexo e medo. Assim, o limiar de reação à dor elevado representa uma reação à dor diminuída.[1]

ANESTESIA

A anestesia tem como objetivo eliminar a dor durante o procedimento cirúrgico.

Tipos de anestesia

- A anestesia local consiste na aplicação, por via tópica ou injetável, de uma solução que levará à perda reversível da sensação dolorosa no local aplicado.
- A anestesia regional se constitui em um bloqueio locorregional com o objetivo de eliminar a dor em uma área maior.

Na anestesia por bloqueio, o agente anestésico exercerá sua ação em um ramo ou tronco nervoso por injeção.[4]

ANESTÉSICOS

Os anestésicos locais pertencem a dois grupos químicos: o grupo éster e o grupo amida. A molécula dessas substâncias apresenta em comum um anel aromático ligado a um polo hidrofílico (grupo amina) e um polo lipofílico (grupo éster ou amida). As principais substâncias anestésicas desenvolvidas são:

- **Grupo éster (metabolismo plasmático):** cocaína, procaína, cloroprocaína e tetracaína.
- **Grupo amida (metabolismo hepático):** lidocaína, mepivacaína, prilocaína, bupivacaína, etidocaína e ropivacaína.

PROPRIEDADES DOS ANESTÉSICOS

Os sais dos anestésicos locais são estáveis e solúveis em água. Esses sais, cloridratos, muitas vezes se ionizam quando em solução aquosa. O grau de ionização de um anestésico local depende da propriedade físico-química particular de cada anestésico, chamada pKa, e do pH do meio em que o anestésico irá atuar.

Quadro 76.1 Valores de pKa e tempo de latência[1]

Anestésico	pKa	Início aproximado da ação
Mepivacaína	7,6	2 a 4 minutos
Articaína	7,8	2 a 4 minutos
Lidocaína	7,9	2 a 4 minutos
Prilocaína	7,9	2 a 4 minutos
Bupivacaína	8,1	5 a 8 minutos
Procaína	9,1	14 a 18 minutos

O pKa representa a constante dissociação do anestésico no pH do meio em que foi injetado e determina a relação da concentração base livre:forma catiônica.

A velocidade de início da ação anestésica está relacionada com o pKa do anestésico (Quadro 76.1).

O pH do interior do nervo permanece razoavelmente estável, apesar da variação do pH nos líquidos extracelulares.[1]

O anestésico local mais utilizado é a lidocaína, em virtude de sua potência e segurança. Tem metabolismo hepático, com início rápido e longa duração de ação. Pode ser utilizado tópico, como infiltração, bloqueio de nervos periféricos, raquianestesia e bloqueio epidural.

A lidocaína pode ser associada à adrenalina para induzir vasoconstrição, o que ajuda na hemostasia, prolonga a anestesia e previne a toxicidade sistêmica. O uso da adrenalina deve ser evitado na realização de bloqueios nervosos de maneira circular, como os que são feitos nos dedos ou no pênis, sobretudo em pacientes com insuficiência vascular. A adrenalina deve ser evitada em grávidas e nos pacientes com feocromocitoma, hipertireoidismo e glaucoma.[5]

A dose máxima da lidocaína a 1% é de 4,5mg/kg, sendo 22,5mL para pacientes de 50kg e 31,5mL para pacientes de 70kg.

A dose máxima da lidocaína a 1% com adrenalina é de 7mg/kg, sendo 35mL para pacientes de 50kg e 49mL para pacientes de 70kg.[5]

Doses excessivas podem causar vertigem, sonolência, visão fora de foco, fala arrastada, contrações musculares, calafrios, convulsões e depressão cardíaca e respiratória, podendo levar ao óbito.[4]

O distúrbio vagal é um efeito observado.[6]

A bupivacaína (marcaína) é utilizada quando se necessita de anestésico de longa duração: 120 a 140 minutos; quando associada à adrenalina, a duração é de 240 a 480 minutos. A dose máxima da bupivacaína é de 150 a 250mg.

A prilocaína é um fármaco de latência curta e de duração média. Considerado menos tóxico do que a lidocaína, é usado nos pacientes com sensibilidade aos anestésicos com efeitos menos vasodilatadores. Comercializada na concentração de 3%, não deve ser usada em doses maiores do que 600mg porque pode provocar metaemoglobinemia. É comumente utilizada em idosos.

A mepivacaína é um fármaco do grupo das amidas com metabolismo hepatobiliar de latência rápida e duração média. Quando associada a vasoconstritor, sua duração é longa, podendo chegar a 5 ou 6 horas, dependendo da região anatômica. É eficaz para uso tópico. Para infiltração local, utiliza-se a concentração de 0,5% a 2%.

A procaína, a cloroprocaína e a tetracaína pertencem ao grupo dos ésteres, com metabolismo plasmático de ação, durabilidade variável e propriedades que exigem cuidados especiais.

VANTAGENS DA ANESTESIA LOCAL

- Simplicidade técnica.
- Hemorragia menor.
- Menor incidência de vômitos e náuseas.
- Menos distúrbios das funções do corpo.
- Menor incidência de complicações pulmonares.
- Mais econômica.

EFEITOS ADVERSOS E COMPLICAÇÕES

Efeitos adversos sistêmicos dos anestésicos

Os anestésicos do grupo dos ésteres apresentam reações cruzadas com as substâncias PABA (ácido paraminobenzoico), parafenilenodiamina, benzocaína e sulfonamidas, encontradas em produtos utilizados na indústria. Indivíduos com deficiência da enzima pseudocolinesterase no plasma podem manifestar reações adversas.

A utilização de anestésico com vasoconstritor exige cuidados com pacientes que se utilizam de medicamentos inibidores de monoaminoxidase, digitálicos, anfetaminas e antidepressivos, levando a efeitos adversos como aumento da pressão arterial, bradicardia.

O uso de antiplaquetários pode levar a sangramento em virtude da ação vasodilatadora dos anestésicos.

Efeitos adversos locais dos anestésicos

- Dor: a dor ao injetar o anestésico é inevitável. Recomenda-se a utilização de agulhas 27 a 30G½, com angulação que acompanha a agulha biselada e leve pressão. A injeção deve ser em forma de retroinjeção ou em botão, de preferência na junção da derme com a hipoderme, com o objetivo de distribuir o anestésico por difusão pelo plexo vascular.
- Isquemia em locais como orelhas, pênis e dedos.
- Necrose tissular.
- Diplopia e cegueira temporária.
- Equinose e micro-hematomas.

Complicações decorrentes do uso de anestésicos locais

As reações sistêmicas e locais são semelhantes para todos os anestésicos locais.
- Associadas a níveis elevados dos anestésicos no sangue.
- Resultam de superdosagem.
- Absorção rápida.
- Administração endovenosa inadvertida.

A absorção das mucosas é rápida, semelhante à administração endovenosa, em razão da rica vascularização local.

Complicações decorrentes do uso de anestésicos locais

- O uso de vasopressores associados ao anestésico local retarda a absorção, dificultando a sobredosagem e possibilitando a anestesia de áreas maiores, bem como o uso de doses maiores.
- As reações adversas afetam, principalmente, o coração, a circulação, a respiração e o SNC.

Reações adversas sobre o sistema cardiovascular

Ação depressora direta sobre o miocárdio, vasodilatação, hipotensão, bradicardia, palidez, sudorese e arritmia cardíaca.

Reações adversas sobre o sistema respiratório e SNC

Depressão respiratória, falência respiratória, apneia, náuseas, vômitos, euforia, desorientação, convulsões e parada cardíaca.

Conduta

- **Convulsão:** diazepínicos, barbitúricos de ação curta e assistência respiratória com ou sem bloqueadores neuromusculares.
- **Depressão respiratória:** oxigênio a 100% e ventilação artificial.
- **Colapso cardiovascular:** vasopressores, líquidos EV e reanimação cardiorrespiratória.

Reações aos vasopressores adicionados às soluções de anestésicos locais

- **Causa:** superdosagem ou interações medicamentosas (tireoidianas, digitálicas etc.).
- **Sinais e sintomas:** apreensão, palpitações, tremores, taquicardia, taquipineia, sudorese, lipotimia, fraqueza, cefalalgia, palidez, inquietude, infarto, hipertensão arterial e arritmia cardíaca.

Reações aos vasopressores adicionados às soluções de anestésicos locais

- A diferença entre as reações sistêmicas aos vasopressores e aos anestésicos locais é que os primeiros causam taquicardia, mas não convulsões.
- O tratamento consiste em administrar oxigênio, vasodilatadores e barbitúricos.

Reações aos vasopressores adicionados às soluções de anestésicos locais

Evita-se o uso de vasopressores em anestesia local de porções terminais, como dedos, e em pacientes com história de tireotoxicose, hipertensão arterial, cardiopatias isquêmicas e diabetes.

TIPOS DE ANESTESIA

Anestesia tópica

A anestesia tópica pode ser utilizada, em algumas circunstâncias, para pele e mucosas. Encontram-se disponíveis os seguintes tipos:
- Associação de lidocaína a 2,5% e prilocaína a 2,5%.
- Lidocaína tópica a 4%.
- Tetracaína a 1% (anestesia ocular).
- Lidocaína a 10% em *spray* para mucosa oral ou a 2% ou 4% em gel.

Anestesia infiltrativa

A anestesia infiltrativa é feita com lidocaína ou em menor escala, com prilocaína. Esta pode ser utilizada na dose máxima de 600mg (10mg/kg), na concentração de 3% – a dose total é de 23mL.

Podem ser utilizadas soluções diluídas para anestesia de subcutâneo em complementação à anestesia intradérmica:
- Soro fisiológico: 26mL.
- Lidocaína a 2%: 10mL.
- Adrenalina 1/1.000: 0,4mL.
- Bicarbonato de sódio a 8,4%: 4mL.

O volume total será de 40,4mL com xilocaína na concentração de 0,5% de lidocaína, 1/100.000 de adrenalina e 3mEq de bicarbonato, o qual eleva o pH da solução, amenizando a dor da infiltração.[3,7]

Anestesia tumescente

A anestesia tumescente foi desenvolvida por Jeffrey Alan Klein, em 1987, utilizando baixas concentrações de lidocaína, adrenalina e bicarbonato de sódio.

A solução de Klein permite ultrapassar o limite máximo de 7mg/kg de lidocaína e chegar com segurança até 35mg/kg, sem que o pico plasmático atinja a dose tóxica.[8-10]

Em 1966, Ostad, Kageyama & Moy preconizaram a dose de 55mg/kg.[11]

- **Solução de Klein:**[8]
  - Lidocaína: 0,05 a 0,1% (25 a 50mL) de lidocaína a 2%.
  - Adrenalina 1mg (1 ampola a 1/1.000).
  - Bicarbonato de sódio: 12,5mEq (12,5mL de bicarbonato de sódio a 8,4%).
  - Soro fisiológico a 0,9%: 1.000mL.

Para infiltração da solução anestésica utiliza-se a agulha de Klein, uma cânula de 1,5 a 2mm de diâmetro, romba, com múltiplos orifícios direcionados para todos os lados em sua extremidade. A ponta romba evita perfuração de vasos, diminuindo o risco de toxicidade sistêmica.[8,9]

A anestesia tumescente está indicada para os seguintes procedimentos: lipoaspiração, dermoabrasão, transplante de cabelo e cirurgia de maior porte.[3,10]

Bloqueios anestésicos

Para os bloqueios devem ser utilizados tubetes com 1,8mL de anestésico e seringa Luer ou Carpule, que têm agulhas extremamente finas, o que facilita os cuidados que devem ser observados na execução de técnicas anestésicas via bucal, quais sejam: injetar lentamente o anestésico, o bisel da agulha deve estar sempre voltado para o osso, nunca penetrar com agulha até o intermediário tocar a mucosa e, sempre que possível, aspirar (Figura 76.1).

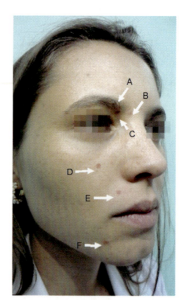

Figura 76.1A Bloqueio do ramo do nervo supraorbitário. **B** Nervo frontal interno. **C** Ramo externo do nervo frontal. **D** Infraorbitário. **E** Nervo nasal externo. **F** Nervo mentoniano.

Bloqueio dos nervos da face

- **Nervo frontal externo:** palpar a saída do nervo no rebordo orbitário e injetar de 1 a 2mL de lidocaína a 1% ou 2% com vasoconstritor.
- **Nervo frontal interno:** injetar de 1 a 2mL de lidocaína a 1% ou 2% com vasoconstritor no ângulo formado pelos limites superior e interno da órbita, onde usualmente se encontra o nervo (Figuras 76.2 a 76.4).

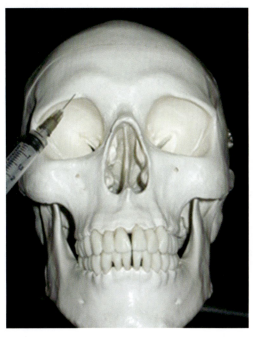

Figura 76.2 Técnica de bloqueio do nervo supraorbitário.

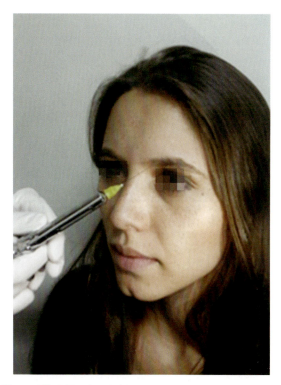

Figura 76.4 Técnica do bloqueio do nervo supraorbitário.

Nervo frontal interno

Pode-se também bloquear os dois nervos de maneira mais simples: fazendo botões anestésicos cerca de 1cm do arco da sobrancelha ou injetando em cada nervo cerca de 2 a 3mL de lidocaína a 1% ou 2% com vasoconstritor.

Técnica intraoral
- Introduzir uma agulha fina de 20 a 25mm de comprimento no vestíbulo oral, na altura do dente canino.
- Apontar a agulha em direção à papila ocular.
- Introduzir cerca de 20mm e injetar 2mL de lidocaína a 1% ou 2% com vasoconstritor (pode-se fazer um leque na região).
- Após injetar, massagear o local levemente para maior difusão do agente anestésico (Figura 76.5 a 76.9).

Técnica extraoral
- Palpar o arco zigomático na borda inferior, na porção média.
- Calcular aproximadamente 1cm abaixo da borda das órbitas.
- Introduzir, nesse ponto, uma agulha curta e fina.
- Injetar 2mL de lidocaína a 1% ou 2% com vasoconstritor (pode-se fazer um leque na região).
- Massagear o local levemente para maior difusão do agente anestésico (Figura 76.10 a 76.13).

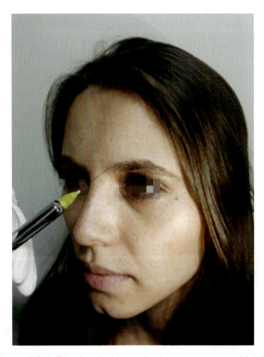

Figura 76.3 Técnica do bloqueio do nervo supraorbitário.

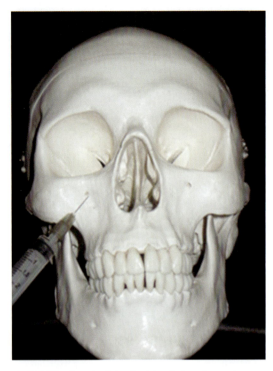

Figura 76.5 Técnica de linha incisiva/ápice do canino para bloqueio regional dos nervos alveolares superiores anterior e médio: localização do forame infraorbitário no crânio.

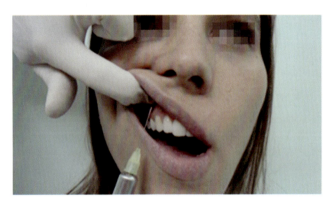

Figura 76.6 Técnica de bloqueio regional dos nervos alveolares superiores anterior e médio: localização do forame infraorbitário.

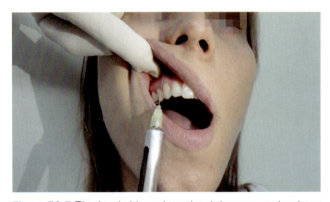

Figura 76.7 Técnica de bloqueio regional dos nervos alveolares superiores anterior e médio: localização do forame infraorbitário.

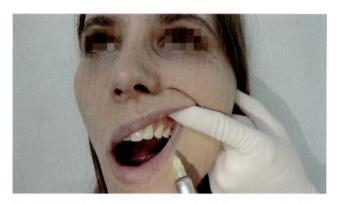

Figura 76.8 Técnica de bloqueio regional dos nervos alveolares superiores anterior e médio: localização do forame infraorbitário.

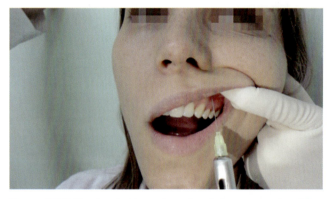

Figura 76.9 Técnica de bloqueio regional dos nervos alveolares superiores anterior e médio: localização do forame infraorbitário.

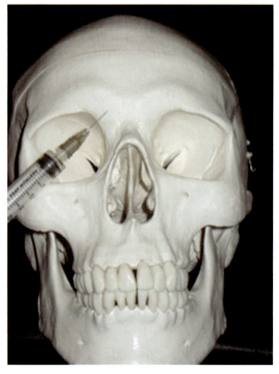

Figura 76.10 Técnica de bloqueio do nervo infratroclear.

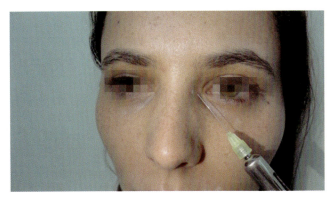

Figura 76.11 Técnica de bloqueio do nervo infratroclear.

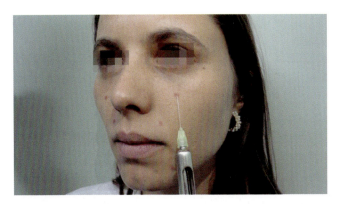

Figura 76.12 Técnica de bloqueio do nervo infraorbitário.

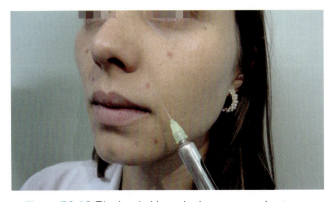

Figura 76.13 Técnica de bloqueio do nervo nasal externo.

Nervo mentoniano

Técnica intraoral
- Introduzir uma agulha fina e curta no vestíbulo inferior, na altura do primeiro pré-molar inferior, direcionando-a para a mandíbula.
- Injetar de 1 a 2mL de lidocaína a 1% ou 2% com vasoconstritor em leque.
- Massagear levemente para maior difusão do anestésico (Figuras 76.14 a 76.16).

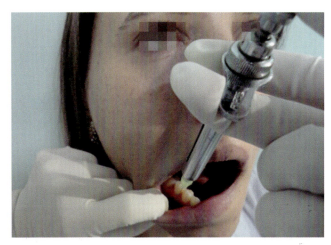

Figura 76.14 Técnica de bloqueio do nervo mentoniano: ramo do nervo alveolar inferior.

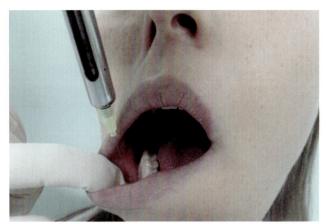

Figura 76.15 Técnica de bloqueio do nervo mentoniano: ramo do nervo alveolar inferior.

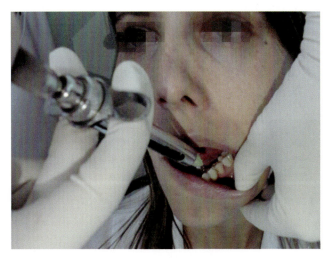

Figura 76.16 Técnica de bloqueio do nervo mentoniano: ramo do nervo alveolar inferior.

Técnica extraoral
- Localizar o segundo pré-molar e introduzir uma agulha fina e curta na altura do forame mentoniano palpado externamente.
- Injetar de 1 a 2mL de lidocaína a 1% ou 2% com vasoconstritor.
- Massagear levemente para maior difusão do anestésico (Figuras 76.17 e 76.18).

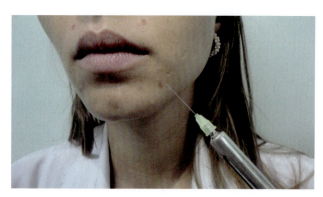

Figura 76.18 Técnica de bloqueio do nervo mentoniano.

Referências

1. Lima JRS. Anestesia em odontologia: fundamentos e técnicas. São Paulo: Livraria e Editora Santos, 2004.
2. Rooney A. A história da medicina. São Paulo: M. Books do Brasil, 2013.
3. Gadelha AR, Costa IMC. Cirurgia dermatológica em consultório. São Paulo: Atheneu, 2002.
4. Weber PY, Weber M, Dzubow LM. Sedation for dermatologic surgery. J Am Dermatol 1989; 20(5):815-26.
5. Barros VC. Anestesia, suturas e agulhas, biopsias e excisão. In: Ramos-e-Silva M, Castro MCR. Fundamentos de dermatologia. Rio de Janeiro: Atheneu, 2010.
6. Grekin RC, Auletta MJ. Local anesthesia in dermatologic surgery. J Am Dermatol 1988; 19(4):139-41.
7. Mckay WMR, Mushlin P. Sodium bicarbonate attenuates pain on skin infiltration with lidocaine, with or without epinephrine. Anesth Analg 1987; 22:921-27.
8. Klein JA. Tumescent technique. Am J Cosm Surg 1987; 4:263-7.
9. Klein JA. Tumescent technique for regional anaesthesia permits lidocaine doses of mg/kg for liposuction. J Dermatol Surg Oncol 1990; 16:248-63.
10. Klein JA. Tumescent technique for local anaesthesia improves safety in large volume liposuction. Plastic Reconstr Surg 1993; 92:1085-98.
11. Ostad A, Kageyama N, Moy RL. Tumescent anesthesia with a lidocaine dose of 55mg/kg is safe for liposuction. Dermatol Surg 1996; 22:921-7.

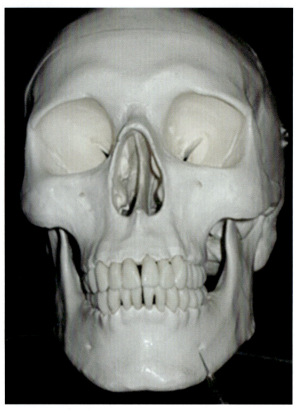

Figura 76.17 Técnica de bloqueio regional do nervo mentoniano, visão do crânio.

77

Fios, Agulhas e Suturas

Fábio Lyon Moreira
Ângela Carolina Nascimento

A realização de qualquer procedimento cirúrgico é caracterizada por diérese, hemostasia e síntese.

Diérese é o procedimento que promove a descontinuidade de tecidos de modo a possibilitar o acesso ao leito cirúrgico. Na hemostasia são realizadas manobras que visam à interrupção de sangramentos, enquanto a síntese consiste nas manobras de aproximação dos tecidos.

Para desempenhar essas três etapas com maior eficácia, o cirurgião se utiliza de materiais com características diversas, escolhidas de acordo com o objetivo do procedimento.

FIOS CIRÚRGICOS

O fio ideal necessita ter força tênsil por tempo suficiente até que a cicatriz atinja resistência a trações corriqueiras e deve causar mínima reação tecidual, ter um bom custo e boa maleabilidade.

Didaticamente, os fios são classificados da seguinte maneira:

- **Sintéticos:** fios obtidos de materiais não existentes naturalmente (p. ex., náilon, prolene, poliéster).
- **Biológicos:** fios provenientes de materiais naturais (p. ex., seda, linho, categute).
- **Minerais:** fios obtidos de minerais (p. ex., aço).
- **Capacidade de sofrer degradação:** absorvíveis, quando degradados pelo organismo ao longo do tempo, e inabsorvíveis, quando isso não ocorre.
- **Configuração física:** podem ser monofilamentares, quando constituídos de um único filamento, ou multifilamentares, quando apresentam filamentos trançados, os quais são menos resistentes a infecções em virtude do risco maior de alojamento e multiplicação de microrga-

nismos entre os filamentos. Os fios multifilamentares, no entanto, têm maior estabilidade do nó em relação aos monofilamentares.

- **Capilaridade:** é a capacidade de o fio absorver líquidos e relaciona-se diretamente com a capacidade de captar, transportar e reter microrganismos. Os fios multifilamentares têm maior capilaridade e, portanto, apresentam maior aderência microbiana.
- **Diâmetro do fio:** refere-se à espessura, em milímetros, que convencionalmente é expressa em números de zeros. Fios finos têm menor diâmetro transversal e mais zeros, enquanto fios de maior diâmetro têm menos zeros. A resistência à tração sobre o nó é proporcional ao diâmetro, porém fios de diferentes materiais e com o mesmo número de zeros não apresentam, necessariamente, o mesmo diâmetro.
- **Resistência à tração:** é a força de um fio, dividida por seu diâmetro, necessária para romper-se. Varia de acordo com a constituição de cada material.
- **Força do nó:** é a força necessária para deslizar o nó. Fios mais ásperos têm maior coeficiente de atrito e fixam o nó mais facilmente, mas têm pior deslizamento. Assim, fios multifilamentares apresentam maior coeficiente de atrito, fixando o nó com mais facilidade e em menor número. Já os fios monofilamentares necessitam mais nós para reforçar a sutura.
- **Elasticidade:** é a capacidade de o fio retornar à forma e ao comprimento naturais após sofrer estiramento. Quanto maior a elasticidade do fio, menor será o risco de ruptura das bordas da incisão.
- **Plasticidade:** é a propriedade de um fio manter nova forma após ser manipulado. Relaciona-se diretamente com a elasticidade.

- **Memória:** é a capacidade de o fio retornar à sua forma original após ser manipulado. É o oposto da plasticidade. Assim, fios de alta memória são mais difíceis de manipulação e fixação de seus nós.
- **Reação tissular:** todo fio de sutura é um corpo estranho ao ser inserido no tecido e induz a formação de processo inflamatório. Quanto mais espesso é o fio, maior é o trauma causado durante sua inserção e, consequentemente, maior será a reação tissular, retardando a cicatrização e aumentando o risco de infecção.

AGULHAS

As agulhas, de acordo com suas características, podem causar mais ou menos danos ao tecido em que são aplicadas. Podem ter ponta romba ou ponta cortante. As agulhas de ponta romba são atraumáticas e apresentam secção transversa cilíndrica. São utilizadas em tecidos delicados. Já as agulhas de ponta cortante são traumáticas e triangulares transversalmente. Seu uso é adequado para tecidos rígidos e espessos.

SUTURAS

A síntese adequada de um tecido depende da escolha do material de sutura, do local do tecido que será suturado e do tipo de ponto utilizado.

Sutura em pontos separados tem como vantagens a menor presença de corpo estranho no interior da ferida, causa menos isquemia do que a contínua e o afrouxamento ou queda de um nó não interfere no restante do reparo tecidual. No entanto, apresenta como desvantagem o fato de ser mais trabalhosa e de ser lenta sua execução.

- Tipos de sutura em pontos separados:
  - Ponto simples (Figura 77.1).
  - Ponto em U horizontal (Figura 77.2).
  - Ponto em U vertical (Donati) (Figura 74.3).
  - Ponto em X horizontal (Figura 77.4).

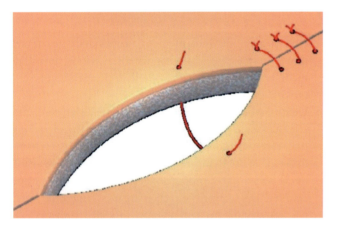
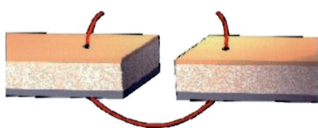

Figura 77.1 Ponto simples. (*Fonte*: Guia Práctica de Suturas – Universitat Autònoma de Barcelona.)

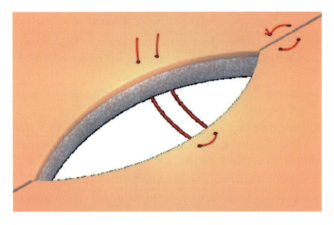
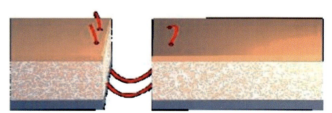

Figura 77.2 Ponto em U horizontal. (*Fonte*: Guia Práctica de Suturas – Universitat Autònoma de Barcelona.)

Capítulo 77 • Fios, Agulhas e Suturas

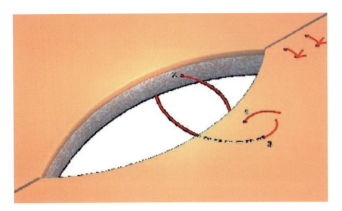
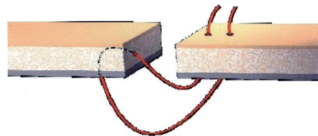

Figura 77.3 Ponto em U vertical (Donati). (*Fonte*: Guia Práctica de Suturas – Universitat Autònoma de Barcelona.)

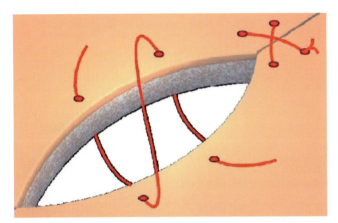

Figura 77.4 Ponto em X horizontal. (*Fonte*: Guia Práctica de Suturas – Universitat Autònoma de Barcelona.)

- Chuleio ancorado (Figura 77.6).
- Sutura em barra grega (Figura 77.7).
- Sutura intradérmica (Figura 77.8).

Nas suturas de pele, a tensão deve ser a mínima possível, para evitar sofrimento tecidual, a lesão epidérmica deve ser mínima, para obter-se uma cicatrização com melhor estética, e as bordas têm de estar paralelas, sem eversão ou inversão. Devem ser feitas cuidadosamente, pois são consideradas "a apresentação do cirurgião".

Devem ser utilizados fios inabsorvíveis, como náilon ou poliéster, que, por promoverem menor reação tecidual, propiciam cicatrizes mais estéticas.

As suturas mais indicadas à pele são:
- Pontos separados de fio inabsorvível.
- Pontos separados de fios de ácido poliglicólico.
- Pontos intradérmicos, preferencialmente separados, de fio inabsorvível ou absorvível de ácido poliglicólico.
- Aproximação das bordas com tiras de esparadrapo microporado ou com colas de cianoacrilato.

Na sutura em ponto contínuo, devem ser considerados o nó inicial, a sutura propriamente dita e o nó terminal.
- Tipos de sutura contínua mais comuns:
  - Chuleio simples (Figura 77.5).

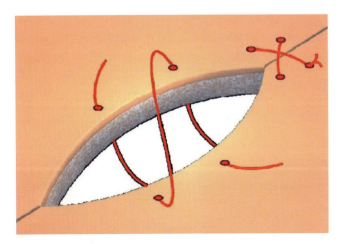

Figura 77.5 Chuleio simples. (*Fonte*: Guia Práctica de Suturas – Universitat Autònoma de Barcelona.)

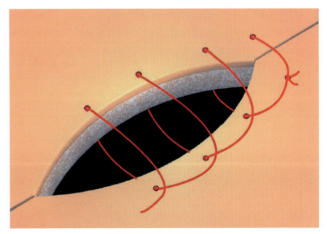

Figura 77.6 Chuleio ancorado. (*Fonte*: Guia Práctica de Suturas – Universitat Autònoma de Barcelona.)

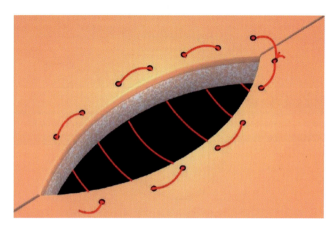

Figura 77.7 Sutura em barra grega (*Fonte*: Guia Práctica de Suturas – Universitat Autònoma de Barcelona.)

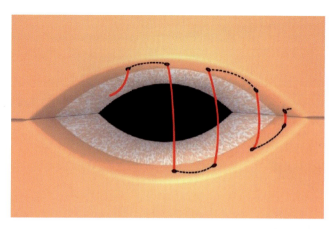

Figura 77.8 Sutura intradérmica. (*Fonte*: Guia Práctica de Suturas – Universitat Autònoma de Barcelona.)

Quadro 77.1 Principais fios e suas características

Fios absorvíveis	
Categute simples	Feito de tripa de carneiro. Tempo médio de absorção: 5 a 8 dias. Utilizado em tecido subcutâneo, trato gastrointestinal e cirurgias urológicas
Categute cromado	O revestimento de cromo sobre o fio retarda o tempo médio de reabsorção para 20 dias. É de difícil manipulação
Ácido poliglicólico (Dexon®)	Reabsorvido entre 60 e 90 dias, mas o nó perde resistência em 3 semanas. Utilizado em subcutâneo, músculos e fáscias. É multifilamentado
Ácido poligaláctico (Vicryl®)	Reabsorvido entre 60 dias e mantém resistência nesse período. Usado para os tratos gastrointestinal, urológico e ginecológico e em oftalmologia. É mono e multifilamentado
Polidioxanona (PDS®, Maxon®)	É o mais lentamente reabsorvido: 180 dias. É utilizado para reparo de tendões, cápsulas articulares e sutura aponeurótica. É monofilamentar
Monocryl®	Trata-se de um polímero monofilamentar de glicolida e caprolactona. Sua força tênsil é quase nula após 21 a 28 dias dos fios incolor e tingido, respectivamente. Totalmente absorvido entre 90 e 120 dias, é muito utilizado para sutura intradérmica
Fios inabsorvíveis	
Seda	Permite realizar nós firmes e é multifilamentar. Apesar de ser classificado como inabsorvível, é absorvido em 1 a 2 anos
Algodão	Permite nós firmes, é multifilamentado, causa granuloma de corpo estranho e é usado para ligadura de vasos
Poliéster (Mersilene®)	Requer muitos nós (pelo menos 5), é multifilamentado, resistente e durável e causa pouca reação tecidual. Utilizado em aponeuroses, tendões e vasos
Poliéster coberto (Ethibond®)	Tem revestimento de resina que preenche os filamentos, conferindo-lhe o comportamento de fio monofilamentado
Náilon	Não produz nó firme, tem elasticidade resistente à água e é reabsorvido em 5 anos. É mono ou multifilamentado e utilizado em pele
Polipropileno (Prolene®)	Causa pouca reação tecidual, não produz nó firme e mantém resistência tênsil prolongada. É monofilamentado e usado em suturas vasculares
Aço	Pouco inerte e pode ser corroído. Sua rigidez dificulta o manuseio e pode causar desconforto ao movimento. Usado em ortopedia e em esternorrafias

A sutura do subcutâneo é importante para que seja evitada a formação de coleções serosas e hemáticas devido ao espaço morto, o que favorece infecções e deiscência das feridas. A sutura deve ser feita com pontos separados de fios absorvíveis, como categute ou ácido poliglicólico.

O Quadro 77.1 lista os principais fios e suas características.

Referências

Townsend CM, Beauchamp RD, Evens BM, Mattox KL. Sabiston – Textbook of Surgery. Tratado de cirurgia. Vols I e II, 18. Ed. Saunders, Elsevier, 2009.

Goffi FS. Técnica cirúrgica: bases anatômicas, fisiopatológicas e técnica da cirurgia. 4ª ed. Rio de Janeiro: Atheneu, 2001.

78

Biópsia em Dermatologia

Alexander Cordeiro Teixeira

Este capítulo tem por objetivo revisar a execução de biópsia em dermatologia, abordando variáveis que influenciam desde a decisão em realizar uma biópsia até o resultado histopatológico, fundamental ao diagnóstico e ao correto tratamento do paciente. Apesar de considerada um procedimento minimamente invasivo e de rotina, não deve ser negligenciada a complexidade da biópsia. A identificação do paciente que realmente necessita de biópsia, o tipo de biópsia e a técnica mais adequada, além da escolha do local a ser biopsiado, são fatores relevantes para o sucesso da intervenção. A não realização correta de uma biópsia pode ocasionar mais erros do que a execução de biópsias desnecessárias.

CONCEITO

Biópsia de pele é o procedimento médico de pequeno porte que remove uma amostra de tecido necessário para o exame anatomopatológico, auxiliar ao diagnóstico de doenças, ou para estabelecer o estadiamento de tumores.

INDICAÇÕES

Para realizar uma biópsia, o profissional deve ter em mente uma suspeita diagnóstica, baseada na queixa do paciente, na história pregressa da lesão, bem como no exame clínico, servindo o exame anatomopatológico para confirmação dessa suspeita. Doenças inflamatórias de pele com diagnóstico clínico duvidoso e tumores ou lesões cutâneas com suspeita de malignidade necessitam desse estudo para definição de tratamento e conduta. Em alguns casos de lesões únicas e pequenas, a biópsia será, ao mesmo tempo, diagnóstica e terapêutica (p. ex., pequenas verrugas, molusco contagioso e queratoses). Em outros casos, torna-se obrigatória sua realização, como em caso de suspeita de lesões neoplásicas e em todas as doenças bolhosas. O laudo anatomopatológico também auxilia o estabelecimento do protocolo cirúrgico, além de ser um fator contribuinte para o vínculo na relação médico/paciente, fortalecendo a certeza do médico em seu diagnóstico clínico e a confiança do paciente na conduta adotada, podendo ainda ser requisitado para autorização do uso de certos medicamentos no Sistema Único de Saúde. Essa conduta pode ser adotada para efeitos de registro diagnóstico no seguimento de pacientes por diversos anos. No caso de lesões pigmentadas que sofrem risco de recidiva, pode ser difícil para o dermatologista lembrar e provar, no futuro, que sua impressão diagnóstica de benignidade e a escolha da técnica cirúrgica foram acertadas no passado.

É relevante ressaltar que muitas lesões podem apresentar aspecto benigno na inspeção e posteriormente ser revelado outro diagnóstico na histopatologia (Quadro 78.1).

Segundo a Academia Americana de Dermatologia, nem mesmo clínicos experientes são capazes de diagnosticar corretamente lesões pigmentadas apenas com base em critérios clínicos; portanto, sempre que houver dúvida, será necessária biópsia com estudo anatomopatológico.

Alguns profissionais não raramente adotam a conduta de suprimir a análise hitopatológica de lesões consideradas clinicamente rotineiras, como queratoses seborreicas, pólipos fibroepiteliais, cistos epidérmicos e nevos melano-

Quadro 78.1 Exemplos de lesões benignas com diagnóstico diferencial para lesão maligna

Suspeita diagnóstica	Diagnóstico diferencial
Queratose seborreica	CBC, doença de Bowen, queratoacantoma e melanoma
Queratose seborreica pigmentada	Melanoma
Cisto infundibular	CBC
Casos de doenças inflamatórias e lesões pigmentadas	Suspeita de lesões carcinomatosas

CBC: carcinoma basocelular.
Fonte: Werner, 2009.

cíticos, não valorizando seu diagnóstico diferencial. Em revisão de 9.204 exames anatomopatológicos, nos quais a lesão de pele foi diagnosticada clinicamente como queratose seborreica pigmentada, havia 61 casos de melanoma. A semelhança clínica entre as duas lesões torna necessário o exame microscópico de todas as queratoses seborreicas removidas dos pacientes.

LEGISLAÇÃO

O profissional mais qualificado para proceder a uma biópsia de pele adequada é o dermatologista. Os dermatologistas têm capacidade duas vezes maior que a de outros médicos de obter a correlação clinicopatológica acertada. Comprova essa afirmação o fato de diagnósticos histopatológicos realizados nas biópsias de pele referidas por um serviço de dermatologia terem sido mais específicos (77%) do que os referidos por serviços não dermatológicos (41%). Isso mostra a importância direta do papel do dermatologista no resultado da biópsia de pele.

A realização de biópsia em ambiente ambulatorial é autorizada pelo Conselho Federal de Medicina para pacientes com classificação do estado físico (ASA) 1 (paciente saudável) e 2 (doença sistêmica leve).

Todo o tecido retirado deve ser enviado para análise histopatológica. É de responsabilidade do médico obter o consentimento livre e esclarecido do paciente previamente à realização da intervenção.

Por se tratar de procedimento que envolve risco de doença transmissível por material biológico, deve-se proceder à vacinação para hepatite B e à utilização de material de proteção individual, incluindo óculos, máscara e luvas.

Deve haver garantias de que o local está adequado para a prática do procedimento, respeitando as normas da vigilância sanitária e do Conselho Federal de Medicina.

Deve ser considerado ainda o custo-benefício da utilização de materiais descartáveis. O uso de material reesterilizável exige infraestrutura de desinfecção, lavagem, empacotamento e esterilização em autoclave, de acordo com normas específicas.

O parecer de 1995 do Conselho Federal de Medicina (PC/CFM 44/95) autoriza o médico a decidir pelo exame anatomopatológico sempre em favor do paciente e sem caráter obrigatório. Por outro lado, a Sociedade Brasileira de Patologia, no Parecer 43/2006, enfatiza a necessidade de o médico esclarecer ao paciente as razões da retirada de seus tecidos, bem como informá-lo dos objetivos de um procedimento anatomopatológico. Esse protocolo deverá ser documentado com a assinatura do paciente em um termo de consentimento esclarecido, o que previne possíveis mal-entendidos no futuro.

TIPOS DE BIÓPSIA

Quanto à abrangência da intervenção cirúrgica, a biópsia pode ser classificada em dois tipos:

- **Biópsia incisional:** retirada parcial da lesão, tem como objetivo confirmar o diagnóstico para planejamento futuro da conduta terapêutica, que será determinada pelo resultado do exame anatomopatológico acrescido das condições clínicas.
- **Biópsia excisional (exérese):** remoção total da lesão ou de uma das lesões com as margens cirúrgicas livres. Pode ser considerada também não a exérese total da lesão, mas a de um espécime significativo para avaliação, como no caso das doenças bolhosas, em que o ideal é a retirada de uma bolha íntegra.

CRITÉRIOS DE SELEÇÃO DO TIPO DE BIÓPSIA E DA LESÃO A SER BIOPSIADA

O conhecimento de certos princípios básicos da dermatopatologia é essencial para a seleção dos melhores local e da técnica para biópsia.

A necessidade de uma biópsia deve ser estabelecida e discutida com o paciente. O dermatologista deve considerar a possibilidade de fazer duas biópsias no mesmo momento, quando o diagnóstico diferencial for amplo, e/ou quando o paciente apresentar lesões com múltiplas características, o que previne biópsias inconclusivas, além de ser mais confortável para o paciente do que um procedimento posterior para o mesmo fim. Quanto maior a amostragem, maior a possibilidade de observação dos achados microscópicos essenciais para o diagnóstico.

Cabe ao profissional optar pelo tipo de biópsia a ser realizada. Para essa decisão devem ser analisados: a hipótese diagnóstica, o tamanho, o local da lesão, sua habilidade cirúrgica, bem como, quando for o caso de mais de uma lesão, a distribuição no corpo do paciente.

Pacientes com lesões suspeitas de melanoma primário devem ser submetidos a biópsia. Apesar das evidências clínicas que demonstram que a biópsia incisional não prejudica as taxas de sobrevida, o grupo Brasileiro de Melanoma recomenda a biópsia excisional. Caso o profissional não apresente habilidade cirúrgica, deve encaminhar o paciente a um dermatologista ou a um cirurgião qualificado.

É importante ter cuidado com o tamanho da peça em relação ao tamanho da lesão, uma vez que quando a peça é muito maior do que a lesão, esta pode não ser analisada no momento da análise histopatológica.

A partir de determinado tamanho de lesão, maior acurácia é exigida do médico, sendo necessário, às vezes, o fechamento da ferida com retalho cutâneo ou até mesmo enxerto.

A escolha da região da lesão a ser biopsiada depende de seu estágio (Quadro 78.2).

Lesões muito recentes ou com estágio evolutivo avançado podem não conter as alterações microscópicas necessárias para a conclusão diagnóstica.

Lesões com alterações secundárias, como crostas, fissuras, erosões, escoriações e ulcerações, devem ser evitadas, pois podem obscurecer o processo patológico primário.

Em caso de lesões não bolhosas, a biópsia deve incluir o máximo possível da lesão e o mínimo de pele normal.

Para lesões grandes, a biópsia deve incluir a borda, a parte mais espessa, ou a área de cor mais diferente, porque esses locais, provavelmente, irão conter as alterações patológicas.

Se o dermatologista quiser complementar o estudo da doença com exame por imunofluorescência direta, outra amostra deverá ser tomada de pele perilesional, não incluindo a bolha ou vesícula.

Em casos de doenças pruriginosas, devem ser escolhidas lesões sem escoriações e infecção secundária, quando possível.

Em caso de lesões múltiplas, deve-se optar por aquelas mais representativas da hipótese diagnóstica, evitando: a região esternal e a deltoide, em virtude da formação de cicatrizes hipertróficas; os membros inferiores, principalmente em pacientes diabéticos e com insuficiência vascular periférica; e as superfícies extensoras dos cotovelos e joelhos, além da virilha e das axilas, em razão da alta incidência de infecção secundária, e áreas da pele com dano solar acentuado ou que podem ter a estética comprometida, como a face.

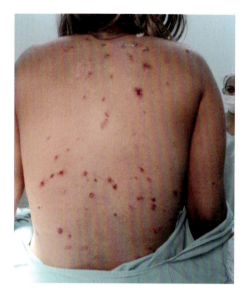

Figura 78.1 Lesões bolhosas. (*Fonte*: acervo do autor.)

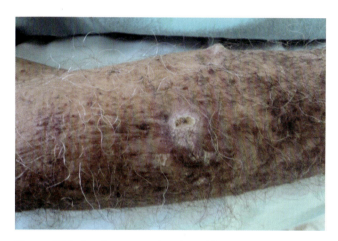

Figura 78.2 Antebraço com fotodano. (*Fonte*: acervo do autor.)

TÉCNICA

Materiais e instrumental

Deve-se considerar a compra de *kits* de sutura descartáveis (Figura 78.3).

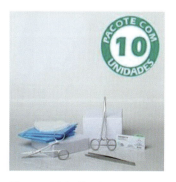
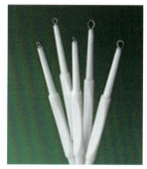

Figura 78.3 *Kit* de sutura estéril descartável. (*Fonte*: www.kolpast.com.br)

Quadro 78.2 Lesões de pele, estágio ideal da lesão e local a ser biopsiado

Suspeita diagnóstica	Estágio	Sugestão da região da lesão local a ser biopsiada
Acrodermatite crônica atrofiante	Fase tardia	Centro e pele normal adjacente
Alopecia *areata*	Fase ativa	Borda
Alopecia anágena ou eflúvio telógeno	Fase ativa	Área mais sem cabelo
Alopecia cicatricial (LED, LP, foliculite decalvante, centrífuga central, cicatrizante etc.)	Lesões ativas	Área eritematosa, folículo inflamado, folículo piloso
Alopecia paraneoplásica	Pápulas suspeitas	Centro
Dermatite atópica ou dermatite de contato	Estágio agudo	Vesícula em pele eritematosa
Dermatite atópica ou dermatite de contato	Estágio crônico	Área liquenificada
Atrofoderma Passini-Pierini	Fase tardia	Centro atrófico e pele normal adjacente
Condrodermatite nodular da hélice	Lesão ativa	Lesão
Dermopatia fibrosante nefrogênica	Placas escleróticas	Área endurecida ou placa esclerótica e pele com aparência normal
Doenças vesicobolhosas	Lesões recentes	*Shave, punch* ou excisão
Exantema	Lesão ativa	Lesão
Eritema anular centrífugo ou eritema reativo	Lesão bem desenvolvida	Borda de lesão ativa
Eritema multiforme	Lesão em alvo	Lesão
Eritema nodoso e todas as paniculites	Lesão ativa, primeira semana	Centro
Escabiose	Não infectada	Extremidade proximal da toca
Escleromixedema	Pele esclerótica	Pápulas frisadas
Fasciite	Lesão ativa	Centro
Granuloma anular	Lesão ativa	Borda elevada
Larva migrans	Eritema	Pele normal de 2mm acima na ponta da linha eritematosa
Líquen plano	Qualquer tempo de evolução	Pápula violácea
Líquen escleroatrófico	Lesão em atividade	Borda
Líquen escleroatrófico	Estágio tardio	Centro atrófico
Lúpus eritematoso discoide	Lesão ativa	Placa eritematodescamativa com folículo piloso
Lúpus *tumidus*	Lesão ativa	Qualquer local
Lúpus eritematoso cutâneo subagudo	Lesão ativa	Qualquer local
Lúpus eritematoso sistêmico	Lesão ativa	Qualquer local
Lúpus profundo	Depressão central e área adjacente	Central
Micose fungoide	Fase *patch* – lesão não tratada	Centro
	Fase placa – lesão não ulcerada	Área mais infiltrada
	Fase tumor – lesão não ulcerada	Área mais endurecida
Morfeia	Recente	Anel lilás
	Tardio	Centro
Necrobiose lipoídica	Qualquer época	Centro atrófico marfim – evitar áreas de osso
Parapsoríase, uma grande placa	Qualquer estágio	Lesão não tratada
Parapsoríase, uma pequena placa	Qualquer estágio	Centro
Pitiríase liquenoide crônica	2 a 3 semanas de evolução	Lesão papuloescamosa
Pitiríase liquenoide varicogliceriforme aguda – Pleva	2 a 3 semanas de evolução	Pápula necrótica
Psoríase gutata	Estágio tardio	Lesão
Psoríase em placa	Lesões com escamas	Qualquer local
Psoríase pustulosa	Pústula recente	Qualquer local
Pioderma gangrenoso e doença ulcerativa	Pequena e recente	Lesão inteira
Policondrite recidivante	Lesões ulceradas	Úlcera com a borda
	Lesões ativas	Orelha
		Nasofaringe
Tinha do corpo	Não tratada, se possível	Borda eritematosa elevada
Tinha do pé	Não tratada, se possível	Vesícula ou borda descamativa
Vasculite urticária e urticária	Lesão ativa com 3 dias	Lesão
Vasculite de pequenos vasos	Primeira semana	Púrpura palpável
Vasculite de médios vasos	Primeira semana	Centro da lesão
Vasculite livedo	Qualquer tempo	Centro (não livedo ou anel eritematoso

LED: lúpus eritematoso discoide; LP: líquen plano.
Fonte: SINA et al., 2009 (modificado).

Capítulo 78 • Biópsia em Dermatologia

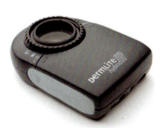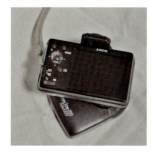

Figura 78.4 Dermatoscópio.

Quadro 78.3 Materiais necessários para a realização de uma biópsia

Álcool isopropílico, iodopovidona ou clorexidina
Gaze esterilizada
Pano ou cortina de plástico fenestrado
Seringas de 1 e 3mL
Agulhas de calibre 22 (para elaborar soluções), calibre 30 (para injeção)
Lidocaína, a 2%, com e sem adrenalina
Lâminas cirúrgicas descartáveis, 11 ou 15
Punches de 2 a 8mm
Lâmina de barbear cortada pela metade
Uma pinça pequena (Adson com dentes, ponta de 1mm)
Tesoura de tecido pequena (Gradle ou tenotomia)
Porta-agulhas, 4½ ou 5 polegadas, mandíbulas lisas, ponta pequena (Web-ster 4½ polegadas)
Considerar a compra de kits de sutura descartáveis com porta-agulhas, pinças e tesouras incluídas
Cloreto de alumínio a 20%
Mononáilon 4-0, 5-0, 6-0
Pomada antibiótica ou vaselina
Curativos não aderentes
Fita cirúrgica
Frasco com formol a 10%
Caneta de marcação cirúrgica
Formulários de solicitação de patologia
Consentimento informado
Instruções para os pacientes

O uso de equipamentos imaginológicos tem por finalidade auxiliar o diagnóstico, registrar a conduta do dermatologista e acompanhar prospectivamente o paciente, e tem sido preconizado como parte das atividades da rotina ambulatorial dermatológica. Aparelhos como máquina fotográfica e dermatoscópio são utilizados rotineiramente. Mais recentemente, a microscopia confocal apresenta-se como um coadjuvante promissor na prática clinicocirúrgica do dermatologista, embora ainda de custo elevado.

Método

Anamnese

Investigar distúrbios hemorrágicos e alergia a medicamentos, pomadas, fita cirúrgica (Micropore®) e anestésicos (tópicos e injetáveis). Quando o paciente usar medicação anticoagulante, o protocolo não recomenda sua suspensão, mas maior atenção do médico quanto à ocorrência de hemorragias. Em caso de paciente portador de marca-passo cardíaco, cardioversor-desfibrilador implantável e estimuladores profundos do cérebro, deve ser analisada a resposta desses equipamentos a interferências elétricas.

Betabloqueadores (p. ex., propranolol) podem, raramente, interagir com adrenalina em anestésicos locais, resultando em hipertensão maligna.

Pré-operatório

Após a anamnese e a escolha da lesão a ser operada, faz-se seu registro fotográfico. Para definição do tipo e da técnica de biópsia, são considerados a hipótese diagnóstica e os fatores estéticos.

Além das figuras específicas que demonstram as linhas de tensão ou linhas de Langer (Figuras 78.5 e 78.6), pode-se fazer uma pequena compressão e relaxamento da pele para perceber essas linhas; na face, as rugas serão um bom indicador (Figuras 78.7 e 78.8).

Ao se optar pelo formato elíptico, devem ser seguidas as regras de tamanho e ângulo.

No caso da face, o paciente pode ser solicitado a sorrir ou fazer caretas.

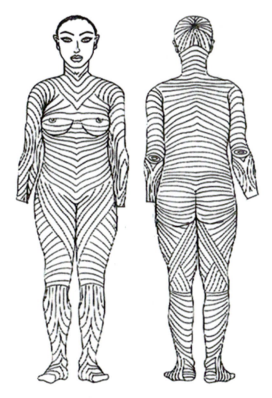

Figura 78.5 Linhas de Langer.

462 PARTE XX • Cirurgia Dermatológica

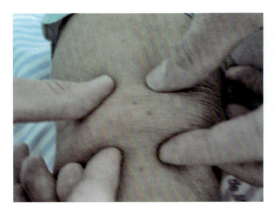
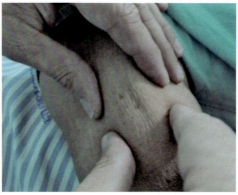

Figura 78.6 Determinação das linhas de Langers. (*Fonte*: acervo do autor.)

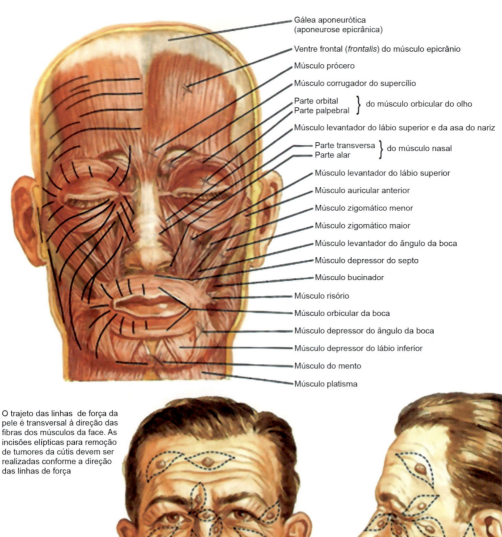

O trajeto das linhas de força da pele é transversal à direção das fibras dos músculos da face. As incisões elípticas para remoção de tumores da cútis devem ser realizadas conforme a direção das linhas de força

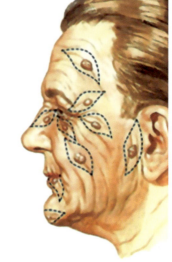

Figura 78.7 Vista anterior dos músculos da face. (*Fonte*: Netter FH. *Atlas de Anatomia Humana*. Elsevier.)

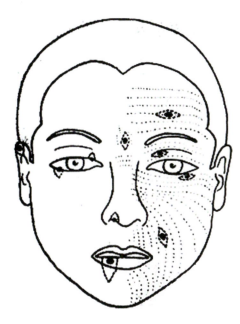

Figura 78.8 Linhas da face.

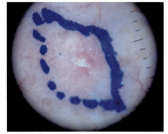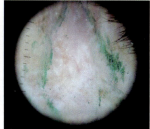

Figura 78.10 Imagem dermatoscópica. (*Fonte*: acervo do autor.)

Marcação para margem cirúrgica

É vantagem a marcação com fio antes da exérese, porque, após, há maior dificuldade de manipulação da peça após o exérese, o que pode produzir artefatos e dificultar a análise histopatológica (Figura 78.11).

Além da descrição da marcação nos formulários de solicitação de histopatologia, pode-se padronizar uma marcação com o patologista com a utilização de tamanhos de suturas para localização espacial das margens cirúrgicas.

Marcação

Marcação é o nome que se dá ao delineamento da lesão com as respectivas margens necessárias. Utilizam-se canetas de marcação cirúrgica para que a marcação não desapareça após o uso da substância de assepsia. É preciso ressaltar a importância de enumeração das lesões quando forem realizadas múltiplas biópsias e registro fotográfico (Figura 78.9).

O dermatoscópio pode ser usado para a verificação do local ideal para exérese, assim como das margens cirúrgicas (Figura 78.10).

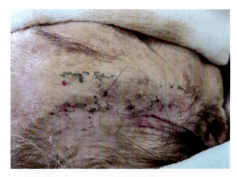

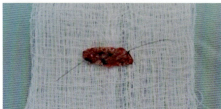

Figura 78.11 Marcação com fio antes da exérese. (*Fonte*: acervo do autor.)

Assepsia (Quadro 78.4)

Quadro 78.4 Substâncias usadas para assepsia e sua ação

Substância	Ação	Atuação
Álcool a 70%	Início rápido	Principalmente contra gram-positivos
Iodopovidina	Mais lento que o álcool	Gram-positivo e alguns gram-negativos
Clorexidina	Rápida no início Efeito dura várias horas	Gram-positivos Gram-negativos

Fonte: Velasco, 2012.

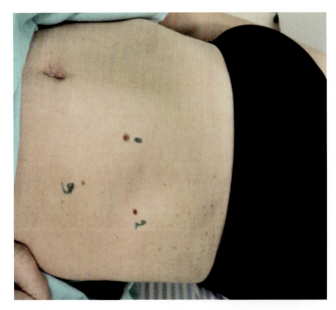

Figura 78.9 Marcação de múltiplas lesões. (*Fonte*: acervo do autor)

Colocação do campo fenestrado

No ambulatório ou no consultório, a preferência recai sobre o campo descartável, visto que o uso de campo fenestrado de pano apresenta a dificuldade de esterilização, o que normalmente, em termos de custo-benefício, só é obtido em ambiente hospitalar.

Anestesia

Na grande maioria dos casos está indicada a lidocaína a 2% com adrenalina 1:100.000 como vasoconstritor. Nesse caso, por se tratar de pequena quantidade, pode ser pensado no uso de seringa de carpule.

Lidocaína sem adrenalina deve ser utilizada em regiões acrais, como por exemplo; os dedos e a ponta de nariz.

A dose limite de lidocaína com adrenalina recomendada pela Comissão de Normas Técnicas da Sociedade Brasileira de Anestesiologia (CNT/SBA) para pequenos procedimentos cirúrgicos representa 10% da dose limite, que é de 7mg/kg de peso.

A adrenalina necessita de mais tempo para iniciar seu efeito, em relação à lidocaína.

O desconforto da injeção de lidocaína pode ser minimizada por meio da mistura de 1mL de bicarbonato de sódio a 8,4% ($NaHCO_3$) a 9mL de lidocaína, utilizando uma agulha calibre 13 × 0,30, tornando a injeção inicial perpendicular à pele e injetando lentamente.

Tipos de técnicas

A escolha da técnica cirúrgica depende da hipótese diagnóstica, que é a variável que define se a biópsia será excisional ou incisional.

É necessário todo o cuidado no manuseio do material coletado, para não produzir artefatos que inviabilizem a análise histopatológica.

Corte tangencial

Esse procedimento é ideal para a remoção de amostras superficiais, em especial as pediculadas. A lesão a ser removida é estabilizada com pinça dente de rato; em seguida, cortada na base (Figura 78.13).

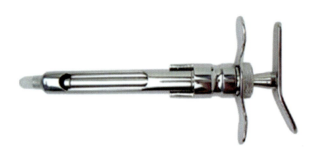

Figura 78.12 Seringa de carpule.

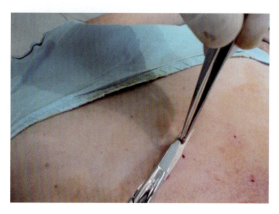

Figura 78.13 Corte tangencial. (*Fonte*: acervo do autor.)

Curetagem

Muito utilizada para patologias reconhecidamente superficiais, como queratose seborreica, é a técnica que produz o material com pior qualidade, dificultando a análise histopatológica. Não deve ser aplicada em caso de lesões pigmentadas suspeitas de melanoma (Figura 78.14).

Shave

Procedimento rápido, que exige pouco treinamento, não necessita de sutura para o fechamento. Apresenta como vantagem a qualidade estética da cicatrização. Essa técnica pode ser realizada com um bisturi ou a metade de uma lâmina de barbear (Figura 78.15).

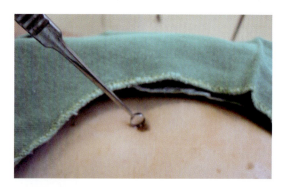

Figura 78.14 Curetagem. (*Fonte*: acervo do autor.)

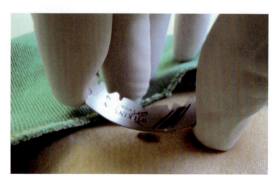

Figura 78.15 *Shave*. (*Fonte*: acervo do autor.)

As lesões mais adequadas são aquelas elevadas acima da pele ou cuja patologia é confinada à epiderme (p. ex., queratoses seborreicas ou actínicas, marcas na pele e verrugas).

Apresenta como desvantagem o comprometimento da margem profunda.

Essa técnica pode ser facilitada mediante o aumento da lesão com uma pápula de anestésico injetado, permitindo que a lesão seja apoiada e estabilizada entre o polegar e o indicador.

Uma lâmina de barbear pode também ser utilizada, com a vantagem de controlar a profundidade, aumentando ou diminuindo a convexidade.

Está contraindicada em caso de lesões pigmentadas porque, uma vez estabelecido o diagnóstico de melanoma, a escala de Breslow estará comprometida e, consequentemente, o estadiamento e o tratamento.

Punch

A mais comum das práticas de biópsia na dermatologia, idealmente essa técnica deve incluir toda a espessura da pele e de gordura subcutânea.

Recomenda-se a distensão da pele no sentido perpendicular à linha de tensão, antes da inserção do instrumento.

Há *punches* dos mais variados tamanhos, com relevância para diâmetros entre 2 e 8mm (Figura 78.16).

O *punch* de 2mm apresenta a vantagem de não costumar necessitar de sutura para sua cicatrização. A partir de 5mm, deve-se pensar em efetuar um corte elíptico em razão de sua melhor cicatrização e estética.

Os histopatologistas sabem que, quanto maior o material para análise, melhor.

Em caso de lesões cutâneas inflamatórias mais palpáveis do que visíveis, recomenda-se *punch* de 4mm ou maior, além da biópsia com bisturi, incluindo a derme reticular profunda e a hipoderme, especialmente para diagnóstico de paniculites.

Técnica de incisão elíptica

Essa técnica é executada quando há indicação de biópsias de maior tamanho e o fator estético é importante, como na face. O comprimento da linha de incisão deve ser entre 3 e 3,5 vezes maior que a largura com ângulos de 30 graus nas extremidades.

Faz-se uma incisão elíptica para a realização da exérese da biópsia.

O formato da incisão deve considerar os fatores estéticos (Figura 78.17).

Hemostasia

Sangramento após pequenas biópsias muitas vezes pode ser controlado somente com compressão. Exsudação persistente pode ser interrompida com cloreto de alumínio a 20% em álcool absoluto. Outros agentes hemostáticos são a solução de Monsel (subsulfato férrico), o ácido tricloroacético e o nitrato de prata. Embora a solução de Monsel se mostre mais eficaz do que o cloreto de alumínio, promove maior destruição dos tecidos, enquanto o nitrato de prata pode resultar em pigmentação da pele.

Cuidados com material retirado para avaliação

O fragmento de pele retirado do corpo deve ser manuseado com delicadeza, pois instrumentos como a pinça podem amassar gravemente o tecido e prejudicar a análise microscópica.

Imediatamente após a retirada, o material deve ser colocado no vasilhame identificado. Em caso de retirada de mais de um tipo de material, deve-se ter mais cuidado com a identificação. O adiamento desse procedimento pode acarretar a perda do material excisado. Além disso, recomenda-se que o volume do líquido represente de 10 a 20 vezes o tamanho.

O vasilhame com a substância específica a ser utilizado geralmente é fornecido pelo laboratório de patologia.

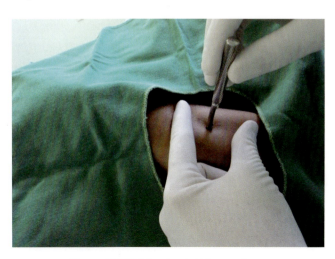

Figura 78.16 Mancha de Whyte e Pery.

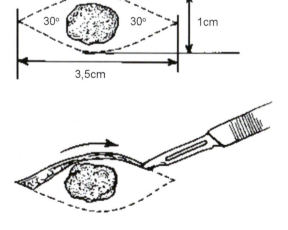

Figura 78.17 Técnica de incisão elíptica.

Quadro 78.5 Tipo de exame complementar e o meio de fixação do fragmento

Exame complementar	Substância específica
Histopatologia	Formol a 10%
Imunofluorescência direta	Solução de Michel
Microscopia eletrônica	Fixador para microscopia eletrônica
Cultura de bactéria ou fungo	Vasilhame esterilizado com solução salina

Sutura

Em caso de opção pela exérese que exige sutura, é necessário proceder à liberação da derme com bisturi ou tesoura, o que facilitará o fechamento e diminuirá a tensão. Desse modo, será obtido melhor resultado estético. Inicia-se a sutura dividindo a lesão (Figura 78.18).

Costuma-se usar fio de mononáilon 6-0 para a face e 4-0 ou 5-0 para o corpo e o couro cabeludo.

A sutura com fio Monocryl® pode ser usada para aproximação das bordas, proporcionando melhor resultado estético.

Existe um equilíbrio entre a tendência para deiscência ou alongamento da ferida, se as suturas são removidas muito cedo, e a produção de marcas de sutura permanecerem por muito tempo. Em geral, as suturas na face podem ser removidas em 3 a 5 dias; em seguida, procede-se à aplicação de tiras adesivas semipermeáveis, para reduzir a tensão da ferida. Suturas no peito, abdomen, braços e couro cabeludo podem ser removidas em 7 a 10 dias, e aquelas localizadas na parte de trás e nas pernas em 12 a 20 dias.

Curativo pós-cirúrgico

Sangramento e formação de hematoma podem ser minimizados mediante a utilização de um curativo compressivo com gaze sobre a ferida.

O paciente deve ser orientado quanto à limpeza do local cirúrgico após transcorridas 24 horas da cirurgia. A limpeza deve ser realizada com água e sabão e coberta com camada antibiótica ou vaselina.

Para as feridas fechadas, deve ser evitado o uso de neomicina tópica no pós-operatório.

Vaselina branca é uma alternativa eficaz e de baixo custo para as feridas fechadas. Para feridas abertas, os agentes antimicrobianos tópicos que não contêm neomicina devem ser recomendados em razão da maior possibilidade de dermatite de contato por essa substância.

As feridas cicatrizam mais rápido quando úmidas, e sob um curativo oclusivo ou semioclusivo. Toda ferida de biópsia pode ser coberta com uma fina película de pomada antibiótica ou vaselina e protegida com uma cobertura não aderente e fita.

Pós-operatório

Preenchimento de formulário para histopatologia

As informações clínicas obtidas pelo médico têm grande peso no laudo histopatológico. Cada peça enviada para a histopatologia deve ser acompanhada com detalhado histórico clínico do paciente (Quadro 78.6).

É extremamente importante que o material retirado para biópsia, nessa fase, seja agitado no frasco de formalina para verificar que o tecido está em formalina e não preso na tampa.

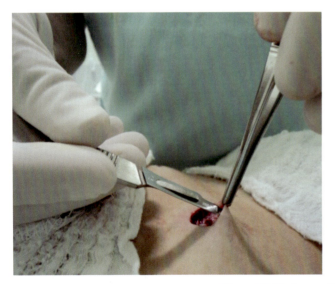
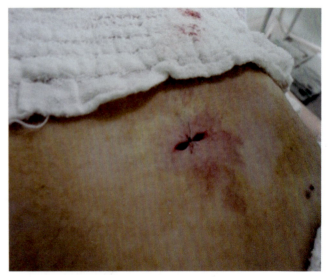

Figura 78.18 Sutura. (*Fonte*: acervo do autor.)

Quadro 78.6 Dados relevantes para o formulário médico a ser enviado ao patologista

Sexo
Idade do paciente
Local e técnica de biópsia
Duração da doença e/ou da lesão da qual se fez a biópsia
Distribuição e configuração das lesões
Descrição da marcação da lesão
Aspectos morfológicos individuais das lesões e seus sintomas
História do uso de medicamentos
Suspeita diagnóstica
Diagnósticos diferenciais

Fonte: Werner, 2009.

Quadro 78.7 Sugestões para evitar complicações

Possíveis complicações do procedimento cirúrgico de biópsia	
Complicação	**Como evitar**
Hematoma	Hemostasia rigorosa Curativo compressivo
Infecção	Assepsia local adequada Rigor no processo de esterilização
Deiscência da linha de incisão	Respeitar o tempo preestabelecido para remoção dos pontos Recomendações por escrito ao paciente Proteção adequada dos pontos
Queloide	Em pacientes propensos, evitar áreas que comprometam a estética
Lesão de nervo	Especial atenção às zonas de perigo na região de cabeça e pescoço, nas quais, sempre que possível, a biópsia deve ser feita até a gordura superficial

Fonte: Nouri, 2008.

PARTICULARIDADES

Biópsia de couro cabeludo

O número de biópsias de pele no couro cabeludo realizado por dermatologistas tem aumentado (Sina et al., 2008) apesar do impacto que a diminuição ou a ausência de cabelos gera na estética dos pacientes (Figura 78.20).

São necessárias duas amostras: uma para as secções verticais (longitudinal) e outra para secções transversais (cruz). *Punches* de 4mm ou 5mm são ideais para uma amostragem da hipoderme e oferecem um espécime mais regular.

O cabelo sobre o couro cabeludo deve ser cortado antes da biópsia, em vez de raspado, o que possibilita a determinação da direção do crescimento, tornando possível alcançar não apenas os bulbos pilosos, mas seguir além deles. A biópsia do couro cabeludo deve chegar às gorduras subcutâneas profundas (Khopkar, 2008; Werner, 2009).

Biópsia de unha

A anestesia de bloqueio garante um procedimento relativamente indolor. No entanto, deve ser lembrado que a lidocaína com adrenalina não deve ser usada para a anestesia. Em virtude da alta vascularização da unidade de dedo, um torniquete deve ser aplicado antes do procedimento.

Como sugestão, pode-se colocar uma pinça no torniquete que servirá como auxiliar, para lembrar o cirurgião de sua remoção após o processo (Figura 78.21).

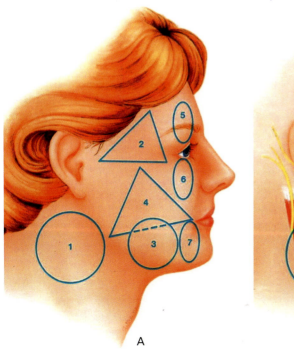
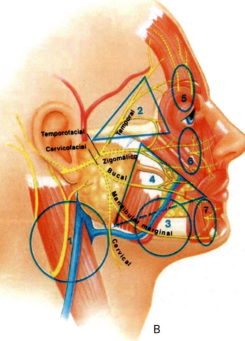

Figura 78.19 Zonas de perigo. **A** Esboços topográficos externos das sete zonas faciais de perigo. **B** Nervos subjacentes correndo através de cada zona facial de perigo após a remoção da pele e da camada SMAS.

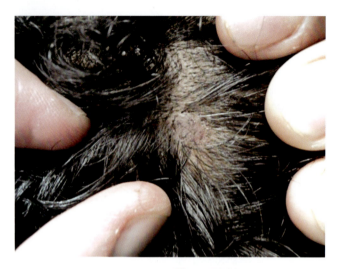
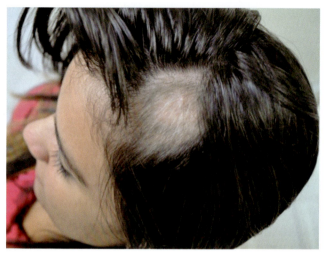

Figura 78.20 Biópsia do couro cabeludo. (*Fonte*: acervo do autor.)

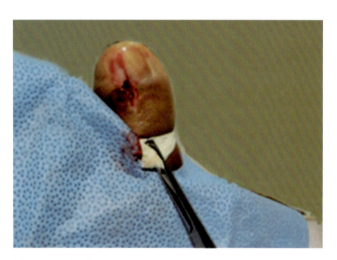

Figura 78.21 Torniquete com pinça auxiliar. (*Fonte*: acervo do autor.)

Uma pequena amostra de 2 a 3mm de biópsia é adequado para a placa da unha, ou mesmo o leito, na maioria dos casos. Para a biópsia do leito ungueal e das unhas da matriz, pode ser usado o método de dois socos. Nessa técnica, um perfurador de tamanho maior é usado para remover a placa da unha sobrejacente e, em seguida, um pequeno perfurador é usado para provar a cama ou a matriz (Figura 78.22).

No caso de lesões melanoníquias, pode-se fazer uma avaliação com dermatoscópio e determinar a necessidade ou não de biópsia.

São causas de melanoníquias: ativação dos melanócitos e hiperplasia melanocítica benigna (p. ex., lentigo, *nevus* e melanoma). O sinal de Hutchinson (extensão da pigmentação até as dobras ungueais proximais ou laterais) é um indício importante de melanoma ungueal.

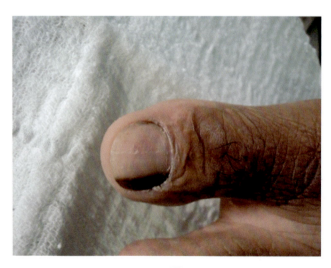
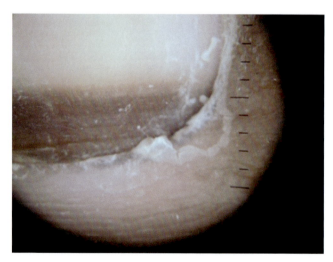

Figura 78.22 Marcação dermatoscópica. (*Fonte*: acervo do autor.)

Biópsia em paciente grávida

Tratamentos não emergenciais devem ser adiados até o término da gestação. É prudente evitar a realização de cirurgias não emergenciais durante o primeiro e terceiro trimestres, reservando os procedimentos dermatológicos necessários para o segundo trimestre (13 a 28 semanas).

Uma vez decidida a biópsia, o cirurgião deve avaliar: restrições medicamentosas e a escolha do anestésico, alguma história de contrações recentes, sangramento vaginal, aumento de edema ou outros sintomas importantes, que podem levar à necessidade de consulta com obstetra e ao possível adiamento do procedimento.

O monitoramento cardíaco fetal pode ser necessário para identificação de estresse fetal durante o procedimento. Nesses casos, seria melhor a mudança do local do procedimento para sala cirúrgica, com o auxílio de um anestesista para o monitoramento da paciente e do feto.

As gestantes estão mais susceptíveis a cicatrização lenta, hiperpigmentação pós-inflamatória, cicatrizes hipertróficas e queloides.

Referências

AlGhamdi KM, AlEnazi MM. Versatile punch surgery. Journal of Cutaneous Medicine and Surgery, março/abril 2011; 15(2):87-96.

Alguire PC, Mathes BM. Skin biopsy techniques for the internist. J Gen Intern Med 1998; 13:46-54.

ASA – Resolução CFM 1.363/93 (D.O.U. 22/03/93) apub CRMSP, 2003. Manual de orientação ao anestesiologista. 2. ed. São Paulo: Conselho Regional de Medicina do Estado de São Paulo/Sociedade de Anestesiologia do Estado de São Paulo, 2003. 28p.

Código de Ética Médica. Resolução CFM 1931, de 17 de setembro 2009.

Drake LA, Ceilley RI, Cornelison RL et al. Guidelines of care for nevi I (nevocellular nevi and seborrheic keratoses). J Am Acad Dermatol 1992; 26:629-63.

Gontijo G, Gualberto GV, Madureira NAB. Cirurgia dermatológica e procedimentos cosmiátricos na gestação – Revisão sistêmica. Surg Cosmet Dermatol 2010; 2(1):39-45.

Izikson L, Sober AJ, Mihm MC Jr, Zembowicz A. Prevalence of melanoma clinically resembling seborrheic keratosis: analysis of 9204 cases. Arch Dermatol 2002; 138:1562-6.

Khopkar U, Doshi B. Improving diagnostic yield of punch biopsies of the skin. Indian J Dermatol Venereol Leprol 2008; 74:527-31.

McGinness JL, Goldstein G. The value of preoperative biopsy-site photography for identifying cutaneous lesions. Dermatol Surg 2010; 36:194-7.

Mir M, Chan CS, Khan F, Krishnan B, Orengo I, Rosen T. The rate of melanoma transection with various biopsy techniques and the influence of tumor transection on patient survival. J Am Acad Dermatol 2013; 68(3):452-8.

Nouri K. Complications in dermatology surgery. Philadelphia: Mosby Elsevier, 2008:39-58.

Parecer 43 da Sociedade Brasileira de Patologia. Consulta: Obrigatoriedade de Exames Anatomopatológicos. SBP. PC/CFM/nº 44/95, de 10 de novembro de 1995.

Pimentel DRN, Milanez MA, Abreu M, Hirata C, Alchorne MMA, Weck LLM. Uso da pinça de calázio para biópsia de glândula salivar menor no diagnóstico da síndrome de Sjögren. Surgical & Cosmetic Dermatology 2009; 1(3):145-6.

Resolução CFM 1.886/2008. Publicada no DOU de 21 de novembro de 2008, Seção I, p. 271.

Rich P. Nail biopsy: indications and method. Dermatol Surg 2001; 27:229-34.

Sina B, Kao GF, Deng AC, Gaspari AA. Skin biopsy for inflammatory and common neoplastic skin diseases: optimum time, best location and preferred techniques. A critical review. J Cutan Pathol 2009; 36:505-10.

Sweeney SM, Maloney ME. Pregnancy and dermatologic surgery. Dermatol Clin 2006; 24(2):205-14.

Tosti A, Daniel R, Piraccini BN, Iorizzo M. Atlas colorido das unhas. Rio de Janeiro: DiLivros, 2010:53.

Tovo LFR, Tovo Filho R, Belfort FA, Sanches Jr. JÁ. http://www.gbm.org.br/GBM/socios.aspx in apoio ao diagnóstico, 2007.

Welsch MJ, Ioffreda MD, Clarke LE, Helm KE. Assessing and communicating adequacy of pathology specimen and clinical history biopsy specimens and clinical information.

Werner B. Biópsia de pele e seu estudo histológico. Por quê? Para quê? Como? Parte I. An Bras Dermatol 2009; 84(4):391-5.

Werner B, Mulinari-Brenner F. Desafio clínico e histológico no diagnóstico diferencial de alopecia difusa: alopecia androgenética, eflúvio telógeno e alopecia areata. An Bras Dermatol 2012; 87(5):742-7.

79

Eletrocirurgia

Rozana Castorina da Silva

A eletrocirurgia constitui um tipo de cirurgia dermatológica que se utiliza da eletricidade para provocar destruição térmica dos tecidos mediante desidratação, coagulação ou vaporização.[1] Os principais tipos de eletrocirurgia são: eletrólise, eletrocauterização e eletrocirurgia de alta frequência.

A eletrocirurgia de alta frequência abrange eletrodissecção, eletrofulguração, eletrocoagulação e eletrossecção.[1]

HISTÓRICO

A eletrocirurgia foi inventada por Claude Paquelim em 1875. Em 1882, Arsonval desenvolveu o primeiro aparelho de eletrocirurgia de alta frequência. Cushing & Bovie, em 1926, desenvolveram um equipamento para coagulação e eletrossecção.[2]

APARELHO DE ELETROCIRURGIA

O aparelho de eletrocirurgia é gerador de corrente elétrica com os seguintes componentes: transformador (modifica a voltagem), circuito oscilador (aumenta a frequência da corrente elétrica) e circuito do paciente (ponteira e eletrodo neutro).

A onda elétrica gerada pelo aparelho é classificada em:
- **Onda muito amortecida:** utilizada para eletrodissecção e eletrofulguração.
- **Onda moderadamente amortecida:** utilizada na eletrocoagulação.
- **Onda não amortecida filtrada:** eletrossecção ou puro corte.
- **Onda mista:** eletrocoagulação e eletrossecção.[3]

NÚMERO DE ELETRODOS

- **Monoterminal:** utiliza-se de um único eletrodo, por meio do qual a corrente elétrica chega ao paciente. É usado para eletrodissecção e eletrofulguração.
- **Biterminal:** são usados dois eletrodos: um ativo, que é a ponteira, e um neutro, que é a placa. A corrente elétrica atravessa o paciente e retorna ao aparelho através do eletrodo neutro.[4]

CLASSIFICAÇÃO

- **Eletrólise:** a eletrólise é usada para epilação e tratamento de telangiectasias. Utiliza-se corrente galvânica contínua, de baixa voltagem e baixa amperagem, que pode ser obtida de uma bateria ou pela retificação da corrente alternada de uso corrente. Empregam-se correntes de 0,5 a 1 miliampéres, e o tempo de aplicação da corrente varia de 20 a 30 segundos.[5]
- **Eletrofulguração ou eletrodissecção:** provoca dano epidérmico pela desidratação celular na temperatura < 100°C, utilizando corrente elétrica amortecida, de alta voltagem e baixa amperagem. O eletrodo deve estar de 1 a 2mm afastado da pele. Está indicada para tratamentos superficiais, como de queratose seborreica, queratose actínica e verrugas planas.
- **Eletrocoagulação:** utiliza-se conexão biterminal, com eletrodo neutro, baixa voltagem, amortecido e de alta amperagem. Provoca destruição mais profunda nos tecidos e hemostasia, com mínima carbonização. Constituem indicações da eletrocoagulação: siringoma, nevo melanocítico, carcinoma basocelular, granuloma piogênico, tricoepitelioma, hiperplasia sebácea e verruga vulgar.

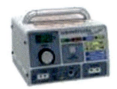

Figura 79.1 Wavetronic para cirurgia de alta frequência.

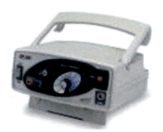

Figura 79.2 Bisturi eletrônico.

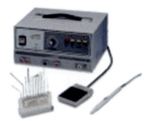

Figura 79.3 Bisturi eletrônico.

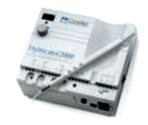

Figura 79.4 Bisturi eletrônico.

- **Eletrossecção:** utiliza conexão biterminal e corrente elétrica de baixa voltagem e alta amperagem. Faz excisão cirúrgica e corte. A eletrossecção está indicada em casos de rinofima e acne queloidiana de nuca.[6-8]
- **Eletrocirurgia de alta frequência de maneira fracionada:** acopla-se ao aparelho de eletrocirurgia um acessório que proporciona a aplicação de energia de alta frequência de maneira fracionada através de um eletrodo de múltiplos micropontos. Sua principal indicação é para o tratamento subablativo, para renovação e rejuvenescimento da pele. A distribuição rondônica de energia mantém os tecidos adjacentes íntegros e sadios para a formação de um colágeno novo. Ocorre regeneração da derme papilar e reticular mediante a estimulação de fibroblastos. Está indicada para rejuvenescimento facial e corporal e para o tratamento de estrias e cicatriz de acne (Figuras 79.1 a 79.4).

CUIDADOS

- As ponteiras do eletrocautério são consideradas estéreis porque o eletrodo é aquecido. No entanto, na eletrocirurgia de alta frequência o eletrodo é frio, e torna-se necessária a esterilização das ponteiras em virtude do risco de infecções virais e bacterianas.[1]
- Em lesões infectadas pelo vírus HPV, deve-se utilizar aspirador de fumaça. O procedimento deverá ser realizado em bloco cirúrgico com os profissionais utilizando óculos, avental e máscaras, devido ao risco de contaminação.[1]
- Objetos metálicos, como joias e *piercings*, devem ser removidos para evitar queimaduras.
- Na eletrocirurgia não devem ser utilizadas soluções alcoólicas para antissepia.
- A eletrocirurgia não deve ser realizada em pacientes com marca-passo ou desfibrilador cardíaco implantado. Em caso de indicação de eletrocirurgia nesses pacientes, recomenda-se o uso de monitor cardíaco contínuo e ponteira bipolar para que a corrente elétrica fique confinada à área cirúrgica.[9]

CONSIDERAÇÕES FINAIS

Os procedimentos eletrocirúrgicos são amplamente utilizados na dermatologia e consistem em técnicas simples para tratamento de lesões cutâneas, preservando a arquitetura celular.

Referências

1. Hirata SH, Ishioka P. Eletrocirurgia. In: Belda Jr W, Di Chiacchio N, Criado PR. Tratado de dermatologia. São Paulo: Atheneu, 2010.
2. Pollack SV. Electrosurgery of the skin. Philadelphia: Churchill Livingstone, 1991:1-6.
3. Sebben JE. Electrosurgery principles: cutting current and cutaneous surgery. J Dermatol Oncol 1988; 14(1):29-31.
4. Sebben JE. Monopolar and bipolar treatment. J Dermatol Surg Oncol 1989; 15:364-6.
5. Sampaio SAP, Rivitti E. Dermatologia. São Paulo: Artes Médicas, 2008.
6. Bouthton RS, Spencer SK. Electrosurgical fundamentals. J Am Dermatol 1987; 16:862-7.
7. Soon SL, Washington Jr CV. Electrosurgery, electrocoagulation, electrofulguration, electrodesiccation, electrosection, eletrocautery. In: Robnson JK, Hanke CW, Sengelmann RD et al. Surgery of the skin. Procedural Dermatology. Philadelphia: Elsevier Mosby, 2005:177-90.
8. Bridenstine JB. Use of ultra-high frequency electrosurgery for cosmetic surgical procedures. Dermatol Surg 1998; 24:397-400.
9. Le Vasseur JG, Kennard CD, Finley EM et al. Dermatologic electrosurgery in patients with implantable cardioverter-defibrillators and pacemakers. Dermatol Surg 1998; 24:233-40.

80

Criocirurgia

Rozana Castorina da Silva

Criocirurgia é um método que se utiliza do nitrogênio líquido (NL) para alcançar uma resposta tecidual inflamatória e/ou destrutiva de lesões cutâneas benignas, pré-malignas, de pequenas, médias e grandes dimensões. A temperatura de ebulição do nitrogênio líquido é de –196°C.[1-3]

A crioterapia consiste em um método que se utiliza de baixas temperaturas para fins analgésicos, anti-inflamatórios ou rubefacientes, no tratamento de lesões cutâneas superficiais e benignas, sem provocar destruição celular.

São utilizados os criógenos dióxido de carbono (–78,5°C) e óxido nitroso (–89,5°C) e os fluorocarbonos líquidos (–60°C), todos com poder destrutivo limitado devido à imprecisão da crioterapia. Em virtude da limitação do poder destrutivo desses criógenos, utiliza-se o nitrogênio líquido na criocirurgia.[1-3]

HISTÓRICO

Em 2.500 a.C. os egípcios utilizavam o frio no tratamento de traumatismos e inflamações.[4] Hipócrates (460-370 a.C.) utilizava o frio para controlar hemorragia, inflamação e dor.[5] O barão Dominique Jean Lorrey, em 1807, utilizou o frio para estancar hemorragias após as amputações realizadas durante as guerras napoleônicas.[6]

O médico inglês Arnott usava a salmoura à temperatura de –25°C no tratamento de neuralgia e para alívio em pacientes terminais de câncer.[7]

Em 1877, Caillet obteve a liquefação de oxigênio e monóxido de carbono e Pictet obteve a liquefação de oxigênio. Em 1883, Wribkewski & Olszewski converteram o oxigênio e o nitrogênio para o estado líquido.[8]

Já em 1895, Linde tornou viável a realização da criocirurgia ao iniciar a produção comercial de nitrogênio líquido. Ao desenvolver o frasco a vácuo, para armazenar oxigênio, nitrogênio e hidrogênio, em 1898, Dewar impulsionou esse método terapêutico. As lesões dermatológicas começaram a ser tratadas por White, em 1899, por meio de estilete com algodão embebido em ar liquefeito. Em 1907, Whitehouse utilizou o método de *spray* para o tratamento de lesões cutâneas. Nesse mesmo ano, Pusey utilizou a neve de dióxido de carbono para o tratamento de neoplasias cutâneas benignas. No entanto, somente em 1940, Allington passou a usar o nitrogênio líquido em seus procedimentos.

O sistema fechado com nitrogênio líquido foi desenvolvido por Cooper & Lee, em 1961. Torre, em 1965, desenvolveu um aparelho que possibilitava o uso de ponteiras *spray* e sondas. Posteriormente, Zacarian & Torre deram grande impulso à crioterapia com a criação de modernos equipamentos.

EQUIPAMENTOS

Os equipamentos necessários à criocirurgia são: um criógeno, um galão (contêiner), um aparelho portátil de criocirurgia e os acessórios (Figuras 80.1 a 80.3).

O criógeno mais empregado é o nitrogênio líquido, que tem maior concentração no ar, sendo não tóxico, não inflamável e de baixo custo. Tem o menor ponto de ebulição, com maior capacidade de congelamento, tanto em profundidade como em volume. Portanto, sua capacidade

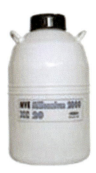

Figura 80.1 Contâiner de nitrogênio líquido.

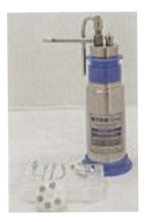

Figura 80.2 Criógeno.

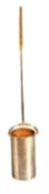

Figura 80.3 Pescador.

de destruição é maior. Esse criógeno é utilizado tanto para congelamentos superficiais como profundos.

Utilizado para armazenamento e transporte do nitrogênio líquido, o galão ou contâiner é um recipiente de aço inoxidável ou de alumínio com parede dupla, separada por um espaço com vácuo e uma válvula para alívio de pressão.

A capacidade dos galões é variável, sendo o mais utilizado o de 20L. A transferência do nitrogênio líquido do contâiner é feita com um dispositivo representado por uma caneca de metal fixa em uma alça longa e reta.

Os aparelhos de criocirurgia baseiam-se no modelo de uma garrafa térmica e têm capacidades variadas de depósito, de 250 a 1.000mL. Na porção superior encontra-se um dispositivo para troca dos acessórios e um gatilho para acionar a saída do nitrogênio líquido. Os modelos mais utilizados são: Cry-Ac-Brimill, Cry-Ac do Brasil, Nitrospray criotermica e Krill-micromecânicos.

Entre os acessórios, estão disponíveis:
- Pontas para *spray* abertas com orifícios de diferentes diâmetros.
- Ponta extensora angulada ou reta e agulha para *spray*.
- Cones-*spray* com o objetivo de direcionar e confinar o jato *spray*.
- Pontas de contato (sondas) de diferentes tamanhos e formas.
- Protetores para áreas nobres (ao redor dos olhos, orelhas e narinas).
- Monitor de temperatura (agulhas termogênicas).

MECANISMOS DE AÇÃO DO CRIÓGENO

Formação do gelo

O calor vai sendo retirado do tecido exposto a baixas temperaturas. O rápido congelamento provoca a formação de gelo no interior das células. Na pele, as células morrem à temperatura em torno de –30°C a –40°C. A temperatura de evaporação do nitrogênio é de –196°C.

Alterações

Alterações osmóticas e metabólicas

Os fenômenos imediatos são cristalização intra e extracelular, ruptura da membrana celular, desidratação celular, desnaturação das proteínas e alterações metabólicas.

Alterações vasculares

Ocorrem eritema e edema, o qual surge logo após a aplicação, sendo mais intenso em 12 a 24 horas, podendo durar até 7 dias.

Técnicas

Técnicas de aplicação

A criocirurgia envolve dois métodos de transferência de calor: em ebulição e por condução.

A técnica de transferência de calor em ebulição é observada nas técnicas de contato direto ou com *spray* quando o nitrogênio líquido é aplicado sobre a lesão.

A técnica de transferência de calor por condução ocorre quando a sonda de contato de metal esfriada pelo nitrogênio líquido é aplicada na lesão.[8]

Técnica de contato direto

Utiliza-se uma haste com algodão, a qual é mergulhada em um recipiente com nitrogênio líquido e é utilizada para o tratamento de lesões benignas superficiais.[1]

Técnica de atomização (spray)

O nitrogênio líquido é emitido a uma distância de 1cm e perpendicular à lesão, de maneira livre e por *spray*.

Técnica de atomização confinada

Utiliza-se um cone aberto com diâmetro igual ao da lesão a ser tratada. Essa técnica evita a dispersão do nitrogênio líquido.[1]

Técnica intralesional

Está indicada para lesões que necessitem de congelamento mais profundo. O nitrogênio líquido é aplicado através de uma agulha curva transpassada na porção profunda da lesão (Quadro 80.1).[9]

INDICAÇÕES

Indicada em caso de lesões cutâneas benignas, pré-malignas e malignas, a criocirurgia é usada nas lesões localizadas no nariz, pavilhão auricular e região pré-esternal.

Constitui tratamento útil em pacientes idosos com alto risco cirúrgico, alérgicos a anestesia, portadores de marca-passo cardíaco ou desfibrilador cardioversor implantável, portadores do vírus HIV, pacientes com coagulopatia, em uso de anticoagulante, com hipertensão arterial e doença cardiopulmonar grave.[1,3,10,11]

CONTRAINDICAÇÕES

São consideradas contraindicações à criocirurgia:

- **Contraindicações absolutas:** urticária ao frio, intolerância ao frio, criofibrinogenemia, crioglobulinemia, doença de Raynaud, doenças autoimunes, pioderma gangrenoso, agamaglobulinemia e diabetes melito descompensado.
- **Contraindicações relativas:** terço inferior da perna e parte superior do ombro devido à cicatrização prolongada, pacientes melanodérmicos e lesão em áreas superficiais de nervos, como margem lateral dos dedos e fossa ulnar.
- **Contraindicações gerais:** tumores infiltrados, como carcinoma espinocelular infiltrante e ulcerado, melanoma cutâneo, tumores anexiais, lesões localizadas no ângulo de boca e lesão na margem livre das pálpebras.[1,3,11,12]

COMPLICAÇÕES

As complicações da criocirurgia podem ser:

- **Reações imediatas:** dor, cefaleia, hemorragia, edema, síncope, formação de bolhas e insuflação gasosa de tecido subcutâneo.[1,3]
- **Reações tardias:** infecção pós-operatória, reação febril sistêmica, hemorragia tardia, granuloma piogênico, hiperplasia pseudoepiteliomatosa.[1,3]
- **Reações prolongadas temporárias:** hipergigmentação, milio, cicatriz hipertrófica e anestesia e parestesia transitórias.[1,3]
- **Reações prolongadas permanentes:** hipopigmentação, retrações e atrofia.[1,3]

CONSIDERAÇÕES FINAIS

A criocirurgia é um método cirúrgico usado em casos de lesões benignas, pré-malignas e malignas, com indicação em pacientes grávidas e portadores de marca-passo e desfibrilador cardioversor implantável.

De baixo risco, apresenta bons resultados.

Referências

1. Dawbner R, Colver G, Jackson A. Cutaneous cryosurgery – principles and clinical practice. Brymill Corporation Connecticut, 1992; 167p.
2. Gadella AR. Criocirurgia – princípios e técnicas criobiológicas. In: Gadella AR, Costa IMC. Criocirurgia dermatológica em consultório. São Paulo: Atheneu, 2002.

Quadro 80.1 Exemplos de tempo de congelamento, em segundos, conforme a patologia a ser tratada

Afecção	Tempo de congelamento em segundos
CBC superficial	60
CBC nodular	60 a 90
CBC esclerodermiforme	90 a 120
Condiloma acuminado	10
Dermatofibroma	30
Hemangioma tuberoso	30 a 60
Hiperplasia sebácea	5 a 10
Leucodermia solar	1
Melanose (lentigo) maligna	60
Queratose actínica	5 a 10
Verruga plana	4 a 5

CBC: carcinoma basocelular.

3. Ishida CE. Criocirurgia. In: Ramos-e-Silva M, Castro MCR. Fundamentos de dermatologia. São Paulo: Atheneu, 2010.
4. Squazzi A, Bracco D. A historical account of the technical means used in cryotherapy. Minerva Med 1974; 65:3718.
5. Hippocrates: Greek Medicine Translated by AJ Brock Dent, London, 1929.
6. Lorrey DJ. Memoires de cirurgie militaire et campagnes. Philadelphia: Carey and Lea, 1832:1812-7.
7. Arnott J. On the treatment of cancers by regulated application of an anaesthetic taemperature. London: Churchill Livingstone, 1855.
8. Kuflik EG, Gage AA, Lubritz RR, Graham GF. History of dermatologic cryosurgery. Dermatol Surg 2000; 26:715-2.
9. Weshahy AH. Intralesional cryosurgery: a new technique using cryoneedles. J Dermatol Surg Oncol 1993; 19:123-6.
10. Kuflik EG, Gage AA. Cryosurgical treatment for skin cancer. Tokyo: Igaku-Shoin Medical, 1990. 266p.
11. Graham GF, Baram KL. Criosurgery. Curr Probl Dermatol 2003; 15(6):225-50.
12. Torre D, Lubritz R, Kuflik E. Practical cutaneos cryosurgery. Connecticut: Appleton and Lange, 1988. 127p.

81

Cirurgia das Unhas

Leandro Ribeiro Mauro

As unhas são símbolo de beleza e higiene de muito valor, principalmente para as mulheres. Diversas patologias acometem essa parte, e muitas delas demandam um tratamento cirúrgico. Muitos médicos evitam realizar procedimentos cirúrgicos das unhas por diversos motivos, entre os quais a grande quantidade de sangue durante o procedimento, a demora e a dor na cicatrização após alguns tipos de cirurgia, o que deixa o paciente bastante inquieto, ocasionando diversas consultas pós-operatórias. No entanto, com o devido conhecimento e o domínio das técnicas e indicações cirúrgicas, essa prática pode ser tanto prazerosa ao médico como satisfatória ao paciente. O objetivo deste capítulo não é esgotar as indicações e técnicas de cirurgia ungueal, mas deixar o leitor confortável para estudar e praticar esse tipo de procedimento.

Inicialmente, deve-se conhecer a anatomia das linhas. A lâmina ungueal origina-se da matriz ungueal. A superfície lisa da lâmina ungueal deriva do segmento posterior da matriz e a superfície inferior da lâmina ungueal, do segmento anterior (Figura 81.1). A contínua reprodução das células da matriz empurra a lâmina ungueal para frente de maneira constante, formando as unhas. Lesões traumáticas ou metabólicas na matriz serão reveladas por anormalidades na lâmina ungueal, semanas ou meses mais tarde.

A matriz localiza-se, predominantemente, oculta abaixo da prega ungueal proximal e em sua parte visível tem a aparência de uma meia-lua branca, a lúnula. A matriz é tão larga quanto a lâmina ungueal e estende-se cerca de 5mm proximal à prega ungueal posterior. Pode ser manipulada de modo semelhante a qualquer outra parte

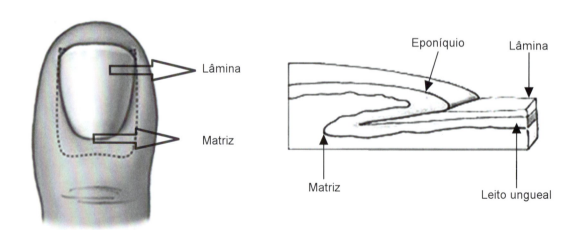

Figura 81.1 Estrutura e anatomia das unhas. (*Fonte*: adaptada do trabalho Ingrown toenail da American Academy of Orthopaedic Surgeons.)

Capítulo 81 • Cirurgia das Unhas

da pele, isto é, pode ser cortada, descolada, elevada, enxertada ou suturada. O leito da unha provê uma base de apoio para a lâmina ungueal, mas contribui pouco para a unha propriamente dita. A cutícula é um componente epidérmico que se estende da prega ungueal posterior para a unha proximal. Ela protege a integridade da prega ungueal posterior.

INDICAÇÕES

Antes da proposição de uma cirurgia nas unhas, devem ser levados em conta diversos fatores clínicos que podem influenciar o diagnóstico, como a idade do paciente, se há casos semelhantes na família, uso de medicamentos e, claro, o exame físico.

Diversas são as alterações que podem ser encontradas no exame clínico. O Quadro 81.1 lista alguns dos achados e possíveis causas.

Diante de tamanha diversidade diagnóstica, algumas vezes uma biópsia pode ser necessária para a elucidação do caso.

Além disso, há a correção estética dessas patologias que podem também ocasionar dor, com especial destaque para a onicocriptose ou "unha encravada", de grande demanda em consultórios e de tamanho incômodo para o paciente, principalmente mulheres que usam sapatos apertados.

A anestesia pode ser local, em casos de procedimentos menores, ou troncular, por meio de técnica adequada e de maneira muito lenta, para minimizar a dor. A falange distal é anestesiada por um bloqueio dos ramos nervosos que chegam lateralmente às falanges (Figura 81.2), usando lidocaína a 1% e evitando o uso de vasoconstritor. Injeta-se lentamente e aguardam-se 5 minutos. Uma outra opção como anestésico é a marcaína, que causa menos vasodilatação que a lidocaína e tem duração muito maior, cerca de 6 a 24 horas. Entretanto, deve-se aguardar cerca de 20 minutos para uma completa penetração da bainha do nervo.

O bloqueio troncular é a técnica de mais fácil execução e que causa menor dor ao paciente. O anestésico de escolha deve ser infiltrado lentamente bilateral à falange proximal do dedo em que será realizado o procedimento, próximo ao osso de onde se projetam os ramos sensitivos (Figura 81.2).

Muitas vezes, pode ser necessária a infiltração em circunferência, para anestesiar possíveis ramos mais posteriores ou anteriores nos dedos, lembrando sempre de respeitar as regras de assepsia.

BIÓPSIA

Muitas são as indicações de biópsia ungueal, como: elucidação de alguma patologia, diferenciação de nevos e

Quadro 81.1 Alterações ungueais e possíveis causas

Alterações clínicas	Possíveis causas
Diminuição do tamanho da lâmina ungueal	Traumas/iatrogênicas Líquen plano ungueal Tumores Infecções virais e bacterianas Vasculites Insuficiência vascular/microinfartos Epidermólise bolhosa adquirida
Lâmina ungueal espessada	Psoríase Microtraumas Onicomicose Idosos
Unhas amarelas	Herança autossômica dominante Idade avançada Paquioníquia congênita Onicomicose Psoríase Linfedema Síndrome nefrótica HIV Tireoidopatias Medicamentos Pneumopatias Síndrome paraneoplásica Neoplasias
Onicólise	Dermatológicas Traumas Tumores Onicomicose Psoríase Líquen plano Sistêmicas Amiloidose Anemia Bronquiectasia Diabetes melito Gravidez Isquemia periférica Lúpus eritematoso sistêmico Porfiria cutânea tardia Pelagra Pênfigo vulgar Reação medicamentosa Sífilis Síndrome das unhas amarelas Tireoidopatias
Leuconíquia	Doenças dermatológicas Eritema polimorfo Onicomicose Psoríase Doenças cardiopulmonares Doenças renais Doenças endocrinometabólicas Hipoproteinemias Ciclo menstrual Drogas/envenenamento Trauma

Fonte: Loureiro WR (www.medicinanet.com.br).

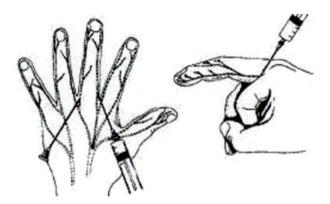
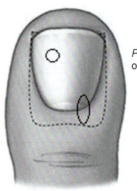

Figura 81.2 Anestesia trocular dos dedos (*Fonte*: adaptada de Vergara J, Heras S, Arribas JM. *Anestesia Locorregional*.)

Figura 81.3 Locais para realização de biópsia ungueal. (*Fonte*: adaptada de Ingrow toenail orthoinfo.aaos.org)

melanomas ungueais, assim como o estadiamento de uma neoplasia no local.

Alguns casos de onicomicose com hiperqueratose, mais avançados, com exames negativos, ou patologias como psoríase ou líquen plano ungueal, muitas vezes não são esclarecidos apenas no exame clínico, por história insuficiente ou falta de outras lesões na pele. Nesses casos, a biópsia de leito ungueal pode ser de muito auxílio para o diagnóstico.

As biópsias ungueais podem ser realizadas com um *punch* de 2, 3 ou 4mm, sempre preferindo os maiores, se possível, de modo a dispor de uma amostra maior para estudo. Podem também ser realizadas com lâmina de bisturi. Para biópsia da lâmina e do leito da unha, usa-se um *punch* descartável com pontas cortantes cônicas, verticais, mais cilíndricas do que oblíquas.

Inicialmente, punciona-se através da lâmina ungueal com um *punch* de 4mm. A lâmina irá separar-se do leito ungueal. Em seguida, com um *punch* de 3mm, retira-se um cilindro de leito ungueal, descendo diretamente até o osso. O largo diâmetro do orifício na lâmina facilita a remoção do cilindro de tecido. Em geral, o sangramento irá parar espontaneamente com uma pequena pressão.

A biópsia da matriz deve ser obtida por visão direta da lesão. A prega ungueal posterior deverá ser rebatida de modo a possibilitar a observação da extensão e da exata localização do processo patológico. Várias técnicas podem ser empregadas para biopsiar a matriz ungueal. A principal regra consiste em biopsiar a porção distal da matriz a fim de evitar o subsequente fracionamento ungueal ou outras deformidades da placa ungueal. As biópsias por *punch* e fusiforme com orientação transversa da matriz anterior produzirão bom resultado cosmético (Figura 81.3).

Se for necessária a retirada de uma biópsia fusiforme longitudinal, através de toda a extensão da matriz, retira-se um fragmento menor que 3mm. Qualquer perda maior resultará em deformidade longitudinal permanente na lâmina ungueal.

Biópsias fusiformes longitudinais maiores podem ser suturadas com fio absorvível. Após a realização da biópsia, a prega posterior da unha deverá retornar à posição natural e ser fixada por sutura ou por Micropore®.

Antes da cirurgia, é conveniente informar o paciente sobre a possibilidade de deformidade subsequente ou fracionamento ungueal.

ONICOCRIPTOSE

Este tema será abordado um pouco mais a fundo por ser o de maior interesse na dermatologia estética relacionada com as unhas.

Decorrente do trauma causado pelos cantos da lâmina ungueal que penetram as dobras ungueais laterais, com reação inflamatória em graus que variam de leve a exuberante, em geral é acompanhada de dor muito intensa, o que dificulta ou até mesmo impede a deambulação. As causas mais frequentes são corte inadequado da unha, traumas e calçados apertados. Pode ser tratada conservadoramente com o isolamento da lâmina – para não lesionar o granuloma – com algodão ou tubos de equipo e cauterização elétrica ou química do granuloma com ou sem curetagem. Em graus mais avançados, a conduta deve ser cirúrgica, com exérese da porção encravada da unha, seguida de matricectomia química ou cirúrgica.

No caso de haver uma paroníquia com ou sem infecção, inicialmente, a lâmina lateral da unha é removida. Isso promoverá o alívio dos sintomas e a resolução da paroníquia. Antibióticos, isoladamente, produzem apenas benefício à margem para uma paroníquia crônica (Figura 81.4).

Após 4 a 6 semanas, uma matricectomia lateral, cantectomia, eletiva é realizada em um tecido de granulação, com o dedo sem infecção clínica, utilizando um bloqueio de tronco periférico, como o descrito previamente.

Rebate-se a prega ungueal posterior lateral com uma incisão que forme um arco atrás do lado do dedo. A ma-

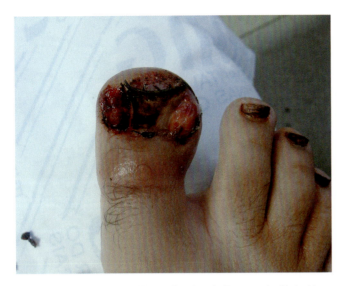

Figura 81.4 Paroníquia. (*Fonte*: Serviço de Dermatologia do Hospital Eduardo de Menezes.)

triz lateral estará claramente visível, mesmo que se estenda inferolateralmente. Toda a matriz lateral é incisada e removida, restando um sulco vazio. A prega ungueal posterior rebatida é fixada em seu lugar por sutura ou Micropore®. Esta parte do processo pode ser realizada sem o corte na prega ungueal. Para isso, deve-se prender a matriz com uma pinça fina e cortá-la com uma tesoura fina na mesma linha da lâmina ungueal, por baixo da prega ungueal (Figura 81.5).

Ocasionalmente, pode ser empregada uma solução de fenol a 80% para "fixar" os tecidos ao redor da matriz excisada. Se resultar em inflamação, haverá aumento do desconforto pós-operatório. Quando usado, o fenol deverá ser aplicado muito precisamente com material pontudo e removido após 30 minutos, lavando-se com abundante quantidade de solução salina. Esse procedimento não é recomendado como rotina em ablação ungueal, mas pode ser útil em alguns casos.

De fácil aplicação e bons resultados comprovados, a eletrocirurgia, associada à criocirurgia, tem atingido resultados tão bons quanto com a cirurgia, mas com menos inconvenientes do que esta.

Nesse método deve-se, como em todos os outros, realizar a assepsia, respeitando todos os cuidados necessários. Em seguida, realiza-se o bloqueio dos artelhos acometidos, conforme técnicas já descritas.

A eletrólise com radiofrequência (Wavetronic®) com 80% de corte e 20% de coagulação e 3mV de potência, utiliza-se de um elétrodo de corte, preferencialmente o de alça redonda, ou arco, e remove-se todo o tecido de granulação com a espícula ungueal invaginada, se possível com um aplainamento das bordas laterais para melhor acomodação da lâmina.

Em seguida, congela-se com nitrogênio líquido com ponteira em *spray* aberta, realizando ciclo de cerca de 10 segundos (até o completo congelamento do tecido).

Em qualquer tipo de cirurgia escolhida, no pós-operatório imediato deve ser realizado curativo de contenção com antibiótico tópico e oclusão (dedo de luva estéril, gazes e esparadrapo).

Antes do início das técnicas, pode-se optar pelo uso de um garrote no artelho a ser operado, mais indicado para a técnica cirúrgica convencional e pelo menor tempo possível. Utiliza-se um dedo de luva estéril ou garrote de pano de uso infantil (Figura 81.6).

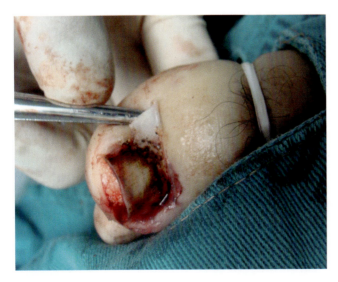

Figura 81.5 Pinçamento de matriz ungueal. (*Fonte*: Serviço de Dermatologia do Hospital Eduardo de Menezes.)

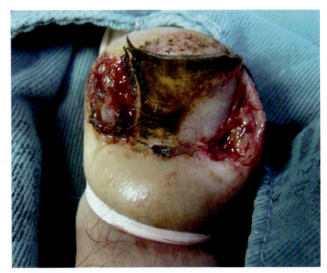

Figura 81.6 Garrote com dedo de luva. (*Fonte*: Serviço de Dermatologia do Hospital Eduardo de Menezes.)

CONSIDERAÇÕES FINAIS

Após estas breves considerações sobre o tema cirurgia de unhas é possível perceber que se trata de um campo pouco explorado e de vasto significado clínico e estético. Não existem segredos maiores ao realizar uma cirurgia em unhas do que no resto do tegumento, sendo necessário apenas um pouco mais de paciência e conhecimentos específicos por parte do médico. Finalmente, deve ser lembrado sempre que a afecção em uma unha pode ser extremamente dolorosa, tanto física como psicologicamente, devendo, desse modo, ser tratada com prioridade, e de maneira resolutiva.

Referências

Azulay Dermatologia. 5. ed. 9-10, 759-77.

Chiacchio ND. Um novo torniquete para cirurgia do aparelho ungueal. Surg Cosmet Dermatol 2010; 2(2)135-6.

Erdogan FG. A simple, pain free treatment for ingrown toenails complicated with granulation tissue. Dermatol Surg 2006; 32(11).

Ingrown tocnail. OrthoInfo. AAOS. orthoinfo.aaos.org/topic.cfm?topic=a0015A.

Loureiro WR. Doença das unhas. Disponível em: www.medicinanet.com.br.

Noël B. Surgical treatment of ingrown toenail without matricectomy. Dermatol Surg 2008; 34(1).

Persichetti P, Simone P, Li Vecchi G, Di Lella F, Cagli B, Marangi GF. Wedge excision of the nail fold in the treatment of ingrown toenail. Ann Plast Surg 2004; 52.

Reis CMS. Tratamento cirúrgico da onicocriptose: excisão do tecido mole circunjacente ao leito ungueal utilizando radioeletrocirurgia e criocirurgia. Surg Cosmet Dermatol 2010; 2(3):180-3.

Rounding C, Bloomfield S. Surgical treatments for ingrowing toenails. Cochrane Database Syst Rev 2005; 18(2):CD001541.

Vergara J, Heras S, Arribas JM. Anestesia locorregional (I): bloqueio digital. Cirurgía menor y procedimentos en medicina de família. Madrid: Jarpyo Editores, 2000.

82

Transplante Capilar

Carluz Miranda Ferreira

Pelos no corpo são herança de nossos ancestrais. Conferiam proteção. Embora possam ser considerados órgãos vestigiais, os pelos e o cabelo propriamente dito desempenham papel relevante na vida das pessoas. A simples maneira de cortar ou pentear os cabelos revela muito sobre cada indivíduo (comportamento, sexo, ocupação, *status*). Simbolicamente, os cabelos representam força, virilidade, personalidade, sensualidade e juventude. Portanto, a calvície pode significar não só a perda de cabelos, mas a de todos esses atributos descritos.

A calvície aflige o homem desde o início dos tempos. Atualmente, é motivo frequente das consultas em estética entre os indivíduos do sexo masculino, embora possa acometer ambos os sexos. A progressiva queda e diminuição no volume capilar pode causar grande prejuízo psicológico e social. São muito comuns relatos de casos em que o indivíduo evita compromissos sociais por não abrir mão do uso de bonés ou chapéus. Muitos pacientes criam artifícios para ocultar ou disfarçar a calvície. Há casos em que o paciente cria penteados inusitados na tentativa de esconder áreas calvas (Figura 82.1).

Muito se avançou em cirurgia de calvície desde o surgimento das cirurgias com *punches* até os dias de hoje.[1]

HISTÓRICO

Papiros egípcios, como os de Ebers e Hearst (4000 a.C.), apresentavam soluções ou fórmulas para o tratamento da queda do cabelo. Os ingredientes eram os mais inusitados: pata de cachorro, casco de asno, gordura de leão,

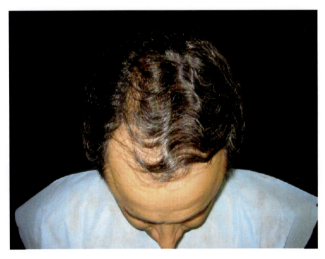 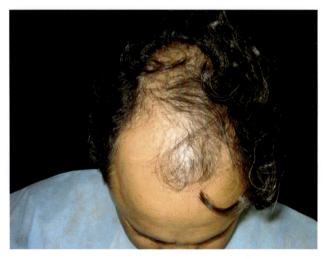

Figura 82.1 Indivíduo ocultando calvície por meio de penteado inusitado. (*Fonte*: autor.)

crocodilo, hipopótamo, cobra, cabrito. Esses unguentos eram friccionados contra o couro cabeludo, enquanto outros deveriam ser engolidos.

Ainda na Antiguidade, embora em período um pouco mais recente (46 a.C.), Cleópatra obrigava Júlio César a usar um bálsamo de ratos queimados, dente-de-cavalo, gordura de urso e medula de veado no intuito de curar sua calvície. Há relatos de que o imperador fazia seu penteado trazendo o cabelo das laterais com o objetivo de cobrir as áreas calvas. Clássico também era o hábito de usar sua coroa de louros com a finalidade de disfarçar sua calvície.

Galeno (150 d.C.) afirmava que a calvície era causada pela ingestão de cogumelos.

Nos idos de 460 a.C. Hipócrates, grego da ilha de Cós, indicava um cataplasma à base de cominho, fezes de pombos, rábano-silvestre e raiz-de-beterraba. Apesar de nos tempos antigos existirem muitas técnicas e fórmulas estapafúrdias, o pai da medicina fez observações válidas até os dias de hoje. Ele percebeu que crianças e eunucos não desenvolviam a alopecia androgenética.

Esse fato vem ao encontro da teoria moderna da fisiopatologia da calvície. A testosterona é degradada por uma enzima chamada 5α-redutase. O metabólito obtido (diidrotestosterona) age no folículo piloso dos indivíduos geneticamente suscetíveis, causando involução e queda capilar, provavelmente mediada pela adenilciclase.

Originada no Japão, com Okuda[2], a cirurgia moderna da calvície (transplante capilar) consistiu no transplante de fragmentos de couro cabeludo obtidos por meio de *punches*. Embora trabalhos de Okuda e outros autores orientais datem das décadas de 1930 e 1940, foi Orentreich[3] quem popularizou a técnica de transplante capilar no Ocidente, em 1950. Seu método com *punches* de 4mm foi empregado pelos cirurgiões de calvície até cerca de 1975. A década de 1960 marca o início da obtenção da área doadora por meio de faixas (*strips*).[4]

A partir de então, a técnica evoluiu para a confecção de enxertos menores e mais delicados. Os anos 1980 marcam, portanto, a época em que os enxertos obtidos a partir de *punches* de 4mm eram divididos ao meio ou em quatro partes. Embora representassem um avanço técnico, os enxertos ainda eram grosseiros e não garantiam naturalidade ao resultado.

Entretanto, foi Bob Limmer (Texas), em 1987, quem preconizou o uso do microscópio na dissecção dos enxertos, determinando grande avanço e refinamento na técnica ainda utilizada nos dias de hoje.[5]

DIAGNÓSTICO

Alopecia é o termo dado à perda parcial ou total de cabelos ou pelos em determinada região. Vários são os tipos e as causas de alopecia. A calvície propriamente dita corresponde a um tipo de alopecia: a alopecia androgenética, e representa 95% das causas de queda capilar em indivíduos do sexo masculino.

É importante que o diagnóstico seja preciso e a cirurgia bem indicada. Outras causas de alopecia não se constituem em boa indicação para transplante capilar. Por exemplo, destacam-se o eflúvio telógeno, desnutrição proteico-calórica, deficiência de ferro e zinco, estresse emocional, alterações hormonais (hipo ou hipertireoidismo), alterações metabólicas e uso de drogas.

O diagnóstico, na maioria das vezes, é clínico, a partir da avaliação do padrão e da maneira como se deu a queda capilar (exame físico e anamnese). Uma lupa pode auxiliar o diagnóstico. O uso de dermatoscópio pode ser útil na detecção precoce de sinais de miniaturização dos folículos, além de auxiliar a demonstração de resposta ao tratamento clínico.[6] Embora menos comum, a biópsia de couro cabeludo pode estar indicada para avaliação de outras causas de alopecia.

CLASSIFICAÇÃO

A calvície foi classificada por diversos autores. Em 1951, Hamilton apresentou sua classificação que, mais tarde (1975), foi modificada por Norwood,[7] a qual consiste na mais difundida e utilizada atualmente.

Ludwig propôs a classificação para o padrão feminino da calvície.

TRATAMENTO

As modalidades de tratamento clínico dificilmente determinam o restabelecimento das áreas calvas em que já houve atrofia completa do folículo. Com o tratamento clínico, normalmente se obtêm uma cessação da queda e um incremento no calibre e na qualidade daqueles fios em processo involutivo. O tratamento clínico não é o objetivo deste capítulo.

No que se refere ao tratamento cirúrgico, faz-se importante ressaltar o emprego de outras técnicas para restauração capilar, como o uso de retalhos de couro cabeludo com uso ou não de expansores de tecido e as ressecções de área calva. Essas técnicas ainda são aplicadas nos dias de hoje, mas não são o objetivo deste capítulo (Figura 82.2).[8]

TÉCNICA

Todas as técnicas cirúrgicas usadas para o tratamento de calvície se baseiam no conceito de utilização do cabelo localizado na região temporo-occipital como área doadora. Os folículos dessa região são então transferidos para as áreas calvas. A análise da escala de classificação de

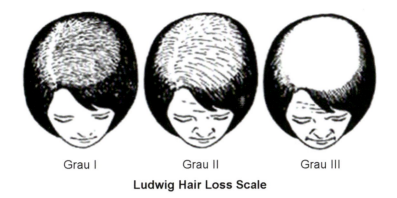

Figura 82.2 Classificação de Hamilton-Norwood da alopecia androgenética masculina. (Fonte: http:www.joriosantana.com.br/tipos--de-calvicie.html)

Norwood, revela, no grau mais avançado de calvície (grau VII), a manutenção dos fios de cabelo nas regiões temporal e occipital. Em outras palavras, esses setores do couro cabeludo parecem estar de alguma maneira blindados contra o efeito da diidrotestosterona.

A grande limitação técnica do transplante capilar se refere à densidade capilar (número de unidades foliculares de couro cabeludo por centímetro quadrado). A densidade capilar obtida após uma sessão de transplante capilar nunca será tão alta quanto a da área doadora (regiões occipital e temporal). Isso ocorre porque, tecnicamente, não é possível a colocação dos folículos muito próximos uns dos outros. O cirurgião que desrespeitar esse limite de espaço entre os enxertos pode prejudicar a "pega" destes devido a edema local e consequente redução do aporte circulatório. O paciente que desejar maior densidade capilar deverá ser orientado quanto à necessidade de submeter-se a uma segunda sessão. Considera-se que a densidade capilar padrão do couro cabeludo varie de 70 a 100 unidades foliculares por centímetro quadrado. Após a cirurgia de transplante capilar, espera-se a obtenção de uma densidade de, aproximadamente, 40 unidades por centímetro quadrado, o que corresponde à densidade cosmética ideal. Este, entretanto, é um conceito que varia de acordo com características do fio de cabelo (espessura, cor, tortuosidade, comprimento). Logo, um indivíduo com cabelo fino e liso pode aparentar ter menos densidade do que outro com cabelo crespo e grosso, ainda que ambos apresentem a mesma densidade capilar.[9]

Como citado previamente, foi grande o avanço das técnicas de transplante capilar. O sucesso do procedimento está intimamente relacionado com a sistematização da técnica e exige uma equipe numerosa, entrosada e bem--treinada. Tudo isso para garantir um menor tempo entre a saída do enxerto de sua área doadora e a chegada na área receptora. Quanto menor esse tempo, maiores serão a vitalidade desses enxertos e as chances de pega. Como se não bastasse a necessidade de material humano habilitado, a cirurgia de calvície exige hoje o emprego de tecnologia em instrumentos e equipamentos, como, por exemplo, microscópios e lupas. Sendo assim, cada vez mais o transplante capilar torna-se uma cirurgia que merece ser realizada por centros de referência em cirurgia de calvície. Dificilmente será realizado por um profissional que o executa esporadicamente.

PREPARO

O paciente é fotografado para documentação e, a seguir, são marcadas, com caneta específica, a área receptora (desenho da linha anterior) e a área doadora na região occipital (desenho da faixa a ser ressecada).

A linha anterior deve ser propositalmente desenhada de maneira irregular, de modo a conferir naturalidade. Não pode ser muito baixa, embora muitos pacientes o solicitem, e deve correr obliquamente, determinando a manutenção das "entradas" (Figura 82.3).

A espessura da faixa de couro cabeludo em região occipital é determinada pela elasticidade, a qual é avaliada por palpação. O cabelo é cortado para facilitar a marcação e o ato cirúrgico propriamente dito.

ANESTESIA

A cirurgia é realizada sempre sob sedação, assistida por anestesista, em ambiente cirúrgico e em regime de hospital-dia. Com o paciente monitorado, em decúbito dorsal, dorso elevado a 30 ou 40 graus, faz-se antissepsia com cloroexidina degermante e alcoólica e colocação de campos cirúrgicos.

A anestesia é local e locorregional com bloqueio dos nervos supratrocleares e supraorbitários. Diversas soluções anestésicas são descritas na literatura, sendo importante que contenham adrenalina para vasoconstrição e melhores condições de hemostasia. Além disso, a tumescência causada pela infiltração favorece a dissecção cirúrgica.

CIRURGIA

O couro cabeludo é incisado segundo marcação prévia descrita anteriormente. A diérese é realizada de modo propositalmente biselado, seguindo a direção dos fios de cabelo e, portanto, evitando lesão dos folículos. O fechamento da ferida deve ser feito sem tensão, para evitar o alargamento da cicatriz. A técnica da sutura tricofítica pode ser utilizada com o objetivo de promover

o crescimento de cabelo na cicatriz de modo a ocultá-la ainda mais.[10]

Enquanto a hemostasia é realizada, a amostra de couro cabeludo é encaminhada a outra parte da equipe que, munida de microscópios ou lupas, procede à dissecção e ao preparo dos enxertos.

Uma vez confeccionados, os enxertos são colocados na região calva a ser tratada, iniciando na linha anterior e avançando em direção posterior.

O refinamento técnico e a arte do procedimento se manifestam por meio do cuidado e zelo durante a colocação dos enxertos. A inclinação correta varia de acordo com a região do couro cabeludo e mimetiza o cabelo natural. Um intervalo mínimo entre um e outro enxerto deve ser respeitado a fim de promover circulação sanguínea adequada.

Nas linhas posteriores, podem ser utilizados enxertos com três ou quatro fios, para proporcionar melhor densidade cosmética.

EXTRAÇÃO DE UNIDADE FOLICULAR

A extração de unidade folicular (*follicular unit extraction* [FUE]) corresponde à modalidade cirúrgica que teve como origem a antiga técnica dos *punches*.[5] Em outras palavras, com o aprimoramento técnico, os enxertos passaram a ser obtidos com *punches* de diâmetro cada vez menor. A evolução da técnica determinou a coleta individualizada da unidade folicular por meio de *micropunches*.

Apresenta a vantagem de evitar a cicatriz linear na área doadora, o que deve ser avaliado com critério, uma vez que, com o advento das suturas tricofíticas, as cicatrizes resultantes do método clássico (*strip*) são inconspícuas e de excelente qualidade. Em contrapartida, haverá múltiplas cicatrizes puntiformes no método FUE.

O método FUE apresenta como desvantagem um tempo cirúrgico aumentado com curva de aprendizado longa. Para minimizar esses aspectos, acrescentou-se à técnica o uso de equipamentos para automatização da coleta e armazenamento dos enxertos.[11] Há que se considerar, também, que no método clássico os folículos são dissecados e separados sob visão de aumento direta, por meio de lupas ou microscópios.

Enfim, toda técnica cirúrgica apresenta vantagens e desvantagens, sendo importante que o cirurgião domine e execute aquela em que acredita e que pode oferecer melhores resultados para seu paciente.

CASOS CLÍNICOS

Todos os pacientes apresentados nas Figuras 82.3 a 82.7 foram operados pelo autor e autorizaram a apresentação das fotos nesta obra.

Capítulo 82 • Transplante Capilar

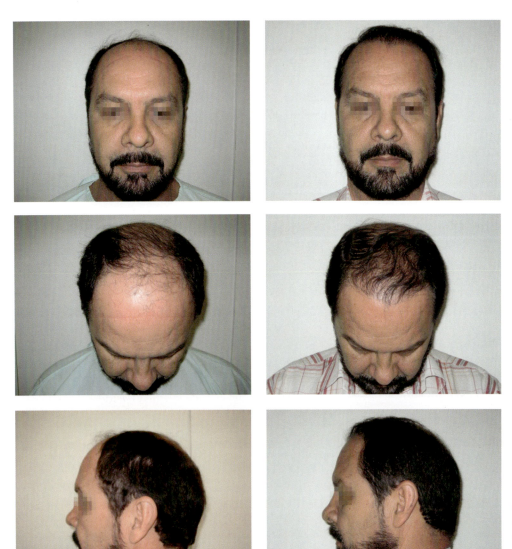

Figura 82.3 Paciente em pré e pós-operatório de 1 ano, visto em diferentes ângulos. Resultado obtido após uma sessão de transplante capilar. (*Fonte*: acervo do autor.)

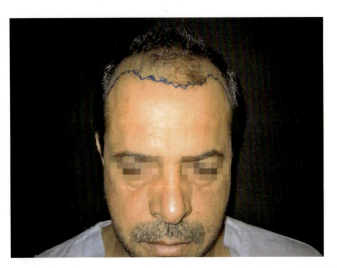
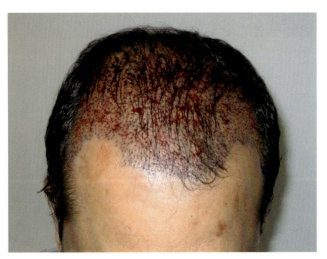

Figura 82.4 Paciente com detalhe da marcação pré-operatória da linha anterior e o aspecto pós-operatório imediato. (*Fonte*: acervo do autor.)

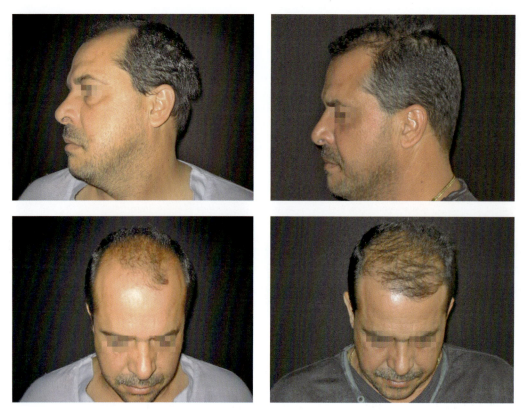

Figura 82.5 Paciente em pré e pós-operatório de 1 ano, visto em diferentes ângulos. Resultado obtido após uma sessão de transplante capilar. (*Fonte*: acervo do autor.)

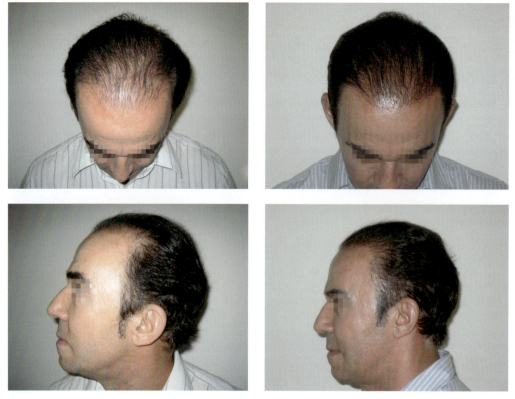

Figura 82.6 Paciente em pré e pós-operatório de 1 ano e meio, visto em diferentes ângulos. Resultado obtido após uma sessão de transplante capilar. (*Fonte*: acervo do autor.)

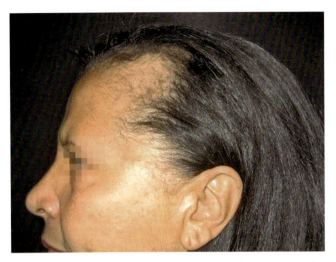
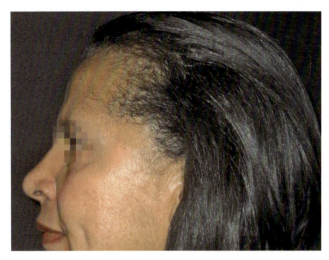

Figura 82.7 Paciente do sexo feminino em pré e pós-operatório de 8 meses, vista em perfil. Resultado obtido após uma sessão de transplante capilar. (*Fonte*: acervo do autor.)

COMPLICAÇÕES

Intercorrências, as quais não podem ser consideradas complicações, podem ocorrer com frequência, como sangramento de discreto a moderado (principalmente em área doadora), edema e dor. O edema ocorre na maioria dos pacientes e pode ser atenuado com o uso de cabeceira elevada, aplicação local de gelo ou compressas frias e uso de anti-inflamatórios. A dor incomoda nas primeiras 24 ou 48 horas e está relacionada com a tração da sutura em área doadora.

Infecções são raras, se seguidos todos os padrões de antissepsia e técnica cirúrgica. Antibiótico profilático normalmente é utilizado.

Eflúvio telógeno decorrente do estresse cirúrgico é muito comum (95%). O paciente deve ser orientado e tranquilizado por tratar-se de um evento transitório.

Hipoestesia ou anestesia de couro cabeludo pode ocorrer em virtude do trauma aos nervos sensitivos do couro cabeludo. Raramente é definitiva.

Cistos de inclusão epidérmica podem ocorrer com certa frequência. Entretanto, o manejo no pós-operatório é simples, por meio de drenagem.

Cicatrizes inestéticas podem ocorrer, quando há grande tensão na síntese do couro cabeludo. Técnicas atraumáticas associadas a sutura por planos e sutura tricofítica garantem cada vez mais resultados cicatriciais de boa qualidade.

CÉLULAS-TRONCO

Ultimamente, em diversos campos da medicina são apresentadas pesquisas e estudos para tratamento de múltiplas afecções por meio de técnicas de engenharia genética.

As células-tronco embrionárias podem, mediante determinado estímulo, dar origem a células do ectoderma, endoderma ou mesoderma (células pluripotentes) ou, ainda, dar origem a um número limitado de células especializadas (células multipotentes).

Como citado previamente, o transplante capilar teve o Japão como berço, no final da década de 1930. Também no Japão, os pesquisadores têm demonstrado pioneirismo nas pesquisas com células-tronco. Em 2012, Takashi et al. publicaram um estudo em que conseguiram promover o crescimento de pelos em ratos glabros (Figura 82.8).[12] A pesquisa foi realizada com pelos de rato e cabelo humano. As células-tronco foram obtidas a partir do folículo piloso e transplantadas por via intracutânea. Os pelos, além de apresentarem crescimento adequado, eram capazes de se contrair (piloereção) após estímulo. Isso demonstrou cone-

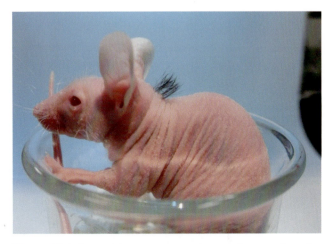

Figura 82.8 Rato glabro apresentando crescimento de pelos a partir do transplante de células-tronco. (*Fonte*: Takashi et al., 2012.[12])

xão do folículo à inervação e ao músculo eretor do pelo, o que se confirmou histologicamente.

Esse trabalho científico ilustra o avanço tecnológico na medicina aplicada à tricologia e à cirurgia de calvície. Apesar de todas as restrições éticas existentes na pesquisa de células-tronco, esta e uma realidade e representa o futuro da terapêutica da calvície. Embora essa tecnologia não esteja ao alcance da prática diária atualmente, o cirurgião de calvície deve estar atento às inovações científicas e oferecer o que há de melhor e mais seguro a seu paciente.

Referências

1. Shiell, RC. A review of modern surgical hair restoration techniques. J Cutan Aesthet Surg 2008 January; 1(1):12-6.
2. Okuda S. Clinical and experimental studies on transplanting of living hair (in Japanese). Jpn J Dermatol 1939; 46:135-8.
3. Orentreich N. Autografts in alopecias and other selected dermatological conditions. Ann NY Acad Sci. 1959; 83:463.
4. Curi M. Tratamento da calvície masculina com mini-enxertos. Revista da Soc Bras Cir Plast 1990; 23(5):68.
4. Vallis CP. The strip scalp graft. Clin Plast Surg 1982; 9:229.
5. Limmer BL. Follicular holocaust. Hair Transplant Forum Int 1998; 8:5-11.
6. Ramos LD et al. Achados dermatoscópicos na alopecia androgenética feminina. An Bras Dermatol [online] 2012; 87(5):691-4.
7. Norwood OT. Male pattern baldness: classification and incidence. So Med J 1975; 68:1.359-65.
8. Anderson, RD, Engen TB. Hair restoration using flaps. In: Achauer BM (edits. Plastic Surgery. 1. ed., Orange, Mosby, Inc., 2000.
9. Limmer BL. The density issue in hair transplantation. Dermatol Surg 1997; 23:747-50.
10. Marzola M. In: Haber R, Stough DB eds. Single scar harvesting technique in hair transplantation. Philadelphia: Elsevier Saunders, 2006:83-5.
11. Rassman WR, Bernstein RM. Rapid fire hair implanter corousel: a new surgical instrument for the automation of hair transplantation. Dermatol Surg 1998; 24:623-7.
12. Takashi T et al. Fully functional hair follicle regeneration through the rearrangement of stem cells and their niches. Nature Comm

83

Subcisão

Leonardo Oliveira Ferreira
Roberta Patez Figueiredo

A subcisão (do inglês *subcision = subcutaneous incisionless surgery*, ou, em português, cirurgia subcutânea sem incisão) consiste no descolamento dos fios de cicatrizes fibróticas encontrados na camada epidérmica que escora a cicatriz até o tecido subcutâneo. Trata-se de técnica cirúrgica utilizada, principalmente, para abordagem de cicatrizes deprimidas na face e corpo e tratamento da paniculopatia edematofibroesclerótica (PEFE), mais conhecida como celulite. A técnica objetiva a realização de um pequeno corte nos anexos fibrosos localizados abaixo da cicatriz no nível subdérmico, a fim de levantar a cicatriz e induzir a formação de tecido conjuntivo mediante um processo fisiológico. Essa técnica cirúrgica é útil nos tratamentos de cicatrizes de acne, cicatrizes deprimidas, rugas, alguns tipos de estrias, celulite e, também, em algumas formas de cicatrizes mais profundas, que podem ser combinadas com outras técnicas, como preenchimentos, no caso da celulite, e *peelings* e *laser* de CO_2 fracionado, no caso das estrias.[1]

A agulha BD Nokor™ 18G1½ MTW, o instrumento de escolha para a realização da técnica, deve ser introduzida no espaço subcutâneo paralelo à pele, sobre o botão anestésico de lidocaína a 2% com vasoconstritor de preferência, fazendo movimentos para trás e para a frente com o objetivo de liberar a pele. Com esse movimento a depressão é levantada.[1]

Na face, o local mais usualmente tratado com a subcisão é a região zigomática dos pacientes com cicatrizes de acne retráteis e sulco nasogeniano, mais conhecido como bigode chinês. A face é ricamente suprida por artérias, cujos ramos terminais se anastomosam livremente. As artérias superficiais da face são derivadas das artérias carótidas externas. A artéria facial é a principal artéria da face.[10]

A realização de subcisão nas regiões temporal e frontal deve ser desencorajada, pois a primeira inclui a área onde o ramo temporal do nervo facial corre sob a camada da fáscia temporoparietal (SMAS), tendo emergido de baixo da parótida, no nível do zigoma, em seu trajeto para inervar o músculo frontal. Tipicamente, a função do orbicular das pálpebras é poupada após lesão do ramo temporal, uma vez que o músculo recebe inervação dupla, na forma de uma segunda inervação proveniente dos ramos zigomáticos inferiormente. Do ponto de vista clínico, o lado afetado da fronte fica paralisado, com consequentes ptose da testa, assimetria das sobrancelhas e ausência assimétrica de movimento nesse lado da fronte. Já a região frontal inclui os nervos supraorbitário e supratroclear, que são ramos da primeira divisão do nervo trigêmeo (V nervo craniano). Esses dois nervos são suscetíveis de lesão quando emergem dos forames ósseos, onde estão mais aderidos e são movimentados ou distendidos com menos facilidade. Embora o nervo supraorbitário dirija-se profundamente ao músculo corrugador, na verdade o nervo supratroclear pode ser cortado facilmente durante a secção do músculo corrugador, o que constitui um tratamento comum para as "linhas franzidas" durante a realização de uma cirurgia plástica frontocoronal. A lesão desses nervos resulta em dormência ou, no caso de um neuroma, em disestesia dolorosa da fronte medial, do couro cabeludo, da pálpebra superior e do dorso do nariz.[3]

O número de sessões de subcisão para correção de um defeito dependerá da profundidade, do tamanho, da localização e, também, da capacidade de o indivíduo formar colágeno. A maioria das rugas e cicatrizes responde a esse tratamento em três a seis sessões, com um intervalo médio de 45 dias entre as sessões.[4] Ocorre melhora importante já após a primeira sessão.

As complicações dessa técnica incluem: dor, hematomas, endurecimento, inchaço e hiperpigmentação.[1] Algumas precauções devem ser tomadas para garantir que a anestesia utilizada seja suficiente para o conforto do paciente, como, por exemplo, a região pré-auricular, que fica perto dos nervos superficiais.[1]

Hematomas e equimoses podem ocorrer quando os vasos mais calibrosos são seccionados. Os pacientes com pele mais fina e vasos superficiais são mais propensos a essas complicações.[4]

A anastomose, por exemplo, é ricamente suprida pelas artérias facial (a principal artéria da face), temporal e transversa. As veias externas da face anastomosam-se livremente e são drenadas por veias que acompanham as artérias. As veias supratroclear, supraorbitária, temporal superficial e retromandibular também fazem parte da vascularização da face.[2] Para o tratamento dos hematomas, preconiza-se sempre a utilização domiciliar de derivados da escina, como o Reparil gel®, que atua sobre os distúrbios vasculares periféricos e sobre o edema. O paciente é orientado a massagear a área tratada até três vezes ao dia, por até 2 semanas, a fim de minimizar equimoses e hematomas. O uso excessivo do gel poderá lesionar a pele do paciente em virtude do veículo alcoólico.

TRATAMENTO DA CELULITE

A celulite, ou PEFE, é caracterizada por uma camada espessa de gordura hipodérmica, associada a lóbulos de gordura que se estendem para a derme.[5] Consequência de alterações que se desenvolvem no sistema linfático, causa acúmulo de substâncias no tecido subcutâneo, particularmente no interstício celular. Essas alterações podem ser influenciadas por hormônios ou por qualquer outro mecanismo que predisponha o acúmulo de líquido por um indivíduo.[6] Um problema comum entre as mulheres, caracteriza-se por alterações no relevo da superfície da pele, dando-lhe um aspecto de casca de laranja. Os hormônios femininos e a predisposição genética são alguns dos fatores que afetam esse sistema.[7]

Nas mulheres, a espessura da epiderme e da derme é menor em comparação ao sexo masculino, além de apresentar maior número de papilas adiposas, de onde emergem glândulas sudoríparas, folículos pilosos e vasos sanguíneos.[4]

Com base na gravidade clínica, a celulite pode ser dividida em três categorias: o grau I é caracterizado por pele lisa, sem ondulações com o paciente na posição de ortosta-

tismo, mas que apresenta aspecto em casca de laranja; no grau II, a celulite é visível em ortostatismo, mas desaparece na posição supina; no grau III, os pacientes apresentam ondulações em pé e na posição supina, podendo ser exacerbadas pelo pinçamento da pele.[8] Essas alterações topográficas da pele ocorrem em áreas do corpo onde os depósitos de gordura parecem estar sob a influência do estrógeno, principalmente quadris, glúteos, coxas e abdome. Atualmente, não há cura eficaz para a celulite.[6] A perda de peso ajuda a diminuir a gravidade da celulite, porém, em indivíduos obesos, a pele não parece sofrer grandes alterações. Em análise histológica, observou-se que os lóbulos de gordura retraem para fora da derme com a perda de peso.[7]

Técnica útil para o tratamento da celulite de graus II e III, a subcisão não está indicada para a celulite de grau I. Melhora o aspecto da celulite por três mecanismos: começa pela secção dos septos, eliminando a tração que impõem à pele; em seguida, o trauma cirúrgico estimula a formação de um novo tecido conjuntivo, promovendo elevação da área tratada e funcionando como uma espécie de "preenchimento autólogo; por último, a incisão dos septos conjuntivos possibilita a redistribuição da gordura e das forças de tração e tensão entre os lóbulos.[4]

Algumas complicações do procedimento podem ocorrer, como a formação de hematomas. Isso vai depender do tamanho da área tratada e dos mecanismos de coagulação. O pequeno trauma acaba seccionando os vasos sanguíneos localizados junto aos septos e leva ao hematoma.[4]

TRATAMENTO DE SULCOS DA FACE E RUGAS

A subcisão também é uma técnica útil para o tratamento das linhas, rugas e sulcos faciais decorrentes de fotoenvelhecimento, flacidez, linhas do sono e envelhecimento intrínseco. Rugas mais profundas, como o sulco nasogeniano, têm na subcisão uma boa opção de tratamento. Nessa área existem septos do sistema musculoaponeurótico superficial (SMAS) que determinam e agravam as alterações do relevo. A excisão intradérmica e subepidérmica dos septos conjuntivos do SMAS elimina a tração que os septos exercem sobre a pele e promove elevação da área tratada (nesse caso, dos sulcos e rugas). Os septos formam traves fibrosas que saem do músculo e atravessam o subcutâneo, inserindo-se na derme reticular.[4]

TRATAMENTO DA ACNE

Alterações na queratinização do folículo são componentes integrais para a patogênese da acne vulgar. A filagrina, uma proteína importante na diferenciação epidérmica, contribui para a integridade estrutural e funcional do estrato córneo. Nas lesões de acne, ocorre aumento na expressão de filagrina nos queratinócitos que revestem o folículo.[4] As cicatrizes de acne continuam sendo um desafio para os médicos e pacientes. É essencial para o clínico escolher uma maneira efetiva que atinja a profundidade adequada das cicatrizes superficiais e profundas,[10] as quais estão associadas a constrangimento social e problemas psicológicos. Essas cicatrizes podem ser de diferentes tipos e podem ser classificadas, de acordo com sua morfologia, como *box scar*, *icepick* e *rolling*. As *box* (ou *boxed*) *scars* representam cicatrizes mais planas e rasas. As demoninadas *icepick*, ou cicatriz em forma de furador de gelo, são pequenas, bem-definidas e muito mais profundas. Já as cicatrizes do tipo *rolling* representam lesões cuja superfície parece ondulada, nas quais a depressão é provocada por um feixe de fibras vertical preso na camada mais profunda da pele, como uma prega feita para colocação de botões em almofadas.

Desse modo, pode-se escolher o tratamento mais adequado de acordo com o tipo da lesão. A cicatrização cutânea é o produto final da cura. A subcisão consiste em um método eficaz e econômico para o tratamento das cicatrizes de acne. Essa técnica libera o processo fibroso da derme. Em uma sessão, são esperados de 15% a 30% de correção. O enrugamento da superfície da cicatriz ocorre de 5 a 10 dias após a subcisão. O enrugamento da superfície da cicatriz é um bom sinal. A subcisão não é 100% eficaz, mas promove melhora permanente. Deve-se ter em mente a possibilidade de hematoma persistente e nódulo subcutâneo.[11]

CONTRAINDICAÇÕES

As contraindicações foram divididas em absolutas e relativas. As absolutas são infecções ativas no local, ou em áreas próximas, e cicatrizes de acne do tipo *icepick*. As relativas são: distúrbios de coagulação, cicatrizes atróficas e hipertróficas e queloides. Outros autores destacaram, como contraindicação relativa, o uso de medicamentos que possam alterar a coagulação.[6]

Edema e infecções secundárias podem ocorrer. Para evitar, preconiza-se sempre o uso de azitromicina, 500mg, um comprimido por via oral, uma vez ao dia, por 3 dias. Se o edema for muito intenso, pode-se aplicar uma ampola intramuscular de dipropionato fosfato dissódico de betametasona (p. ex., Duoflam® injetável) no paciente imediatamente após a realização da técnica.

Referências

1. Alsufyani MA, Alsufyani MA. Subcision: a further modification, an ever continuing process. Dermatol Res Pract 2012; 2012:685347.
2. Moore KL. Anatomia orientada para a prática clínica. 5. ed. Rio de Janeiro: Guanabara Koogan, 2007.
3. Seckel BR. Zonas faciais de perigo: evitando a lesão de nervos em cirurgia plástica facial. Rio de Janeiro: Di Livros. 1998.
4. Kede MPV, Sabatovich O. Dermatologia estética. 2 ed. Rio de Janeiro: Atheneu, 2009.
5. Di Bernardo BE. Treatment of cellulite using a 1440-nm pulsed laser with one-year follow-up. Aesthet Surg J 2011; 31(3): 328-41.
6. de Godoy JM, de Godoy MF. Treatment of cellulite based on the hypothesis of a novel physiopathology. Clin Cosmet Investig Dermatol 2011; 4:55-9.
7. de Godoy JM, Groggia MY, Ferro Laks L, Guerreiro de Godoy Mde F. Intensive treatment of cellulite based on physiopathological principles. Dermatol Res Pract 2012; 2012:834280.
8. de Godoy JM, de Godoy MF. Evaluation of the prevalence of concomitant idiopathic cyclic edema and cellulite. Int J Med Sci 2011; 8(6):453-5.
9. Thiboutot D, Del Rosso JQ. Acne vulgaris and the epidermal barrier: is acne vulgaris associated with inherent epidermal abnormalities that cause impairment of barrier functions? do any topical acne therapies alter the structural and/or functional integrity of the epidermal barrier? J Clin Aesthet Dermatol 2013 Feb; 6(2):18-24.
10. Kandhari R, Kandhari S. Non ablative fractional photothermolysis for atrophic acne scars. J Cutan Aesthet Surg 2012 Oct; 5(4):287-9.
11. Vaishnani JB. Subcision in rolling acne scars with 24G needle. Indian J DermatolVenereol Leprol 2008 Nov-Dec; 74(6):677-9.

84

Microagulhamento

Juan Carlos López
António Manuel Margarido Gormicho Boavida

Microagulhamento, ou *needle dermabrasion*, consiste em um procedimento terapêutico para indução de colágeno e admnistração percutânea de ativos. Trata-se de uma técnica médica minimamente invasiva, não ablativa, que se utiliza de um instrumento composto por um cabo conectado a um cilindro de resina especial, rotatório, cravejado de microagulhas atraumáticas com comprimento variável (entre 0,2 e 3mm) e diâmetro médio de 0,1mm (Figura 84.1).

Cada cilindro pode ter entre 75 e 514 agulhas colocadas em cerca de 25 fiadas e aplicadas em um ângulo médio de 14,5 graus. Os instrumentos com maior número de agulhas apresentam, em geral, menor e mais difícil penetração; consequentemente, menor será o resultado clínico.

O instrumento (*roller* ou cilindro de microagulhas [CMA]) é movimentado ("rolamento") sobre a região de pele a ser tratada com dois diferentes objetivos: aumento da penetração de princípios ativos tópicos (criando verdadeiros "poros") e estimulação de colágeno (para rejuvenescimento cutâneo e tratamento de cicatrizes).

O movimento de vaivém é realizado nos sentidos vertical, horizontal e nas duas diagonais, resultando em 125 (10 passadas) a 198 (15 passadas) perfurações.

O CMA para estimulação de colágéno (com agulhas de 0,5mm ou maiores) deve ser utilizado por médicos habilitados e exige cuidados de assepsia/antissepsia cirúrgicos e o uso de diferentes tipos de anestesia (na maioria das vezes tópica) e, eventualmente, sedação e/ou prescrição de analgésicos, em situações muito especiais. Até 0,3mm, o CMA pode ser considerado de uso domiciliar ou cosmético.

HISTÓRICO

Em 1997, um cirurgião plástico canadense, Andre Camirand, relatou sua observação de que pacientes que recorreram a tatuagem cosmética para cobrir cicatrizes faciais hipocrômicas apresentavam melhora na textura e na cor das cicatrizes, mesmo depois que o pigmento utilizado já houvesse desaparecido. Concluiu que a microagulha, utilizada na tatuagem, era capaz de romper o colágeno cicatricial e promover uma neoformação de colágeno organizado, bem como uma estimulação da melanogênese.[1]

Camirand descreve a técnica como uma tatuagem sem pigmento e a denomina *needle dermabrasion*, informando que se trata de uma técnica simples, segura e com resultados consistentes, indicada para cicatrizes atróficas e hipertróficas.

INDICAÇÕES

- Na aplicação e no aumento da eficácia de princípios ativos, como ácido hialurônico, vitamina A, vitamina C (ascorbato) e diversos fármacos hidrossolúveis no tratamento de alopecia, melasma, discromias, flacidez etc.
- Como terapia de indução de colágeno e elastina: sequelas de acne, estrias, cicatrizes, rugas e fotoenvelhecimento.
- As principais zonas a tratar são: face, pescoço, colo, braços, mãos, abdome e couro cabeludo.

CONTRAINDICAÇÕES

São contraindicações: neoplasias, acne ativo, eczema, psoríase, rosácea ativa, áreas infectadas, feridas abertas e uso de anticoagulantes.

Constituem contraindicações relativas: preenchimento com *filler* permanente, tendência a queloides, uso de ácido acetilsalicílico e ginkgo biloba e alguns transtornos psicológicos e/ou psiquiátricos.

O microagulhamento é usado para aumento da penetração cutânea de ativos.

A absorção cutânea refere-se à penetração da substância entre as várias camadas, enquanto a percutânea consiste na passagem através da pele e para o interior dos vasos.

A camada córnea contém água e lipídios. Lipídios polares e não polares representam uma verdadeira barreira para a penetração de ativos hidrossolúveis e moléculas grandes.[2] Seus principais constituintes são: ceramidas (50%), gorduras (26%) e colesterol (20%).

Consequentemente, a pele absorve, preferencialmente, moléculas lipossolúveis em base aquosa, porque a camada de queratina também é composta por água.[3]

Ainda, a pele exposta a radiação UV, nomeadamente a face, apresenta maior concentração de lipídios no extrato córneo, o que reduz ainda mais a penetração de compostos hidrofílicos.[3,4]

Utilizando-se CMA de 0,2mm (e eventualmente 0,3 e 0,5mm), o microagulhamento permite a criação de milhares de "poros" na barreira cutânea, sem sangramento ou dor, já que o tamanho reduzido da agulha não é suficiente para promover estimulação nervosa ou lesão vascular na derme.[2]

Polímeros como o ácido hialurônico (AH) apresentam alto peso molecular e, portanto, mínima penetração transdérmica. O uso de *rollers* de 0,5mm é suficiente para aumentar a difusão de um composto em até 72.000Da. A maioria dos AH de uso cosmecêutico tem apenas 2.000Da. Portanto, o microagulhamento proporciona um aumento eficaz na penetração de ativos sem a necessidade de alterações na concentração de ativos ou na viscosidade dos cosmecêuticos e a utilização de pequenas doses.[4]

O melasma pode ser considerado um distúrbio crônico pigmentar da pele e apresenta difícil manejo. Em geral, para o tratamento é necessário o uso de ativos despigmentantes hidrossolúveis, como a vitamina C e a hidroquinona. Fabbrocini et al. demonstraram que o uso do *roller* de 0,5mm no consultório, seguido do uso contínuo e domiciliar de CMA de 0,2mm, acompanhado da aplicação de *serum* despigmentante, promove ação terapêutica superior ao uso do fármaco isolado.[5]

Em estudos realizados em pele humana, a perda de água transepidérmica (TEWL, *transepidermal water loss*) foi maior imediatamente após o procedimento, provavelmente indicando a abertura maior do "poro", e reduziu rapidamente ao longo da primeira hora.[6] Estudos realizados com calceína (fluorescência) em animais *in vivo* determinaram que o tempo estimado de permanência do poro varia entre um máximo de 8 e 12 horas, dependendo no comprimento da agulha utilizada.[7]

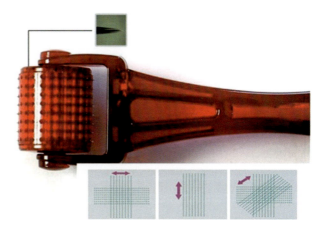

Figura 84.1 *Roller "premium"* de origem coreana (DermaQ®) – 196 agulhas. No detalhe, a foto da ponta da agulha atraumática. No desenho esquemático, os diferentes sentidos de rolamento.

Como agulhas maiores resultam em maior tempo para o fechamento do "poro", conclui-se que a penetração do ativo também será maior.[7]

Detalhe importante é que a oclusão do local tratado com o CMA por filme plástico pode prolongar a penetração de ativos por até 22 horas. Nesse contexto, utiliza-se um CMA previamente à aplicação do creme anestésico e, em seguida, a oclusão com filme plástico aumenta de modo muito importante sua eficácia.

PROCESSO NORMAL DE REGENERAÇÃO CUTÂNEA

Na pele normal, as células são banhadas pelo plasma, mas, quando ferida, desenvolve-se a formação de *serum* no local. Conforme a ferida cicatriza, ocorre um retorno progressivo de *serum* ao plasma. O *serum* humano promove seletivamente a migração de células da epiderme e "bloqueia" a migração de células da derme.

Transforming growth factor beta 3 (TGF-β3) é uma citocina envolvida nos processos de diferenciação celular, embriogênese e controle dos processos de reparação tecidual de feridas. O TGF-β3 está presente em grande quantidade no *serum* e é praticamente indetectável no plasma.[8]

Quando a pele é lesionada, a migração de queratinócitos epidérmicos nos bordos da lesão inicia-se em horas, enquanto a migração dos fibroblastos permanece indetectável por dias. Esse "tráfego" celular é necessário, uma vez que a reepitelização deve ocorrer primeiro, antes da remodelagem dérmica. Alterações nesse mecanismo podem causar atraso na cicatrização (feridas crônicas) ou cicatrização hipertrófica. O TGF-β3 é o responsável por, seletivamente, impedir a migração de células da derme antes da completa reepitelização.[9]

MICROAGULHAENTO PARA O REJUVENESCIMENTO CUTÂNEO (INDUÇÃO DO COLÁGENO)

Melhorar a hidratação, a textura, a luminosidade, a cor, enfim, combater o fotoenvelhecimento, são objetivos importantes em tratamentos dermatocosméticos.

Os tratamentos ablativos, como os *peelings* químicos e o *resurfacing* a *laser*, promovem necrose tecidual, enquanto outros, como a dermoabrasão, removem a epiderme (ferida aberta) para atingir a derme papilar e promover, assim, o mecanismo de reparação de feridas em cascata.

O microagulhamento permite estimular a expressão dos genes envolvidos na remodelagem da matriz extracelular epidérmica e dérmica, como os fatores de crescimento epidérmico, do fibroblasto e endotelial.[10]

A indução de colágeno percutâneo (ICP) por meio do microagulhamento ocorre pelo mecanismo inflamatório da reparação de feridas em cascata, mas sem remoção da epiderme. Plaquetas e, eventualmente, neutrófilos (resultantes do sangramento e da formação de *serum*) liberam fatores de crescimento como TGF-α e TGF-β, que aumentam a produção da matriz intercelular (colágeno III, elastina e glicosaminoglicanos). Colágeno III será convertido em colágeno I ao longo de semanas e meses (mais resistente e com duração entre 5 e 7 anos).

Esses achados são compatíveis com o estudo retrospectivo de 480 pacientes realizados por Aust et al., em pacientes com cicatrizes, rugas e estrias.[11] Pacientes e médicos relataram melhora progressiva ao longo dos meses, atingindo o máximo após 1 ano de tratamento, tanto histológica como clinicamente.

Além da melhora do colágeno, estudo realizado em queimados evidenciou aumento da espessura da epiderme em 45% após 1 ano e 140% em pele saudável.

Discromias são frequentes após destruição da epiderme, como ocorre nos tratamentos ablativos. A produção de espécies reativas de oxigênio (ROS) quando da exposição a *lasers* para rejuvenescimento tem como efeitos negativos a hiperemia prolongada e hiperpigmentações.[12]

O fato de não haver remoção da epiderme minimiza o contato com o ar, reduzindo, assim, a formação de ROS. Nenhum estudo clínico sobre microagulhamento referiu aumento de discromias. Aust et al. estudaram os efeitos do microagulhamento sobre os melanócitos e os mediadores envolvidos na formação das discromias pós-inflamatórias. O número de melanócitos não sofreu alteração, houve aumento da interleucina-10 e a expressão do gene MC1R (receptor melanocortin 1), código para o hormônio de estimulação dos melanócitos, apresentou discreta redução de expressão.[13]

Esses achados explicam a virtual inexistência de hiperpigmentação pós-inflamatória nos tratamentos de microagulhamento; por outro lado, diversos autores relataram melhora de discromias (Figura 84.2).

TRATAMENTO DE CICATRIZES

A principal causa das cicatrizes atróficas faciais é a acne vulgar (outras causas são varicela, herpes e traumáticas).

As cicatrizes de acne representam uma condição clínica usualmente acompanhada de baixa autoestima e outras alterações psicológicas. As opções efetivas de tratamento para essa condição, como *resurfacing* a *laser* ou dermoabrasão, estão associadas a elevada morbidade e longo período de recuperação.[14] Outras técnicas menos agressivas, como microdermoabrasão ou *lasers* fracionados, apresentam baixa eficácia.[15]

Diversos estudos disponíveis na literatura mundial têm documentado a melhora clínica e histopatológica de cicatrizes após o tratamento com RMA.[16,17]

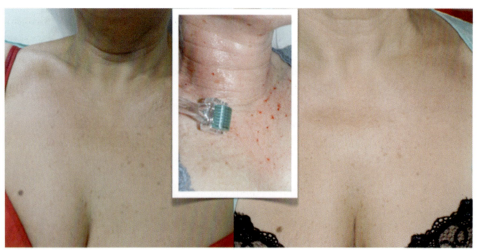

Figura 84.2. Fotoenvelhecimento do colo. Antes, durante e após 40 dias. Note a melhora das hipercromias e textura (*Fonte*: acervo do autor.).

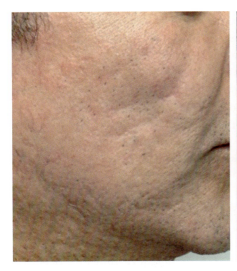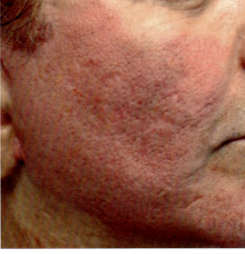

Figura 84.3 Paciente com cicatrizes de acne já tratadas com cinco sessões de *laser* (CO_2) sem melhora significativa. Fotos pré-procedimento e 1 hora após o tratamento. Note a superficialização das cicatrizes. (*Fonte*: acervo do autor.)

Em recente estudo clínico (2009), o grau de melhora de cicatrizes atróficas faciais foi avaliado como excelente por 80% dos pacientes (72% na opinião do médico observador).[16] Reações adversas foram transitórias e leves e o retorno as atividades normais foi possível entre 12 e 24 horas. Apenas alguns tipos de cicatrizes (lineares e *pitted* profundas) não respondem bem ao uso de RMA, mas isso também ocorre com outros tratamentos, como *lasers*. Nesses casos, pode estar indicado um procedimento cirúrgico mais importante (Figura 84.3).

TRATAMENTO DE ESTRIAS

O microagulhamento é uma técnica eficaz para o tratamento de estrias. Deve-se realizar anestesia tumescente e aplicar CMA de 1,0mm ou maior. Resultados histológicos demonstraram deposição de colágeno ordenado 6 meses após o tratamento.[18]

Preparo pré-tratamento

Segundo Aust, para a obtenção de melhores resultados, a pele deverá ser preparada com uso de vitaminas A e C, duas vezes ao dia, por 30 dias antes do procedimento.

A vitamina A é, na realidade, um tipo de micronutriente com influência sobre 400 a 1.000 diferentes genes que controlam a proliferação e diferenciação celular na epiderme e derme.

A maior parte da vitamina A encontrada na pele está na forma de ésteres de retinol, forma, portanto, preferencial para aplicação (palmitato e acetato).

A vitamina A parece estar envolvida na liberação tecidual preferencial de TGF-β3 em detrimento de TGF-β1 e TGF-β2, favorecendo, assim, um processo fisiológico de produção de colágeno ordenado e não de colágeno desordenado encontrado em cicatrizes.

Procedimento – RIMA

Os autores desenvolveram conjuntamente no Brasil e em Portugal, desde 2008, seu próprio procedimento, a que chamaram RIMA (rejuvenescimento integral com microagulhas).

É importante ter sempre em consideração a correta seleção do paciente, seu estado nutricional e bioquímico, pois pretende-se aumentar a capacidade regenerativa do organismo e potencializar resultados.

No RIMA, frequentemente, associam-se nutracêuticos, suplementos nutricionais, plasma rico em plaquetas (PRP), ácido hialurônico tópico e máscaras nutritivas.

Anestesia tópica

EMLA® e Medicaína® são uma mistura eutética, contendo 25mg/mL de lidocaína e 25mg/mL de prilocaína, em uma emulsão cremosa de óleo em água.

EMLA® produz analgesia 60 minutos após aplicação sob oclusão e analgesia inadequada após aplicação por somente 30 minutos.[19] Aumento considerável da analgesia dérmica ocorre 2 horas após aplicação sob oclusão. EMLA® exige aplicação sob bandagem oclusiva ou *patch*. Isso melhora a hidratação na camada córnea, o que é importante para a penetração do agente.[20]

Branqueamento e vermelhidão são comumente observados na área de aplicação e são decorrentes da vasoconstrição periférica, que atinge o máximo após 90 minutos e segue-se por vasodilatação após 2 a 3 horas.

Portanto, recomendam-se uso de creme anestésico suficiente, oclusão e período de incubação mínimo de 60 minutos, mas inferior a 90 minutos. Não se recomenda desengordurar a face antes do procedimento, pois prejudicaria a absorção de lipossolúveis. Pacientes do sexo masculino devem se barbear no dia que antecede o procedimento.

Esses autores notaram a evidência clínica de que o efeito anestésico desaparece em poucos minutos após o início do processo de rolamento. Este fato deve estar ligado ao aumento da microcirculação e/ou ao sangramento inerente.

Microdermoabrasão ou uso de CMA de 0,2mm prévios ao uso do creme anestésico parecem aumentar sua eficácia.

Anestesia infiltrativa

Para o uso de CMA de maior comprimento, necessário para o tratamento de rugas do lábio superior (código de barras), sequelas de acne e cicatrizes, bem como para pacientes mais sensíveis, pode ser necessária anestesia infiltrativa. Recomenda-se o uso de lidocaína sem vasoconstritor a 2%. Em geral, é suficiente 1,8mL em cada hemiface (terços médio e inferior).

Como cada tubete da solução de lidocaína a 2% (20mg/mL) contém 1,8mL, a quantidade total de lidocaína é de 36mg por unidade.

Considerando que a dose máxima de lidocaína = 4,4mg/kg de peso corporal, a dose máxima para um adulto seria 60 × 4,4 = 264mg, ou seja, 7 tubetes. Esses autores recomendam a utilização de, no máximo, 50% da dose máxima, ou seja 3,5 tubetes.

Procedimento

- **Escolha adequada do paciente** e **profilaxia do herpes**, quando indicada.
- **Escolha do tipo de *roller*:** dá-se preferência ao CMA com menos de 200 agulhas e que tenha um desenho adequado para o apoio do dedo indicador sobre ele. As agulhas devem ser bem afiadas para não haver necessidade de realizar força excessiva e aumentar, assim, o desconforto do paciente. Um bom CMA promove sangramento já nas primeiras "passadas". Sempre utilizar um CMA aprovado pela Anvisa ou pela autoridade regulatória do país.
- **Descartável:** CMA é um instrumento de uso único descartável. Reutilizar um CMA implicaria redução da efetividade (as agulhas perdem o "fio"), bem como riscos de contaminação direta ou cruzada.
- **Assepsia e antissepsia:** usa-se clorexidina. Em seguida, "lava-se" a região com soro fisiológico. Todo o material utilizado deve ser estéril, incluindo gaze e luvas. Recomenda-se, ainda, o uso de campo estéril.
- **Número de agulhas:** CMA com menos agulhas estão indicados para zonas mais curvas e estreitas, como o lábio superior, ou ainda em pequenas cicatrizes. Os CMA com mais de 200 agulhas têm penetração mais difícil, tornando necessária a aplicação de mais força, o que vai aumentar a dor.
- **Comprimento das agulhas:**
  - 0,2 para penetração de ativos na epiderme;
  - 0,5 para penetração de ativos de alto peso molecular e/ou que devam atingir prioritariamente a derme;
  - 1,0 para "rejuvenescimento" de face, pescoço e mãos, peles finas com cuperose e no tratamento de estrias.
  - 1,5 para "rejuvenescimento" de face e mãos e tratamento de cicatrizes de acne;
  - 2,0 para "rejuvenescimento" de face em peles mais queratinizadas, rugas periorais e cicatrizes mais importantes, inclusive cirúrgicas.
- **Movimento:** realizar entre dois e quatro movimentos de vaivém em cada sentido. Os movimentos devem ser amplos (pelo menos uma volta completa no CMA) para não haver desgaste de apenas algumas agulhas. Sempre que mudar de direção, levantar o CMA (risco de lesão cicatricial).
- **Pressão da mão:** durante todo o procedimento, é importante colocar o indicador na região central do *roller*, de modo que toda a linha de agulhas esteja em contato com a pele de maneira uniforme; não exercer muita pressão no *roller* quando estiver em regiões de proeminências ósseas (sobretudo no terço superior – risco de equimoses) (Figura 84.4).
- Nas regiões sem proeminências ósseas, principalmente na mesoface, a pele desloca-se junto com o movimento do CMA; portanto, é necessário promover um bom estiramento da pele no sentido oposto ao do rolamento.

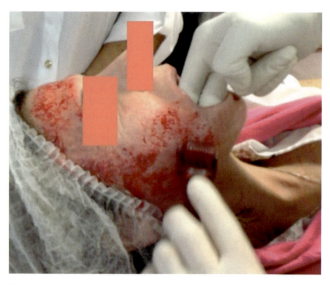

Figura 84.4 Manobra para contrapor a força do *roller* nas regiões bucal e oral. Note que devem ser utilizadas duas luvas e após a manobra, para evitar contaminação, deve ser retirada a luva externa. (*Fonte*: acervo do autor.)

- Nas regiões bucal e oral, a pele deprime com a força executada. Isso anula a penetração das agulhas. A Figura 84.2 demonstra a manobra para melhor execução do procedimento nessas regiões anatômicas.
- **End-point:** está na obtenção de uma boa hiperemia (CMA de 0,2 e 0,5mm) e/ou sangramento homogêneo. O sangramento resultante não deve ser removido do local por cerca de 10 minutos, para ação dos fatores de coagulação.
- **Pós-procedimento imediato:** lava-se a zona tratada com soro fisiológico e aplica-se creme contendo ômegas (3-6-9) e/ou complexo vitamínico e/ou ácido hialurônico.
- **PRP:** quando utilizado, o PRP é gotejado durante o procedimento para potencializar o tratamento.
- **Pós-procedimento tardio:** nas primeiras 72 horas após o procedimento, não se utiliza maquiagem agressiva (cuidado com conservantes, devendo ser sempre preferida uma feita exclusivamente à base de minerais) ou ácidos tópicos em qualquer concentração.
- **Proteção solar:** embora não ocorra fotossensibilidade, recomenda-se evitar exposição solar direta nos primeiros dias. Retomar o uso de protetor solar após 48 horas.
- **Evicção social:** entre 12 e 72 horas (usualmente 24 horas), dependendo do comprimento de agulhas utilizado.
- **Número e intervalo entre as sessões:** recomendam-se, em média, três sessões. Quanto mais compridas e em menor número forem as agulhas, maior deverá ser o intervalo. Em geral, o intervalo adequado seria de 45 a 60 dias.

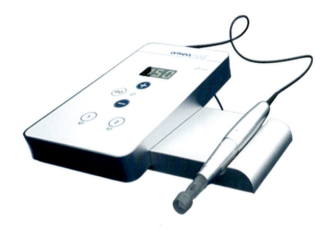

Figura 84.5 Equipamento alemão AMIEA MED para microagulhamento automatizado. Unidade de controle e *handpiece* com as agulhas (cartucho) descartável.

MICROAGULHAMENTO AUTOMATIZADO (ELÉTRICO)

O equipamento de microagulhamento elétrico torna possível, com um só tipo de agulhas, a escolha da profundidade e da velocidade. Em geral, cada ponteira (descartável) contém entre duas e 16 agulhas.

Está indicado para áreas menores, devendo ser trabalhado em movimentos circulares ou helicoidais contínuos. Não se pode parar o movimento (risco de equimoses e cicatricial), tornando-se um pouco mais cansativo em áreas maiores.

Além disso, os equipamentos de movimento elétrico necessitam de alta frequência, já que movimentos lentos não promovem penetração adequada da agulha (a pele se move junto com as agulhas), ou seja, tornam o procedimento ineficaz. Recomendam-se como mínimo 50Hz (Figura 84.5).

CONSIDERAÇÕES FINAIS

Microagulhamento com CMA até 0,5mm pode ser definido como uma técnica para aumento da penetração de ativos.

Microagulhamento com CMA acima de 0,5mm é um procedimento para estímulo de colágeno, não ablativo, com mínima evicção social (24/48 horas), sem casos de infecções ou discromias descritos na literatura. Pode ser realizado em qualquer fototipo e não resulta em fotossensibilidade. Exige algum preparo anterior da pele. Pode ser realizado em áreas previamente tratadas com *laser*. Trata-se de um procedimento economicamente acessível para a maioria dos pacientes e que exige mínimo tempo para o treinamento do médico familiarizado com a dermatologia.

Referências

1. Camirand A. Douchet J. Needle dermabrasion. Aesth Plast Surg, 1997; 21:48-51.
2. Wille JJ. Skin delivery systems: transdermals, dermatologicals, and cosmetic actives. 11. ed. Blackwell Publishing, 2006:173-5.
3. Higuchi T. Physical chemical analysis of percutaneous absorption process from creams and ointments. J Soc Cosmet Chem 1960; 11:85-97.
4. Verbaan FJ et al. Assembled microneedle arrays enhance the transport of compounds varying over a large range of molecular weight across human dermatomed skin. Journal of Controlled Release 2007; 117(2):238-45.
5. Fabbrocini G, De Vita V, Fardella N et al. Skin needling to enhance depigmenting serum penetratration in the treatment of melasma. Plast Surg Int 2011; 2011:158241.
6. Badran MM, Kuntsche J, Fahr A. Skin penetration enhancement by a microneedle device (Dermaroller) in vitro: dependency on needle size and applied formulation. Eur J Pharm Sci 2009 Mar 2; 36(4-5):511-23.

7. Kalluri H, Kolli CS, Banga AK. Characterization of microchannels created by metal microneedles: formation and closure. AAPS J 2011 Sep; 13(3):473-81.

8. Bandyopadhyay B, Fan J, Guan S et al. A "traffic control" role for TGFbeta3: orchestrating dermal and epidermal cell motility during wound healing. J Cell Biol 2006; 172(7):1093-105.

9. Han A, Bandyopadhyay B, Jayaprakash P, Lua I, Sahu D, Chen M. The anti-motility signaling mechanism of TGFβ3 that controls cell traffic during skin wound healing. Biol Open 2012 Dec 15; 1(12):1169-77.

10. Aust MC, Reimers K, Kaplan HM et al. Percutaneous collagen induction-regeneration in place of cicatrisation? J Plast Reconstr Aesth Surg 2011 Jan; 64(1):97-107.

11. Aust MC, Fernandes D, Kolokythas P, Kaplan HM, Vogt PM. Percutaneous collagen induction therapy: an alternative treatment for scars, wrinkles, and skin laxity. Plast Reconstr Surg 2008 Apr; 121(4):1421-9.

12. Fujimoto T, Ito S, Ito M, Kanazawa H, Yamaguchi S., Induction of different reactive oxygen species in the skin during various laser therapies and their inhibition by fullerene. Lasers Surg Med 2012 Oct; 44(8):685-94.

13. Aust MC, Reimers K, Repenning C, Stahl F, Jahn S. Percutaneous collagen induction: minimally invasive skin rejuvenation without risk of hyperpigmentation-fact or fiction? Plast Reconstr Surg 2008 Nov; 122(5):1553-63.

14. Alster TS, Lupton JR. An overview of cutaneous laser resurfacing. Clin Plast Surg 2001; 28:37-52.

15. Ang P, Barlow RJ. Nonablative laser resurfacing: a systematic review of the literature. Clin Exp Dermatol 2002; 27: 630-5.

16. Aust MC, Fernandes D, Kolokythas P, Kaplan HM, Vogt PM. Percutaneous collagen induction therapy: an alternative treatment for scars, wrinkles and skin laxity. Plast Reconstr Surg 2008; 121:1421-9.

17. Majid I. Microneedling therapy in atrophic facial scars: an objective assessment. J Cutan Aesthet Surg 2009; 2:26-30.

18. Aust MC, Knobloch K, Vogt PM. Percutaneous collagen induction therapy as a novel therapeutic option for Striae distensae. Plast Reconstr Surg. 2010 Oct; 126(4):219e-220e.

19. Friedman PM, Fogelman JP, Nouri K, Levine VJ, Ashinoff R. Comparative study of the Kundu S, Achar S. Principles of office anesthesia: part II. Topical anesthesia. Am Fam Physician 2002; 66(1):99-102.

20. Lener EV, Bucalo BD, Kist DA, Moy RL. Topical anesthetic agents in dermatologic surgery. A review. Dermatol Surg 1997; 23: 673-83.

PARTE XXI

LASERS

85

Princípios da Luz do *Laser*: Energia, Potência e Fluência

Jacqueline Netto Parentoni Donnabella

Em 1916, por intermédio dos trabalhos de Albert Einstein na área de física quântica, foram delineados os princípios que tornariam possível o desenvolvimento da tecnologia dos *laser* e sua aplicação prática. Quase meio século após a descrição da Teoria Quântica, Theodore H. Maiman (1960), utilizando um cristal de rubi, desenvolveu a primeira fonte de *laser*. Por volta de 1961 foi realizada a primeira cirurgia a *laser*. Em 1962 foi desenvolvido o primeiro *laser* semicondutor.

A palavra *laser* é um acrônimo do inglês *light amplification by stimulated emission of radiation*, que significa amplificação da luz pelo efeito da emissão estimulada da radiação, e o seu próprio nome já nos fornece uma ideia de seu mecanismo de funcionamento.

A luz do *laser* apresenta três características próprias:
- **Monocromática:** possui um único comprimento de onda, ou seja, uma só cor.
- **Colimada:** os feixes de luz são paralelos.
- **Coerente:** a luz viaja de maneira uniforme entre as cristas e os vales dos comprimentos de onda (Figura 85.1).

O *laser* é um dispositivo que funciona com base em um fenômeno de inversão da população, ou seja, absorção de energia para que a maior parte dos átomos se *excitem* – elétrons saltem para camadas mais distantes do núcleo atômico.

Após a inversão da população, deve haver um regresso ao estado fundamental com a liberação de fótons gêmeos: luz coerente.

Todo equipamento de *laser* contém três elementos essenciais: meio ativo, fonte externa de energia e cavidade óptica ou ressonador (Figura 85.2).
- **Meio ativo:** pode ser sólido, líquido, gasoso ou semicondutor (p. ex., dióxido de carbono, argônio, hélio-

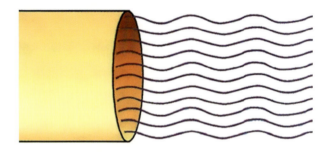

Figura 85.1 Representação das ondas eletromagnéticas emitidas pelo *laser*.

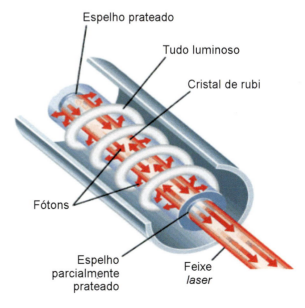

Figura 85.2 Equipamento de *laser*.

-neônio, YAG, rubi, corantes, diodos semicondutores e outros). É essa parte do *laser* que contêm os átomos ou moléculas, os quais contêm os elétrons que, através dos saltos de energia, emitem luzes (fótons), que finalmente constituirão a luz do *laser*.

- **Fonte externa de energia:** para que os elétrons saltem para seus níveis mais energéticos, é preciso o fornecimento de energia. A fonte terá a obrigação de fornecer estados excitados a fim de que haja produção de luz nos decaimentos.
- **Cavidade óptica ou ressonador:** sua função é fazer com que os fótons que emergem do sistema voltem para ele, produzindo mais e mais emissão estimulada. Isso é feito por meio de espelhos colocados nas extremidades dessa cavidade, que provocam a reflexão dos fótons de volta à amostra.

A radiação do laser interage com a matéria viva por meio dos processos ópticos de reflexão, transmissão, dispersão e absorção. Os dois processos fundamentais que governam as interações da luz com o tecido são a absorção e a dispersão (Figura 85.3).

Cada tipo de *laser* resulta em luz com comprimento de onda específico e cada comprimento de onda reage de maneira diferente em cada tecido.

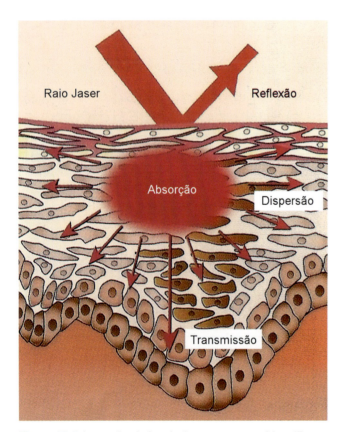

Figura 85.3 Interação da luz do *laser* com os tecidos. (Fonte: De Maio, 2011)

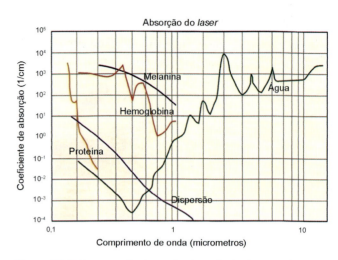

Figura 85.4 Espectro de absorção dos principais cromóforos da pele.

De modo geral, há aumento gradativo da profundidade de penetração do *laser* na pele quando seus comprimentos de onda ficam mais longos (Figura 85.4).

- **Interação tecidual:** parâmetro que mais influencia a absorção da luz e a eficácia do *laser*, é fornecido pelo comprimento de onda de luz.
- **Cromóforo:** materiais opticamente ativos nos tecidos que agem como alvo absortivo para a luz do *laser*. Isso significa que o *laser* tem afinidade específica por determinado componente no tecido em que é aplicado. Para cada comprimento de onda existe um comportamento diferente, como por exemplo, os *lasers* Er:YAG e CO_2, que têm grande afinidade pelo cromóforo água, e a interação do *laser* com a água causa um aquecimento que vaporiza o tecido em que está contida (Figura 85.5).
- **Fototermólise seletiva:** processo físico pelo qual o *laser* pode induzir dano térmico ao cromóforo e evitar condução excessiva de calor aos tecidos adjacentes.

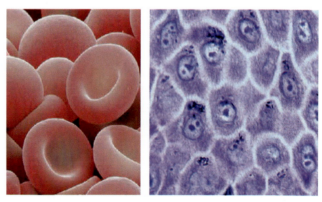

Figura 85.5 Representação de dois cromóforos: hemoglobina e melanina.

PRINCÍPIOS DA FOTOTERMÓLISE

- O fóton de luz deve estar em comprimento de onda apropriado para que seja absorvido, preferencialmente, pelo cromóforo-alvo.
- A energia (fluência) deve ser suficientemente forte para causar dano biológico ao cromóforo-alvo quando os fótons são absorvidos.
- A duração do pulso (tempo de exposição dos fótons no alvo) deve ser menor que o tempo de relaxamento térmico do alvo.

Energia

A energia (J) é uma medida de dosagem calculada como a força multiplicada pelo tempo de aplicação.

Potência

Potência é energia dividida pelo tempo de aplicação. A unidade de medida é o watt (W) – 1W equivale a 1 J/s.

Densidade da potência

A densidade de potência (W/cm²) é a velocidade de liberação de energia por unidade de tecido-alvo:

$$\text{Densidade de potência} = \frac{1.000 \times \text{potência em watt}}{(\text{Diâmetro})^2 \text{ mm}}$$

Quanto maior o diâmetro da ponteira do *laser*, menor será a ablação tecidual, pois diminui exponencialmente a densidade de potência.

Fluência

$$\text{Fluência} = \text{Densidade de potência} \times \text{tempo (J/cm}^2)$$

A fluência é a energia liberada por área de tecido em intervalo de tempo específico. Quando a fluência aumenta, o poder destrutivo também aumenta. Para a maioria dos *lasers*, varia de 3 a 15J/cm². Consiste na medida clinicamente mais importante para que se possa prever uma resposta da aplicação do *laser* sobre os tecidos. Portanto, a fluência une os dados da potência empregada, do diâmetro da ponteira de *laser* utilizado e do tempo em que o tecido fica exposto ao *laser*.

Bibliografia

Kede MPV, Sabatovich O. Dermatologia estética. São Paulo: Atheneu, 2004.

Tratado de medicina estética. Vol. II. São Paulo: Rocco, 2004:915-98.

An Bras Dermatol, Rio de Janeiro, Set 2011; 86(5):947-53.

86

Principais Tipos de *Lasers* e suas Aplicações

Roberta Ilha Oliveira Cardoso

Igor Felix Cardoso

No desenvolvimento da tecnologia de *laser* em medicina, o dermatologista Prof. Dr. Leon Goldman (1905-1997), da Universidade de Cincinnati, nos EUA, desempenhou um papel crucial. Por meio de seu trabalho e entusiasmo, foram descobertos muitos novos tipos de *lasers*, o que expandiu suas aplicações.

O tratamento de lesões por meio de *laser* foi realizado primeiramente com *lasers* não seletivos, que apenas ressecavam as lesões, vaporizando indistintamente todos os componentes da pele. O princípio da fototermólise seletiva, desenvolvido por Anderson & Parrish, na década de 1980, tornou possível o tratamento de maneira seletiva das lesões, sem causar dano às estruturas circunjacentes. Nesses casos, os alvos são a melanina (armazenada nos melanossomas) e/ou a oxiemoglobina (pigmento que está dentro do glóbulo vermelho). O primeiro *laser* desenvolvido utilizando esse conceito foi o *Flashlamp – Pumped Pulsed Dye Laser* para tratamento de lesões vasculares. Por outro lado, os primeiros experimentos para tratamento de lesões pigmentadas foram realizados no início dos anos 1960, por Goldman, que utilizou o *laser* rubi no modo contínuo, porém com grandes efeitos indesejados.

Em 1962, Robert W. Hellwarth, utilizando o mesmo *laser* rubi, inventou o conceito *Q-Switched*. Usando este processo, foi possível alcançar durações de pulsos ultracurtos, em nanossegundos, com alta intensidade de energia. A partir daí, a tecnologia a *laser* vem passando por um rápido desenvolvimento em diversas áreas, abrangendo diversas especialidades médicas, como a dermatologia.

LASER RUBI *Q-SWITCHED* E *LASER* ALEXANDRITA *Q-SWITCHED*

Consistem em *lasers* vermelhos, de 694 e 755nm, respectivamente. Seus mecanismos de ação envolvem fototermólise seletiva, ruptura mecânica fotoacústica e alteração química do alvo tecidual. Seus longos comprimentos de onda permitem penetração na derme, tendo indicação formal para o tratamento dos nevos de Ota e Ito. Também podem ser usados para o tratamento de melanoses solares, manchas café-com-leite, nevo de Becker, hiperpigmentação infraorbitária e remoção de pelos. São bastante utilizados para remoção de tatuagens, já que os pulsos ultracurtos com altíssima energia quebram partículas de pigmento de tatuagem de maneira efetiva e segura, com exceção do pigmento vermelho. O *laser* alexandrita é a melhor opção para tratamento do pigmento verde.

LASER ND:YAG (*NEODYMIUM: YTTRIUM-ALUMINUM-GARNET*)

Laser infravermelho, com grande comprimento de onda (1.064nm), primeiramente funcionava apenas no modo contínuo, agindo de modo não seletivo, sendo difícil prever o resultado cosmético. Posteriormente, desenvolveu-se o modo pulsado *Q-Switched*, a fim de melhorar seu desempenho. Atinge profunda penetração dérmica, maximizando sua utilização para lesões pigmentadas dérmicas. Apresenta resposta semelhante à dos *lasers* rubi e alexandrita no tratamento dos nevos de Ito e Ota, melanoses solares e tatuagens. Pode ser útil na remoção de pelos e, embora seu comprimento de onda seja mais bem absorvido pela melanina, também é absorvido pela hemoglobina, podendo tratar lesões vasculares maiores e mais profundas, como vasos de membros inferiores, ectasias vasculares das extremidades e manchas vinho-do-porto.

LASER DE DIODO

Os *lasers* de diodo são gerados a partir de materiais semicondutores. Os comprimentos de onda variam de 620 a 1.450nm, dependendo do tipo de material semicondutor utilizado. O *laser* de diodo longo pulsado (800 a 810nm) é o mais comumente utilizado e efetivo para remoção de pelos. Sua ação baseia-se no princípio da fototermólise seletiva. Seu *laser* produz um feixe de luz altamente concentrada. A luz emitida é absorvida pelo pigmento (melanina), que normalmente se apresenta em maior quantidade nos pelos do que na pele. A energia do *laser* captada pelo pelo é transformada em calor e conduzida por sua haste até as células germinativas do bulbo. Essa agressão, se repetida algumas vezes (em torno de cinco vezes), pode destruir definitivamente os pelos (em torno de 50% a 70% de remoção definitiva, afinamento e clareamento dos remanescentes). As peles escuras ou bronzeadas, que no passado eram difíceis de tratar, hoje podem beneficiar-se desse tratamento, sem o risco de queimaduras. Nesses casos, opta-se pelos comprimentos de onda maiores, que penetram mais profundamente, poupando a epiderme, ou utilizam-se pulsos mais longos, que irradiam a pele com a mesma energia, porém mais lentamente. Também em dermatologia, quando utilizados comprimentos de onda de 800, 810 ou 930nm, o *laser* de diodo pode ser útil para remoção de lesões vasculares.

LASER DE ARGÔNIO

Laser de luz visível, no espectro azul-esverdeado, com comprimentos de onda que variam de 458 a 515nm, demonstra afinidade pela oxiemoglobina, mas também pela melanina, causando dano não seletivo das estruturas e podendo ocasionar discromias e cicatrizes inestéticas. Atualmente, sua utilização restringe-se aos nódulos vasculares das manchas vinho-do-porto ou irregularidades da superfície.

PULSED DYE LASER (PDL)

Dados publicados em 1981 por R. Rox Anderson e John A. Parrish indicavam destruição seletiva de vasos por um *flash lamp dye laser* no comprimento de onda de 577nm. Essas observações levaram, em 1983, à descrição do princípio da fototermólise seletiva, representando o primeiro avanço na compreensão das interações dos tecidos com feixes de *laser*. Mais tarde, foi desenvolvido o modo 585nm, com maior profundidade de penetração e que, atualmente, é considerado o padrão para tratamento de lesões vasculares. A atual gama de indicações do *flash lamp* PDL inclui

manchas vinho-do-porto, hemangiomas e telangiectasias. O *dye laser* (de ação vascular) também tem sido utilizado para tratar outras doenças não vasculares, mas que contêm vasos dilatados em sua estrutura. É o caso da psoríase e das verrugas virais. No caso das verrugas, sabe-se que, além do efeito de diminuir o suprimento sanguíneo da lesão, o efeito térmico diretamente sobre a pele contribui para o sucesso do tratamento. Esse *laser* é particularmente útil no tratamento das lesões resistentes ao redor das unhas e na região plantar. Atualmente, os *lasers* seletivos de ação vascular, particularmente o *dye laser*, têm ação comprovada nas cicatrizes eritematosas (incluindo estrias recentes), hipertróficas e queloides, além de melhorar a textura e a maleabilidade das cicatrizes de queimadura.

LASER DE CO$_2$

O *laser* de CO_2 apresenta comprimento de onda infravermelha de 10.600nm. É não seletivo, com afinidade pela água, o que o faz vaporizar indistintamente todas as estruturas da pele, e tem uma penetração de 0,2mm no tecido-alvo. Sua ação consiste em ablação da epiderme, lesão dérmica e promoção de um significativo dano térmico; o calor gerado induz contração das fibras de colágeno, o que estimula a formação de novo colágeno, ocasionando um remodelamento da pele. Os modos superpulsados e ultrapulsados promovem ação mais seletiva, com menos danos colaterais. O procedimento é doloroso e deve ser precedido de infiltração anestésica ou aplicação de anestésico tópico. Na medicina estética é utilizado, principalmente e com ótimos resultados, para o tratamento de rugas e cicatrizes (*resurfacing* da pele). Também pode ser empregado na remoção de tumores benignos, queratoses e verrugas. Apresenta risco de cicatrizes inestéticas e discromias, pois seu modo não seletivo promove vaporização do tecido, coagulação e necrose epidérmica.

LASER ER:YAG (ERBIUM: YTTRIUM-ALUMINUM-GARNET)

Esse *laser* ablativo de 2.940nm de comprimento de onda apresenta altíssima absorção pela água, cerca de 15 vezes mais que o *laser* de CO_2, com menor penetração na pele. Vaporiza o tecido, provocando menos danos térmicos. Isso resulta em opção de tratamento superficial controlado e com recuperação mais rápida. Promove, portanto, maior proteção do tecido circundante em razão da produção de calor significativamente mais baixa, mas tem a desvantagem de não coagular pequenos vasos e contrair fibras colágenas, diminuindo, de certo modo, sua eficácia. As modalidades mais recentes do *laser* Er:YAG, com pulsos tanto ablativos como coagulativos, fornecem um efeito mais agressivo, com ótimos resultados no rejuvenescimento facial. Está indicado para o tratamento de rugas, cicatrizes de acne, tumores benignos e manchas solares, dentre outros.

LASER ND:YAP (NEODYMIUM: YTTRIUM-ALUMINUM-PEROVSKITE)

O *laser* Nd:YAP, que emite ondas de 1.340nm, é promissor no tratamento de rejuvenescimento cutâneo não ablativo, com base nas propriedades de absorção de água e melanina nessa porção do espectro eletromagnético. Surgiu a partir da crescente procura por melhora de rugas e da textura da pele, com mínimos efeitos colaterais e rápida recuperação. Essa tecnologia a *laser* tem sido aplicada de maneira segura e eficaz para o tratamento do fotoenvelhecimento, em diferentes tipos de pele. Pode ser utilizado em associação a *lasers* ablativos, como o Er:YAG.

EXCIMER LASER

O termo em inglês *excimer* é o resultado da fusão das palavras "excitado" e "dímero". Esses *lasers* contêm uma mistura de gás nobre (Ar, Xe, Kr) e um halogênio (Cl, F), sobre a qual se aplica corrente elétrica de alta energia, produzindo dímeros instáveis de alta energia, que praticamente se dissociam para seu estado basal, emitindo, então, luz *laser*, dentro da faixa do ultravioleta. O interesse da dermatologia por esse tipo de *laser* se deve, basicamente, ao comprimento de onda de 308nm (dentro do espectro do ultravioleta B), sendo um composto de cloreto de xenônio capaz de realizar fototerapia não ablativa no tecido cutâneo. É utilizado para o tratamento de psoríase e vitiligo, em adultos e crianças, em todos os tipos de pele, como monoterapia ou em combinação com outras terapias estabelecidas. As estrias brancas (antigas) e as sequelas de *lasers*, cirúrgicas ou outras que tenham como efeito colateral hipopigmentação podem se beneficiar com o uso desse tipo de *laser*. Essa modalidade terapêutica pode ser utilizada, também, no tratamento de líquen plano, pitiríase liquenoide crônica, pitiríase rósea, dermatite atópica e eczemas crônicos, bem como nos estágios iniciais de micose fungoide.

LUZ INTENSA PULSADA

A luz intensa pulsada não se trata de um *laser* propriamente dito, pois emite luz de alta intensidade policromática (em amplo espectro de comprimentos de onda, de 500 a 1.200nm), não colimada (não paralela) e não coerente (em várias direções). É muito versátil, pois, por meio do uso de filtros de corte, podem ser selecionados comprimentos de onda adequados ao que se deseja tratar e ao tipo de pele de cada pessoa. Pode ser utilizada no tratamento de lesões pigmentares (efélides, melanoses), vasculares (telangiectasias, poiquilodermia e eritema facial), acne ativa, epilação e no rejuvenes-

cimento cutâneo. A combinação de comprimentos de onda, fluências, durações de pulsos e intervalos de pulsos facilita o tratamento de um amplo espectro de condições da pele.

Referências

Airan LE, Hruza G. Current lasers in skin resurfacing. Facial Plast Surg Clin North Am 2002; 10(1):87-101.

Alam M et al. Nonablative laser and light treatments: histology and tissue effects – a review. Lasers Surg Med 2003; 33(1):30-9.

Azulay RD, Azulay DR, Azulay-Abulafia L. Tratamento pelas radiações. In: Azulay RD, Azulay DR, Azulay-Abulafia L. Dermatologia. 5. ed. Rio de Janeiro: Guanabara Koogan, 2008:734-51.

Babilas P et al. Intense pulsed light (IPL): a review. Lasers Surg Med 2010; 42(2):93-104.

Brightman LA et al. Ablative and fractional ablative lasers. Dermatol Clin 2009; 27(4):479-89.

Chavantes MC. Laser em bio-medicina – Princípios e prática. São Paulo: Atheneu, 2009.

Cohen JL, Ross EV. Combined fractional ablative and nonablative laser resurfacing treatment: a split-face comparative study. J Drugs Dermatol 2013; 12(2):175-8.

Goldberg DJ. Lasers for facial rejuvenation. Am J Clin Dermatol 2003; 4(4):225-34.

Greve B, Raulin C. Medical dermatologic laser therapy. A review. Hautarzt 2003; 54(7):594-602.

Greve B, Raulin C. Professional errors caused by lasers and intense pulsed light technology in dermatology and aesthetic medicine: preventive strategies and case studies. Dermatol Surg 2002; 28(2):156-61.

Haedersdal M, Beerwerth F, Nash JF. Laser and intense pulsed light hair removal technologies: from professional to home use. Br J Dermatol 2011; 165(3):31-6.

Hohenleutner U et al. Therapeutic use of lasers in dermatology. The Umsch 1999; 56(4):170-5.

Karsai S, Czarnecka A, Jünger M, Raulin C. Ablative fractional lasers (CO(2) and Er:YAG): a randomized controlled double-blind split-face trial of the treatment of peri-orbital rhytides. Lasers Surg Med 2010; 42(2):160-7.

Kede MPV, Sabatovich O. Aplicação dos diferentes lasers na estética: tatuagens, lesões vasculares e lesões hipercrômicas. In: Kede MPV, Sabatovich O. Dermatologia estética. 1. ed. São Paulo: Atheneu, 2004: 645-65.

Massey RA et al. Lasers in dermatology: a review. Cutis 2001; 67(6):477-84.

Milanic M, Majaron B. Energy deposition profile in human skin upon irradiation with a 1,342 nm Nd:YAP laser. Lasers Surg Med 2013; 45(1):8-14.

Park KK, Liao W, Murase JE. A review of monochromatic excimer light in vitiligo. Br J Dermatol 2012; 167(3):468-78.

Ross EV. Laser versus intense pulsed light: Competing technologies in dermatology. Lasers Surg Med 2006; 38(4):261-72.

Stratigos AJ, Dover JS, Arndt KA. Lasers and aesthetic dermatology. Hautarzt 2003; 54(7):603-13.

Tull SS, Raza S. Lasers & light therapies for skin rejuvenation. Mo Med 2011; 108(1):69-72.

Wasserman D, Chuang G. Update on cutaneous laser therapy: recent medical advances of laser light and skin interactions. Expert Rev Dermatol 2011; 6(2):163-74.

Wheelang RG. Cosmetic use of lasers. Dermatol Clin 1995; 13(2): 447-59.

Zachary CB. Modulating the Er:YAG laser. Lasers Surg Med 2000; 26(3):223-6.

87

Laser em Lesões Vasculares e Pigmentares

Juliana Cunha Sarubi

O termo *laser* é um acrônimo da expressão em inglês *light amplification by stimulated emission of radiation*, significando a amplificação da luz pela emissão estimulada de radiação.

A ação do *laser* se dá através da fototermólise seletiva. Essa teoria, desenvolvida por Anderson & Parrish em 1981, propõe a destruição específica de um cromóforo – pigmento-alvo – por um comprimento de onda de luz específico com mínimo efeito térmico na pele adjacente. A luz emitida pelo aparelho é absorvida na pele pelos cromóforos, em seguida é convertida em energia térmica, mecânica ou química que, então, destrói o alvo. Os principais cromóforos são hemoglobina, melanina, água, caroteno e pigmentos exógenos de tatuagens.

Os *lasers* podem ser classificados como contínuos, quase-contínuos, pulsados ou *Q-Switched*. Os *lasers* contínuos são aparelhos mais antigos, cujos feixes de luz são emitidos na pele de modo contínuo, como o CO_2 e o *laser* de argônio, podendo causar maior dano térmico que o desejado e, consequentemente, cicatrizes. Os quase-contínuos são *lasers* que, mecanicamente, interrompem os feixes contínuos, como o KTP (*potassium titanyl phosphate*, potássio titânio fosfato), vapor de ouro e vapor de cobre. Os *lasers* pulsados emitem os feixes em intervalos, dando tempo suficiente para o resfriamento do tecido, o que minimiza o risco de cicatrizes indesejáveis. Nesse tipo de *laser*, a duração dos disparos é menor que o tempo de relaxamento térmico do tecido-alvo, que significa o tempo que um tecido necessita para perder 50% do calor transmitido pelo *laser*. Se a duração de um pulso é menor que o tempo de relaxamento térmico do tecido, o dano térmico irreversível se restringe ao tecido-alvo. Os *lasers Q-Switched* são *lasers* pulsados que armazenam grande quantidade de energia, a qual é liberada em pulsos de nanossegundos.

LASER EM LESÕES VASCULARES

Os primeiros estudos sobre o uso de *lasers* em lesões vasculares começaram com Leon Goldman, em 1963. Goldman testou os *lasers* rubi, Nd:YAG e argônio em manchas vinho-do-porto e hemangiomas. Em 1970, foi publicado o primeiro estudo sobre o uso do *laser* de argônio nas lesões vasculares e até 1984 esse era o tratamento de escolha.[1] No entanto, por ser um *laser* contínuo, causava destruição inespecífica do tecido, com alto índice de cicatrizes hiper e hipopigmentadas.

Em 1983, com a descoberta da fototermólise seletiva, por Anderson & Parrish, surgiram *lasers* com comprimentos de onda e pulsos específicos para o tratamento de lesões vasculares.[1] Vasos situados mais profundamente na pele necessitam de *lasers* com comprimentos de onda maiores, que penetrem mais.[2] Vasos mais calibrosos exigem mais tempo para absorção suficiente de calor; assim, os pulsos devem ter duração mais longa.[2]

A principal substância que absorve luz nas lesões vasculares é a oxiemoglobina, cromóforo vermelho-azulado. A luz é absorvida pela hemoglobina e convertida em calor, danificando o endotélio e o tecido conjuntivo adjacente, alterando suas características e destruindo o vaso. A oxiemoglobina tem três picos máximos de absorção, que estão na faixa visível do espectro eletromagnético: 418nm, 542nm e 577nm.

Os comprimentos de onda mais utilizados no tratamento das lesões vasculares são 532, 585, 595, 600, 800 e 1.064nm. A escolha do aparelho depende das características da lesão a ser tratada, especialmente a profundidade e o diâmetro. Os vasos podem apresentar diâmetros variados (de 0,1mm, em uma telangiectasia, até alguns milímetros, na malformação venosa ou hemangioma) e estar localizados em diferentes profundidades. Comprimentos de onda mais curtos são eficientes para vasos superficiais, como as telangiectasias da face. Comprimentos de onda mais longos são utilizados para vasos profundos e calibrosos. O tamanho do pulso deve ser ajustado ao calibre dos vasos, podendo variar de centenas de microssegundos ($1\mu s = 10^{-6}$ s), para manchas vinho-do-porto, alguns milissegundos ($1ms = 10^{-3}$ s), para telangiectasias, até dezenas de milissegundos, para telangiectasias grossas e hemangiomas. Assim, pode-se supor que nenhum *laser* consegue tratar as desordens vasculares cutâneas de maneira uniforme. Em algumas circunstâncias, é necessário utilizar mais de um tipo de *laser* para tratar um mesmo paciente.

Os *lasers* utilizados para lesões vasculares – argônio (488 a 514nm), APDT (577 e 585nm), KTP (532nm), criptônio (568nm), vapor de cobre (578nm), PDL (585 a 595nm) e o Nd:YAG (532nm e 1.064nm) – apresentam resposta variável (Quadro 87.1).

Os *lasers* contínuos ou quase-contínuos (argônio, criptônio, vapor de cobre) são indicados, principalmente, no tratamento de hemangiomas do adulto.[4] O *laser* de criptônio é muito eficaz no tratamento de lagos venosos e nevos rubi.

O KTP, que opera em 532nm, pode ser usado no tratamento de telangiectasias faciais.[5]

Pulsed dye laser

O *laser* de corante pulsado ou *dye laser* (*flashlamp pumped pulsed dye laser* – PDL) foi o primeiro desenvolvido especificamente para o tratamento de lesões vasculares com base no princípio da fototermólise seletiva. Opera entre 585, 595 e 600nm, comprimentos de onda com especificidade para oxiemoglobina e maior penetração tecidual (1,8mm). A duração de pulso de 450μs a 40ms, menor que o tempo de relaxamento térmico dos vasos, permite o tratamento seletivo, sem causar dano térmico ao tecido adjacente. Sua eficácia e segurança fazem com que esse seja o *laser* de primeira escolha para o tratamento da maioria das lesões vasculares benignas, congênitas e adquiridas.

Principais indicações: telangiectasias faciais, rosácea, hemangiomas, manchas vinho-do-porto, granuloma piogênico, sarcoma de Kaposi, nevo rubi e poiquilodermia de Civatte. É o tratamento de escolha para manchas vinho-do-porto e angiomas planos.[6,7]

Manchas vinho-do-porto (MVP) são malformações vasculares que afetam 0,3% da população, com igualdade para ambos os sexos, e estão caracteristicamente presentes ao nascimento.[8,9] Geralmente unilaterais e segmentares, respeitam a linha média corporal e aumentam proporcionalmente ao crescimento da criança. Não apresentam regressão espontânea.[10-12] Aproximadamente 80% das MVP são encontradas na face ou pescoço.[10,12] Microscopicamente, consistem em capilares dérmicos ectasiados, sem qualquer evidência de proliferação vascular. São vários os critérios utilizados na avaliação do efeito do PDL no tratamento das MVP. Esses critérios incluem localização, tamanho, cor e forma da lesão. Quanto mais escura a lesão, melhor o resultado. Manchas situadas na face e no pescoço tendem a responder melhor ao tratamento. Extremidades respondem pior. Quanto ao

Quadro 87.1 Caracterísitcas dos *lasers* utilizados em lesões vasculares

Laser	Comprimento de onda	Pulso	Vantagens/desvantagens
Argônio	488 a 514nm	50ms a 0,3s	Pouco específico
KTP	532nm	1 a 50ms	Não provoca púrpura
QS Nd:YAG (frequência dobrada)	532nm	20ns	Pouco eficaz
Nd:YAG (frequência dobrada)	532nm	1 a 60ms	Não provoca púrpura
Diodo	532nm	1 a 100ms	Não provoca púrpura
Nd:YAG	1.064nm	Até 16ms	Indicado para vasos mais profundos e calibrosos
Criptônio	521, 532, 568nm	Contínuo	Eficaz em vasos de fino calibre
Vapor de cobre	578nm	Contínuo	Pode provocar cicatrizes
FLPD	585 a 600nm	450 a 1.500μs	Provoca púrpura
Vbeam	595nm	1,5 a 40ms	Não provoca púrpura
Luz pulsada de alta energia	515 a 1.200nm	1 a 25ms	Ação em vasos finos e de médio calibre

FLPD: *flashlamp pumped pulsed dye laser*; KTP: potássio titânio fosfato.
Fonte: adaptado de Osorio N, 2002.[3]

tamanho, as manchas menores respondem melhor ao tratamento.[1,13] Em geral, são necessárias de três a 10 sessões. O tratamento é mais eficaz quando são utilizadas fluências mais elevadas. Os pulsos mais curtos são ideais no tratamento de MVP em crianças, uma vez que o diâmetro dos vasos nessa idade é relativamente pequeno, enquanto pulsos mais longos são mais adequados em adultos ou em casos refratários.[1,13] Possíveis efeitos colaterais incluem danos na epiderme (crostas, erosão e bolhas), recorrência da lesão, púrpura, discromia e risco de cicatriz.[14]

Apesar da longa experiência clínica, menos de 25% das MVP têm regressão completa após várias sessões com PDL, devido às limitações próprias desse aparelho.[14-16] Cerca de 20% das MVP são resistentes ao PDL devido à presença de vasos com grandes diâmetros, localizados muito profundamente (> 1,16mm) ou com fluxo sanguíneo aumentado.[14-19]

Nos hemangiomas superficiais infantis, não se justifica nenhuma intervenção terapêutica, uma vez que a história natural é de regressão espontânea. Essas lesões apresentam uma fase de crescimento rápido no primeiro ano de vida, seguida por regressão espontânea, total ou parcial, até os 12 anos de idade. O tratamento é justificado apenas em casos específicos de lesões ulceradas e dolorosas localizadas em áreas de trauma, ou periorificiais, em que há risco de obstrução ou cicatrizes inestéticas. O PDL só é eficaz para hemangiomas pequenos, superficiais, pois sua penetração é de 1 a 2mm. As lesões mais profundas respondem ao tratamento com *lasers* de comprimento de onda maior, como o Nd:YAG 1.064nm, mas este não pode ser utilizado nas pálpebras.[4-7] Em geral, seis sessões são suficientes, com intervalo de 2 a 4 semanas entre elas.

Os efeitos adversos mais frequentes são púrpuras no local, decorrentes da agressão da parede do vaso sanguíneo. Essas púrpuras desaparecem entre 7 e 14 dias. Raramente podem ocorrer vesículas, crostas, cicatrizes e alteração na textura da pele. Os aparelhos mais modernos de PDL têm maiores comprimentos de onda (585nm, 590nm, 595nm, 600nm), pulsos mais longos (1,5 a 40ms) e fluências variando de 5 a 15J/cm², possibilitando o tratamento de lesões mais profundas, com menor risco de púrpura, e mantendo a especificidade vascular.

Nd:YAG

O Nd:YAG é muito efetivo no tratamento de lesões vasculares e apresenta várias vantagens teóricas sobre o PDL. Podem ser utilizados Nd:YAG 1.064nm e Nd:YAG de dupla frequência 532nm (chamado *laser* Nd:YAG KTP). Atuam por fotocoagulação seletiva, sem destruição da parede do vaso, portanto sem púrpura. A grande vantagem do Nd:YAG 1.064nm é a maior profundidade de penetração em relação aos outros *lasers* vasculares.[20,21]

O *laser* Nd:YAG KTP 532nm está indicado no tratamento de vasos dérmicos superficiais, como os da rosácea, aranhas vasculares, radiodermite telangiectásica, nevos rubi, lagos venosos dos lábios, poiquilodermia de Civatte, angiomas planos do adulto ou resistentes ao tratamento com PDL, telangiectasias, varicosidades de calibre inferior a 0,7mm situadas na derme superficial. A desvantagem dos *lasers* KTP pulsados é sua profundidade limitada de penetração na pele, devido a seu comprimento de onda curto. Além disso, a luz de 532nm compete pela absorção com melanina mais do que os comprimentos de onda mais longos, resultando em mudanças potenciais de pigmentos, particularmente em pacientes com pele de pigmentação mais escura.

O *laser* Nd:YAG 1.064nm é capaz de criar um efeito de coagulação a uma profundidade de 5 a 6mm, tendo sido usado no tratamento de vasos moderadamente profundos, aranhas vasculares de maior diâmetro e veias reticulares.[14,22] Além disso, o coeficiente de absorção da melanina diminui à medida que o comprimento de onda aumenta. No comprimento de onda de 1.064nm, a chance de hiperpigmentação pós-tratamento pode ser significativamente reduzida.[22-24] A adição do adequado resfriamento da epiderme, presente em diversos aparelhos, protege a pele, evitando muitos efeitos adversos, como cicatrizes, alterações pigmentares, bolhas, crostas e púrpura. Está contraindicado no escroto e nas pálpebras, em virtude da pequena espessura da pele nessas regiões.

Luz intensa pulsada

A fonte de luz intensa pulsada (LIP) é um aparelho similar ao *laser* que usa uma fonte de luz não coerente para produzir um espectro de luz de ligação ampla, emitindo de 515 a 1.200nm. A principal vantagem desse aparelho é sua versatilidade, apresentando vários comprimentos de onda e durações de pulso, que tornam possível o tratamento de lesões vasculares mais profundas. Trata satisfatoriamente telangiectasias, MVP e hemangiomas.[25-28] São utilizados filtros para eliminar comprimentos de onda mais curtos e aumentar a penetração dérmica. A luz é emitida em pulsos únicos, duplos ou triplos com 2 a 25ms cada, com intervalos entre os pulsos variando entre 10 e 500ms. Com pulsos mais longos, a LIP pode atingir vasos mais profundos, aumentando a eficácia e diminuindo os riscos de púrpura e discromia.[25] Vasos mais calibrosos nas MVP e nos hemangiomas podem ser atingidos com energias mais altas e intervalos mais longos entre os pulsos (40 a 60ms).

A utilização da LIP e do Nd:YAG associados parece ser uma alternativa no tratamento da MVP, oferecendo bons resultados com menor incidência de efeitos adversos.[25]

O tratamento das telangiectasias de membros inferiores com *laser* e LIP não tem o mesmo sucesso do tratamento das telangiectasias da face. Os resultados são variáveis e pode haver discromia em 20% a 30% dos casos. Entretanto, recentes avanços e refinamentos de novas tecnologias – *laser* e LIP – mostram um futuro promissor. Os *lasers* PDL com pulsos mais longos são mais eficazes que os de pulsos curtos para o tratamento de veias de membros inferiores. O pulso longo é mais próximo do tempo de relaxamento térmico dessas veias. Altas fluências são necessárias para o tratamento desses vasos, sendo imprescindível um sistema eficaz de resfriamento da pele. Para veias mais profundas de maior calibre, deve ser avaliado o tratamento combinado com escleroterapia ou cirurgia convencional, sendo de suma importância a avaliação do cirurgião vascular.

LASER EM LESÕES PIGMENTARES

A abordagem do tratamento de lesões pigmentares com *lasers* depende da localização anatômica do pigmento (epidérmica, dérmica ou mista), do tipo de pigmento (melanina, tatuagem ou tinta) e de sua distribuição no tecido (extra ou intracelular). Na maioria dos casos, o cromóforo é a melanina, embora outros pigmentos exógenos ou endógenos possam ser atingidos.

As lesões epidérmicas incluem efélides, melanoses solares, manchas café-com-leite, lentigos solares e nevo spilus. As lesões dérmicas incluem nevos de Ota e Ito, nevo de Becker e ocronose, e as mistas abrangem a hiperpigmentação pós-inflamatória ou decorrente do uso de fármacos, hipercromia periorbitária e melasma.[29,30]

O espectro de absorção da melanina vai dos 300 aos 1.200nm. Embora a absorção seja ampla, à medida que aumenta o comprimento de onda, essa absorção diminui. O pico de absorção situa-se entre os 530 e os 690nm.[29,30] No entanto, peles mais escuras podem apresentar discromias nesse comprimento de onda. Na faixa de 1.064nm, a especificidade é menor, mas pigmentos mais profundos são atingidos, sem acometimento da epiderme. Assim, lesões pigmentadas da epiderme são tratadas com *lasers* de comprimentos de onda mais curtos, enquanto para lesões mais profundas são mais adequados *lasers* de pigmentação específica e comprimento de onda mais longo.

O primeiro cientista a utilizar o *laser* para tratar lesões pigmentadas na pele foi Goldman, no início da década de 1960. Para esse efeito, Goldman utilizou o *laser* rubi a 694nm e com pulsos longos. Estudos posteriores demonstraram que o *laser* rubi em modo QS, com um pulso mais curto, apresentava efeito mais seletivo.[29,30]

Lasers Q-Switched

Os *lasers Q-Switched* (QS) são os mais indicados para o tratamento de lesões pigmentares. Os aparelhos armazenam grande quantidade de energia, que é liberada em espaço muito curto de tempo, na ordem de nanossegundos (duração de pulso de 10 a 100ns). Ocorre, então, um efeito fotomecânico, pois o impacto no alvo é tão grande que há formação de ondas de choque com ruptura dos melanossomas e pigmentos de tatuagem. Essas ondas fotoacústicas aquecem as pequenas partículas de pigmento e os melanossomas, causando explosão, e os fragmentos restantes serão posteriormente fagocitados.[31] Os *lasers* QS demonstraram bons resultados no tratamento da hipermelanose dérmica, lentigos solares e tatuagens, especialmente as de cor preta ou azul.

Os sistemas de *laser* QS mais comuns para o tratamento de lesões pigmentadas são os *lasers* rubi QS (694nm), alexandrita QS (755nm) e Nd:YAG QS (1.064 e 532nm).[29,30,32]

Os *lasers* de alexandrita e rubi apresentam comprimentos de onda menores, por isso são mais absorvidos pela melanina, aumentando o risco de discromias e dano epidérmico.[33] O *laser* rubi QS foi o primeiro a ser utilizado com sucesso na remoção de lesões pigmentares dérmicas, apresentando baixa incidência de formação de cicatrizes e púrpura.[29,32] O *laser* alexandrita QS emite luz vermelha a um comprimento de onda de 755nm e tem duração de pulso de 50 a 100ns. Em razão de sua longa duração de pulso e seu comprimento de onda, esse sistema apresenta baixa incidência de cicatrizes, púrpura e hipercromia e incidência moderada de hipocromia.[32] A eficácia e o perfil de segurança do *laser* alexandrita QS são semelhantes aos do *laser* rubi QS, exceto em relação à hipopigmentação temporária, a qual é menos comum após tratamento com o *laser* alexandrita QS.

O *laser* Nd:YAG QS pode atuar em dois comprimentos de onda, na zona do infravermelho a 1.064nm ou na zona do verde a 532nm, com duração de pulso de 5 a 10ns. O sistema que atua na zona do infravermelho é o mais indicado para lesões pigmentares dérmicas mais profundas, como nevos de Ota, e é o mais seguro quando se trata de fototipos III e VI da classificação de Fitzpatrick, pois apresenta menor absorção pela melanina. Esse tipo de *laser* apresenta baixa incidência de hiperpigmentação e formação de cicatrizes, incidência moderada de hipopigmentação e incidência elevada para formação de púrpura. O *laser* Nd:YAG QS no comprimento de onda de 532nm é o mais usado para lesões pigmentares epidérmicas, como lentigos e máculas café-com-leite, uma vez que estas são lesões mais superficiais.[32,34] O nevo de Ota é um nevo melanocítico dérmico, geralmente unilateral, que apresenta os melhores resultados com os *lasers* QS. Destaca-se o Nd:YAG QS 1.064nm, mas alguns autores sugerem o uso concomitante das duas ponteiras (532nm e 1.064nm) para maior clareamento das lesões.[35,36]

Durante a aplicação do *laser*, observa-se branqueamento da lesão, imediatamente após o disparo. Pode ocorrer a

Capítulo 87 • *Laser* em Lesões Vasculares e Pigmentares

formação de púrpura, em virtude da absorção concomitante da oxiemoglobina. Em seguida, formam-se crostas finas no local da aplicação, que se desprendem após 1 semana. As lesões pigmentadas geralmente melhoram após duas ou mais sessões, com intervalos mensais ou a cada 2 meses. As lesões epidérmicas respondem melhor ao tratamento. Lesões mais profundas necessitam de seis a 10 sessões de tratamento.

A LIP também trata eficazmente as lesões pigmentadas epidérmicas, principalmente as melanoses solares. Várias sessões são necessárias para se conseguir um resultado satisfatório.

Tatuagens

As tatuagens consistem em pequenas partículas de pigmentos situadas na derme, de maneira deliberada ou como resultado de um trauma. Podem ser classificadas em profissionais, amadoras, cosméticas e traumáticas.[37] As tatuagens profissionais, aplicadas por agulha vibratória de uma máquina de tatuar, são as mais comuns. Nas tatuagens cosméticas, cores como o castanho, o rosa e o vermelho têm sido aplicadas nos olhos, na face e nos lábios como um modo de simular a maquiagem ou como forma de pigmentação natural, como é o caso da aréola da mama quando de uma reconstrução mamária. As tatuagens traumáticas resultam da deposição de um pigmento na pele por abrasão ou explosão. Esses materiais ficam alojados na derme após a reepitelização da ferida e podem resultar em tatuagens azuis ou pretas, dependendo da profundidade.

Nos últimos anos, o número de indivíduos com tatuagem tem aumentado progressivamente e, atualmente, mais de 10% da população apresentam pelo menos uma tatuagem. No entanto, por inúmeras razões, é grande a procura por sua remoção.[37,38]

Vários métodos foram testados na remoção de tatuagens ao longo dos tempos, como dermoabrasão, excisão, *peelings* químicos e crioterapia, entre outros; no entanto, estes eram métodos bastante destrutivos que resultavam na formação de cicatrizes hipertróficas e alterações pigmentares permanentes.[32,39]

A utilização do *laser* promove a destruição seletiva, por fototermólise, das partículas de pigmentos das tatuagens, sem dano ao tecido adjacente. A escolha correta dos parâmetros, como comprimento de onda, fluência e duração do pulso, é fundamental para o sucesso do tratamento.[37]

As moléculas de tinta absorvem a luz do *laser* e a convertem em energia. Normalmente, o tipo de pigmento usado nas tatuagens e sua absorção são desconhecidos tanto para o paciente como para o operador. Um branqueamento transitório da pele após o tratamento com *laser* indica boa absorção por parte dos pigmentos. A fluência dos pulsos deve levar a uma temperatura suficientemente elevada na partícula do pigmento colorido. A duração do pulso deve se encontrar na gama dos nanossegundos, devido ao tamanho das partículas de pigmento.

Os *lasers* mais usados na remoção de tatuagens são os QS, que apresentam pulsos muito rápidos e de elevada energia/intensidade. Atualmente, quatro tipos de *lasers* QS são usados com sucesso na remoção de tatuagens (Quadro 87.2).[32,39-41]

A escolha do *laser* para remover tatuagens depende da cor do pigmento e de seu espectro de absorção. Pigmentos pretos podem ser removidos com o *laser* QS: rubi 694nm, alexandrita 755nm e Nd:YAG 1.064nm. As tintas azuis e verdes são atingidas com comprimentos de onda entre 600 e 800nm, e os *lasers* de escolha são os QS rubi ou alexandrita. Para remoção das tintas vermelhas, laranjas e amarelas, o mais indicado é o *laser* Nd:YAG QS 532nm, mas são de difícil remoção. A remoção de tatuagens cosméticas (contorno de lábio, pálpebras e supercílios) utilizando os *lasers* QS é mais complicada. Os pigmentos utilizados geralmente contêm óxido de ferro ou dióxido de titânio. Com o *laser*, o óxido férrico pode se transformar em óxido ferroso, que é mais escuro (enegrecido) e insolúvel. Essas tatuagens podem, então, tornar-se borradas, mais escuras e permanentes, a não ser que sejam removidas com métodos cirúrgicos, mais destrutivos.

Em geral, as tatuagens com pigmentos entre o azul e o preto são as que respondem melhor à remoção com *laser*. Isso ocorre em razão da capacidade de absorção de todos os comprimentos de onda de luz, do tamanho menor da partícula e da ausência de elementos metálicos no pigmen-

Quadro 87.2 Tipos de *laser Q-Switched* usados na remoção de tatuagens

Lasers QS	Comprimento de onda (nm)	Fluência (J/cm²)	Duração de pulso (ns)	Cores de tatuagens
Alexandrita	755	8	50 a 100	Preto, azul, verde
Nd:YAG	532	≤ 12	≤ 10	Vermelho
	1.064	≤ 12	≤ 10	Preto, azul
Rubi	694	8 a 10	≤ 40	Preto, azul, verde

to. Tatuagens com várias cores exigem o uso de dois ou mais tipos de *lasers* QS, de modo a abranger o espectro de absorção das várias cores.

O número de sessões é muito variável. As tatuagens amadoras e traumáticas são mais facilmente tratadas do que as tatuagens profissionais. Nas tatuagens profissionais, o pigmento é mais concentrado e mais profundo.[32] Em média, são necessárias de seis a 12 sessões para tatuagens profissionais e quatro a seis para as amadoras.[32]

O efeito adverso mais comum do *laser* em tatuagens é a hiper ou hipocromia. A primeira, geralmente, é leve e transitória e pode ser tratada com despigmentante tópico; a hipocromia pode ser permanente. São descritos, também, cicatrizes atróficas ou hipertróficas, reações alérgicas ao pigmento e granulomas de corpo estranho, em virtude da quebra do pigmento pelo efeito mecanoacústico.

Ainda é controverso o uso do *laser* para o tratamento de nevos melanocíticos. Apesar de não haver trabalhos na literatura que comprovem a transformação maligna de lesões pigmentadas após a irradiação com *laser*, todas as lesões pigmentadas devem ser biopsiadas antes de qualquer tratamento a *laser*.

Melasma

O melasma consiste em uma desordem pigmentar adquirida muito prevalente, de caráter refratário e recorrente, cujo tratamento representa um grande desafio na dermatologia. A maioria dos casos ocorre em áreas fotoexpostas, principalmente na face de mulheres, ainda que 10% dos casos ocorram em pacientes do sexo masculino.[42,43] A etiopatogenia do melasma permanece inconclusiva, porém vários fatores podem estar envolvidos, como radiação solar (principal fator desencadeante e agravante), predisposição genética, gravidez, uso de contraceptivos orais e agentes fototóxicos; disfunção endócrina, terapia hormonal e, até mesmo, estresse.[44-46]

Do ponto de vista histológico, três padrões de pigmentação são reconhecidos: epidérmico, em que o pigmento se encontra na camada basal e suprabasal; dérmico, em que macrófagos contendo melanina se depositam na derme superficial e na derme média; e misto, caracterizado por elementos dos tipos epidérmico e dérmico.[45]

Os princípios do tratamento incluem proteção contra a luz UV, inibição da atividade dos melanócitos e da síntese de melanina, além da remoção dos grânulos de melanina presentes.[47] O manejo do melasma é um desafio. Embora haja diversas modalidades terapêuticas, incluindo agentes clareadores, *peelings* químicos e tratamentos a *laser*, muitos pacientes permanecem não responsivos a essas terapias. Além disso, por se tratar de condição recidivante, são necessários tratamento de manutenção e afastamento dos possíveis fatores etiológicos.

Dos aparelhos de *laser* disponíveis no mercado, poucos estão aprovados para o tratamento do melasma. Nouri, em 1999, e Angsuwarangsee, em 2003, documentaram o tratamento do melasma com CO_2 e QS alexandrita com resultados satisfatórios.[48,49] O princípio da terapia consistia na remoção mecânica do pigmento acumulado por meio da fototermólise. Entretanto, provavelmente em razão do grau de agressividade da terapia ablativa e seus possíveis efeitos colaterais, não se observou a popularização do método como opção terapêutica para o tratamento do melasma. Com a descrição da fototermólise fracionada por Manstein, em 2004, a criação de colunas de necrose na pele, deixando áreas de pele sã ao redor, promovia a remoção da pigmentação com mais segurança e menos efeitos colaterais.[50] O fracionamento de raios pode ocorrer em comprimentos de onda mais elevados (CO_2 10.600nm e Erbium 2.940nm), implicando ablação da epiderme; ou em comprimentos de onda mais baixos, sem ablação da epiderme.

Uma revisão da literatura acerca do uso de *lasers* ablativos (Er:YAG e CO_2) no tratamento do melasma mostrou que eles podem representar ferramenta efetiva no manejo do melasma; entretanto, hiperpigmentação pós-inflamatória e dificuldade na manutenção de resultados a longo prazo parecem representar as principais limitações atuais a seu uso amplo.[51,52]

Vários estudos vêm testando a fototermólise fracionada não ablativa como opção para o tratamento do melasma. No Brasil, os aparelhos mais usados são os de 1.550nm (*Erbium glass laser*) e 1.540nm (*Erbium glass rod laser*). Por ser bem absorvido pela água, sua principal indicação é o estímulo da síntese e remodelação do colágeno.[53] Os raios promovem colunas de coagulação na pele, mantendo intacta a epiderme do local, ou seja, não promovem sua ablação.[54] Apesar de a melanina e a hemoglobina não serem alvos desses *lasers*, a coluna do raio coagula parte dos pigmentos e/ou vasos que forem atingidos por ela no momento da penetração na pele. Assim, mesmo indiretamente, ocorre remoção de pigmentos epidérmicos e dérmicos superficiais e também de alguns vasos sanguíneos menores.[55] O Erbium de 1.550nm foi a primeira plataforma liberada pela FDA para o tratamento do melasma, com resultados variáveis.[42,56,57] O Erbium de 1.540nm foi a segunda plataforma autorizada pela FDA para tratamento do melasma, com resultados em torno de 50%.[43,58]

Recentemente, resultados promissores têm sido alcançados com Nd:YAG QS, que consegue atingir os melanossomas dérmicos sem produzir inflamação ou dano epidérmico, em todos os fototipos. Quando os melanossomas absorvem a luz do *laser*, eles são fragmentados e absorvidos naturalmente pelo organismo. O aparelho emite pulsos de alta intensidade e ultrarrápidos (nanossegundos) para

Capítulo 87 • *Laser* em Lesões Vasculares e Pigmentares

clarear de maneira significativa pigmentos, preservando o tecido saudável ao redor. O tratamento consiste em 10 a 12 sessões semanais, utilizando-se fluência baixa.[59-61] Como efeitos adversos, observam-se hipopigmentação, hiperpigmentação de rebote e recorrência do melasma.[59-61]

A variabilidade dos resultados mostra que, até o momento, não há nenhum tratamento padrão-ouro para o melasma. Assim, o uso dessas tecnologias deve ser restrito a casos refratários. Novos estudos ainda são necessários para o estabelecimento de parâmetros e regimes ideais de tratamento e para a avaliação da eficácia e da segurança a longo prazo dessas terapias.[62,63]

Referências

1. Srinivas C, Kumaresan M. Lasers for vascular lesions: standard guidelines for care. Ind J Dermatol Venereol Leprol 2011; 77: 349-68.
2. Adamic M, Troilius A, Adatto M, Drosner M, Dahmane R. Vascular lasers and IPLS: guidelines for care from the European Society for Laser Dermatology (ESLD). J Cosmet Laser Ther 2007 Jun; 9(2):113-24.
3. Osorio N. Laser em lesões vasculares. In: Osorio N, Torezan LAR. Laser em dermatologia. Conceitos básicos e aplicações. São Paulo: Roca, 2002:72.
4. Dewerdt S, Callens A, Machet L, Grangeponte MC, Vaillant L, Lorette G. Acquired tufted angioma in an adult: failure of pulsed dye laser therapy. Ann Dermatol Venereol 1998; 25:47-9.
5. Boineau D. Laser KTP. Ann Dermatol Venereol 2004; 131:1015-7.
6. Polla LL, Jacques SL, Margolis RJ et al. Selective photothermolysis: contribution to the treatment of flat angiomas (port wine stains) by laser. Ann Dermatol Venereol 1987; 114:497-505.
7. Michaud T. Laser vasculaires. Ann Dermatol Venereol 2008; 135:S195-9.
8. Sevila A, Nagore E. Videomicroscopy of venular malformations (port-wine stain type): prediction of response to pulsed dye laser. Pediatric Dermatology 2004; 21(5):589-96.
9. Miller AC, Cate IMP, Watson HS, Geronemus RG. Stress and family satisfaction in parents of children with facial port-wine stains. Pediatric Dermatol 1999; 16(3):190-7.
10. Cantatore J, Kriegel DA. Laser surgery: an approach to the pediatric patient. J Am Acad Dermatol 2004; 50:165-84.
11. Jacobs AH, Walton RG. The incidence of birthmarks in the neonate. Pediatrics 1976; 58:218.
12. Gontijo B, Pereira LB, Silva CMR. Malformações vasculares. Anais Bras Dermatol 2004; 79(1):7-23.
13. Chen, JK, Ghasri P, Aguilar G et al. An overview of clinical and experimental treatment modalities for port wine stains. J Am Acad Dermatol 2012; 67:289-394.
14. Dover JS. New approaches to the laser treatment of vascular lesions. Australian J Dermatol 2000; 41:14-8.
15. Ashinoff K, Genonemus RG. Flashlamp-pumped pulsed dye laser for portwine stains in infancy: earlier versus later treatment. J Am Acad Dermatol 1991; 24:467-72.
16. Keller GS. Use of the KTP laser in cosmetic surgery. Am J Cosmetic Surg 1992; 9:177-8.
17. Wai Sun Ho FRCS, Shun Yuen Ying FRCS et al. Treatment of port wine stains with intense pulsed light: a prospective study. Dermatol Surg 2004; 30:884-91.
18. Raulin C, Greve B, Grema H. IPL technology: a review. Lasers in Surgery and Medicine 2003; 32:78-87.

19. Bjerring P, Christiansen K, Troillus A. An intense pulsed light source for treatment of facial teleangectasias. J Cosmect Laser Ther 2001; 3:169-73.
20. Sadick NS, Prieta V, Shea CR et al. Clinical and pathophysiologic correlates of 1064nm Nd:YAG laser treatment of reticular veins and venulectasias. Arch Dermatol 2001; 137:613-7.
21. Ozyurt K, Colgecen E, Baykan H, Ozturk P, Ozkose M. Treatment of superficial cutaneous vascular lesions: experience with the long-pulsed 1064 nm Nd:YAG laser. ScientificWorld Journal 2012; 2012:197139.
22. Pham RT. Treatment of vascular lesions with combined dynamic precooling, postcooling thermal quenching and Nd:YAG 1,064-nm laser. Facial Plastic Surg 2001; 17(3):203-8.
23. Chan HH, Chan E, Kono T et al. The use of variable pulse width frequency double Nd:YAG 532nm laser in the treatment of port wine stain in Chinese patients. Dermatol Surg 2000; 26:657-61.
24. Groot D, Rao J, Johnston P, Nakatsui T. Algorithm for using a long-pulsed Nd:YAG lasers in the treatment of deep cutaneous vascular lesions. Dermatol Surg 2003; 29:35-42.
25. Kalil CLPV, Curcio BL, Cignachi S. Laser Nd:Yag e luz intensa pulsada no tratamento de mancha vinho do porto Surg Cosmet Dermatol 2009; 1(2):95-98.
26. Chowdhury MMU, Harris S, Lanigan SW. Potassium titanyl phosphate laser treatment of resistant port wine stains. Br J Dermatol 2001; 144:814-7.
27. Kauvar ANB, Geronemus RG. Repetitive pulsed dye laser treatments improve persistent port wine stains. Dermatol Surg 1995; 21:515-21.
28. Tanzi EL, Lupton JR, Alster TS. Lasers in dermatology: four decades of progress. J Am Acad Dermatol 2003; 49:1-31.
29. Jones C, Nouri K. Laser treatment for pigmented lesions: a review. J Cosmet Dermatol 2006; 5:9-13.
30. Carpo BG, Grevelink JM, Grevelink SV. Laser treatment of pigmented lesions in children. Semin Cutan Med Surg 1999; 18:233-43.
31. Lowe NJ, Wieder JM, Sawcer D, Burrows P, Chalet MI. Nevus of Ota: treatment with high energy fluences of the Q-switched ruby laser. J Am Acad Dermatol 1993; 29(6):997-1001.
32. Alster T, Lupton J. Lasers in dermatology: an overview of types and indications. Am J of Clin Dermatol 2001; 2(5):291-303.
33. Hague JS, Lanigan SW. Laser treatment of pigmented lesions in clinical practice: a retrospective case series and patient satisfaction survey. Clin Exp Dermatol 2008; 33(2):139-41.
34. Alster T, Bettencourt M. Review of cutaneous lasers and their applications. Southern Medical Journal 1998; 91:806-13.
35. Afradique MC, Aguiar DP, Belicha MMG, Zylberztejn D, Bravo BSF. Tratamento do nevo de Ota em ocidentais de fototipos altos. Surg Cosmetic Dermatol 2013; 5(2):122-6.
36. Ee HL, Goh CL, Khoo LS, Chan ES, Ang P. Treatment of acquired bilateral nevus of Ota-like macules (Hori's nevus) with a combination of the 532 nm Q-switched Nd:YAG laser followed by the 1064 nm Q-switched Nd:YAG is more effective: prospective study. Dermatol Surg 2006; 32(1):34-40.
37. Kent K, Graber E. Laser tattoo removal: a review. American Society for Dermatologic Surgery 2012; 38:1-13.
38. Burris K, Kim K. Tattoo removal. Clinics in Dermatology 2007; 25:388-92.
39. Alster T. Q-Switched alexandrite laser treatment (755 nm) of professional and amateur tattoos. J Am Acad Dermatol 1995; 33:69-73.
40. Chan HH, King WW, Chan ES et al. In vivo trial comparing pacients tolerance of Q switched neodymium:yttrium – aluminumgarnet (QS Nd:YAG) lasers in the treatment of nevus of Ota. Lasers Surg Med 1999; 24(1):819-24.

41. Tse Y, Levine VJ, McClain SA, Ashinoff R. The removal of cutaneous pigmented lesions with the Q-switched neodymium:yttrium-aluminium-garnet laser. J Dermatol Surg Oncol 1994; 20(12):795-800.

42. Rokhsar CK, Fitzpatrick RE. The treatment of melasma with fractional photothermolysis: a pilot study. Dermatol Surg 2005; 31(12):1645-50.

43. Manela-Azulay M, Borges J. Estudo-piloto: tratamento de melasma com laser de Erbium fracionado não ablativo (1.540nm). Surg Cosmet Dermatol 2011; 3(4):313-8.

44. Aditya K. The treatment of melasma: a review of clinical trials. J Am Acad Dermatol 2006; 55(6):1048-65.

45. Grimes PE. Melasma: etiologic and therapeutic considerations. Arch Dermatol 1995; 131(12):1453-7.

46. Cestari T, Arellano I, Hexsel D, Ortonne JP. Latin American Pigmentary Disorders Academy. Melasma in Latin America: options for therapy and treatment algorithm. J Eur Acad Dermatol Venereol 2009; 23(7):760-72.

47. Piamphongsant T. Treatment of melasma: a review with personal experience. Int J Dermatol 1998; 37(12):897-903.

48. Angsuwarangsee S, Polnikorn N. Combined ultrapulse CO2 laser and Q switched alexandrite laser compared with Q switched alexandrite laser alone for refractory melasma: split face design. Dermatol Surg 2003; 29(1):59-64.

49. Nouri K, Bowes L, Chartier T, Romagosa R, Spencer J. Combination treatment of melasma with pulse CO2 laser followed by Q switched alexandrite laser: a pilot study. Dermatol Surg 1999; 25(6):494-7.

50. Manstein D, Herron GS, Sink RK, Tanner H, Anderson RR. Fractional photothermolysis: a new concept for cutaneous remodeling using microscopic patterns of thermal injury. Lasers Surg Med 2004; 34(5):426-38.

51. Diosti GM, Mulinari-Brenner F, Filus Neto J, Nascimento A, Piva FM. Avaliação clínica e histológica de pacientes com melasma refratário tratadas com laser de érbio:Yag fracionado. Surg Cosmet Dermatol 2012; 4(2):114-20.

52. Morais OO, Lemos EFL, Sousa MCS, Gomes, CM, Costa IMC, De Paula CDR. The use of ablative lasers in the treatment of facial melasma. An Bras Dermatol 2013; 88(2):238-42.

53. De Horatius DM, Dover JS. Non ablative tissue remodeling and photorejuvenation. Clin Dermatol 2007; 25(5):474-9.

54. Jih MH, Kimyai-Asadi A. Fractional photothermolysis: a review and update. Semin Cut Med Surg 2008; 27(1):63-71.

55. Campos V. Laser no rejuvenescimento facial. Surg Cosmet Dermatol 2009; 1(1):29-36.

56. Naito SK. Fractional photothermolysis treatment for resistant melasma in Chinese females. J Cosmet Laser Ther 2007; 9(3):161-3.

57. Lee HS,Won CH, Lee DH et al. Treatment of melasma in Asian skin using a fractional 1,550-nm laser: an open clinical study. Dermatol Surg 2009; 35(10):1499-504.

58. Steiner D. Melasma and non-ablative (1540 nm) laser: a prospective study. Surg Cosmet Dermatol 2011; 3(1):37-40.

59. Choi M, Choi JW, Lee SY et al. Low-dose 1064-nm Q-switched Nd:YAG laser for the treatment of melasma. J Dermatolog Treat 2010 Jul; 21(4):224-8.

60. Suh KS, Sung JY, Roh HJ, Jeon YS, Kim YC, Kim ST. Efficacy of the 1064-nm Q-switched Nd:YAG laser in melasma. J Dermatolog Treat 2011 Aug; 22(4):233-8.

61. Kauvar AN. The evolution of melasma therapy: targeting melanosomes using low-fluence Q-switched neodymium-doped yttrium aluminium garnet lasers. Semin Cutan Med Surg 2012 Jun; 31(2):126-32.

62. Halachmi S, Haedersdal M, Lapidoth M. Melasma and laser treatment: an evidenced-based analysis. Lasers Med Sci 2013 Jun 14.

63. Rivas S, Pandya AG. Treatment of melasma with topical agents, peels and lasers: an evidence-based review. Am J Clin Dermatol 2013 Oct; 14(5):359-76.

88

Lasers Ablativos

Rozana Castorina da Silva

Lasers (*light amplification by stimulated emission of radiation*) constituem fontes de luz pura com propriedades importantes, como monocromaticidade e coerência, tornando possível o tratamento, de modo preciso e seletivo, de diversos tipos de lesões cutâneas.

ABLAÇÃO TECIDUAL

A ablação tecidual constitui fenômeno em que o sistema de *laser* promove corte da pele com irradiação perpendicular à sua superfície, dos planos superficiais para os mais profundos. Os *lasers* de excímero, de CO_2, hólmio e erbium apresentam propriedades que possibilitam a ablação de diversos tecidos.[1]

A fototermólise seletiva estabelece que o aquecimento seletivo seja obtido por uma absorção preferencial de luz do *laser* e produção de calor nos cromóforos quando a duração do pulso for menor do que o tempo de relaxamento térmico do cromóforo. A vaporização dos tecidos depende do conteúdo intra e extracelular de água. Os *lasers* de CO_2 e erbium são capazes de promover vaporização em razão das características de seus comprimentos de onda. O fenômeno mais importante da interação *laser*-tecido é a absorção, que depende das alterações do coeficiente de absorção de água.

O tecido, após ser vaporizado, não absorve mais a radiação, a qual é absorvida por camadas mais profundas. Assim, se a afinidade por água é maior, o comprimento de onda tende a ser mais absorvido e agir mais superficialmente, como nos *lasers* de erbium e CO_2.[2]

Nesse contexto, no *laser* de CO_2 a absorção da radiação pela água é menor, portanto, a energia incidente deve ser maior para aquecer e vaporizar a água. A necessidade de maior energia por pulso significa que a intensidade deve ser maior ou que a duração do pulso deve ser mais longa.[2,3]

Tipos de *lasers* ablativos

Os principais *lasers* ablativos são o de CO_2 pulsado (10.600nm) e o erbium:YAG (2.940nm). O princípio é a vaporização do tecido, e ambos são absorvidos pela água do tecido.

O processo de vaporização gera calor local, que se difunde para a derme e promove remodelação de colágeno e neocolagênese. O *laser* de erbium:YAG, por ter maior coeficiente de absorção pela água, penetra menos na pele, o que acarreta menor eficiência no tratamento em comparação ao *laser* de CO_2.[4]

INDICAÇÕES

- Fotoenvelhecimento, rítides, melanoses e queratoses.
- Tumores benignos: hiperplasia sebácea, tricoepitelioma e hidrocistoma.
- Cicatrizes de acne.
- Xantelasma.
- Milio.
- Lentigos.[5]

RESURFACING

No fotoenvelhecimento, o *laser* erbium está indicado para formas leves e moderadas e o *laser* de CO_2 para formas mais graves (Figuras 88.1 a 88.10).

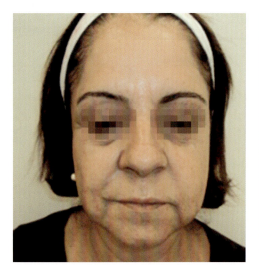
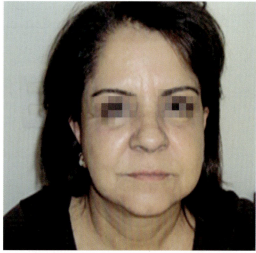

Figura 88.1 *Resurfacing* com *laser* de CO_2 – antes e depois. (*Fonte*: acervo da autora.)

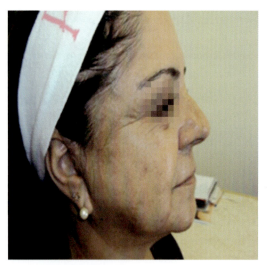
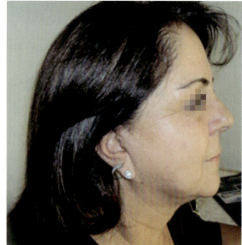

Figura 88.2 *Resurfacing* com *laser* de CO_2 – antes e depois. (*Fonte*: acervo da autora.)

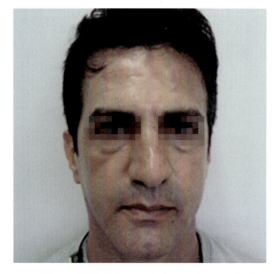
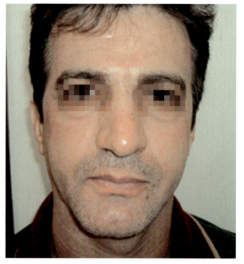

Figura 88.3 Pré-*resurfacing* e pós-*resurfacing* com *laser* de CO_2. (*Fonte*: acervo da autora.)

Capítulo 88 • *Lasers* Ablativos

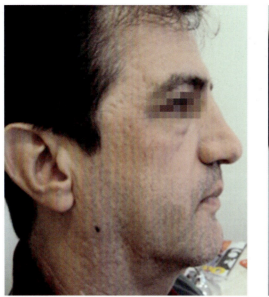 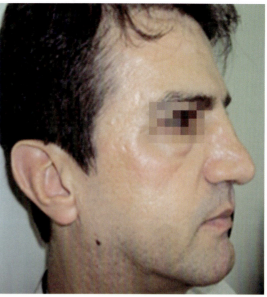

Figura 88.4 Tratamento do envelhecimento cutâneo com *laser* de CO_2 – antes e 60 dias após o procedimento. (*Fonte*: acervo da autora.)

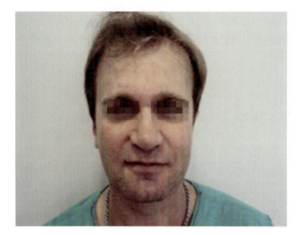 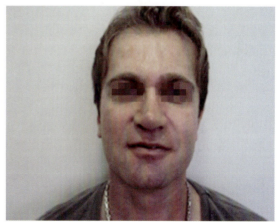

Figura 88.5 Tratamento de fotoenvelhecimento cutâneo com *laser* de CO_2 – antes e após o procedimento. (*Fonte*: acervo da autora.)

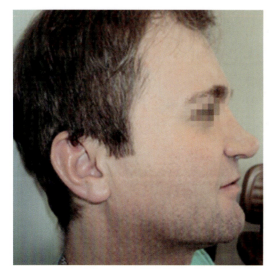 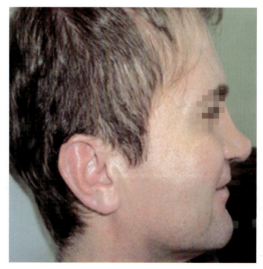

Figura 88.6 Tratamento de fotoenvelhecimento cutâneo com *laser* de CO_2 – antes e após o procedimento. (*Fonte*: acervo da autora.)

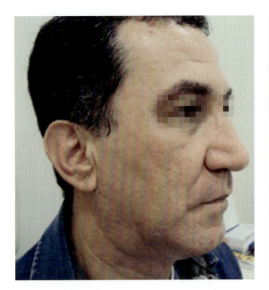
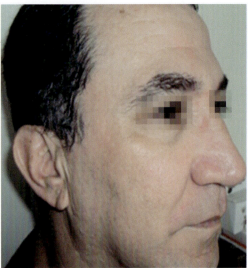

Figura 88.7 Tratamento de pálpebras com *laser* de CO_2. (*Fonte*: acervo da autora.)

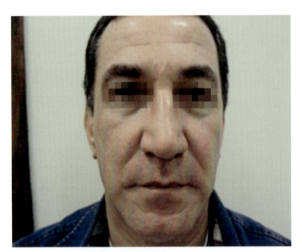
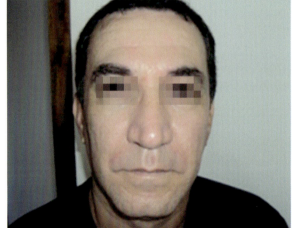

Figura 88.8 Tratamento de pálpebras com *laser* de CO_2. (*Fonte*: acervo da autora.)

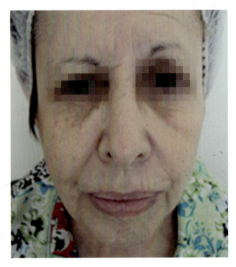
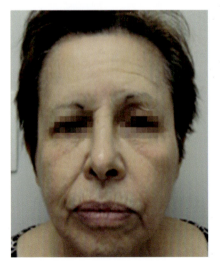

Figura 88.9 *Resurfacing* com *laser* de CO_2 – antes e depois. (*Fonte*: acervo da autora.)

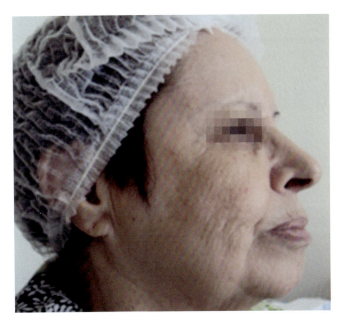 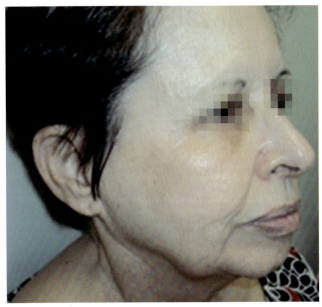

Figura 88.10 *Resurfacing* com *laser* de CO_2 – antes e depois. (*Fonte*: acervo da autora.)

CONTRAINDICAÇÕES

Peles com fototipos altos, gravidez, fotossensibilidade, doenças sistêmicas, tendência à formação de queloides e uso recente de isotretinoína.

CUIDADOS PRÉ-OPERATÓRIOS

- Uso tópico de tretinoína a 0,05% ou hidroquinona a 4% 4 semanas antes do procedimento.
- Terapia antiviral antes do procedimento.
- Orientação quanto ao uso de fotoproteção e cuidado pós-operatório.

COMPLICAÇÕES

- Formação de milio.
- Hipocromia transitória.
- Hipercromia.
- Eritema prolongado e persistente.
- Infecção herpética, fúngica ou bacteriana.
- Cicatrizes inestéticas.[6]

CONSIDERAÇÕES FINAIS

Os *lasers* ablativos têm sido largamente utilizados nos casos de envelhecimento cutâneo com o objetivo de melhorar a qualidade da pele.

Referências

1. Walsh Jr. JT, Cummings JP. Effect of dynamic optical properties of water on mid infrared laser ablation. Laser Med Surg 1994; 15:295-305.
2. Katri K, Ross E, Grevelink J. Comparision of Erbium-YAG and laser in skin resurfacing. Laser Med Surg 1997; 9:37.
3. Khatri KA et al. Comparasion of Erbium:YAG and carbon dioxide lasers in resurfacing of facial rhytides. Arch Dermatol 1999, 135:391-7.
4. Walsh Jr JT, Deutsch TF. Erbium:YAG laser ablation of tissue: effect of pulse duration and tissue type on thermal damage. Lasers Surg Med 1989; 9:314-26.
5. Ratner D et al. Cutaneous laser resurfacing. J Am Acad Dermatol 1999; 41:365-89.
6. Rendon-Pellerano MI et al. Laser resurfacing: usual and unusual complications. Dermatol Surg 1999; 25(5):360-7.

89

Luz Intensa Pulsada no Rejuvenescimento

Marcus Henrique de Alvarenga Morais
Gabriela Maria de Abreu Gontijo

Luz intensa pulsada (LIP) é uma luz policromática, ou seja, com vários comprimentos de onda, não coerente e não colimada (luz difusa), ao contrário dos *lasers*, que são raios colimados, coerentes e sempre com um único comprimento de onda.

Por esse motivo, a ação da LIP é mais limitada do que a dos *lasers*, que concentram muito mais energia em um único disparo, produzindo calor mais intenso e localizado e promovendo alterações mais seletivas e mais intensas no alvo.[1]

Os pulsos de luz são produzidos pela explosão de uma corrente elétrica que passa através de uma câmara com gás xenônio. Essa luz é conduzida até a parte distal do *handpiece* de safira ou quartzo.[2]

MECANISMO DE AÇÃO

Muito se aprimorou nesta tecnologia, desde sua introdução na comunidade médica há cerca de 20 anos, após a descoberta da fototermólise seletiva,[3] propriedade na qual certos alvos (cromóforos) são capazes de absorver energia de determinado espectro de comprimento de onda (banda absorção).

Com base nessa propriedade, os cromóforos da LIP são hemoglobina, melanina e água, que podem ser tratados simultaneamente.

Assim, os amplos comprimentos de onda da LIP, em geral de 500 a 1.200nm, possibilitam o tratamento de lesões melanocíticas[4] e vasculares,[5] além do estímulo à neocolagênese.[6,7]

Entretanto, com o objetivo de aumentar a seletividade para determinado alvo, alguns aparelhos de LIP oferecem filtros ou *handpieces* que tornam possível bloquear compri-

mentos de onda, impedindo a emissão de energia em um comprimento menor que o filtro usado. Os filtros disponibilizados são de 515, 540, 550, 560, 570, 590, 615, 645, 690 e 755nm. Um filtro de 570nm, por exemplo, possibilita que seja disparada pela peça de mão energia com comprimento de onda maior que 570nm.

HISTÓRICO

A primeira LIP (PhotodermVL®) foi aprovada em 1995 pela Food and Drugs Administration (FDA) para tratar telangiectasias de membros inferiores.[7]

O Photoderm se caracterizava por ter fluências saltas, pulsos triplos, duplos ou simples, rápidos ou intensos, e vários filtros de corte (515 a 755nm), usados de acordo com o fototipo e a profundidade do cromóforo a ser atingido na pele. Esse aparelho necessita de gel gelado para aplicação e tem curva de aprendizado difícil, pois os parâmetros são numerosos e muito variáveis.

O primeiro teste foi realizado em 1996 com 80 pacientes, para tratar mancha vinho-do-porto.[9] Em 1997, autores relataram sucesso no tratamento de dois casos de hipertricose.[10]

Embora esse aparelho tenha se mostrado eficaz, foram relatados muitos efeitos colaterais pelos usuários, sempre relacionados com o excesso de energia liberada, provocando queimaduras que, por sua vez, ocasionaram hiper ou hipopigmentação, quase sempre temporária e, ocasionalmente, definitiva. Em casos extremos, foram descritas cicatrizes hipertróficas e atróficas.

Apesar dessas complicações e dos resultados pouco eficazes inicialmente descritos, o desenvolvimento de novos

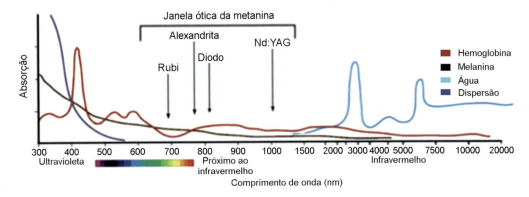

Figura 89.1 Curva de absorção dos principais cromóforos da pele. (Fonte: adaptada de Surgical & Cosmetic Dermatology 2009; 1[1]:29-36.)

aparelhos, mais potentes, com itens de segurança (conforme descrito a seguir), o número de complicações diminuiu consideravelmente. O custo favorável e a versatilidade do uso em diferentes condições clínicas contribuíram para uma rápida disseminação, principalmente no que tange ao rejuvenescimento cutâneo.

CARACTERÍSTICAS TÉCNICAS

Em relação aos tipos de pulso, podem ser simples (único), duplos ou triplos. Podem ser disparados em tempos curtos (5 a 20ms) ou longos (40 a 100ms). Também podem ser intensos ou suaves (*smooth pulse*), dependendo do modo como a energia é liberada. Os pulsos suaves caracterizam-se por permanecerem em um mesmo patamar de temperatura do início ao fim, conferindo maior segurança.[11]

Os pulsos suaves, o uso de produtos de interface e o resfriamento de ponteiras (geralmente de safira) constituem itens de segurança.

Os aparelhos mais modernos têm, na mesma ponteira, pulso suave e único, de 500 a 1.400nm, com pico de fluência em 70J/cm² no início do disparo, decrescendo gradativamente. Assim, com uma mesma ponteira, e sem a troca de filtros, são possíveis o tratamento de lesões melanocíticas e vasculares e a indução de neocolagênese discreta (esta última em virtude de os raios que ultrapassam 700nm serem absorvidos pela água – Figura 89.1).

O fotorrejuvenescimento não ablativo com LIP funciona causando dano térmico reversível do colágeno pela penetração da luz na derme e aquecimento direto de suas estruturas, poupando a epiderme.

Desse modo, obtêm-se a contração das fibras de colágeno e o remodelamento propriamente dito das fibras após o período inflamatório.

Para isso, os aparelhos disponíveis (Quadro 89.1) apresentam níveis de fluência (energia) que alcançam de 25 a 40J/cm².

Esses recursos tornaram os tratamentos rápidos e seguros, diminuindo muito os efeitos colaterais.

Além disso, os novos aparelhos associam a LIP à radiofrequência e outros ao vácuo na pele (efeito fotopneumático), na tentativa de melhorar o efeito final.

APLICAÇÃO CLÍNICA

Pelos motivos descritos previamente, trata-se de tecnologia muito versátil e que trata:

- Lesões melanocíticas superficiais, como lentigos e efélides.[12]
- Lesões vasculares, principalmente as telangiectasias presentes na rosácea e no fotoenvelhecimento clássico, sob a forma da poiquilodermia de Civatte.[13,14] Para a remoção de vasos maiores, são necessários pulsos longos (50 a 100ms) e fluências altas (50 a 70J/cm²), os quais estão associados a maior risco de efeitos adversos.
- Neocolagênese/rejuvenescimento.[15]

Em relação aos locais de aplicação, face e mãos[16] são os locais mais seguros, enquanto o colo e os membros exigem maior cautela.

Os fototipos mais baixos (I a III) têm resposta melhor e exigem menor número de sessões.

Segundo a prática diária, associada a dados da literatura, os resultados são tardios, sendo as modificações de pigmentações vasculares e pilossebáceas notadas em 3 a 6 meses e o fotorrejuvenescimento após 12 a 18 meses.[17]

HISTOPATOLOGIA

Para o rejuvenescimento deve haver o remodelamento de colágeno dérmico que, histopatologicamente, se caracteriza por espessamento da zona de Grenz pelo aumento da deposição de colágeno, bem como de fibras elásticas, com reorganização em arranjos paralelos com fibrilas com-

Quadro 89.1 Principais aparelhos de luz pulsada e suas características técnicas

	Fluência (J/cm²)	Duração do pulso (ms)	Comprimento de onda (nm)
Harmony® Alma	30	10, 12 e 15	515 a 950
Formax® Sharpligth	25	0,5 a 200	415 a 960
Photosilk® Deka	30	2,5 e 4	500 a 850
Dermapulse® Industra	18	S/D/T	390 a 750
BBL® Sciton	30	2 a 500	420 a 1.400
Active IPL® Bioset	22	10	420 a 1.100
Limelight® Cutera	40	60	520 a 1.100
Quantum SR® Lumenis	45	25	560 a 1.200
Lumenis One® Lumenis	40	100	515 a 1.200
System Line® Bioset	16 56	30 40	390 a 1.200
eMax® Syneron	45 +RFb 25	NR	580 a 980
Skin Station® Radiancy	65	10	420 a 1.200
Starlux® Palomar	70	500	500 a 1.200

pactas, o que geralmente tem início de 3 a 6 meses após o tratamento.[18]

Em 2011, Patriota et al. publicaram artigo com avaliação clínica, histopatológica e imuno-histoquímica da LIP no fotoenvelhecimento, apresentando resultados muito positivos, conforme demonstrado a seguir.[19]

Ao término do tratamento (cinco sessões de LIP), houve melhora clínica em 76,92% dos casos, relacionada com aumento significativo de fibras colágenas (51,33%) e elásticas (44,13%) (Figuras 89.2 e 89.3).

Além disso, a LIP promoveu aumento significativo de pequenos vasos sanguíneos, não ectásicos, e moléculas de adesão intercelular (ICAM-1).

Assim, outro fator talvez envolvido com o rejuvenescimento associado à LIP seja o aumento da expressão ICAM-1, uma glicoproteína de membrana de adesão intercelular relacionada com a adesão de leucócitos no endotélio vascular. Essa alteração pode estar relacionada com o processo inflamatório, pois a glicoproteína ICAM é pro-

duzida quando há invasão da parede dos vasos por leucócitos, evidenciando neoformação vascular por reperfusão de vasos preexistentes.[20,21]

Importante salientar que, nesse mesmo estudo, o tratamento com LIP não promoveu alteração da imunidade da pele em relação a CD1, CD4 e CD8.

RESULTADOS CLÍNICOS

O fotorrejuvenescimento não ablativo é um método bastante estudado atualmente, visando à reversão do envelhecimento cutâneo por meio da utilização da LIP, com o objetivo de criar um dano dérmico sem ablação da epiderme. A reação da derme à agressão faz-se pelo aumento da produção de colágeno e a reabsorção do material elastótico.

As explicações para a síntese de novo colágeno incluem a absorção da luz pelo sangue, o que aumenta a temperatura ao redor dos vasos, transferindo o dano térmico

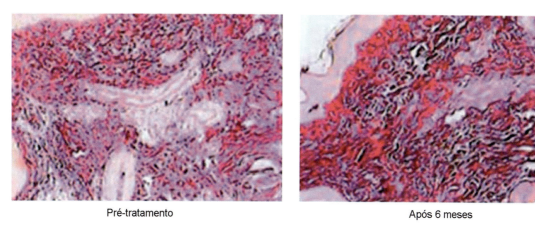

Figura 89.2 Aumento intenso e significativo de 51,33% de fibras colágenas. (*Fonte*: adaptada de Anais Brasileiros de Dermatologia 2011; 86[6]:1129-33.)

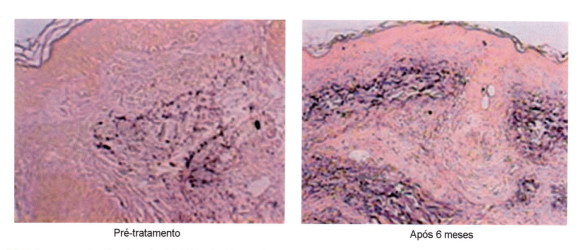

Figura 89.3 Aumento significativo de 44,13% de fibras elásticas. (*Fonte*: adaptada de Anais Brasileiros de Dermatologia 2011; 86[6]:1129-33.)

ao tecido adjacente e causando a liberação de mediadores inflamatórios, que induziriam o processo de cicatrização. A energia também estimularia diretamente os fibroblastos a produzirem mais colágeno.[22]

Além disso, obtém-se melhora da flacidez cutânea, que estaria relacionada com o aumento de colágeno na derme reticular profunda, o que promove efeito *skin tightening* ao final do tratamento.[23]

Esses resultados também foram obtidos em estudos que utilizaram diferentes tipos de *laser* para o fotorrejuvenescimento não ablativo no tratamento do envelhecimento cutâneo. Por meio de avaliação histopatológica, esses estudos demonstraram síntese de colágeno e melhora da elastose solar em diferentes graus.[24,25]

EFEITOS ADVERSOS

Efeitos colaterais, como edema e eritema da pele fotoenvelhecida, observados imediatamente após a aplicação da LIP, são decorrentes da reação inflamatória da pele, provocada pela interação da luz com o tecido, com liberação de calor. Esses efeitos duram de 24 a 72 horas e desaparecem completamente.

Além de edema e eritema, existe a possibilidade de vesiculação em 24 a 36 horas após a sessão, com posterior formação de crostas, que desaparecem no período de 7 a 14 dias. Como sua duração geralmente é menor que o tempo de *turnover* da epiderme (4 semanas), provavelmente elas são produzidas por queimadura superficial.

Mesmo desaparecendo em curto período, essas crostas podem evoluir para hiper ou hipocromias e, em último caso, cicatrizes hipertróficas.[26]

VANTAGENS E DESVANTAGENS

- **Vantagens:** fácil aplicação, pós-operatório discreto e bom custo/benefício, quando a indicação é precisa.
- **Limitações/desvantagens:** são necessárias algumas sessões (três, em média) para se atingir o objetivo. Os efeitos colaterais mais importantes continuam sendo hiper

e hipocromia decorrentes de queimaduras, as quais são mais frequentes e acentuadas na pele bronzeada, que é uma contraindicação a esse procedimento.

TÉCNICA

Não é necessário o uso de anestésicos, que, quando usados, podem causar vasoconstrição e diminuição da hemoglobina no local da aplicação, minimizando os resultados.

É obrigatório o uso de óculos de proteção pelo médico e pelo paciente e gel ou solução de contato, de acordo com as normas para cada aparelho. Devem ser feitos disparos seguidos em toda a área a ser tratada, com ou sem sobrepasse (*overlap*).

Antes, durante e após as passadas, são aplicadas compressas frias para diminuir a temperatura no local. Após o procedimento, pode haver retorno imediato à rotina.

RESULTADOS ESPERADOS

Diminuição global da oxidação da pele, com melhora na coloração, e desaparecimento gradual de vasos e lentigos, de acordo com o número de sessões. Ocorre melhora discreta da textura e pouca alteração de rítides (Figuras 89.4 e 89.5).[1]

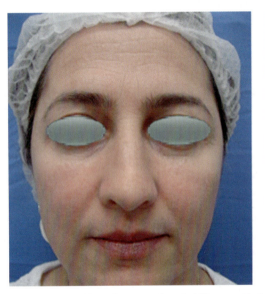
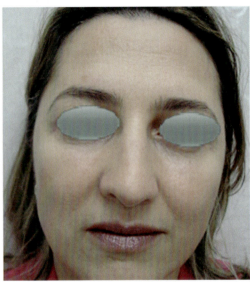

Figura 89.4 Paciente submetida a cinco sessões de LIP com objetivo inicial de tratar rosácea. Note o rejuvenescimento com melhora importante das rítides frontais 6 meses após a última sessão. (*Fonte*: acervo dos autores.)

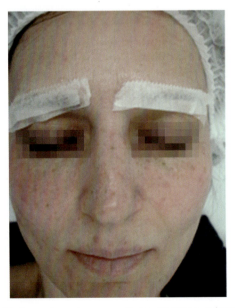
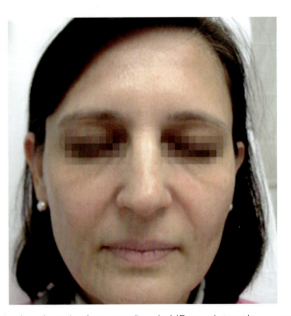

Figura 89.5 Melhora de melanoses solares, textura e coloração da pele após cinco sessões de LIP com intervalos mensais. (*Fonte*: acervo dos autores.)

CONSIDERAÇÕES FINAIS

A LIP constitui boa opção de tratamento para o fotoenvelhecimento cutâneo, sendo uma técnica não ablativa, segura e eficaz, visto que a melhora clínica observada pelos pacientes encontra paralelo na análise histológica.

Referências

1. Mattos R, Filippo A, Torezan L, Campos V. Fontes de energianão laser no rejuvenescimento: parte II. Surgical & Cosmetic Dermatology 2009; 1(2):80-6.
2. Raulin C, Greve B, Grema H. IPL technology: a review. Lasers Surg Med 2003; 32:78-87.
3. Anderson RR, Parish, JA. Seletive photothermolysis: precise microsurgery by selective absortion of pulsed radiation. Science 1983; 220:524.
4. Moreno Arais GA, Ferrando J. Intense pulsed ligth for melanocytic lesions. Dermatol Surg 2001 Apr 27; 4:397-400.
5. Clementoni MT, Giardino P, Muti GF et al. Intense pulsed light treatment of 1.000 consecutive patientes with facial vascular marks. Aesth Plast Surg 2006 Mar-Apr; 30(2):226-32.
6. Luo D, Cao Y, Wu D et al. Impact of intense pulsed ligth irradiation on BALB/c mouse skin – in vivo study of collagens, matrix metalloproteinases and vascular endothelial growth factor. Lasers Med Sci 2007 Dec 15 (Epub ahead of print).
7. Goldberg DJ, Cutler KB. Nonablative treatment of rhytides with intense pulsed light. Lasers Surg Med 2000; 26(2):196-200.
8. Hellwig S, Schröter C, Raulin C. Behandlung essesntieller Teleangiektasien durch das Photoderm® VL. Z Hautkr 1996; 71:44-7.
9. Raulin C, Hellwig S, Schonermark MP. Treatment of a nonresponding port wine stain with a new pulsed light source (PhotoDerm VL). Lasers Surg Med 1997; 21(2):203-8.
10. Raulin C, Werner S, Hartschuh W, Schonermark MP. Effective treatment of hypertrichosis with pulsed light: a report of two cases. Ann Plast Surg 1997; 39(2):169-73.
11. Goldberg DJ. Current trends in intense pulsed light. J Clin Aesthet Dermatol 2012; 5(6):45-53.
12. Kawada A, Shiraishi H, Asai M et al. Clinical improvement of solar lentigines and ephelides with an intense pulsed light source. Dermatol Surg 2002; 28:504-8.
13. Rusciani A, Motta A, Fino P et al. Treatment of poikiloderma of Civatte using intense pulsed light. Dermatol Surg 2008 Mar; 34(3):314-9.
14. Weiss RA, Goldman MP, Weiss MA.Treatment of poikiloderma of Civatte with intense pulsed ligtht resource. Dermatol Surg 2000; 26(9):823-7.
15. Goldberg DJ, Cutler KB. Nonablative treatment of rhytids with intense pulsed light. Lasers Surg Med 2000; 26:196-200.
16. Goldman A, Prati C, Rossato F. Hand rejuvenation using intense pulsed light. J Cut Med Surg 2008 May-Jun; 12(3):107-13.
17. Sadick NS. Update on non-ablative light therapy for rejuvenation: a review. Lasers Surg Med 2003; 32:120-8.
18. Fournier N, Dahan S, Barneon G et al. Nonablative remodeling: clinical, histologic, ultrasound imaging, and profilometric evaluation ofa 1540 nm Er:Glass laser. Dermatol Surg 2001; 27:799-806.
19. Patriota RCR, Rodrigues CJ, Cucé LC. Luz intensapulsada no fotoenvelhecimento: avaliação clínica, histopatológica e imuno-histoquímica. An Bras Dermatol 2011; 86(6):1129-33.
20. Cid MC, Cebrián M, Font C et al. Cell adhesion molecules in the development of inflammatory infiltrates in giant cell arteritis. Arthritis Rheum 2000; 43:184-94.
21. Nowak-Sliwinska P, van Beijnum JR, van Berkel M, van den Bergh H, Griffioen AW. Vascular regrowth following photodynamic therapy in the chicken embryo chorioal-lantoic membrane. Angiogenesis 2010; 13:281-92.
22. Feng YJ, Zhao JY. Skin rejuvenation in Asian skin: the analysis of clinical effects and basic mechanisms of intense pulsed light. J Drugs Dermatol 2008; 7:273-9.
23. Li YH, Wu Y, Chen JZ et al. Application of a new intense pulsed light device in the treatment of photoaging skin in Asian patients. Dermatol Surg 2008; 34:1459-64.
24. Lee MWC. Combination 532-nm and 1064-nm lasers for noninvasive skin rejuvenation and toning. Arch Dermatol 2003; 139:1265-76.
25. Trelles MA, Allones I, Luna R. Facial rejuvenation with a nonablative 1320 nm Nd:YAG laser: a preliminary clinical and histologic evaluation. Dermatol Surg 2001; 27:111-6.
26. Bitter PH. Noninvasive rejuvenation of photodamaged skin using serial, full-face intense pulsed light treatments. Dermatol Surg 2000; 26:835-42.
27. Weiss RA, Weiss MA, Beasley KL. Rejuvenation of photoaged skin: 5 years results with intense pulsed light of the face, neck, and chest. Dermatol Surg 2002; 28(12):1115-9.

90

Remoção de Pelos com *Laser* e Outras Fontes de Luz

Dagmar Toledo Lyon
Fernanda Lyon Freire

Tanto mulheres como homens apresentam pelos, que não gostariam de ter, em alguma parte da face ou do corpo. A maior parte das pessoas realiza alguma forma de remoção de pelos após a puberdade. Vários fatores interferem na quantidade e na qualidade dos pelos, dentre os quais, podem ser destacados a hereditariedade, as variações hormonais e o uso de medicamentos, como corticoides.

Existem muitos métodos para a remoção de pelos, sejam eles temporários ou definitivos. Dentre os métodos temporários, podem ser citados: pinça, diversos tipos de cera depilatória, raspagem com lâmina e cremes depilatórios. Já entre os métodos definitivos, pode-se optar por eletrólise ou pela remoção por fontes de luz (fotoepilação). De modo geral, pode-se afirmar que a eletrólise está mais indicada para a remoção de pelos em pequenas áreas, devido às características técnicas do método, enquanto a fotoepilação pode ser também utilizada em áreas extensas. Neste capítulo será abordada apenas a remoção de pelos por fotoepilação.

Em 1996, a Food and Drugs Administration (FDA) dos EUA aprovou o primeiro sistema para fotoepilação. Desde então foram desenvolvidos melhores equipamentos e protocolos de tratamento. No entanto, cientificamente, ainda é impossível eliminar 100% dos pelos. Os tipos de fonte de luz disponíveis para remoção de pelos incluem o *laser* (*light amplification by stimulated emission of radiation*) e a luz intensa pulsada (LIP).

O *laser* caracteriza-se por emitir luz monocromática, coerente e colimada. O termo monocromática indica que a luz emitida apresenta apenas um comprimento de onda. A coerência em tempo e espaço remete ao fato de as energias emitidas somarem sua magnitude na mesma direção. O termo colimada (paralela) denota que a energia é concentrada em um pequeno ponto e apresenta pouca divergência.

A LIP caracteriza-se por emitir luz policromática, incoerente e não colimada. O termo policromática indica que a luz emitida apresenta vários comprimentos de onda, geralmente de 400 a 1.500nm. A incoerência em tempo e espaço remete ao fato de as ondas emitidas não estarem em fase. Não colimada denota que as ondas se dispersam em vários sentidos.

Como salientado previamente, a LIP emite ondas de vários comprimentos, enquanto os *lasers* operam com um comprimento de onda na região do vermelho ou próximo do infravermelho. Existem vários *lasers* disponíveis no mercado, cada um operando em comprimento de onda de destino:

- *Laser* rubi – 694nm.
- *Laser* alexandrita – 755nm.
- *Laser* diodo – 800 a 810nm.
- *Laser* Nd:YAG – 1.064nm.
- Luz intensa pulsada – 590 a 1.200nm.

Independentemente do tipo de fonte de luz utilizada (*laser* ou LIP), o modo de ação da fotoepilação consiste na fototermólise seletiva. Basicamente, a luz emitida é absorvida pelo cromóforo-alvo (em geral a melanina do folículo piloso) e transformada em calor (efeito fototérmico – a luz absorvida é transformada em calor). O calor gerado se dissipa para estruturas adjacentes e pode promover a coagulação das proteínas da matriz germinativa, culminando com sua destruição. Assim, a matriz germinativa efetivamente destruída torna-se incapaz de gerar um novo pelo.

O cromóforo-alvo da fotoepilação geralmente é a melanina do folículo piloso. Em casos de pelos brancos, sem melanina, podem ser utilizados pigmentos artificiais. A melanina absorve uma ampla faixa de radiação eletromagnética: sua maior absorção ocorre na faixa do ultravioleta, mas comprimentos de onda no intervalo da luz visível, bem como perto do infravermelho, também são absorvidos. Destaca-se que a eficácia do método depende da destruição da matriz germinativa (bulbo e papila dérmica) do folículo, uma estrutura não pigmentada.

Os principais parâmetros para a fototermólise seletiva são o comprimento de onda, a duração do pulso e a fluência. O comprimento de onda deve ser absorvido pelo cromóforo e deve ter a capacidade de penetrar à profundidade na qual se localiza o cromóforo. A duração da exposição do cromóforo à luz deve ser menor do que o tempo de relaxamento térmico (TRT). O TRT é o tempo necessário para que a temperatura do cromóforo caia a 50% do pico após a exposição. O calor vai para o tecido circundante. O TRT varia de 10 a 60ms, dependendo do diâmetro do folículo. Nos aparelhos, a duração de pulso varia de 10 a 100ms. O pulso não pode ser maior do que o TRT, para não danificar o tecido circundante. O TRT é proporcional ao tamanho do tecido-alvo. A densidade de energia administrada no tempo de exposição (fluência) deve ser suficiente para resultar na destruição do tecido-alvo.

A efetividade da fotoepilação depende de uma série de fatores, dentre os quais podem ser destacados a fase do ciclo pilífero, o poder de penetração da luz utilizada e a capacidade de absorção da luz emitida pelo cromóforo-alvo.

A efetividade da transmissão do calor para a matriz germinativa varia com a fase do ciclo pilífero. Quanto mais próximo o folículo piloso estiver da matriz germinativa, maior será a transmissão do calor. Assim, quanto mais pelos na fase anágena do ciclo, maior a transmissão de calor para a matriz germinativa e maior a probabilidade de destruição efetiva da matriz que, por sua vez, tende a não gerar mais pelos. Por outro lado, quanto mais pelos na fase telógena do ciclo, menor a transmissão de calor para a matriz germinativa e menor a probabilidade de destruição efetiva da matriz. Portanto, quando a fotoepilação é realizada em pelos na fase telógena do ciclo, a tendência é que ocorra a geração de novo pelo, porém de modo mais lento. A porcentagem de pelos na fase anágena pode variar de acordo com a área anatômica, levando a diferentes respostas aos tratamentos e quantidades diferentes de sessões para obtenção de resultado. Por exemplo, o ciclo dos pelos das coxas dura um total de 6 a 12 meses, com a fase anágena apresentando cerca de 3 a 6 meses; o ciclo dos pelos da região axilar, por sua vez, dura de 5 a 7 meses, com a fase anágena apresentando cerca de 3 a 4 meses.

Existe uma relação entre o comprimento de onda e a capacidade de penetração da radiação na pele. Comprimentos de onda na faixa do ultravioleta atingem apenas as camadas mais superficiais da pele. No espectro da luz visível, quanto maior o comprimento de onda, maior sua capacidade de penetração. Passando para o espectro da luz infravermelha, a capacidade de penetração continua a aumentar, porém valores mais altos de comprimento de onda tornam-se novamente pouco penetrantes. Por isso, diferentes tipos de *lasers* apresentam diferentes capacidades de penetração na pele: o *laser* rubi (694nm) apresenta menor penetração; os *lasers* alexandrita (755nm) e diodo (800 a 810nm) apresentam penetração intermediária; e o *laser* Nd:YAG (1.064nm) apresenta maior poder de penetração. Como a LIP emite radiação em diferentes comprimentos de onda, o poder de penetração é bastante variável.

Existe também uma relação entre o comprimento de onda e o coeficiente de absorção da melanina. A relação não é linear, porém, quanto maior o comprimento de onda, menor o coeficiente de absorção. Portanto, quanto maior o comprimento de onda do *laser* utilizado, menor será a capacidade de a melanina absorver a energia emitida e menor será a tendência de efetividade da fotoepilação. Os *lasers* rubi (694nm), de alexandrita (755nm) e o diodo (800 a 810nm) apresentam coeficientes de absorção da melanina semelhantes. Já o *laser* Nd:YAG (1.064nm) apresenta coeficiente de absorção inferior à dos demais tipos de *laser*.

O *laser* rubi (694nm) apresenta boa absorção pela melanina, sendo mais indicado para pelos finos e pouco pigmentados, e apresenta maior risco de efeitos colaterais. O *laser* alexandrita (755nm) tem menor absorção pela melanina do que o *laser* rubi; é efetivo também nos pelos finos e moderadamente pigmentados; nos sistemas com *cooling* em *spray*, dispensa limpeza da ponteira entre passadas. O *laser* diodo (800 a 810nm) demonstra menor absorção pela melanina, é menos efetivo, especialmente para pelos finos e claros, e apresenta maior segurança, principalmente em fototipos escuros. O *laser* Nd:YAG (1.064nm) penetra profundamente a pele, apresenta reduzida absorção pela melanina, exige alta fluência e é mais seguro para pele negra e bronzeada, sendo também utilizado para pseudofoliculite da barba. A LIP possibilita ampla combinação de comprimento de onda, número e duração de pulso e intervalo de retardo entre os pulsos de espera, promovendo ampla possibilidade de usos terapêuticos.

Existem sistemas de resfriamento com gel condutor transparente, *sprays* criogênicos, fluxo de ar frio e contato direto de sistemas de resfriamento que reduzem o risco de complicações, exercendo efeito anestésico e também possibilitam a administração de fluências maiores, aumentando a efetividade do tratamento.

A resposta esperada após o procedimento de fotoepilação consiste em um eritema e pápula perifolicular, que geralmente surgem em 10 a 20 minutos após o procedimento e indicam a utilização de parâmetros adequados para o pelo e a pele do paciente.

A melanina da epiderme compete com a melanina no bulbo piloso, diminuindo a eficácia do tratamento e causam efeitos colaterais indesejados. Assim, fototipos claros têm baixa incidência de efeitos colaterais com todos os tipos de *laser*. Podem ocorrer dor durante o procedimento, bolhas, urticária, alterações na pigmentação, cicatrizes e crescimento paradoxal (raro). Têm sido relatadas, também, complicações oculares da epilação a *laser* em sobrancelhas, como uveíte anterior (hiperemia de conjuntiva, células pigmentares em câmara anterior, sinéquias posteriores, atrofia de íris), pigmentação de cápsula anterior de cristalino, dano irreversível à íris e lesão de epitélio pigmentar de retina. A hipertricose paradoxal é um efeito colateral raro (0,6% a 10%), que pode ocorrer nas áreas tratadas ou próximas da aplicação do *laser*, sendo mais frequente em face e pescoço em pacientes com fototipos escuros (III a VI) e desequilíbrio hormonal.

A urticária é um efeito colateral que geralmente ocorre após a primeira sessão e tende a recorrer nas demais sessões, principalmente em pernas, virilha e axilas. Pacientes com história pregressa de rinite alérgica e outras alergias são mais suscetíveis. Apresenta resolução espontânea com 10 a 30 dias e não deixa hipo ou hipercromias pós-inflamatórias. Pode ser controlada com prednisona oral por 5 a 10 dias, e pode ser recomendado o uso de corticoide preventivo nas demais sessões.

Referências

Desai S, Mahmoud BH, Bhatia AC, Hamzavi IH. Paradoxical hypertrichosis after laser therapy: a review. Dermatol Surg 2010 Mar; 36(3):291-8. doi:

Ibrahimi OA, Avram MM, Hanke CW, Kilmer SL, Anderson RR. Laser hair removal. Dermatol Ther 2011 Jan-Feb; 24(1):94-107.

Landa N, Corrons N, Zabalza I, Azpiazu JL. Urticaria induced by laser epilation: a clinical and histopathological study with extended follow-up in 36 patients. Lasers Surg Med 2012 Jul; 44(5):384-9.

Nanni CA, Alster TS. Laser-assisted hair removal: side effects of Q-switched Nd:YAG, long-pulsed ruby, and alexandrite lasers. J Am Acad Dermatol 1999 Aug; 41(2 Pt 1):165-71.

Shenenberger DW. Removal of unwanted hair. http://www.uptodate.com/index. Acess 5/12/2012.

Shulman S, Bichler I. Ocular complications of laser-assisted eyebronw epilation. Eye (Lond) 2009 Apr; 23(4):982-3.

91

Terapia Fotodinâmica

Ana Cláudia Lyon de Moura

Terapia fotodinâmica (TFD), ou *photo-dynamic therapy* (PDT), constitui uma forma de terapêutica em que se procede à administração tópica de uma substância sobre lesão tumoral com posterior iluminação com uma fonte de luz, levando à apoptose das células tumorais.[1]

HISTÓRICO

A terapia fotodinâmica teve início em 1904, com von Tappeiner & Raab, que observaram os efeitos da fotossensibilização em paramécio.[2] Em 1905, von Tappeiner & Jesionek trataram tumores de pele utilizando pigmento de eosina com posterior exposição à luz.[3]

Meyer-Gertz, em 1913, demonstrou os efeitos fotossensibilizantes da hematoporfirina.[4] Em 1937, Silver publicou relato de tratamento de psoríase com administração oral e intramuscular de porfirina.[5]

Lipson et al. descreveram uma nova substância, derivada da hematoporfirina (HpD), na detecção de tumores.[6]

Em 1978, Dougherty et al. publicam trabalho sobre tratamento de tumores malignos com terapia fotodinâmica.[7]

No início de 1990, o porfimer sódico foi aprovado no Canadá para uso terapêutico.[1]

O uso tópico do ácido 5-delta aminolevulínico (ALA) como precursor metabólico de um fotossensibilizante endógeno – protoporfirina IX (PpIX) – foi proposto, em 1990, por Kennedy et al.[8]

MECANISMO DE AÇÃO

Na terapia fotodinâmica, a substância fotossensibilizante é aplicada sobre a lesão tumoral. A seguir, o tumor fotos-sensibilizado é exposto à luz que coincide com o espectro de absorção do agente fotossensibilizante. Ocorre a formação de oxigênio singlete*, através de reação fotoquímica que leva à apoptose das células tumorais.[9]

Oxigênio singlete é como são conhecidos os três estados eletronicamente excitados imediatamente superiores ao oxigênio molecular no estado fundamental. De acordo com a teoria do orbital molecular, a configuração eletrônica do oxigênio no estado fundamental contém dois elétrons desemparelhados nos orbitais moleculares degenerados; P^*x e P^*Y. Esses elétrons tendem a possuir o mesmo *spin* de modo a produzir mulplicidade máxima e, assim, um estado de mais baixa energia. Este é o motivo pelo qual o estado fundamental do oxigênio molecular é um triplete.

Nesse contexto, o oxigênio singlete, gerado por sensibilização a partir da transferência de energia do agente fototerapêutico no estado triplete excitado para o oxigênio molecular no estado fundamental, constitui o agente citotóxico para desativação das células tumorais.

Os agentes fotossensibilizantes, na grande maioria baseados em misturas de derivados porfirínicos, têm se mostrado eficientes no tratamento de tumores malignos ou não.

Esses agentes fototerapêuticos tendem a se concentrar no tecido lesionado. O mecanismo para essa seletividade parece decorrer da associação do agente fototerapêutico a lipoproteínas do plasma, que, assim, o transporta, preferencialmente, para as células anormais. Esse processo ocorre em razão de essas células conterem um número exageradamente alto de receptores de lipoproteínas de baixa densidade, resultado de sua elevada demanda por colesterol.[10]

AGENTES FOTOSSENSIBILIZANTES

- **Porfimer sódico:** o porfimer sódico é um agente fotossensibilizante derivado da purificação da hematoporfirina, denominada HpD (derivado da hematoporfirina), e seu componente ativo é o éter de diematoporfirina. Atinge o pico de absorção de luz na banda de Soret, entre 400 e 420nM. Administrado na dose de 1 a 2mg/kg de peso EV, acumula-se não só nas lesões tumorais, mas também em outros tecidos. Apresenta fotossensibilização prolongada, por até 4 a 8 semanas.[1,11]
- **Ácido 5-delta aminolevulínico (ALA):** é sintetizado a partir da glicina e da succinil-COA no interior da mitocôndria através da via de biossíntese do grupo heme. Essa reação é catalisada pela enzima ALA sintetase. O ALA pode ter administração tópica ou sistêmica e acumula-se nas células tumorais, sendo eliminado do organismo após 24 horas, tanto por via tópica como endovenosa. O agente 5-ALA tem apresentação em bastão (Levulan Kerastic®), e o tempo de aplicação é de 14 a 18 horas.[12,13]
- **Cloridrato de metilaminolevulinato de metila (Metvix®) em creme lipofílico:** o tempo de aplicação é de 3 horas com oclusão para tratamento de queratoses actínicas, carcinomas basocelulares e doença de Bowen.[13]
- **BPD MA:** derivado da benzoporfirina, foi sintetizado a partir do porfimer sódico, com absorção de 690nm. A fotossensibilidade é de 7 dias.[14]
- **Mesotetrafenilporfinessulfonato (TPPS):** considerado neurotóxico, tem absorção em 645nm.[14]
- **Porficenos:** isômeros de porfirina que absorvem a luz entre 550 e 650nm, com tempo de exposição de 5 minutos.
- Timetiletiopurpurina, metatetraidroxifenilclorina e mono-1-aspartilclorina.
- Estão sob estudo: ftalocianinas, verdinas, bacteriolclorofila e lutetium texapirina.[14]

UTILIZAÇÃO DO AZUL DE METILENO NA TERAPIA FOTODINÂMICA

Os colorantes (corantes e pigmentos) são caracterizados por sua habilidade em absorver a luz visível e apresentam elevada eficiência em alguma região do espectro visível. Alguns desses compostos são capazes de induzir ou participar de reações fotoquímicas. Alguns corantes, como azul de metileno, têm sido utilizados como agentes fotossensibilizadores no tecido-alvo, seguidos por irradiação de luz. O azul de metileno é um fossensibilizador capaz de gerar altas concentrações de oxigênio singlete, pois apresenta boa absorção de fótons dentro do espectro vermelho da luz visível (> 630nm), ideal para se atingir a janela terapêutica (600 a 800nm) e ter feito fotodinâmico. O azul de metileno pode ser injetado diretamente no tumor e, em seguida, ser irradiado.

A terapia fotodinâmica provoca a morte direta das células tumorais, por apoptose ou necrose, além da destruição da vascularização tumoral e da ativação da resposta imune.[10,15]

FONTES DE LUZ

As fontes de luz devem ser coincidentes com o pico máximo de absorção do agente fotossensibilizante.

As irradiâncias utilizadas na terapia fotodinâmica variam entre 50 e 150mw/cm^2. Podem ser utilizados *lasers* ou qualquer lâmpada coerente de amplo espectro ou luz de diodo (LED) nas faixas azul (417nm) e vermelha (630 a 635nm).[11,16]

INDICAÇÕES POTENCIAIS

- **Indicações oncológicas:** queratoses actínicas, doença de Bowen, carcinoma basocelular superficial, queratoacantoma, carcinoma espinocelular, sarcoma de Kaposi e metástases cutâneas.
- **Indicações não oncológicas:** psoríase vulgar, dermatoses associadas ao vírus do papiloma humano (HPV), epidermodisplasia verruciforme e condiloma acuminado.[17]

EFEITOS ADVERSOS

O efeito adverso mais comum é a fotossensibilidade prolongada. Após o procedimento de TFD, deve ser recomendado o uso de fotoprotetor e evitada a exposição solar por até 8 semanas.

Dor e queimação durante a irradiação do tumor constituem efeitos adversos esperados. Podem ocorrer ainda edema, necrose e formação de crosta. São relatadas hiperpigmentação e hipopigmentação de natureza transitória.[1,14]

CONSIDERAÇÕES FINAIS

A TFD é uma técnica terapêutica bem estabelecida e que promove bons resultados em lesões pré-malignas e malignas, com baixos índices de recidiva e bons resultados cosméticos.

Referências

1. Lui H, Biossonette R. Photodynamic therapy. In: Gldman MP, Fitzpatrick RE. Cutaneous laser surgery. Saint Louis: Mosby, 1999; 437-58.
2. Von Tappeiner H, Jodlbauner A. Uber die wirkungen der photodynamischen (fluorescierenden) stoffe auf protozoen und enzyme. Arch Klin Med 1904; 80:427-87.
3. Jesionek A, Von Tappeiner H. Zur behandlung der haut carcinoma mit fluorescierenden stiffen. Dtsch Arch Klin Med 1905; 85:223.
4. Daniel MD, Hill JS. A history of photodynamic therapy. Aus Nz J Surg 1991; 61:340-8.

5. Silver H. Psoriasis vulgaris treated with hematoporphyrin. Arch Dermatol Syphilol 1937; 36:1118.
6. Lipson RL, Baldes EJ. The photodynamic properties of a particular haematoporphyrin derivative. Arch Dermatol 1960; 82:508.
7. Dougherty TJ et al. Photoradiation therapy for the treatment of malignamt tumors. Cancer Res 1978; 38:2628.
8. Kennedy JC, Pottier RH, Pross DC. Photodynamic therapy with endogenous protoporphyrihn IX: basic principles and present clinical experience. J Photochem Photobiol B 1990; 6:43-8.
9. Kalka K, Merk H, Mukhtar H. Photodynamic therapy in dermatology. J Am Acad Dermatol 2000; 42:389-413.
10. Machado AEH. Terapia fotodinâmica: princípios, potencial de aplicação e perpesctivas. Química Nova, São Paulo, 2000; 23(2).
11. Spicer MS, Goldberg DJ. Lasers in dermatology. J Am Acad Dermatol 1996; 34:1-25.
12. Szeimies RM, Sassy T, Landthaler M. Penetration potency of topical applied aminolevulinic acid for photodynamic therapy of basal cell carcinoma. Photochem Photobiol 1994; 59:73-6.
13. Szeimes RM, Calzavara-Pinton PG, Karrer S et al. Topical photodynamic therapy in dermatology. J Photochem Photobial B 1996; 36:213-9.
14. Torezan LAR. Terapia fotodinâmica e outras radiações. In: Ramos-e-Silva M, Castro MCR. Fundamentos de dermatologia. Vol. 2. Rio de Janeiro: Atheneu, 2010.
15. Silva JRMC. Avaliação histopatológica do tratamento do carcinoma espinocelular cutâneo em camundongos usando terapia fotodinâmica mediada por azul de metileno. Instituto de Ciências Biomédicas – USP. Pesquisa em andamento, 2011 e 2013.
16. Honigsmann H, Szaimies RM, Knobler R et al. Fotoquimioterapia e terapia fotodinâmica. In: Ftzpatrick TB. Tratado de dermatologia. Vol. II. Rio de Janeiro: Revinter, 2005.
17. Braathen LR, Szeimies RM, Basset-Seguin N et al. Guidelines on the use of photodynamic therapy for non melanoma skin cancer: an international consensus. J Am Acad Dermatol 2007; 56(1):125-40.

92

Radiofrequência

Silvia Helena Lyon de Moura

Radiofrequência constitui uma modalidade de tratamento não ablativo em que se utiliza uma onda eletromagnética, a qual gera calor por conversão.

Os efeitos térmicos da radiofrequência têm sido utilizados em processos degenerativos do envelhecimento cutâneo com o objetivo de produzir estímulo do colágeno, combatendo a flacidez cutânea de maneira não invasiva.[1]

HISTÓRICO

A radiofrequência iniciou-se em 1891 com o fisiologista Jaque Arséne D'Arsonval, inventor do galvanômetro, que observou que o corpo humano poderia suportar correntes com frequências superiores 10.000Hz (10MHz).

MECANISMO DE AÇÃO

A radiofrequência é um tipo de corrente alternada de alta frequência maior que 3.000 hertz (Hz) que irá promover diatermia, ou seja, aquecimento através do calor profundo. Ocorre a conversão da energia elétrica em energia térmica, o que promove o aquecimento em torno de 40°C na derme profunda e subcutânea, enquanto a superfície cutânea mantém-se resfriada e protegida, o que provoca a contração das fibras de colágeno. A elevação térmica melhora o trofismo tissular, com melhor aporte nutricional de oxigênio e oligoelementos para o tecido, fortalecendo a qualidade dos adipócitos e provocando lipólise homeostática e produção de fibras elásticas e colágenas de melhor qualidade.[1,2]

EQUIPAMENTOS

Existem dois tipos de equipamentos de radiofrequência: monopolar e bipolar.

Na radiofrequência monopolar, a corrente elétrica é emitida através de um eletrodo aplicado à área de tratamento e retorna ao gerador através de um eletrodo de dimensões maiores, localizado a distância, normalmente no tronco. A energia elétrica concentra-se próximo à ponteira do eletrodo ativo e diminui com a distância. A profundidade de ação é de até 6mm.

Na radiofrequência bipolar, são utilizados eletrodos de saída e de retorno da corrente na própria ponteira. O efeito é mais superficial, de até 2mm de profundidade.[3-5]

INDICAÇÕES

Constituem indicação de radiofrequência: flacidez facial e corporal, estrias, sulcos, rítides, adiposidades e lipodistrofia ginoide (Quadro 92.1).

CONTRAINDICAÇÕES

Portadores de marca-passo, desfibriladores, aparelhos auditivos, implantes metálicos, neoplasias, diabetes, pacientes bronzeados, gravidez, doenças do colágeno, preenchimentos definitivos, acne em atividade, uso de isotretinoína, uso de anticoagulantes e região das pálpebras.

PROCEDIMENTOS

O equipamento deve ser ajustado conforme a área de tratamento, o tempo do procedimento e o percentual de energia a ser utilizado. Devem ser retirados objetos metálicos, como anéis, pulseiras, brincos, colares e *piercings*. Utiliza-se gel condutor neutro.

Quadro 92.1 Protocolo básico da radiofrequência

Área a tratar	Tempo	Energia
Face	10 minutos (unilateral)	10%
Ao redor dos olhos	3 minutos (unilateral)	10%
Testa	3 minutos	10%
Pescoço	10 minutos	20%
Abdome	20 minutos	40% a 80%
Coxa	10 minutos (unilateral)	50% a 80%
Perna	8 minutos (unilateral)	50% a 90%
Braços	15 minutos (unilateral)	40% a 60%
Costas	20 minutos	40% a 60%
Mãos	5 minutos	10% a 20%

O *handpiece* deve ser movimentado de maneira uniforme, com movimentos nem muito lentos, nem muito rápidos.

Deve-se ter cuidado na região das pálpebras e da tireoide. O incremento de síntese de colágeno é em torno de 38°C a 40° e o de lipólise, entre 43°C e 45°C.

COMPLICAÇÕES

Podem ocorrer hiperemia, queimadura da pele em razão da falta de gel, hiperpigmentação e atrofia do tecido conjuntivo por superdosagem ou uso contínuo.

CONSIDERAÇÕES FINAIS

A radiofrequência é um procedimento não invasivo, que promove melhor aporte circulatório e de nutrientes e contração do tecido de colágeno com reorganização das fibras do colágeno e elastina, provocando lipólise homeostática. Trata-se de uma opção para tratamento não ablativo de flacidez cutânea e adiposidades.

Referências

1. Van der Lugt C, Romero C, Ancona D, Al-Zarouni M, Pereira J, Trelles MA. A multicenter study of cellulite treatment with a variable emission radiofrequency system. Alizonne Preventive and Cosmetic Medicine, Meijel. Holland Dermatol Ther 2009; 22(1):74-84.
2. Mayoral FA. Skin tightening with a comined unipolar and bipolar radiofrequency device. J Drugs Dermatol 2007; 6(2):212-5.
3. Hassun KM, Bagatin E, Ventura KF. Radiofrequencia e Infravermelho. Rev Bras Med 2008; 65:18-20.
4. Alexiades AM, Dover JS, Arndt KA. Unipolar radiofrequency treatment to impove the appearance of cellulite. J Cosmet Laser Ther 2008; 10(3):148-53.
5. Manuskiatti W, Wanitphakdeedecha R. Treatment of cellulite with a bipolar radiofrequency, infrared heat and pulatile suction device: a pilot study. J Cosmet Dermatol 2006; 5(4):284-8.

93

Complicações dos *Lasers*: Queimaduras e Intercorrências

Emanuella Acácia Alves Barbosa

O uso do *laser* em dermatologia tem se expandido muito nos últimos anos, e o avanço tecnológico tem promovido eficácia maior e melhores respostas terapêuticas. No entanto, mais complexa se torna a compreensão de seu uso, suas indicações e possíveis efeitos inesperados ou não desejados.

O conceito da fototermólise seletiva, desenvolvido por Anderson & Parrish em 1983, forneceu subsídios para uma nova geração de *laser* mais precisa e segura. O conceito da fototermólise seletiva estabelece que um cromóforo ou alvo específico possa ser destruído seletivamente com o mínimo de danos térmicos colaterais.[1] Quando o comprimento de onda do *laser* coincide com o comprimento de onda absorvido pelo cromóforo, este deve ser exposto à energia do *laser* por um intervalo menor que seu tempo de relaxamento térmico. O tempo de relaxamento térmico é o tempo necessário para que o tecido irradiado perca cerca de 50% da energia recebida sem que ocorra difusão para o tecido vizinho.[2] Assim, pulsos maiores que o tempo de relaxamento térmico do tecido-alvo levarão a difusão térmica ao tecido vizinho e, consequentemente, provocarão danos térmicos indesejados com risco de cicatrizes inestéticas.

Os *lasers* que se enquadram na teoria da fototermólise seletiva são mais específicos e apresentam menos riscos de lesões adjacentes. São eles: os *lasers* pulsados, ultrapulsados e *Q-Switched* e os sistemas de *scanner*. Com os *lasers* contínuos é maior a probabilidade de efeitos adversos, pois são menos seletivos, podendo ocorrer dissipação da energia em forma de calor aos tecidos adjacentes.[2]

Outros fatores podem resultar em altas taxas de morbidade com o uso de qualquer *laser*, como pulsos repetitivos ou sobrepostos, parâmetros excessivos e seleção inadequada do paciente.[3]

Mesmo com os *lasers* mais seguros, e com o treinamento adequado do executor, podem ocorrer complicações. Conhecer os efeitos colaterais dos *lasers* é importante para prevenir, diagnosticar e tratar precocemente as possíveis intercorrências.

Os *lasers* ablativos têm grande afinidade pela água e, assim, removem completamente a epiderme e parte da derme, proporcionando excelentes resultados no fotoenvelhecimento.[3]

Os *lasers* não ablativos promovem acometimento térmico da derme (vasos, melanina, pigmento exógeno) e não removem a epiderme.[3] Proporcionam bons resultados, curto período de recuperação e menores efeitos colaterais.

Nesses *lasers*, o fracionamento foi recentemente introduzido de modo a oferecer um sistema seguro como os não ablativos e eficientes como os ablativos.

Os *lasers* não ablativos fracionados criam zonas microscópicas de lesão térmica dermoepidérmica, deixando íntegro o estrato córneo. Já os *lasers* ablativos fracionados formam colunas de ablação total dermoepidérmica.[4,5]

Desenvolvido em 1964, o *laser* de CO_2 emite um feixe de infravermelho a 10.600nm. Seu comprimento de onda é intensamente absorvido pela água intra e extracelular. O *laser* de CO_2 contínuo foi o primeiro a ser desenvolvido como instrumento de corte cirúrgico. Seu uso foi limitado em virtude do perigo de desidratação dos tecidos adjacentes. Essa limitação levou ao desenvolvimento de *lasers* de CO_2 pulsados, que permitem um *resurfacing* com maior precisão e menores riscos.

As primeiras tecnologias com *laser* para *resurfacing*, desenvolvidas por meio do sistema de fototermólise seletiva, só eram aplicadas ao sistema de ondas contínuas, CO_2 de

Capítulo 93 • Complicações dos *Lasers*: Queimaduras e Intercorrências

10.600nm e Erbium:YAG de 2.940nm,[4,5] proporcionando resultados muitos satisfatórios no tratamento de cicatrizes e no rejuvenescimento. Apresentam, no entanto, tempo de recuperação demorado e altas taxas de efeitos colaterais devido à exposição prolongada à energia do *laser*.[4,5]

Em 2006 foram introduzidos os *lasers* ablativos fracionados com CO_2 e Erbium:YAG, com os quais apenas as colunas epidérmicas são removidas. Proporcionam maior controle na profundidade de ação, danos térmicos mais seletivos e redução dos efeitos colaterais graves, sem comprometimento da eficácia.[6]

LASERS NÃO ABLATIVOS NÃO FRACIONADOS E NÃO ABLATIVOS FRACIONADOS

Os *lasers* não ablativos emitem luz na porção infravermelha do espectro eletromagnético (100 a 1.500nm). Nesses comprimentos de onda, a absorção da água é fraca, o que leva à penetração mais profunda no tecido. Estimula a neocolagênese sem o rompimento da epiderme, causando dano térmico na derme (vasos, melanina, pigmento exógeno), o que limita os efeitos adversos e promove menor tempo de recuperação. Embora os resultados sejam menos agressivos, esses *lasers* são de interesse especial em pacientes com fototipo alto, nos quais o risco de complicações é maior com os *lasers* ablativos.[2]

Os *lasers* não ablativos fracionados surgiram como uma tentativa de melhorar os efeitos de estimulação do colágeno em relação aos *lasers* infravermelhos curtos não ablativos (*laser* de diodo de 800 a 1.450nm e Nd:YAG de 1.064nm, pulso longo) e diminuir os efeitos adversos da ablação epidérmica.[4]

Com comprimentos de onda de 1565, 1550 (*Erbium glass laser*), 1.540nm (*Erbium glass rod laser*) e 1.440nm, estimulam o colágeno através de colunas de coagulação dermoepidérmica, sem ablação da epiderme. São indicados para tratamentos de cicatrizes de acne, pós-cirúrgicas ou traumáticas, discromias, fotoenvelhecimento, melasma, estrias, flacidez e rugas profundas.[4]

Proporcionam recuperação rápida, resultados satisfatórios e efeitos colaterais mínimos, porém seu custo é alto e necessita várias sessões (Quadro 93.1).[4]

COMPLICAÇÕES E EFEITOS COLATERAIS DOS *LASERS* NÃO ABLATIVOS NÃO FRACIONADOS

Eritema

Em praticamente todos os pacientes tratados com *laser*, ocorre algum grau de eritema, que, em geral, dura no máximo 24 horas em *lasers* não ablativos.[3] A conduta é expectante, dependendo de cada caso, devendo ser evitada a exposição ao sol e calor.

Quadro 93.1 Tipos de *lasers* não ablativos não fracionados e suas indicações

Tipos de *lasers*	Comprimento de onda	Indicações
Alexandrita *Q-Switched*	755nm	Remoção de pigmentos e tatuagens
Rubi *Q-Switched*	694nm	Remoção de pigmentos, tatuagens e lesões melanocíticas
Nd:YAG *Q-Switched*	532nm	Tatuagens com pigmento vermelho, laranja ou amarelo
Nd:YAG *Q-Switched*	1.064nm	Tatuagens com pigmento preto ou azul
Corante pulsado (*dye laser*)	585 ou 595nm	Lesões vasculares
KTP:YAG	532nm	Acne
Nd:YAG	532nm	Rejuvenescimento e TFD
Rubi	694nm	Epilação
Diodo	810nm	Epilação e lesões vasculares
Diodo	940nm	Rejuvenescimento, acne e epilação
Diodo	1.450nm	Acne e cicatrizes de acne
Alexandrita	755nm	Epilação e lesões vasculares
Nd:YAG pulso longo	1.064nm	Lesões vasculares, epilação e rejuvenescimento
Nd:YAG	1.320nm	Remodelamento dérmico

Nd: *Neodymium*; TFD: terapia fotodinâmica; YAG: *yttrium-aluminum-garnet*.
Fonte: adaptado de J AM Acad Deermatol 2006; 55:482-9.

Dor e desconforto

As queixas de dores e desconforto podem ser comuns durante e após o uso de alguns tipos de *laser*, as quais podem ser amenizadas com o uso de anestésicos tópicos ou injetáveis locais ou resfriamento.[7]

Milio

Raramente ocorre com o uso de *lasers* não ablativos.

Púrpura

É esperado o surgimento de púrpuras após tratamento de lesões vasculares com *laser* de corante pulsado. A púrpura é causada pela explosão fotoacústica das paredes dos capilares dérmicos em razão do alto pico de energia do *laser*, o que leva ao extravasamento de hemácias para o tecido vizinho. Esse tipo de púrpura pode durar de 7 a 14 dias, e sua incidência tem diminuído devido ao uso de *laser* de longa duração de pulso.[8]

Pacientes em uso de anticoagulantes orais podem apresentar sangramento puntiforme e púrpura na remoção de tatuagens.

Púrpura pode ocorrer, também, com o uso de outros aparelhos, embora menos comumente.

Infecções

Não há registros muito frequentes sobre a ocorrência de infecções com o uso de *lasers* não ablativos, sendo a mais comum a infecção por herpes simples após uso de *laser* para epilação. A profilaxia é controversa para *lasers* não ablativos, mas imprescindível com o uso de *lasers* ablativos.[8]

Bolhas e crostas

Podem ocorrer em qualquer aparelho, sendo mais comuns com os *lasers Q-Switched*, devido à destruição do cromóforo. São decorrentes de dano térmico à epiderme, do excesso de cromóforo ou de fluências elevadas.[9]

Cicatrizes hipertróficas

Em geral, são mais frequentes com o uso de *lasers* ablativos, mas algumas situações podem predispor seu aparecimento, como:
- Ajustes inadequados dos parâmetros (fluência e duração do pulso).
- Sobreposição do *laser* em mesma região ou em áreas com derme mais delicada.
- Tabagismo.
- Infecções.
- Doenças do colágeno.

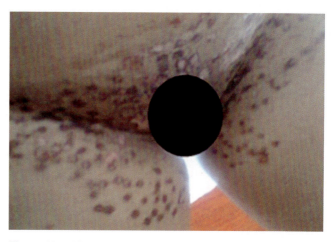

Figura 93.1 Hiperpigmentação, crostas e cicatrizes após uso de *laser* de diodo para depilação.

Importante para evitar que a cicatriz se torne permanente,[8] o tratamento consiste na associação de infiltração intralesional de corticoide e gel de silicone tópico.

Hiperpigmentação

Mais comum em pacientes com fototipo alto, está associada a resposta inflamatória dérmica acentuada.[3] Em geral, é transitória. O resfriamento da pele é importante, sendo essencial evitar exposição ao sol e ao calor (Figura 93.1).

Hipopigmentação

Decorrente de alterações dos melanócitos na junção dermoepidérmica, é mais frequente com o uso de *lasers* onde o cromóforo é a melanina e os pigmentos são exógenos.[10] Ocorre, principalmente, após o uso de fluências altas, enquanto a hiperpigmentação pode ocorrer mesmo com a fluências baixas.

Trata-se da complicação mais recorrente com o tratamento de tatuagens, estando presente em 25% a 50% dos pacientes. Os aparelhos de *laser* que mais causam complicações na remoção de tatuagens são, em ordem decrescente: CO_2 de onda contínua, rubi QS, alexandrita QS e Nd:YAG QS.[2]

Nas lesões pigmentadas, entre os *lasers Q-Switched*, em ordem decrescente, o *laser* rubi é o que mais causa hipopigmentação, seguido do alexandrita e do Nd:YAG.[2]

Após o término do tratamento, a exposição ao sol pode recuperar a área hipopigmentada em um período de 3 a 6 meses.

Reações alérgicas

A difusão do pigmento da tatuagem após sua fragmentação pode causar reações alérgicas locais urticariformes e, raramente, sistêmicas.[2]

Leucotríquia

Alguns casos foram relatados em pacientes pós epilação a *laser* e luz intensa pulsada.

Hipertricose paradoxal

Complicação descrita após epilação a *laser*, geralmente é adjacente à área tratada. Possivelmente, é decorrente da dissipação de energia térmica subterapêutica para as áreas adjacentes ao tratamento e da consequente estimulação de folículos pilosos.[11]

Complicações oculares

Atrofia de íris e uveíte foram relatadas após epilação a *laser* de sobrancelhas com *laser* diodo.[12] É importante o uso de protetores intra ou extraoculares, de acordo com o caso.

COMPLICAÇÕES E EFEITOS COLATERAIS DOS *LASERS* ABLATIVOS E DOS *LASERS* NÃO ABLATIVOS FRACIONADOS

As complicações e os efeitos colaterais mais comuns no *resurfacing* com o uso dos *lasers* ablativos fracionados e não fracionados e não ablativos não fracionados podem ser classificados, quanto à gravidade, em leves, moderados e graves (Quadro 93.2).

As complicações leves incluem dor e desconforto, eritema, edema, formação de milio, acne, dermatite de contato, prurido e púrpura.[2] As complicações moderadas incluem hiperpigmentação pós-inflamatória, hipopigmentação tardia e infecções bacterianas, virais e fúngicas. As complica-

Quadro 93.2 Complicações leves, moderadas e graves

Complicações leves	Complicações moderadas	Complicações graves
Dor e desconforto	Hiperpigmentação pós-inflamatória	Cicatrizes
Eritema	Hipopigmentação tardia	Ectrópio
Edema	Infecções bacterianas, virais e fúngicas	Infecções sistêmicas
Milio		
Acne		
Dermatite de contato		
Prurido		
Púrpura		

Quadro 93.3 Complicações mais comuns dos *lasers* não ablativos não fracionados

Eritema
Púrpura
Infecções
Bolhas e crostas
Cicatrizes hipertróficas
Hiperpigmentação
Hipopigmentação

ções graves estão representadas pelas cicatrizes, ectrópio, infecções graves e sinéquia. Outras complicações relatadas incluem bolhas e escoriações lineares, que são transitórias (Quadro 93.3).

Complicações leves

Dor e desconforto

A dor e o desconforto são comuns após *resurfacing* e podem ser tratados com ansiolíticos (lorazepam) e analgésicos orais (codeína). Também são úteis compressas ou *sprays* com água fria.[13]

Eritema

O eritema após *resurfacing* ocorre em 100% dos pacientes, sendo mais prolongado nos procedimentos ablativos. O eritema é mais intenso após o uso do *laser* CO_2 e pode persistir por meses (1 a 8 meses). No *resurfacing* não ablativo, o eritema persistente é o que dura mais de 4 dias.[4,5]

O eritema é proporcional à profundidade do *refurfacing* e tem predileção pelas áreas de cicatrização retardada.[14]

Está associado a aumento do fluxo sanguíneo secundária à resposta inflamatória pós-*laser*, imaturidade epidérmica, redução da absorção da luz pela melanina e modificação das propriedades ópticas da pele.[13]

Alguns fatores estão associados a risco maior de eritema persistente, dentre os quais se destacam:
- Altas fluências.
- Sobreposição da radiação do *laser* ou várias passadas.
- Desbridamento agressivo entre cada passada.
- Infecções e dermatites no pós-operatório, trauma ou uso de substâncias irritantes (promovem cicatrização retardada).[13]

Para o tratamento, o uso de ácido ascórbico tópico após a reepitelização pode reduzir o eritema. Ainda é controverso o uso de corticoides tópicos após o *laser*, pois pode induzir eritema persistente e formação de telangiectasias. Entretanto, devem ser empregados em áreas localizadas que apresentarem sinais com potencial para formação de cicatrizes (Figura 93.2).[4,5,14]

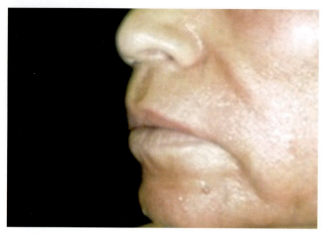

Figura 93.2 Eritema e edema após *laser* CO_2 fracionado.

Edema

O edema após o procedimento depende de cada paciente. Dura, em média, de 1 a 3 dias, embora, em alguns pacientes, possa durar até 1 semana. O risco de edema também aumenta com altas fluências. Pode ser tratado com compressas de gelo a intervalos de 10 minutos nas primeiras 24 horas após o tratamento. Alguns médicos defendem o uso de corticoides tópicos ou sistêmicos após o tratamento.[14]

Formação de milio

Milio são pequenos cistos de inclusão que podem surgir durante o processo de cicatrização após o uso de *laser*. Em geral, ocorrem de 3 a 8 semanas após o procedimento e sua incidência varia de até 14%, em pacientes que realizaram o *laser* ablativo não fracionado, a até 19%, em pacientes submetidos ao *laser* não ablativo fracionado. Ocorre após o uso de curativos oclusivos, e o uso excessivo de óleos ou pomadas durante a reepitelização. Pode ser retirado com agulha ou com o uso de ácidos glicólicos ou tretinoína, porém a maioria resolve espontaneamente.[4,13,14]

Acne

A maioria dos casos de acne ocorre após o uso de *laser* não ablativo e não fracionado (até 80% dos pacientes). Com os *lasers* fracionados, as erupções acneiformes podem acometer entre 2% e 10% dos casos.[4] Em geral, surge nas 2 primeiras semanas após o uso do *laser* e se deve às alterações da epitelização folicular durante o processo de cicatrização.

A suspensão de curativos oclusivos, pomadas e vaselinas pode resultar em resolução espontânea do quadro.

O uso precoce de antibióticos sistêmicos deve ser prontamente iniciado para evitar cicatrizes.[4]

Dematite de contato

Caracteriza-se por edema, eritema e ardor nas primeiras semanas após o uso do *laser*. É decorrente da ausência de barreira cutânea, o que torna a pele mais suscetível a irritantes, como perfumes, pomadas e até maquiagens, que devem ser evitadas nas primeiras 2 semanas pós-*laser*.

O tratamento baseia-se na suspensão dos agentes irritantes e no uso de compressas de água ou gelo, podendo ser utilizados corticoides tópicos e anti-histamínicos orais para melhora do quadro.[5]

Prurido

Pode ser secundário à cicatrização normal, mas vários outros componentes podem agravar o prurido, dentre os quais se destacam: ressecamento, infecções e reações alérgicas.[13,14]

O tratamento pode ser realizado com anti-histamínicos e, em alguns casos, corticoides tópicos. Os pacientes devem ser orientados a não coçar, para evitar o risco de cicatrizes.

Púrpuras

Ocasionalmente, podem ser visualizadas, especialmente, na região periorbitária, após a utilização de altas fluências. É recomendável a não utilização de agentes anti-inflamatórios não esteroides, ácido acetilsalicílico e outros anticoagulantes no período pós-*laser* imediato, para diminuir o risco de púrpuras nesses pacientes. Os pacientes também devem ser aconselhados a não esfregar os olhos ou coçar a pele tratada, devido ao aumento da fragilidade da pele após o procedimento.[4]

Complicações moderadas

Hiperpigmentação pós-inflamatória

Ocorre aproximadamente 4 semanas após o uso do *laser* e pode durar meses. A hiperpigmentação transitória é a complicação mais observada. Sua incidência é maior com o uso de *lasers* ablativos do que com os *lasers* fracionados. Pacientes com fototipos altos e alterações pigmentares prévias são mais suscetíveis.[2]

Eritema intenso e prolongado e a profundidade atingida pelo *laser* determinam a gravidade e a duração da hipercromia. É importante o preparo do paciente com despigmentante até 3 meses antes do procedimento, além de proteção solar rigorosa.[13]

Para o tratamento, despigmentantes podem ser utilizados após o processo de reepitelização, sendo possível associar corticoides de baixa potência para diminuição do processo inflamatório. Em casos persistentes, *peelings* superficiais e microdermoabrasão podem ser utilizados. Alguns estudos relatam melhora da hiperpigmentação e do eritema prolongado com o uso de luz intensa pulsada (Figura 93.3).[15]

Hipopigmentação tardia

Sua ocorrência é menos frequente e está diretamente relacionada com o grau de dano térmico tecidual, a pro-

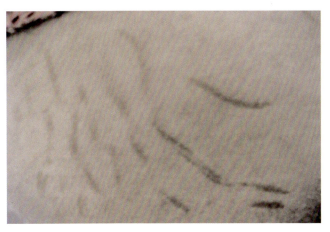

Figura 93.3 Estrias hiperpigmentadas após tratamento com CO_2 fracionado.

fundidade da ablação causada pelo procedimento e o eritema persistente. Na hipopigmentação verdadeira, verifica-se diminuição do número de melanócitos. Em pacientes submetidos a tratamentos ablativos, pode se manifestar de 3 a 10 meses após o procedimento.[2,13,14]

Para o tratamento podem ser utilizados psoralenos tópicos e ultravioleta A, além de *peelings* químicos (para suavizar linhas de demarcação).[14,16] Cuidados especiais devem ser tomados com a linha da mandíbula, pois se trata de uma região mais suscetível a hipopigmentação e cicatrizes. O uso de *lasers* vasculares ou de pigmento (alexandrita e *Q-Switched*), assim como novo *resurfacing*, de CO_2, pode amenizar as discromias.[17]

Infecções

As infecções podem ser bacterianas, virais ou fúngicas, e podem se tornar complicações graves, se não identificadas e tratadas adequadamente.

As infecções bacterianas são raras após procedimentos com *lasers* não ablativos fracionados e sua ocorrência é baixa com os ablativos.[4,21] O agente mais comum em feridas abertas é o *Staphylococcus aureus* e, em feridas oclusivas ou naqueles que fizeram uso de antibióticos profiláticos, o agente mais frequente é a *Pseudomonas aeruginosa*.[13] Os sintomas e sinais ocorrem do segundo ao décimo dia pós-*laser* e os mais observados são: dor, prurido, eritema excessivo, erosão cutânea com formação de crostas e exsudato purulento e fétido. As infecções bacterianas secundárias se apresentam como impetigo, pouco dolorosas, com secreção e crostas.[13,14]

A utilização de antibioticoterapia profilática para o tratamento ablativo a *laser* ainda é controversa. Deve-se solicitar cultura e antibiograma das secreções e iniciar prontamente antibióticos sistêmicos de largo espectro (penicilinas, cefalosporinas de primeira geração ou ciprofloxacino), até que o resultado esteja disponível. A luz de Wood pode ser utilizada para diagnosticar *Pseudomonas aeruginosa*, visualizando fluorescência esverdeada.[4,13]

As infecções fúngicas apresentam-se com prurido, dor, erosões esbranquiçadas e lesões satélites fora da região tratada.[13,19] Inicia-se do sétimo ao 14º dia após o uso do *laser*, sendo o agente mais frequente a *Candida albicans*, no entanto, em caso de suspeita, é importante realizar exame micológico direto.[19]

O tratamento é realizado com uso de fluconazol oral e antifúngicos tópicos.[13] A profilaxia se faz necessária em pacientes que apresentam risco aumentado, como história de diabetes, queilite angular, candidíase oral, ungueal ou vaginal ou imunossupressão.[19]

As infecções virais são as mais comuns após o *resurfacing* a *laser*, sendo a reativação do vírus da herpes a mais frequente.[4] O diagnóstico é dificultado pela ausência da epiderme, não tem lesões vesicobolhosas clássicas. Apresentam-se com prurido, erosões superficiais e cicatrização retardada.[4,5,13]

A profilaxia é necessária em todos os pacientes, devendo ser iniciada 2 dias antes do procedimento e mantida por até 7 dias, até ser completada a reepitelização. Pode-se utilizar famciclovir ou valaciclovir, 500mg, de duas a três vezes ao dia. Doses mais elevadas podem ser necessárias em casos de infecção herpética mesmo com profilaxia.[13]

Complicações graves

Cicatrizes

São as complicações mais temidas e mais graves após o *resurfacing*. Podem ocorrer cicatrizes transitórias em até 2% dos pacientes,[14] e apenas 1% é permanente.[13,14] Podem ser atróficas, hipertróficas ou queloidianas. Os primeiros sinais são prurido, eritema prolongado, leve endurecimento e cicatrização retardada.

Algumas áreas são mais propensas ao aparecimento de cicatrizes, como região perioral, queixo, pescoço e região mandibular. Com frequência, ocorrem em áreas após complicações como dermatite de contato, infecções ou cuja ablação atingiu a derme reticular.[4,13,14,20]

Deve-se ter cautela em caso de pacientes com fototipo alto, pacientes com histórico de alterações da cicatrização, radioterapia, *peelings* ou dermoabrasão, blefaroplastia, ou pacientes que fizeram uso de isotretinoína oral 6 meses antes ou 3 meses após o uso, os quais apresentam maior risco de cicatrizes.[13]

Para o tratamento de cicatrizes leves pode ser utilizado clobetasol a 0,5% em gel, uma vez ao dia, por até 5 dias, o qual pode ser repetido. Pode-se também proceder à infiltração com triancinolona associada a 5-fluorouracil. Massagens manuais e corticoides fluorados oclusivos podem ser úteis.[13,16] O uso de alguns *lasers* também está indicado para o tratamento das cicatrizes hipertróficas como o Nd:YAG (1.064nm) e o *laser* de corante pulsado (585nm).[4,5,14]

Ectrópio

Normalmente, no primeiro mês, ocorrem, ectrópio e cicatriz hipertrófica. Podem ocorrer nas pálpebras inferiores, após ablação agressiva, mesmo com os *lasers* fracionados.[4,13,20] Blefaroplastia prévia e flacidez palpebral podem também predispor ao ectrópio. Na região infraorbitária, recomenda-se a utilização de poucas passadas e baixas densidades, de modo a diminuir os riscos de ectrópio. Em alguns pacientes, o ectrópio pode ocorrer de maneira transitória imediatamente após uso de *laser*.

Para o tratamento podem ser utilizados corticoides tópicos ou intralesionais, e a correção cirúrgica pode ser necessária em casos persistentes.[13,14]

CONSIDERAÇÕES FINAIS

Atualmente, os procedimentos a *laser* são amplamente utilizados na dermatologia e estética por serem pouco agressivos e proporcionarem ótimos resultados, com tempo reduzido de recuperação e menores riscos de efeitos colaterais. Isso se deve ao desenvolvimento dos aparelhos com base na teoria da fototermólise seletiva e no fracionamento dos *lasers*. O uso de *laser* tem várias indicações, desde o fotorrejuvenescimento até a remoção ou atenuação de alterações vasculares, pigmentares, cicatrizes e pelos. O procedimento pode causar danos ao tecido e cicatrizes, se mal conduzido (ou por uso incorreto, ou pelo não tratamento das complicações e dos efeitos colaterais precoce e corretamente).

É importante destacar que a modalidade de *laser* fracionado estabeleceu-se como mais segura do que as de *lasers* ablativos anteriores, pois diminui os riscos de lesões térmicas significativas. No entanto, com a expansão de seu uso, têm sido usadas fluências mais altas e muitas passadas, o que acarreta complicações.

Alguns cuidados são extremamente importantes para a segurança do paciente e do operador. Ambos devem utilizar óculos que filtram o comprimento de onda específico do *laser* que está sendo utilizado, para evitar danos visuais permanentes. Aspiradores de fumaça e máscaras com filtros especiais são necessários para diminuir o risco de aspiração de materiais virais e partículas de células em razão da vaporização do tecido, principalmente com o uso dos *lasers* de CO_2 e Erbium.

Mesmo com profissionais qualificados e experientes podem ocorrer complicações e efeitos colaterais. São importantes o aconselhamento adequado e a avaliação detalhada de cada paciente, a adesão à orientação médica e supervisão constante de todos os tratamentos. O registro por meio de fotos e a assinatura do termo de risco são necessários para um procedimento seguro e tranquilo. Assim como a utilização de medidas preventivas, o reconhecimento imediato dos efeitos colaterais e seu tratamento adequado irão diminuir as complicações e sequelas a longo prazo.

Referências

1. Anderson RR, Parrish JA. Selective photothermolysis: precise microsurgery by selective absorption of pulsed radiation. Science 1983; 220:524-7.
2. França ER. Complicações e efeitos adversos com o uso do *laser*. In: Osório N, Torezan L (eds.) *Laser* em dermatologia. São Paulo: Roca, 2009:263-73.
3. Handley J M. Adverse events associated with nonablative cutaneous visible and infrared laser treatment. J AmAcad Dermatol 2006; 55(3):482-9.
4. Metelitsa AL, Alster TS. Fractionated laser skin resurfacing treatment complications: a review. Dermatol Surg 2010; 36(3):1-8.
5. Alster TS, Tanzi EL. Complicações das cirurgias a laser e luzes. In: Goldeberg DJ (ed.) Laser e luz. Rio de Janeiro: Elsevier, 2006:107-15.
6. Campos V, Mattos RA, Fillippo A, Torezan LA. *Laser* no rejuvenescimento facial. Surg Cosmet Dermatol 2009; 1:29-36.
7. Dierickx CC, Grossman MC. Epilação com *laser*. In: Golderg DJ (ed.) Laser e luz. Rio de Janeiro: Elsevier, 2007:77-9.
8. Adamic M, Troillius A, Adatto M, Drosner M, Dahmane R. Vascular lasers and IPLS: guidelines for care from the European Society for Laser Dermatology. J Cosmet Laser Ther. 2007; 9:113-24.
9. Lanigan SW. Incidenceof Sideeffectsafter laser hair removal. J AM Acad Dermatol 2003; 49:882-6.
10. Nanni CA, Alster TS. Laser assisted hair removal: side effects of Q-Switched Nd:YAG, long pulse druby, and alexandrite lasers. J AM Acad Dermatol 1999; 41:165-71.
11. Alajlan A, Shapiro J, Rivers JK, McDonald N, Wiggin J, Lui H. Paradoxical hypertricosis after laser epilation. J AM Acad Dermatol 2005; 53:85-8
12. Halkiadakis I, Shouriotis S, Stefanaki C et al. Irirsatrophy and posterior synechiae as a complication of eyebrow laser epilation. J AM Dermatol 2007; 57:4-5.
13. Sullivan AS, Delay RA. Complications of laser resurfacing and their management. Ophthal Plast Reconstr Surg 2000; 16:417-26.
14. Goldberg DJ. Ablative lasers and devices. In: Goldberg DJ (ed.) Laser dermatology – pearls and problems. New York: Blackwell 2008:126-38.
15. Kontoes PP, Viachos SP. Intense pulsed light is effective in treating pigmentary and vascular complications of CO2 laser resurfacing. Aesthet Surg J 2002; 22:489-91.
16. Carcamo AS, Goldman MP. Skin resurfacing with ablative lasers. In: Goldman MP (edr.) Cutaneous and cosmetic laser surgery. Philadelphia: Elsevier 2006:218-33.
17. Willard RJ, Moody BR, Hruza GJ. Carbon dioxide and erbium:YAG laser ablation. In: Goldman MP (edr.) Cutaneous and cosmetic laser surgery. Philadelphia: Elsevier 2006:157-6.
18. Setyadi HG, Jacobs AA, Markus RF. Infections complications after nonablative fractional resurfacing treatment. Dermatol Surg 2008; 34(11):1595-8.
19. Alam M, Pantanowitz L, Harton AM, Arndt KA, Dover JS. A prospective trial of fungal colonization after laser resurfacing of the face: correlation between culture positivity and symptoms of pruritus. Dermatol Surg 2003; 29(3)255-60.
20. Fife DJ, Fitzpatrick RE, Zachary CB. Complications of fractional CO2 laser resurfacing: four cases. Lasers Surg Med 2009; 41:179-84.

94

Cavitação, Ultracavitação ou Ultrassom Cavitacional

Maria do Carmo Santos Wandeck

Os ultrassons nada mais são que aparelhos que usam vibrações sonoras, como as que saem por um alto-falante, mas com frequências superiores às que podem ser captadas pela audição humana.

O ultrassom cavitacional é um equipamento que se baseia na utilização de ondas de ultrassom com mais de 30 watts de frequência, sendo também classificado como ultrassom do tipo HIFU:

H – *High*
I – *Intensity*
F – *Focused*
U – *Ultrasound*

Em outras palavras, trata-se de um ultrassom focalizado de alta intensidade (HIFU), usado em medicina desde 1989. Consiste em um aparelho médico de alta precisão que consegue destruir, por ablação, o tecido considerado patogênico. O mesmo tipo de onda é usado em medicina para litotripsia – a destruição de cálculos renais por ondas ultrassônicas é semelhante ao tipo de ultrassom usado para ruptura e destruição de miomas uterinos e câncer de próstata.

Mais recentemente, passou a ser usado para o tratamento de gorduras corporais localizadas, melhorando, de modo fácil e indolor, o contorno do corpo. Esse uso só se tornou possível com o controle de sua profundidade de penetração e o uso de transdutores preparados para limitar a penetração de ondas nos tecidos (limitando sua profundidade de ação).

Essas ondas são compostas por diferentes pressões positivas e negativas, que criam uma infinidade de nanobolhas.[1] As nanobolhas crescem, tornam-se instáveis e implodem nas cavidades do líquido intersticial e no tecido adiposo, promovendo seus efeitos.

MECANISMO DE AÇÃO

A explosão de nanobolhas, provocada pela diferença de pressões, libera um enorme volume de energia, criando pressão na membrana celular do adipócito, que libera, na corrente sanguínea, moléculas de gordura que são eliminadas pelo organismo (Figura 94.1).[2]

O ultrassom cavitacional gera uma cavitação estável e instável, realizando aberturas transitórias nas membranas celulares. Esses danos causados aos adipócitos provocam uma resposta inflamatória composta, principalmente, por macrófagos, neutrófilos, células plasmáticas e linfócitos, que são atraídos ao local para fagocitar e transportar as células danificadas.

Vale a pena destacar que o processo de lise de adipócitos ocorre sem causar nenhum dano aos tecidos adjacentes.

Os triglicerídeos são liberados no fluido intersticial e gradualmente transportados pelo sistema vascular hepático. O tecido hepático não consegue distinguir entre as gorduras próprias das células adiposas destruídas e a gordura derivada do consumo alimentar.

Radicais livres também são produzidos durante a quebra de ligações e podem levar a reações de oxidação. Os resíduos celulares atraem macrófagos, neutrófilos, células plasmáticas e linfócitos, que vão eliminar os resíduos celulares.

Os resíduos celulares são removidos do organismo pelas vias fisiológicas.[1]

Há autores que discordam dessa afirmativa, como Ferreira (2012),[4] que afirma que a gordura destruída durante esse trabalho tem tendência maior a depositar-se novamente em certas zonas corporais, que seriam variáveis de acordo com o sexo e a constituição física de cada um.

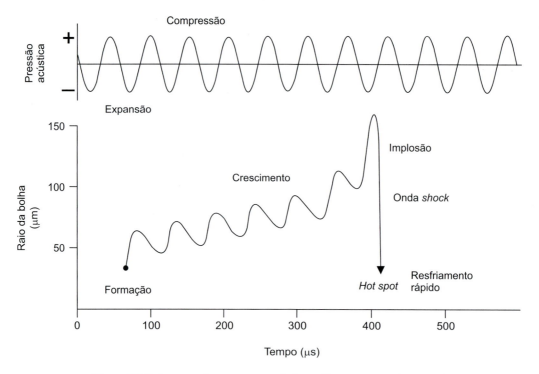

Figura 94.1 Como se formam as nanobolhas. (*Fonte*: acervo da autora.)

Para evitar esse risco, logo após a aplicação do ultrassom cavitacional, o paciente deve fazer exercícios aeróbicos e/ou localizados, os quais vão ajudá-lo a consumir e eliminar esses triglicerídeos, em vez de deixá-los acumular-se em regiões do organismo nas quais o paciente tende a depositar gorduras de reserva. Assim consegue-se diminuir a gordura localizada e melhorar muito o contorno corporal do paciente.

Não será possível chegar aos 100% de lipoaspiração cirúrgica, mas, como atualmente a maioria dos pacientes prefere procedimentos não cirúrgicos, é possível alcançar 80% do resultado cirúrgico, de maneira segura e indolor, sem que o paciente tenha que se ausentar do trabalho e com intensa satisfação.[4]

TÉCNICA DE UTILIZAÇÃO DO APARELHO

- Em geral, uma sessão por semana de aproximadamente 1 hora.
- Aplica-se o transdutor com movimentos circulares ou lineares, com certa pressão e muita calma, nas áreas de gordura localizada, sempre em movimento, sem parar em um só lugar.
- Procede-se à drenagem trilaminar com o transdutor para drenagem, que vem com o aparelho, seguindo os movimentos de drenagem linfática.
- Logo após, executa-se meia hora de plataforma vibratória, esteira ou bicicleta, com exercícios aeróbicos e/ou mais direcionados para as regiões trabalhadas (que, em algumas clínicas, são determinados e acompanhados por um profissional fisioterapeuta).

Os objetivos dos exercícios são:
- Aumento da circulação e oxigenação tecidual.
- Aumento do ritmo de metabolismo, para queimar a gordura excedente.
- Leve drenagem.
- Ajudar a consumir os triglicerídeos e ácidos graxos liberados na cavitação, para que não voltem a se depositar como tecido adiposo do paciente.
- Aconselha-se, também, em até 24 horas após o procedimento, drenagem linfática, que pode ser por endermologia ou drenagem linfática manual. Essa drenagem é necessária para estimular o sistema linfático do paciente, que geralmente é lento, principalmente em mulheres, levando ao acúmulo e à retenção de líquidos nos tecidos.

CONTRAINDICAÇÕES

- Nível de triglicerídeos elevado.
- Aterosclerose.
- Uso de marca-passo.
- Doenças hepáticas ou renais graves.
- Grávidas e lactantes.

- Doenças cardíacas graves.
- Não usar o aparelho em áreas inflamadas ou feridas.
- Obesidade generalizada (índice de massa corporal [IMC] > 28).
- Distúrbios de coagulação.
- Regiões interarticulares.
- Região de tireoide e traquéia.

FORMA DE APLICAÇÃO

- O uso de uma generosa camada de gel próprio para ultrassom (que não seja muito espesso) é necessário para acoplamento completo do transdutor do ultrassom (já que o som também se propaga no ar e vai dispersar e diminuir a ação do ultrassom, se este não estiver devidamente acoplado ao tecido).
- Mantém-se o cabeçote sempre em movimento durante a aplicação – passado de maneira lenta e focalizada em movimento circular ou linear contínuo e compassado, com certa pressão.
- Determinam-se áreas de 15 a 20cm no máximo por aplicação (ou calcula-se o uso de, aproximadamente, quatro aplicadores por cada área a ser tratada).
- Tempo de aplicação: 30 minutos por área, com intensidade de 70%.
- Utiliza-se a ponteira de drenagem linfática trilaminar para conduzir parte da gordura liberada para os canais linfáticos.
- Deve ser lembrado que, logo após a aplicação, o paciente deve fazer 30 minutos de exercício para eliminação dos ácidos graxos e triglicerídeos liberados na circulação e no líquido intersticial, de modo que estes não voltem a se acumular no paciente e sejam o máximo possível queimados pelo exercício.

APARELHO

O aparelho consiste em uma estação terapêutica de ultrassom de 1MHz em HIFU composta de quatro ponteiras, três sondas de ultrassom pulsado de profundidades diferentes: 1, 2 e 3cm, tendo cada ponteira uma potência máxima de 15W e intensidades reguláveis.

Há, também, uma sonda maior, que contém três emissores de ultrassom de 1Mhz de ondas contínuas e com regulagem de frequência de 25 a 75Hz, com potência máxima de 45W: drenagem triplanar (três planos distintos de aplicação) para desbloqueio suave dos linfonodos. Podem ser usados ativos durante a drenagem para obtenção de melhores resultados durante a aplicação de produtos de uso local como: gel com cafeína, rutina etc. (Figura 94.2).

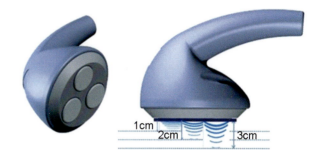

Figura 94.2 Transdutor para drenagem estereodinâmica. (*Fonte*: Bioset.)

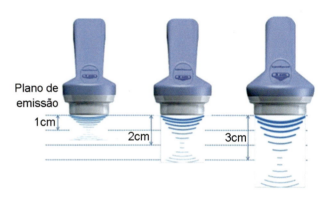

Figura 94.3 Ponteiras para lipólise (com profundidade de penetração e ações). (*Fonte*: Bioset.)

Para cada tiro, as ponteiras pulsadas (1, 2 e 3cm) disparam dois pulsos com intervalo de 1 segundo cada (Figura 94.3).

Entre cada disparo mantém-se um tempo de relaxamento (TR) de 4 segundos, para manter a segurança clínica do procedimento.

O aparelho a ser usado deve conter ponteiras que limitem a profundidade de ação das ondas cavitacionais, visto que já houve uma morte, relatada na Itália, por lesão hepática grave em virtude do uso de um aparelho que não limitava a penetração da onda cavitacional.

PRINCIPAIS INDICAÇÕES

- Gorduras localizadas (braquial, inframamária, abdominal, flancos, culotes, intercostal etc.).
- Modelagem e contorno corporal.
- Paniculopatia edemofibroesclerótica (PEFE) (celulite).
- Complemento de procedimentos cirúrgicos.

Para a obtenção do melhor resultado da terapêutica é fundamental que utilizará o equipamento compreenda bem seu funcionamento e os mecanismos metabólicos para eliminação do tecido adiposo.

VANTAGENS DO APARELHO DE ULTRACAVITAÇÃO

- Precisão.
- Profundidade controlada (nos aparelhos que têm ponteiras com regulação da profundidade de ação).
- Tempo de aplicação.
- Segurança do método.
- Não é necessário que o paciente se afaste de seu serviço, como acontece com procedimentos cirúrgicos.

Brown et al.[5] demonstraram a lise de células adiposas com o método, mas não observaram destruição celular dos tecidos adjacentes, de vasos sanguíneos, nervos ou do tecido conjuntivo. Em seu trabalho, não houve modificações histológicas nem outras mudanças na derme e na epiderme.

Pode-se conseguir a lise do tecido-alvo que é a gordura, preservando todas as outras estruturas importantes.

Outros tipos de aparelhos disponíveis no mercado contam com radiofrequência acoplada ao aparelho de HIFU, o que é muito útil para deixar muito mais rígido o tecido onde se está fazendo a lipólise (sem a flacidez que poderia ser causada pela lipólise).

COMO SURGEM AS NANOBOLHAS E A CAVITAÇÃO?

É muito difícil explicar como surgem as nanobolhas e a cavitação nos tecidos. Verificou-se que ondas acústicas em pulso e superpulso são capazes de produzir cavitação no tecido adiposo. Vários pesquisadores concordam que, provavelmente, o fato pode ser explicado pelo teorema de Bernoulli: "um fluido qualquer, ao escoar, se for acelerado, sofrerá redução na pressão, e para que sua energia mecânica se mantenha constante, provoca a cavitação".

A cavitação consiste na vaporização local do fluido, formando bolhas de vapor.

Para a física, o processo de cavitação não é bom, pois provoca desgaste dos materiais em virtude da erosão associada (em turbinas, bombas e pistões). Na estética, no entanto, é possível encontrar benefícios para o bem-estar e a saúde dos pacientes com lipodistrofias ginoides, permitindo a lipólise sem o uso de procedimentos cirúrgicos.

As microbolhas são formadas pela variação da pressão (p. ex., a espuma formada na base de uma cachoeira é causada pela variação da pressão gravitacional promovida pela altura) (Figura 94.4).

As células adiposas têm uma membrana muito delicada, e a diferença de pressões causada pelas microbolhas provoca implosão e a formação de cavitação, o que quebra as membranas plasmáticas dos adipócitos.

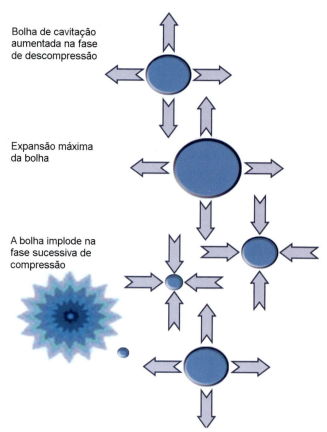

Figura 94.4 Alterações das bolhas pela compressão e descompressão. (*Fonte*: acervo da autora.)

Os adipócitos são compostos de triglicerídeos, ácidos graxos, colesterol, toxinas etc. Os triglicerídeos são liberados para os sistemas linfático e venoso e eliminados pelos rins; parte chega ao fígado, onde se liga às proteínas.

A vibração ultrassônica em ondas gera uma série de microbolhas, promovendo uma compressão estável que permite a separação dos nódulos gordurosos, a quebra das membranas de adipócitos e o dissolução da gordura que eles contêm.

Este tipo de cavitação funciona melhor em caso de flacidez associada, aplicando-se o efeito térmico do ultrassom.

Pensamos na cavitação como uma alternativa à lipoaspiração, obviamente em pacientes com IMC saudável e percentual de gordura corporal dentro dos limites saudáveis (IMC até 28).

Os aparelhos de cavitação geram cavitações estáveis e instáveis, criando aberturas transitórias nas membranas dos adipócitos (por isso são chamados de ultracavitacionais). O ultrassom cavitacional provoca pressões positivas e negativas e cria uma imensurável quantidade de nanobolhas.

O mecanismo de formação de bolhas por redução temporária da pressão é de grande interesse para a aplicação terapêutica do ultrassom (a cavitação cria energia que pode gerar aquecimento e histotripsia).

A formação de bolhas é usada por sua habilidade em acelerar o aquecimento tecidual enquanto o tecido é submetido à cavitação. Essas bolhas se excitam facilmente por ultrassom e podem provocar contração inicial estável.

Entretanto, há também evidências que mostram que, quando a bolha é produzida e eventualmente se quebra (por colapso ou instabilidade no formato), o meio fica repleto de gás nuclear, o que pode criar novas bolhas e a possibilidade de formação de uma nuvem de bolhas, com cavitação adicional. Como resultado, o limite da nucleação pode ser localmente bem menor em um tecido em que as bolhas já foram criadas do que em meios ainda não tratados.

A primeira bolha induzida é, portanto, de grande importância.

Em virtude da pressão de amplitude muito alta, necessária para iniciar a cavitação, o ultrassom focado de alta amplitude (HIFU) deve ser usado para a formação de bolhas.

O local preciso do evento de nucleação permanece desconhecido e depende de:

- Ampliação da pressão.
- Desconhecida distribuição do gás nuclear nos tecidos.

A nucleação de bolhas em um pulso ultrassônico curto produzirá, frequentemente, bolhas transitórias com um máximo de onda de poucos milissegundos.

Nucleação é um processo randômico que só pode ocorrer após um grande número de excitações de baixa amplitude.

MÉTODO DE APLICAÇÃO NA PRÁTICA CLÍNICA

- Anamnese e exame físico completo do paciente (incluindo peso, altura, medidas de perímetro de braços, tórax, cintura, região da crista ilíaca, coxas a 15 e 30cm da crista ilíaca).
- Anotação das medidas fisioterapêuticas (perímetro abdominal e pregas gordurosas), utilizando o protocolo de Jacks Pollock, no qual as pregas de gordura são medidas com o plicômetro nas seguintes áreas: tríceps, escapular, linha medioaxilar, suprailíaca, abdominal, quadríceps e panturrilha; além do perímetro dos glúteos (nas mulheres), abdominal e do antebraço (nos homens). Além disso, procede-se ao cálculo do percentual de gordura por programa de computador (planilha Cescorf-Excel), avaliando o percentual de gordura ideal, o peso livre

de gordura, o percentual de gordura acima do ideal e o peso ideal.

- São realizados exames laboratoriais de triglicerídeos e colesterol total e fracionado.
- O paciente é fotografado de frente, costas e lateral direita e esquerda.
- Verificam-se a indicação do método e a contraindicações para cada caso.
- Determinação das áreas em que será aplicado o aparelho. Em nossa clínica usamos uma ou duas áreas por tratamento (abdome e culotes ou abdome e flancos etc.).
- Uma sessão por semana de 30 minutos de ultrassom, mais drenagem usando a peça para drenagem do aparelho.
- Acrescentam-se, obrigatoriamente, 30 minutos de plataforma vibratória com exercícios direcionados, principalmente, para as áreas tratadas.
- Acrescenta-se uma drenagem linfática por endermologia (seguindo movimentos de drenagem linfática tradicional).
- Calcula-se o número das prováveis sessões necessárias (cinco ou 10 sessões).
- Ao final do tratamento, são repetidas a perimetria e as fotos de cada paciente e os novos parâmetros recolocados no programa de computador (planilha Cescorf-Excel) para que possam ser comparados com as medidas iniciais.

CUIDADOS NA APLICAÇÃO DO APARELHO

- Demarca-se a área a ser tratada com lápis branco.
- Higieniza-se a região com álcool a 70º ou solução de clindamicina.
- Aplica-se gel próprio para ultrassom, em boa quantidade, para que haja pleno contato do transdutor com a pele, não permitindo a entrada de ar (já que o ultrassom se propaga no ar, o que atrapalharia a aplicação).
- Seleciona-se o tamanho da sonda (ou transdutor) a ser usada, o qual será escolhido em função da profundidade que se quer atingir (1, 2 ou 3cm) e da patologia a ser tratada (p. ex., o tratamento de celulite é mais superficial que o de gorduras localizadas).
- Regula-se a máquina com os parâmetros a serem usados (se ultrassom pulsado ou contínuo, a intensidade dos disparos etc.).
- Aplicam-se de dois a quatro disparos em cada área, com uma pequena inclinação no transdutor durante os disparos, após o que é necessário trocar de área. O transdutor deve ser sempre mantido em movimento, que pode ser circular ou retilíneo, mas sempre aplicado

com calma e lentamente, com a certeza de que toda a área foi igualmente atingida. Relação entre o tamanho da área a ser tratada e a ERA (tempo gasto para emissão do ultrassom). A área poderá ser medida pelo tamanho dos cabeçotes (a cada quatro cabeçotes, uma área, e para cada área, 10 minutos).

- Troca-se a ponteira para a ponteira de drenagem estereodinâmica e triplanar do próprio aparelho, seguindo a direção do trajeto linfático.
- Planeja-se meia hora de exercícios na plataforma vibratória, os quais devem ser determinados e acompanhados pelo fisioterapeuta, para que o paciente possa queimar, por meio dos exercícios, grande parte dos triglicerídeos que estão no interstício ou na circulação, após serem liberados dos adipócitos pela cavitação.
- Além disso, sempre se associa drenagem linfática com endermologia para condução do restante dos triglicerídeos e ácidos graxos liberados pela cavitação para os gânglios linfáticos, e de modo a facilitar sua eliminação.

Nota-se, assim, que a utilização do ultrassom cavitacional é uma forma de eliminação de gordura corporal localizada muito segura e indolor. Obviamente, não é tão eficiente quanto a lipoaspiração cirúrgica, mas não apresenta desconforto ou dor, e os pacientes se mostram muito satisfeitos com os resultados obtidos.

Variação da técnica

Para pacientes que apresentam volume localizado de gordura muito acentuado, costuma-se injetar soro fisiológico por via intradérmica e com micropunturas (como em mesoterapia) antes da aplicação do ultrassom cavitacional, o que leva a um resultado ainda melhor. Para culotes, injetam-se, aproximadamente, 150 a 250mL de soro fisiológico de cada lado, e para o abdome, 300 a 500mL. O uso dessa técnica baseia-se na crença de que o ultrassom trabalha melhor em meio líquido. Assim, são obtidos melhores resultados com menor número de sessões.

Trabalhos como os de Brown et al.[5] levam à conclusão de que o método é extremamente seguro, efetivo e não invasivo, sendo indicado para a melhora do contorno corporal. Esses autores mostraram a lise celular dos adipócitos, sem destruição de vasos sanguíneos, nervos ou tecido conjuntivo (Figura 94.5).

Conclui-se que o ultrassom cavitacional (ultrassom focado de alta intensidade), ou HIFU, é uma técnica não invasiva de redução do tecido adiposo e que ajuda muito a obter uma melhor e mais harmônica aparência corporal.

Tecido gorduroso e modificações*

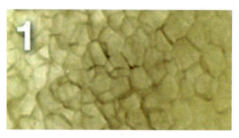

Tecido adiposo subcutâneo com hipertrofia e hiperplasia de célula adiposa

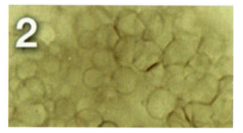

Depois de 5min observam-se descompressão do subcutâneo e formação de vacúolos entre adipócitos por enfraquecimento da membrana e emulsificação da gordura

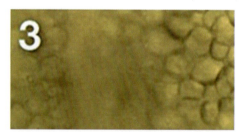

Depois de 10min observa-se destruição da membrana lipídica, causando emulsificação das áreas tratadas e tecido adjacente intacto

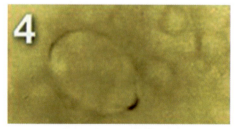

Ao final da sessão, emulsificação geral é observada sobre toda a camada de gordura

Figura 94.5 Explicação da ação do aparelho cavitacional provocando contração no tecido adiposo e destruição dos adipócitos. (*Fonte*: acervo da autora.)

CONSIDERAÇÕES FINAIS

Como explicado previamente, a cavitação é um fenômeno físico de ressonância acústica que ocorre quando se emite uma frequência previamente determinada, que incide contra uma estrutura sólida.

O uso dessa frequência de vibração específica com certa potência provoca a ressonância de moléculas de uma estrutura e microbolhas que colapsam e implodem, rompendo somente essa estrutura de modo seletivo,[6] exatamente como um cantor lírico, ao emitir certas notas musicais, consegue explodir uma taça de cristal (o tom de sua voz apresenta uma frequência específica, de baixa potência, que ressoa unicamente contra a taça, fazendo com que ela se quebre).

Sabe-se que o adipócito entra em ressonância com frequências entre 37 e 42kHz.

O uso de uma vibração específica com ultrassom, com maior capacidade de compressão e menor efeito térmico, gera um campo de cavitação estável (microbolhas de ar) para então implodir (Figura 94.6).

Esse é o processo de ultracavitação, um novo método disponível para promover lipólise.

A produção de ondas ultrassônicas é um fenômeno físico baseado no processo de gerar, aumentar e implodir cavidades de vapor e gases em um meio líquido.

Durante a passagem da onda ultrassônica em um tecido, produz-se o fenômeno de "compressão-expansão", responsável pela cavitação.

Na compressão a pressão é positiva, enquanto na expansão a pressão é negativa, e esta alternância resulta em vácuo.

A cavitação se deve à evaporação dos gases absorvidos nos líquidos ao redor da cavidade, ou em sua interface, durante a expansão. Essa evaporação resulta na expansão da cavidade, podendo promover a formação de bolhas ou cavidades micrométricas nos líquidos contendo gás.

O processo de cavitação é, também, responsável pela resposta terapêutica do ultrassom às pseudofibroses pós-cirúrgicas, assim como pelo tratamento da celulite.

O processo de cavitação também pode ser responsável pela liquefação de um gel (tixotropia), melhorando a extensibilidade dos tendões e podendo, inclusive, romper a molécula de gordura (cavitação estável: alteração do tamanho de bolha de ar).

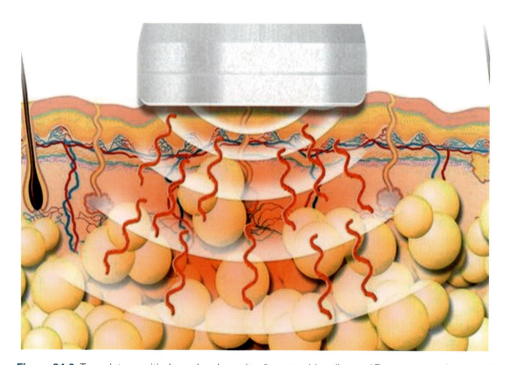

Figura 94.6 Transdutor emitindo ondas de cavitação no tecido adiposo. (*Fonte*: acervo da autora.)

CASOS CLÍNICOS

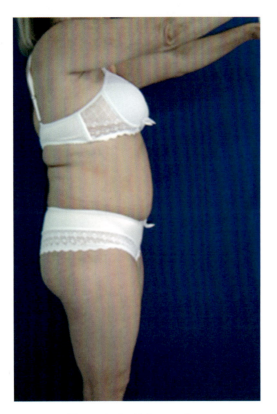 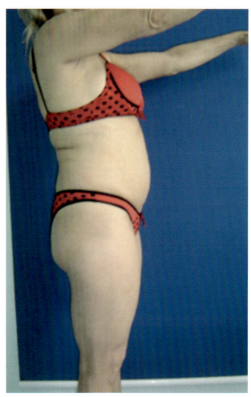

Figura 94.7 Abdome e flanco (antes e após 10 sessões). (*Fonte*: acervo da autora.).

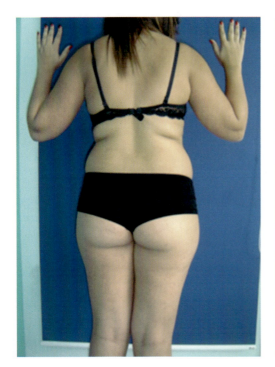 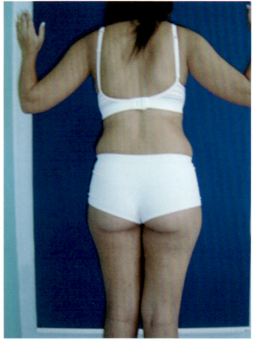

Figura 94.8 Flancos e culote (antes e após 10 sessões). (*Fonte*: acervo da autora.)

Referências

1. Fatemi A. High-intensity focused ultrasound effectively reduces adipose tissue advances in body shaping. Semin Cutan Med Surg 2009; 28(4):257-62.
2. Matias M. Lipocavitação . Disponível em: http://www.ibemm.com.br/tratamentos.html#lipocavitacao. Acesso em 10 de maio 2011.
3. Fatemi A, Kane MA. High-intensity focused ultrasound effectively reduces waist circumference by ablating adipose tissue from the abdomen and flanks: a retrospective case series. Aesthetic Plast Surg 2010; 5:577-82.
4. Ferreira JD. Adipocito-destruição. Disponível em: www.joaodecioferreira.com. Acesso em: 10 de abril de 2012.
5. Brown SA, Greenbaum L, Shtukmaster S, Zadok Y, Ben-Ezra S, Kushkuley L. Characterization of nonthermal focused ultrasound for noninvasive selective fat cell disruption (Lysis): technical and preclinical assessment. Plast Reconstr Surg 2009; 124(1):92-101. Disponível em: spencerbrown@utsouthwestern.edu.
6. Agne JE. Eu sei eletroterapia. 2. ed. Santa Maria: Gráfica Palloti, 2009.

95

Medidas de Biossegurança na Utilização dos *Lasers*

Rozana Castorina da Silva

Nos últimos anos, tem sido crescente a utilização dos *lasers* na medicina, os quais se constituem em fontes de radiação eletromagnética ou luz com amplificação pelo efeito da emissão estimulada da radiação. Ao incidir sobre o tecido, a luz do *laser* é parcialmente transmitida, refletida, parte se espalha e parte é absorvida.

Os *lasers* podem ser seguros e adequados aos tratamentos, mas poderão trazer riscos para a segurança do paciente e do médico quando não são respeitadas as normas de seguranças estabelecidas para os procedimentos.[1]

Os danos causados pelo uso do *laser* ocorrem, predominantemente, nos olhos e na pele. As lesões são decorrentes da ação direta do feixe ou da ação indireta, quando o feixe é refletido em superfície plana ou curva, espelhada ou não. O efeito térmico do feixe de luz sobre o tecido é particularmente agressivo. Nos olhos, o feixe incidindo na córnea pode causar queratite, e se tiver potência maior, poderá atingir a retina e provocar danos irreversíveis. O dano ocular pode ser evitado com o uso de protetores oculares adequados a cada tipo de *laser*.

Os óculos protetores devem conter informações sobre o comprimento de onda e a densidade óptica.

Os comprimentos de onda visíveis e próximos ao infravermelho provocam danos à retina. Os comprimentos de onda infravermelho ou ultravioleta causam dano à córnea e à esclera.

O *laser* de CO_2, por ser absorvido pela água, é também absorvido pelo filme de lágrima que recobre a córnea, causando queimadura transitória.

Os *lasers* de diodo e de argônio podem atravessar a água e outras estruturas transparentes, como o cristalino, e atingir a retina, causando dano.[1]

Para a proteção dos dentes utilizam-se gaze molhada ou protetores especiais, para evitar alterações na estrutura dos dentes, do esmalte dentário ou das próteses.

A fumaça oriunda do *laser* pode conter partículas virais, carbono, sangue ou gases tóxicos, os quais podem ser aspirados pelo paciente.[3]

Luvas, aventais e máscaras devem ser utilizados para proteção dos profissionais que estejam no ambiente onde é realizado o procedimento. Procedimentos com *lasers* não podem ser efetuados em grávidas.

CONSIDERAÇÕES FINAIS

Para a utilização dos *lasers* devem ser adotadas medidas de biossegurança em todos os procedimentos, para que sejam evitados riscos para os profissionais e os pacientes. Os riscos são específicos para cada tipo de aparelho, de acordo com o comprimento de onda. Deve-se ter cuidado especial com os olhos e os dentes.

Referências

1. Alster TS, Apfelberg DB. Cosmetic laser surgery. John Wiley and Sons, 1995:305-19.
2. Alster TS. Manual of cutaneous laser techniques. Baltimore: Lippincott Willians and Wilkins, 1999:1-10.
3. Garden JM, O'Banion MK, Shelnitz LS et al. Papillomavirus in the vapor of carbon dioxide laser-treated verrucae. JAMA 1988; 259(8): 1199-202.

PARTE XXII

ASPECTOS ÉTICOS E JURÍDICOS

96

Aspectos Éticos e Jurídicos da Publicidade Médica

Palova Amisses Parreiras
Gustavo César Parreiras Cavalcanti

Art. 3º É vedado ao médico:
a) Anunciar, quando não especialista,
que trata de sistemas orgânicos, órgãos ou
doenças específicas, por induzir a confusão
com divulgação de especialidade.

O artigo de lei transcrito na epígrafe deste capítulo é parte integrante da Resolução CFM 1974/11, que "estabelece os critérios norteadores da propaganda em Medicina, conceituando os anúncios, a divulgação de assuntos médicos, o sensacionalismo, a autopromoção e as proibições referentes à matéria" e que tem sido uma das resoluções mais infringidas pelos médicos, seja por sua completa inobservância, seja porque os termos especialista e especialidade podem induzir confusão.

Dedicaremos um item específico para tentar dirimir os eventuais equívocos que a interpretação dos termos especialista e especialidade pode suscitar para os médicos que desejam publicizar sua atividade profissional. Aqueles que fizeram residência em dermatologia e obtiveram o título de especialista, que registraram no Conselho Regional de Medicina (CRM), segundo a Resolução CFM 1.974/2011 em comento, tanto podem atuar na área na qual se especializaram como podem divulgar essa atuação, observados os parâmetros traçados.

Aqueles outros que fizeram um ou mais cursos de pós-graduação na mesma área de conhecimento e não obtiveram o registro do especialista no CRM, porque não tentaram ou porque não passaram na prova de título da Sociedade Brasileira de Dermatologia (SBD), mas continuam atuando na especialidade, conforme permissão legal, apenas não poderão divulgar sua atuação, mas jamais poderão ser impedidos de atuar na área da Dermatologia, como se dermatologistas fossem, do ponto de vista do Conselho Federal de Medicina (CFM).

Neste capítulo será abordado mais detidamente o confronto entre as leis vigentes no que concerne à questão da publicidade.

Embora possa parecer óbvio, à primeira vista, até mesmo os conselheiros que funcionam como instrutores nos processos éticos profissionais ou julgadores nas sessões de julgamento do CFM ou nos Conselhos Regionais não compreendem a distinção entre a permissão da atuação e o impedimento para a publicidade.

Não é estranhável que o médico alçado à condição de conselheiro não domine as questões legais e suas várias nuances. Este fato é até compreensível. O inconcebível é que, mesmo consciente desse seu desconhecimento, esse conselheiro se disponha a julgar os seus pares, aplicando penalidades que podem variar de um simples dissabor (advertência) à verdadeira pena capital, que é a cassação.

Propaganda significa o ato de propagar: "uma forma de disseminação de ideias que visa auxiliar ou prejudicar uma causa ou uma pessoa física ou jurídica".

Reservar um espaço especial à publicidade médica em uma obra literária precipuamente científica, e dedicada a colocar o médico a par das mais modernas formas e tecnologias para o tratamento da saúde humana, tem uma importante razão de ser que não pode passar despercebida para o profissional que pretende continuar trabalhando com atendimento à saúde, que é evitar processos éticos ou judiciais.

Nos últimos anos, os processos contra médicos tornaram-se usuais e raramente se encontra alguém que não conheça um médico processado, ou que não conheça alguém que já processou um médico. Já se fala em indústria de processo médico, dado o volume da demanda, como também já se estuda a criação da vara especializada para o julgamento de processos envolvendo hospitais e médicos. Ventila-se que as varas especializadas seriam denominadas Varas de Direito Médico, mas também este tema merece um tópico específico.

Na maioria das vezes, os fatos sociais têm explicações e justificativas para sua ocorrência e com o aumento de demandas contra os médicos não é diferente. Muitas variantes concorrem para que a denúncia ocorra e o médico se veja obrigado a se defender. Infelizmente, muitos médicos percebem tardiamente que não se podem usar simples palavras para a absolvição de uma acusação. Nas circunstâncias de um processo, como se verá mais adiante de modo detalhado, a produção de provas é indispensável.

Contudo, nos processos éticos profissionais, embora a carreira e o órgão julgador sejam os mesmos (carreira médica e CRM), uma surpresa tem se revelado ao buscar conhecer o denunciante. Enquanto em outras denúncias contra médicos pacientes e/ou seus familiares são rotineiramente os denunciantes, nos processos envolvendo a publicidade, embora a justificativa da existência da Resolução CFM 1.974/2011 seja a de não induzir os pacientes a erro, 99% dos processos são iniciados a partir da denúncia da SBD, de outros dermatologistas e dos próprios CRM. Por quê? Esperamos encontrar a resposta até o final deste capítulo.

Uma vez que o Código de Defesa do Consumidor – Lei 8.978/1990 equiparou a atividade médica a toda e qualquer prestação de serviço, seria de pressupor que o médico teria o direito de divulgar seus serviços em condições de igualdade com os demais profissionais, conforme estabelece a Constituição Federal, ao garantir a liberdade de expressão. Contudo, essa não é a realidade.

Pelas especificidades que apresenta, como envolver os aspectos da saúde humana e as possibilidade de tratamento, a publicidade médica deve a um só tempo dar visibilidade ao médico e também proteger os possíveis pacientes de qualquer abuso que esse mesmo médico venha a praticar com sua publicidade.

Os pacientes são considerados hipossuficientes com relação ao médico tanto por causa dos conhecimentos que este, em tese, detém, como também pela condição de fragilidade que o paciente pode apresentar exatamente por estar na posição de paciente, embora o Código de Defesa do Consumidor não se refira a paciente e sim a consumidor, conforme veremos mais adiante.

À primeira vista, é de se supor que o médico poderia usufruir de seu direito constitucional à livre manifestação do pensamento, contudo, o Princípio da Especialidade

vem demonstrar outra realidade, amplamente aplicada nos tribunais judiciais e de ética.

Além da abordagem dos aspectos éticos dessa intrincada questão da publicidade médica, buscaremos analisar os artigos do Código de Ética Médica aplicados à publicidade, além da Resolução CFM 1.974, de 2011, surgida exatamente para dar uma interpretação e aplicação extensiva às normas já existentes, bem como para impor regras mais rígidas.

Medicina e direito apresentam muitas similaridades, a começar pela dificuldade na obtenção de resultados idênticos, mesmo quando os fatores envolvidos são similares. Explico. Pacientes com idade, quadro clínico e procedimento cirúrgico iguais, operados pelo mesmo cirurgião, podem apresentar um pós-operatório totalmente diferente. Por que isso pode ocorrer? Porque a resposta orgânica é inteiramente individualizada, personalizada, e muitos pacientes se recusam a entender isso, quando obrigados a conviver com resultados adversos.

É muito mais comum que o paciente, seus familiares e o advogado da família, ou contratado especialmente para este fim, pretendam debitar na conta do médico o mau resultado proveniente do tratamento médico, a ponderar que seu estilo de vida, a inobservância de cuidados médicos ou mesmo suas questões congênitas foram decisivos para o resultado indesejado.

Do mesmo modo, causas judiciais, partes no processo e legislação a ser aplicada idênticas, conduzidas por um mesmo advogado, podem chegar a sentenças antagônicas. Como na medicina, um único fator distinto, quando é indiscutivelmente relevante, produz resultados díspares. Se na medicina o diferencial que enseja resultados diversos é a resposta orgânica do paciente, no direito essa "pedra de toque" fica por conta do juiz.

O juiz julga de acordo com suas convicções pessoais, e não apenas de acordo com as provas constantes dos autos, e isso tem sido motivo de muita aflição para o médico processado, acusado de publicidade indevida ou de causar danos ao paciente.

Diz-se que direito seria a caracterização do bom senso. Sendo assim, a sensatez estaria compilada em artigos de lei, e não raro o que se vê é exatamente o oposto: há normas desnecessárias, outras absurdas, outras ainda inaplicáveis e muitas injustas. Como o direito, cujo um dos conceitos é "faculdade de fazer ou deixar de fazer alguma coisa em virtude de lei", e composto de um conjunto de leis *lato sensu*, pode parecer às vezes um contrassenso aplicá-lo.

Felizmente, no entanto, nem sempre é assim. Existem leis que foram criadas como resposta legítima ao anseio social, como existem julgadores comprometidos com a Justiça, quando compreendida como o bem comum, e existem médicos que fazem de sua atuação na medicina a razão de seu bem viver.

Capítulo 96 • Aspectos Éticos e Jurídicos da Publicidade Médica

A possibilidade de realização da publicidade é muito sedutora pelas consequências que pode trazer. "Ocorre que os benefícios da publicidade/propaganda não são apenas os econômicos e financeiros. Um importante fator agregado é a indissociável liberdade de imprensa, que tem fundamento constitucional no próprio estado democrático de direito. Sem sombra de dúvidas, atualmente, a publicidade/propaganda é uma das maiores forças sociais."

LIBERDADE DE EXPRESSÃO E PUBLICIDADE MÉDICA

"Art. 5º Todos são iguais perante a lei, sem distinção de qualquer natureza, garantindo-se aos brasileiros e aos estrangeiros residentes no País a inviolabilidade do direito à vida, à liberdade, à igualdade, à segurança e à propriedade, nos termos seguintes:

IX – é livre a expressão da atividade intelectual, artística, científica e de comunicação, independentemente de censura ou licença;"

Hoje a propaganda é considerada a ferramenta mais eficaz para o sucesso de uma atividade comercial ou profissional. Se "a propaganda é a alma do negócio" e a Medicina, por força do Princípio Fundamental IX – inserido no atual Código de Ética Médica, "... não pode, em nenhuma circunstância ou forma, ser exercida como comércio", temos no mínimo um conflito ético-legal, quando o médico é classificado como prestador de serviço pelo Código de Defesa do Consumidor.

Mais conhecida como Carta Magna, a Constituição Federal (CF) também é chamada de Constituição cidadã, pelos avanços que trouxe na área social. Entretanto, é a denominação Lei Maior que melhor traduz o destacado papel jurídico que representa. Com efeito, a CF de 1988, que em 2013 festejou seus 25 anos, está no topo da hierarquia legal, não podendo existir legislação que lhe faça sombra.

Entretanto, os postulados constitucionais, não sendo pormenorizados, como facilmente se compreende pelo avantajado número de questões de que trata, não consegue esgotar os temas, prescindindo das leis complementares que lhes darão cumprimento, sem, contudo, descaracterizar os termos previamente estabelecidos.

A legislação infraconstitucional que não se enquadra nos parâmetros constitucionais não pode vir a lume porque está gravada de inconstitucionalidade, o que a impede de ser aplicada.

Compreendendo que o médico não está interessado nos meandros jurídicos, a abordagem que temos procurado fazer a respeito das questões publicitárias, sob o ponto de vista legal, é a que prevalece na doutrina e nos tribunais, evitando maiores complexidades que não trariam qualquer benefício para uma melhor compreensão do assunto.

A CF, conforme transcrito previamente, estabelece a denominada Liberdade de Expressão, garantindo que os brasileiros possam exprimir seu pensamento de maneira a se dar a conhecer do ponto de vista intelectual, científico etc.

O Princípio da Liberdade de Expressão coexiste juntamente com outros princípios que o complementam e complementa outros princípios, como o Direito de Ir e Vir, por exemplo.

Em um singelo exercício de raciocínio, se a CF é a Lei Maior, como já se sabe, como é possível que a Resolução CFM 1.974/2011, que sabidamente é uma legislação infraconstitucional, limite o direito dos médicos de expressar livremente seu pensamento, divulgando sua atividade profissional?

Porque a Constituição Federal é complementada por leis, decretos, decretos-leis, portarias e resoluções que, como dito anteriormente, lhe dão aplicabilidade e, na hipótese de haver um aparente conflito entre as leis, embora a Carta Magna seja efetivamente mais poderosa, a legislação infraconstitucional, se não foi maculada pela inconstitucionalidade (contrariar as determinações constitucionais), poderá prevalecer pela aplicabilidade de um princípio criado exatamente para resolver esses aparentes conflitos de norma, que é o Princípio da Especialidade.

Pelo Princípio da Especialidade, a Lei, embora "menor", sendo mais específica, tratando do tema de maneira mais particularizada, mais detalhada, será aplicada ao caso concreto.

Como se sabe, a Resolução 1.974/2011 foi criada pelo CFM, especificamente, para cuidar da publicidade dos médicos e de mais ninguém, daí porque, embora à primeira vista haja uma contradição entre a CF/1988 e a citada Resolução, quando analisada pormenorizadamente, a Resolução revela-se adequada à finalidade a que se destina, uma vez que existem dois importantes bens jurídicos (valores protegidos pela lei) em jogo, quais sejam: o direito do médico de se expressar e o direito do paciente de não ter a sua saúde ameaçada por uma publicidade indevida.

Grosso modo, podemos dizer que, constitucionalmente, o médico pode expressar-se livremente, já que a Lei Maior protege seu direito de expressão, mas esse direito constitucional é limitado pelo também direito constitucional que o paciente tem à vida e à saúde.

O Direito à Saúde do paciente está descrito no *caput*, ou cabeça, do artigo 5º da CF/1988 previamente transcrito, e o direito à liberdade de expressão no inciso IX desse mesmo artigo. Assim, os dois direitos precisam coexistir intactos. É o que estabelece nossa Carta Magna.

É de se imaginar, sem maiores incursões na legislação vigente, que, quando existe o confronto entre duas situações, merece ser protegida ou preservada aquela que for mais valorada. No Estado Democrático de Direito no qual vivemos, os valores e interesses humanos estão igualmente hierarquizados, como ocorre com as leis.

Vimos que a hierarquia das leis é uma realidade em vigor, a estabelecer os critérios para que o imenso emaranhado de leis seja compreendido e aplicado.

De maneira geral, os valores maiores, ou seja, mais destacados, são elencados prioritariamente, como forma de demonstrar que a ordem de preferência se faz sentir em todos os aspectos. Na própria CF, onde os assuntos estão distribuídos em capítulos e esses em seções,

> "Observam-se uma multiplicidade de diretivas constitucionais voltadas ao direito à saúde, dispostas nos artigos 196 a 200 da Constituição. Pode-se encontrar desde a imposição de promoção, pelos poderes públicos, de políticas socioeconômicas que visem à redução do risco de doenças e outros agravos, com acesso universal e igualitário às ações e serviços para sua promoção, proteção e recuperação (artigo 196); como a remissão da regulamentação, fiscalização e controle dos serviços de saúde (artigo 197); a criação e fixação de diretrizes do Sistema Único de Saúde (artigo 198); a participação da iniciativa privada, em caráter complementar, na assistência à saúde (artigo 199), e o estabelecimento de atribuições do Sistema Único de Saúde em caráter exemplificativo (artigo 200).

> Na redação do artigo 193 da Constituição é identificável o fator de proteção à saúde, pois, se a ordem social tem como base o trabalho e como objetivo o bem-estar, este último somente é obtido com a ausência de agravos à mente e ao corpo. O fato de serem considerados de relevância pública, pelo artigo 196, torna os serviços de saúde suscetíveis a regulamentação, fiscalização e controle do Poder Público.

> Como vimos, existe larga menção ao tema no âmbito da Constituição Federal" (Suelli Gandolfi Dallari – www.stf.jus.br/arquivo/cms)

PUBLICIDADE COMO ESPECIALISTA OU ESPECIALIDADE

De acordo com a lição de nosso insuperável professor Genival Veloso de França,[2] para o médico comprometido com a ética, o bom senso e o bem-estar social, a publicidade será feita normalmente, sem representar um desafio à sua concretização.

Quando o médico tem em mente a saúde do paciente e seu dever de se capacitar o melhor possível para atingir esse objetivo, normalmente o que se vê é uma publicidade distinta, elegante. Porém, mesmo nessa situação, o médico pode incorrer em erro, divulgando, por exemplo, um equipamento que, embora autorizado e liberado pela Vigilância Sanitária, ainda não está permitido pelo CRM.

Questões conflituosas envolvendo a atividade médica são inumeráveis e este não é o espaço adequado para tentar dirimi-las, mas me parece indubitável que se faz urgente a uniformização de legislação por parte dos órgãos oficiais, porque parece no mínimo muito confuso que a Vigilância Sanitária e o CFM divirjam a respeito do que é conveniente para a saúde pública.

A elaboração do *site*, do cartão de visita, do *folder*, da placa e do receituário deve obedecer aos princípios gerais da discrição, estética, bom gosto e clareza nas informações, sem descuidar das questões técnicas já disciplinadas pelo CFM.

O médico *expert* em dermatologia, por sua notável experiência e/ou pela excelência do conhecimento adquirido no curso de pós-graduação no qual se diplomou, nem sequer pode fazer menção às palavras dermatologia, dermatologista, pós-graduação em dermatologia em sua publicidade, em obediência ao artigo 3º da Resolução 1.974/2011.

Em se tratando de um egresso do curso de pós-graduação com pouco tempo de atuação, seu início na medicina, sem a possibilidade de fazer divulgação da área na qual se formou, fica mesmo muito dificultado.

O que o CFM fará para preservar esse jovem médico?

A justificativa para essa proibição, segundo o CFM, é que o povo é leigo e poderia ser induzido a erro, embora possa ser tratado por esses profissionais livremente, conforme é assegurado pelo artigo 17 da Lei 3.268, de 1957:

> Lei 3.268/1957

> Art. 17 – Os médicos só poderão exercer legalmente medicina, em qualquer dos seus ramos ou especialidades, após o prévio registro de seus títulos, diplomas certificados ou cartas no Ministério da Educação e Cultura e de sua inscrição no Conselho Regional de Medicina, sob cuja jurisdição se achar o local de sua atividade.

Pela mencionada lei, superior em hierarquia e mais antiga que a Resolução 1.974/2011, não há maiores exigências para o médico clinicar do que sua graduação e consequente registro no CRM.

A prova de título para que o médico divulgue seu curso de pós-graduação reconhecido pelo MEC, e pelo qual pagou corretamente, e surge como uma exigência nova cuja razão se prende muito mais às exigências do mercado do que a uma incapacidade técnica do médico.

Não há dados conclusivos de que os médicos apenas pós-graduados cometam mais equívocos que os médicos que fizeram a residência médica e/ou a prova de título e puderam obter o registro da especialidade e são considerados especialistas para o CRM.

Inegavelmente, o fato de a lei autorizar o médico a realizar tratamento no paciente, mas não poder fazer publicidade de sua atividade profissional ligada a esse tratamento, é no mínimo polêmica e pelo menos uma pergunta se impõe.

Se o médico é bom o suficiente para tratar o paciente, desenvolvendo assim sua atividade profissional, por que não pode divulgar o que faz?

A resposta pronta é: não pode divulgar porque a Resolução CFM 1.974/2011 determina que, para anunciar, precisa ter seu título de especialista devidamente registrado no CRM. Por esta resposta não estaria se materializando a inversão dos valores? A burocracia deve ser mais valorizada do que o conhecimento? O paciente não corre mais riscos ao ser efetivamente tratado por um médico não especialista do que corre com a visualização da publicidade que o não especialista possa fazer sobre sua área de atuação?

Sendo a "clínica soberana", conforme se apregoa no meio médico, o que importa de fato é a capacidade real do médico e não a titulação que ele possa apresentar. Importa a atenção que ele dê ao paciente, a eficiência de sua anamnese, diagnóstico, tratamento e prognóstico.

É no mínimo questionável que se diga que o impedimento da publicidade para o médico que não tem o registro de especialista é feita por causa do interesse em proteger o paciente, que é hipossuficiente. Mas, o paciente não deixa de ser hipossuficiente quando é submetido ao tratamento por esse mesmo médico que não pode publicar sua atividade profissional.

Percebe-se claramente um rigor a cada dia mais contundente, por parte dos conselheiros que julgam o médico denunciado por publicidade indevida na área da dermatologia. Antes da votação final, como de hábito, o médico denunciado, durante a sessão de julgamento, é submetido a uma sabatina que objetiva esclarecer se o médico merece ser condenado – se é este o caso, qual é a pena mais indicada – ou se merece ser absolvido. Em todos os julgamentos de acusação de publicidade indevida, nos estados de São Paulo, Minas Gerais, Mato Grosso, Rio de Janeiro, Goiás, Santa Catarina, Amazonas, Paraná, Bahia, Pernambuco e no Distrito Federal, nem uma só pergunta envolvia resultado de tratamentos médicos ou satisfação de pacientes, evidenciando que a infração às regras da publicidade é um fim em si mesmo e não um instrumento para proteger o paciente.

Na já mencionada hierarquia das leis, essa Resolução proibitiva e todas as demais são infraconstitucionais, e o inciso IX do artigo 5º da CF determina a liberdade de expressão. Por que a Resolução tem prevalecido? Pelo Princípio da Especialidade, poderia ser a resposta, mas o rigor técnico deveria ceder em benefício do paciente.

Salvo melhor juízo, porque algumas áreas da atuação médica viraram um rendoso mercado que precisa ser preservado a todo custo, sob pena de não sobrar para ninguém. Nem todas as áreas da atuação médica têm a mesma projeção da dermatologia.

Os dermatologistas e a SBD estão envolvidos em grande parte das denúncias contra médicos por publicidade indevida que tramitam nos CRM. Os dermatologistas estão sendo incitados a denunciar seus colegas não especialistas não ao argumento de que os pacientes poderiam estar em risco, mas por mera questão burocrática.

RESOLUÇÃO CFM Nº 1.974/2011
(Publicada no DOU de 19 de agosto de 2011, Seção I, p. 241-244)

Estabelece os critérios norteadores da propaganda em Medicina, conceituando os anúncios, a divulgação de assuntos médicos, o sensacionalismo, a autopromoção e as proibições referentes à matéria.

O CONSELHO FEDERAL DE MEDICINA, no uso das atribuições conferidas pela Lei nº 3.268, de 30 de setembro de 1957, regulamentada pelo Decreto nº 44.045, de 19 de julho de 1958, e pela Lei nº 11.000, de 15 de dezembro de 2004, e,

CONSIDERANDO que cabe ao Conselho Federal de Medicina trabalhar por todos os meios ao seu alcance e zelar pelo perfeito desempenho ético da Medicina e pelo prestígio e bom conceito da profissão e dos que a exercem legalmente;

CONSIDERANDO a necessidade de uniformizar e atualizar os procedimentos para a divulgação de assuntos médicos em todo o território nacional;

CONSIDERANDO a necessidade de solucionar os problemas que envolvem a divulgação de assuntos médicos, com vistas ao esclarecimento da opinião pública;

CONSIDERANDO que os anúncios médicos deverão obedecer à legislação vigente;

CONSIDERANDO o Decreto-lei nº 20.931/32, o Decreto-lei nº 4.113/42, o disposto no Código de Ética Médica e, notadamente, o art. 20 da Lei nº 3.268/57, que determina: *"Todo aquele que mediante anúncios, placas, cartões ou outros meios quaisquer se propuser ao exercício da medicina, em qualquer dos ramos ou especialidades, fica sujeito às penalidades aplicáveis ao exercício ilegal da profissão, se não estiver devidamente registrado"*

CONSIDERANDO que a publicidade médica deve obedecer exclusivamente a princípios éticos de orientação educativa, não sendo comparável à publicidade de produtos e práticas meramente comerciais (Capítulo XIII, artigos 111 a 118 do Código de Ética Médica);

CONSIDERANDO que o atendimento a esses princípios é inquestionável pré-requisito para o estabelecimento de regras éticas de concorrência entre médicos, serviços, clínicas, hospitais e demais empresas registradas nos Conselhos Regionais de Medicina;

CONSIDERANDO ainda que os entes sindicais e associativos médicos estão sujeitos a este mesmo regramento quando da veiculação de publicidade ou propaganda;

CONSIDERANDO as diversas resoluções sobre o tema editadas por todos os Conselhos Regionais de Medicina;

CONSIDERANDO, finalmente, o decidido na sessão plenária de 14 de julho de 2011,

RESOLVE:

Art. 1º Entender-se-á por anúncio, publicidade ou propaganda a comunicação ao público, por qualquer meio de divulgação, de atividade profissional de iniciativa, participação e/ou anuência do médico.

Art. 2º Os anúncios médicos deverão conter, obrigatoriamente, os seguintes dados:

a) Nome do profissional;

b) Especialidade e/ou área de atuação, quando registrada no Conselho Regional de Medicina;

c) Número da inscrição no Conselho Regional de Medicina;

d) Número de registro de qualificação de especialista (RQE), se o for.

Parágrafo único. As demais indicações dos anúncios deverão se limitar ao preceituado na legislação em vigor.

Art. 3º É vedado ao médico:

a) Anunciar, quando não especialista, que trata de sistemas orgânicos, órgãos ou doenças específicas, por induzir a confusão com divulgação de especialidade;

b) Anunciar aparelhagem de forma a lhe atribuir capacidade privilegiada;

c) Participar de anúncios de empresas ou produtos ligados à Medicina, dispositivo este que alcança, inclusive, as entidades sindicais ou associativas médicas;

d) Permitir que seu nome seja incluído em propaganda enganosa de qualquer natureza;

e) Permitir que seu nome circule em qualquer mídia, inclusive na internet, em matérias desprovidas de rigor científico;

f) Fazer propaganda de método ou técnica não aceito pela comunidade científica;

g) Expor a figura de seu paciente como forma de divulgar técnica, método ou resultado de tratamento, ainda que com autorização expressa do mesmo, ressalvado o disposto no art. 10 desta resolução;

h) Anunciar a utilização de técnicas exclusivas;

i) Oferecer seus serviços por meio de consórcio e similares;

j) Oferecer consultoria a pacientes e familiares como substituição da consulta médica presencial;

k) Garantir, prometer ou insinuar bons resultados do tratamento;

l) Fica expressamente vetado o anúncio de pós-graduação realizada para a capacitação pedagógica em especialidades médicas e suas áreas de atuação, mesmo que em instituições oficiais ou por estas credenciadas, exceto quando estiver relacionado com a especialidade e área de atuação registrada no Conselho de Medicina.

Art. 4º Sempre que em dúvida, o médico deverá consultar a Comissão de Divulgação de Assuntos Médicos (Codame) dos Conselhos Regionais de Medicina, visando enquadrar o anúncio aos dispositivos legais e éticos.

Parágrafo único. Pode também anunciar os cursos e atualizações realizados, desde que relacionados à sua especialidade ou área de atuação devidamente registrada no Conselho Regional de Medicina.

Art. 5º Nos anúncios de clínicas, hospitais, casas de saúde, entidades de prestação de assistência médica e outras instituições de saúde deverão constar, sempre, o nome do diretor técnico médico e sua correspondente inscrição no Conselho Regional em cuja jurisdição se localize o estabelecimento de saúde.

§ 1º Pelos anúncios dos estabelecimentos de hospitalização e assistência médica, planos de saúde, seguradoras e afins respondem, perante o Conselho Regional de Medicina, os seus diretores técnicos médicos.

§ 2º Os diretores técnicos médicos, os chefes de clínica e os médicos em geral estão obrigados a adotar, para cumprir o mandamento do *caput*, as regras contidas no Manual da Codame.

Art. 6º Nas placas internas ou externas, as indicações deverão se limitar ao previsto no art. 2º e seu parágrafo único.

Art. 7º Caso o médico não concorde com o teor das declarações a si atribuídas em matéria jornalística, as quais firam os ditames desta resolução, deve encaminhar ofício retificador ao órgão de imprensa que a divulgou e ao Conselho Regional de Medicina, sem prejuízo de futuras apurações de responsabilidade.

Art. 8º O médico pode, utilizando qualquer meio de divulgação leiga, prestar informações, dar entrevistas e publicar artigos versando sobre assuntos médicos de fins estritamente educativos.

Art. 9º Por ocasião das entrevistas, comunicações, publicações de artigos e informações ao público, o médico deve evitar sua autopromoção e sensacionalismo, preservando, sempre, o decoro da profissão.

§ 1º Entende-se por autopromoção a utilização de entrevistas, informações ao público e publicações de artigos com forma ou intenção de:

a) Angariar clientela;

b) Fazer concorrência desleal;

c) Pleitear exclusividade de métodos diagnósticos e terapêuticos;

d) Auferir lucros de qualquer espécie;

e) Permitir a divulgação de endereço e telefone de consultório, clínica ou serviço.

§ 2º Entende-se por sensacionalismo:

a) A divulgação publicitária, mesmo de procedimentos consagrados, feita de maneira exagerada e fugindo de conceitos técnicos, para individualizar e priorizar sua atuação ou a instituição onde atua ou tem interesse pessoal;

b) Utilização da mídia, pelo médico, para divulgar métodos e meios que não tenham reconhecimento científico;

c) A adulteração de dados estatísticos visando beneficiar-se individualmente ou à instituição que representa, integra ou o financia;

d) A apresentação, em público, de técnicas e métodos científicos que devem limitar-se ao ambiente médico;

e) A veiculação pública de informações que possam causar intranquilidade, pânico ou medo à sociedade;

f) Usar de forma abusiva, enganosa ou sedutora representações visuais e informações que possam induzir a promessas de resultados.

Art. 10º Nos trabalhos e eventos científicos em que a exposição de figura de paciente for imprescindível, o médico deverá obter prévia autorização expressa do mesmo ou de seu representante legal.

Art. 11º Quando da emissão de documentos médicos, os mesmos devem ser elaborados de modo sóbrio, impessoal e verídico, preservando o segredo médico.

§ 1º Os documentos médicos poderão ser divulgados por intermédio do Conselho Regional de Medicina, quando o médico assim achar conveniente.

§ 2º Os documentos médicos, nos casos de pacientes internados em estabelecimentos de saúde, deverão,

sempre, ser assinados pelo médico assistente e subscritos pelo diretor técnico médico da instituição ou, em sua falta, por seu substituto.

Art. 12º O médico não deve permitir que seu nome seja incluído em concursos ou similares, cuja finalidade seja escolher o "médico do ano", "destaque", "melhor médico" ou outras denominações que visam ao objetivo promocional ou de propaganda, individual ou coletivo.

Art. 13º Os sites para assuntos médicos deverão obedecer à lei, às resoluções normativas e ao Manual da Codame.

Art. 14º Os Conselhos Regionais de Medicina manterão, conforme os seus Regimentos Internos, uma Comissão de Divulgação de Assuntos Médicos (Codame) composta, minimamente, por três membros.

Art. 15º A Comissão de Divulgação de Assuntos Médicos terá como finalidade:

a) Responder a consultas ao Conselho Regional de Medicina a respeito de publicidade de assuntos médicos;

b) Convocar os médicos e pessoas jurídicas para esclarecimentos quando tomar conhecimento de descumprimento das normas éticas regulamentadoras, anexas, sobre a matéria, devendo orientar a imediata suspensão do anúncio;

c) Propor instauração de sindicância nos casos de inequívoco potencial de infração ao Código de Ética Médica;

d) Rastrear anúncios divulgados em qualquer mídia, inclusive na internet, adotando as medidas cabíveis sempre que houver desobediência a esta resolução;

e) Providenciar para que a matéria relativa a assunto médico, divulgado pela imprensa leiga, não ultrapasse, em sua tramitação na comissão, o prazo de 60 (sessenta) dias.

Art. 16º A presente resolução e o Manual da Codame entrarão em vigor no prazo de 180 dias, a partir de sua publicação, quando será revogada a Resolução CFM nº 1.701/03, publicada no DOU nº 187, seção I, páginas 171-172, em 26 de setembro de 2003 e demais disposições em contrário.

Brasília-DF, 14 de julho de 2011
ROBERTO LUIZ D'AVILA
HENRIQUE BATISTA E SILVA

Como se vê, essa Resolução trata a publicidade médica de maneira abrangente e rigorosa, limitando o direito constitucional de liberdade de expressão.

A interpretação de uma lei é sempre mais eficiente quando o próprio legislador se incumbe de fazê-lo. Esta é a interpretação autêntica. Penso que o objetivo do Conselho

Federal de Medicina foi esse ao criar o Codame – Comissão de Divulgação de Assuntos Médicos, foi exatamente dar a conhecer aos médicos o que de fato se espera deles no que concerne à divulgação de sua atividade profissional.

Como visto previamente, o médico que possuir uma especialidade registrada no CRM poderá divulgá-la e o médico que, apesar de muito preparado pelos estudos ou pela larga experiência, não poderá fazer menção à sua área de atuação, se esta não estiver registrada no CFM.

Embora algumas áreas de atuação sejam muito difundidas socialmente, como, por exemplo, a Medicina Estética, esta não é considerada uma especialidade por não estar mencionada no rol taxativo constante da Resolução CFM 1.441, de 12 de agosto de 1994, que foi revogada pela Resolução CFM 1.634, de 2002:

RESOLUÇÃO CFM nº 1.634/2002

(Publicada no DOU de 29 de abril de 2002, seção I, p. 81)

(Modificada pela Resolução CFM nº 1.659/2003)

(Nova redação do Anexo II aprovado pela Resolução CFM nº 1.666/2003)

(Parcialmente alterada pela Resolução CFM nº 1970, de 15/7/2011)

Dispõe sobre convênio de reconhecimento de especialidades médicas firmado entre o Conselho Federal de Medicina (CFM), a Associação Médica Brasileira (AMB) e a Comissão Nacional de Residência Médica (CNRM).

O Conselho Federal de Medicina, no uso das atribuições que lhe confere a Lei nº 3.268, de 30 de setembro de 1957, regulamentada pelo Decreto nº 44.045, de 19 de julho de 1958, e

CONSIDERANDO que os avanços científicos e tecnológicos têm aumentado progressivamente o campo de trabalho médico, com tendência a determinar o surgimento contínuo de especialidades;

CONSIDERANDO que o Conselho Federal de Medicina, a Associação Médica Brasileira e a Comissão Nacional de Residência Médica, organismos voltados para o aperfeiçoamento técnico e desempenho ético dos que se dedicam à medicina no Brasil, decidiram adotar condutas comuns relativas à criação e reconhecimento de especialidades médicas no país;

CONSIDERANDO que as entidades referidas, por visarem ao mesmo objetivo, vêm trabalhando em conjunto na forma de Comissão Mista de Especialidades para uniformizar a denominação e condensar o número das especialidades existentes no Brasil;

CONSIDERANDO que conhecimentos e práticas médicas dentro de determinadas especialidades representam segmentos a elas relacionados, constituin-

do áreas de atuação caracterizadas por conhecimentos verticais mais específicos;

CONSIDERANDO que as especialidades sujeitam-se aos processos dinâmicos da medicina, não podendo, por isso, ser permanentes nem imutáveis, podendo, dependendo das circunstâncias e necessidades, sofrer mudanças de nomes, fusões ou extinções;

CONSIDERANDO o que foi decidido pela Comissão Mista de Especialidades e aprovado em Sessão Plenária do Conselho Federal de Medicina, realizada em 11/04/2002;

RESOLVE:

Art. 1º Aprovar o Convênio firmado entre o Conselho Federal de Medicina, a Associação Médica Brasileira e a Comissão Nacional de Residência Médica, onde foi instituída a Comissão Mista de Especialidades – CME, que reconhece as Especialidades Médicas e as Áreas de Atuação constantes do anexo II do presente instrumento.

Art. 2º Outras especialidades e áreas de atuação médica poderão vir a ser reconhecidas pelo Conselho Federal de Medicina mediante proposta da Comissão Mista de Especialidades.

Art. 3º Fica vedada ao médico a divulgação de especialidade ou área de atuação que não for reconhecida pelo Conselho Federal de Medicina". (Redação dada pela Resolução CFM nº 1.970, de 15/7/2011).

Art. 4º O médico só pode declarar vinculação com especialidade ou área de atuação quando for possuidor do título ou certificado a ele correspondente, devidamente registrado no Conselho Regional de Medicina.

Art. 5º Fica vedado, por qualquer motivo, o registro e reconhecimento das especialidades não constantes do anexo II do convênio.

Parágrafo único – Excetua-se do *caput* deste artigo a documentação de pedido de avaliação para efeito de registro de especialidade que tiver sido protocolada nos Conselhos Regionais de Medicina até a data de publicação desta resolução.

Art. 6º Revogam-se todas as resoluções existentes que tratam de especialidades médicas, em especial as Resoluções CFM nº 1.286/89, 1.288/89, 1.441/94, 1.455/95, respeitados os direitos individuais adquiridos.

Art. 7º Esta resolução entra em vigor na data de sua publicação.

Brasília – DF, 11 de abril de 2002.

EDSON DE OLIVEIRA ANDRADE RUBENS DOS SANTOS SILVA
Presidente Secretário-Geral

2) RELAÇÃO DE ESPECIALIDADES RECONHECIDAS

1. ACUPUNTURA
2. ALERGIA E IMUNOLOGIA
3. ANESTESIOLOGIA
4. ANGIOLOGIA
5. CANCEROLOGIA
6. CARDIOLOGIA
7. CIRURGIA CARDIOVASCULAR
8. CIRURGIA DE CABEÇA E PESCOÇO
9. CIRURGIA DO APARELHO DIGESTIVO
10. CIRURGIA GERAL
11. CIRURGIA PEDIÁTRICA
12. CIRURGIA PLÁSTICA
13. CIRURGIA TORÁCICA
14. CIRURGIA VASCULAR
15. CLÍNICA MÉDICA
16. COLOPROCTOLOGIA
17. DERMATOLOGIA
18. ENDOCRINOLOGIA
19. ENDOSCOPIA
20. GASTROENTEROLOGIA
21. GENÉTICA MÉDICA
22. GERIATRIA
23. GINECOLOGIA E OBSTETRÍCIA
24. HEMATOLOGIA E HEMOTERAPIA
25. HOMEOPATIA
26. INFECTOLOGIA
27. MASTOLOGIA
28. MEDICINA DE FAMÍLIA E COMUNIDADE
29. MEDICINA DO TRABALHO
30. MEDICINA DO TRÁFEGO
31. MEDICINA ESPORTIVA
32. MEDICINA FÍSICA E REABILITAÇÃO
33. MEDICINA INTENSIVA
34. MEDICINA LEGAL
35. MEDICINA NUCLEAR
36. MEDICINA PREVENTIVA E SOCIAL
37. NEFROLOGIA
38. NEUROCIRURGIA
39. NEUROLOGIA
40. NUTROLOGIA
41. OFTALMOLOGIA
42. ORTOPEDIA E TRAUMATOLOGIA
43. OTORRINOLARINGOLOGIA
44. PATOLOGIA
45. PATOLOGIA CLÍNICA/MEDICINA LABORATORIAL
46. PEDIATRIA
47. PNEUMOLOGIA
48. PSIQUIATRIA
49. RADIOLOGIA E DIAGNÓSTICO POR IMAGEM
50. RADIOTERAPIA
51. REUMATOLOGIA
52. UROLOGIA

3) RELAÇÃO DAS ÁREAS DE ATUAÇÃO RECONHECIDAS

1. ADMINISTRAÇÃO EM SAÚDE
2. ALERGIA E IMUNOLOGIA PEDIÁTRICA
3. ANGIORRADIOLOGIA E CIRURGIA ENDOVASCULAR
4. ATENDIMENTO AO QUEIMADO
5. CARDIOLOGIA PEDIÁTRICA
6. CIRURGIA CRANIOMAXILOFACIAL
7. CIRURGIA DA COLUNA
8. CIRURGIA DA MÃO
9. CIRURGIA DERMATOLÓGICA
10. CIRURGIA DO TRAUMA
11. CIRURGIA VIDEOLAPAROSCÓPICA
12. CITOPATOLOGIA
13. COSMIATRIA
14. DOR
15. ECOCARDIOGRAFIA
16. ECOGRAFIA VASCULAR COM DOPPLER
17. ELETROFISIOLOGIA CLÍNICA INVASIVA
18. ENDOCRINOLOGIA PEDIÁTRICA
19. ENDOSCOPIA DIGESTIVA
20. ENDOSCOPIA GINECOLÓGICA
21. ENDOSCOPIA RESPIRATÓRIA
22. ERGOMETRIA
23. FONIATRIA
24. GASTROENTEROLOGIA PEDIÁTRICA
25. HANSENOLOGIA
26. HEMATOLOGIA E HEMOTERAPIA PEDIÁTRICA
27. HEMODINÂMICA E CARDIOLOGIA INTERVENCIONISTA
28. HEPATOLOGIA
29. INFECTOLOGIA HOSPITALAR
30. INFECTOLOGIA PEDIÁTRICA
31. MEDICINA DE URGÊNCIA
32. MEDICINA DO ADOLESCENTE
33. MEDICINA FETAL
34. MEDICINA INTENSIVA NEONATAL
35. MEDICINA INTENSIVA PEDIÁTRICA
36. NEFROLOGIA PEDIÁTRICA
37. NEONATOLOGIA
38. NEUROFISIOLOGIA CLÍNICA
39. NEUROLOGIA PEDIÁTRICA
40. NEURORRADIOLOGIA

41. NUTRIÇÃO PARENTERAL E ENTERAL
42. NUTRIÇÃO PARENTERAL E ENTERAL PEDIÁTRICA
43. NUTROLOGIA PEDIÁTRICA
44. PNEUMOLOGIA PEDIÁTRICA
45. PSICOGERIATRIA
46. PSICOTERAPIA
47. PSIQUIATRIA DA INFÂNCIA E ADOLESCÊNCIA
48. PSIQUIATRIA FORENSE
49. RADIOLOGIA INTERVENCIONISTA E ANGIORRADIOLOGIA
50. REPRODUÇÃO HUMANA
51. REUMATOLOGIA PEDIÁTRICA
52. SEXOLOGIA
53. ULTRASSONOGRAFIA EM GINECOLOGIA E OBSTETRÍCIA

As especialidades ou área de atuação que não estiverem relacionadas no anexo desta Resolução não podem ser divulgadas por serem consideradas ilegais e o médico que o fizer fica sujeito às penalidades previstas em lei.

A medicina estética tem despertado uma onda quase que incontida de opositores, na medida em que cai na graça popular e granjeia adeptos entre os médicos de diversas especialidades, em especial das especialidades que franqueiam um contato direto com pacientes do sexo feminino.

No ano de 2010, por iniciativa do então presidente do CRM do Espírito Santo, foram feitas nas sedes de alguns CRM reuniões entre os representantes da cirurgia plástica, dermatologia e a chamada medicina estética. O propósito era definir se a medicina estética era uma sub especialidade da dermatologia ou da cirurgia plástica ou uma especialidade autônoma.

Como a medicina estética desenvolvia tratamentos como a bioplastia, que não estava presente na grade curricular nem da dermatologia nem da cirurgia plástica, mas também não tinha ainda publicações científicas em revistas indexadas, resolveu-se que era melhor que ela nem existisse.

PROCESSO-CONSULTA CFM Nº 8.670/2000
PC/CFM/Nº 27/2002

INTERESSADO: Conselho Regional de Medicina do Estado do Mato Grosso do Sul

ASSUNTO: Divulgação de procedimentos em publicidade médica

RELATOR: Cons. Remaclo Fischer Júnior

RELATOR DE VISTA: Cons. Antônio Gonçalves Pinheiro

EMENTA: Procedimentos médicos não reconhecidos como especialidade médica podem ser anunciados observando-se obrigatoriamente a precedente citação

da especialidade médica de abrangência e competente registro no cadastro de especialistas do Conselho Regional de Medicina, do médico responsável pelo anúncio.

DOS FATOS

O presidente do CRM-MS, dr. R.M., encaminha ao CFM solicitação de parecer que transcrevo:

"As operadoras de planos de saúde divulgam nomes de pessoas físicas e jurídicas que executam procedimentos médicos não reconhecidos como especialidade médica por esse Conselho Federal, tais como broncoscopia, eletrocardiografia, eletromiografia, ultrassonografia etc.

Como esse tipo de informação é útil para os usuários dos planos de saúde, estamos admitindo que tais procedimentos sejam divulgados sob a rubrica geral de 'procedimentos médicos diversos' para caracterizar que não se trata de especialidades médicas.

Solicito parecer acrescentando que está autorizado às operadoras, esclarecendo que se trata de iniciativa ad referendum do CRM."

CONCLUSÃO

A publicidade médica encontra-se, hoje, regulada pelos Decretos nᵒˢ 4.113/42 e 20.931/32, Lei nº 3.268/57 e Resolução CFM nº 1.036/80, que a seu modo esgotam, no momento, os parâmetros a serem observados neste campo.

Este questionamento, apresentado pelo CRM-MS, nos remete à situação nova, importante para o exercício da profissão, mas bem mais importante para a orientação dos usuários dos serviços de saúde.

Mesmo entendendo o objetivo meritório do CRM-MS em possibilitar a divulgação sob a rubrica "Procedimentos médicos diversos" destes referidos procedimentos, entendo também que, frente às citadas regulamentações, não podemos e nem devemos, na falta de nova manifestação oficial, permitir esta concessão a não ser observando alguns fatos:

A Resolução CFM nº 1.036/80, que no seu artigo 2º, parágrafo único, remete a forma dos anúncios aos Decretos nᵒˢ 20.931/32 e 4.113/42 e ao Código de Ética Médica, também decide que o médico só pode anunciar especialidade quando estiver registrado no quadro de especialistas do CRM;

O Decreto nº 20.931/32, em seu artigo 15, alínea f, esclarece que é dever do médico mencionar em seus anúncios somente títulos científicos e a especialidade;

Já o Decreto nº 4.113/42, que em seu artigo 1º, inciso V, proíbe o anúncio de especialidade ainda não admitida pelo ensino médico ou que não tenha a sanção das sociedades médicas, refere no mesmo artigo, parágrafo 2º, que não se compreende nas proibições

Capítulo 96 • Aspectos Éticos e Jurídicos da Publicidade Médica

deste artigo "(...) referências genéricas e aparelhagens (raios X, rádio, aparelhos de eletricidade médica, de fisioterapia e outros semelhantes);"

Assim, pois, vislumbra-se a possibilidade de tais procedimentos virem a ser anunciados, observando-se, obrigatoriamente, a precedente citação na peça publicitária da especialidade médica correlata. Esta citação, que obviamente remete à necessidade de registro do Especialista no Conselho Regional de Medicina, não deve ser encarada como mero entrave burocrático, mas como medida de cumprimento da lei e, principalmente, disciplinadora, a fim de que a partir desta concessão ampla e até agora desregulamentada não venha a proliferar a publicidade de métodos, aparelhos e procedimentos isoladamente, caracterizando, além do desrespeito às regulamentações, desprestígio aos especialistas que adquiriram o direito reconhecido pelas leis e pelo CFM de anunciarem suas especialidades registradas. No caso de anúncio de pessoas jurídicas, os diretores técnicos ficam responsáveis pelo cumprimento destas exigências pelos médicos que executam os procedimentos em suas empresas.

Este é o parecer, SMJ.

Brasília, 10 de abril de 2002.
ANTÔNIO GONÇALVES PINHEIRO
Conselheiro Relator

Embora o parecer supracitado tenha sido elaborado quando ainda a Resolução 1.974/2011 não tinha vindo a lume, ele preserva a própria importância tanto pelas informações que traz como porque ainda serve de orientação para os julgamentos realizados nos CRM e continua à disposição no *site* do portal médico.

Outra razão para que pareceres do CRM estejam presentes neste espaço é o destaque que se pretende dar à possibilidade que todos os médicos têm de requerer pareceres quando são assaltados pelas dúvidas. O médico precisa aplicar à sua atividade profissional o mesmo princípio que recomenda a seus pacientes: "prevenir é melhor que remediar." Na dúvida, pergunte.

Vivemos um momento no qual processar médico é uma triste realidade e importa não esquecer que não apenas os pacientes podem gerar demandas, a infração às normas da publicidade médica é hoje responsável por grande número das demandas.

CONSULTA Nº 1.410/06
CONSULENTE: R.F.
CONSELHEIRO: DR. VICENTE PACHECO OLIVEIRA

Sr. Presidente, Senhoras e Senhores Conselheiros, designado que fui através do Ofício CREMESC 6.209/06 pelo Dr. Wilmar de Athayde Gerent, Presidente do CREMESC, para apreciar e emitir parecer à consulta 1.410/06 formulada pelo Dr. R.F, passo a responder:

Em correspondência datada de 31 de julho de 2006 e endereçada ao Delegado Regional do CREMESC, o Dr. R.F. anota: Pedido de Informação.

Venho através desta solicitar informações a respeito do funcionamento de meu consultório e minha pós-graduação. Tenho um consultório médico, localizado no mesmo local onde funciona uma Clínica de Estética, sendo que meu consultório funciona em uma área separada da clínica, onde usamos em comum a mesma secretária, tendo alvarás distintos, um para a clínica e outro para o consultório. Minha primeira pergunta é se existe junto ao CRM algum problema que impeça o funcionamento da clínica ou de meu consultório. Gostaria de salientar que no consultório são realizadas consultas e procedimentos médicos.

A segunda pergunta é a respeito de minha pós-graduação. Fiz um curso de Pós-Graduação *Latu Sensu* de Medicina e Cirurgia Plástica Estética na Universidade Veiga de Almeida, Rio de Janeiro, reconhecida pela Portaria Ministerial 1.725 D.O.U. 23/11/1992. Este curso foi realizado atendendo à resolução nº 1/01 da Câmara de Educação Superior do CNE, de 03 de abril de 2001.

Minha pergunta é se posso, em meus receituários e cartão de apresentação, e até mesmo em meu carimbo, usar esta pós-graduação para fins de que possa gozar de todos os direitos e prerrogativas legais. Faço isto porque sempre procurei trabalhar dentro das normas e ética de meu conselho.

Contando com sua atenção
Agradeço.

RESPOSTA: Nos princípios fundamentais do Código de Ética Médica, mais particularmente em seu art. 9º, está enunciado que:

- A Medicina não pode, em qualquer circunstância ou de qualquer forma, ser exercida como comércio.
- A associação de clínica ou consultório médico com qualquer outra forma de atividade comercial, e sobretudo aquelas destinadas aos cuidados no âmbito da estética, desqualifica o profissional e sua profissão médica, uma vez que o coloca na condição de qualquer prestador de serviço de natureza comercial, o que se contrapõe ao disposto no citado artigo do Código de Ética Médica.
- A milenar e respeitada profissão médica não pode e não deve ser colocada como objeto de comércio,

equiparada a qualquer tipo de atividade comercial. O que diferencia e historicamente sempre diferenciou o médico do mercador é que enquanto este (o mercador) apenas visa ao comércio com o objetivo do lucro, aquele (o médico) trata do ser humano que lhe deposita toda a sua confiança em busca da cura ou alívio para seus sofrimentos e a retribuição financeira ocorre como honorários (de *honor* = honra) pela sua atividade e não como simples pagamento por serviço prestado ou mercadoria adquirida. Assim sendo, este Conselho não respalda a associação de profissionais médicos em clínicas de estética, ficando pois o infrator sujeito às sanções estabelecidas em seu Código de Ética nos artigos 9º, 10º, 45º e 142º.

Com relação à segunda pergunta, o Conselho Federal de Medicina emitiu parecer sobre o assunto através de duas resoluções anexas: a Resolução CFM 1.621/2001, que estabelece que a prática da Cirurgia Plástica requer um conjunto de pré-requisitos e conhecimentos técnicos e científicos adquiridos na graduação e/ou pós-graduação (residência e/ou especialização), e a Resolução CFM 1.634/2002, que dispõe sobre o reconhecimento de especialidades médicas pelo Conselho Federal de Medicina, a Associação Médica Brasileira e a Comissão Nacional de Residência Médica, estando nela contidas todas as especialidades e áreas de atuação reconhecidas; consoante o Art. 3º da mesma, é vedada a divulgação de especialidade ou área de atuação não reconhecida. Dessa forma, a Medicina e a Cirurgia Plástica Estética não se enquadram nas especialidades constantes na citada resolução e não podem, pois, ser anunciadas.

É o parecer, s.m.j.,
Vicente Pacheco Oliveira Conselheiro

DIFERENTES TIPOS DE DEMANDAS CONTRA MÉDICOS

Não há tema que não possa ser submetido à apreciação do Judiciário. Esta conhecida verdade legal e processual parece não ser do domínio público, já que muitas vezes os médicos questionam: "a cirurgia ficou ótima, mas a paciente está insatisfeita; ela pode me processar?" A resposta não agrada: "todo mundo pode ser processado." O inciso XXXV do artigo 5º da CF determina que "a lei não excluirá da apreciação do poder judiciário lesão ou ameaça a direito".

Mesmo que o procedimento tenha ficado perfeito do ponto de vista técnico ou médico, o processo judicial ou ético pode acontecer porque a subjetividade da satisfação pessoal permite a divergência entre a opinião médica e a opinião da paciente. Quando esta pendência não é resolvida de maneira amigável, em 50% das vezes desaguará no Poder Judiciário.

Pacientes, seus familiares, colegas de trabalho, sociedades médicas e CRM de ofício podem apresentar uma denúncia contra médicos, tendo ou não razão. O que poderia dar certa tranquilidade ao médico é o fato de estar assegurado da própria inocência e de que é capaz de prová-lo com os meios de provas admitidos em direito.

Quando o médico sabe da ocorrência de alguma falha no complexo processo de tratamento de um paciente, o temor de enfrentar o processo pode ser exacerbado.

Processos judiciais

Há dois tipos básicos de processos judiciais que podem ser usados em face do médico, além do processo ético que tramita nos CRM.

Em qualquer espécie de processo, a defesa médica tem seus pilares na relação médico/paciente, no fiel registro existente no prontuário e na capacidade técnica. Registre-se que o polo ativo, que detém a insatisfação e também o interesse e a capacidade de agir, poderá, a seu critério e se couber, iniciar os dois tipos de processo ao mesmo tempo. Cada ação se processará diante de um julgador distinto e as decisões não estão vinculadas, podendo o médico, por exemplo, ser absolvido em uma ação e condenado em outra.

Importa dizer que nos mencionados processos as consequências que advirão, se houver condenação, também serão totalmente diversas entre si.

Em qualquer tipo de processo, os meios de prova são os mesmos: prova documental e testemunhal e pericial, sendo o terceiro tipo de prova, a prova pericial, mais comum nos dois primeiros processos e mais rara no processo ético profissional, cujo objetivo não é apurar erro ou dano, mas apurar infração ética.

O processo criminal e o processo ético profissional levam mais ou menos o mesmo tempo para desenvolver-se e encerrar-se, 4 a 5 anos. O processo civil indenizatório é mais longo, podendo durar até duas décadas. O tempo que o paciente tem para oferecer a denúncia contra o médico é de 5 anos para os processo ético e civil e de apenas 6 meses para os processos éticos.

Quando se diz "interesse e capacidade de agir", também identificado como capacidade jurídica e interesse processual, em apertadíssima síntese, significa que o autor da ação está diretamente ligado aos fatos, ou seja, se A foi tratado pelo médico M e A ficou insatisfeita, sendo A maior de idade e capaz, somente A pode iniciar uma ou duas ações contra M.

Os processos judiciais não dispensam a presença do advogado para representar as partes (autor e réu ou requeren-

Processos Criminais

À primeira vista, nenhum médico poderia ser acusado da prática de crime no exercício de sua atividade profissional, porque o requisito para a prática delitiva é exatamente a intenção de fazê-lo, mais conhecida como dolo direito, daí os crimes denominados crimes dolosos, cujas penas são mais elevadas do que as penas dos crimes culposos, que são aqueles que ocorrem como consequência da conduta imperita, negligente ou imprudente.

Contudo, como a própria CF/88 assegura o acesso ao Poder Judiciário para o esclarecimento de possíveis ofensas ao direito de cada cidadão, inúmeras ações criminais contra médicos por sua atuação profissional são iniciadas diariamente, pelos mais diferentes ensejos e pretextos.

Existe processo penal acusando o dermatologista de ter praticado o crime de lesão corporal, descrito no artigo 129 do Código Penal:

"Art. 129 – Ofender a integridade corporal ou a saúde de outrem:
Pena: detenção de 3 (três) meses a 1 (um) ano."

Por exemplo, por causa de uma hepatotoxicidade que levou a paciente ao transplante de fígado durante o uso da isotretinoína, em que pese a realização dos exames trimestrais para controle apresentarem resultado dentro da normalidade.

O estado de espírito do médico é indescritível perante a acusação da prática de um crime, porque lhe é muito difícil alcançar a compreensão de que, mesmo que sua conduta seja *a priori* cuidadosa e voltada para proporcionar o bem-estar e a saúde, seja questionada da maneira mais rigorosa que existe no direito, que é a via criminal.

A ação criminal contra médico é mais rara do que a ação civil e o processo ético profissional, que comentaremos mais adiante, porém os dermatologistas não são acusados apenas de terem praticado o crime de lesão corporal. Há ações envolvendo a acusação do crime de maus-tratos (artigo 136 do Código Penal), no qual o paciente acusa o médico de lhe ter causado sofrimentos indescritíveis ao fazer um preenchimento facial sem anestesia.

O objetivo deste pequeno estudo é discorrer sobre a publicidade médica, razão pela qual não nos alongaremos no tema processos.

Entretanto, não podemos deixar de dizer que a publicidade indevida também pode gerar processos criminais, em especial pela suspeita que suscitará de ter o dermatologista praticado o crime de estelionato do artigo 171 do Código Penal. Além dos crimes de estelionato, maus-tratos e lesão corporal, o médico pode ser acusado de muitos outros, mas mesmo a simples menção dos crimes foge ao nosso objetivo.

Processos Civis

Como afiançado previamente, muito mais numerosos que os processos criminais e éticos contra médicos, os processos civis, além de serem os preferidos dos pacientes, objetivam sempre uma compensação financeira para o paciente, que se diz lesado, ou para a família do paciente, em caso do óbito deste. Diferente do processo criminal, cujo objetivo do paciente é que o médico seja condenado pelo juiz a cumprir uma pena privativa de liberdade, e diferente do processo ético, no qual o paciente quer que o médico seja repreendido pelo Conselho Regional de Medicina, o que se objetiva no processo civil é a recomposição financeira.

Nos processos classificados como civis indenizatórios, na verdade, há sim a indenização propriamente dita, quando fica comprovado o dano, e cujo valor não pode empobrecer quem paga, enriquecer quem recebe, mas tem que ser suficiente para reparar o dano, mas há também a possibilidade de existir o ressarcimento, que é a devolução do valor da despesa que o paciente teve por responsabilidade do médico, como o custeio de um procedimento reparador ou tratamento psicológico para curar o paciente do trauma sofrido com o tratamento que recebeu de seu médico.

Há pleitos absolutamente inverossímeis, mas uma vez aceita a ação, tem o médico o dever de se defender. A postura de se ofender com a acusação, por absurda que seja, não traz qualquer benefício para o médico. O melhor a fazer é buscar todos os meios à disposição para defender-se, esclarecendo os fatos.

Processo Ético Profissional

Finalmente, prosseguindo com a utilização do mesmo exemplo anterior, supondo que A tenha sido submetido a um *peeling* de TCA para tratamento de manchas na pele e esteja insatisfeito com o resultado, considerado correto pelo médico como ponto de vista técnico, essa paciente pode pedir ao Conselho Regional de Medicina que esclareça quem tem razão. O que para o paciente é um simples questionamento, para o médico é no mínimo uma sindicância e, na pior das hipóteses, um processo, com todos os requisitos de uma demanda judicial: audiência, oitiva, defesa escrita, indicação de testemunhas, sessão de julgamento.

A penalidade a ser aplicada dependerá, como nos demais processos, da conduta, do grau de responsabilidade e das consequências que a conduta médica ocasionou. A Lei 3.268, de 1957, determina, em seu artigo 22 "as penas disciplinares aplicáveis pelos Conselhos Regionais aos seus membros", que são as seguintes, em ordem crescente de rigor:

a) Advertência confidencial em aviso reservado;
b) Censura confidencial em aviso reservado;
c) Censura pública em publicação oficial;
d) Suspensão do exercício profissional até 30 (trinta) dias;
e) Cassação do exercício profissional *ad referendum* do Conselho Federal.

CÓDIGO DE ÉTICA MÉDICA

Como profissional liberal, o médico não tem a garantia da procura por seu trabalho. Em uma relação de emprego com um hospital ou clínica, por exemplo, o que é raríssimo, o médico executa as tarefas já atendendo à demanda solicitada e que ao seu turno é angariada, muitas vezes, mediante a divulgação que a empresa faz de seus produtos e serviços. O médico autônomo, assim como o advogado, o engenheiro e outros profissionais, precisa informar à população quais e como seus serviços estão à disposição, e o fazem por meio da publicidade veiculada nos meios de comunicação e representada pela exibição do cartão de visita, de *folders*, do papel de receituário, da colocação de placas, de anúncios, da concessão de entrevistas a jornais e revistas e da criação de *sites*.

Como salientado previamente, a publicidade médica apresenta características muito específicas, estabelecidas por abundante legislação emanada do CFM.

Convidamos o leitor que se interessar em obter informações mais abrangentes sobre a publicidade médica que se debruce especialmente sobre as Resoluções mencionadas a seguir antes de se dedicar ao estudo do Código de Ética Médica, criado pela Resolução CFM 1.931, de 2009:

- 1.595/00 – que proíbe a vinculação da prescrição com a obtenção de vantagens;
- 1.633/03 – que proíbe anúncio de médico e hospitais nas revistas editadas pelos conselhos;
- 1.836/08 – que proíbe o médico de atender pacientes encaminhados por empresas que comercializem planos de saúde e outros;
- 1.701/03 – que estabelece os critérios norteadores da publicidade médica e foi substituída pela Resolução 1.974/2011;
- 1.974/11 – que estabelece os critérios da publicidade médica.

Passaremos a seguir a uma brevíssima análise de alguns artigos relacionados com a publicidade médica.

Resolução 1.931, de 17 de setembro de 2009 – Código de Ética Médica
Capítulo XIII
Publicidade Médica

É vedado ao médico:

Art. 111. Permitir que sua participação na divulgação de assuntos médicos, em qualquer meio de comunicação de massa, deixe de ter caráter exclusivamente de esclarecimento e educação da sociedade.

Muito comumente, o médico é convidado a dar uma entrevista ou escrever um artigo tratando de assuntos médicos. Ao aceitar o convite, o médico deve ter em mente que, sob a óptica do CRM, o objetivo é informar e esclarecer à população e não divulgar seu nome, seu trabalho ou sua clínica.

Art. 112. Divulgar informação sobre assunto médico de forma sensacionalista, promocional ou de conteúdo inverídico.

Segundo o entendimento consolidado dos CRM, também do CFM, referir-se o médico a tema de saúde, vangloriando-se, enaltecendo-se ou à sua técnica, método etc., é dar um caráter sensacionalista, que é proibido.

Art. 113. Divulgar, fora do meio científico, processo de tratamento ou descoberta cujo valor ainda não esteja expressamente reconhecido cientificamente por órgão competente.

O meio científico a que se refere esse artigo são os congressos ou artigos publicados em revistas científicas. A bioplastia, por exemplo, embora muito requisitada pelos pacientes, ainda não está reconhecida pelo CFM, o que, portanto, impede, até mesmo sua menção em publicidade médica.

Art. 114. Consultar, diagnosticar ou prescrever por qualquer meio de comunicação de massa.

Embora pareça óbvio que o diagnóstico e a prescrição ocorram após exame direto ao paciente e de maneira individualizada, há médicos que se dispõem a indicar o uso de alguns medicamentos em programas de rádio, televisão ou em *sites*. Além da penalidade pela infração a essa determinação de caráter ético, há ainda eventual consequência pelo dano que se pode causar a algum paciente menos avisado.

Art. 115. Anunciar títulos científicos que não possa comprovar e especialidade ou área de atuação para a qual não esteja qualificado e registrado no Conselho Regional de Medicina.

Em consonância com a Resolução CFM 1.974/2011, a especialidade só pode ser divulgada quando devidamente registrada no CRM. Mesmo o médico que fez a residência médica e/ou fez a prova de título e foi aprovado, mas não providenciou o registro no CRM, não poderá divulgar sua especialidade.

> *Art. 116. Participar de anúncios de empresas comerciais qualquer que seja sua natureza, valendo-se de sua profissão.*

Ao contrário do que se vê nos comerciais da TV, o médico não pode aparecer em anúncio de nenhuma empresa que divulgue qualquer produto, seja ele um remédio, um equipamento ou uma roupa.

> *Art. 117. Apresentar como originais quaisquer ideias, descobertas ou ilustrações que na realidade não o sejam.*
>
> *Art. 118. Deixar de incluir, em anúncios profissionais de qualquer ordem, o seu número de inscrição no Conselho Regional de Medicina.*

Como se sabe, a cada dia surge uma nova modalidade de divulgação. Hoje, além dos cartões, *folders*, receituário, placa e letreiro, existem o *site*, o *facebook* e outras ferramentas. Antigas ou modernas, todas as formas de publicidade estão submetidas às mesmas regras. Nome e número do CRM têm presença obrigatória em todas as formas de publicidade.

> *Parágrafo único. Nos anúncios de estabelecimentos de saúde devem constar o nome e o número de registro, no Conselho Regional de Medicina, do diretor técnico.*

A clínica, o hospital, os núcleos de saúde e similares só se fazem registrar no CRM quando é apresentado o nome do médico que desempenhará as funções de Diretor Técnico. O nome e o número do CRM desse diretor técnico, obrigatoriamente, devem estar consignados nas ferramentas publicitárias.

É vedado ao médico anunciar títulos científicos que não possa comprovar e especialidade ou área de atuação para a qual não esteja qualificado e registrado no Conselho Regional de Medicina.

Ao contrário do que a maioria dos médicos acredita, e do que alguns cursos de pós-graduação em medicina ainda informam, os títulos acadêmicos não podem mais ser livremente anunciados pelos médicos.

Médicos e cursos, baseados tanto no direito constitucional à livre manifestação do pensamento como nas resoluções do Ministério de Educação e Cultura, entendem que as áreas nas quais os médicos se formaram por meio dos cursos de pós-graduação devidamente reconhecidos pelo MEC podem e devem ser divulgadas. Conforme já exposto, o Princípio da Especialidade tem prevalecido.

Nas vezes em que o tema foi levado à apreciação do Judiciário, este, nos seus vários graus de jurisdição, entendeu que apenas o CRM tem competência para julgar assuntos médicos.

O CFM e os CRM entendem que o médico só pode fazer divulgação de seus títulos quando estes estiverem devidamente registrados naquele Conselho. O registro, por sua vez, não se dá pela apresentação do certificado de conclusão dos cursos de pós-graduação, mas pela aprovação na prova de títulos da sociedade de sua área de especialização, depois de cumpridas as exigências da resolução CFM, que são tempo de atuação e cumprimento da residência médica.

Hoje, quando o Programa Mais Médico levou o Governo à decisão de que não pertence mais aos CRM o poder/dever de concederem os registros médicos, mas sim ao Ministério da Saúde, criou-se, talvez, o mais intrincado dos problemas vividos pelo Governo: na hipótese de uma suspeita de prática equivocada por parte desse médico registrado, não pelo CRM, mas pelo Ministério da Saúde, a quem o paciente que se sente lesado deverá recorrer para apresentar a denúncia?

Longe estamos de esgotar o tema publicidade médica, contudo, que o nosso singelo esforço obtenha a vitória de conseguir que o médico seja menos denunciado e viva mais confortavelmente exercendo a profissão que escolheu. É o nosso desejo.

Referências*

Almeida Barros E. Código de Ética Médica. Editora Atlas, 2010:372 e 373.

França GV. Comentários ao Código de Ética Médica. 5. ed. Editora ABDR, fls 225.

Suelli Gandolfi Dallari. www.stf.br/arquivo/cms.

---

*Toda a legislação citada neste capítulo está no *site* www.cfm.org.br.

97

Aspectos Éticos e Jurídicos: Termo de Consentimento

Palova Amisses Parreiras
Gustavo César Parreiras Cavalcanti

Termo de Consentimento Livre e Esclarecido

Nos dias atuais, as ocorrências associadas ao consentimento informado têm assumido grande importância, no contexto da responsabilidade civil do médico. Não será demasia afirmar que, em breve, será esse o ponto central das discussões.

O objetivo deste capítulo é orientar sobre os aspectos éticos e jurídicos que permeiam o termo de consentimento livre e esclarecido, doravante denominado apenas termo de consentimento.

Por não se tratar de obra essencialmente jurídica, não direcionada estritamente ao público de juristas e operadores do Direito, é imperioso apresentar aos leitores médicos as leis e os fundamentos jurídicos em geral que regulamentam o termo de consentimento como o negócio jurídico que ele é, antes de ser, efetivamente, um documento médico.

Como será demonstrado adiante, o termo de consentimento apenas produzirá seus efeitos como documento médico caso preencha, validamente, seus requisitos de negócio jurídico. Somente dessa maneira o Direito poderá tutelar e proteger esse documento, conferindo-lhe a validade e eficácia que médicos e paciente almejam com sua confecção.

Ademais, antes de se proceder à análise dos aspectos éticos e jurídicos, propriamente ditos, do termo de consentimento, serão tecidos comentários a fim de delinear seu conceito e tornar claro o assunto deste capítulo, delimitando, de maneira exata e objetiva, o que é um termo de consentimento para os fins deste estudo.

Introdutoriamente, diz-se que os referidos aspectos éticos e jurídicos elucidam a razão de existir do termo de consentimento, bem como evidenciam sua suma necessidade no meio sociojurídico como norteador da relação de confiança estabelecida entre médico e paciente. Assim, o aludido termo apenas atingirá seus fins legais perante toda a sociedade caso seus aspectos éticos (originários da Medicina e da Bioética) e seus aspectos jurídicos (oriundos do Direito) sejam devidamente observados.

Por isso, enfatiza-se que a observância desses tais aspectos é fundamental para o êxito do termo de consentimento, uma vez que este deve produzir efeitos em prol da harmonia social, da segurança jurídica, da autonomia do paciente, da beneficência e não maleficência da Medicina, do zelo pela saúde e da relação de confiança que norteia a boa relação médico-paciente.

Feitas estas pequenas explanações, procederemos à conceituação do termo de consentimento livre e esclarecido, de maneira objetiva e sucinta. Para isso, utilizaremos como método a análise gramatical de cada um dos vocábulos que o compõem. Iniciando, assim, pelo vocábulo *termo*.

TERMO

No contexto jurídico, o vocábulo *termo* possui duas semânticas: (a) a primeira exprime uma simbologia de caráter temporal, sendo entendido como prazo para o cumprimento de condições contratuais, guardando semelhanças etimológicas com a palavra término (em latim, *terminus*); (b) a segunda definição detém maior pertinência a estes es-

Capítulo 97 • Aspectos Éticos e Jurídicos: Termo de Consentimento

critos, sendo o *termo*: instrumento cartular, que, de forma escrita, traz em si um conjunto de informações abstraídas de um fato (p. ex., reuniões, depoimentos, assembleias gerais de acionistas, audiência de julgamento, consultas médicas), de maneira expressa (*i.e.*, explícita, que não é tácita) e reduzida (*i.e.*, sintetizada, porém sem que se perca a essência), pelo qual se formaliza um documento elucidativo (com presunção de veracidade) de fatos ocorridos.

Exemplificando: quando a testemunha depõe a um juiz, um serventuário reduz a termo tudo o que é dito por aquela, a fim de que o termo redigido (e ao final assinado pela testemunha) componha o processo.

Isso ocorre porque, muitas vezes, o processo é físico, composto por documentos, não por pessoas ou gravações.[1] Este é o motivo pelo qual se diz: "as declarações da testemunha foram reduzidas a termo", ou seja, foram sintetizadas na forma de um documento solene, no qual deve se exprimir, com o máximo de fidelidade, a realidade dos ocorridos, sem remanescer omissões ou implicitações.

Assim, no contexto médico, utiliza-se o mesmo raciocínio; a fim de se elaborar um termo, ausentes quaisquer outros adjetivos que ainda serão analisados (a saber, consentimento, livre e esclarecido), afirma-se que: deverão ser "traduzidos" para a forma cartular, de maneira escrita, expressa (*i.e.*, sem que haja algo tácito) e reduzida (*i.e.*, sintetizada, resumida), os fatos ocorridos em consultas médicas (cujo foco sejam as informações apresentadas ao paciente sobre o tratamento).

É de suma importância que o paciente já esteja suficientemente informado antes que qualquer informação seja reduzida a termo. Esta é uma conclusão lógica, uma vez que, como dito, o que se reduz a termo é algo que já ocorreu e, portanto, seria impossível apresentar ao paciente um termo que não esteja intimamente relacionado com fatos pretéritos, ocorridos em reuniões e/ou consultas médicas já realizadas. Como se verá da análise dos aspectos éticos, o termo não existe para substituir o contato e a relação interpessoal entre médico e paciente.

O termo se restringe a: a) formalizar os fatos ocorridos em consultas prévias, informações e explicações passadas ao paciente de maneira oral; b) reiterar ao paciente as informações sobre o tratamento; c) acrescentar informações que não foram aprofundadas ou esgotadas, mas que já foram mencionadas introdutoriamente.

Nesta conjuntura, o termo é onde Direito e Medicina se fundem a fim de se resguardarem a harmonia social, a segurança jurídica, a autonomia do paciente, o zelo pela saúde, a relação médico-paciente, mas, principalmente, o direito do paciente à informação e a segurança ao médico de formalmente tê-la prestado.

Por fim, uma vez elaborado o termo fielmente tradutor dos fatos ocorridos em consultas, abrangendo as informações sobre o tratamento, o médico e o paciente possuirão um documento que comprova, legalmente, a relação ético-legal e sociojurídica estabelecida entre ambos. Comprova, outrossim, que o paciente se encontrava suficientemente informado acerca do procedimento ao qual se submeteria, seus riscos, seus benefícios e a impossibilidade de prever qualquer resultado, positivo ou negativo.

Feita a análise jurídico-semântica do vocábulo termo, proceder-se-á, agora, à mesma análise do vocábulo consentimento.

CONSENTIMENTO

Consentimento é:

ato pelo qual uma pessoa manifesta assentimento e autorização previamente a um ato jurídico (p. ex., acordo), que só então estará apto para gerar seus devidos efeitos; ademais, o consentimento deve se dar a partir da livre vontade do consentidor (contudo, mesmo após tal apontamento, o vocábulo *livre* será analisado ulteriormente);

A manifestação do consentimento pode ocorrer de forma: (a) expressa ou b) tácita. Assim, se o consentimento for manifestado por meio oral, escrito ou de sinal inequívoco, será expresso. Se o consentimento for manifestado por ação, ato ou conduta que revela a intenção do agente de consentir, mas tal intenção não se encontra expressa, será, então, tácito.

Assim, na tentativa de delinear um conceito de termo de consentimento livre e esclarecido, diz-se que o consentimento neste contexto deverá sempre se dar de forma expressa, uma vez que o termo deve se consubstanciar na forma cartular,[2] escrita, e abarcando o consentimento inequívoco do agente.

Exemplificando: a consensualidade do termo ocorre quando o paciente, por meio de um ato volitivo e inequívoco, declara que não há oposição a uma ação cuja iniciativa foi proposta por outrem.[3]

---

[1]Mesmo que o processo exista virtualmente, não haverá gravações, mas páginas digitalizadas.

[2]É possível conceber a ideia de um termo de consentimento virtual, porém, em vista da segurança sociojurídica que se há de ter com relação aos riscos e esclarecimentos do procedimento médico, ainda parece-nos ser de maior juridicidade o temo cartular, principalmente porque o ordenamento jurídico pátrio não incide e regulamenta o mundo virtual de modo a gerar a segurança jurídica necessária para um assunto sério como o termo de consentimento na seara médico-legal.

[3]Dicionário Jurídico. Maria Helena Diniz. Volume 1 A-C. São Paulo: Editora Saraiva 1998:799.

A partir deste exemplo, que foi inspirado ao final pelas palavras da professora Dra. Maria Helena Diniz, chama-se a atenção de que

> no consentimento há a propositura de outrem acerca de uma ação a ser materializada pelo consentido (médico) e incidida sobre o consentidor (paciente), podendo ser acrescentado a esta propositura o comprometimento de o consentidor (paciente) agir de determinada maneira em circunstâncias específicas (como o pós-operatório), uma vez que o comprometimento do consentido (médico) será materializado a partir da execução do próprio procedimento médico descrito no termo, nos moldes técnicos que ali se encontram descritos.

Daí diz-se que o termo de consentimento é um documento a ser elaborado e apresentado pelo médico a seu paciente, uma vez que o médico é quem detém o conhecimento técnico acerca do procedimento, suas implicações no organismo humano e seus possíveis resultados, positivos e negativos.

Caberá ao paciente, a seu turno, dar validade jurídica ao referido documento, quando o assinar, manifestando, assim, seu consentimento acerca da ação médica proposta e explicada pelo médico, bem como acerca da ação que ele próprio (paciente) terá que adotar em fase pré, iter e pós-operatória.

Ademais, ressalta-se que a proposta de tratamento ou de diagnóstico feita pelo médico é passível de receber contraproposta do paciente, concretizando-se, assim, um dos princípios basilares da Ética Médica: a *autonomia do paciente*. Tal princípio encontra-se consignado no Capítulo I (Princípios Fundamentais) do Código de Ética Médica de 2010 (Res. CFM 1.931/09), *in verbis*:

> XXI – No processo de tomada de decisões profissionais, de acordo com seus ditames de consciência e as previsões legais, o médico aceitará as escolhas de seus pacientes, relativas aos procedimentos diagnósticos e terapêuticos por eles expressos, desde que adequadas ao caso e cientificamente reconhecidas.

Por isso, é necessário haver uma boa relação médico-paciente. É desse modo que ambos participarão na construção do termo de consentimento, cabendo ao médico apresentá-lo em seu estado final, composto pelas intervenções e desejos de seu paciente POSSÍVEIS de serem atingidos pela ciência médica no caso concreto que será, então, acompanhado da manifestação de consentimento do paciente que, neste caso, será muito simples de se obter, uma vez que o próprio paciente participou, com sugestões e escolhas, da confecção do termo de consentimento.

É em face disso tudo que se diz que a consensualidade é um dos itens mais delicados do termo de consentimento, pois um deslize do médico pode ser suficiente para transformar o termo de consentimento em um contrato de adesão, retirando do documento médico sua validade jurídica como tal. Ou pior, caso seja caracterizado que o consentimento foi obtido por coação, constituindo-se, assim, em crime.

Acrescente-se ainda que por meio do consentimento o paciente anui com os riscos, com os benefícios e com a sempre presente impossibilidade de se especular acerca dos resultados a serem obtidos (sejam eles negativos ou positivos), podendo variar de acordo com o procedimento médico que será realizado e com as peculiaridades do caso concreto.

Hodiernamente, os médicos se contentam com a simples rubrica do paciente em cada uma das folhas do termo e sua assinatura ao final. Isso definitivamente não caracteriza consentir ou anuir.

É necessário, para a validade das rubricas e assinaturas como manifestação de consentimento, que elas tenham sido obtidas por paciente que realmente entendeu os riscos aos quais se submeterá, escolhendo certo procedimento em detrimento de outro e colaborando com seu médico na construção do termo. Do contrário, poderá se caracterizar erro, dolo ou coação (os quais são institutos jurídicos a serem estudados adiante), cujo efeito é a invalidação do termo de consentimento.

Uma vez abordado o segundo vocábulo que compõe o termo de consentimento livre e esclarecido, e acrescentadas novas delineações em busca de um conceito científico-jurídico desse negócio jurídico *sui generis*, passa-se à abordagem do vocábulo *livre*.

LIVRE

Como mencionado antes, o vocábulo *livre* encontra-se imbricado e presumível ao *consentimento*, em sentido jurídico. Frisa-se: todo *consentimento* deve ser *livre*. Contudo, cabe aprofundar acerca das delimitações conceituais do vocábulo *livre*.

Livre é adjetivo-predicado que qualifica um sujeito. Tal adjetivo-predicado advém do substantivo abstrato *liberdade*. Por isso se diz que liberdade é um direito subjetivo, pois direciona-se ao sujeito, à pessoa humana, à sua subjetividade, que faz cada um ser o que é.

Liberdade, em sentido filosófico-jurídico, é a faculdade natural que permite à pessoa fazer o que quer, nos limites da lei, da moral e dos bons costumes, respeitados os direitos de cada um.[4]

---

[4]Torrieri Guimarães D. Dicionário compacto jurídico. São Paulo: Ed. Rideel, 2012:163.

Capítulo 97 • Aspectos Éticos e Jurídicos: Termo de Consentimento

Ademais, a liberdade é elemento essencial de qualquer negócio jurídico (p. ex., contrato de compra e venda, contrato de doação, termo de consentimento etc.), uma vez que a ninguém é lícito obrigar outrem a celebrar contrato consigo, sob pena de se incidir em coação. Os agentes contratantes devem ter plena faculdade de firmarem o acordo simplesmente porque querem, sem infringir a lei, a moral, os bons costumes e o direito de outrem, ou ainda sem exceder os limites de seus direitos.

Logo, livre é a pessoa que goza de liberdade. Assim, dir-se-á que o termo de consentimento firmado deve se dar de forma livre, ou seja, o termo de consentimento deve ser firmado sem que nada restrinja a faculdade volitiva de decidir das partes, médico e paciente.

Um exemplo de restrição à faculdade volitiva de decidir é a coação, que, por sua vez, é definida por Maria Helena Diniz como "toda pressão física ou moral exercida sobre a pessoa, os bens ou a honra, de um contratante, visando obrigá-lo ou induzi-lo a efetivar um negócio jurídico".[5]

Portanto, não pode o profissional coagir seu paciente ou o responsável legal deste a assinar o termo de consentimento. Bem como também não o pode fazer o paciente em face de seu médico.

Coação é prática ilícita, tipificada pelo Código Penal Brasileiro como crime, denominado Constrangimento Ilegal e albergado pelo artigo 146[6] do referido diploma.

Em outras palavras, não pode o médico negociar e barganhar com o paciente a fim de fazê-lo anuir ao termo de consentimento. Não pode o médico fazer promessas ao paciente para que o assine. Tampouco pode o médico forçar o paciente ou tomar qualquer atitude que coloque em risco a relação médico-paciente com o intuito de deixá-lo sem saída, obtendo, assim, o consentimento.

O próprio Código de Ética Médica (Res. CFM 1.931/09) alberga em si essa faculdade do paciente em decidir e consentir. Tal faculdade é princípio basilar da Bioética e se traduz como *autonomia do paciente*. Claro que essa autonomia não é absoluta, pois há limitações, porém é indispensável. Nos incisos XXI, e artigo 24, do referido diploma ético, vê-se assim. *In verbis*:

XXI – No processo de tomada de decisões profissionais, de acordo com seus ditames de consciência e as previsões legais, o médico aceitará as escolhas de seus pacientes, relativas aos procedimentos diagnósticos e terapêuticos por eles expressos, desde que adequadas ao caso e cientificamente reconhecidas.

(...) É vedado ao médico:

Art. 24 – Deixar de garantir ao paciente o exercício do direito de decidir livremente sobre sua pessoa ou seu bem-estar, bem como exercer sua autoridade para limitá-lo.

Tecidos os comentários a fim de delimitar o conceito de livre, dentro do contexto do médico-legal, seguir-se-á para o vocábulo *esclarecido*.

ESCLARECIDO

Por sua vez, o vocábulo *esclarecido* se imbrica ao conceito de termo analisado no primeiro momento, uma vez que o termo em sentido amplo, por si só, não pode ser tácito, ou omisso, de informações. Apesar de ser uma redução dos fatos, tal redução não pode implicar a perda de informações essenciais ou necessárias ao entendimento do que norteou a própria elaboração do termo de consentimento.

Porém, na seara médica e bioética, o valor do esclarecimento é ainda maior, por isso sua ênfase na denominação jurídica do documento (termo de consentimento livre e esclarecido).

Desse modo, sem grandes digressões, diz-se que o vocábulo *esclarecido*, traduz-se na falta de omissão de informações essenciais para a tomada de decisão acerca do procedimento médico a ser realizado ou na completude de informações necessárias à tomada de decisão acerca do procedimento médico.

Em outras palavras, o vocábulo em tela traduz-se em: todo o complexo informativo capaz de influenciar e direcionar a tomada de decisão do paciente acerca do procedimento.

Assim, o vocábulo esclarecimento nos dirige à própria função ética do termo de consentimento, a fim de viabilizar a concretização segura dos dispositivos ético-legais vistos logo acima.

Ademais, vale salientar que o esclarecimento pode abarcar: (a) a reiteração de informações já exprimidas ao paciente (ou seu representante legal) pela via da oralidade em consultas anteriores; (b) informações adicionais e minuciosas não exprimidas oralmente, mas que, por meio da escrita, se tornam mais inteligíveis e práticas de se expressar; (c) explicações que abranjam o lapso temporal do

---

[5]Dicionário jurídico. Diniz MH. Volume 1 A-C. São Paulo, Editora Saraiva, 1998:622.

[6]Art. 146 – Constranger alguém, mediante violência ou grave ameaça, ou depois de lhe haver reduzido, por qualquer outro meio, a capacidade de resistência, a não fazer o que a lei permite, ou a fazer o que ela não manda: Pena: detenção, de 3 meses a 1 ano, ou multa. §1º (...) §2º (...) § 3º – Não se compreendem na disposição deste artigo: I – a intervenção médica ou cirúrgica, sem o consentimento do paciente ou de seu representante legal, se justificada por iminente perigo de vida; II – a coação exercida para impedir suicídio.

pré-operatório e do pós-operatório; (d) e a formalização da ciência do paciente quanto aos itens anteriores. É necessário que as informações sejam passadas ao paciente, porém, mais do que isso, é necessário que o paciente as absorva e concorde com elas, esclarecendo ao médico sua concordância.

É mister dizer que o termo de consentimento não é o único e nem mesmo o maior responsável por esclarecer o paciente acerca do procedimento ao qual será submetido. Essa responsabilidade é integralmente do médico. O termo de consentimento é apenas um dos caminhos, formal, no entanto, para tanto.

Este elemento do termo de consentimento gera o efeito de que o paciente passe a conhecer um pouco sobre o procedimento e a entender como este ocorrerá e como o médico agirá para que tudo ocorra normalmente ou em caso de reações adversas ao planejado, bem como entender quais são as condutas médicas a serem observadas e quais são as condutas que o próprio paciente deverá observar, pré, iter e pós-procedimento, para que os benefícios sejam maximizados e os riscos minimizados.

Feita a exposição individual dos vocábulos que compreendem o termo de consentimento livre e esclarecido, será traçada a seguir uma delimitação conjuntural e científico-jurídica de seu conceito.

CONCEITO

Em face de todo o exposto, diz-se que termo de consentimento livre e esclarecido é:

instrumento cartular, documental, médico, que em seu aspecto físico deve ser unilateralmente elaborado pelo médico, mas cujo conteúdo informativo (aspecto metafísico) deve ser resultado sintetizado da dinâmica de consultas e reuniões do médico com seu paciente e representantes legais, sendo, assim, de caráter bilateral e elaborado por ambos (pois o paciente pode escolher métodos de diagnóstico e tratamento dentro da autonomia que lhe é permitida), abrangendo informações (de possíveis resultados, de prevenções cabíveis, cuidados pós, iter e pré-operatórios, técnicas médicas etc.) situadas no tempo sobre determinado ato médico a ser executado com o devido zelo e promoção da saúde do paciente, conferindo validade e licitude a tal instrumento cartular-médico-documental, desde que não haja nenhuma omissão inevitável e o paciente consinta com o conteúdo informativo em situação de plena liberdade decisional.

Diante de tal conceito, conclui-se ser o termo de consentimento livre e esclarecido um documento médico,

espécie, dentro do gênero negócio jurídico. Sendo um negócio jurídico, não se pode deixar de conceituar, adiante, o que é um negócio jurídico, quais são seus requisitos de existência, validade e eficácia, para que o documento médico produza os efeitos que dele se pode desejar.

Portanto, perceber-se-á, no decorrer deste capítulo, certa confusão entre termo de consentimento e negócio jurídico, uma vez que o termo de consentimento invariavelmente deverá conter em si os requisitos e as regras do negócio jurídico. Caso o termo de consentimento, que é um negócio jurídico não preencha os requisitos do negócio jurídico, que adiante serão demonstrados, poder-se-á dizer que o termo é inexistente, invalido ou ineficaz.

NEGÓCIO JURÍDICO

O negócio jurídico tem a característica de autorregulamentação entre as partes que o celebram, bem como a viabilização da autonomia privada, mantendo-se, contudo, a segurança jurídica e a harmonia social.

Assim, o negócio jurídico viabiliza a existência da liberdade individual, que é direito fundamental de todo cidadão (art. 5º *caput* CF/88[7]). Contudo, o negócio jurídico se submete à Lei, que o limita, mas, também, o legitima, desde que preenchidos certos requisitos, evitando, desse modo, a insegurança jurídica e a desarmonia social.

O autor José Jairo Gomes assim aduz: "o negócio jurídico encontra fundamento no princípio da autonomia privada, pelo que é dado às pessoas autorregulamentarem seus próprios interesses."[8]

O mencionado autor ainda argumenta que o negócio jurídico consubstancia-se em uma estrutura legal, geral e abstrata [art. 104 CC/02], por meio da qual as partes delineiam, com relativa margem de liberdade, o conteúdo de uma relação jurídica a cuja observância terão de se ater.[9]

Finalmente, o termo de consentimento é negócio jurídico porque: é a via pela qual as partes (médico e paciente) exercem sua autonomia privada a fim de se autorregularem e pactuarem entre si obrigações e deveres que cada um terá de adimplir segundo determinado modo, em determinado local e em determinado lapso temporal, firmando e exteriorizando formalmente a relação jurídica de médico e paciente que ali foi constituída por ambos, e cujo conteúdo, de cunho informativo e obrigacional, encontra-se

---

[7]*In verbis*: Art. 5º – Todos são iguais perante a lei, sem distinção de qualquer natureza, garantindo-se aos brasileiros e aos estrangeiros residentes no País a inviolabilidade do direito à vida, à liberdade, à igualdade, à segurança e à propriedade, nos termos seguintes (grifo nosso).

[8]Gomes JJ. Direito Civil: introdução e parte geral. Belo Horizonte: Del Rey, 2006:343.

[9]Idem (p. 344).

Capítulo 97 • Aspectos Éticos e Jurídicos: Termo de Consentimento

juridicamente assegurado e judicialmente exigível em face de qualquer inadimplemento de alguma das partes.

Eis em tela o embasamento científico-jurídico do qual se conclui ser o termo de consentimento livre e esclarecido um negócio jurídico. *Como consequência, a validade jurídica do termo de consentimento está submetida aos preceitos do artigo 104 do Código Civil Brasileiro de 2002.*[10]

O artigo supramencionado define os requisitos para a validade de qualquer negócio jurídico. São eles: (a) agente capaz, (b) objeto lícito, possível, determinado ou determinável, e (c) forma prescrita ou não defesa em lei.

A análise desses três requisitos do negócio jurídico é essencial; no entanto, é mister apresentar outro conceito doutrinário de negócio jurídico, a fim de consolidar seu entendimento.

Flávio Tartuce, doutor em Direito pela USP, assim define o negócio jurídico:

> Negócio jurídico é o ato em que há uma composição de interesses das partes com uma finalidade específica. Pode-se afirmar que o negócio jurídico constitui a principal forma de exercício da autonomia privada, da liberdade negocial: *in concreto*, negócio jurídico é todo fato jurídico consistente em declaração de vontade, a que todo o ordenamento jurídico atribui os efeitos designados como queridos, respeitando os pressupostos de existência, validade e eficácia impostos pela norma jurídica que sobre ele incide.[11]

Portanto, segundo os ensinamentos de Tartuce, todo o ordenamento jurídico deve respeitar a produção de efeitos do negócio jurídico, desde que carregue em si os pressupostos de existência, validade e eficácia.

Sendo assim, todo o ordenamento jurídico deve atribuir seus efeitos ao termo de consentimento celebrado entre médico e paciente, bem como deve o Poder Judiciário tutelar a produção dos efeitos desejados por aqueles que instituíram o termo de consentimento, desde que, imprescindivelmente, este seja nutrido dos pressupostos de existência, validade e eficácia dos negócios jurídicos em geral.

Acerca desses pressupostos de existência, validade e eficácia, ensina o maior jurista brasileiro, Pontes de Miranda:

> Existir, valer e ser eficaz são conceitos tão inconfundíveis que o fato jurídico pode ser, valer e não ser eficaz, ou ser, não valer e ser eficaz. As próprias normas jurídicas podem ser, valer e não ter eficácia. O que se

não pode dar é valer e ser eficaz, ou valer, ou ser eficaz *sem ser*; porque não há validade, ou eficácia do que não é.[12]

Diante do ensinamento do grande jurista Pontes de Miranda, a doutrina, homenageando o criador da estrutura do negócio jurídico, estabeleceu a "Escada Ponteana", em três planos: existência, validade e eficácia.

Passemos, portanto, a analisar cada um dos planos, a fim de se exaurirem os pressupostos que estruturam o negócio jurídico e, consequentemente, o termo de consentimento.

Existência

No plano mais baixo dessa escada, a existência é necessária ao termo de consentimento para se consolidar no mundo jurídico. Tal plano compreende a reunião de agentes (ou partes), vontade, objeto e forma:

> No plano da existência estão os pressupostos para um negócio jurídico, ou seja, os seus *elementos mínimos*, enquadrados por alguns autores dentro dos *elementos essenciais* do negócio jurídico. Constituem, portanto, o *suporte fático do negócio jurídico*. Nesse plano surgem apenas *substantivos*, sem qualquer qualificação, ou seja, *substantivos sem adjetivos*.[13]

Nesse primeiro momento (da existência) não há que se preocupar acerca da qualificação dos agentes. Ou seja, ainda não se analisa se os agentes são capazes, relativamente incapazes, absolutamente incapazes, relativamente incapazes assistidos ou absolutamente incapazes representados.

Em face do exposto, diz-se que para satisfazer um dos requisitos do plano da existência basta que esses agentes, capazes ou incapazes, representados ou não, estejam meramente presentes no negócio jurídico. Por isso se disse anteriormente que não há que se verificar a qualificação ou os adjetivos dos substantivos, mas tão-somente estes por si só.

Sem agentes, é impossível para o termo de consentimento e para qualquer negócio jurídico existir, pois é a vontade, livre, desses agentes que será retratada no negócio jurídico.

Também nesse primeiro plano (da existência), não há qualquer preocupação em se analisar se a vontade foi expressa de maneira livre ou se deu sob coação, resistível ou irresistível, ou ainda, se esta vontade expressada condiz com a vontade real do agente que a expressou.

---

[10]Art. 104 – A validade do negócio jurídico requer: I – agente capaz; II – objeto lícito, possível, determinado ou determinável; III – forma prescrita ou não defesa em lei.

[11]Tartuce F. Manual de direito civil: volume único. Rio de Janeiro: Ed. Forense, 2011.

[12]Pontes de Miranda FC. Tratado de direito privado. 4. ed. São Paulo: RT, 1974, t.III, IV e V.

[13]Tartuce F. Manual de direito civil: volume único. Rio de Janeiro: Ed. Forense, 2011.

Preocupa-se apenas com a expressão da vontade. Esta vontade, este desejo dos agentes deve, necessariamente, estar contido no negócio jurídico para que ele exista.

Não se discute a validade ou a possibilidade fática e jurídica dessa vontade, mas apenas sua existência. Havendo certa vontade, lícita ou ilícita, ao lado de certos agentes, o negócio jurídico, por certo, existirá.

Assim, nesse momento, para que um termo de consentimento tenha existência no mundo jurídico, somente se averigua se a vontade das partes está contida no termo. Por exemplo, bastaria, meramente, que certa pessoa autorizasse outra pessoa a realizar um procedimento médico, como, por exemplo, o de amputação de dedo mínimo, a fim de homenagear certo ex-presidente da República, dizendo ser esta a vontade do autorizante.

Em face do exemplo supracitado, para que o termo de consentimento exista, não é necessário que o agente autorizado seja médico, e menos ainda requer que o procedimento a ser realizado seja necessário ou cientificamente reconhecido. O termo de consentimento, para o caso acima, existirá, no mundo jurídico, da maneira como foi proposto. Contudo, frisa-se: este não será válido nem terá eficácia, apenas existirá.

Ainda nesse plano, para que o termo de consentimento exista, há de haver um objeto (p. ex., um procedimento cirúrgico), mas não precisa, necessariamente, ser um objeto lícito, ou seja, não prescinde de ser um procedimento cientificamente reconhecido, ou um procedimento que será realizado por meio de técnica cientificamente reconhecida. Para existir, basta que no termo conste um ato médico, independentemente de sua cientificidade.

Ainda há um último requisito nesse plano, a forma. Com relação a esta, apenas alguns negócios jurídicos possuem forma definida em lei. Assim, é mister explicar que o negócio jurídico pode se dar: (a) verbalmente, que abarca a maneira expressa ou tácita; ou (b) documentalmente, que é a maneira formal ou solene. Em face da não disposição da Lei sobre qual é a forma específica, o negócio jurídico pode se dar de qualquer maneira (ou seja, verbal ou documental), do modo como convencionarem os agentes.

Desse modo, para existirem, os negócios jurídicos que possuem forma prescrita em lei devem respeitar tal forma, sob pena de sequer existirem no mundo jurídico. O termo de consentimento, por sua vez, é um documento que não possui forma prescrita em lei.

Porém, em virtude de o vocábulo termo implicar (como foi estudado minuciosamente logo acima) forma escrita, cartular e expressa, entende-se que para atender à sua funcionalidade jurídica o termo de consentimento prescinde de forma escrita, não sendo possível existir apenas na forma verbal (consensual).

Se o termo de consentimento se der de maneira oral, servirá à sua função estritamente ética, mas não servirá à sua função jurídica ou ético-legal. Se o termo se der de maneira tácita, não atenderá a nenhuma de suas funções, pois a forma tácita é contrária à própria natureza e aos objetivos do termo de consentimento.

Por tudo isso, é importante que, mesmo não possuindo forma prescrita em lei, o termo observe certos aspectos, como possuir forma documental e ter seu consentimento de maneira expressa.

Para existir como um negócio jurídico, sequer é necessário que o consentimento exista fisicamente. Ocorre, como supramencionado, ao analisar o vocábulo termo em meio ao contexto médico-legal, que o termo de consentimento é um documento no qual as declarações do paciente e do médico são reduzidas a termo, induzindo a existência de um documento físico.

Para os fins do negócio jurídico, no entanto, basta que o paciente suficientemente informado declare de próprio punho, em folha avulsa (ou demonstre seu consentimento oralmente ou, ainda, por meio de gesto), que autoriza o médico a realizar determinado procedimento, encontrando-se suficientemente esclarecido sobre este.

Obviamente, não se poderia negar a produção de efeitos desse negócio jurídico, simplesmente por não obedecer a uma forma específica, uma vez que ainda não existe essa forma específica em nosso ordenamento jurídico. Mas, como já argumentado anteriormente, defende-se aqui que o termo de consentimento deve obedecer à forma escrita, documental e expressa, em face de seus objetivos e da própria natureza ético-jurídica.

Esta situação um tanto vaga deve mudar em breve, uma vez que se encontra em trâmite perante o Congresso Nacional o projeto de lei 14.75/2011, que regulamenta o termo de consentimento, tornando este um documento obrigatório para a licitude de determinados procedimentos. Este projeto de lei será analisado mais detidamente em tópico apropriado.

Passemos agora à análise do plano de validade dos negócios jurídicos e, por isso, do termo de consentimento, outrossim.

Validade

No segundo plano, o da validade, os substantivos recebem adjetivos, nos termos do art. 104 do CC/2002, a saber:

- Partes ou agentes capazes;
- Vontade livre, sem vícios;
- Objeto lícito, determinado ou determinável;
- Forma prescrita e não defesa em lei.

O plano da validade é um plano muito mais complexo que o plano da existência, razão pela qual será dividido em diversos subtemas.

Esse plano possui diversos requisitos, os quais serão acrescidos àqueles já analisados: agente, vontade, objeto e forma. É impossível para o negócio jurídico, e consequentemente para o termo de consentimento, uma situação de validade onde o termo de consentimento não exista, onde o negócio jurídico não exista.

Portanto, vejamos então os requisitos de validade que devem se unir aos requisitos de existência, do termo de consentimento, de acordo com o artigo 104 do Código Civil: é necessário que o agente (existência) seja capaz (validade), que a vontade (existência) seja livre, sem vícios (validade), que o objeto (existência) seja lícito (validade), e, além disso, seja determinado ou determinável (validade), e, que, a forma (existência) seja prescrita ou não defesa em lei (validade).

Apenas para fins didáticos, explicita-se que a expressão defesa, no texto legal em estudo, quer dizer proibida. Portanto, o termo de consentimento não pode ter forma proibida em lei, ou forma defesa em lei.

Feitas estas considerações, passar-se-á à análise pormenorizada de cada um dos requisitos de validade supracitados para que o termo de consentimento produzido pelo médico para seu paciente seja um documento válido e seja, sob esta óptica, analisado pelo judiciário.

Agente/parte

O *caput* do artigo 104 do Código Civil determina que a validade do negócio jurídico requer certos elementos. Logo no inciso I, esse artigo enumera o primeiro elemento de validade do negócio jurídico e, por consequência, do termo de consentimento. Esse elemento é o "agente capaz".

O termo de consentimento é, em regra, um documento formatado por dois agentes, A1 e A2.

Exemplificando: A1 é médico e está dando ciência, por meio do termo de consentimento, à A2 acerca do procedimento médico ao qual este será submetido, dos riscos do procedimento e dos possíveis resultados, positivos ou não, em virtude de variáveis e aspectos peculiares do organismo de A2.

Continuando, tanto A1 como A2 devem ser agentes capazes para que o termo de consentimento formatado por ambos seja tido como um documento válido.

Mais que isso, é necessário que A1, além de capaz, seja médico, e não basta que A1 seja simplesmente maior de 18 anos e esteja no pleno gozo da sua capacidade mental. É preciso que A1 tenha se graduado em Medicina e esteja devidamente registrado perante o Conselho Regional de Medicina do estado onde a atuação ocorrerá, ou seja, é necessário que A1 esteja devidamente habilitado para o exercício da Medicina.

Ademais, o grande ponto acerca da capacidade não se refere a A1, mas sim a A2, o paciente que será submetido ao procedimento médico. Este paciente, segundo classificação jurídica, poderá ser: (a) absolutamente incapaz, (b) relativamente incapaz ou (c) capaz.

O Código Civil, em seus artigos 3º e 4º, abaixo, cuidou de definir, respectivamente quem são os (a) absolutamente incapazes e os (b) relativamente incapazes.

Dos absolutamente incapazes:

Art. 3º São absolutamente incapazes de exercer pessoalmente os atos da vida civil:

I – os menores de dezesseis anos;

II – os que, por enfermidade ou deficiência mental, não tiverem o necessário discernimento para a prática desses atos;

III – os que, mesmo por causa transitória, não puderem exprimir sua vontade.

Dos **relativamente incapazes:**

Art. 4º São incapazes, relativamente a certos atos, ou à maneira de os exercer:

I – os maiores de dezesseis e menores de dezoito anos;

II – os ébrios habituais, os viciados em tóxicos e os que, por deficiência mental, tenham o discernimento reduzido;

III – os excepcionais, sem desenvolvimento mental completo;

IV – os pródigos.

Parágrafo único. A capacidade dos índios será regulada por legislação especial.

Portanto, de acordo com este raciocínio, e com o conteúdo do artigo 3º acima, estariam impossibilitados de celebrar, de maneira válida, um termo de consentimento os pacientes (A2) que fossem: (I) menores de 18 anos, (II) os que por enfermidade ou deficiência mental não tiverem o discernimento necessário para entender as informações contidas no termo de consentimento, (III) os que, mesmo por causa transitória, não puderem exprimir sua vontade.

Já de acordo com o que determina o artigo 3º, estariam impossibilitados de celebrar um termo de consentimento os pacientes (A2) que fossem: (I) maiores de 16 anos e menores de 18 anos, (II) ébrios habituais, viciados em tóxicos e os que, por deficiência mental tenham o discernimento reduzido, (III) os excepcionais, sem desenvolvimento mental completo, e (IV) os pródigos.

Assim, em virtude dessas impossibilidades legais, foram criados e regulamentados em Lei os institutos jurídicos da Representação e da Assistência, cuidando para que os absolutamente incapazes e relativamente capazes pudessem realizar negócios jurídicos, sem qualquer prejuízo.

Como visto, os absolutamente incapazes estão impossibilitados de realizar qualquer negócio jurídico, ou seja, estão impossibilitados de celebrar termo de consentimento com seu médico.

Os absolutamente incapazes, devem, então, ser representados por seus responsáveis legais que são, muitas vezes, o seu pai e/ou mãe, tutor ou curador.

Nesta hipótese, a parte que celebrará o termo de consentimento com o médico não é a parte que se submeterá ao procedimento médico. O paciente e aquele a quem o termo de consentimento deverá ser apresentado são pessoas físicas distintas.

O termo de consentimento deverá ser apresentado, bem como todas as informações referentes ao procedimento médico, ao responsável legal, seja ele o pai e/ou a mãe, o tutor ou o curador, ao passo que o paciente será o filho ou a filha, o tutelado ou o curatelado.

O Código de Ética Médica, editado pela Resolução CFM 1.931/2009, determina, no artigo 31 do Capítulo V – Relação com Pacientes e Familiares – ser vedado ao médico "desrespeitar o direito do paciente ou de seu representante legal de decidir livremente sobre a execução de práticas diagnósticas, ou terapêuticas, salvo em caso de iminente risco de morte".

Portanto, o avançado diploma ético previu a possibilidade de o médico estar diante de um paciente absolutamente incapaz de entender e decidir livremente sobre os procedimentos médicos aos quais será submetido, determinando, assim, que seu responsável legal tome tais decisões.

Em face disso, celebrar termo de consentimento com paciente absolutamente incapaz, salvo se não souber se tratar de absolutamente incapaz, constituiria infração ética à autonomia desse responsável legal, pois, nessa situação, ele é quem detém a autonomia destinada ao paciente, uma vez que o paciente não reúne, por sua idade, ou por outro motivo, as condições ideais ou suficientes, de discernimento, para exercer tal autonomia.

Por outro lado, analisando a seara jurídica, o termo de consentimento firmado entre médico e paciente absolutamente incapaz é nulo de pleno direito, como previsto pelo Código Civil em seu artigo 166, inciso I. *In verbis*:

Art. 166. É nulo o negócio jurídico quando:
I – celebrado por pessoa absolutamente incapaz;

Ser nulo significa que o termo de consentimento, bem como tudo o que foi ali pactuado, não possui qualquer va-

lidade no mundo jurídico, não serve como prova e sequer como lastro do que foi pactuado entre médico e paciente.

Portanto, todas aquelas pessoas previstas no artigo 3º do Código Civil, já mencionado, devem ser representadas por seu responsável legal, conforme o caso, para que o termo de consentimento seja um documento válido e possa servir a seu fim probatório perante os tribunais brasileiros.

Em relação aos relativamente incapazes, é necessário que estas figuras jurídicas, arroladas pelo artigo 4º do Código Civil, sejam devidamente assistidas por seus responsáveis legais, de acordo com o que a Lei determinar.

Em virtude desta diferença que a Lei estabelece entre absolutamente e relativamente incapaz, o termo de consentimento firmado entre médico e relativamente incapaz não é nulo como seu correspondente firmado entre médico e absolutamente incapaz.

Trata-se de um documento anulável, ou seja, um documento que em regra produz efeitos de forma válida, mas que pode, a qualquer momento, ser anulado, nos termos do artigo 171, inciso I do Código Civil. A ver:

Art. 171. Além dos casos expressamente declarados na lei, é anulável o negócio jurídico:
I – por incapacidade relativa do agente;

O termo de consentimento, assim como qualquer negócio jurídico celebrado por agente relativamente incapaz (agentes descritos no mencionado artigo 4º), deve ser anulado por meio de ação judicial.

No entanto, para a validade deste termo de consentimento basta que: a incapacidade relativa cesse ou que o representante legal do relativamente incapaz endosse o termo de consentimento.

A incapacidade relativa do agente pode cessar, por exemplo, quando o agente completa sua maioridade, ou seja, os 18 anos. Neste caso, o termo de consentimento jamais poderá ser anulado.

Vontade ou consentimento livre

A manifestação de vontade tem papel fundamental no termo de consentimento e em qualquer negócio jurídico. Já foi inclusive objeto de estudo deste capítulo, previamente. Pode ela ser expressa (e neste caso escrita ou verbal) ou tácita. Em nenhum dos casos a vontade pode estar permeada por vícios de consentimento.

Os vícios de consentimento impedem que a manifestação de vontade seja válida, impossibilitando a produção de efeitos legítimos dessa vontade, uma vez que ela se encontra viciada, ou seja, não se encontra perfeita, polida ou, quiçá, verdadeiramente condizente com a intenção do contratante que a manifestou.

Capítulo 97 • Aspectos Éticos e Jurídicos: Termo de Consentimento

Vício é o gênero, cujas espécies são: erro, dolo e coação. Qualquer uma delas impede a validade da vontade expressa no termo de consentimento. Vejamos cada uma das espécies de vício.

Erro

Erro é um vício subjetivo do agente que expressa a vontade. Nesta hipótese, o erro pode ser imputado tanto ao médico como ao paciente, sendo, no entanto, mais comum o erro por parte do paciente, que é o leigo e muitas vezes não é capaz de entender, com exatidão, as informações que são colocadas à sua disposição pelo esculápio, por mais que este se esforce.

O erro se desdobra em: substancial (essencial) ou acidental. Na hipótese de erro substancial, diz respeito sobre a substância do negócio jurídico e ocasiona a anulação deste, ao passo que o erro acidental não tem o mesmo efeito, podendo ser facilmente resolvido pelas partes.

O erro é percebido durante o processo de formação da vontade, onde aquele que deve expressar a vontade se equivoca ao avaliar os fatos e os elementos informativos que são colocados à sua disposição.

A manifestação da vontade é defeituosa, viciada, em virtude de uma má interpretação dos fatos já disponibilizados. Não quer dizer que o agente não tenha capacidade de interpretar, ou que não tenha o discernimento suficiente para interpretar, quer dizer apenas que, diante dos fatos e do seu conhecimento prévio, o intérprete acreditou tratar-se de uma situação, quando na verdade se tratava de outra.

Há que frisar que o intérprete, ou o agente, se equivoca sozinho, seja ele paciente ou médico. Não há concorrência do outro para o equívoco.

O equívoco do paciente não é causado pelo médico, é causado pelo julgamento imperfeito realizado pelo próprio paciente. O mesmo pode ocorrer com o esculápio: se o paciente, ao fornecer todas as informações necessárias, o médico interpretar de maneira equivocada, por acreditar que aqueles sintomas apresentados se assemelham a determinado caso, quando, na realidade, referem-se a caso diferente, sem, no entanto, deixar de se caracterizar a primeira situação que o médico acreditou se tratar.

Médico e paciente não são vítimas de artifícios, expediente astucioso ou artimanhas, para incorrer em erro. São vítimas de seus próprios julgamentos. Caso contrário, estar-se-ia diante de vício por dolo (a ser analisado ulteriormente) e não vício por erro (ora em análise).

Continuando, o vício por erro pode dizer respeito a coisas ou a pessoas. Portanto, o equívoco poderá ocorrer em relação às pessoas envolvidas no negócio jurídico (no termo de consentimento) ou em relação à coisa, objeto do negócio jurídico (ou termo de consentimento).

Explicitemos um exemplo de erro quanto à pessoa, e cujo equívoco se dará pelo paciente:

Suponha-se que certo paciente decide consultar-se com um dermatologista para a retirada de uma pinta que o incomoda esteticamente. Ao pesquisar no caderno de seu plano de saúde, o paciente descobre diversos médicos listados na seção Dermatologia. O paciente logo deduz tratar-se, todos os médicos ali listados, de médicos dermatologistas devidamente registrados perante o CRM e a SBD. Assim, agenda consulta com aquele que tinha a horário mais flexível. Feito isso, após algumas consultas e exames, o médico e o paciente finalmente assinam o termo de consentimento para realização do procedimento cirúrgico. Poucos dias antes do procedimento, o paciente, ao navegar pela internet, descobre que pode consultar no site do CRM quais são os médicos com especialidade registrada. Ao consultar o nome e o número de CRM de seu médico, o paciente descobre que não se trata de um profissional especialista, como cria ser. Nesta hipótese, a decisão do paciente de se submeter ao procedimento cirúrgico é anulável, uma vez que se encontra viciada, na modalidade erro, tendo em vista que este paciente se equivocou quanto à pessoa do médico.

Já em relação ao médico, o equívoco quanto à pessoa do paciente é um tanto quanto difícil de configurar-se sem o dolo (intenção) do paciente, seja com ações ou omissões. Esta assertiva encontra embasamento na possibilidade de o médico, ao examinar o paciente e pedir-lhe exames suplementares, sanar qualquer possível dúvida quanto à pessoa deste e, assim, formar seu convencimento de maneira segura.

A assertiva acima se justifica também pelo fato de que o médico não procura um paciente com determinadas características, mas o contrário. Quem procura por características específicas é o paciente, portanto é este quem se encontra muito mais suscetível ao erro.

Vencida a possibilidade de erro quanto à pessoa, passar-se-á ao erro em relação à coisa.

Erro quanto à coisa é um equívoco referente ao objeto do termo de consentimento, ou seja, àquilo que é tratado pelo termo de consentimento. Sendo assim, trata-se de equívoco referente ao procedimento médico que é descrito no termo de consentimento.

Nesse caso, o raciocínio ainda é o mesmo: não há concorrência do médico ou do paciente para que o outro se equivoque. Todas as informações necessárias são fornecidas, de maneira segura, havendo tão somente a má interpretação acerca dessas informações, que, neste caso, tratam especificamente do procedimento médico.

Sendo assim, esse é um erro um tanto quanto mais amplo e com mais hipóteses de incidência. Pode dizer respeito: (a) ao valor do procedimento (o paciente acredita que seu plano de saúde cobrirá o procedimento quando, na verdade, se trata de procedimento particular); (b) aos fins do procedimento (o paciente acredita que o tratamento reverterá o caso clínico quando, na verdade, se trata de procedimento apenas para retardar os efeitos da doença); (c) à técnica a ser utilizada (certos procedimentos compreendem mais de uma técnica cientificamente reconhecida; neste caso, o paciente pode crer quer uma técnica será utilizada quando, na verdade, o médico se sente mais confortável utilizando técnica diversa).

Já para o médico, esse tipo de erro é de difícil configuração, porque é ele quem detém o conhecimento sobre o procedimento descrito. O que pode ocorrer, todavia, é o equívoco durante o diagnóstico e a definição do melhor procedimento para o caso apresentado pelo paciente. Durante essa fase da formação da convicção médica, o paciente fornece ao médico todas as informações necessárias e apresenta-lhe todos os exames complementares solicitados.

Diante disso, o médico está apto a formar seu convencimento acerca do melhor procedimento a ser realizado. No entanto, o diagnóstico pode muito bem ser feito de maneira equivocada, haja vista as variáveis que permeiam a ciência médica. Caso o diagnóstico ainda não tenha sido formalizado ao paciente por meio do termo de consentimento, não há nada que precise ser anulado.

Porém, o equívoco do diagnóstico pode ocorrer às vésperas do procedimento cirúrgico ou no início do tratamento, após a apresentação e a assinatura do termo de consentimento. Tal fato obrigará médico e paciente a: (a) realizarem novo termo de consentimento acerca do novo procedimento médico (objeto do termo) tido como mais indicado para o caso concreto, (b) anularem a produção de efeitos do termo anteriormente elaborado.

Assim, estar-se-ia diante de vício por erro quanto ao objeto do negócio jurídico, passível de anulação. Portanto, nessa situação o termo de consentimento não poderá produzir efeitos, pois ele retrata um procedimento médico que não é o mais indicado para o caso clínico do paciente.

Caso o termo de consentimento ainda não tenha sido confeccionado, e o médico conclua que o procedimento deve ser diferente do que este havia explicado ao paciente, estar-se-ia diante de situação em que nada precisaria ser anulado.

Ademais, diz-se que, em ambas as hipóteses, não basta simplesmente criar um termo de consentimento que possua como objeto o novo procedimento. Todo o processo de informação ao paciente, sobre o novo procedimento, deverá ser refeito, frisando as peculiaridades e particularidades, independentemente de se tratar de procedimento mais ou menos complexo que o anteriormente informado.

Recapitulando: neste item estamos estudando a vontade livre ou consentimento livre como requisito de validade de todo negócio jurídico (p. ex., termo de consentimento). Este requisito de validade pressupõe não haver qualquer vício à vontade ou consentimento exteriorizados no negócio jurídico. Os vícios são passíveis de gerar a anulação do negócio jurídico, bem como sua produção de efeitos, podendo se dar por: erro, dolo ou coação. Uma vez exauridos os estudos sobre o vício por erro, passemos a ver o vício por dolo.

Dolo

O vício por dolo depende de ação ou omissão do paciente ou do médico com o claro intuito de ludibriar e obter consentimento do outro.

Em outras palavras, vício por dolo caracteriza-se pelo induzimento ou provocação de uma das partes a fim de ocasionar o equívoco da outra.

Trazendo para o cenário médico, deve-se estar diante de um agir do agente (médico ou paciente) ou de um abster-se de agir do agente (médico ou paciente) com a intenção expressa de confundir o outro e dele obter o consentimento necessário à validação do negócio jurídico – termo de consentimento.

Ademais, caso a ação ou a omissão, do médico ou do paciente, não possua o claro objetivo de obter um consentimento, que em situações normais não ocorreria, a hipótese não é de dolo, mas de culpa, pois o agente não possuía tal objetivo.

Exemplificando o vício por dolo do paciente, gerando equívoco ao médico:

Suponha-se que o paciente do exemplo dado acima (a saber, retirada de pinta) é certo político procurado pela Polícia Federal por desvios de verbas públicas. Ao se consultar com o médico, ele revela apenas o incômodo estético com a grande pinta em seu rosto e certa urgência em realizar o procedimento, uma vez que viajaria para o exterior dentro de algumas semanas. O médico, então, realiza todos os exames necessários e identifica que a cirurgia terá fins estritamente estéticos, porque a pinta não representa qualquer risco à vida do paciente. Então se reúne com o paciente, uma vez mais, com o intuito de saber se este está suficientemente informado a fim de assinarem, juntos, um termo de consentimento para o procedimento cirúrgico. Feito isso, o médico vai até sua casa descansar um pouco antes do próximo plantão. Ao chegar em casa e ligar o noticiário, o médico se assusta ao ver a foto do seu paciente e o vocábulo PROCURADO. Diante disso o médico percebe que o paciente tinha o intuito, com a retirada da pinta, de modificar sua aparência para viabilizar a viagem ao exterior e, assim, manter-se foragido da Polícia Federal. Nesta hipótese, a decisão do médico de submeter o paciente ao procedimento cirúrgico é perfeitamente anulável, pois, quando acertaram os termos do procedimento, o médico acreditava tratar-se de uma intervenção com o intuito de sanar insatisfação estética trazida pelo paciente. Além de o termo de consentimento poder ser anulado, o médico pode utilizar-se de sua autonomia (tutelada pelo CEM/10) para dizer ao paciente que procure outro profissional, pois não se sente confortável para realizar o procedimento. Frisa-se que esta é uma faculdade do médico, uma vez que não se trata de um procedimento de urgência/emergência.[14]

Neste exemplo, o paciente, sabendo que não conseguiria o assentimento do médico para realizar o procedimento se tivesse apresentado os reais motivos, omitiu certas informações, de maneira dolosa, ou seja, de maneira intencional, com o único objetivo de obter o consentimento do médico.

Assim, a vontade do médico, exteriorizada no negócio jurídico, possui vício por dolo. Diz-se isso porque o médico não realizaria o procedimento caso possuísse todas as informações referentes a seu paciente.

Exemplificando o vício por dolo do médico, gerando equívoco ao paciente:

a) suponha-se que certo paciente submeteu-se a procedimento cirúrgico denominado cirurgia bariátrica. Após plena recuperação, o médico descobre que esqueceu uma pequena pinça cirúrgica próxima ao intestino do paciente. Este, por sua vez, não apresenta qualquer queixa, reclamação ou sintoma clínico da presença da pinça em seu organismo. Com certo receio de ser demandado judicialmente no futuro, caso o paciente descubra a presença da pinça em seu organismo, o médico convence o paciente de que precisará submeter-se a um procedimento cirúrgico de urgência, para "análise evolutiva de certos elementos do pós-operatório". O paciente, muito preocupado, autoriza o médico a realizar tal intervenção

cirúrgica, hipótese em que o médico aproveitará para retirar a pinça. No entanto, dias antes dessa nova intervenção cirúrgica, o paciente consultou-se com outros profissionais que, ao solicitarem certos exames de imagem, constataram a presença do instrumento cirúrgico. Portanto, o paciente estava sendo convencido a realizar um procedimento cirúrgico sem ter qualquer noção do real motivo para sua realização. Trata-se de caso em que o médico agiu adulterando informações com a intenção de obter o consentimento do paciente para realizar um procedimento que não teria o fim apresentado a este.

Diante do caso concreto, o paciente poderia simplesmente autorizar o procedimento em face do motivo real, de que um instrumento cirúrgico foi esquecido em seu organismo. Não haveria óbice quanto a esse consentimento, contudo, em razão da omissão dolosa do médico em revelá-lo, o termo de consentimento passou a ser eivado de vício por dolo do médico e plenamente anulável, insuscetível de produzir efeitos.

Coação

Exauridos os estudos sobre o vício por dolo, proceder-se-á, então, ao vício por coação. Vejamos de início, as disposições legais do Código Civil em vigor (2002), sobre o instituto jurídico ora em análise.

> **Art. 151.** A coação, para viciar a declaração da vontade, há de ser tal que incuta ao paciente fundado temor de dano iminente e considerável à sua pessoa, à sua família, ou aos seus bens.
> **Parágrafo único.** Se disser respeito a pessoa não pertencente à família do paciente, o juiz, com base nas circunstâncias, decidirá se houve coação.
> **Art. 154.** Vicia o negócio jurídico a coação exercida por terceiro, se dela tivesse ou devesse ter conhecimento a parte a que aproveite, e esta responderá solidariamente com aquele por perdas e danos.
> **Art. 155.** Subsistirá o negócio jurídico, se a coação decorrer de terceiro, sem que a parte a que aproveite dela tivesse ou devesse ter conhecimento; mas o autor da coação responderá por todas as perdas e danos que houver causado ao coacto.

Como foi explicitado mais acima, o vício por coação impede a produção de efeitos do negócio jurídico, tornando-o anulável. Tal vício se caracteriza pelo constrangimento (físico ou moral) que uma parte impõe à outra para que faça ou deixe de fazer determinada ação, pois se encontra sob fundado temor de dano iminente contra sua pessoa, sua família ou seus bens.

---

[14]Código de Ética Médica – Resolução CFM 1.931/2009.
Capítulo I
Princípios Fundamentais
VII – O médico exercerá sua profissão com autonomia, não sendo obrigado a prestar serviços que contrariem os ditames de sua consciência ou a quem não deseje, excetuadas as situações de ausência de outro médico, em caso de urgência ou emergência, ou quando sua recusa possa trazer danos à saúde do paciente

A abrangência maior da coação é aquela em que o dano iminente se configura contra pessoa exterior ao círculo familiar daquele que sofre a coação. Nesses casos, o juiz deverá assinalar se houve ou não coação, não sendo, portanto, um critério objetivo, mas subjetivo ao juiz. Contudo, recaindo o dano iminente contra pessoa dentro do círculo familiar do coagido, o critério é objetivo para a conclusão da coação.

Ademais, a coação física é denominada absoluta e a coação moral é denominada relativa.

A coação física apresenta exceção quanto à matéria de nulidade do negócio jurídico, pois não será anulável, como nos outros casos de vício da vontade (erro ou dolo); será nulo. Assim, o termo de consentimento que for fruto dessa modalidade de coação será nulo de plano.

Ao revés, no caso de coação moral, o termo de consentimento será anulável, podendo as partes optar por sua produção de efeitos, ou não.

A coação se configura na hipótese de o médico ou o paciente, em face da impossibilidade de conseguir o que deseja de forma amigável e dentro das relações humanas legalmente e socialmente aceitas, utilizar-se de artifícios psicológicos (coação moral) ou físicos (coação física) para atingir seu objetivo.

Acrescente-se que esta coação deve existir de tal modo que realmente obrigue o médico ou o paciente: (a) a realizar uma ação a qual, em condições normais, não seria realizada ou, também, (b) a não realizar uma ação a qual, em condições normais, seria realizada.

Exemplificando a coação do paciente, praticada contra o médico:

> Suponha-se que aquele paciente já qualificado, o qual deseja se ver livre da pinta no rosto, sendo procurado pela Polícia Federal a fim de conseguir sair do país, ameaça seu médico a realizar o procedimento cirúrgico independentemente de seus ditames de consciência, pois, caso contrário, sua vida e a de seus familiares estarão correndo grande risco.

> Suponha-se, ainda, que tal paciente não tenha ameaçado a vida do médico e de sua família, mas tenha dito que fará com que o médico e sua clínica sejam despejados do imóvel onde estão localizados, pois o ex-político é dono do prédio, caso o médico não consinta e não realize o procedimento cirúrgico.

Ambos os casos, apesar de o primeiro mencionar ameaça à vida, são casos de coação moral praticada contra o médico, porque a violência física, apesar de mencionada, não chegou a ser praticada.

Portanto, mediante essas ameaças, caso o médico venha a se comprometer a realizar o procedimento cirúrgico, este compromisso é perfeitamente anulável, uma vez que a coação é moral, e não física. Caso se tratasse de consentimento obtido mediante coação física, estar-se-ia diante de negócio jurídico nulo.

A coação física contra o médico, por sua vez, ocorreria se o paciente viesse a agir contra a integridade física do profissional com o intuito de obter seu consentimento sobre a realização do procedimento cirúrgico.

Esta hipótese é de difícil plausibilidade, pois, mediante o ataque à sua integridade física, qualquer consentimento do médico se torna nulo de plano.

Suponha-se que o médico se negue a realizar determinado procedimento perante certo paciente, em seu consultório. Caso este paciente venha a agredir o médico, o paciente o faria para o que o médico realizasse imediatamente o procedimento, ou qualquer outro desejo (como prescrever medicamentos ou fornecer atestados), e não simplesmente para que o médico consentisse em realizar um ato médico *a posteriori*.

Bastaria ao médico consentir sobre a realização do procedimento, apresentar todos os termos e contratos ao paciente e dirigir-se imediatamente à autoridade policial.

Portanto, o procedimento nunca chegaria a ser efetivamente realizado e o consentimento obtido mediante coação física, como dito, é um consentimento nulo, um consentimento que não gera qualquer efeito, diferentemente do consentimento anulável, que, até sua efetiva anulação, produz efeitos.

Objeto lícito, determinado ou determinável

Todo negócio jurídico deve possuir objeto para existir, mas, para ser válido, o objeto deve ser lícito, determinado ou determinável.

O objeto é a coisa, o bem, o ato ou o fato sobre o qual recairá a relação jurídica estabelecida entre duas ou mais partes.

Assim, o objeto de um negócio jurídico pode ser um carro no contrato de compra e venda, a posse direta de um imóvel no contrato de locação de imóvel ou um iPad no contrato de comodato.

No termo de consentimento, seu objeto será determinado tratamento médico, podendo abranger ato cirúrgico ou prescrição medicamentosa, entre outros. A Lei não delimita taxativamente o que pode ser ou não objeto de um negócio jurídico, mas impõe limitações a serem estudadas logo a seguir.

Para análise dessas limitações, vejamos os dizeres de Nelson Nery e Rosa Maria de Andrade Nery:

> (...) ora a conduta humana recai sobre coisa ou bem (objeto mediato) a que se refere o direito, ora

recai sobre atos ou fatos visados em determinada situação jurídica. A prestação devida, o objeto exigido, deve ser possível (física e juridicamente) e poder ser identificada imediatamente (determinado), ou posteriormente (determinável).[15]

Em seguida, vejamos as palavras de Cesar Fiúza sobre o objeto possível:

> Objeto possível é aquele realizável, tanto materialmente quanto juridicamente. Para melhor entendermos, será mais fácil exemplificarmos o que seja objeto impossível. Materialmente impossível é a venda de lotes na lua, ou a venda de lugar no céu. Juridicamente impossível é a venda do Pão de Açúcar, ou do Parque Municipal de Belo Horizonte, ou ainda, a venda de carro furtado.
> O código civil não usa o termo objeto possível. Ao invés disso, utiliza o termo objeto lícito. No meu entender, o legislador deveria ter sido mais genérico, pois objeto lícito é apenas o objeto juridicamente possível. E o materialmente possível? Evidentemente, por questão de lógica, pode-se deduzi-lo da Lei.[16]

Assim, se o objeto da situação ético-jurídica entre médico e paciente, documentada por meio do termo de consentimento, recair sobre coisa, bem, ato ou fato da seara médica, sendo possível (exequível no mundo material e jurídico), passível de ser identificado imediatamente (determinado), ou posteriormente (determinável), será um objeto que proporcionará validade ao termo de consentimento.

Forma prescrita ou não defesa em lei

(DÚVIDA! Já foi analisado o presente tema com o título de "Forma" no plano de existência. O que foi escrito supra sobre a "Forma" diz respeito exatamente à "forma prescrita ou não defesa em lei", então, em qual dos títulos podemos inserir unicamente estes escritos abaixo?)

Ainda há um último requisito neste plano, a forma. Com relação a esta, apenas alguns negócios jurídicos possuem forma definida em lei. Assim, é mister explicar que o negócio jurídico pode se dar: (a) verbalmente, que abarca a maneira expressa ou tácita, ou, (b) documentalmente, que é a maneira formal ou solene. Em face da não disposição da Lei sobre qual é a forma específica, o negócio jurídico pode se dar de qualquer maneira (ou seja, verbal ou documental), do modo como convencionarem os agentes.

Sendo assim, para existirem, os negócios jurídicos que possuem forma prescrita em lei devem respeitar tal forma, sob pena de sequer existirem no mundo jurídico. O termo de consentimento, por sua vez, é um documento que não possui forma prescrita em lei.

Porém, em virtude de o vocábulo termo implicar (como foi estudado minuciosamente logo acima) forma escrita, cartular e expressa, entende-se que, para atender à sua funcionalidade jurídica, o termo de consentimento prescinde de forma escrita, não sendo possível existir apenas na forma verbal (consensual).

Se o termo de consentimento se der de maneira oral, servirá à sua função estritamente ética, mas não servirá à sua função jurídica ou ético-legal. Se o termo se der de maneira tácita, não atenderá a nenhuma de suas funções, pois a forma tácita é contrária à própria natureza e aos objetivos do termo de consentimento.

Por tudo isso, é importante que, mesmo não possuindo forma prescrita em lei, o termo observe certos aspectos, como possuir forma documental e ter seu consentimento de maneira expressa.

Para existir como um negócio jurídico, sequer é necessário que o consentimento exista fisicamente. Ocorre, como supramencionado, ao analisar o vocábulo termo em meio ao contexto médico-legal, o termo de consentimento é um documento onde as declarações do paciente e do médico são reduzidas a termo, induzindo a existência de um documento físico.

Para os fins do negócio jurídico, no entanto, basta que o paciente suficientemente informado declare de próprio punho em folha avulsa (ou demonstre seu consentimento oralmente ou, ainda, por meio de gesto) que autoriza o médico a realizar determinado procedimento, se encontrando suficientemente esclarecido sobre este.

Obviamente, não se poderia negar a produção de efeitos desse negócio jurídico, simplesmente por não obedecer uma forma específica, uma vez que ainda não existe essa forma específica em nosso ordenamento jurídico. Mas, como já argumentado previamente, defende-se aqui que o termo de consentimento deve obedecer à forma escrita, documental e expressa, em face de seus objetivos e da própria natureza ético-jurídica.

Essa situação um tanto vaga deve mudar em breve, uma vez que se encontra em trâmite perante o Congresso Nacional o projeto de lei 1.475/2011, que regulamenta o termo de consentimento, tornando este um documento obrigatório para a licitude de determinados procedimentos.

Passemos agora à análise do plano de eficácia dos negócios jurídicos.

---

[15]Nery Júnior N, Andrade Nery RM de. Código Civil Comentado. 8. ed. São Paulo: Editora Revista dos Tribunais, 2011:332.

[16]Fiúza C. Direito Civil: Curso Completo. 15. ed. Belo Horizonte: Editora DelRey, 2011:486.

Eficácia

No plano da eficácia, busca-se inferir a aptidão do negócio jurídico para produzir efeitos no meio fático e social, gerando os resultados almejados pelas partes.

Nesse caso, deve haver o preenchimento de todos os requisitos supramencionados (de existência e validade). Tais requisitos são chamados de elementos puros ou simples, pois sem estes o negócio jurídico não reverbera seus efeitos jurídicos no mundo fático.

Uma vez estando o negócio jurídico apto para gerar efeitos, o adimplemento dos deveres e obrigações contidos neste passa a ser exigível judicialmente de uma parte à outra em face de eventual inadimplemento. Assim, o negócio jurídico existente e válido pode vir a ser eficaz. A simples existência e validade geram, às partes, a possibilidade de exigir que se cumpra o que no negócio jurídico se encontra descrito e que foi, portanto, pactuado.

Sendo assim, o Termo de Consentimento que existe, e é válido nos termos acima, poderá, também, ser eficaz, caso as partes (médico e paciente) cumpram tudo o que ali se encontra estabelecido ou venham a ser judicialmente obrigadas a cumprir o que foi pactuado.

Este cumprimento retira o termo de consentimento do plano das ideias e das vontades e o coloca no plano prático da produção de efeitos, ou da eficácia. O termo de consentimento que existe e é válido, mas que nunca teve o procedimento nele descrito efetivamente realizado pelas partes que o pactuaram, é um termo de consentimento que não é eficaz, por mais que seja existente e válido.

O falecimento, por exemplo, de um dos agentes, médico ou paciente, antes da execução do procedimento contratado, cria a situação acima, em que o termo de consentimento será válido, existente, mas não será eficaz, pois motivo superveniente impediu sua produção de efeitos.

Contudo, para averiguar se determinado negócio jurídico pode vir a ser eficaz e se encontra apto a gerar efeitos, deve-se observar se este não está subordinado a um acontecimento futuro exigido e compactuado pelas partes. Deve-se verificar se não há nenhum dos elementos acidentais ou facultativos.

Tais elementos são limitadores da eficácia do negócio jurídico. Devem ser pactuados pelas partes e têm a função de fornecer às estas controle sobre a eficácia do negócio jurídico, fazendo com que melhor possa atender às suas necessidades. Os elementos limitadores são, a saber: condição, termo e encargo.

Condição

A condição é elemento acidental do negócio jurídico que subordina a produção de efeitos deste a fato futuro e incerto. Vejamos o texto legal do Código Civil:

> Art. 121. Considera-se condição a cláusula que, derivando exclusivamente da vontade das partes, subordina o efeito do negócio jurídico a evento futuro e incerto.

Ademais, a condição subordina o início da eficácia ou o fim da eficácia do negócio jurídico. Por isso, pode ser desdobrada em condição suspensiva e condição resolutiva.

A primeira delas condiciona o início da eficácia a um fato futuro e incerto, mantendo suspenso o surgimento de um direito a ser adquirido (p. ex., um paciente deseja submeter-se à cirurgia conhecida como abdominoplastia. Ocorre que este paciente não se encontra em situação de indicação para tal procedimento, uma vez que não apresenta determinado percentual de gordura exigido para que se realize o procedimento cirúrgico. Portanto, para que o procedimento possa ocorrer em segurança, é preciso que o paciente se encontre em situação de indicação para tal procedimento).

Já a segunda delas condiciona o fim da eficácia a um fato futuro e incerto, extinguindo determinado direito oriundo de negócio jurídico pactuado (p. ex., o acompanhamento do médico até que o paciente, após cirurgia denominada redução de estômago atinja o índice de massa corporal [IMC], percentual de gordura ou determinado peso corporal pactuado. Assim que o paciente atingir tal condição, pactuada, de determinado IMC, percentual de gordura ou peso corporal, não há mais que se falar em acompanhamento médico, e a produção de efeitos do termo de consentimento terá sido finalizada).

Vejamos, então, a definição de Paulo Nader:

> (...) condição é elemento voluntário e acidental de um negócio jurídico que subordina o nascimento ou extinção do direito subjetivo a acontecimento futuro e incerto.[17]

Vejamos, outrossim, as disposições legais do Código Civil em vigor (2002) sobre o elemento acidental em tela:

> Art. 122. São lícitas, em geral, todas as condições não contrárias à lei, à ordem pública ou aos bons costumes; entre as condições defesas se incluem as que privarem de todo efeito o negócio jurídico, ou o sujeitarem ao puro arbítrio de uma das partes.

---

[17]Nader P. Curso de Direito Civil: parte geral – Vol. 1. 2. ed. São Paulo: Ed. Forense, 2012.

Art. 125. Subordinando-se a eficácia do negócio jurídico à condição suspensiva, enquanto esta se não verificar, não se terá adquirido o direito, a que ele visa.

Art. 126. Se alguém dispuser de uma coisa sob condição suspensiva, e, pendente esta, fizer quanto àquela novas disposições, estas não terão valor, realizada a condição, se com ela forem incompatíveis.

Art. 127. Se for resolutiva a condição, enquanto esta se não realizar, vigorará o negócio jurídico, podendo exercer-se desde a conclusão deste o direito por ele estabelecido.

Art. 128. Sobrevindo a condição resolutiva, extingue-se, para todos os efeitos, o direito a que ela se opõe; mas, se aposta a um negócio de execução continuada ou periódica, a sua realização, salvo disposição em contrário, não tem eficácia quanto aos atos já praticados, desde que compatíveis com a natureza da condição pendente e conforme os ditames de boa-fé.

Ademais, a condição pode ensejar a invalidade do negócio jurídico, uma vez que são indissociáveis deste. As condições suspensivas devem respeitar a licitude, a possibilidade física e possibilidade jurídica.

Contudo, se a condição resolutiva não respeitar a possibilidade física, o negócio jurídico não será inválido, mas a condição será inexistente (considerando-a não escrita). Ainda sobre a condição resolutiva, esta pode se dar de maneira expressa ou tácita, sendo, nesta última hipótese, necessária a interpelação judicial.

Assim, vejamos os dispositivos legais a seguir a fim de aferir outras peculiaridades do elemento acidental da condição:

Art. 123. Invalidam os negócios jurídicos que lhes são subordinados:

I – as condições física ou juridicamente impossíveis, quando suspensivas;

II – as condições ilícitas, ou de fazer coisa ilícita;

III – as condições incompreensíveis ou contraditórias.

Art. 124. Têm-se por inexistentes as condições impossíveis, quando resolutivas, e as de não fazer coisa impossível.

Art. 129. Reputa-se verificada, quanto aos efeitos jurídicos, a condição cujo implemento for maliciosamente obstado pela parte a quem desfavorecer, considerando-se, ao contrário, não verificada a condição maliciosamente levada a efeito por aquele a quem aproveita o seu implemento.

Art. 130. Ao titular do direito eventual, nos casos de condição suspensiva ou resolutiva, é permitido praticar os atos destinados a conservá-lo.

Termo

O termo é elemento acidental do negócio jurídico que subordina a produção de efeitos deste a evento futuro, porém certo. Em virtude da exatidão com a qual se sabe e se compactua acerca do elemento acidental do termo, este traduz-se em uma ideia de lapso temporal.

Da mesma maneira como a condição, o termo pode fazer surgir um direito ou extinguir um direito, porque determinado negócio jurídico pode: (a) iniciar sua eficácia em data futura específica ou em prazo temporal específico, não tendo, contudo, previsão certa para sua resolução; (b) iniciar sua eficácia no momento em que se celebra o negócio jurídico, tendo, desta vez, data específica ou prazo temporal específico para sua extinção; (c) iniciar sua eficácia em data futura específica, prevendo, outrossim, data futura específica para sua resolução. Assim, o termo se desdobra em: termo inicial ou termo final.

Vejamos o texto legal do Código Civil e as peculiaridades do elemento acidental ora em estudo:

Art. 132. Salvo disposição legal ou convencional em contrário, computam-se os prazos, excluído o dia do começo, e incluído o do vencimento.

§ 1º Se o dia do vencimento cair em feriado, considerar-se-á prorrogado o prazo até o seguinte dia útil.

§ 2º Meado considera-se, em qualquer mês, o seu décimo quinto dia.

§ 3º Os prazos de meses e anos expiram no dia de igual número do de início, ou no imediato, se faltar exata correspondência.

§ 4º Os prazos fixados por hora contar-se-ão de minuto a minuto.

Portanto, como regra, computam-se os prazos excluindo-se o dia do começo e incluindo-se o dia do vencimento, podendo se alterar em face de convenção das partes.

Art. 131. O termo inicial suspende o exercício, mas não a aquisição do direito.

Art. 135. Ao termo inicial e final aplicam-se, no que couber, as disposições relativas à condição suspensiva e resolutiva.

Pode ser exemplo do presente instituto a pactuação para realização de determinado procedimento cirúrgico quando o paciente retornar de determinada viagem, com data já marcada, ou então, a partir do dia em que o médico associar-se a determinado seguro de saúde, data esta que deve ser já conhecida (p. ex., 30 dias após assinatura do contrato de prestação de serviço).

Encargo

O encargo é elemento acidental do negócio jurídico, que subordina a produção de efeitos deste a um ato que, por sua vez, há de ser cumprido pelo titular do direito a quem o negócio jurídico é destinado.

Excepcionalmente, nesse caso, não há bilateralidade; assim, a imposição do encargo se dá de maneira unilateral, cabendo à outra parte tão-somente aceitar ou renunciar ao direito que lhe é destinado pelo negócio jurídico com encargo.

Ademais, se o encargo for ilícito ou impossível, pode tornar nulo o negócio jurídico na hipótese de quando o motivo pelo qual uma das partes compactuou com a outra se deu em razão determinante do encargo.

Vejamos o texto legal do Código Civil em vigor (2002):

Art. 136. O encargo não suspende a aquisição nem o exercício do direito, salvo quando expressamente imposto no negócio jurídico, pelo disponente, como condição suspensiva.

Art. 137. Considera-se não escrito o encargo ilícito ou impossível, salvo se constituir o motivo determinante da liberalidade, caso em que se invalida o negócio jurídico.

Sendo assim, tendo sido analisados os aspectos jurídicos que envolvem a elaboração do termo de consentimento, passa-se à análise dos instrumentos legais que normatizam e, de certa maneira, tornam o termo de consentimento um documento inerente à prática médica.

CÓDIGO DE DEFESA DO CONSUMIDOR

Como é sabido, o Código de Defesa do Consumidor é um conjunto de normas, promulgado em 1990, com o intuito de proteger o consumidor e as relações de consumo celebradas no Brasil, tendo em vista a hipossuficiência, que pode ser de ordem econômica ou técnica, do consumidor ante o fornecedor.

Nessa esteira e no avançar da utilização desse diploma legal, a relação médico-paciente passou a ser, de maneira equivocada, pouco técnica e sem fundamentação coerente, tutelada pelo diploma aqui denominado CDC (Código de Defesa do Consumidor).

Aduz, tal conjunto de normas, em seu artigo 2º que consumidor é aquele que adquire produto, ou serviço, como destinatário final do mesmo, abaixo:

Art. 2º Consumidor é toda pessoa física ou jurídica que adquire ou utiliza produto ou serviço como destinatário final.

Parágrafo único. Equipara-se a consumidor à coletividade de pessoas, ainda que indetermináveis, que haja intervindo nas relações de consumo.

Em interpretação sistemática-literal do artigo acima citado, percebe-se que o paciente é destinatário final dos serviços médicos e que, como pessoa física, estaria, portanto, incluso na definição do artigo 2º para ser classificado como consumidor.

Já o artigo 3º do mesmo diploma define que fornecedor é todo aquele que desenvolve atividade de, entre outras, prestação de serviços, definindo como serviço, em seu 2º parágrafo, como toda atividade fornecida no mercado de consumo, mediante remuneração.

Art. 3º Fornecedor é toda pessoa física ou jurídica, pública ou privada, nacional ou estrangeira, bem como os entes despersonalizados, que desenvolvem atividade de produção, montagem, criação, construção, transformação, importação, exportação, distribuição ou comercialização de produtos ou prestação de serviços.

§1º Produto é qualquer bem, móvel ou imóvel, material ou imaterial.

§ 2º Serviço é qualquer atividade fornecida no mercado de consumo, mediante remuneração, inclusive as de natureza bancária, financeira, de crédito e securitária, salvo as decorrentes das relações de caráter trabalhista.

Sendo assim, novamente em interpretação sistemática-literal, percebe-se que o médico é fornecedor, da espécie prestador de serviço, ao passo que comercializa sua prestação de serviços ao paciente, consumidor, ao passo que este é o destinatário final do serviço fornecido pelo médico.

Ao continuar a análise do CDC, tem-se o artigo 6º, III, que estabelece como direito básico do consumidor "a informação adequada e clara sobre os diferentes produtos e serviços, com especificação correta de quantidade, características, composição, qualidade e preço, bem como sobre os riscos que apresentem".

Esta é a hora em que o termo de consentimento passa a ser exigido em razão do CDC.

Uma vez que o médico é fornecedor, o paciente é consumidor, e este tem o direito básico de ser informado sobre o serviço que será prestado pelo médico, fornecedor, e este médico tem o dever de realizar tal informação de maneira completa e correta, como determinou o artigo.

Bastaria que o médico então, em seu consultório, apresentasse ao paciente, verbalmente, os riscos e os benefícios do procedimento médico ao qual será submetido. Ocorre, no entanto, que essa apresentação verbal jamais poderá vencer a má-fé do paciente que desejar se apresentar à justiça como sujeito que não foi informado.

Por esta razão, o termo de consentimento é o documento hábil a ser utilizado pelo médico como escudo contra a possível má-fé do paciente que, insatisfeito com o resultado obtido, deseja defender a tese de que não foi informado sobre os riscos do procedimento.

Ainda em relação ao CDC, este estabelece uma infração penal, em seu artigo 66, caso o fornecedor (no nosso interesse, médico) apresente informações insuficientes, incompletas, inverídicas acerca do serviço, abaixo:

> Art. 66. Fazer afirmação falsa ou enganosa, ou omitir informação relevante sobre a natureza, característica, qualidade, quantidade, segurança, desempenho, durabilidade, preço ou garantia de produtos ou serviços:
> Pena – Detenção de três meses a um ano e multa.
> §1º Incorrerá nas mesmas penas quem patrocinar a oferta.
> §2º Se o crime é culposo;
> Pena – Detenção de um a seis meses ou multa.

Portanto, nos termos do CDC, além de ser obrigatório que o médico informe seu paciente acerca dos serviços a serem realizados por ele, torna-se essencial que essas informações sejam completas, esgotativas, verídicas, o que nada mais é que repetir deveres e obrigações éticas já conhecidas e respeitadas há muito pelos médicos.

Tendo sido analisado o termo de consentimento em face do CDC, passa-se à sua análise ante seus aspectos éticos que, embora trazidos pelo CDC em 1990, já se encontravam no juramento de Hipócrates, atualizado pela Declaração de Genebra em 1948.

RESPONSABILIDADE CIVIL DO MÉDICO PELA NÃO OBTENÇÃO DO TERMO DE CONSENTIMENTO INFORMADO

A responsabilidade civil é, em poucas palavras, a razão da obrigação que uma pessoa tem de reparar um dano que sua ação ou omissão, voluntária, negligente ou imprudente causou a outra.

A teoria da responsabilidade civil, no Direito, visa determinar em quais condições pode uma pessoa ser considerada responsável, civilmente, pelo dano alegado por outrem.

Para que tal responsabilização ocorra, deve-se configurar (a) uma ação ou uma omissão, (b) um dano e (c) um liame, uma conexão, denominada nexo de causalidade, entre a ação ou omissão e o dano.

Sendo assim, bem delimitados os três aspectos, haverá o dever do agente que agiu ou omitiu-se de agir de reparar o dano que esteja conectado intimamente com este agir ou deixar de agir.

Nesses termos, poder-se-ia cogitar a responsabilização do médico por deixar de apresentar ao paciente o termo de consentimento, ou, ainda, apresentá-lo de maneira lacunosa e incompleta, o que caracterizaria uma omissão, um deixar de agir, mas que para ser caracterizada como uma responsabilidade civil careceria ainda de um dano intimamente relacionado ao deixar de agir do médico, ou seja, intimamente relacionado com a informação que deixou de ser apresentada, ou foi apresentada de maneira incompleta.

Sendo assim, para que a falta do termo de consentimento ou sua incompletude seja caracterizada como responsabilidade civil do médico, torna-se crucial que o dano seja consequência da informação inexistente ou falha, ligando-se esta àquela pelo chamado nexo de causalidade.

Assim, deverá o médico ser civilmente responsabilizado sempre que o paciente experimentar um dano que este médico deixou de prever em seu termo de consentimento.

Por exemplo, caso o paciente se submeta a certo procedimento que apresenta possibilidade de cicatrização hipertrófica, tendo em vista os hábitos de vida, idade, textura de pele do paciente e a própria técnica a ser adotada, e esse risco não foi salientado pelo médico, vindo o paciente a experimentá-lo, será o médico civilmente responsável pela ausência de informação.

Esta tese é defendida, pois o paciente, ciente desse risco que lhe foi omitido pelo médico, teria então a faculdade de optar, ou não, pelo procedimento. Quando o risco não é apresentado ao paciente, este não tem ciência do mesmo.

Deve-se levar em consideração o estado de leigo em que o paciente se encontra. Para os médicos e demais profissionais da saúde, cicatriz e procedimentos cirúrgicos são duas coisas intimamente relacionadas, mas não para o paciente, assim como os demais riscos que são inerentes aos procedimentos cirúrgicos, simples ou complexos.

O paciente necessita que o médico lhe apresente tal possibilidade, pois, caso contrário, é como se esta não existisse ou não fosse aplicável ao caso concreto do paciente, razão pela qual este poderá ser indenizado pelo médico caso venha a experimentar dano decorrente de informação não prestada ou prestada de maneira omissa.

Por outra óptica, pode ocorrer de o médico apresentar ao paciente, de maneira completa e exata, todos os riscos acerca do procedimento ao qual será submetido e o paciente sofrer certo dano, devidamente previsto em termo de consentimento, mas decorrente de culpa do médico. Neste caso, toma-se por empréstimo lição de Miguel Kfouri Neto:[18] "na eventualidade de o dano ter sido causado por culpa do médico, normalmente torna-se irrelevante discutir a qualidade da informação. Entretanto, quando a intervenção médica é correta – e não se informou adequadamente – a questão se torna crucial."

ASPECTOS ÉTICOS

Como asseverado previamente, o termo de consentimento, é um negócio jurídico da espécie documento médico, o que acrescenta, além dos requisitos e elementos já analisados, diversos outros, de ordem ética, moral e técnica, oriundos dos princípios do exercício da Medicina e formalizados pelo Conselho Federal de Medicina, que regulamente a prática e os atos médicos em todo o território nacional, conforme determina o artigo 2º da Lei 3.268, de 1957:

Art. 2º O Conselho Federal e os Conselhos Regionais de Medicina são os órgãos supervisores da ética profissional em toda a República e, ao mesmo tempo, julgadores e disciplinadores da classe médica, cabendo-lhes zelar e trabalhar por todos os meios ao seu alcance, pelo perfeito desempenho ético da medicina e pelo prestígio e bom conceito da profissão e dos que a exerçam legalmente.

Portanto, o termo de consentimento deve ser elaborado com respeito aos aspectos jurídicos, para que tenha validade perante os diversos tribunais nacionais, mas de nada adianta um documento válido juridicamente que desrespeita os princípios basilares do exercício profissional da medicina.

Sendo assim, além de juridicamente válido, o termo de consentimento deve ser elaborado em perfeito desempenho ético, visando ao prestígio e ao bom conceito da profissão médica, bem como dos médicos que a exerçam, legalmente.

O consentimento na história

O Código de Nuremberg, editado ao fim da Segunda Guerra Mundial, tendo como princípio norteador as atrocidades cometidas nessa guerra e o resultado dos julgamentos dessas atrocidades, trouxe, logo em seu artigo 5º, o seguinte texto:

1. **The voluntary consent of the human subject is absolutely essential**. This means that the person involved should have legal capacity to give consent; should be so situated as to be able to exercise free power of choice, without the intervention of any element of force, fraud, deceit, duress, over-reaching, or other ulterior form of constraint or coercion; and should have sufficient knowledge and comprehension of the elements of the subject matter involved as to enable him/her to make an understanding and enlightened decision. This latter element requires that before the acceptance of an affirmative decision by the experimental subject there should be made known to him the nature, duration, and purpose of the experiment; the method and means by which it is to be conducted; all inconveniences and hazards reasonable to be expected; and the effects upon his health or person which may possibly come from his participation in the experiment. The duty and responsibility for ascertaining the quality of the consent rests upon each individual who initiates, directs or engages in the experiment. It is a personal duty and responsibility which may not be delegated to another with impunity." (grifo do autor)

Em tradução livre, da frase em negrito, tem-se que o voluntário consentimento do ser humano sujeito do procedimento é ABSOLUTAMENTE ESSENCIAL.

Portanto, este diploma, formalmente denominado Código de Nuremberg, é um marco que direciona ético-juridicamente as intervenções médicas no sentido de serem realizadas somente mediante consentimento voluntário.

Barros Júnior,[19] entre outros, assevera: "O Código de Nuremberg, editado em 1948, foi o grande marco da resposta ético-jurídica às intervenções médicas não autorizadas."

Sendo assim, a partir do momento da edição desse diploma, a discussão em torno dos procedimentos médicos não autorizados ganhou contornos até então desconsiderados e levou à edição de normas, inclusive por parte do Conselho Federal de Medicina, que tem o claro intuito de proteger certos princípios da relação médico-paciente, como o princípio da autonomia, e princípios da própria profissão médica, como o da beneficência e da não maleficência.

Recorreremos novamente à Barros Júnior, em obra já citada, para ilustrar o que foi dito:

---

[18]Kfouri NM. Responsabilidade civil do médico – 5. ed. rev. e atual. à luz do novo código civil, com acréscimo doutrinário e jurisprudencial. São Paulo: Editora Revista dos Tribunais, 2003.

[19]Barros Júnior E. Direito Médico: abordagem constitucional da responsabilidade médica. 2. ed. São Paulo: Atlas, 2011.

O Novo Código de Ética Médica (NCEM 1.931/2009), Capítulo inaugural – Princípios Fundamentais –, VI, dispõe sobre dois princípios basilares essenciais para uma relação médico-paciente saudável e promissora. O primeiro é o princípio da beneficência: "O médico guardará absoluto respeito pelo ser humano e atuará sempre em seu benefício." O segundo é o princípio da não maleficência: "Jamais utilizará seus conhecimentos para causar sofrimento físico ou moral, para o extermínio do ser humano ou para permitir e acobertar tentativa contra sua dignidade e integridade.

Nestes termos, não há documento mais bem preparado e mais capaz que o termo de consentimento para externalizar o respeito do médico aos princípios da autonomia, da beneficência e da não maleficência.

Princípios éticos e o Código de Ética Médica

Conforme salientado previamente, o capítulo inaugural do Código de Ética Médica prevê os princípios fundamentais do exercício da Medicina. É dever afirmar que o médico não pode ser punido, administrativamente, por infração aos princípios relatados neste capítulo. Há, no entanto, para cada artigo deste capítulo uma norma deontológica correspondente e a infração à norma deontológica pode e será investigada e penalizada pelo Conselho Regional de Medicina.

Portanto, correlacionam-se, a princípio, com o perdão do trocadilho, três princípios que incidem diretamente na relação médico-paciente e, dessa maneira, na criação do termo de consentimento. São eles:

A) VI - O médico guardará absoluto respeito pelo ser humano e atuará sempre em seu benefício. Jamais utilizará seus conhecimentos para causar sofrimento físico ou moral, para o extermínio do ser humano ou para permitir e acobertar tentativa contra sua dignidade e integridade.

B) XIX - O médico se responsabilizará, em caráter pessoal e nunca presumido, pelos seus atos profissionais, resultantes de relação particular de confiança e executados com diligência, competência e prudência.

C) XXI - No processo de tomada de decisões profissionais, de acordo com seus ditames de consciência e as previsões legais, o médico aceitará as escolhas de seus pacientes, relativas aos procedimentos diagnósticos e terapêuticos por eles expressos, desde que adequadas ao caso e cientificamente reconhecidas.

A) O paciente apresenta, geralmente, em relação ao médico, uma hipossuficiêcia técnica que tem origem no conhecimento adquirido pelo profissional da Medicina em sua graduação e cursos de atualização.

Este conhecimento coloca o médico em uma posição ao mesmo tempo vantajosa e delicada, pois com ele o médico carrega grande responsabilidade de estar lidando com o leigo, com aquele que carece do ensino e da educação que o médico já possui.

O médico é aquele que conhece o funcionamento do corpo humano em sua plenitude, conhecendo os métodos de curá-lo e também os métodos de adoecê-lo.

Portanto, a proibição que este princípio traz em si é a de utilizar tal conhecimento e técnicas médicas contra a dignidade da pessoa humana, não contra sua vida ou sua saúde, pois atentar contra a dignidade nem sempre caracteriza atentado contra esses outros dois bens jurídicos.

Art. 1º A República Federativa do Brasil, formada pela união indissolúvel dos Estados e Municípios e do Distrito Federal, constitui-se em Estado Democrático de Direito e tem como fundamentos:
III – a dignidade da pessoa humana;

A dignidade da pessoa humana, como descrito no artigo inaugural da Constituição da República de 1988, em seu inciso III, acima, é fundamento do Estado Democrático de Direito e o médico, como agente deste Estado Democrático de Direito, tem o dever ético e moral de não atentar contra tal dignidade, tendo em vista a posição hierarquicamente superior que o médico ocupa em relação a seu paciente, por ser aquele o detentor do conhecimento.

Há ainda no princípio, além da proibição de que o médico atente contra a dignidade do ser humano, a proibição de que este permita casos em que o permissionário estará em posição de chefia com relação àquele que atenta contra a dignidade do ser humano ou que o médico acoberte casos em que este estará em posição igual àquele que efetivamente atenta contra a dignidade do ser humano.

Essas proibições fazem com que o médico não só se abstenha de agir contra a dignidade do ser humano, mas se mantenha em estado de alerta e vigília, para que outros, colegas ou não, sob sua responsabilidade, ou não, ajam em desrespeito à dignidade humana ou omitam-se de agir em favor desta.

B) Assim como determinado pelo §4º do artigo 14 do Código de Defesa do Consumidor, abaixo, a responsabilidade do médico, por ser este um profissional liberal, será sempre pessoal, ou seja, será verificada mediante a devida comprovação da culpa do médico em realizar o ato que gerou dano ao paciente (consumidor).

Art. 14. O fornecedor de serviços responde, independentemente da existência de culpa, pela reparação dos danos causados aos consumidores por defeitos relativos à prestação dos serviços, bem como por informações insuficientes ou inadequadas sobre sua fruição e riscos.

§4º A responsabilidade pessoal dos profissionais liberais será apurada mediante a verificação de culpa.

A culpa a que se referem o princípio do NCEM e o artigo 14 do CDC é a culpa em seu sentido jurídico, composta de três elementos que podem ser percebidos unitariamente ou juntos, sendo eles: imperícia, imprudência e negligência.

O que se pretende, com o advento desse princípio, e que pode ser estendido ao termo de consentimento por ser este um ato médico, é que todos os atos médicos sejam praticados com perícia, prudência e por profissional que tenha o conhecimento necessário para o exercício do ato e da profissão.

Continuando, esse princípio faz com que o médico somente se responsabilize por atos que ele próprio, pessoalmente, tenha realizado ou participado. Não poderá o médico se responsabilizar, ou ser responsabilizado, por ato que não tenha praticado ou dele participado.

Ademais, esse artigo aborda algo essencial para a confecção do termo de consentimento: a relação particular de confiança que médico e paciente devem ter, relação esta que é recíproca e não apenas do paciente em relação ao profissional escolhido para o procedimento.

Tendo o médico qualquer receio de que o paciente possa se insurgir contra seu atuar ou que o paciente não tenha o crédito necessário para ser submetido a determinado procedimento, em virtude de problemas anteriores experimentados com o paciente ou simplesmente em virtude de o médico não confiar na pessoa que deseja ser submetida ao procedimento, não há que se falar em realização de qualquer ato médico.

Ressalta-se que casos urgentes e emergentes não poderão ser desconsiderados pelo médico por acreditar que o paciente não seja merecedor de seu zelo e cuidados profissionais.

C) Esse princípio, XXI, consagra a autonomia do paciente como um postulado orientador da prática médica. É claro que algumas ressalvas são feitas pelo próprio princípio, mas, geralmente, a opinião do paciente ou de seu responsável legal deve ser respeitada pelo médico ao decidir pela prática diagnóstica ou terapêutica que será utilizada.

O próprio princípio, no entanto, determina que o respeito à opinião expressa pelo paciente ou por seu representante legal deva ser sempre acatada ou até mesmo levada em consideração pelo médico.

A autonomia do paciente não é plena, e devem ser decididos pelo médico os casos em que tal autonomia será

mitigada e os casos em que ela será respeitada. Para decidir isso, no entanto, existem critérios subjetivos e critérios objetivos.

Ao expressar seu desejo por determinado tratamento ou prática diagnóstica, o paciente não estará garantindo que o médico acatará seu desejo. Esse desejo deverá ser analisado, primeiramente, sob os aspectos dos "ditames de consciência" do médico e das previsões legais.

Não estando o médico, em seu íntimo, seguro acerca do procedimento desejado pelo paciente, abster-se-á de realizá-lo, informando tal situação ao paciente e, caso a situação permita, acordando com o paciente outra maneira de se atingir o fim do procedimento.

Já em relação às previsões legais, a autonomia do paciente não poderá ser superior às leis e normas vigentes no Brasil. O médico não está autorizado, de acordo com o artigo 14,[20] a praticar, ou indicar, atos proibidos pela legislação.

Nesses termos, caso a vontade do paciente se materialize em um procedimento proibido pela legislação nacional, o médico deverá mitigar a autonomia desse paciente, não atendendo seu desejo e, de acordo com o caso concreto, acordando com o paciente acerca do novo procedimento ou realizando o procedimento que acreditar ser o mais correto, em se tratando de situações de urgência, emergência ou que possam colocar em risco a vida e a saúde do ser humano.

O princípio XXI continua com outras duas determinações acerca do respeito do médico à autonomia do paciente, são elas: a adequação do procedimento desejado ao caso concreto e a cientificidade do procedimento desejado.

De acordo com as recomendações acima, o desejo do paciente deverá ser respeitado somente nos casos em que este desejo seja compatível com o quadro clínico apresentado pelo paciente. Mais além, não basta que o procedimento seja adequado para o caso, é necessário que o procedimento seja cientificamente reconhecido.

Portanto, o princípio XXI determina que a autonomia do paciente deve ser respeitada, obrigatoriamente, pelo médico, desde que os desejos do paciente respeitem os ditames de consciência do profissional que o realizará, não sejam proibidos pela legislação vigente, sejam recomendados e aplicáveis ao caso concreto e, finalmente, sejam cientificamente reconhecidos.

Normas de conduta e o termo de consentimento

Como asseverado previamente, os médicos não podem ser punidos por desrespeito aos princípios norteadores da

---

[20]É vedado ao médico:

Art. 14. Praticar ou indicar atos médicos desnecessários ou proibidos pela legislação vigente.

prática profissional. Ocorre, no entanto, que, para cada princípio, há, no Código de Ética Médica, uma norma de conduta correspondente.

Normas de conduta são normas deontológicas e o Código de Ética Médica possui 118 destas que, caso infringidas, ensejam a devida investigação e punição nos termos do artigo 22[21] da Lei 3.268/1957.

Portanto, passa-se à análise dessas normas, frisando que todas elas são antecedidas da expressão, em negrito, **"É vedado ao médico:"**.

Em se tratando de enunciados que vedam determinadas condutas aos médicos, todos esses profissionais que realizarem a conduta que no Código de Ética Médica lhes é vedada estarão sujeitos a ter instaurado em seus desfavores um procedimento ético-profissional.

Capítulo V – Relação com Pacientes e Familiares

É vedado ao médico:

Art. 31. Desrespeitar o direito do paciente ou do seu representante legal de decidir livremente sobre a execução de práticas diagnósticas ou terapêuticas, salvo em caso de iminente risco de morte.

Este artigo proíbe o médico de desrespeitar a autonomia do paciente que está sob seus cuidados, fazendo a ressalva de que tal autonomia pode ser mitigada em caso de iminente risco de morte.

---

[21]Art. 22. As penas disciplinares aplicáveis pelos Conselhos Regionais aos seus membros são as seguintes:

a) advertência confidencial em aviso reservado;

b) censura confidencial em aviso reservado;

c) censura pública em publicação oficial;

d) suspensão do exercício profissional por até 30 (trinta) dias;

e) cassação do exercício profissional, *ad referendum* do Conselho Federal.

§1º Salvo os casos de gravidade manifesta que exijam aplicação imediata da penalidade mais grave, a imposição das penas obedecerá à gradação deste artigo.

§2º Em matéria disciplinar, o Conselho Regional deliberará de ofício ou em consequência de representação de autoridade, de qualquer membro, ou de pessoa estranha ao Conselho, interessada no caso.

§3º A deliberação do Comércio precederá, sempre, audiência do acusado, sendo-lhe dado defensor no caso de não ser encontrado, ou for revel.

§4º Da imposição de qualquer penalidade caberá recurso, no prazo de 30 (trinta) dias, contados da ciência, para o Conselho Federal, sem efeito suspenso salvo os casos das alíneas c, e e f, em que o efeito será suspensivo.

§5º Além do recurso previsto no parágrafo anterior, não caberá qualquer outro de natureza administrativa, salvo aos interessados a via judiciária para as ações que forem devidas.

§6º As denúncias contra membros dos Conselhos Regionais só serão recebidas quando devidamente assinadas e acompanhadas da indicação de elementos comprobatórios do alegado.

O termo de consentimento, como já foi visto, é um documento que não tem qualquer utilidade em caso de iminente risco de morte, vez que nesses casos o médico não terá o tempo hábil para instruir seu paciente e informar-lhe de riscos e objetivos do procedimento, havendo apenas o tempo necessário para efetivamente realizar o procedimento médico.

Portanto, durante a confecção do termo de consentimento, o direito do paciente e de seu representante legal de decidir livremente sobre o procedimento que será realizado não pode, em momento algum, ser desrespeitado pelo médico.

Como o Código de Ética Médica optou por utilizar o termo "desrespeitar", e este é um termo muito subjetivo, o médico deverá cercar-se de extremo cuidado ao analisar com seu paciente os desejos deste em relação às práticas diagnósticas e terapêuticas.

Faz-se esta ressalva para que os comentários, até mesmo técnicos, do médico não sejam interpretados pelo paciente como desrespeitosos, vez que o desrespeito não será caracterizado apenas quando o médico diz que não realizará tal procedimento ou realiza qualquer outro "desrespeito" objetivo em relação à escolha do paciente (p. ex., fazendo comentários jocosos ou pejorativos em relação à escolha do paciente). O desrespeito tem um conteúdo muito subjetivo e determinada conduta que aos olhos do médico não desrespeita a escolha do paciente, aos olhos deste ou do seu representante legal, leigos, pode ser considerado desrespeitoso.

Há que se observar, mais uma vez, a relação de hipossuficiência em que o paciente se encontra em relação ao médico. Essa hipossuficiência, como já foi visto, tem grande componente técnico, uma vez que o médico é quem detém o conhecimento, mas possui certo componente comportamental.

O médico, por ser o detentor do conhecimento e saber, muitas vezes, qual é o procedimento mais indicado para o caso clínico apresentado pelo paciente, toma a frente das consultas, assumindo certa liderança para conduzir os entendimentos acerca do melhor procedimento.

O paciente, ciente de sua condição de leigo e em um ambiente que pode ser descrito, aos seus olhos, como "a casa do adversário", vez que as consultas e reuniões ocorrem, muitas vezes, em hospitais, clínicas e consultórios médicos e não na casa do paciente, assume então sua condição de hipossuficiente e incapaz diante de tanto conhecimento do profissional médico de escolher o que é melhor para seu destino.

Diante desse cenário, o desrespeito ao direito do paciente de decidir livremente acaba sendo mutuamente esquecido e desconsiderado, o que é um erro e uma falta ética que deve ser evitada pelo médico, e não pelo paciente, justamente por ser o médico aquele que detém o conhecimento.

Diz-se isso porque o respeito ao presente artigo deve ocorrer não por imposição do paciente e luta deste para que o médico respeite seus desejos, mas deve ocorrer porque o médico abriu-lhe esta oportunidade de manifestação livre, consciente e informada, acerca do melhor procedimento, ou do procedimento desejado pelo paciente.

É necessário fazer certa ressalva que o artigo não a faz. Como visto, o artigo determina que em iminente risco de morte a autonomia do paciente seja mitigada e o médico decida sem sua participação qual será o melhor procedimento.

Ocorre, no entanto, que determinados casos não apresentam risco iminente de morte, mas apresentam um paciente sem condição de decidir por si (coma ou incapacidade mental) e sem responsável legal que possa fazê-lo. Nesses casos, o médico poderá decidir, livremente, sem o auxílio de seu paciente, o que de certa maneira torna desnecessária a utilização do termo de consentimento.

É de suma importância que a incapacidade do paciente de participar do processo de tomada de decisão seja devidamente expressa no prontuário médico, de modo que o médico possa defendê-la, caso questionado em qualquer instância.

É vedado ao médico:
Art. 34. Deixar de informar ao paciente o diagnóstico, o prognóstico, os riscos e os objetivos do tratamento, salvo quando a comunicação direta possa lhe provocar dano, devendo, nesse caso, fazer a comunicação a seu representante legal.

O termo de consentimento, como visto, é o documento hábil a demonstrar o respeito do médico ao artigo 34 do Código de Ética Médica. A partir desse documento percebe-se, claramente, que o médico debateu com seu paciente o diagnóstico, os possíveis resultados do procedimento, os riscos deste e seus objetivos ao indicá-lo.

Por mais que todos esses pontos tenham sido debatidos em consultório e o paciente esteja plenamente informado acerca dos riscos, objetivos, prognósticos e diagnóstico, o termo de consentimento é o documento que inibe qualquer pretensão punitiva em razão de desrespeito ao presente artigo, vez que o termo de consentimento é a própria formalização dessa situação de informação passada ao paciente.

Portanto, pacífico é que o médico tem o dever de informar seu paciente acerca de todos os aspectos que envolvem o procedimento médico. Não há dúvida, ainda, de que tal situação deve ser formalizada a partir do termo de consentimento.

O que se discute com o advento do presente artigo são as hipóteses em que o diálogo entre paciente e médico se encontra prejudicado, em função de se tratar, por exemplo, de uma criança que não possui o discernimento formado para entender os riscos do procedimento ao qual será submetida. Ou ainda que, mesmo possuindo tal discernimento, tenha-se o consenso de que a comunicação ao paciente ainda criança ou adolescente, acerca dos riscos do procedimento, possa traumatizá-la, prejudicando assim seu desenvolvimento e o próprio desenrolar da atividade médica.

Há ainda os casos em que o paciente adulto, possuidor de discernimento e conhecimentos suficientes, tenha um histórico pretérito extenso de intervenções médicas, ficando dessa maneira traumatizado ou mais sensível em relação a determinadas informações.

Em ambos os casos, o médico não se encontra isento do dever de informar. O que se altera é o sujeito destinatário de tal informação. Em vez de o médico ter o dever de informar o paciente, o médico terá o dever de informar seu responsável legal. Haverá, então, mais um sujeito integrando a relação "médico-paciente". Esse sujeito é o responsável legal, que passa a ser o destinatário de todas as informações acerca do procedimento médico.

Analisa-se, ainda, o presente artigo, não sob a óptica do direito de ser informado, mas sob a óptica do direito de não ser informado, por exemplo, nos casos de pacientes terminais. Como ensinam Eduardo Dantas e Marcos Vinicius Coltri[22]:

> Tanto quanto o direito à informação, o "direito de não saber" também precisa ser levado em consideração, especialmente nos casos de pacientes terminais, ou com enfermidades muito graves, que optam por se manterem alheios às suas reais condições. Mesmo os que este direito exercem não estão a oferecer ao seu cuidador um salvo-conduto para que proceda à adoção de medidas que entenda necessárias, sem prestar conta delas a alguém, tendo sido bastante feliz o Código ao estabelecer os parâmetros e diretrizes norteadoras da conduta ética médica.

O que se ressalva, no entanto, é que esses pacientes supramencionados possuem capacidade de discernimento e de entenderem as informações médicas, mas optaram, expressamente, por não conhecer delas, nomeando responsável para tal função.

Novamente, o médico não está isento de informar. O destinatário dessas informações é que deixou de ser o

---

[22]Dantas E. 1973. Comentários ao Código de Ética Médica: Resolução CFM nº 1.931/2009. Dantas E, Coltri MV. Rio de Janeiro: GZ Ed., 2010.

Capítulo 97 • Aspectos Éticos e Jurídicos: Termo de Consentimento

paciente, passando a ser outro sujeito pelo paciente nomeado.

É vedado ao médico:

Art. 35. Exagerar a gravidade do diagnóstico ou do prognóstico, complicar a terapêutica ou exceder-se no número de visitas, consultas ou quaisquer outros procedimentos médicos.

Atentar-se-á, em relação ao presente artigo, a seu comando inicial, acerca do exagero na gravidade do diagnóstico ou do prognóstico.

Esse aspecto encontra íntima relação com o termo de consentimento, pois esse documento poderá ser, a qualquer tempo, a desejo do paciente, confrontado com seu prontuário.

Sendo assim, não é possível que o prontuário e os exames apontem para determinado procedimento médico, simples e barato e o termo de consentimento aponte para o exercício de procedimento complexo, caro, completamente diverso daquele mais indicado para o caso concreto.

O que visa esse artigo é que a Medicina não tenha contornos mercantilistas e que não se pratique o chamado "terrorismo terapêutico", que leva o paciente a querer se tratar o mais rápido possível e nos termos que o médico lhe apresentar.

Quanto mais grave for o diagnóstico apresentado pelo médico, mais rápido o paciente desejará ser submetido ao procedimento que lhe trará cura, independentemente de qual for esse procedimento.

Feita esta ressalva em relação à primeira parte do artigo, passa-se à análise de seu final.

A parte final não está a proibir que o médico marque novas consultas para o paciente, sempre que julgar necessário, ou ainda que realize cobrança pelos novos atendimentos. O que o Código procura aqui é direcionar o médico no sentido da proporcionalidade e da razoabilidade em relação ao que o caso concreto realmente exige de atenção e cuidados.

Nesse sentido, há que se mencionar um dos poucos direitos dos médicos trazidos pelo Código de Ética Médica, em seu capítulo II, inciso VIII:

É direito do médico:

VIII – Decidir, em qualquer circunstância, levando em consideração sua experiência e capacidade profissional, o tempo a ser dedicado ao paciente, evitando que o acúmulo de encargos ou de consultas venha a prejudicá-lo.

Percebe-se que o inciso direcionado ao direito dos médicos evita que o médico se prejudique com o acúmulo de

funções, mas esse inciso determina ainda, como direito do médico, decidir, EM QUALQUER CIRCUNSTÂNCIA, levando em consideração sua capacidade profissional, o tempo a ser dedicado ao paciente.

Sendo assim, o médico é quem determina o tempo a ser dedicado ao paciente. O que o Código de Ética deseja, no entanto, é que esse tempo de dedicação não seja excessivo a ponto de prejudicar o médico, excessivo a ponto de se tornar desnecessário e de elevado custo para o paciente e ínfimo, a ponto de deixar o paciente sem o cuidado necessário.

É vedado ao médico:

Art. 37. Prescrever tratamento ou outros procedimentos sem exame direto do paciente, salvo em casos de urgência ou emergência e impossibilidade comprovada de realizá-lo, devendo, nesse caso, fazê-lo imediatamente após cessar o impedimento.

Esse artigo possui especial aplicabilidade nos dias de hoje, devido ao avanço tecnológico que propicia que duas pessoas se comuniquem e se vejam sem que estejam fisicamente próximas uma da outra.

É indiscutível a existência de tecnologia suficiente para o exercício prático da chamada "telemedicina". No entanto, ocorre que o Conselho Federal de Medicina ainda não regulamentou tal matéria, criando protocolos e normas de conduta para sua realização, o que inviabiliza tal prática, por ausência de previsão legal.

Ademais, o que pretende o presente artigo é que o médico não assuma responsabilidade por um ato que foi praticado sem a devida necessidade de sê-lo.

Como o próprio artigo determina, literalmente, casos de urgência, emergência e absoluta impossibilidade de exame direto do paciente podem ser assistidos por médico que não se encontre fisicamente próximo do paciente.

Ocorre que esta não é a regra e, muitas vezes, o paciente deverá recorrer a profissional que possa examiná-lo, diretamente, de maneira presencial e física, tendo assim a possibilidade de não deixar escapar nenhum detalhe ou de deixar de adotar conduta que somente seria possível de ser adotada presencialmente, por não se encontrar na presença do paciente.

Portanto, o artigo busca, ainda, zelar pela saúde, pelo bem-estar e pelo atendimento digno e zeloso ao paciente, pois sabe-se que o atendimento médico presencial é muito mais completo do que aquele executado telepresencialmente.

É vedado ao médico:

Art. 41. Abreviar a vida do paciente, ainda que a pedido deste ou de seu representante legal.

Parágrafo único. Nos casos de doença incurável e terminal deve o médico oferecer todos os cuidados paliativos disponíveis sem empreender ações diagnósticas ou terapêuticas inúteis ou obstinadas, levando sempre em consideração a vontade expressa do paciente, ou, na sua impossibilidade, a de seu representante legal.

O que se busca com o advento desse artigo é determinar que médico e paciente não podem ser responsáveis, e cúmplices, por uma decisão de terminar a vida deste segundo.

Não há termo de consentimento capaz de inocentar médico que, por ação ou omissão, a pedido e com o consentimento do paciente, terminou a vida deste. Este ato não é lícito e é vedado em esfera administrativa, pelo Código de Ética Médica e, em esfera criminal, pelo Código Penal.

O que esse artigo autoriza é muito diferente de colocar fim a uma vida. Ele autoriza que o paciente seja colocado em primeiro plano, que sejam esquecidas obstinações terapêutica, procedimentos cuja eficácia não seja garantida e procedimentos excessivamente dolorosos e sem utilidade comprovada.

Indo além, esse artigo determina que o médico zele para que o desconforto do paciente seja mínimo, mesmo sabendo que poucas ou nenhuma são as chances de o paciente se recuperar.

Concluindo, o artigo permite que se suspendam práticas inúteis, mas jamais que a vida seja abreviada, mesmo que esse paciente ou seu representante legal tenham expressamente requerido tal abreviação.

É vedado ao médico:

Art. 42. Desrespeitar o direito do paciente de decidir livremente sobre o método contraceptivo, devendo sempre esclarecê-lo sobre indicação, segurança, reversibilidade e risco de cada método.

O que se tem aqui é certa repetição, no início do artigo, no que diz respeito ao desrespeito do direito do paciente de decidir livremente.

Ora, independentemente de se estar falando de métodos contraceptivos ou qualquer outro procedimento médico, desrespeitar o direito do paciente de decidir livremente constitui infração ética passível de punição pelo Conselho Regional no qual o médico esteja registrado.

O que se vislumbra nesse artigo, no entanto, é a impossibilidade de o médico realizar esterilização cirúrgica sem o consentimento de seu paciente, aproveitando-se, por exemplo, de uma situação pós-parto em que a paciente encontrava-se impossibilitada de manifestar seu desejo acerca da realização ou não do procedimento de esterilização.

O Código de Ética Médica opta, como já foi visto inúmeras vezes, por valorizar a autonomia do paciente,

determinando que nenhum procedimento seja realizado, excetuados casos de urgência e emergência, sem o consentimento daquele que é o maior interessado no procedimento, o paciente.

Projeto de Lei 1.475/2011

Como salientado previamente, o Projeto de Lei 1.475/2011, de autoria da Deputada Lauriete Rodrigues Pinto, prevê a instituição, de maneira obrigatória, do documento que ela chama de "Termo de Esclarecimento Prévio".

Esse instrumento se tornaria obrigatório para todos os procedimentos que imponham risco cirúrgico ou anestésico ao paciente. Ocorre, no entanto, que esse é apenas um projeto de lei, que pode ou não vir a ser sancionado pelo Congresso Nacional.

No entanto, como fonte de consulta, e para se ter uma ideia do nível dos debates no Legislativo em torno do termo de consentimento, segue o inteiro teor do projeto de lei:

PROJETO DE LEI Nº 1.475 DE 2011

Institui o termo de esclarecimento prévio para procedimentos que imponham risco cirúrgico ou anestésico ao usuário.

O Congresso Nacional decreta:

Art. 1º Esta Lei institui o termo de esclarecimento prévio para procedimentos que imponham risco cirúrgico ou anestésico ao usuário.

Art. 2º O profissional de saúde responsável pela execução de procedimento que imponha risco cirúrgico ou anestésico ao usuário fica obrigado a apresentar um termo de esclarecimento prévio por escrito a este ou a seu responsável legal.

Parágrafo único. Em caso de iminente perigo de morte, o profissional fica desobrigado de apresentar o termo referido no *caput* deste artigo.

Art. 3º Devem constar no termo referido no art. 2º desta Lei:

I – informações sobre os riscos envolvidos na realização do procedimento;

II – os resultados esperados;

III – a identificação dos cirurgiões e anestesistas que realizarão o procedimento, inclusive seus registros em conselhos profissionais e as respectivas qualificações;

IV – indicação dos meios pelos quais as qualificações dos profissionais poderão ser consultadas pelo público;

Capítulo 97 • Aspectos Éticos e Jurídicos: Termo de Consentimento

V – assinatura do usuário ou de seu responsável legal.

§1º O termo deve ser redigido em linguagem acessível aos que não pertencem à área da saúde.

§2º Os usuários analfabetos devem receber as informações verbalmente na presença de testemunha de sua indicação, que assinará o termo.

§3º No caso de recusa em assinar o termo, uma testemunha indicará essa situação no mesmo documento, que será arquivado no prontuário do usuário.

Art. 4º O profissional de saúde que deixar de apresentar o termo de esclarecimento prévio, conforme as previsões desta Lei, está sujeito a multa e suspensão da atividade profissional, sem prejuízo das demais sanções civis e penais.

Parágrafo único. As penalidades previstas no *caput* deste artigo serão dobradas em caso de reincidência.

Art. 5º Esta Lei entrará em vigor cento e oitenta dias após sua publicação.

JUSTIFICAÇÃO:

Atualmente, não são raras as ocorrências de episódios em que usuários de serviços de saúde têm sido prejudicados pela atuação de profissionais sem a capacitação técnica adequada para a realização de determinados procedimentos cirúrgicos e anestésicos ou são surpreendidos por resultados sobre os quais não foram devidamente alertados. Certamente, é possível recorrer ao Judiciário para a devida reparação penal e civil, quando for o caso, entretanto, é importante que os cidadãos disponham de meios para prevenir essas ocorrências. A adoção do termo de esclarecimento prévio facilitaria uma tomada de decisão mais consciente por parte do usuário, além de resguardar, formalmente, os profissionais de saúde contra erros de compreensão.

O projeto tomou algumas precauções para evitar que este instrumento venha a prejudicar o atendimento em situações de iminente perigo de morte. Também há dispositivos visando a uma maior clareza na comunicação das informações e dos meios para que as mesmas possam ser verificadas (como é o caso das qualificações dos profissionais).

Finalmente, há previsão de penalidades no caso de descumprimento da Lei, para que isso tenha consequências, como também de prazo para que o serviços de saúde e profissionais preparem-se para cumprir a obrigação.

Diante do exposto, solicito dos nobres pares o apoio para que este projeto seja aprovado nesta Casa.

Sala das Sessões, em 23 de fevereiro de 2011.
Deputada LAURIETE
PSC-ES
PL termo de esclarecimento sobre
risco cirúrgico 2011_2669etm

Sigilo Profissional e o CID nos Documentos Médicos

Cor-Jesus Luzia Heleno

Na época de Hipócrates, o sigilo médico já era praticado em razão da profissão, da confiança e da credibilidade. O segredo contado ao médico pelo paciente não pertencerá a ele: ele será somente o guardião da confidência.

"Aquilo que no exercício ou fora do exercício da profissão e no convívio da sociedade se tenha visto ou ouvido que não seja preciso divulgar deverá ser conservado inteiramente secreto" (Hipócrates, 460-351 a.C.).

O sigilo médico está presente em vários documentos, como na Constituição Federal, no Código de Ética Médica e no Código Penal Brasileiro.

Na Constituição da República do Brasil, em seu artigo 5º, inciso X: "são invioláveis a intimidade, a vida privada, a honra e a imagem das pessoas, assegurado o direito à indenização pelo dano material ou moral decorrente da sua violação."

É importante considerar o sigilo de dados e informações de pacientes, fundamentando assim a garantia da confiança da relação médico-paciente

O Conselho Federal de Medicina (CFM, 1988) em diversos artigos, trata da questão do sigilo médico. Alguns artigos são transcritos a seguir:

Art. 11º – O médico deve manter sigilo quanto às informações confidenciais de que tiver conhecimento no desempenho de suas funções. O mesmo se aplica ao trabalho em empresas, exceto nos casos em que seu silêncio prejudique ou ponha em risco a saúde do trabalhador ou da comunidade.

É vedado ao médico:

Art. 70 - Negar ao paciente acesso a seu prontuário médico, ficha clínica ou similar, bem como deixar de dar explicações necessárias à sua compreensão, salvo quando ocasionar riscos para o paciente ou para terceiros.

Art. 102 - Revelar fato de que tenha conhecimento em virtude do exercício de sua profissão, salvo por justa causa, dever legal ou autorização expressa do paciente.

Parágrafo único: Permanece essa proibição: a) Mesmo que o fato seja de conhecimento público ou que o paciente tenha falecido. (b) Quando do depoimento como testemunha. Nesta hipótese, o médico comparecerá perante a autoridade e declarará seu impedimento.

Art. 103 – Revelar segredo profissional referente a paciente menor de idade, inclusive a seus pais ou responsáveis legais, desde que o menor tenha capacidade de avaliar seu problema e de conduzir-se por seus próprios meios para solucioná-lo, salvo quando a não revelação possa acarretar danos ao paciente.

Art. 104 - Fazer referência a casos clínicos identificáveis, exibir pacientes ou seus retratos em anúncios profissionais ou na divulgação de assuntos médicos em programas de rádio, televisão ou cinema, e em artigos, entrevistas ou reportagens em jornais, revistas ou outras publicações leigas.

Art. 105 - Revelar informações confidenciais obtidas quando do exame médico de trabalhadores, inclusive por exigência dos dirigentes de empresas ou instituições, salvo se o silêncio puser em risco a saúde dos empregados ou da comunidade.

Art. 106 – Prestar a empresas seguradoras qualquer informação sobre as circunstâncias da morte de paciente seu, além daquelas contidas no próprio atestado de óbito, salvo por expressa autorização do responsável legal ou sucessor.

Art. 108 – Facilitar manuseio e conhecimento dos prontuários, papeletas e demais folhas de observações médicas sujeitas ao segredo profissional, por pessoas não obrigadas ao mesmo compromisso.

Art. 109 – Deixar de guardar o segredo profissional na cobrança de honorários por meio judicial ou extrajudicial.

A resolução 1.605/2000 (CFM, 2000) continua a garantir a privacidade do paciente, impedindo que o médico revele dados e informações do prontuário ou ficha do paciente sem a autorização deste. Nos casos em que a comunicação de doença é compulsória, o dever do médico restringe-se exclusivamente a comunicar tal fato à autoridade competente, sendo proibida a remessa do prontuário médico do paciente.

A resolução 1.642/2002 (CFM, 2002c) reforça a exigência do sigilo na relação entre os médicos e operadoras de planos de saúde, já que em seu artigo 1º estabelece que:

As empresas de seguro-saúde, de medicina de grupo, cooperativas de trabalho médico, empresas de autogestão ou outras que atuem sob a forma de prestação direta ou intermediação dos serviços médico-hospitalares devem respeitar o sigilo profissional, sendo vedado a essas empresas estabelecerem qualquer exigência que implique na revelação de diagnósticos e fatos de que o médico tenha conhecimento devido ao exercício profissional.

A resolução 1.638/2002 (CFM, 2002a) define o prontuário médico do paciente como instrumento sigiloso, legal e científico, torna obrigatória a criação da comissão de revisão de prontuários em instituições que prestam assistência médica, define os itens que devem compor o prontuário e assegura a responsabilidade do preenchimento, guarda e manuseio dos prontuários, que cabem ao médico assistente, à chefia da equipe, à chefia da clínica e à direção técnica da unidade.

A resolução 1.639/2002 (CFM, 2002b) reconhece a validade técnica e jurídica do prontuário eletrônico, ao aprovar as Normas Técnicas para o Uso de Sistemas Informatizados para a Guarda e Manuseio do Prontuário Médico, dispor sobre tempo de guarda dos prontuários e estabelecer critérios para certificação dos sistemas de informação. O artigo 7º dessa resolução estabelece que: "O Conselho Federal de Medicina e a Sociedade Brasileira de Informática em Saúde (SBIS), mediante convênio específico, expedirão, quando solicitados, a certificação dos sistemas para guarda e manuseio de prontuários eletrônicos que estejam de acordo com as normas técnicas especificadas no anexo a esta resolução." A SBIS (Sociedade Brasileira de Informática em Saúde) constituiu um grupo de trabalho para tratar desta questão e os trabalhos estão em andamento (SBIS, 2002).

O artigo 123 do Código de Ética exige o consentimento informado do paciente para participação em pesquisas:

É vedado ao médico:
Art. 123 – Realizar pesquisa em ser humano, sem que este tenha dado consentimento por escrito, após devidamente esclarecido sobre a natureza e consequências da pesquisa.

Parágrafo único: Caso o paciente não tenha condições de dar seu livre consentimento, a pesquisa somente poderá ser realizada, em seu próprio benefício, após expressa autorização de seu responsável legal.

RESOLUÇÃO CFM nº 1.819/2007
Proíbe a colocação do diagnóstico codificado (CID) ou tempo de doença no preenchimento das guias da TISS de consulta e solicitação de exames de seguradoras e operadoras de planos de saúde concomitantemente com a identificação do paciente e dá outras providências.

Art. 1º Vedar ao médico o preenchimento, nas guias de consulta e solicitação de exames das operadoras de planos de saúde, dos campos referentes à Classificação Internacional de Doenças (CID) e tempo de doença concomitantemente com qualquer outro tipo de identificação do paciente ou qualquer outra informação sobre diagnóstico, haja vista que o sigilo na relação médico-paciente é um direito inalienável do paciente, cabendo ao médico a sua proteção e guarda.

Art. 2º Considerar falta ética grave todo e qualquer tipo de constrangimento exercido sobre os médicos para forçá-los ao descumprimento desta resolução ou de qualquer outro preceito ético-legal.

Hoje, os serviços de atenção à saúde contam com o atendimento multiprofissional. Assim, o princípio do sigilo deverá ser aplicado a todas as categorias inseridas no processo de atendimento ao paciente.

O paciente deve ter resguardado o direito de confidencialidade ao revelar suas informações pessoais para um processo eficiente de diagnóstico e tratamento.

Podem ser tomadas como ensinamento as palavras sábias de Santo Agostinho: "o que sei por confissão sei-o menos do que aquilo que nunca soube".

Referências

Código de Ética do Conselho Federal de Medicina (CFM, 1988).
Constituição da República Federativa do Brasil, 1988.

Índice Remissivo

A

AA2G, 98
Ablação tecidual, 515
Acetato de ciproterona, 309
Ácido(s)
- alfalipoico, 221
- azelaico, 96
- cítrico, 76, 99
- desoxirribonucleico (ADN), 222
- ferúlico, 98
- fítico, 97
- glicirrízico, 99
- glicólico, 76, 99, 177, 222
-- acne, 340
- graxos poli-insaturados, 360
- hialurônico, 222, 265, 285
-- apresentação comercial, 265
-- características, 265
-- definição, 294
-- histórico, 265
-- indicações, 265
-- vantagens, 265
- kójico, 97
- lático, 99
- málico, 76
- mandélico, 76, 99, 178, 222
- pirúvico, 76, 99, 179
-- acne, 340
- poli-L-lático, 267, 286
-- plano de aplicação em derme
      profunda ou tecido subcutâneo, 268
-- reconstituição, 267
-- técnica de aplicação, 267
- retinoico, 99, 178
- salicílico, 178
-- acne, 340
- tartárico, 76
- tranexâmico, 99
- tricloroacético, 180
-- acne, 339
Acne, 135
- *agminata*, 143
- bactérias, 136
- cicatriz(es), 335
-- atrófica, 262, 336
-- classificação, 336
-- formação de tecido de
      granulação, 336
-- hipertrófica, 337, 343
-- inflamação, 336
-- manejo do paciente, 344
-- patogênese, 335
-- queloidianas, 337
-- remodelação da matriz, 336
-- tratamento, 337
--- ácido glicólico, 340
--- ácido pirúvico, 340
--- ácido salicílico, 340
--- ácido tricloroacético, 339
--- corticoterapia intralesional, 344
--- dermoabrasão, 337
--- gel de silicone, 343
--- *laser*, 340
--- levantamento com *punch*, 339
--- *peeling* químico, 339
--- *shaving*, 344
--- solução de Jessner, 340
--- subcisão, 338
--- técnica de CROSS, 339
--- técnicas de preenchimento, 343
- classificação, 136
- cosméticos, 141
- diagnóstico, 138
- distúrbios da queratinização
      folicular, 135
- endotatantes, 142
- escoriada, 139
- estival, 141
- fricção, 141
- grau I, 136
- grau II, 136
- grau III, 137
- grau IV, 137
- grau V, 137
- gravidez, 67
- herança, 135
- hipersecreção sebácea, 135
- histórico, 135
- infantil, 139
- manejo hormonal, 306
-- acetato de ciproterona, 309
-- cortexolona, 311
-- diagnóstico
--- diferencial, 308
--- laboratorial, 308
-- dutasterida, 311
-- espironolactona, 310
--- gel, 312
-- finasterida, 311

- - flutamida, 310
- - hormônios, 306
- - patogênese, 307
- - sensibilizadores de insulina, 311
- - tratamento, 308
- - zileuton, 311
- manifestações clínicas, 136
- medicamentos tópicos, 141
- melanodermias, 138
- mulher adulta, 149
- - diagnóstico
- - - clínico, 150
- - - laboratorial, 150
- - manifestações clínicas, 150
- - patogênese, 149
- - síndrome
- - - ovários policísticos, 149
- - - SAHA, 149
- - tratamento, 150
- necrótica, 142
- ocupacional, 141
- subcisão, 490
- tratamento, 138
- vulgar, 135
Acrocórdon, 60
Adapaleno, 77
Adenin, 99
AGE (produtos de glicação avançada), 53
Agentes
- despigmentantes, 96
- esclerosantes, 328
Agulhas de sutura, 453
Alcachofra, 222
Alfa-arbutin, 96
Alfa-hidroxiácidos (AHA), 76, 99, 177
Alfalipoproteínas, 304
Algisium®, 83
Alisamento, 86
Alongadores ungueais, 90
Alopecia, 155
- androgenética, 159
- - etiopatogenia, 159
- - feminina, 164
- - - diagnóstico, 166
- - - genética, 166
- - - histopatologia, 167
- - - papel dos andrógenos, 164
- - - patogênese, 164
- - - patologia, 164
- - - quadro clínico, 166
- - - tratamento, 167
- - masculina, 161
- - - diagnóstico, 161
- - - etiopatogenia, 161

- - - manifestações clínicas, 161
- - - tratamento, 162
- *areata*, 156
- - classificação, 156
- - diagnóstico, 157
- - etiopatogenia, 156
- - quadro clínico, 156
- - tratamento, 157
- cicatriciais, 159
- mucinosa, 159
- não cicatricial, 156
- pressão/tração, 159
Aminofilina, 222
Amorphophallus konjac, 375
Anestesia, 445
- dor, 445
- histórico, 445
- infiltrativa, 448
- tipos, 446
- tópica, 448
- tumescente, 448
Anestésicos, 446
- bloqueios, 448
- complicações, 447
- efeitos adversos, 447
- propriedades, 446
Anexos cutâneos, 30
- células residentes da derme, 33
- derme, 32
- fibras, 33
- folículo pilossebáceo, 30
- glândulas sudoríparas
- - apócrinas, 31
- - écrinas, 32
- substância fundamental, 33
- unhas, 32
Angioma rubi, 61
Anticoncepcionais orais, acne, 308
Antioxidante(s), 115
- carnosina, 120
- chá-verde, 119
- *Coffea arabica*/Coffee Berry®, 119
- curcumina, 119
- genisteína, 120
- hidrossolúveis, 118
- idebenona, 119
- licopeno, 119
- lipossolúveis, 118
- niacinamida ou nicotinamida, 120
- *Polypodium leucotomos*, 120
- Pycnogenol®, 121
- resveratol, 120
- romã, 120
- selênio, 120

- silimarina, 119
- ubiquinona (coenzima Q-10), 118
- vitamina
- - C, 119
- - E, 118
Antipollon HT, 99
Aqua Licorice PT®, 97
Arbutin, 96
Artrite psoriásica na gravidez, 69
Ascorbosilane C, 98
Atividade física e obesidade, 383
Aumento
- lábios, 243
Ausências dentárias e estética
   facial, 408
- alterações
- - estéticas, 410
- - ósseas e musculares, 409
- efeitos psicológicos, 411
- implantodontia, 412
- processo de reabsorção óssea alveolar
   pós-exodontia, 409
Autobronzeadores, 110
Avobenzona, 109
Azeloglicina, 83

B

Barba, produtos, 22
Barreira(s)
- cutânea(s), 79
- - fisiológicas, 106
- - mecanismos fisiológicos, 80
- físicas, 106
Beleza
- colérica (determinado), 15
- construção, 3
- fleumática (sensível), 15
- melancólica (pacificador), 15
- sanguínea (dinâmica), 15
Benzofenonas, 109
Benzopirona, 222
Beta-hidroxiácidos, 77
Betalipoproteína, 304
Biônicos, ácidos, 77
Biópsia em dermatologia, 457
- conceito, 457
- couro cabeludo, 467
- indicações, 457
- legislação, 458
- método, 461
- paciente grávida, 469
- técnica, 459
- tipos, 458
- unha, 467

Índice Remissivo

Biotina, 223
Boro, 363
Buflomedil, 223

C

Cabelo(s)
- cosméticos para cuidados, 84
- lisótrico (mongoloide liso), 43
- sinótrico (caucasoide ondulado), 43
- ulótrico (negroide encaracolado), 43
Cafeína, 223
Cálcio, 360
Camellia sinensis, 374
Candidose, 59
Carboidratos, 393
Carcinoma
- basocelular, 61
- espinocelular, 61
Carnosina, 120
Cassia
- *angustifolia*, 377
- *nomame*, 374
Cavitação, 541
Células
- Langerhans, 29, 429
- Merkel, 30, 429
- residentes da derme, 33
Celulite, 333
- classificação, 334
- etiopatogenia, 333
- fatores predisponentes, 333
- histórico, 333
- manifestações clínicas, 334
- subcisão, 490
- tratamento, 334
Chá-verde, 119, 374
Chlorella pyrenoidosa, 375
Chromabright, 98
Cicatriz(es) de acne, 335
- atróficas, 262, 336
- classificação, 336
- hipertrófica, 337
- manejo do paciente, 344
- microagulhamento, 494
- patogênese, 335
- queloidianas, 337
- tratamento, 337
- - ácido
- - - glicólico, 340
- - - pirúvico, 340
- - - salicílico, 340
- - - tricloroacético, 339
- - corticoterapia intralesional, 344
- - dermoabrasão, 337

- - gel de silicone, 343
- - *laser*, 340
- - levantamento com *punch*, 339
- - *peeling* químico, 339
- - *shaving*, 344
- - solução de Jessner, 340
- - subcisão, 338
- - técnica de CROSS, 339
- - técnicas de preenchimento, 343
Cicatrização, 432
- classificação das feridas, 432
- fatores que interferem, 437
- hipertrófica, 439
- instáveis, 440
- malignização, 440
- normal, 434
- patológica, 438
- queloides, 439
- retráteis, 439
- tipos, 437
Cicloidebenona, 119
Cirurgia
- ortognática, 419
- unhas, 476
- - biópsia, 477
- - indicações, 477
- - oncocriptose, 478
Cistina, 87
Citrus aurantium, 373
Classificação da pele, 41
Cloreto, 364
Cobalto, 363
Cobre, 362
Coffea arabica/Coffee Berry®, 119
Colágeno, 33, 430
Colestase intra-hepática da gravidez, 69
Coleus forskolii, 373
Colide, 91
Colo, rejuvenescimento, 297
Condicionadores, 85
Construção
- beleza, 3
- imagem, 16
Contorno de lábios, 260
Cordia ecalyculata vell, 377
Corpo, divisão, 5
Corpúsculos
- táteis de Meissner, 429
- Vater-Pacini, 429
Cortexolona, 311
Corticoterapia intralesional, acne, 344
Cosmecêuticos, 76
- alfa-hidroxiácidos, 76
- beta-hidroxiácidos, 77

- biônicos, 77
- poli-hidroxiácidos, 77
- retinoides, 77
Cosméticos, 75
- cabelos, 84
- - alisamento, 86
- - condicionadores, 85
- - dieta adequada e vitalidade dos cabelos, 87
- - fixadores ou *mousses*, 85
- - *hair gloss*, 85
- - laquês, 85
- - *leave in*, 85
- - permanentes, 86
- - perucas, 86
- - tinturas, 85
- - xampus, 84
- unhas, 88
- - dermatite ectópica, 89
- - esculpidas, 89
- - esmaltes, 88
- - fortalecedores, 89
- - fotocoladas, 89
- - hidratantes, 89
- - postiças, 89
- - removedores, 89
Cosmocair, 98
Creme
- *lanette*, 92
- *polawax*, 92
- suave, 92
Criocirurgia, 472
- complicações, 474
- contraindicações, 474
- equipamentos, 472
- histórico, 472
- indicações, 474
- mecanismo de ação criógeno, 473
Criopeeling, 213
- complicações, 214
- considerações, 214
- contraindicações, 214
- cuidados após o procedimento, 214
- equipamentos necessários, 213
- histórico, 213
- procedimento, 213
Crisina, 223
Cromo, 363
Cuidados
- pele, 18
- - hidratação, 19
- - masculina, 21
- - mista ou combinada, 20
- - negra, 22

- - normal, 18
- - oleosa, 19
- - proteção, 19
- - recém-nascido, 23
- - seca, 19
- - sensível, 20
- - tonificação, 19
- si próprio, 6
Curativos, 442
Curcumina, 119
Customização da imagem, 15
- colérica, 15
- melancólica, 15
- sanguínea, 15
Cyamopsis tetragonolobus, 375

D

Defesa antioxidante, 117
Deficiência da mastigação, 418
Deformidade dentoesquelética e
    estética facial, 417
Dermatite
- ectópica das unhas, 89
- estase, 58
- perioral, 143
- seborreica, 58
- - couro cabeludo, 58
- - face, 59
Dermatose(s)
- bolhosa, 59
- exantemáticas, 57
- idosos, 56
Derme, 32, 429
- componentes, 430
- envelhecimento, 54
- funções, 429
Dermoabrasão, 209
- acne, 337
- complicações, 211
- contraindicações, 210
- cuidados pré-operatórios, 210, 211
- dermoabrasor, 209
- histórico, 209
- indicações, 210
- procedimento, 209
- resultados, 211
- seleção de pacientes, 209
- superficial, 211
- técnica cirúrgica, 210
Desoxicolato de sódio, 223
Despigmentantes, 95
- AA2G, 98
- ácido
- - azelaico, 96

- - ferúlico, 98
- - fítico, 97
- - glicirrízico, 99
- - kójico, 97
- - retinoico, 99
- adenin, 99
- alfa-arbutin, 96
- alfa-hidroxiácidos, 99
- antipollon HT, 99
- Aqua Licorice PT®, 97
- arbutin, 96
- ascorbosilane C, 98
- chromabright, 98
- cosmocair, 98
- hidroquinona, 96
- idebenona, 99
- melaslow, 98
- melawhite, 98
- melfade, 98
- ODA white, 98
- phloretin, 98
- synovea HR, 98
- VC-PMG, 98
- vitamina C, 98
- whitessence, 98
Diabetes melito, 304
Dimetilaminoetanol, 223
Dissacarídeos, 393
DNA, 107
Doença de Bowen, 61
D-pantenol, 223
Dutasterida, 311

E

Eczema asteatósico, 57
Eflúvio
- anágeno, 158
- - etiologia, 158
- - quadro clínico, 158
- - tratamento, 159
- telógeno, 158
- - agudo gravídico, 67
- - diagnóstico, 158
- - quadro clínico, 158
- - tratamento, 158
Elastocell, 83
Elastoidose nodular a cistos e
    comedões de Favre-Racouchot, 56
Elastoma difuso, 56
Eletroabrasão, 217
Eletrocirurgia, 470
- aparelho, 470
- classificação, 470
- cuidados, 471
- histórico, 470

Emolientes, 81
Emulsão, 91
Enrijecedores de unhas, 89
Envelhecimento cutâneo, 35, 52
- classificação, 36
- definição, 115
- epidemiologia, 35
- gênese, 115
- glicação, 115
- histopatologia, 37
- manifestações clínicas, 36
- oxidação, 116
- patogênese, 35
- tratamento, 37
Enxertos ósseos e estética facial, 413
Enxofre, 364
Epiderme, 27
- camadas
- - basal ou germinativa, 427
- - córnea, 428
- - espinhosa, 427
- - granulosa, 427
- - lúcida, 428
- células
- - Langerhans, 29
- - Merkel, 30
- definição, 427
- envelhecimento, 53
- melanócitos, 29
- queratinócitos, 27
Epidermólise bolhosa adquirida, 60
Epigalocatequina 3-galato, 359
Epitelioma basocelular, 61
Equisetum arvense, 377
Eritema palmar na gravidez, 66
Erupção(ões)
- acneiformes, 141
- - agentes que costumam provocar, 144
- - classificação, 141
- - diagnóstico, 142
- - manifestações clínicas, 142
- - patogênese, 141
- - tratamento, 143
- polimorfa da gravidez, 68
Escleroterapia, 325
- agentes esclerosantes, 328
- anatomia do sistema venoso, 325
- classificação das varizes, 327
- complicações, 329
- fatores de risco para doenças
    venosas, 327
- fisiopatologia da venodilatação, 327
- histórico, 325
- técnica de aplicação, 329

Índice Remissivo

- telangiectasias, 328
- veias dos membros inferiores, 327
Esmaltes, 88
Espectro eletromagnético, 105
Espironolactona, 310, 312
Estética, 5
- facial e odontologia, 403-423
- - ausências dentárias, 408
- - deformidade dentoesquelética, 417
- - enxertos ósseos, 413
- - proporção áurea, 403
Estresse oxidativo, 117
Estrias, 330
- diagnóstico, 331
- epidemiologia, 330
- gravidez, 66
- histopatologia, 331
- manifestações clínicas, 331
- microagulhamento, 495
- patogênese, 330
- *peelings*, 194
- prevenção, 332
- tratamento, 331
Estrógenos, 150, 320
Ética na publicidade médica, 553
Etnia e diferenças de pele
        relacionadas, 43, 44
Eumelanina, 95
Exercícios e obesidade, 383
Exoderm®: rejuvenescimento facial não
        cirúrgico, 200
- aplicação, 201
- complicações, 202
- discussão, 203
- indicações, 200
- pós-*peeling*, 202
- retirada das máscaras, 202
- seleção do paciente, 201
- técnica, 201

F

Feridas da pele
- abrasivas, 432
- agudas, 433
- contaminadas, 433
- contusas, 432
- crônicas, 433
- exsudato
- - fibrinoso, 434
- - purulento, 434
- - sanguinolento, 434
- - seroso, 433
- incisas ou cirúrgicas, 432
- infectadas, 433

- lacerantes, 432
- limpas, 432
- - contaminadas, 433
- nutrição, 395
- perfurantes, 432
- puntiformes, 432
- transudato, 433
- ulcerativas, 432
Ferro, 360
Fibras dérmicas, 33
Fibroblastos, 33
Filtros solares, 108
- classificação, 108
- precauções, 109
Finasterida, 223, 311
Fios de sutura, 453
Fitoterápicos em nutrologia, 372
- obesidade, 372
- - *Amorphophallus konjac*, 375
- - *Camellia sinensis*, 374
- - *Cassia nomame*, 374
- - *Chlorella pyrenoidosa*, 375
- - *Citrus aurantium*, 373
- - *Coleus forskolii*, 373
- - *Cordia ecalyculata vell*, 377
- - *Cyamopsis tetragonolobus*, 375
- - *Equisetum arvense*, 377
- - *Fucus vesiculosus*, 375
- - *Garcinia cambogia*, 373
- - *Griffonia simplicifolia*, 377
- - *Gymnema sylvestre*, 373
- - *Hypericum perforatum*, 376
- - *Ilex paraguariensis*, 374
- - *Irvingia gabonensis*, 374
- - *Linum usitatissimum*, 375
- - *Passiflora incarnata*, 376
- - *Phaseolus vulgaris*, 374
- - *Pinus koraiensis*, 373
- - *Piper methysticum*, 376
- - *Plantago psyllium*, 375
- - *Valeriana officinalis*, 376
Fixadores, 85
Flúor, 362
Flushing, 131
Flutamida, 310
Foliculite
- decalvante, 160
- dissecante do couro cabeludo, 160
- eosinofílica, 143
- estafilocócica, 143
- gram-negativo, 142
- pitirospórica, 143
- pruriginosa da gravidez, 68
- queloidiana da nuca, 160

Folículo
- piloso, 431
- pilossebáceo, 30
Formulações básicas em dermatologia, 91
Fortalecedores de unhas, 89
Fosfato de cálcio, 224
Fósforo, 361
Fotocarcinogênese, 107
Fotoenvelhecimento, 107
Fotoproteção, 105, 110
- alterações imunes, 107
- barreiras
- - cutâneas fisiológicas, 106
- - físicas, 106
- danos e reparação do DNA, 107
- efeitos agudos, 107
- espectro eletromagnético, 105
- filtros solares, 108
- formação de radicais livres, 107
- fotocarcinogênese, 107
- fotoenvelhecimento, 107
- metaloproteinases, 108
- mista ou combinada, 20
- negra, 23
- recém-nascido, 23
- seca, 20
Fototermólise, 503
Fototipos, 41
Fucus vesiculosus, 375

G

Garcinia cambogia, 373
Géis, 92
- aristoflex, 92
- carbopol, 92
- creme, 91
- natrosol, 92
- *serum*, 92
- siliconizado, 92
- - acne, 343
Genisteína, 120
Ginkgo biloba, 224
Glândulas
- sebáceas, 54, 431
- sudoríparas, 249
- - apócrinas, 31, 431
- - écrinas, 32, 249, 431
- - envelhecimento, 54
Glicação, 115
Glicosaminoglicano (GAG), 224
Glicosilação, 115
Gluconato de cobre, 224
Gordura(s), 393
- autógena, 286

Granuloma *gravidarum*, 67
Gravidez, pele, 65
- acne, 67
- alterações ungueais, 67
- colestase intra-hepática da
    gravidez, 69
- dermatopolimiose, 70
- distúrbios da pigmentação, 65
- edema não depressível, 67
- eflúvio telogênico agudo
    gravídico, 67
- eritema palmar, 66
- erupção polimorfa da gravidez, 68
- estrias, 66
- foliculite pruriginosa da gravidez, 68
- granuloma *gravidarum*, 67
- hiperemia gengival, 67
- hiperpigmentação, 66
- hirsutismo, 67
- impetigo herpetiforme, 69
- instabilidade vasomotora, 66
- lúpus eritematoso, 69
- melasma, 65
- penfigoide gestacional, 68
- pênfigos, 70
- pioderma gangrenoso, 70
- prurigo da gravidez, 69
- psoríase e artrite psoriásica, 69
- telangiectasias, 66
Griffonia simplicifolia, 377
Gymnema sylvestre, 373

H

Hair gloss, 85
Hibiscus sabdariffa, 377
Hidratação da pele
- masculina, 21
- mista ou combinada, 20
- negra, 23
- oleosa, 19
- seca, 20
- sensível, 21
Hidratantes, 79
- barreira cutânea, 79
- classificação, 81
- histórico, 79
- lâmina ungueal, 90
- oclusivos, 81
- unhas, 89
Hidroquinona, 96
Hidroxiapatita de cálcio, 271
- características, 272
- conduta, 286
- definição, 272, 294

- pele, 271
- preenchedores cutâneos, 271
Higienização da pele oleosa, 19
Hiperemia gengival, 67
Hiperidrose, 249
- axilar, 249
- craniofacial, 250
- diagnóstico, 250
- palmar, 249
- plantar, 249
- tratamento, 251
Hipertensão arterial, 304
Hipoderme, 33
Hirsutismo na gravidez, 67
HIV, preenchimento em pacientes, 291
Hormônios
- andrógenos, 149
- crescimento, 150
- estrógenos, 320
- testosterona, 319
Hypericum perforatum, 376

I

IDB-light, 119
Idebenona, 119
Idoso, pele, 52
- cuidados na prescrição, 62
- dermatoses comuns, 56
Ilex paraguariensis, 374
Imagem corporal, 9
- construção, 16
- customização, 15
- integridade do "Eu", 11
IMC (índice de massa corporal), 369
Impetigo herpetiforme na
    gravidez, 69
Implantodontia, 412
- reconstruções ósseas da face, 413
Inervação da pele, 34
Infecções
- bacterianas, 59
- dermatófito, 59
- virais, 59
Inibidores da tirosinase, 97
Instabilidade vasomotora, gravidez, 66
Intradermoterapia, 221
- efeitos adversos, 221
- fármacos utilizados, 221
- - 17-betaestradiol, 223
- - ácido
- - - alfalipoico, 221
- - - desoxirribonucleico, 222
- - - glicólico, 222
- - - hialurônico, 222

- - - mandélico, 222
- - alcachofra, 222
- - aminofilina, 222
- - benzopirona, 222
- - biotina, 223
- - buflomedil, 223
- - cafeína, 223
- - crisina, 223
- - desoxicolato de sódio, 223
- - dimetilaminoetanol, 223
- - D-pantenol, 223
- - finasterida, 223
- - fosfato de cálcio, 224
- - Ginkgo biloba, 224
- - glicosaminoglicano (GAG), 224
- - gluconato de cobre, 224
- - ioimbina, 224
- - L-carnitina, 224
- - L-glutamina, 224
- - lidocaína, 224
- - luteolina, 225
- - madecassol, 225
- - melilotus + rutina, 225
- - mesclas, 227
- - mesoglicano, 225
- - minoxidil, 225
- - pentoxifilina, 226
- - piruvato de sódio, 226
- - procaína, 226
- - siloxanetriol alginato e cafeína
    (SAC), 226
- - sulfato de condroitina, 226
- - timomodulina, 226
- - *Toraxacum officinale*, 226
- - trissilinol, 227
- - vitamina C, 227
- histórico, 221
- princípios, 221
- técnica de aplicação, 221
Iodo, 362
Ioimbina, 224
Irvingia gabonensis, 374
Isoflavona, 359
Isotretinoína, 77

J

Junção dermoepidérmica, 30

L

Lábios, rejuvenescimento, 296
- aumento, 243
- preenchimento, 296
Lâmina ungueal, 88
- alterações, 477

Índice Remissivo

Laquês, 85
Laser(es), 501
- ablativos, 515
- - complicações, 537
- - - acne, 538
- - - cicatrizes, 539
- - - dermatite de contato, 538
- - - dor e desconforto, 537
- - - ectrópio, 540
- - - edema, 538
- - - eritema, 537
- - - formação de milio, 538
- - - hiperpigmentação
    pós-inflamatória, 538
- - - hipopigmentação tardia, 538
- - - infecções, 539
- - - prurido, 538
- - - púrpuras, 538
- acne, 340
- alexandrita Q-Switched, 504
- argônio, 505
- biossegurança, 550
- CO₂, 505
- complicações, 534
- diodo, 505
- ER:Yag (erbium:yttrium-aluminum-
    -garnet), 505
- lesões
- - pigmentares, 510
- - vasculares, 507
- luz, 501
- - intensa pulsada, 506
- - intensa pulsada, 509
- melasma, 512
- não ablativos fracionados, 535
- - complicações, 537
- - - acne, 538
- - - cicatrizes, 539
- - - dermatite de contato, 538
- - - dor e desconforto, 537
- - - ectrópio, 540
- - - edema, 538
- - - eritema, 537
- - - formação de milio, 538
- - - hiperpigmentação
    pós-inflamatória, 538
- - - hipopigmentação tardia, 538
- - - infecções, 539
- - - prurido, 538
- - - púrpuras, 538
- não ablativos não fracionados, 535
- - complicações
- - - bolhas e crostas, 536
- - - cicatrizes hipertróficas, 536

- - - dor e desconforto, 536
- - - eritema, 535
- - - hiperpigmentação, 536
- - - hipertricose paradoxal, 537
- - - hipopigmentação, 536
- - - infecções, 536
- - - leucotríquia, 537
- - - milio, 536
- - - oculares, 537
- - - púrpura, 536
- - - reações alérgicas, 536
- ND:YAG (neodymium:yttrium-
    -aluminum-garnet), 504
- ND:YAP (neodymium:yttrium-
    -aluminum-perovskite), 506, 509
- princípios da fototermólise, 503
- *pulsed dye laser*, 505, 508
- *Q-switched*, 510
- rubi *Q-switched*, 504
- tatuagens, 511
- tipos, 504
Laserabrasão, 215
- efeitos adversos, 215
- indicações, 215
- mecanismo de ação, 215
- procedimento, 215
L-carnitina, 224
Leave in, 85
Lentigo solar, 56
Leucodermia solar, 56
Levantamento com *punch*, acne, 339
L-glutamina, 224
Licopeno, 119
Lidocaína, 224
Limpeza da pele
- masculina, 21
- mista ou combinada, 20
- negra, 23
- recém-nascido, 23
- seca, 19
- sensível, 21
Linhas de marionete, 261
Linum usitatissimum, 375
Lipoproteínas
- alta densidade, 304
- baixa densidade, 304
- densidade intermediária, 304
- densidade muito baixa, 304
Líquen
- plano pilar, 160
- simples crônico, 57
Lóbulo da orelha, 262
Loção, 92
- dermatológica O/A ou infantil, 92

- *lanette*, 92
- *polawax*, 92
Lúpus
- discoide crônico, 160
- eritematoso
- - crônico, 143
- - gravidez, 69
Luteína, 123
- considerações, 126
- fontes, 123
- propriedades, 125
- saúde da pele, 124
- saúde dos olhos, 124
Luteolina, 225
Luz intensa pulsada no
    rejuvenescimento, 520
- aplicação clínica, 521
- características técnicas, 521
- desvantagens, 523
- efeitos adversos, 523
- histopatologia, 521
- histórico, 520
- mecanismo de ação, 520
- resultados clínicos, 522
- resultados esperados, 524
- técnica, 524
- vantagens, 523

M

Macrognatismo, 418
Macrominerais, 393
Macronutrientes, 392
Madecassol, 225
Magnésio, 363
Manganês, 362
Mãos, 5
- rejuvenescimento, 261, 297
Marcas na pele, 5
Medicina e o visagismo, 16
Melanina, 95
- síntese, 95
Melanócitos, 29, 95, 428
- células
- - Langerhans, 429
- - Merkel, 429
Melanose solar, 60
Melaslow, 98
Melasma, 101
- gravidez, 65
- tratamento, 102
Melatonina, 360
Melawhite, 98
Melfade, 98
Melilotus + rutina, 225

Mesoglicano, 225
Metaloproteinases, 108
Microagulhamento, 492
- automatizado (elétrico), 497
- contraindicações, 492
- histórico, 492
- indicações, 492
- processo normal de regeneração
    cutânea, 493
- rejuvenescimento cutâneo, 494
- tratamento
- - cicatrizes, 494
- - estriais, 495
Microdermoabrasão, 207
- complicações, 208
- indicações, 207
- precauções, 208
- procedimento, 207
- tipos de técnicas, 207
- vantagens, 208
Micrognatismo, 417
Microminerais, 393
Micronutrientes minerais, 360
- cálcio, 360
- cobre, 362
- ferro, 360
- flúor, 362
- fósforo, 361
- zinco, 361
Mílio coloide, 56
Minerais, 393
- ultratraços, 362
- - boro, 363
- - cromo, 363
- - iodo, 362
- - manganês, 362
- - molibdênio, 363
- - selênio, 363
Minoxidil, 225
Mixed Fruit Acid Complex, 76
Modulação hormonal, 319
Molibdênio, 363
Monossacarídeos, 393
Mousses, 85

N
Nariz
- empinado, 245
- negroide, 243
Neonato, pele, 48
Neoplasias cutâneas malignas, 56
Nervos, envelhecimento, 54
Nevus rubi, 61
Niacinamida, 120

Nicotinamida, 120
Nutracêuticos, 349
- ácidos graxos poli-insaturados, 360
- cloreto, 364
- cobalto, 363
- enxofre, 364
- magnésio, 363
- melatonina, 360
- micronutrientes minerais, 360
- - cálcio, 360
- - cobre, 362
- - ferro, 360
- - flúor, 362
- - fósforo, 361
- - zinco, 361
- minerais ultratraços, 362
- - boro, 363
- - cromo, 363
- - iodo, 362
- - manganês, 362
- - molibdênio, 363
- - selênio, 363
- polifenóis, 359
- - epigalocatequina 3-galato, 359
- - isoflavona, 359
- - Polypodium leucotomos, 359
- - Pycnogenol®, 359
- - resveratrol, 359
- potássio, 364
- probióticos, 359
- sódio, 364
- ubiquinona, 359
- vitaminas(s), 349
- - A, 349
- - B_1, 353
- - B_{12}, 357
- - B_2, 354
- - B_3, 354
- - B_5, 355
- - B_6, 355
- - B_7, 356
- - B_9, 356
- - C, 358
- - D, 350
- - E, 351
- - hidrossolúveis, 353
- - K, 352
- - lipossolúveis, 349
Nutrição nas feridas da pele, 395
- estratégias para aumento da densidade
    calórica e proteica, 397
- foco na prevenção, 397
- tratamento nutricional, 395
Nutrientes, 392

O
Obesidade, 303
- atividade física, 383
- avaliação
- - estado nutricional, 386
- - grupos alimentares, 387
- - hábito alimentar, 386
- - padrão alimentar, 387
- - quantitativa da ingestão de
    nutrientes, 387
- classificação, 380
- consumo alimentar, 386
- controle do peso corporal, 381
- definição, 380
- dietas, 382
- fatores de risco, 380
- fitoterápicos
- - Amorphophallus konjac, 375
- - Camellia sinensis, 374
- - Cassia angustifolia, 377
- - Cassia nomame, 374
- - Chlorella pyrenoidosa, 375
- - Citrus aurantium, 373
- - Coleus forskolii, 373
- - Cordia ecalyculata vell, 377
- - Cyamopsis tetragonolobus, 375
- - Equisetum arvense, 377
- - Fucus vesiculosus, 375
- - Garcinia cambogia, 373
- - Griffonia simplicifolia, 377
- - Gymnnema sylvestre, 373
- - Hibiscus sabdariffa, 377
- - Hypericum perforatum, 376
- - Ilex paraguariensis, 374
- - Irvingia gabonensis, 374
- - Linum usitatissimum, 375
- - Passiflora incarnata, 376
- - Phaseolus vulgaris, 374
- - Pinus koraiensis, 373
- - Piper methysticum, 376
- - Plantago psyllium, 375
- - Rhamnus purshiana, 377
- - Valeriana officinalis, 376
- nutrição, 381
- recomendações nutricionais, 390
Obesidade, 369
- epidemiologia, 369
- etiologia, 370
- patogênese, 370
- tratamento, 370
ODA white, 98
Odontologia na estética facial, 403
- ausências dentárias, 408
- deformidade dentoesquelética, 417

Índice Remissivo

- enxertos ósseos, 413
- proporção áurea, 403, 406
Olheiras e depressão do canal lacrimal, 260
Olhos, luteína, 123
Oligossacarídeos, 393
Onicocriptose, 478
Oxidação, 116

P

Palmitato de retinol, 77
Passiflora incarnata, 376
Peelings químicos, 175
- ácido
-- glicólico, 177
-- mandélico (AHA-NUTRI), 185, 178
--- contraindicações, 187
--- fórmulas, 186
--- indicação, 186
--- modo de aplicação, 186
-- pirúvico, 179
-- retinoico, 178
-- retinoico *plus* belides, 184
--- belides e seus benefícios, 184
--- contraindicações, 185
--- cuidados pré-*peeling*, 185
--- efeitos desejáveis, 184
--- mecanismo de ação, 184
--- modo de aplicação, 185
--- vantagens, 185
-- salicílico, 178
-- tricloroacético, 180
- acne, 339
- alfa-hidroxiácidos, 177
- blefaropeeling de fenol, 198
- classificação, 176
- combinados, 180
- complicações, 181
- contraindicações, 177
- corporais, 191
-- cicatrização, 191
-- dorso/costas, 193
-- escolha da profundidade, 191
-- estrias, 194
-- genitália, 193
-- hipercromias por hemossiderina, 194
-- precauções, 191
- cuidados pós-*peeling*, 181
- fenol atenuado, 195
-- características, 195
-- definição, 196
-- histórico, 195
-- indicações, 196
-- procedimentos, 197

- fenol em cicatriz de acne – *peeling* pontuado, 199
- fenol perioral, 198
- história, 175
- indicações, 176
- peles pigmentadas, 183
- Rejuvepeel®, 187
-- contraindicações, 188
-- determinação da força do ácido, 187
-- formulação básica, 188
-- indicação, 188
-- mecanismo de ação, 188
-- modo de aplicação, 188
-- química do ácido tricloroacético, 187
-- resultados esperados, 188
- resorcina, 179
- solução de Jessner, 179
Pelagra, 354
Pele(s), 8
- anatomia, 27
- anexos cutâneos, 30
- artificial, 441
-- classificação, 442
- branca, 42
- classificação, 41
- cuidados, 18
- derme, 54, 429
- envelhecida, 42
- envelhecimento, 52
- epiderme, 27, 53, 427
- estrutura, 427
- etnia, diferenças, 43, 44
- fisiologia, 27
- fotoenvelhecidas, 56
- função, 427
- gravidez, 65
-- acne, 67
-- alterações
--- ungueais, 67
--- vasculares, 67
-- artrite psoriásica, 69
-- colestase intra-hepática da gravidez, 69
-- distúrbios da pigmentação, 65
-- edema não depressível, 67
-- eflúvio telogênico agudo gravídico, 67
-- eritema palmar, 66
-- erupção polimorfa da gravidez, 68
-- esclerose sistêmica, 70
-- estrias, 66
-- foliculite pruriginosa da gravidez, 68
-- granuloma *gravidarum*, 67
-- hiperemia gengival, 67

-- hiperpigmentação, 66
-- hirsutismo, 67
-- impetigo herpetiforme, 69
-- instabilidade vasomotora, 66
-- lúpus eritematoso, 69
-- melasma, 65
-- penfigoide gestacional, 68
-- pênfigos, 70
-- psoríase, 69
-- purido da gravidez, 69
-- telangiectasias, 66
- hipoderme, 33
- idoso, 52
- junção dermoepidérmica, 30
- masculina, cuidados, 21
- melanócitos, 428
- miscigenação, 43
- mista ou combinada, cuidados, 20
- negra, 42
-- cuidados, 22
- neonato, 48
-- cuidados, 49
- nervos, 54
- normal, 41
-- cuidados, 18
- oleosa ou seborreica, 42
-- cuidados, 19
- parda, 42
- pigmentação, 54
- recém-nascido, cuidados, 23
- regeneradores, 82
- romboidal, 56
- saúde, luteína, 123
- seca, 42
-- cuidados, 19
- sensível, 129
-- cuidados, 20, 130
-- manifestações clínicas, 129
- síntese de vitamina D, 43
- tipos, 41
- variações estruturais e anatômicas, 41
- vascularização e inervação, 34
- vasos, 54
Pelos, 431
- envelhecimento, 54
Penfigoide bolhoso, 59
Penfigoide gestacional, 68
Pênfigos na gravidez, 70
Pentoxifilina, 226
Permanentes, 86
Perucas, 86
Phaseolus vulgaris, 374
Phloretin, 98
Pigmentação da pele, envelhecimento, 54

Pinus koraiensis, 373
Pioderma gangrenoso na gravidez, 70
Piper methysticum, 376
Piruvato de sódio, 226
Plantago psyllium, 375
Polifenóis, 359
- epigalocatequina 3-galato, 359
- isoflavona, 359
- Pycnogenol®, 359
- *Polypodium leucotomos*, 359
- resveratrol, 359
Poli-hidroxiácidos, 77
Polimetilmetacrilato, 287
Polissacarídeos, 393
Polypodium leucotomos, 120, 359
Pomadas, 91
Potássio, 364
Pré-betalipoproteínas, 304
Preenchedores, 257
- absorção pelo organismo, 257
- aumento malar, 261
- cicatrizes atróficas de acne, 262
- combinação com toxina
    botulínica, 293
- complicações no
    preenchimento, 282
-- agentes e cuidados para evitar, 285
-- erros de técnicas, 284
-- granulomas, 283
-- imediatas, 283
-- necroses, 284
-- nódulos, 283
-- realização do procedimento, 284
-- tardias, 283
- durabilidade, 257
- elevação das sobrancelhas, 262
- glabela, 262
- indicações, 259
- labiais, 296
- linhas de marionete, 261
- lóbulo da orelha, 262
- olheiras e depressão do canal
    lacrimal, 260
- pacientes na lipodistrofia, 291
- perilabial, contorno de lábios, 260
- periorbital, 262
- rejuvenescimento das mãos, 261
- remodelação nasal, 262
- restabelecimento do volume das
    têmporas, 262
- restauração do volume e contorno
    facial, 260
- sulco nasogeniano, 259
- tipos, 282

Probióticos, 359
Procaína, 226
Produtos para barba, 22
Prognatismo, 418
Proporção áurea, 403
- odontologia, 406
- sequência de Fibonacci, 405
Protacid, 76
Proteção da pele
- masculina, 22
- oleosa, 19
- sensível, 21
Proteínas, 392
Prurido
- gravidez, 69
- idoso, 56
Pseudocicatrizes estelares, 56
Pseudopelada de Brocq, 160
Psoríase na gravidez, 69
Publicidade médica, aspectos éticos e
    jurídicos, 553
Púrpura senil de Bateman, 56
Pycnogenol®, 99, 121, 359

Q

Queilite actínica, 56
Queixo em casca de laranja, 245
Queloides, 439
Queratinócitos, 27
- camadas
-- basal ou germinativa, 28
-- córnea, 29
-- espinhosa ou malpighiana, 28
-- granulosa, 29
Queratoderma marginado palmar, 56
Queratose
- actínica, 56, 61
- seborreica, 60
Quilomícrons, 304

R

Radiação
- infravermelha, 105
- ultravioleta (RUV), 105
-- A (RUVA), 105
-- B (RUVB), 105
-- C (RUVC), 105
- visível, 105
Radicais livres, 117
- formação, 107
Radiofrequência, 532
- complicações, 533
- contraindicações, 532
- equipamentos, 532

- histórico, 532
- indicações, 532
- mecanismo de ação, 532
- procedimentos, 532
Regeneradores da pele, 82
Rejuvenescimento
- colo, 296
- facial não cirúrgico, 200
- lábios, 296
- luz intensa pulsada, 520
- mãos, 261, 297
- microagulhamento, 494
Rejuvepeel®, 187
- contraindicações, 188
- determinação da força do ácido, 187
- formulação básica, 188
- indicação, 188
- mecanismo de ação, 188
- modo de aplicação, 188
- química do ácido
    tricloroacético, 187
- resultados esperados, 188
Remoção de pelos com *laser*, 526
Remodelação nasal, 262
Removedores
- cutícula da unha, 89
- esmalte, 89
Reposição hormonal, 313
- declínio hormonal, 313
- homens, 314
- mulheres, 314
- situações especiais, 315
Resorcina, 179
Restabelecimento do volume das
    têmporas, 262
Resurfacing, 515
Resveratrol, 120, 359
Retinaldeído, 77
Retinoides, 77
Retinol, 77
Retrognatismo, 417
Rhamnus purshiana, 377
Rinofima, 147
- manifestações clínicas, 147
- tratamento, 147
Romã, 120
Rosácea, 145
- classificação, 146
- conglobata, 146
- diagnóstico diferencial, 146
- epidemiologia, 145
- eritematotelangiectásica, 146
- etiopatogenia, 145
- fatores desencadeantes, 145

Índice Remissivo

- fulminans, 146
- granulomatosa, 146
- histopatologia, 147
- histórico, 145
- infiltrativa-nodular, 146
- manifestações clínicas, 146
- ocular, 146
- papulopustulosa, 146
- tratamento, 147
Rosto, 5
Rugas
- frontais, 235
- glabela, 236
- marionetes, 243
- nasais ou *bunny lines*, 239
- peribucais, 239
- periorbitais, 238
- subcisão, 490

S
Selênio, 120, 363
Sensibilizadores de insulina, 311
Shaving, acne, 344
Sigilo profissional, 594
Silicone, 285
Silimarina, 119
Siloxanetriol alginato e cafeína (SAC), 226
Síndrome
- Behçet, 143
- metabólica, 303
- - diabetes melito, 304
- - diagnósticos, 303
- - dislipidemia, 304
- - hipertensão arterial, 304
- - obesidade, 303
- ovários policísticos, 149
- SAHA, 149
Sistema
- hematoimunológico, 55
- linfático, 34
- receptores celulares, 55
Sobrancelhas, elevação, 262
Sódio, 364
Sol, danos à pele, 105
Solução, 91
- Jessner, 179
- - acne, 340
Sorriso gengival, 244
Suavização do bigode chinês, 245
Subcisão, 489
- acne, 338, 490
- celulite, 490
- contraindicações, 491
- sulcos da face e rugas, 490

Substância fundamental, 33
Sulco nasogeniano, 259
Sulfato de condroitina, 226
Suplementos nutricionais, 392
- carboidratos, 393
- gorduras, 393
- minerais, 393
- proteínas, 392
- vitaminas, 393
Suturas, 453
Synovea HR, 98

T
Tazaroteno, 77
Técnica de CROSS, acne, 339
Telangiectasias na gravidez, 66
Telangiectasias, 328
Terapia
- fotodinâmica, 529
- - agentes fotossensibilizantes, 530
- - efeitos adversos, 530
- - fontes de luz, 530
- - histórico, 529
- - indicações potenciais, 530
- - mecanismo de ação, 529
- - utilização do azul de metileno, 530
- reposição hormonal, 53, 320
Termo de consentimento, 568
Termorreceptores, 429
Testosterona, 319
Timomodulina, 226
Tinturas, 85
- descorantes, 86
- graduais, 86
- naturais, 85
- permanentes ou definitivas, 86
- semipermanentes, 86
- temporárias, 86
Tocoferol, 118
Tonificação da pele
- masculina, 21
- mista ou combinada, 20
- negra, 23
- oleosa, 19
- seca, 19
- sensível, 21
Toraxacum officinale, 226
Toxina botulínica, 231, 293
- apresentações comerciais, 232
- aumento dos lábios, 243
- complicações, 247
- considerações, 232, 234
- contraindicações, 232
- efeito nefertite, 244

- farmacologia, 231
- hiperidrose, 249
- histórico, 231
- indicações, 232
- nariz empinado, 245
- nariz negroide, 243
- pontos
- - avançados, 242
- - básicos, 234
- precauções, 232
- queixo em casca de laranja, 245
- reconstituição e estocagem, 232
- rugas
- - frontais, 235
- - glabela, 236
- - marionetes, 243
- - nasais ou *bunny lines*, 239
- - peribucais, 239
- - periorbitais, 238
- segurança e dose 232
- sorriso gengival, 244
- suavização do bigode chinês, 245
Transplante capilar, 481
- anestesia, 484
- casos clínicos, 484
- células-tronco, 487
- cirurgia, 484
- classificação, 482
- complicações, 487
- diagnóstico, 482
- extração de unidade folicular, 484
- histórico, 481
- preparo, 484
- técnica, 482
- tratamento, 482
Tretinoína, 77
Tricotilomania, 159
Trissilinol, 227

U
Ubiquinona (coenzima Q-10), 118, 359
Úlceras de Marjolin, 440
Ultracavitação, 541
Ultrassom cavitacional, 541
- aparelho, 543
- contraindicações, 542
- cuidados na aplicação, 545
- forma de aplicação, 543
- indicações, 543
- mecanismo de ação, 541
- método de aplicação na prática clínica, 545
- surgimento das nanobolhas e cavitação, 544

- técnica de utilização do aparelho, 542
- vantagens, 544
Umectantes, 81
Unhas, 32
- amareladas, 477
- cirurgia, 476
- cosméticos, 88
- - efeitos adversos, 89
- - esmaltes, 88
- - fortalecedores, 89
- - hidratantes, 89
- - removedores, 89
- definição, 431
- envelhecimento, 54
- esculpidas, 89
- fotocoladas, 89
- lâmina ungueal, 88
- - alterações, 477
- leuconíquia, 477
- onicólise, 477
- postiças, 89

V

Valeriana officinalis, 376
Varizes, 327
Vascularização da pele, 34
VC-PMG, 98
Veias, 325
- membros inferiores, 327
Visagismo, 14
- construção da imagem, o rosto e a identidade, 16
- customização da imagem, 15
- fundamentação teórica, 14
- medicina, 16
- princípio, 15
Vitamina(s), 349
- A, 77, 349
- - deficiência, 350
- - fontes, 349

- - funções fisiológicas, 349
- - necessidades básicas, 350
- - toxicidade, 350
- - tratamento da deficiência, 350
- B_1, 353
- - deficiência, 353
- - fontes, 353
- - funções, 353
- - toxicidade, 353
- B_{12}, 357
- - deficiência, 357
- - fontes, 358
- - toxicidade, 358
- B_2, 354
- - deficiência, 354
- - fontes, 354
- - funções, 354
- B_3, 354
- - deficiência, 354
- - fontes, 354
- - funções, 354
- - toxicidade, 355
- B_5, 355
- - deficiência, 355
- - fontes, 355
- - toxicidade, 355
- B_6, 355
- - deficiência, 355
- - fontes, 355
- - toxicidade, 356
- B_7, 356
- - deficiência, 356
- - fontes, 356
- - toxicidade, 356
- B_9, 356
- - deficiência, 357
- - fontes, 357
- - toxicidade, 357
- C, 77, 98, 119, 227
- - deficiência, 358

- - definição, 358
- - fontes, 358
- - toxicidade, 358
- D, 43, 350
- - deficiência, 351
- - fisiologia, 366
- - fontes, 351, 367
- - funções, 350, 366
- - sérica, mensuração, 366
- - síntese e a pele, 366
- - toxicidade, 351
- - tratamento, 351
- E, 118, 351
- - deficiência, 352
- - fontes, 352
- - funções, 351
- - toxicidade, 352
- - tratamento, 352
- função, 393
- hidrossolúveis, 353
- K, 352
- - deficiência, 352
- - fontes, 352
- - funções, 352
- - toxicidade, 352
- lipossolúveis, 349

W

Whitessence, 98

X

Xampus, 84
- propriedades desejadas, 84
Xerose, 57

Z

Zileuton, 311
Zinco, 361, 393